Med.-Rat
Prof. Dr. sc. med. U.-H. Paul
Chefarzt
Klinik für Endoprothetik
– Hellmuth-Ulrici-Klinik –
D-1421 Sommerfeld b. Berlin

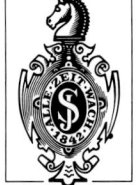

U. Heim K. M. Pfeiffer

Periphere Osteosynthesen

unter Verwendung des
Kleinfragment-Instrumentariums der AO

Dritte, neubearbeitete und erweiterte Auflage

In Zusammenarbeit mit
J. Brennwald C. Geel R. P. Jakob T. Rüedi B. Simmen
H. U. Stäubli

Mit 258 Abbildungen in über 700 Einzeldarstellungen
Zeichnungen von K. Oberli

Springer-Verlag Berlin Heidelberg New York
London Paris Tokyo

Priv.-Doz. Dr. Urs Heim
Mattenstrasse 17a
CH-3073 Gümligen-Bern

Prof. Dr. Karl M. Pfeiffer
Chirurgisches Departement
Kantonsspital Basel
CH-4031 Basel

Englische Ausgabe:
Internal Fixation of Small Fractures, 3rd edition
© Springer-Verlag Berlin Heidelberg 1974, 1982, and 1988

ISBN 3-540-18246-2 3. Auflage Springer-Verlag Berlin Heidelberg New York
ISBN 0-387-18246-2 3rd edition Springer-Verlag New York Berlin Heidelberg

ISBN 3-540-10729-0 2. Auflage Springer-Verlag Berlin Heidelberg New York
ISBN 0-387-10729-0 2nd edition Springer-Verlag New York Heidelberg Berlin

CIP-Titelaufnahme der Deutschen Bibliothek
Heim, Urs:
Periphere Osteosynthesen: unter Verwendung d.
Kleinfragmentinstrumentariums d. AO / U. Heim; K.M. Pfeiffer.
In Zusammenarbeit mit J. Brennwald ... Zeichn. von K. Oberli. –
3., neubearb. u. erw. Aufl. – Berlin; Heidelberg;
New York; London; Paris; Tokyo: Springer, 1988
 ISBN 3-540-18246-2 (Berlin ...) Gb.
 ISBN 0-387-18246-2 (New York ...) Gb.
NE: Pfeiffer, Karl M.:

Dieses Werk ist urheberrechtlich geschützt. Die dadurch begründeten Rechte, insbesondere die der Übersetzung, des Nachdrucks, des Vortrags, der Entnahme von Abbildungen und Tabellen, der Funksendung, der Mikroverfilmung oder der Vervielfältigung auf anderen Wegen und der Speicherung in Datenverarbeitungsanlagen, bleiben, auch bei nur auszugsweiser Verwertung, vorbehalten. Eine Vervielfältigung dieses Werkes oder von Teilen dieses Werkes ist auch im Einzelfall nur in den Grenzen der gesetzlichen Bestimmungen des Urheberrechtsgesetzes der Bundesrepublik Deutschland vom 9. September 1965 in der Fassung vom 24. Juni 1985 zulässig. Sie ist grundsätzlich vergütungspflichtig. Zuwiderhandlungen unterliegen den Strafbestimmungen des Urheberrechtsgesetzes.
© Springer-Verlag Berlin Heidelberg 1972, 1981 and 1988
Printed in Germany

Die Wiedergabe von Gebrauchsnamen, Handelsnamen, Warenbezeichnungen usw. in diesem Werk berechtigt auch ohne besondere Kennzeichnung nicht zu der Annahme, daß solche Namen im Sinne der Warenzeichen- und Markenschutz-Gesetzgebung als frei zu betrachten wären und daher von jedermann benutzt werden dürften.

Produkthaftung: Für Angaben über Dosierungsanweisungen und Applikationsformen kann vom Verlag keine Gewähr übernommen werden. Derartige Angaben müssen vom jeweiligen Anwender im Einzelfall anhand anderer Literaturstellen auf ihre Richtigkeit überprüft werden.

Reproduktion der Abbildungen: Gustav Dreher GmbH, Stuttgart
Satz, Druck und Bindearbeiten: Universitätsdruckerei H. Stürtz AG, Würzburg
2124/3130-543210

Vorwort zur dritten Auflage

Die 2. Auflage der englischen Ausgabe von *Periphere Osteosynthesen* (Small Fragment Set Manual) war in kurzer Zeit vergriffen und erforderte einen Nachdruck.

Für die 3. Auflage erwies sich eine völlige Neubearbeitung und teilweise Umstrukturierung als notwendig. Die Gründe dafür sind mannigfaltig.

Viele Gebiete und ihre Probleme wurden durch die Erfahrungen in den letzten Jahren weiterbearbeitet und präzisiert. Dazu beigetragen haben die seit 1980 mit dem kleinen Instrumentarium in der Schweiz regelmäßig durchgeführten Spezialkurse, aber auch Kurse und Symposien in anderen europäischen Ländern und den USA. Anläßlich dieser Veranstaltungen kam es zu einem fruchtbaren Erfahrungsaustausch mit Chirurgen, die unseren Methoden kritisch gegenüberstehen. Daraus ergab sich einerseits die Notwendigkeit einer Revision der Indikationen, aber auch der Wunsch nach vermehrter Darstellung von Alternativtechniken.

Es galt auch, Kritik an den ersten Auflagen zu berücksichtigen, die v.a. die katalogartigen Abbildungen und die Auflistung von Instrumenten und Implantaten betraf sowie die Gewichtung von Grundlagetechniken. Dabei ist zu berücksichtigen, daß viele Chirurgen, die mit den kleinen Implantaten arbeiten oder arbeiten möchten – insbesondere in Übersee –, nicht über operative Erfahrungen am großen Skelett verfügen. Für sie bleibt eine Einführung in das grundsätzliche biomechanische Denken der AO unerläßlich.

Es wurde versucht, der Weichteiltechnik (Inzisionen, Zugänge und Wundverschluß) mehr Gewicht zu verleihen. Dasselbe gilt für viele Details am Skelett, wo Gefahren und Fehler besonders hervorgehoben wurden. Die klinischen Beispiele wurden dort vermehrt, wo die Dokumentation neuer Erfahrungen erforderlich schien. Durch räumliche Straffung der bisherigen Darstellungen konnte trotz erheblicher Vermehrung des Stoffes der bisherige Umfang des Buches erhalten bleiben.

Das bisher zu allgemein gehaltene Literaturverzeichnis wurde auf die einzelnen Kapitel bezogen, mußte aber erheblich beschränkt werden. Der Verzicht auf Vollständigkeit birgt bekannte Gefahren. Auch sind bei dieser Anordnung Wiederholungen nicht ganz zu vermeiden.

Ganz besonders schien es aber dringlich, diejenigen Neuerungen in unserem Rüstzeug darzustellen, die in den letzten Jahren entwickelt wurden oder unmittelbar bevorstehen. Ihre praktische Anwendung sollte integriert und abgebildet werden.

Durch das Hinzuziehen von besonders qualifizierten Mitarbeitern aus dem Kreis der Schweizerischen Arbeitsgemeinschaft für Osteosynthesefragen (AO) konnte für die Bearbeitung spezieller Kapitel eine weitere Differenzierung dort erreicht werden, wo die Entwicklung dies als wünschenswert erscheinen ließ. Wir sind ihnen für ihre Mitwirkung zu besonderem Dank verpflichtet.

Kursorganisatoren und Autoren technischer Lehrmittel werden auch immer die Mißerfolge von Teilnehmern und Lesern angelastet. Kein Teaching ist dagegen gefeit – ob es nun den Besuch von Kursen, auswärtigen Kliniken, Assistenz bei Operationen oder Lektüre und Studium von Literatur betrifft. Jeder Operateur bleibt für den Aufbau seiner Erfahrung selbst verantwortlich. Die menschliche Unzulänglichkeit – unter Einschluß der eigenen – setzt dem sog. Fortschritt allen technischen Innovationen zum Trotz überall schmerzliche Grenzen.

Nachdem es Stellung und Alter der Autoren unwahrscheinlich machen, daß eine spätere Bearbeitung dieses Materials folgen könnte, muß diese 3. Auflage als Abschluß eines langjährigen Bemühens um die Darstellung eines begrenzten Gebietes der Traumatologie bezeichnet werden.

Wir sind wiederum vielen Freunden und Mitarbeitern für Hilfe, Rat und Kritik zu Dank verpflichtet. Danken möchten wir ganz besonders unserem Grafiker, Herrn K. Oberli. Seine vorzüglichen Zeichnungen dokumentieren seine fundierten Kenntnisse und sein Einfühlungsvermögen in diese schwierige Materie. Wir danken ebenso Herrn U. Keller von der AO-Dokumentationszentrale in Bern für die perfekten Röntgenbildreproduktionen. Unsere Sekretärinnen, Frau M. Keller und Frau L. Gutzwiller, hatten wiederum eine Riesenarbeit zu bewältigen. Daneben waren noch mehrere stille Helfer und Ratgeber bei der Ausarbeitung und bei der Disposition vieler Details dabei. Dem Verlag danken wir für die verständnisvolle Zusammenarbeit und die hervorragende Gestaltung.

Gümligen-Bern und Basel, im Frühjahr 1988
U. HEIM
K.M. PFEIFFER

Inhaltsverzeichnis

I.   **Historisches und Zielsetzung** 1

Allgemeiner Teil

II.   **Implantate und Instrumente** 5
  1. Schrauben 5
  2. Platten 8
  3. Zusätzliche Implantate 10
  4. Kleiner Fixateur externe 10
  5. Instrumente 11
  6. Kassetten 14
  7. Minipreßluftbohrmaschine 14

III.   **Allgemeine Technik bei peripheren Osteosynthesen** 33
  1. Grundlagen 33
  2. Interfragmentäre Kompression mit Schraubenzug 34
  3. Zuggurtung mit Draht 37
  4. Axiale interfragmentäre Kompression mit der Platte 37
  5. Neutralisations- oder Schutzplatten 39
  6. Abstützplatten 40
  7. Kombinationsosteosynthesen mit großen Implantaten 40
  8. Multiple Frakturen 41
  9. Operationstechnik mit Spezialplatten 41
  10. Offene Frakturen 43
  11. Kleiner Fixateur externe. Technik und Indikationen 43

IV.   **Richtlinien für die präoperative Vorbereitung, Operationstechnik und Nachbehandlung** 71

V.   **Metallentfernung** 75

VI.   **Autologe Knochentransplantation** 77

VII.   **Wiederherstellungschirurgie** 79

Spezieller Teil

VIII.	Einleitung und Übersicht	85
IX.	**Schultergürtel**	87
	1. Klavikula	87
	2. Skapula	89
	3. Humeruskopf	91
	4. Klinisch-radiologische Beispiele	91
X.	**Ellbogen**	109
	1. Distaler Humerus	109
	2. Radiusköpfchen	111
	3. Olekranon	114
	4. Klinisch-radiologische Beispiele	116
XI.	**Unterarmschaft**	141
XII.	**Handgelenk und Karpus**	147
	1. Distaler Radius	147
	2. Distale Ulna	151
	3. Skaphoid (Navikulare)	151
	4. Andere Handwurzelknochen	153
	5. Arthrodese des Handgelenks	153
	6. Klinisch-radiologische Beispiele	153
XIII.	**Hand**	181
	A. Einleitung	181
	B. Verletzungen und Osteosynthesen des I. Strahls	182
	1. Basisfrakturen des Metakarpale I	182
	2. Periphere Frakturen des I. Strahls	184
	3. Sekundäre Eingriffe am I. Strahl	184
	4. Klinisch-radiologische Beispiele	186
	C. Verletzungen und Osteosynthesen der Strahlen II–V	208
	1. Zugänge	208
	2. Metakarpalfrakturen II–V	210
	3. Artikuläre Frakturen	211
	4. Schaftfrakturen der Phalangen	212
	5. Sekundäre Eingriffe an den Strahlen II–V	213
	6. Osteosynthesen an der Hand bei komplexen Verletzungen und Amputationen	214
	7. Klinisch-radiologische Beispiele	215
XIV.	**Knie**	251
	1. Patella	251
	2. Tibia	252

		3. Bandrekonstruktionen	252
		4. Laterale Abrißfrakturen (Femurkondylus, Fibulaköpfchen)	253
		5. Osteokartilaginäre Abscherungen	253
		6. Sekundäre Eingriffe	253
		7. Klinisch-radiologische Beispiele	253

XV. Tibiaschaft 265

XVI. Oberes Sprunggelenk (OSG) 267

    A. Distale intraartikuläre Tibiafrakturen (Pilon tibial) 267
        1. Spaltbrüche ohne Spongiosadefekt 268
        2. Einfache Impressionsfrakturen 268
        3. Komplexe Frakturen mit Spongiosadefekt 269
        4. Sekundäre Eingriffe 272
        5. Klinisch-radiologische Beispiele 272

    B. Malleolarfrakturen 292
        1. Einteilung und Indikation 292
        2. Laterale Osteosynthesen und Bandnähte 293
        3. Mediale Osteosynthesen 301
        4. Nachbehandlung nach Osteosynthesen bei Malleolarfrakturen 303
        5. Sekundäre Eingriffe nach Malleolarfraktur 303

    C. Talusfrakturen 304

    D. Klinisch-radiologische Beispiele 304

XVII. Fuß 345

        1. Kalkaneus 345
        2. Naviculare pedis 346
        3. Ossa cuneiformia und Kuboid 347
        4. Luxationen und Luxationsfrakturen 347
        5. Metatarsale Schaft- und Halsfrakturen 348
        6. Frakturen des Metatarsale V 350
        7. Frakturen der Großzehe 351
        8. Sekundäre Eingriffe am Vorfuß 351
        9. Klinisch-radiologische Beispiele 351

XVIII. Spezielle Indikationen 381

        1. Osteosynthesen beim Kind 381
        2. Anwendung des KFI in der Rheumachirurgie 381
        3. Klinisch-radiologische Beispiele 381

Literatur 391

Sachverzeichnis 397

Mitarbeiterverzeichnis

Autoren

Urs F.A. Heim, Priv.-Doz. Dr. med., Spezialarzt FMH für Chirurgie, Mattenstrasse 17a, CH-3073 Gümligen-Bern

Karl M. Pfeiffer, Prof. Dr. med., Chefarzt Klinik für Hand-, periphere Nerven- und ambulante Chirurgie, Chirurgisches Departement Kantonsspital Basel, CH-4031 Basel

Mitarbeiter

Osteosynthesen bei komplexen Verletzungen und Amputationen an der Hand:

Jürg Brennwald, Priv.-Doz. Dr. med., Schweizerisches Forschungsinstitut Davos, CH-7270 Davos-Platz

Skapula-Frakturen:

Christof Geel, Dr. med., Department of orthopedic surgery, Upstate Medical Center, 550 Harrison Street, Syracuse, New York 13202, USA

Kleiner Fixateur externe:

Roland P. Jakob, Priv.-Doz. Dr. med., stv. Direktor der Klinik für Orthopädie und Chirurgie des Bewegungsapparates, Inselspital Bern, CH-3010 Bern

Skapula-Frakturen:

Thomas Rüedi, Prof. Dr. med., Chefarzt, Chirurgische Klinik, Kantonsspital Chur, CH-7000 Chur

Mittel- und Vorfuß:

Beat Simmen, Dr. med., Oberarzt, Chirurgisches Departement, Kantonsspital Basel, CH-4031 Basel

Distaler Humerus:

Hans-Ulrich Stäubli, Dr. med., Chefarzt, Chirurgische Klinik, Tiefenauspital der Stadt Bern, CH-3004 Bern

Zeichnungen

Klaus Oberli, Grafiker, Berchtoldstrasse 29, CH-3012 Bern

I. Historisches und Zielsetzung

Das Bedürfnis nach Erweiterung des Standardinstrumentariums der AO durch kleine Implantate ergab sich bald aus der praktischen Erfahrung. Für bestimmte Situationen waren Lücken in dem von 1958 bis 1960 geschaffenen technischen Rüstzeug spürbar.

Dies betraf zunächst die Fixation feiner Fragmentzungen der großen Röhrenknochen: Die weiten Bohrlöcher gefährdeten ihre Vitalität und der Konus des Schraubenkopfes drohte sie zu sprengen. Gelegentlich störte auch die prominente Kuppel des Kopfes, besonders an diaphysären Kanten.

Die wenig biegsamen und relativ dicken Platten bildeten zu große Fremdkörper im metaphysären Bereich der oberen Extremität und an der distalen Tibia. Hier entstand ein evidentes Mißverhältnis zwischen Skelett und Implantat. Daraus ergaben sich oft Schwierigkeiten mit den Weichteilen, v.a. der Haut.

Die Trümmerfrakturen der kleineren Gelenke (Ellbogen, Sprunggelenk usw.), bei denen die Fernprognose wesentlich von der exakten Reposition und Fixation abhängt, waren durch die voluminösen Spongiosaschrauben schwer anzugehen. Man war weitgehend auf die Hilfe des wenig stabilen Kirschner-Drahtes angewiesen.

Daß völlig ausgebrochene und isolierte Kortikalisfragmente revitalisiert werden, sofern sie exakt und stabil in eine lebendige Umgebung eingefügt werden, ist mehrfach durch klinische Erfahrung, aber auch durch das Experiment nachgewiesen worden. Diese Tatsache förderte die Anwendung einzelner kleiner Implantate im Rahmen komplexer Osteosynthesen.

Schließlich war das Skelett von Hand und Fuß – mit seinen schmalen und kurzen Röhrenknochen – der eigentlichen Osteosynthese überhaupt nicht zugänglich. Hier hat als erster Kilbourne aufgrund funktioneller Überlegungen seit 1946 Osteosynthesen mit kleinen Schrauben und Platten ausgeführt. Seine Ergebnisse an 17 Fällen wurden 1958 publiziert. Gerade bei den Frakturen im Handbereich schienen große Erwartungen in eine stabile Osteosynthese und gipsfreie Nachbehandlung berechtigt, bedeutet doch längere Ruhigstellung häufig bleibende Gelenksteife.

Von der AO wurde 1959 zunächst die sog. *Navikulareschraube* für spongiösen Knochen entwickelt. Sie wurde später abgeändert und – entsprechend ihren allgemeinen Anwendungsmöglichkeiten – in *kleine Spongiosaschraube* umbenannt. Sie kommt bei der Fraktur des Skaphoids nur noch unter ganz bestimmten Voraussetzungen zur Anwendung. Um den verschiedenen Skelettverhältnissen in der Peripherie gewachsen zu sein, wünschte man sich jedoch ein vollständiges und möglichst vielseitig verwendbares Instrumentarium. Es ist das Verdienst von Robert Mathys, Bettlach, dasselbe entwickelt zu haben. Die ersten Prototypen kleiner Kortikalisschrauben mit gewindefreiem Hals gestatteten eine sehr gute interfragmentäre Kompression, waren aber aus kortikalem Knochen fast nicht mehr zu entfernen. 1964 wurde dann in rascher Folge das Kleinfragmentinstrumentarium als Ganzes – in einem Standardset zusammengefaßt – zur klinischen Erprobung freigegeben.

Das Kleinfragmentinstrumentarium (KFI) der AO ist im Gebiet und auch etwas im Geist der Schweizer Uhrenindustrie konstruiert worden. Es stellt gewissermaßen ihr „Schatzkästchen" dar. Alles ist zierlich und fein gebaut und gehalten. Instrumente und Implantate weisen gemeinsam daraufhin, daß deren Handhabung v.a. Geschicklichkeit und nicht Kraft erfordert. Wohl ist die Festigkeit der Schrauben und die Stabilität, welche sie vermitteln, beträchtlich. Es muß aber ausdrücklich darauf hingewiesen werden, daß ihnen Grenzen gesetzt sind. Es wäre durchaus sinnwidrig, sie dort anwenden zu wollen, wo aus mechanischen und anatomischen Gründen die Implantate der Standardgrößen hingehören. Das Vorhandensein kleiner Implantate darf nicht dazu verleiten, Kompromisse mit der Stabilität einzugehen. Es muß vermieden werden, daß sich Fehler der Vergangenheit wiederholen, wo viele Mißerfolge der operativen Frakturbehandlung auf zu kurze oder zu schwache Implantate zurückgingen. Die kleinen Schrauben und Platten sollen nicht dazu dienen, einer blutigen Reposition notdürftig Halt zu geben, sondern sie sollen wie beim Standardinstrumentarium die Voraussetzung für eine funktionelle Nachbehandlung schaffen. Es ist eine der Aufgaben unserer Zusammenstellung, dieses Ziel hervorzuheben.

Die grundlegenden Fragen von Indikation und Technik der Osteosynthese sind durch tierexperimentelle Studien und klinische Resultate für den größten Teil der Frakturen und Pseudarthrosen heute gelöst. Das KFI macht die Skelettanteile von Hand und Fuß sowie kleine Frakturanteile anderer Lokalisation den gleichen Grundprinzipien der stabilen Osteosynthese zugänglich.

In den vergangenen Jahren sind zahlreiche Ergänzungen an Instrumenten und Implantaten erfolgt. Sie finden in den stets erneuerten Katalogen der Fa. Synthes wirklichkeitsgetreue Abbildung und Beschreibung, so daß in diesem Rahmen darauf verzichtet werden kann, auf viele Einzelheiten einzugehen.

Die Verterinäre und die Kieferchirurgen entwickelten aus dem KFI spezifische Instrumentarien, zu welchen entsprechende Publikationen vorliegen.

Die Erfahrungen erstrecken sich nun über mehr als 20 Jahre. Die kleinen Implantate sind auch im *Manual der Osteosynthese, 2. Auflage,* abgebildet und dargestellt.

Die nachstehenden Ausführungen stellen – wie die ersten 2 Auflagen – eine klinische Studie dar, die in erster Linie der operativen Praxis dienen soll.

Allgemeiner Teil

II. Implantate und Instrumente

Die Vielfalt der Implantate begünstigt erfahrungsgemäß Unklarheiten und Verwechslungen. Weil eine Reihe von Neuerungen vorzustellen ist, wurde die bisherige Systematik beibehalten. Im Interesse einer funktionellen Darstellung mußte aber zum Teil auf maßstäbliche Abbildungen verzichtet werden.

1. Schrauben (Abb. 1)

Im KFI sind 6 verschiedene Schraubentypen enthalten:

a) Kleine Spongiosaschraube 4,0 mm mit gewindefreiem Schaft

Dimensionen (Abb. 1). Außendurchmesser des Gewindes 4,0 mm, Gewindekerndurchmesser 1,9 mm, Gewindesteigung 1,75 mm. Durchmesser des Schaftes zwischen Kopf und Gewinde 2,3 mm. Länge des Gewindes mit zunehmender Schraubenlänge ansteigend von 5–15 mm. Längen: 10 mm, 12 mm – jeweils um 2 mm ansteigend 8 bis 30 mm, dann 35, 40, 45, 50 mm.

Technik (Abb. 2 und 22). Verschraubung: Spiralbohrer 2,5 mm durch entsprechende Doppelbohrbüchse. *Spongiosa*gewindeschneider 3,5 mm durch entsprechende Doppelbohrbüchse als Schutzhülse.

Anwendungsbereich. Der etwas geringere Durchmesser des Gewindeschneiders wird beim Eindrehen der Schraube in spongiösem Knochen praktisch nicht bemerkt und hat keine klinischen Nachteile. Guter Halt dieser Schraube dank breitem Gewinde. Ausnahmsweise kann sie auch in Drittelrohrplatten oder Spezialplatten verwendet werden. Sie hat die sog. Malleolarschraube in vielen Anwendungsgebieten ersetzt.

Nachteile. Zwischen gewindefreiem Schaft und Gewinde besteht eine Schwachstelle. Bei der Metallentfernung kann sich an dieser Stelle ein Schraubenbruch ereignen (Abb. 174 und 247). Neuerdings wird daher die Rückseite des Gewindes gegen die Schraubenspitze zu ansteigend konstruiert. Die zu entfernende Schraube schneidet sich so beim Zurückdrehen gewissermaßen ein neues Gewinde.

b) Kleine Spongiosaschraube 4,0 mm mit durchgehendem Gewinde (Abb. 1)

Diese Schraube ergänzt die Spongiosaschraube 4,0 mm mit gewindefreiem Hals. Sie hat die gleichen Dimensionen wie diese. Sie wurde 1986 beschlossen als Nachfolge der bis 1983 als *Kortikalisschraube 3,5 mm* bezeichneten Schraube mit gleicher Gewindesteigung von 1,75 mm.

Die Fabrikation der letzteren ist aufgegeben worden wegen erheblicher Verwechslungsgefahr mit der neuen 3,5-mm-Kortikalisschraube bezüglich Implantat, Bohrer und Gewindeschneider. Die frühere Schraube war mit gewissen Nachteilen behaftet und erfüllte die internationalen Normen nicht. Nachdem sich die neue Kortikalisschraube 3,5 mm mit dickerem Kern und reduzierter Steigung aufgrund ihrer Qualitäten durchgesetzt hatte, konnte für Spongiosa durchgehend auf den Außendurchmesser 4,0 mm übergegangen werden.

Technik (Abb. 2). Verschraubung: Spiralbohrer 2,5 mm durch entsprechende Doppelbohrbüchse. *Spongiosa*gewindeschneider 3,5 mm durch weite Hülsenseite der Doppelbohrbüchse 3,5/2,5 mm als Gewebeschutz.

Anwendungsbereich. Plattenfixation in lockerer Spongiosa. Spongiöse Verschraubungen, wo kein Gleitloch erforderlich ist (Abrisse, Schalenfragmente, Fixation von Unterlagsscheiben usw.).

c) Kleine Kortikalisschraube 3,5 mm

Dieses Implantat wurde 1983 eingeführt.

Dimensionen (Abb. 1). Außendurchmesser des Gewindes 3,5 mm, Gewindekerndurchmesser 2,4 mm, Gewindesteigung 1,25 mm. Längen: 10 mm, 12 mm – jeweils um 2 mm ansteigend – bis 28 mm, dann in Abständen von je 4 mm bis 50 mm.

Für spezielle Anwendungen (Becken) werden besonders lange Ausführungen (bis 110 mm) hergestellt.

Diese Schraube entspricht in ihren Dimensionen den internationalen Normen.

Technik (Abb. 2 und 23). Verschraubung: Spiralbohrer 3,5 mm durch entsprechende bronzefarbene Doppelbohrbüchse (Gleitloch). Bronzefarbener Spiralbohrer 2,5 mm durch separate Steckbohrbüchse 3,5/2,5 mm oder durch das gleich dimensionierte, im Gleitloch eingesteckte schmale Ende der Doppelbüchse (Gewindeloch). *Kortikalis*gewindeschneider 3,5 mm (bronzefarben) durch das entsprechende weite Ende der Doppelbohrbüchse als Gewebeschutzhülse. Platteneinsatz: Spiralbohrer 2,5 mm (bronzefarben) durch das schmale Ende der Doppelbohrbüchse bzw. DCP-Bohrbüchse. *Kortikalis*gewindeschneider 3,5 mm (bronzefarben) durch das weite Ende der Doppelbohrbüchse als Gewebeschutzhülse.

Anwendungsbereich. Die neue kleine Kortikalisschraube 3,5 mm bewährt sich sowohl in kortikalem als auch in spongiösem Knochen. Trotz breiterem Kern bringt die kleinere Gewindesteigung eine Vermehrung der Kontaktfläche am Knochen. Der Halt dieser Schraube ist deshalb besser als bei der in *kleine Spongiosaschraube* umbenannten früheren Schraube mit dem gleichen Außendurchmesser. In harter Kortikalis kann sich der neue *Kortikalis*gewindeschneider 3,5 mm besser vorarbeiten. Die Schraube wird in allen Platten der Dimension 3,5 mm verwendet, v.a. in der 3,5-DCP. Dank dickerem Kern deformiert sich ihr Schaft beim Anziehen nicht und bewirkt damit eine bessere axiale Verschiebung der Platte bzw. interfragmentäre Kompression, als dies mit den früheren Schrauben möglich war.

d) Neue Techniken für kleine Schrauben

Bei allen 3 oben beschriebenen Schrauben ist für die Kernbohrung vom ursprünglichen Durchmesser von 2,0 auf 2,5 mm übergegangen worden. Es hat sich sowohl in der klinischen Anwendung als auch im Experiment gezeigt, daß der Halt der Spongiosaschrauben dadurch nicht verschlechtert wird.

Der Bohrer 2,5 mm ist bedeutend kräftiger und verbiegt sich beim Auftreffen auf die schräge Fläche einer hinteren Kortikalis weniger als der bisherige dünnere Bohrer 2,0 mm. Dank dieser Vereinfachung und der systematischen Einführung von Doppelbohrbüchsen für jede Schraubendimension konnten die Gebrauchsinstrumente vereinheitlicht bzw. vereinfacht werden.

Bei allen kleinen Schrauben ist die Bohrtechnik vereinheitlicht worden. Sie entspricht nun der klassischen AO-Technik, wie sie seit Anbeginn für die Kortikalisschraube 4,5 mm empfohlen wurde (s. *Manual der Osteosynthese*, S. 36ff.).

Dies wurde durch die Einführung von Doppelbohrbüchsen in Hülsenform erreicht. Die Funktionen Gleitlochbüchse, Steckbohrbüchse und Schutzhülse für Gewindeschneider werden von einem einzigen Instrument übernommen. Dieses hat 2 Ansätze, die jeweils dem Außen- bzw. Kerndurchmesser der betreffenden Schraube entsprechen (Abb. 11, 12, 13).

Die schlanke Hülse gestattet auch ein besseres Zielen des Bohrlochs an der gewünschten Stelle, insbesondere im Plattenloch, wo nun präzise vertikale, schräge, zentrale oder exzentrische Bohrungen gewählt werden können.

Für die Kortikalisschrauben 3,5 und 2,7 mm bestehen zusätzlich separate Steckbohrbüchsen mit rundem Griffstück. Sie dienen dem Einsatz bei weiter Markhöhle. In den kleineren Dimensionen können solche einzelne Steckbohrbüchsen aus technischen Gründen nicht hergestellt werden.

Bei mittelweiter und enger Markhöhle wird die schlanke Seite der Doppelbohrbüchse als Steckbohrbüchse im vorgebohrten Gleitloch verwendet (Abb. 12).

Das früher als *Kleinfragmenttechnik* beschriebene Vorgehen bleibt nach wie vor ausführbar: Zuerst Durchbohrung beider Kortikales mit Kernbohrung, dann Schneiden des Gewindes in beiden Kortikales und Erweiterung des vorderen Bohrlochs zum Gleitloch als letzter Arbeitsgang (Abb. 12). Die Nachteile und Probleme mit dieser Technik werden in Abb. 26 und 27 dargestellt.

e) Kleine Kortikalisschraube 2,7 mm

Dimensionen (Abb. 1). Außendurchmesser des Gewindes 2,7 mm, Gewindekerndurchmesser 1,9 mm, Gewindesteigung 1,0 mm, Gewinde in ganzer Länge. Längen: 6 mm, 8 mm – jeweils 2 mm länger – bis 40 mm.

Technik (Abb. 2 und 12). Verschraubung: Spiralbohrer 2,7 mm durch entsprechende Doppelbohrbüchse (Gleitloch), Spiralbohrer 2,0 mm durch separate Steckbohrbüchse 2,7/2,0 mm oder entsprechende eingesteckte Doppelbohrbüchse (Gewindeloch). Gewindeschneider 2,7 mm durch entsprechende Doppelbohrbüchse. Platteneinsatz: Spiralbohrer 2,0 mm durch entsprechende Doppelbohrbüchse, Gewindeschneider 2,7 mm durch entsprechende Doppelbohrbüchse als Gewebeschutzhülse.

Anwendungsbereich. Die kleine Kortikalisschraube 2,7 mm eignet sich für Metakarpalia und Metatarsalia sowie ausnahmsweise für die Fibula oder den distalen Unterarm. Sie fixiert die Plättchen für Hand- und Fußchirurgie der Dimension 2,7 mm, die Viertelrohrplatte und die Spanngleitlochplatte 2,7 mm (DCP). Sie dient auch dem Anpressen kleiner Kunststoffunterlagsscheiben mit Spitzen für abgerissene Bandansätze (Abb. 1, 28).

f) Minikortikalisschraube 2,0 mm

Dimensionen (Abb. 1). Die Minikortikalisschrauben werden seit 1984 mit einem Innensechskantkopf hergestellt mit Schlüsselweite 1,5 mm. Der Kopf ist dadurch wenig höher geworden als bei der früheren Schraube mit Kreuzschlitz. Außendurchmesser des Gewindes 2,0 mm, Gewindekerndurchmesser 1,4 mm. Gewinde in ganzer Länge. Gewindesteigung 0,6 mm. Längen 6–24 mm (jeweils um 2 mm länger).

Technik (Abb. 2 und 24). Verschraubung: Spiralbohrer 2,0 mm durch entsprechende Doppelbohrbüchse (Gleitloch). Spiralbohrer 1,5 mm durch eingesteckte Doppelbohrbüchse (Gewindeloch). Gewindeschneider 2,0 mm durch entsprechende Doppelbohrbüchse als Schützhülse. Kopfraumfräse. Platteneinsatz: Spiralbohrer 1,5 mm durch entsprechende Doppelbohrbüchse. Minischraubenmeßgerät. Gewindeschneider 2,0 mm durch entsprechende Doppelbohrbüchse als Schutzhülse.

Anwendungsbereich. Die Minikortikalisschraube 2,0 mm eignet sich für das periphere Handskelett (Grund- und Mittelphalanx, ausnahmsweise zarte Metakarpalia). Sie fixiert die sog. Miniplättchen sowie die 2,0-mm-DCP, die 2,0-mm-Minikondylenplättchen und die 2,0-mm-H-Plättchen.

g) Minikortikalisschraube 1,5 mm

Dimensionen (Abb. 1). Auch die Minikortikalisschrauben 1,5 mm werden seit 1984 mit einem Innensechskantkopf hergestellt. Der Kopf ist dadurch wenig höher geworden. Außendurchmesser des Gewindes 1,5 mm, Gewindekerndurchmesser 1,1 mm, Gewindesteigung 0,5 mm. Gewinde in ganzer Länge. Längen: 6 mm – dann jeweils 1 mm länger bis 12 mm, dann jeweils 2 mm länger bis 20 mm.

Technik (Abb. 2 und 24). Verschraubung: Spiralbohrer 1,5 mm durch entsprechende Doppelbohrbüchse (Gleitloch). Spiralbohrer 1,1 mm durch entsprechende eingesteckte Doppelbohrbüchse (Gewindeloch). Minischraubenmeßgerät. Gewindeschneider 1,5 mm durch entsprechende Doppelbohrbüchse als Schutzhülse. Platteneinsatz: Spiralbohrer 1,1 mm durch entsprechende Doppelbohrbüchse. Minischraubenmeßgerät. Gewindeschneider 1,5 mm durch entsprechende Doppelbohrbüchse als Schutzhülse.

Anwendungsbereich. Die Minikortikalisschraube 1,5 mm eignet sich für die Phalangen sowie für das Radiusköpfchen und kleine Keilfragmente. Sie fixiert die Miniplättchen 1,5 mm sowie die 1,5-mm-Minikondylenplättchen und die 1,5-mm-H-Plättchen.

Der Halt dieser kleinsten Schraube ist ausgezeichnet und überrascht immer wieder.

h) Spezielle Dimensionen

Für Arthrodesen an der Hand sind besonders lange Schrauben der Dimensionen 2,7 und 2,0 mm als Sonderanfertigung erhältlich.

i) Schraubenkopf (Abb. 3)

Dieser hat nun bei allen kleinen Schrauben eine einheitliche Formgebung. Die Oberfläche ist gewölbt, aber wenig prominent. Alle Schraubenköpfe sind mit einem Innensechskant versehen.

Die Änderung der Kopfform der Minischrauben wurde 1984 eingeführt. Grund dafür war in erster Linie besserer Halt und bessere Führung der Schraube im Innensechskantschraubenzieher. Die Metallentfernung ist ebenfalls bedeutend leichter auszuführen. Diese Änderung hat sich in jeder Hinsicht bewährt. Befürchtungen, der etwas höhere Kopf könnte sich nachteilig auf die Weichteilbedeckung auswirken, haben sich nicht bewahrheitet.

Die Unterfläche des Kopfes ist sphärisch, was den sicheren Sitz in den Platten garantiert. Bei exzentrischer Bohrung wird die axiale Spannung der Platten besser gewährleistet als durch einen konischen Schraubenkopf.

Bei der reinen Verschraubung in dicker Kortikalis empfiehlt sich die Anwendung einer Kopfraumfräse. Bei dünner Kortikalis verhindert eine Unterlagsscheibe (Abb. 1 und 28) das Einsinken des Kopfes.

Der Konstruktion entsprechend wird für die Schrauben 4,0, 3,5 und 2,7 mm ein gemeinsamer Schraubenzieher verwendet. Ein kleinerer, spezieller Schraubenzieher paßt in die Innensechskantköpfe der Schrauben 2,0 und 1,5 mm. Trotz verbessertem Sitz der Schraubenköpfe im Schraubenzieher wurde die Haltehülse auf vielfachen Wunsch beibehalten (Abb. 4).

In den technischen Abbildungen sind alle Schrauben mit den Innensechskant-Schraubenköpfen gezeichnet. Da die klinischen Beispiele meist von früher operierten Patienten stammen, sind hier vorwiegend noch alte Schraubenkopfformen dokumentiert.

k) Unterlagsscheiben

Um ein Einsinken der Schraubenköpfe in dünner Kortikalis bzw. das Sprengen schmaler Fragmentspitzen durch den Schraubenkopf zu verhindern, sind kleine Metallunterlagsscheiben entwickelt worden: Die größeren sind für die Schrauben der Dimension 4,0–2,7 mm bestimmt, die kleinen für die Minischrauben 2,0 und 1,5 mm (Abb. 1 und 28).

Für die Fixation abgerissener Bandansätze am Knochen sowie für das Anpressen feinster Abrißfrakturen oder Trümmerzonen stehen breite Kunststoffunterlagsscheiben mit Spitzen zur Verfügung, in welche zur Markierung im Röntgenbild ein feiner Metallring eingebaut ist. Diese krallenförmigen Implantate werden mit Schrauben 4,0 und 3,5 mm angepreßt, eine kleinere Dimension mit den Schrauben 2,7 mm (Abb. 1 und 28).

2. Platten

Das Plattensortiment ist in den letzten Jahren – den Bedürfnissen entsprechend – v.a. in den kleinen Dimensionen wesentlich vermehrt, aber auch verändert worden.

Alle Plattenlöcher im Schaft sind oval. Sie gestatten es, bei exzentrischer Bohrung eine Verschiebung der Platte auf der Unterlage und damit eine axiale Kompression im Frakturspalt zu erreichen. Auch lassen sich die Schrauben dadurch schräg einführen. Alle flachen Platten sind biegsam und können mit Hilfe von Zangen geformt oder nötigenfalls mit der Zuschneidezange gekürzt werden. Das Abbiegen bzw. Verwinden der dickeren Spanngleitlochplatten erfolgt mit Schränkeisen oder mit der Plattenbiegepresse.

a) Platten der Dimension 3,5 mm

Gerade Platten

Drittelrohrplatte (Abb. 5 und 31). Sie ist die weitaus am meisten verwendete Platte des KFI. Sie ist rinnenförmig, 10 mm breit, 1 mm dick, erhältlich in den Längen von 25 mm (2-Loch) bis 145 mm (12-Loch). Sie kann durch Eindrehen von exzentrisch im Plattenloch eingeführten Schrauben oder aber durch das endständige Ansetzen des Plattenspanners gespannt werden (Abb. 31). Ihre hauptsächlichen Anwendungsbereiche sind der Malleolus externus, der Mittelfuß, die distale Ulna, das Olekranon usw. Bei den Rohrplatten der Dimensionen 3,5 und 2,7 mm (Drittel- und Viertelrohr) ist an der konkaven Seite der Plattenlöcher eine kragenartige Verdickung angebracht worden (Abb. 5). Damit soll ein direkter Kontakt des Schraubenkopfes mit der darunterliegenden Kortikalis vermieden werden, ein Nachteil, der früher oft zu mangelnder Stabilität von Plattenosteosynthesen führte.

Spanngleitlochplatte 3,5 mm (Abb. 5 und 32). Sie ist in bezug auf Länge, Breite, Lochzahl und Lochabstand mit der Drittelrohrplatte identisch. Ihre Dicke beträgt 3 mm, womit ihr eine wesentlich größere Festigkeit verliehen wurde. Ihr Anwendungsbereich ist in den letzten Jahren stark erweitert worden (Unterarmschaft, Klavikula usw.).

Formplatten

Kleine T-Platte (Abb. 6). Sie ist rinnenförmig und am Kopfteil leicht abgewinkelt. Schaftbreite 10 mm. In den Längen von 50 bzw. 57 mm erhältlich. Kopf mit 3 oder 4 Schraubenlöchern. Dieses, ursprünglich für die Palmarseite des distalen Radius gedachte Implantat hat sich in bestimmten Situationen auch am Olekranon, an der lateralen Klavikula, am Sprunggelenk, am Metatarsale I usw. bewährt.

Kleine schräge T-Platte (Abb. 6). Diese mit beidseits eingesenkten Schraubenlöchern und mit einem schrägen Kopfteil (Winkel von 120°) ausgestattete, flache Platte ist für die Dorsalseite des distalen Radius bestimmt. Der Processus styloideus radii kann damit besser gefaßt werden als mit der rechtwinkligen T-Platte. Sie kann sowohl für rechts als auch für links verwendet werden.

Kleeplatte (Abb. 6). Diese Platte wurde speziell zur Anwendung an der Medialseite der distalen Tibiaepiphyse konstruiert. Durch Abtrennen der einzelnen Blätter des Kopfteils kann sie verändert werden zur Verwendung an anderen Skelettabschnitten (z.B. Humeruskopf).

Alle Plattenlöcher sind für den Einsatz von Schrauben der Dimensionen 3,5 bzw. 4,0 mm bestimmt. Im Schaft wird die kräftige Kortikalisschraube 3,5 mm eingesetzt. Damit entfällt die Verwendung der Kortikalisschraube 4,5 mm. Dies bringt eine Vereinfachung in der Anwendung dieser Platten (ausschließlich KFI-Implantate und Instrumente).

Spezialplatten

Rekonstruktionsplatte (Abb. 5). Diese Platte ist mit seitlichen Einkerbungen versehen und in verschiedenen Längen erhältlich. Damit ist eine wesentlich leichtere Verbiegung des Implantats in allen Richtungen mit Hilfe von Schränkeisen möglich.

H-Platte. Speziell konstruiert für die Halswirbelsäule; in verschiedenen Längen erhältlich.

b) Platten der Dimension 2,7 mm

Gerade Platten

Viertelrohrplättchen (Abb. 7 und 35). Rinnenförmige, gerade Platte. Die am Plattenloch angebrachte kragenförmige Verdickung (Abb. 7) trägt ihrerseits zur Verstärkung gegenüber der früheren flachen Form bei. Erhältlich in den Längen 23 mm (3-Loch) bis 63 mm (8-Loch). Anwendungsbereiche sind v.a. die Mittelhand und der Fuß.

Spanngleitlochplatte 2,7 mm (Abb. 7). Sie wird v.a. in der Kiefer- und Veterinärchirurgie gebraucht. Wegen des größeren Durchmessers eignet sie sich nur ausnahmsweise am Handskelett für Sekundäreingriffe bei verzögerter Konsolidierung und Pseudarthrose. Sie ist erhältlich in Längen von 20 mm (2-Loch) bis 100 mm (12-Loch).

Formplatten

T- und schräge L-Plättchen für Hand- und Fußchirurgie (Abb. 7 und 34). Länge 35 mm, 5 Schraubenlöcher. Der Hals der Platte ist aus Festigkeitsgründen verbreitert worden. Die Rechtwinkel-L-Platten werden nicht mehr hergestellt.

c) Miniplättchen der Dimensionen 2,0 und 1,5 mm (Abb. 8)

Für die Dimensionen 2,0 und 1,5 mm sind neue Plättchen entwickelt worden. Sie sind extra lang und werden mit Hilfe der Plattenschneidezange auf die gewünschte Dimension gekürzt. Neben den geraden Formen existieren Platten mit T-förmiger Endigung. Das T-Stück hat entweder eine zentrale oder exzentrische Lochfolge.

Minikondylenplättchen (Abb. 8 und 36). Speziell konstruiert für gelenknahe Lokalisationen am Handskelett nach dem Prinzip der großen Kondylenplatte (*Manual der Osteosynthese*, S. 86ff.).

Sie wird in 2 Dimensionen, für Schrauben 2,0 und 1,5 mm (28 bzw. 26 mm Länge), hergestellt. Im Schaftteil befinden sich jeweils 4 Schraubenlöcher. Zwischen diesen sind Einkerbungen angebracht, ähnlich der Rekonstruktionsplatten. Diese erleichtern das Zubiegen und Verwinden im Schaftteil.

In einem distal verstärkten, breiteren Anteil endet die Platte in einem rechtwinklig abgebogenen, zugespitzten flachen Stift von 14 mm Länge. In der Achse dieses Stifts ist ein zusätzliches Plattenloch für eine parallele Schraube angebracht. Der Abstand Stiftzentrum-Lochzentrum beträgt 4 mm (Platte für 2-mm-Schrauben) bzw. 3 mm (Platte für 1,5-mm-Schrauben).

Das laschenförmige Ende der Platte um das distale Schraubenloch herum überragt das Stiftzentrum um 2,5 mm (bzw. 2 mm bei der Platte 1,5 mm).

Stiftlänge und Plattenschaft sind den anatomischen Gegebenheiten anzupassen, d.h. evtl. mit der Plattenschneidezange zu kürzen.

Mini-H-Plättchen (Abb. 8 und 37). Speziell für Replantationen quer abgetrennter Finger konstruiert, wo eine große Freilegung unerwünscht ist. Es ist ebenfalls in 2 Größen erhältlich: für die Schrauben 2,0 bzw. 1,5 mm.

Minispanngleitlochplättchen 2,0 mm (Abb. 8). Es dient dank seiner Festigkeit für Sekundäreingriffe am distalen Handskelett.

3. Zusätzliche Implantate (Abb. 7)

Diese zusätzlichen Implantate dienen z.T. der provisorischen Retention, z.T. der Herstellung von Zuggurtungsosteosynthesen oder von transossären Drahtnähten.

Kirschner-Drähte. Durchmesser 0,6/0,8/1,0/1,25/1,6/2,0 mm. Zur einfacheren Unterscheidung der Durchmesser sind ihre Längen verschieden.

Cerclagedraht. Es werden Cerclagedrähte mit vorgeschnittenen Längen hergestellt in den Durchmessern von 0,4; 0,6; 0,8; 1,0 (1,25) mm.

Zur besseren optischen Unterscheidung der Durchmesser werden die Längen der Drähte verschieden geschnitten. Die frühere Verwendung von aufgerolltem Draht war mit zahlreichen Nachteilen verbunden.

4. Kleiner Fixateur externe (Abb. 9 und 42)

Dieses Instrumentarium wurde 1978 entwickelt und 1982 in einem AO-Bulletin detailliert beschrieben. Es ist in einer eigenen Kassette enthalten.

Seine Elemente bestehen aus:
- Kirschner-Drähten mit Gewinde, Durchmesser: 2,5 mm, Länge 150 mm;
- Verbindungsstäben, Durchmesser 4,0 mm, Längen von 60–200 mm;
- schwenkbaren Backen in 2 Dimensionen:

1) Backen 4,0/2,5 mm für Einsatz in Kirschner-Drähte und Verbindungsstäbe,
2) Backen 4,0/4,0 mm für das Zusammensetzen der Verbindungsstäbe.

Die Backen sind mit gefederten Montagemuttern versehen, die eine provisorische Fixation von Hand erleichtern.

Zum Instrumentarium gehören ferner:
- 1 Gewebeschutzhülse (Innendurchmesser 2,5 mm)
- 1 Gabelringschlüssel
- 1 Steckschlüssel für das definitive Fixieren der Backen.

Ferner wird zum Abschneiden überlanger Kirschner-Drähte die große Drahtschneidezange oder ein Bolzenschneider 2,5 mm empfohlen.

Neuerdings werden zu diesem System auch Schanz-Schrauben mit Gewindedurchmesser 2,7 bzw. 3,5 mm und Schaftdurchmesser 4,0 mm hergestellt. Sie sind stabiler als die Kirschner-Drähte 2,5 mm. Für die gesamte Montage werden Backen 4/4 verwendet.

Anwendungsbereich. Der primär als gelenküberbrückender Stabilisator bei komplexen distalen Radiusfrakturen konzipierte kleine Fixateur hat sich inzwischen bei zahlreichen Anwendungen in der Skelettperipherie bewährt.

5. Instrumente

Zahlreiche Ergänzungen und Änderungen im Instrumentensatz haben stattgefunden. Einzelne Instrumente, die in der Anwendung nicht befriedigten, sind aufgegeben worden. Die Neuerungen machen es notwendig, die Instrumente v.a. in Funktion und Anwendungsbereich zu beschreiben.

a) Instrumente für Reposition und provisorische Fixation (Abb. 14 und 15)

Repositionszange mit spitzen Enden („Tuchklammer"). Traditionelles Instrument mit Scherengriff. Kräftige Bauart mit ausladenden Backen und Spitzen. Es können damit größere Repositionswege überwunden werden. Die Verdrängung von Weichteilen kann Probleme schaffen. Die Zange wird neuerdings mit verfeinertem Zahnstangenverschluß hergestellt. Die Handhabung wird dadurch verfeinert und erleichtert.

Für das feine Handskelett ist sie aber stets als zu grob empfunden worden. Daher sind neue, feinere Zangen entwickelt worden.

„Termiten"-Zange. Sehr kleine, kurze und leichte Repositionszange (ca. 15 g) mit ausladenden Backen und extrafeinen Spitzen. Extrafeiner Zahnstangenverschluß. Wegen des geringen Gewichts verbleibt die Zange von selbst in der gewählten Position, ohne sich zu verschieben oder seitenlastig zu werden.

Anwendungsbereich. Phalangen oder kleine Fragmente an Mittelhand.

„Hirschkäfer"-Zange. Etwas längere Zange ähnlicher Konstruktion. Der Maulteil gleicht dem geweihartigen Kiefer des männlichen Hirschkäfers.

Anwendungsbereich. Wie Termitenzange. Muß jedoch wegen ihres größeren Gewichts in situ von Hand gehalten werden.

Termiten- und Hirschkäferzangen gestatten es, mit ihren feinen Spitzen das Skelett auf einer Seite durch die Weichteile oder sogar perkutan zu fixieren, ohne diese durch Ablösung zu schädigen. Dies ist im Hinblick auf einen stets nur einseitigen Zugang v.a. an den Phalangen von großer praktischer Bedeutung.

Zange mit Schiebebacken. Diese Zange besteht aus 2 parallel gegeneinander laufenden Backen und einem abgewinkelten Griffteil. Zwei auswechselbare Schlitten, der eine mit einer Spitze, der andere mit einem Füßchen versehen, können eingeschoben werden. Feiner Gewindespindelverschluß.

Anwendungsbereich. Reposition und provisorische Fixation der schwer zugänglichen mittleren Metakarpalia III und IV. Mit dem breiten Füßchenschlitten können auch Plättchen gehalten werden.

Kleine AO-Repositionszange („Hummer"). Traditionelle Repositionszange feiner Bauart mit sichelartig geformtem und gezähntem Maulteil. Die Zange wurde verfeinert und mit einer ausschwenkbaren Gewindespindel versehen.

Anwendungsbereich. Fragmentreposition und -retention sowie Plattenfixation am mittelgroßen Skelett (Unterarm, Fibula, Klavikula, Metatarsus, Metakarpus usw.).

Selbstzentrierende Knochenhaltezange für Kleinfragmente („Verbrugge"). Traditionelles Instrument kleinster Dimension. Es wurde im Maulteil verfeinert und mit einem Spindelverschluß versehen.

Anwendungsbereich. Ähnlich wie kleine AO-Repositionszange.

Kleine Knochenhebel („Hohmann"). Die bisherigen Modelle wurden ergänzt durch speziell feine Instrumente für den Anwendungsbereich am Handskelett.

b) Spiralbohrer (Abb. 2)

Alle Spiralbohrer sind erhältlich mit Ansatz für die Schnellkupplung zum Einsatz in die kleine Preßluftbohrmaschine mit Pistolengriff. Sie sind optisch durch verschiedene Längen leichter voneinander zu unterscheiden.

Die Spiralbohrer der Durchmesser 2,7; 2,0; 1,5 und 1,1 mm sind zudem erhältlich mit Ansatz für Dentalkupplung. Sie werden in den entsprechenden Bohrköpfen der Minipreßluftbohrmaschine verwendet.

c) Bohrbüchsen und Schutzhülsen (Abb. 2, 11, 12 und 13)

Bohrer und Gewindeschneider sind empfindliche und feine Instrumente, die sich unter schrägem Druck verbiegen oder abbrechen können. Außerdem können sie die Weichteile in hohem Maße traumatisieren. Sie sollen daher nie ohne Führung und Schutz verwendet werden. Dazu dienen Büchsen und Hülsen mit Griff. Diese werden mit der nicht dominanten Hand des Operateurs stabil gehalten. Bei diesen Arbeitsgängen sollen also immer beide Hände verwendet werden. Halten der Bohrbüchse durch den Assistenten führt zu Fehlern in der Bohrrichtung und zu Brüchen des Instruments.

Zu jeder Schraube wurde eine Doppelbohrbüchse entwickelt. Die an beiden Enden angebrachten dünnen, verschieden weiten Hülsen entsprechen dem Kern- bzw. Außendurchmesser der jeweiligen Schraube. Da sie dünnwandig sind, gestatten sie eine bessere Sicht ins Operationsfeld und erlauben ein optimales Zielen der Bohrstelle.

Gleitloch- und Kernlochbohrung können durch die beiden verschieden weiten, endständigen Hülsen eines einzigen Instruments ausgeführt werden: Die weite Hülse dient der Gleitlochbohrung, die enge Hülse wird in das Gleitloch eingesteckt und gestattet eine korrekt geführte und präzise Kernlochbohrung in der Gegenkortikalis. Die weite Hülse funktioniert dann als Gewebeschutz beim Schneiden des Gewindes.

Die enge Hülse wird zudem für die Führung des Bohrers im Plattenloch benötigt. Durch den dünnwandigen Hülsenbau kann im ovalen Plattenloch eine gezielte, entweder zentrale oder exzentrische Bohrung zur Herstellung axialer Kompression ausgeführt werden.

Die Hülsenform erlaubt aber auch eine besser zentrierte Schrägbohrung im Plattenloch als die bisherigen dickwandigen Bohrbüchsen.

Im Griff ist zudem hülsennah eine parallele Bohrung angebracht. In diese kann ein präliminär eingeführter Kirschner-Draht eingesteckt werden. Damit kann unter Sicht eine parallele Bohrung zum Kirschner-Draht ausgeführt werden. Der Abstand des Loches vom Hülsenzentrum entspricht bei der Minikondylenplatte dem Abstand des Stiftzentrums von demjenigen des Loches für die Kondylenschraube. Es ist auch so berechnet, daß eine Unterlagsscheibe neben dem leitenden Kirschner-Draht eingesetzt werden kann. Dieses Vorgehen kommt v.a. in spongiösem Knochen zur Anwendung.

Doppelbohrbüchse für Schrauben 3,5 und 4,0 mm. Innendurchmesser 3,5 bzw. 2,5 mm.

Doppelte DCP-Bohrbüchse für Kernlochbohrung in DC-Platten 3,5 mm (Abb. 5). Innendurchmesser 2,5 mm. Für die DC-Platten der Dimension 2,7 und 2,0 mm bestehen analog gebaute, spezielle Doppelbohrbüchsen.

Doppelbohrbüchse für Schrauben 2,7 mm. Innendurchmesser 2,7 bzw. 2,0 mm.

Doppelbohrbüchse für Schrauben 2,0 mm. Innendurchmesser 2,0 bzw. 1,5 mm.

Doppelbohrbüchse für Schrauben 1,5 mm. Innendurchmesser 1,5 bzw. 1,1 mm.

Steckbohrbüchse 3,5/2,5 mm (Abb. 23). Außendurchmesser 3,5 mm, Innendurchmesser 2,5 mm. Zum Einstecken in Gleitloch 3,5 mm bei weiter Markhöhle.

Steckbohrbüchse 2,7/2,0 mm. Außendurchmesser 2,7 mm, Innendurchmesser 2,0 mm. Zum Einstecken in Gleitloch 2,7 mm bei weiter Markhöhle oder in das Gleitloch von Bohrungen für Schraubenarthrodese mit Schrauben 2,7 mm.

d) Gewindeschneider (Abb. 2)

Die Gewindeschneider der Dimensionen 3,5 und 2,7 mm sind mit Schnellkupplung versehen und können in das Griffstück oder das entsprechende Handstück eingesetzt werden. Die Gewindeschneider der Dimensionen 2,0 und 1,5 mm sind mit Dentalansatz versehen für das spezielle Handstück mit Dentalverschluß.

Spongiosagewindeschneider 3,5 mm für Spongiosaschraube 4,0 mm. Einsatz in Bohrloch 2,5 mm.

Kortikalisgewindeschneider 3,5 mm für Kortikalisschraube 3,5 mm. Zur Unterscheidung vom Spongiosagewindeschneider ist er bronzefarben. Einsatz in Bohrloch 2,5 mm.

Gewindeschneider 2,7 mm für Kortikalisschraube 2,7 mm. Einsatz in Bohrloch 2,0 mm.

Gewindeschneider 2,0 mm für Minischraube 2,0 mm. Einsatz im Bohrloch 1,5 mm.

Gewindeschneider 1,5 mm für Minischraube 1,5 mm. Einsatz in Bohrloch 1,1 mm.

e) Schraubenzieher

Kleiner Schraubenzieher (Schlüsselweite 2,5 mm). Faßt die Schrauben der Dimensionen 4,0; 3,5 und 2,7 mm. Die Haltehülse (Abb. 4) wurde beibehalten.

Kleiner Schraubenziehereinsatz. Dimensionen und Verwendung wie kleiner Schraubenzieher. Einzusetzen in Handstück oder Griffstück mit Schnellkupplung.

Minisechskantschraubenzieher (Schlüsselweite 1,5 mm). Faßt Minischrauben 2,0 und 1,5 mm mit Innensechskant.

Minisechskantschraubenziehereinsatz. Wird in Handstück mit Dentalkupplung eingesetzt.

Minikreuzschraubenzieher mit Haltehülse. Wird in Handstück mit Dentalkupplung eingesetzt. Für Einsatz und Entfernung alter Minischrauben mit Kreuzschlitz.

f) Übrige Instrumente

Kleines Schraubenmeßgerät. Messung der Schraubenlänge der Dimensionen 4,0; 3,5 und 2,7 mm (Abb. 23).

Minischraubenmeßgerät. Messung der Länge der Minischrauben 2,0 und 1,5 mm (Abb. 24, 25).

Kleine Kopfraumfräse mit Schnellkupplung. Einsatz in Handstück mit Schnellkupplung. Zu verwenden für Schrauben 3,5 und 2,7 mm (Abb. 23).

Minikopfraumfräse. Zum Einsetzen in Handstück mit Dentalkupplung. Für Minischrauben 2,0 und 1,5 mm (Abb. 24).

Handstück mit Schnellkupplung. Für Gewindeschneider 3,5 und 2,7 mm, kleinen Schraubenziehereinsatz sowie kleine Kopfraumfräse (Abb. 2).

Handstück mit Dentalverschluß. Für Gewindeschneider 2,0 und 1,5 mm, Minischraubenzieher mit Kreuzschlitz sowie für Minikopfraumfräsen (Abb. 2).

Biegezange und Schränkeisen zum Biegen und Verwinden von DC-Platten (3,5 und 2,7 mm) und von Rekonstruktionsplatten (Abb. 5).

g) Empfohlene Ergänzungsinstrumente

- T-förmiges Griffstück mit Schnellkupplung: Gleiche Funktion wie Handstück mit Schnellkupplung. Erlaubt größere Kraftanwendung beim Gewindeschneiden in hartem Knochen (Abb. 2).
- Kleines Handbohrfutter: Dient der Führung und dem Einsatz von Kirschner-Drähten aller Dimensionen in spongiösem Knochen (Abb. 7).
- Plattenschneidezange: Speziell für Miniplatten konstruiert. Verwendbar auch für Platten der Dimension 2,7 mm mit Ausnahme der DCP (Abb. 8).
- Kleine Biegezangen: Zum Biegen und Verwinden von Viertelrohr-, kleinen T- und L-Plättchen sowie Miniplättchen (Abb. 8).
- Kleine Knochenspreizzange: Für Revision von Frakturspalten sowie für die Distraktion, speziell bei Osteotomien (Abb. 200).
- Plattenspanner mit Gelenken: Kann auch für die Schrauben und Platten der Dimension 3,5 mm verwendet werden. Dient in schwierigen Situationen der Feinreposition und gestattet eine dosierte interfragmentäre Kompression bei Spanngleitlochplatten 3,5 mm und Drittelrohrplatten. Das Instrument kann durch Umkippen des Zahnes auch zur Distraktion bei einseitig festgeschraubter Platte verwendet werden (Abb. 33).
- Kleine Spannzange für Fragmente und Platten der Dimensionen 2,7 bis 1,5 mm: Die gezähnten Spitzen können in einem Bohrloch von 2,0 mm oder in einem Plattenloch eingehakt werden (Abb. 33 und 34).
- Minidrahtschneidezange: Für das Abschneiden feiner Kirschner- und Cerclagedrähte.
- Drahtbiegezange: Zum Fassen, Biegen und Schneiden von Kirschner- und Cerclagedrähten (Abb. 7).
- Minibiegebolzen für Kirschner-Drähte: Für das knochen- oder hautnahe Abbiegen feiner Kirschner-Drähte der Durchmesser 0,6–1,25 mm (Abb. 7, 25 (9), 116d).

6. Kassetten

Implantate und Instrumente sind in verschiedenen Zusammenstellungen in speziellen Metallkassetten erhältlich. Diese Zusammenstellungen haben in den letzten Jahren Veränderungen erfahren und sind auch nach dem Wunsch verschiedener Chirurgengruppen nach regionalen Gesichtspunkten zusammengesetzt worden. Wir verzichten deshalb auf die Abbildung von Standardkassetten.

An allen Schraubenrechen sind randständig graduierte Rinnen für die Messung der Schraubenlänge angebracht (Abb. 4). Eine Überprüfung der Länge der aus dem Schraubenrechen (mit der Schraubenpinzette) entnommenen Schrauben sollte zur Gewohnheit werden.

7. Minipreßluftbohrmaschine (Abb. 10)

Die von der Fa. Mathys 1973 gebaute Minipreßluftbohrmaschine hat die Form eines dicken Bleistifts und ist – im Gegensatz zu den Maschinen mit Pistolengriff – mit 3 Fingern zu bedienen. Dies gestattet ein Arbeiten mit mehr Feingefühl. Sie wurde speziell für Hand-, Kiefer- und Neurochirurgie konstruiert und wird in einer eigenen Kassette mit den Ansatzstücken und ihren Instrumenten geliefert.

Die Maschine besteht aus einem Motor, einem Doppelschlauch und Ansatzstücken, mit denen verschiedene Funktionen (Bohren, Fräsen, Sägen) ausgeführt werden können.

Der Motor hat eine mittels Schieber stufenlos regulierbare Drehzahl.

Bei den Ansatzstücken sind Neuerungen gebaut und an bestehenden Bestandteilen Verbesserungen vorgenommen worden:
- Gerader Bohrkopf: Das Drehmoment wurde erhöht und die Tourenzahl von bisher 15000 auf 3000 Touren/min reduziert. Das Ansatzstück ist dadurch etwas länger und schwerer geworden. Seine Kraft ist entsprechend erhöht.
- Bohrkopf 90°: Für das Bohren in schlecht zugänglichen Tiefen.

Diese Bohrköpfe sind mit Dentalverschluß versehen und dienen dem Einsatz der Spiralbohrer der Durchmesser von 2,7–1,1 mm verschie-

dener Längen sowie von Fräsen verschiedener Formen.
– Oszillationssäge: Die neuen, nur noch 0,3 mm dicken Sägeblättchen dienen der Osteotomie und Resektion von Gelenkflächen feiner Knochen.
– Ansatzstück für das Einbohren von Kirschner-Drähten: Dieses wurde neu konstruiert. Der Winkel von 45° wurde beibehalten. Der Blockierungsmechanismus für die Kirschner-Drähte ist durch einfachen Hebeldruck zu bedienen. Dies erlaubt ein einfaches Einsetzen, Nachschieben oder Zurückziehen des Drahtes im Instrument ohne weitere Manipulationen.

Abb. 1 a–c. Die kleinen AO-Schrauben, vergrößert
(Maße in mm)

a Details von Kopf mit Innensechskant, Schraubenkern und Schraubengewinde.
Spongiosaschraube 4,0 mm mit gewindefreiem Hals bzw. durchgehendem Gewinde, Kortikalisschrauben 3,5; 2,7; 2,0 und 1,5 mm

b Vergrößerte Abbildung der Gewinde (mit Maßstab)

c Unterlagsscheiben: Aus Metall für die Schrauben der Dimension 4,0; 3,5 und 2,7 mm bzw. 2,0 und 1,5 mm.
Aus Kunststoff mit Spitzen und eingebautem Metallring in den Ausführungen für Schrauben 3,5 und 4,0 bzw. 2,7 mm

Gewinde ⌀	4.0	3.5	2.7	2.0	1.5 mm
Kern ⌀	2.0	2.4	2.0	1.3	1.0 mm
Schaft ⌀	2.3 mm				

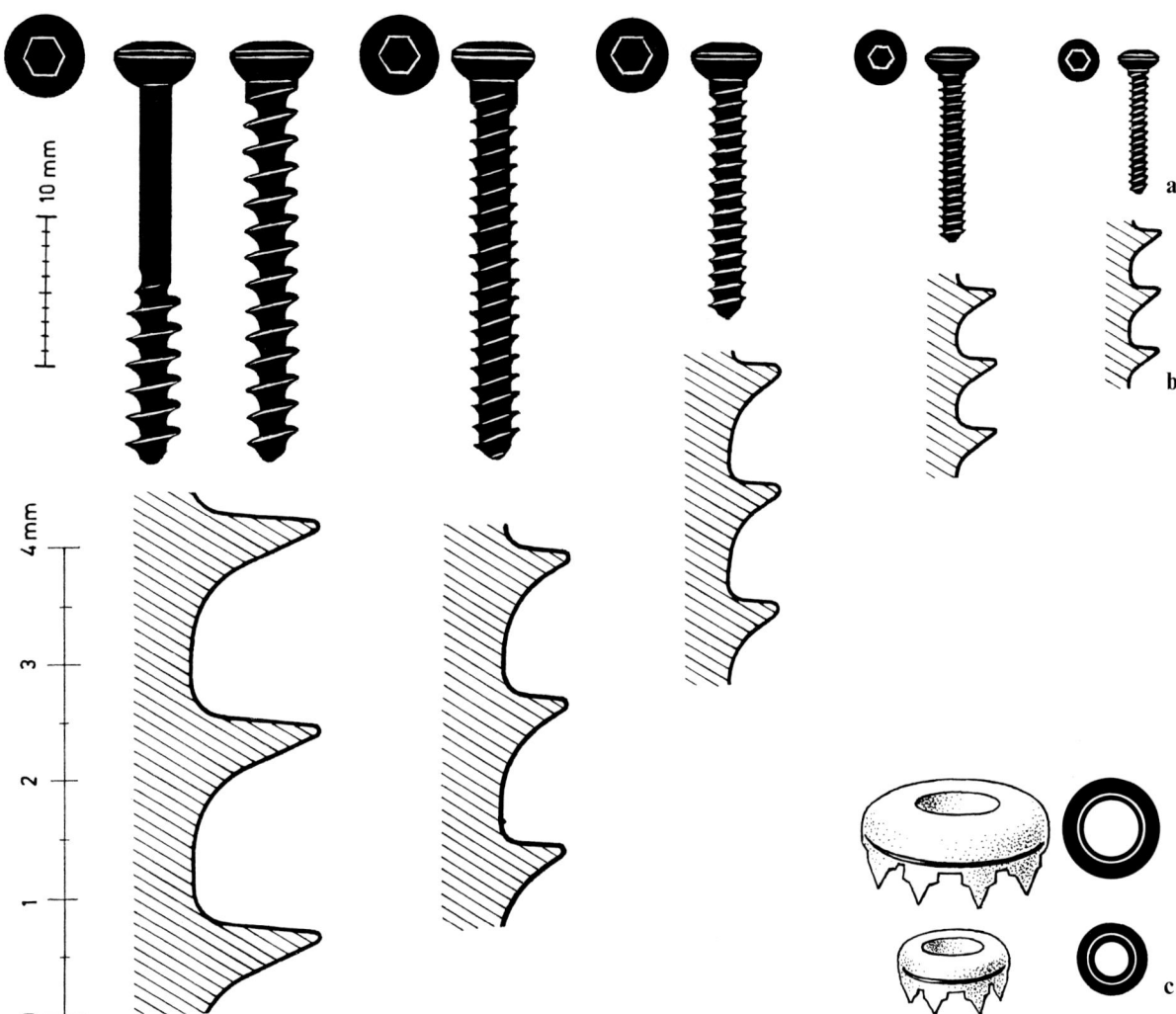

Gewinde ⌀	4.0	3.5	2.7
Kern ⌀	2.0	2.4	2.0
Schaft ⌀	2.3 mm		

a b c

| ⌀ | 2.5 | 3.5 | | 2.5 | 3.5 | 3.5 | | 2.0 | 2.7 | 2.7 |

18

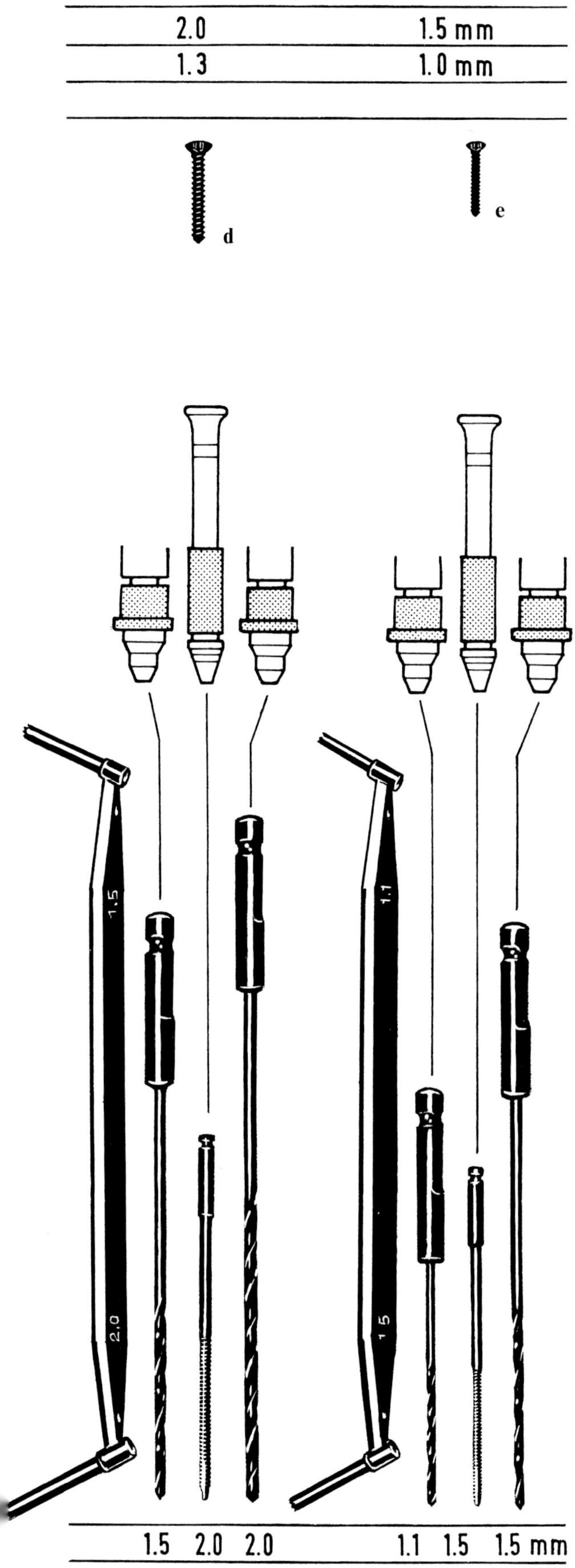

Abb. 2a–e. Die kleinen AO-Schrauben mit Gebrauchsinstrumenten

Die 5 kleinen AO-Schrauben (s. Abb. 1) mit den dazugehörigen Instrumenten (Doppelbohrbüchsen, Spiralbohrer, Gewindeschneider). Die Dimensionen sind jeweils *am Rand* angegeben. Die Spiralbohrer sind mit Ansatz für Schnellkupplung abgebildet. Die Spiralbohrer der Dimensionen 2,7; 2,0; 1,5 und 1,1 mm sind auch mit Dentalkupplung für die Minipreßluftbohrmaschine erhältlich. T-Handgriff und Handstück mit Schnellkupplung (*verkleinert*) über den entsprechenden Gewindeschneidern abgebildet. Handstück mit Dentalkupplung (*verkleinert*) über den entsprechenden Minigewindeschneidern abgebildet

a Spongiosaschraube 4,0 mm

b Kortikalisschraube 3,5 mm

c Kortikalisschraube 2,7 mm

d Minischraube 2,0 mm

e Minischraube 1,5 mm

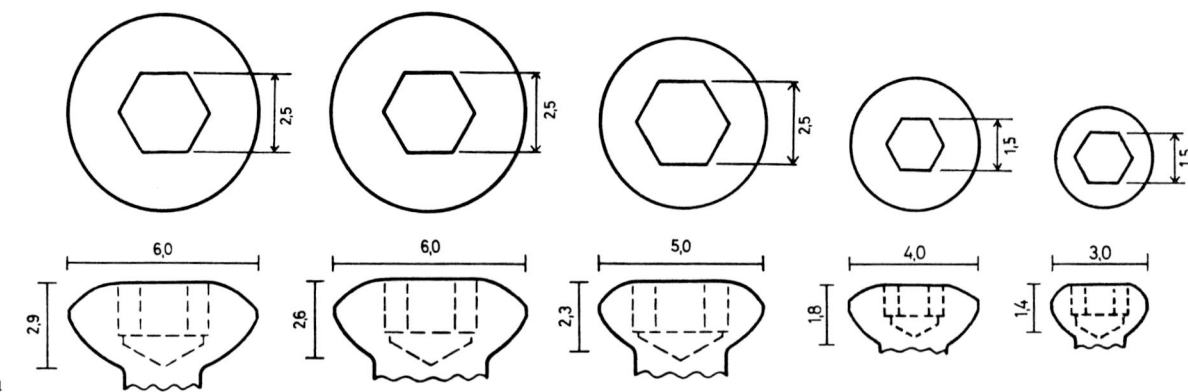

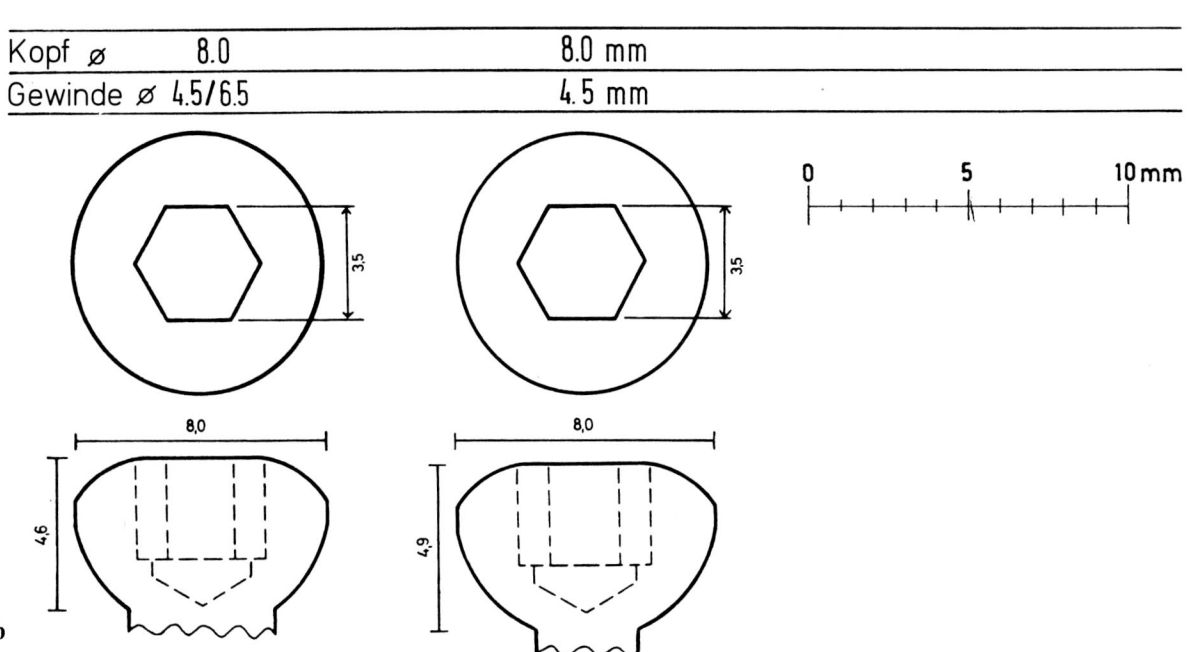

Abb. 3 a, b. Vergrößerte Abbildung der AO-Schraubenköpfe (Maßstab angegeben)

a *Obere Hälfte:* Die Köpfe der kleinen AO-Schrauben mit Innensechskant (Schlüsselweite 2,5 bzw, 1,5 mm) in Draufsicht und auf Schnitt

b *Untere Hälfte:* Zum Vergleich die Köpfe der großen AO-Schrauben – *links:* Standardschraubenkopf (Kortikalis 4,5 und Spongiosa 6,5 mm), *rechts:* die „Malleolarschraube"

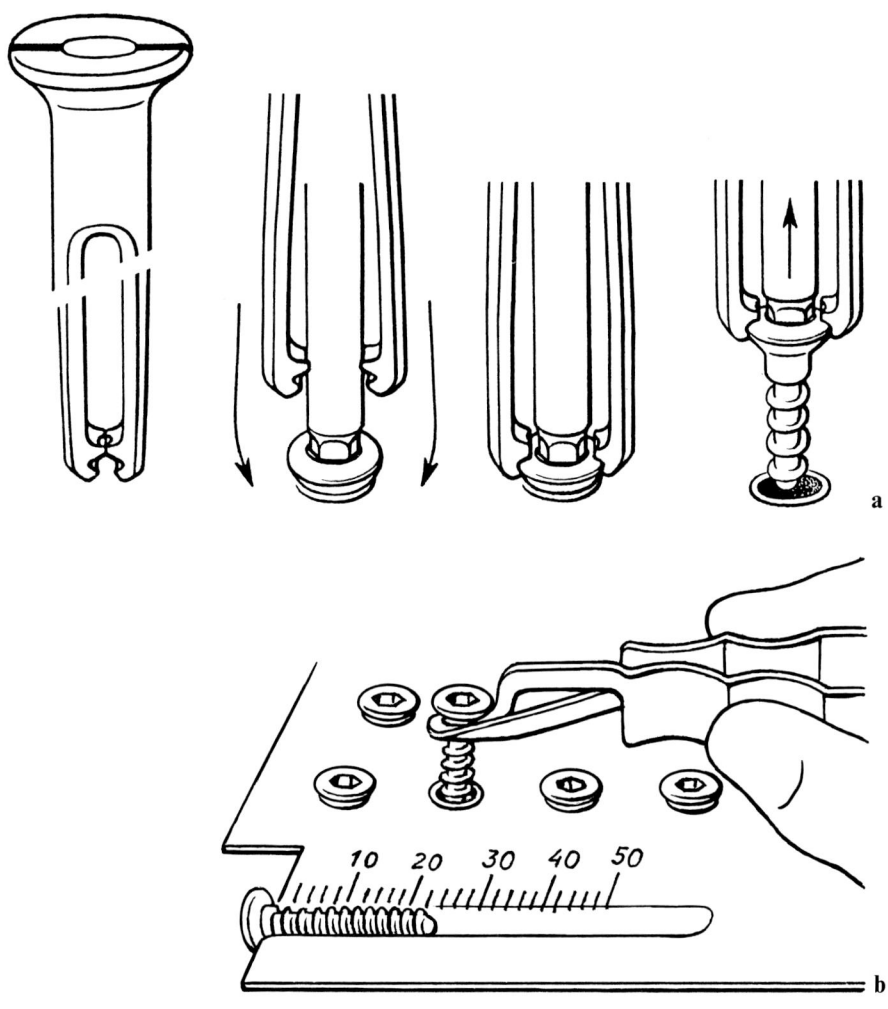

Abb. 4a, b. Das Fassen der Schrauben im Rechen und deren Längenmessung

a Entnahme einer Schraube aus dem Rechen mittels Haltehülse: Der Schraubenkopf kann im Rechen durch Aufstülpen der Hülse direkt gefaßt und hervorgehoben werden. Oder aber der Schraubenzieher wird zuerst in den Schraubenkopf eingesteckt und die Haltehülse darübergestülpt

b Schraubenentnahme mit der Schraubenpinzette. Messen der korrekten Schraubenlänge in der graduierten Rinne am Rand des Schraubenrechens

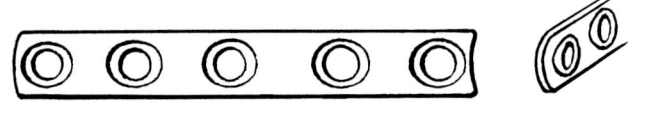
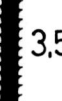
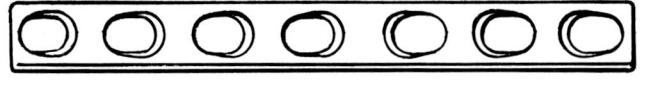
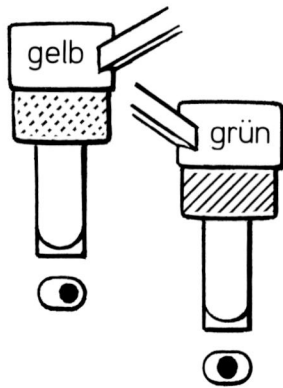
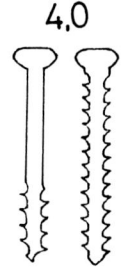
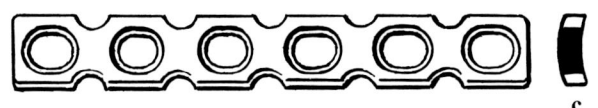
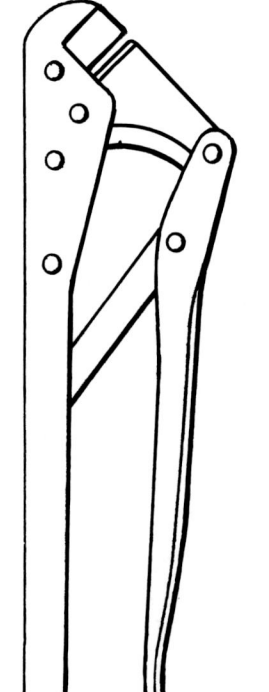
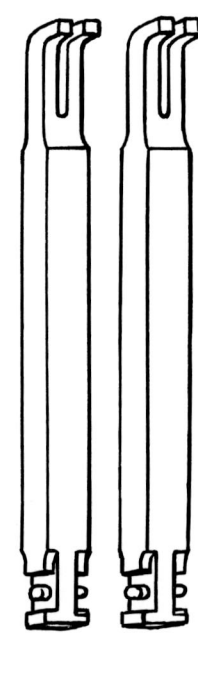

Abb. 5a–d. Die geraden Standardplatten der Dimension 3,5 mm (im Maßstab 1:1)

Das System wird nach den entsprechenden Schrauben bezeichnet: Kortikalisschrauben 3,5 mm (ausnahmsweise Spongiosaschrauben 4,0 mm)

a Drittelrohrplatte mit Kragenloch

b 3,5-mm-Spanngleitlochplatte (DCP) mit den entsprechenden Bohrbüchsen (*gelb* für *exzentrische* Bohrung, *grün* für *zentrale* Bohrung)

c Die Rekonstruktionsplatte 3,5 mm

d Plattenbiegezange und Schränkeisen für das Verbiegen und Verwinden dieser Platten

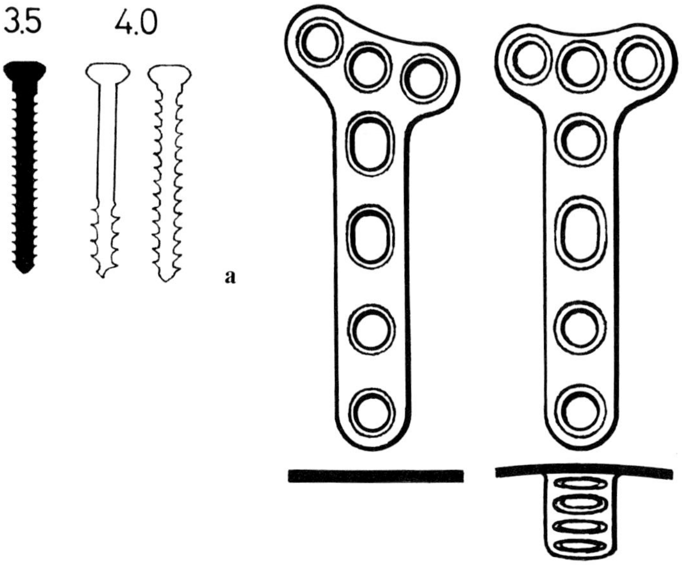

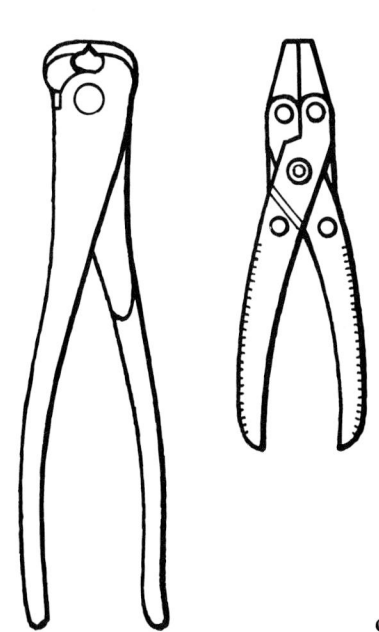

Abb. 6a–c. Die Formplatten der Dimension 3,5 mm (im Maßstab 1:1)

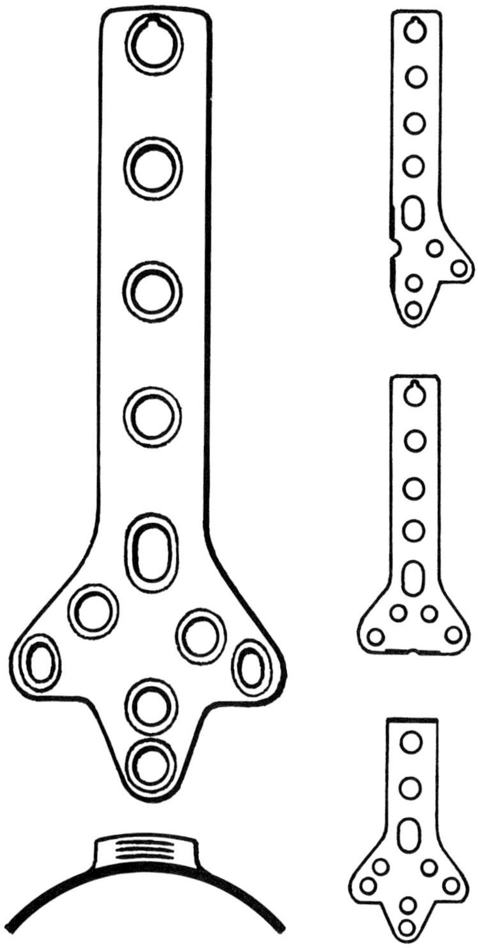

Das System wird nach den entsprechenden Schrauben bezeichnet: Kortikalisschrauben 3,5 mm (ausnahmsweise Spongiosaschrauben 4,0 mm)

a Gerade und schräge T-Platte für den distalen Radius in Aufsicht und Querschnitt

b Kleeplatte. In verkleinertem Maßstab 3 Veränderungen, welche an der Platte mit Hilfe der Zuschneidezange ausgeführt werden können: Abtrennen der seitlichen Blätter, des distalen Blattes, Verkürzung

c Parallelflachzange und Zuschneidezange zum Zubiegen und Verwinden dieser Platten bzw. zum Abtrennen von Fortsätzen

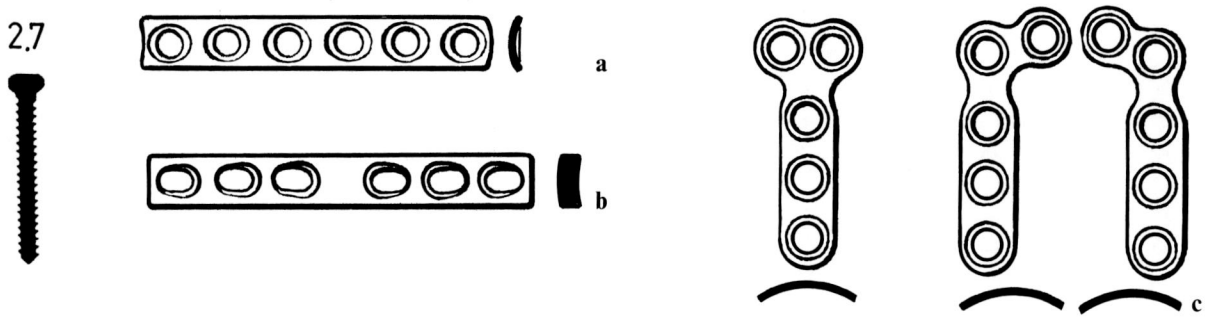

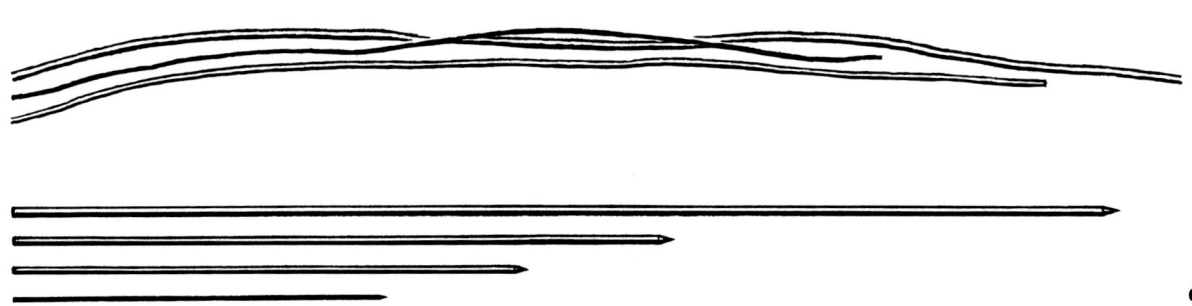

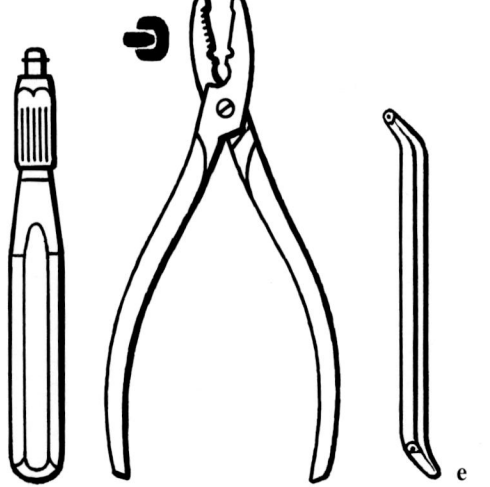

Abb. 7a–e. Die Platten der Dimension 2,7 mm, Kirschner- und Cerclagedrähte

Das System wird nach den entsprechenden Kortikalisschrauben 2,7 mm bezeichnet

a Viertelrohrplatten mit Kragenloch

b Spanngleitlochplatte 2,7 mm (DCP)

c T-Platte und schräge L-Platten

d Zugeschnittene Cerclagedrähte verschiedener Länge (Durchmesser 0,4/0,6/0,8/1,0/1,25 mm) und Kirschner-Drähte (Durchmesser 0,6/0,8/1,0/1,25/1,6/2,0 mm)

e Handbohrfutter zum Führen von Kirschner-Drähten, Drahtbiegezange, welche ein rechtwinkliges Abbiegen und Abtrennen derselben erlaubt. Beidseits abgewinkelter Biegebolzen für das knochen- bzw. hautnahe Abbiegen von Kirschner-Drahtenden der Dimension 0,6–1,25 mm [s. auch Abb. 25(9) und 116c]

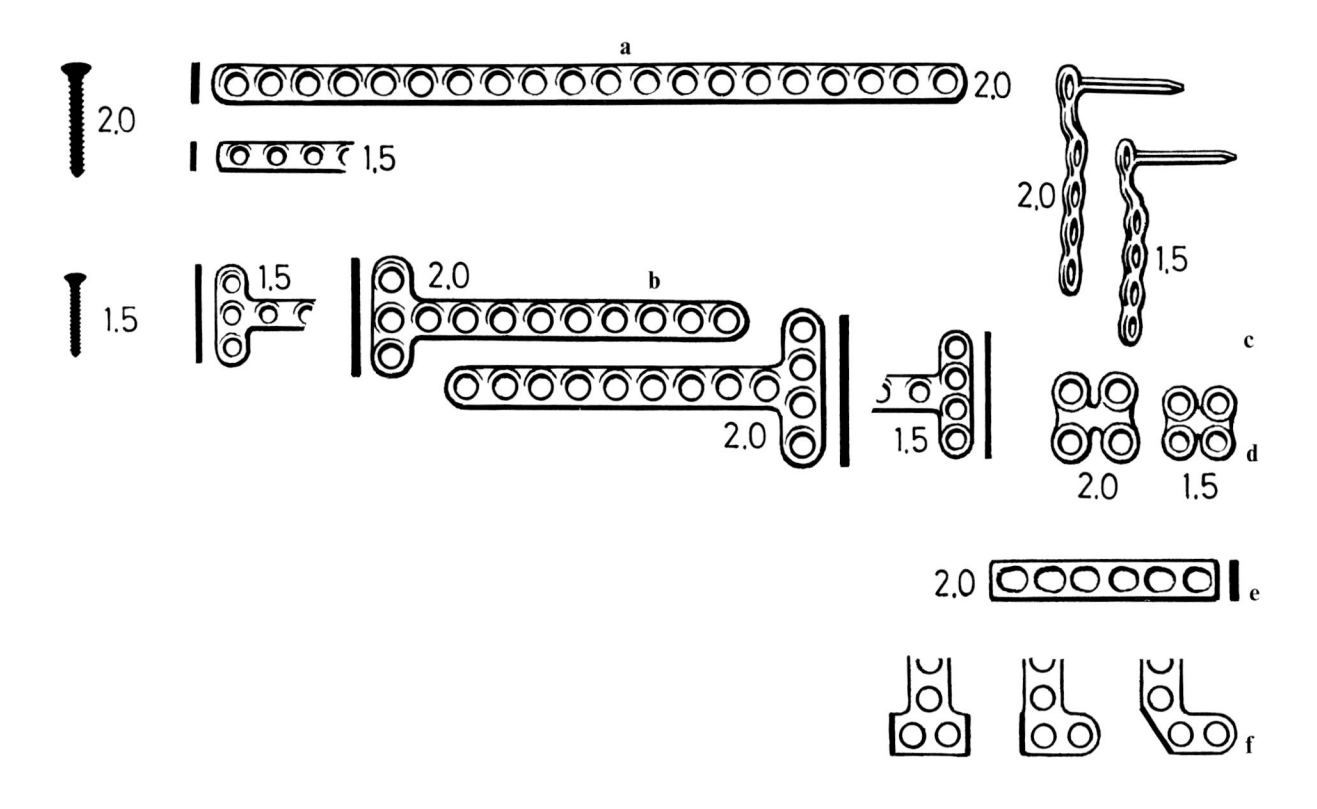

Abb. 8a–g. Die Miniimplantate der Dimension 2,0 und 1,5 mm

Das System wird nach den entsprechenden Kortikalisschrauben 2,0 bzw. 1,5 mm bezeichnet

a Die geraden abschneidbaren Platten 2,0 bzw. 1,5 mm

b Abschneidbare T-Platten der Dimension 2,0 und 1,5 mm mit variabler Lochfolge im T-Stück

c Minikondylenplatte 2,0 und 1,5 mm

d Mini-H-Platte 2,0 und 1,5 mm

e Spanngleitlochplatte 2,0 mm (DCP)

f Verschiedene, durch Abschneiden der T-Platten geformte Endigungen

g Plattenschneidezange sowie kleine Zangen zum Verbiegen und Verwinden von Miniplättchen und Viertelrohrplättchen

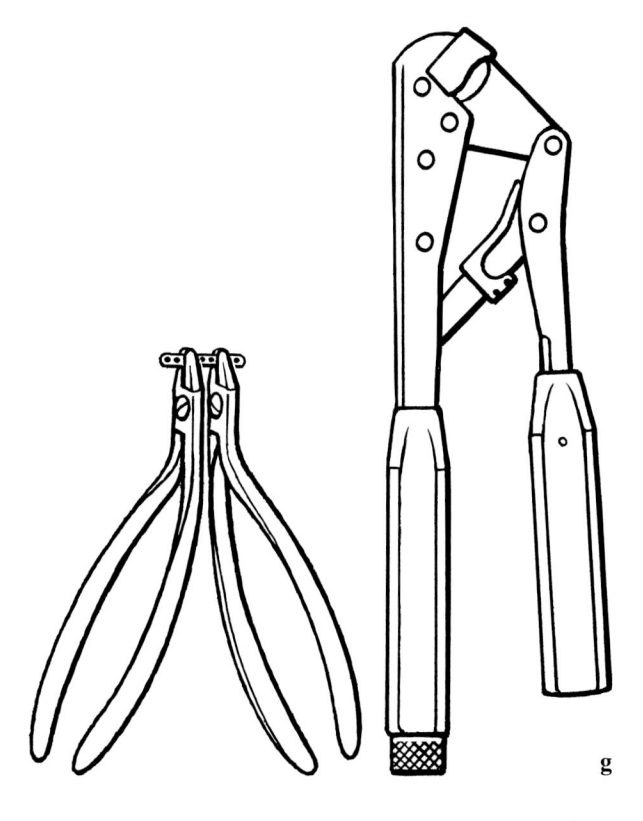

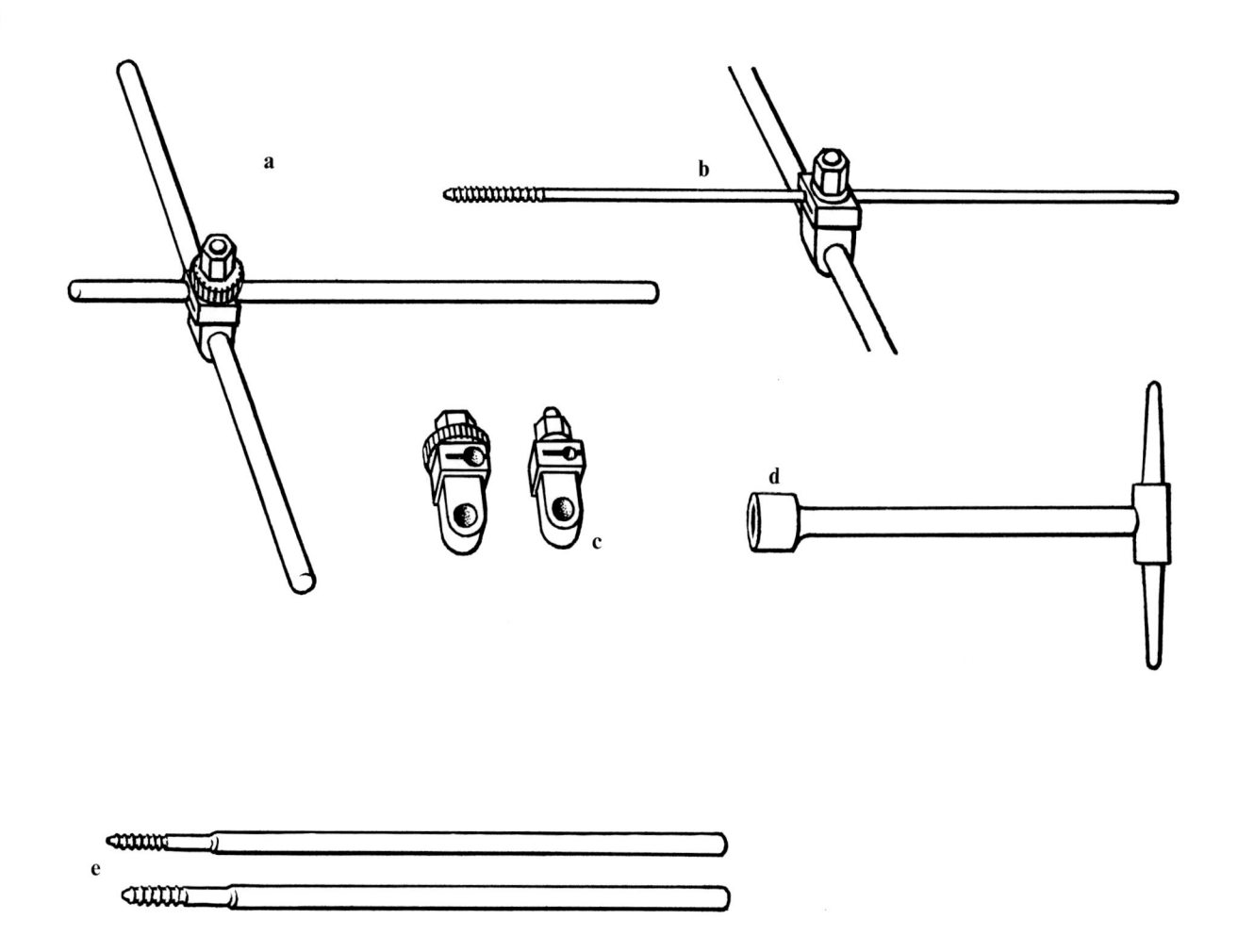

Abb. 9a–e. Die Bestandteile des Minifixateur externe 2,5 mm

Das System ist auf Kirschner-Drähte mit Gewinde (Durchmesser 2,5 mm) sowie Verbindungsstangen (Durchmesser 4,0 mm) abgestimmt.

a Verbindungsstangen, verbunden mit Backen 4/4 mm

b Verbindungsstange und Kirschner-Draht mit Gewinde 2,5 mm, verbunden mit Backe 2,5/4,0 mm

c Die entsprechenden Backen 4/4 und 4/2,5 mm. Linkes Bild mit aufgeschraubter Rändelmutter zum provisorischen Anspannen von Hand

d Gabelschlüssel zum definitiven Anziehen der Muttern

e Für die Kieferchirurgie wurden zusätzlich Schanz-Schrauben mit Gewinde 2,7 bzw. 3,5 mm und einem Schaft von 4 mm entwickelt

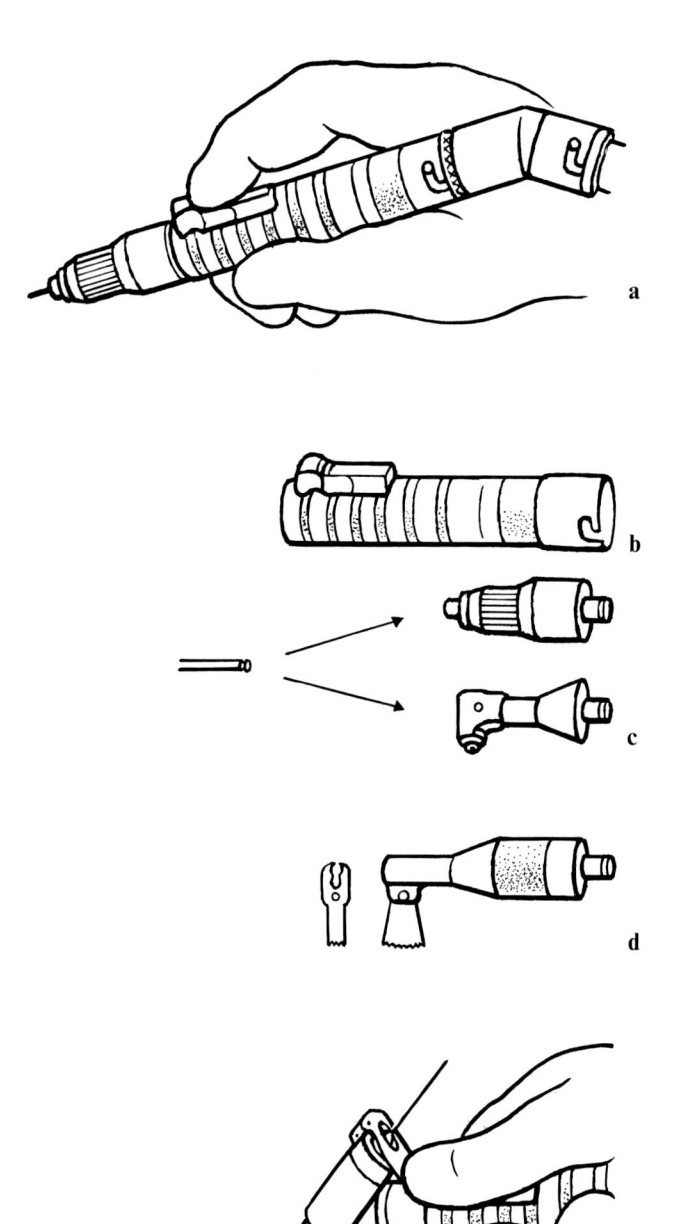

Abb. 10 a–e. Minipreßluftbohrmaschine und ihre wichtigsten Bestandteile

a Das Halten der Maschine. Die Regulierung der Tourenzahl durch Vorschieben des Betätigungshebels mit dem Zeigefinger

b Bohrmaschine ohne Ansätze

c Gerader und rechtwinkliger Bohrkopf für Bohrer oder Fräsen mit Dentalkupplung

d Oscillationssäge mit Sägeblättern

e Ansatz für Kirschner-Drähte. Durch Daumendruck wird der Draht blockiert bzw. gelöst

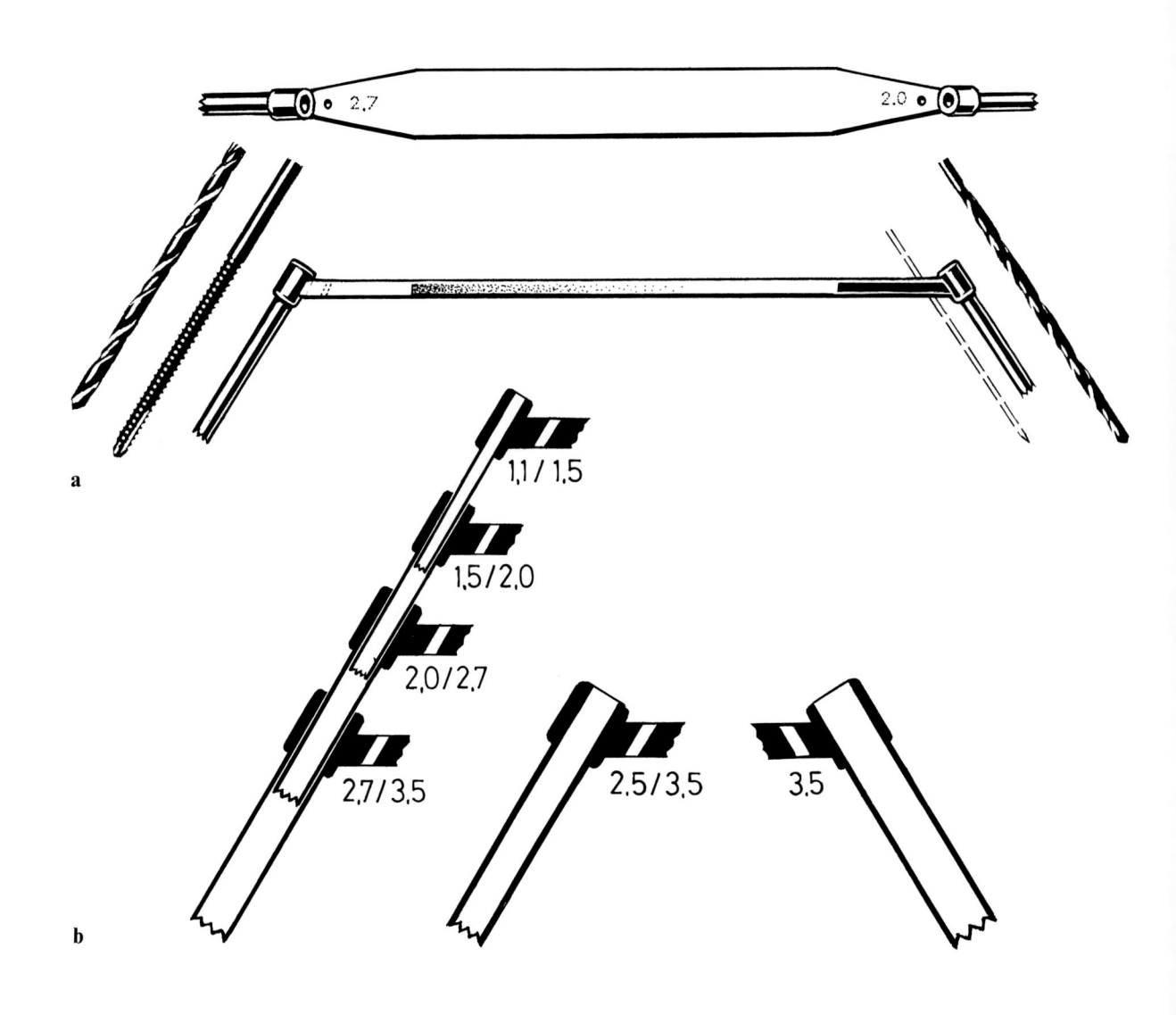

Abb. 11 a, b. Die Doppelbohrbüchse zu jeder Schraubendimension (Beispiel 2,7 mm)

a Draufsicht und Seitenansicht: Die enge Hülse (Außendurchmesser 2,7 mm, Innendurchmesser 2,0 mm) führt den Gewindelochbohrer und dient als Steckbohrbüchse. Die weite Hülse (Außendurchmesser 3,5 mm, Innendurchmesser 2,7 mm) führt den Gleitlochbohrer und ist Gewebeschutzhülse für den Gewindeschneider. Die hülsennahe Perforation im Griff dient der parallelen Bohrung zu einem bereits eingebohrten Kirschner-Draht. Das Loch ist weiter als der Außendurchmesser des Drahtes. Die Parallelität der Bohrung wird unter Sicht kontrolliert. Der Abstand Lochzentrum-Hülsenzentrum ist für die Unterlagsscheibe dimensioniert und entspricht beim System 2,0 und 1,5 mm dem Abstand Stift-Kondylenschraube der Minikondylenplatte

b Prinzip der Hülsendimension im Längsschnitt (vergrößert): Innen- und Außendurchmesser der Hülsen stimmen überein, so daß die Hülsen wie bei einem Teleskop ineinandersteckbar wären. Eine Ausnahme bildet die Bohrbüchse 3,5/2,5 mm

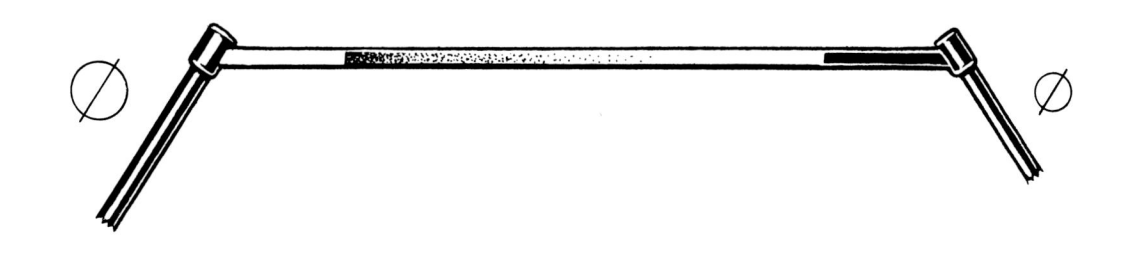

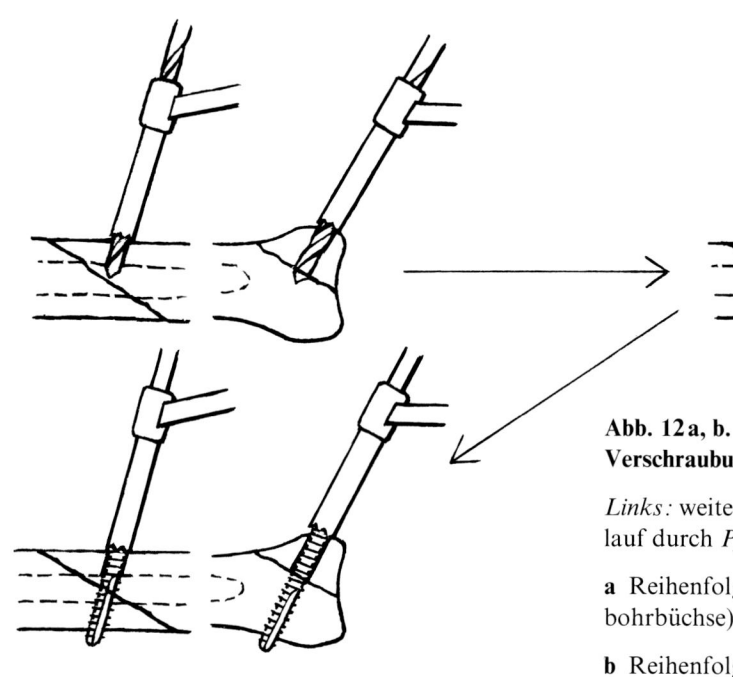

Abb. 12a, b. Die Funktionen der Doppelbohrbüchse bei Verschraubung in kortikalem und spongiösem Knochen

Links: weite Hülse, *rechts:* enge Hülse; Funktionsablauf durch *Pfeil* und *Zahlen* gekennzeichnet

a Reihenfolge bei klassischer AO-Technik (Steckbohrbüchse)

b Reihenfolge bei der sog. Kleinfragmenttechnik (zuerst Durchbohrung beider Fragmente mit Gewindelochbohrer)

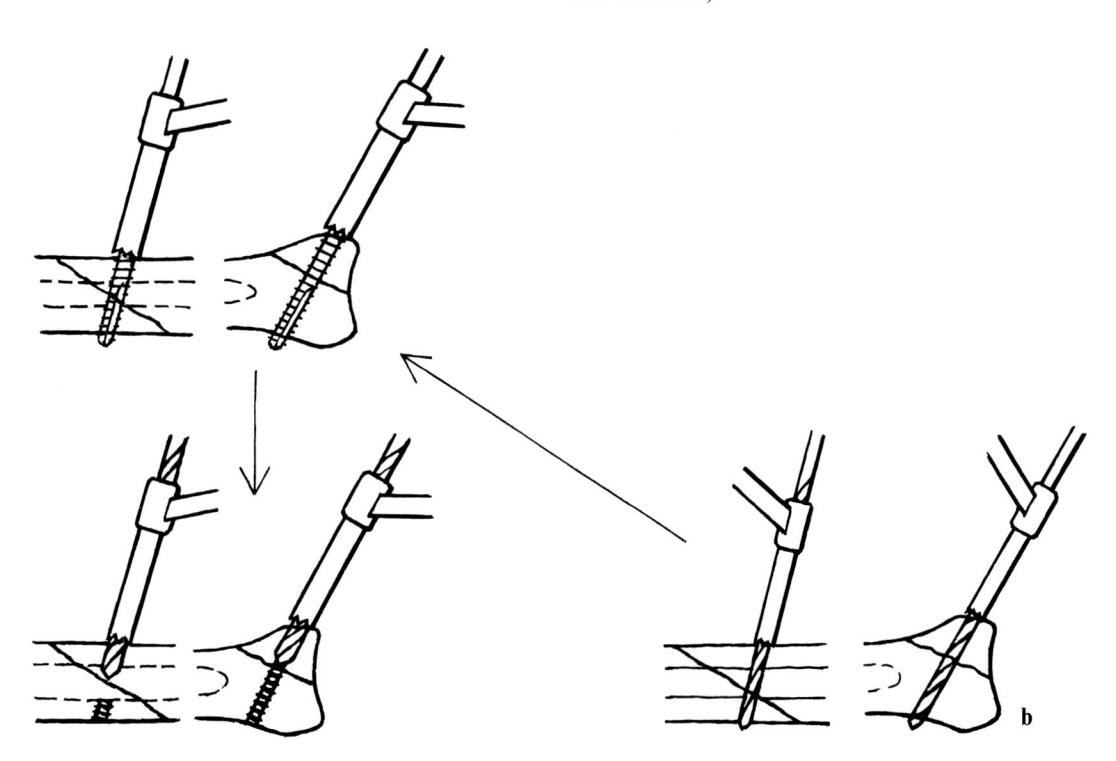

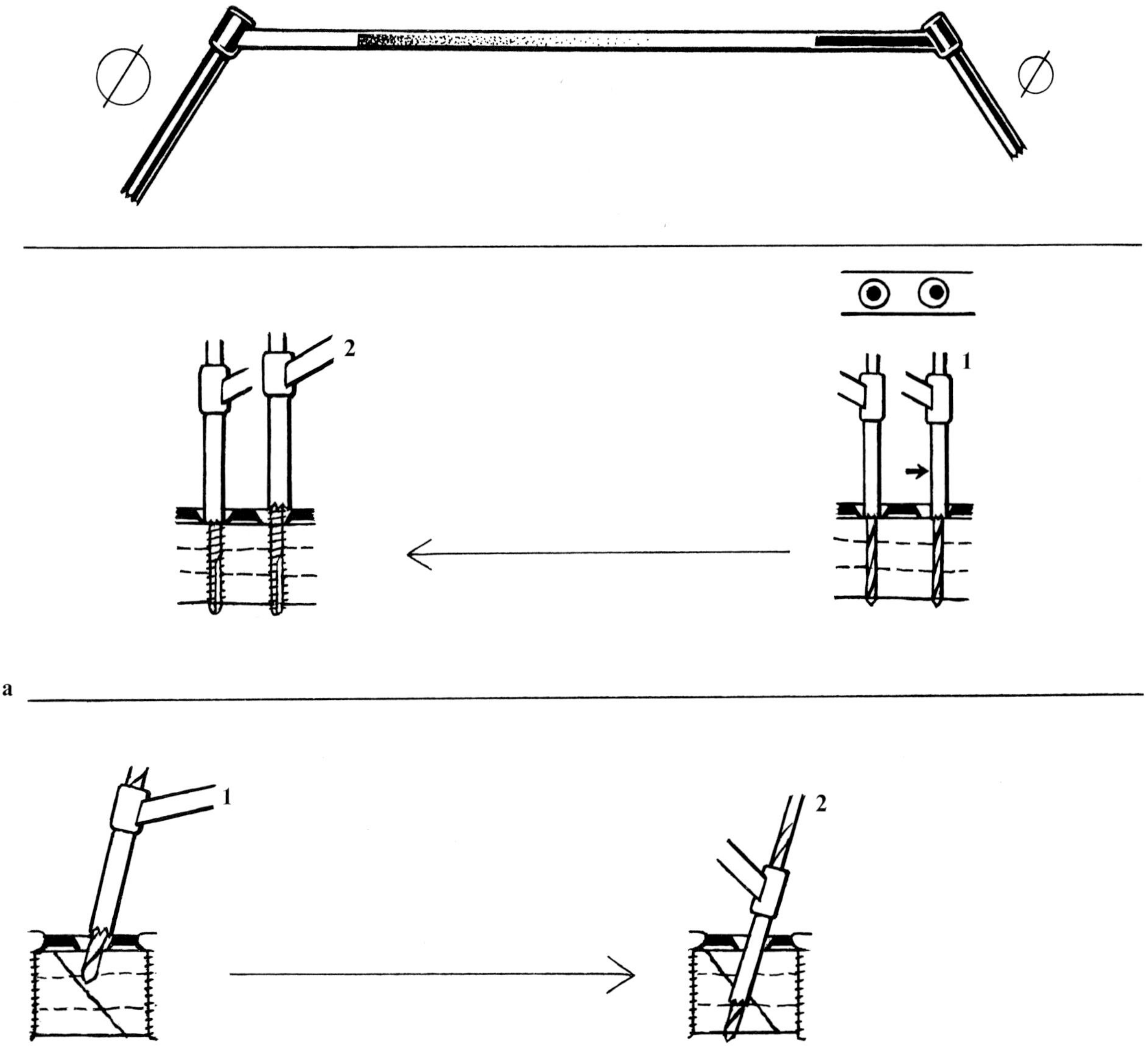

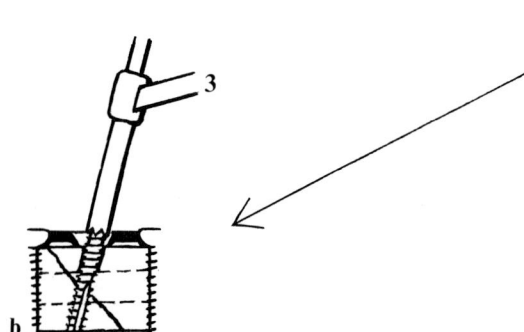

Abb. 13a, b. Die Funktionen der Doppelbohrbüchse bei Plattenverschraubung.

Links: weite Hülse *Rechts:* enge Hülse.

a Typische Plattenlochbohrung: Das Gewindeloch kann zentral oder exzentrisch gewählt werden, wobei die enge Hülse im Plattenloch dem Knochen aufsitzt. Beim Schneiden des Gewindes sitzt die weite Hülse dem Knochen nicht ganz auf. Nach exzentrischer Bohrung reicht sie bis zum Plattenrand

b Schräge Plattenzugschraube: Gleitlochbohrung im Zentrum des Plattenlochs. Das Büchsenende liegt dem Knochen nicht ganz an. Die enge Hülse als Steckbohrbüchse gestattet eine einwandfreie Führung. Der Gewindeschneider wird den Plattenrand nicht berühren

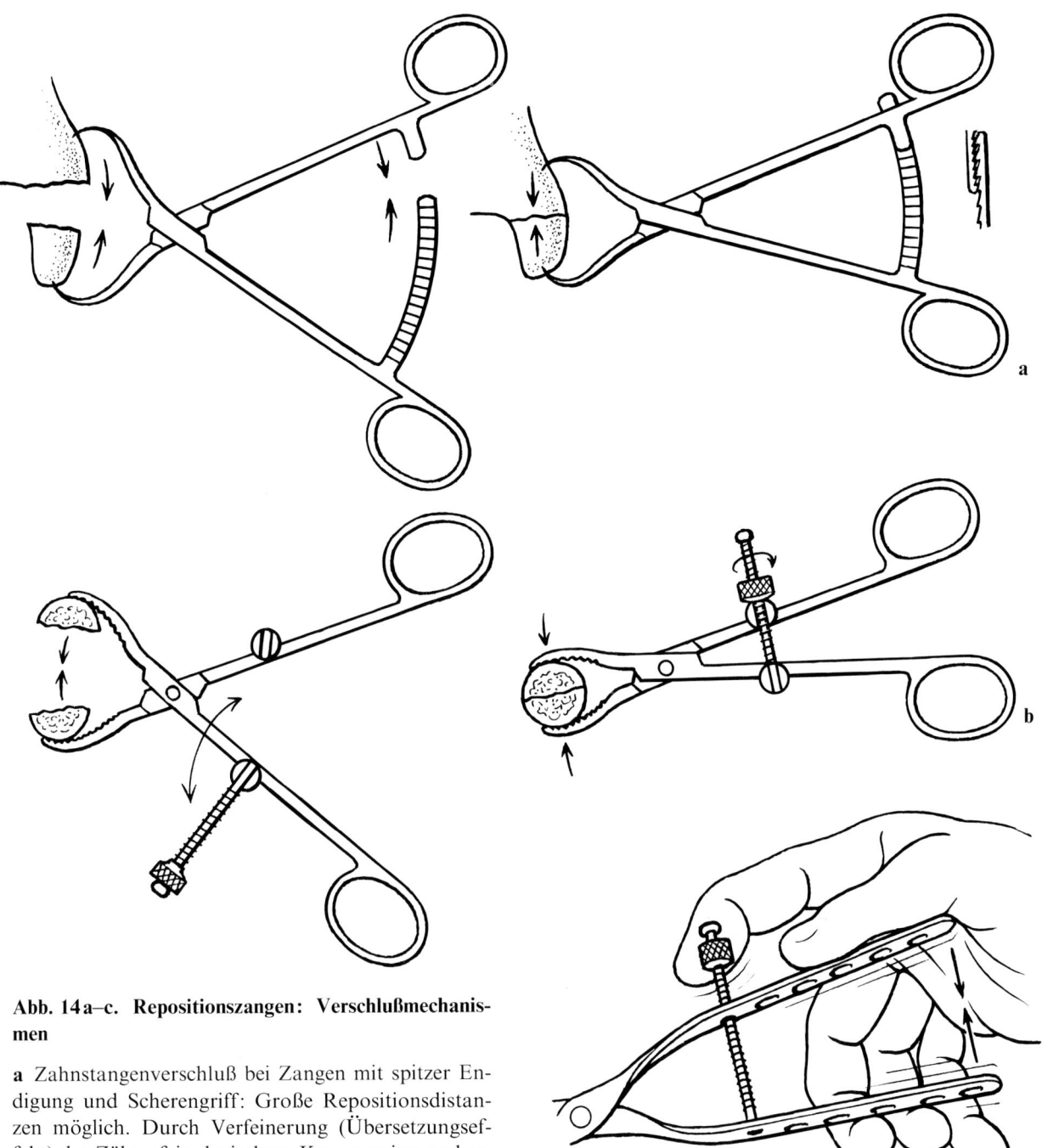

Abb. 14a–c. Repositionszangen: Verschlußmechanismen

a Zahnstangenverschluß bei Zangen mit spitzer Endigung und Scherengriff: Große Repositionsdistanzen möglich. Durch Verfeinerung (Übersetzungseffekt) der Zähne fein dosierbare Kompression und erleichterte Öffnung der Zange bei einhändiger Bedienung

b Ausschwenkbarer Spindelverschluß bei Scherengriff. Große Repositionsdistanzen möglich. Kleine „Hummer"zange mit feingezähntem Maul. Nach Reposition Einrasten der Spindel. Kompression und einhändige Blockierung durch Drehen mit dem Zeigefinger

c Blockierung des Spindelverschlusses durch Drehen der Mutter mit dem Zeigefinger. Leichter elastischer Zangengriff mit Perforationen

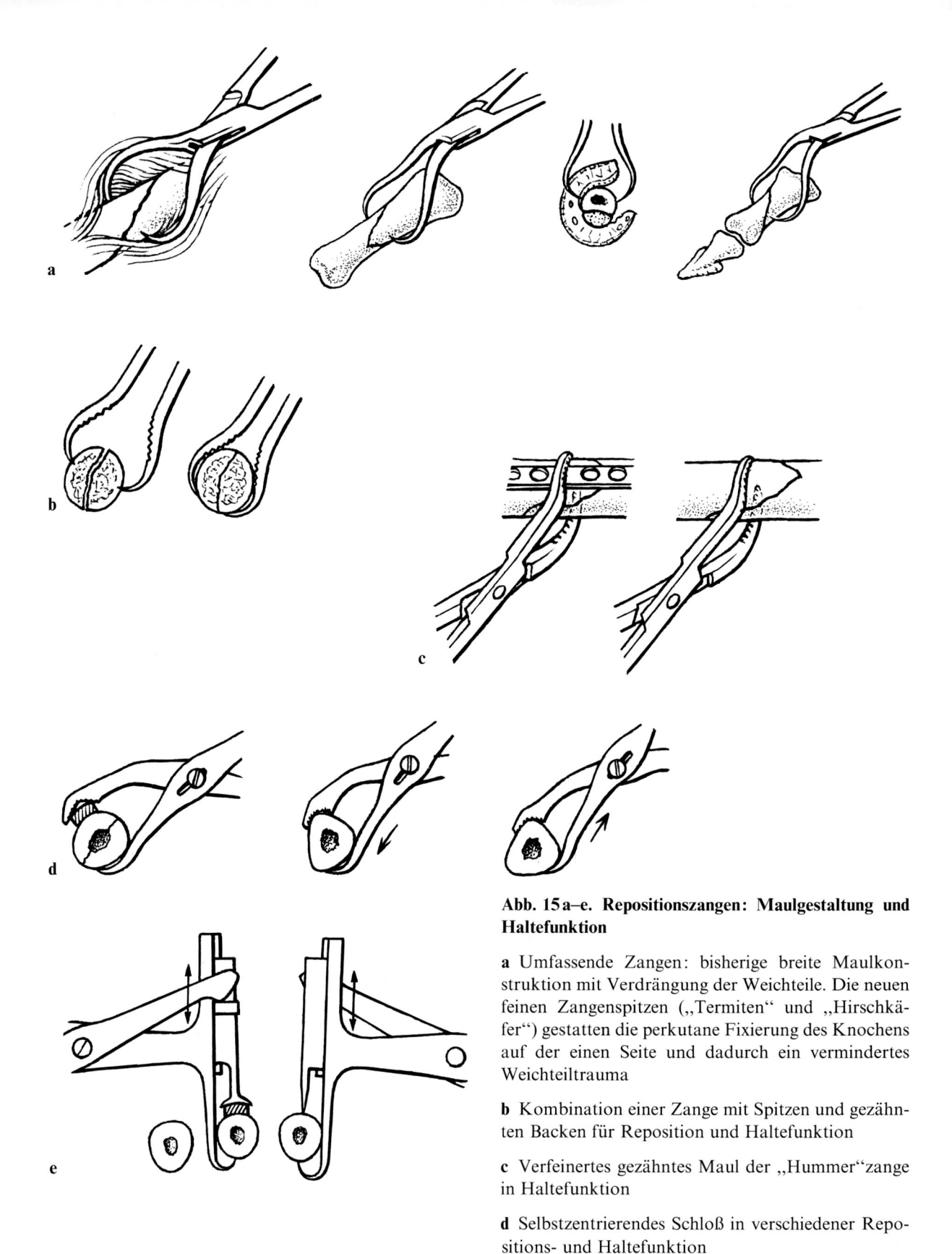

Abb. 15 a–e. Repositionszangen: Maulgestaltung und Haltefunktion

a Umfassende Zangen: bisherige breite Maulkonstruktion mit Verdrängung der Weichteile. Die neuen feinen Zangenspitzen („Termiten" und „Hirschkäfer") gestatten die perkutane Fixierung des Knochens auf der einen Seite und dadurch ein vermindertes Weichteiltrauma

b Kombination einer Zange mit Spitzen und gezähnten Backen für Reposition und Haltefunktion

c Verfeinertes gezähntes Maul der „Hummer"zange in Haltefunktion

d Selbstzentrierendes Schloß in verschiedener Repositions- und Haltefunktion

e Zange mit Verschiebebacken (mittlere Metakarpalia): auswechselbare Backen mit Spitz oder Füßchen für Reposition und Retention

III. Allgemeine Technik bei peripheren Osteosynthesen

1. Grundlagen

Die grundlegenden Techniken der AO werden im *Manual der Osteosynthese* ausführlich dargelegt. Da erfahrungsgemäß nicht alle Chirurgen mit ihnen genügend vertraut sind und diese als Voraussetzung für das Verständnis der Osteosynthese an sich unerläßlich bleiben, müssen sie hier auszugsweise wiedergegeben und kommentiert werden (Abb. 16–21).

Die Stabilität einer Osteosynthese ist Voraussetzung für die funktionelle Nachbehandlung und induziert eine rasche und ökonomische Frakturheilung. Je nach Bruchform und Beanspruchung kann sie auf verschiedene Weise erreicht werden. Die grundlegenden Modelle sind: Schienung, interfragmentäre Kompression, Neutralisation und Abstützung. In der Praxis ist jedoch die reine Anwendung dieser Prinzipien seltener als deren Kombination.

Schienung wird entweder intramedullär durch Marknagel oder Markdrahtung oder als Adaptation durch Kirschner-Draht allein erreicht.

Interfragmentäre Kompression kann statisch durch Zugschraube, innere (Spanngleitlochplatte) oder äußere Spanner oder aber dynamisch durch Zuggurtung erreicht werden. Dabei werden bekannte, asymmetrisch am Skelett ansetzende Kräfte genutzt und in symmetrische Druckkräfte durch entsprechendes Anbringen vorgespannten Osteosynthesematerials (Platte, Drahtschlingen usw.) umgewandelt.

Die reine Verschraubung ist ideal bei großflächigen, meta-epiphysären Abbrüchen und Abrissen (Spongiosaschrauben). Im diaphysären Bereich wird sie als alleinige Technik nur bei langen Torsions- und Schrägfrakturen (Kortikaliszugschrauben) angewendet, wo eine optimale interfragmentäre Kompression erreicht und damit auch Scher- und Biegekräfte genügend aufgefangen werden können.

Die biomechanisch korrekte Position der Schrauben in bezug auf den Frakturverlauf ist zu beachten: Die Bruchflächen sollen in ihrer ganzen Ausdehnung gleichmäßig komprimiert werden. Die Schrauben sind also versetzt und nicht parallel einzuführen (Abb. 16). Die beste Position der Schrauben ist die Winkelhalbierende zwischen der Senkrechten zur Schaftachse und der Senkrechten zur Frakturebene.

Die häufigste Kombination für die Stabilisierung ist auch heute die Verschraubung mit einer zusätzlichen Neutralisations- oder Schutzplatte. Diese letztere hat die Aufgabe, Biege- und Scherkräften zu widerstehen (Abb. 19).

Reine axiale Kompression von Bruchflächen kann erreicht werden durch die Verwendung eines Spanngeräts oder aber durch Eindrehen einer exzentrisch in ein tiefes ovales Plattenloch plazierten Schraube (Spanngleitlochprinzip). Das DCP-Prinzip (DCP = „Dynamic compression plate") hat sich jetzt überall durchgesetzt. Damit können Neutralisations- oder Schutzplatten ebenso wie Zuggurtungsplatten gespannt werden.

Neben der Zuggurtung mit Platte (Abb. 18) hat sich aber die Zuggurtung mit Drahtschlinge allein und die Kombination von Drahtcerclage und Kirschner-Draht (Schienung) weiter verbreitet (Abb. 18).

Abstützung bei wenig tragfähigen, zertrümmerten Bruchflächen oder Defekten kann ebenfalls mittels Platte oder Fixateur externe hergestellt werden. Am häufigsten ist die Kombination von Stützplatten und Zugschrauben (Abb. 21).

Bei Defekten und Devitalisationen werden immer häufiger zusätzlich autologe Spongiosa (vorwiegend biologischer Effekt) oder kortikospongiöse Späne (vorwiegend mechanischer Effekt) transplantiert.

Für kleine Osteosynthesen behalten die allgemeinen AO-Techniken ihre volle Gültigkeit. Es handelt sich ja um die Anwendung biomechanischer Grundgesetze. Die kleinen Implantate bedingen aber spezifische Ergänzungen und Modifikationen. Diese sind an der Skelettperipherie entweder topographisch begründet oder aber die Folge der kleineren Maße. Es sei speziell auf die besonderen Bedingungen der Stabilität hingewiesen.

2. Interfragmentäre Kompression mit Schraubenzug

Die Schraubentechnik, ob sie nun für sich allein ausgeführt wird oder in der Fixierung von Platten besteht, beruht auf Präzision. In der handwerklichen Bearbeitung von Holz und Metall sind technische Fehlleistungen meist unmittelbar sichtbar. Im biologischen Milieu gilt dies nicht. Der zu schonende Weichteilmantel erlaubt nur eine beschränkte Einsicht. Intraoperativ kann eine Stabilität noch einwandfrei scheinen, wenn die interfragmentären Kontaktflächen nur minimal sind. Die Röntgenaufnahmen ihrerseits lassen feine Details kaum erkennen. Nach unserer Erfahrung beruhen sehr viele Fehlresultate von Oseosynthesen auf einer zu großzügigen Schraubentechnik. Betroffen ist nicht nur der ungeschickte Anfänger, sondern besonders der selbstsichere „Erfahrene", infolge gewohnheitsmäßigen Vorgehens.

Je kleiner aber die Dimensionen, desto wichtiger werden scheinbare Kleinigkeiten. Daher haben wir der Darstellung der Schraubentechnik und ihrer Fehler mehr Raum v.a. in der zeichnerischen Darstellung gegeben (Abb. 26, 27, 29 und 38).

a) Verschraubung mit kleinen Spongiosaschrauben 4,0 mm

Kräftiges Gewinde sowie breiter Kopf gestatten eine erhebliche Kompression der Fragmente. Das Gewinde soll ausschließlich im „hinteren Fragment" fassen. Vorbohrung 2,5 mm. *Spongiosa*gewindeschneider 3,5 mm. Das Gewinde muß nicht in der ganzen Tiefe geschnitten werden, insbesondere nicht bei Osteoporose. Beim Eindrehen der Schraube wird der etwas enge Vorschnitt (3,5 statt 4,0 mm) kaum bemerkt.

Beispiel: Schrägfraktur des Malleolus internus (Abb. 22).

Die Technik der interfragmentären Kompression in spongiösem Knochen mit Hilfe kleiner Schrauben mit Gewinde in ganzer Länge wird aus didaktischen Gründen nach der Kortikalistechnik beschrieben (s. Abschn. i, S. 52 ff.).

b) Schneiden des Gewindes

Grundlage für korrekten Einsatz und Funktion auch der kleinen Schrauben ist das Vorschneiden eines Gewindes. Nur dadurch wird der einwandfreie Sitz der Schraube im Knochen gewährleistet. Wird kein Gewinde vorgeschnitten, kann die Schraube entweder nicht im Bohrloch eingeführt werden oder sie übt eine Sprengwirkung aus. Oder aber sie verursacht durch Reibung eine nekrotisierende Hitzeentwicklung, die zur späteren Lockerung führt. Schrauben mit sog. selbstschneidenden Gewinde für die Kortikalis stand die AO stets sehr skeptisch gegenüber.

Das Schneiden der Gewinde hat prinzipiell von Hand zu erfolgen. Die Peripherie des menschlichen Skeletts ist umgeben von empfindlichen Weichteilen, die unbedingt geschont werden müssen und die beim motorischen Gewindeschneiden gefährdet würden. Beim Schneiden des Gewindes mit der Hand spürt man die Dicke der Kortikalis und kann den voraussichtlichen Halt der Schraube einschätzen. Die Gefahr, daß beim Festziehen der Schraube das Gewinde durchreißt, wird dadurch reduziert.

c) Verschraubung mit kleinen Kortikalisschrauben im Röhrenknochen mit weiter Markhöhle (Abb. 23)

Bei Röhrenknochen mit weiter Markhöhle wird sie nach der Standard-AO-Technik ausgeführt, jedoch mit kleinerem Kaliber: Vorbohren des Gleitlochs in der vorderen Kortikalis mit Spiralbohrer 3,5 mm. Einführung der Steckbohrbüchse 3,5/2,5 mm. Bohren des Gewindelochs mit Spiralbohrer 2,5 mm in der hinteren Kortikalis. Schneiden des Gewindes in der hinteren Kortikalis mit *Kortikalis*gewindeschneider 3,5 mm (bronzene Farbe) (Abb. 2) unter Führung mit der breiten Seite der Doppelbohrbüchse als Gewebeschutz.

Beispiel: Einsatz einzelner kleiner Schrauben bei Gemischtosteosynthesen an größeren Röhrenknochen (Abb. 213).

d) Kleine Kortikalisschrauben im Röhrenknochen mit enger Markhöhle
(Abb. 23)

Bei Röhrenknochen mit enger Markhöhle (Radius, Ulna, Fibula, Klavikula sowie Röhrenknochen von Hand und Fuß) gestattet die neue Doppelbohrbüchse die Anwendung der klassischen AO-Technik: Die dünnere Hülse ist so dimensioniert, daß sie in das vorgebohrte Gleitloch eingesteckt werden kann bis zum Anschlag an der „hinteren" Kortikalis. Damit ist eine genau in der Achse des Gleitlochs liegende und präzis geführte Gewindelochbohrung möglich. Die kuppelförmig abgerundete Spitze des Gewindeschneiders findet diese Bohrstelle leicht. Das Instrument muß *nur eine* Kortikalis durchschneiden. Dadurch gewinnt dieser Arbeitsgang an Präzision und Sicherheit; v.a. spürt man am abnehmenden Widerstand besser, wann das Gewinde vollständig geschnitten ist. Das ist besonders an Hand und Fuß wichtig, wo auf der gegenüberliegenden Seite empfindliche Weichteile vorhanden sind, welche durch zu tiefes Eindrehen des scharfen Gewindeschneiders verletzt würden. Um dies zu vermeiden, kann auch die Breite der durchbohrten Kortikalis mit dem Minischraubenmeßgerät gemessen werden (Abb. 29). Daraus läßt sich schätzen, wie tief der Gewindeschneider eindringen soll.

Beispiel: Verschraubung einer Spiralfraktur des Malleolus externus mit Kortikalisschraube 3,5 mm (Abb. 23) bzw. eines zentralen Metakarpale (Kortikalisschraube 2,7 mm).

e) Bisherige, sog. Kleinfragmenttechnik

Bei schmalen Röhrenknochen wurde bisher empfohlen, zuerst beide Kortikales mit dem Gewindelochbohrer zu durchbohren und die übrigen Arbeitsgänge erst nachträglich anzuschließen. Bei diesem Vorgehen spürt man die Festigkeit der „hinteren" Kortikalis gewissermaßen im voraus und kann den Halt, den eine Zugschraube darin finden wird, einschätzen.

Nach Messen der Schraubenlänge wird in beiden Kortikales das Gewinde entsprechenden Kalibers geschnitten und das Gleitloch erst nachträglich durch Ausbohren der vorderen Kortikalis mit dem dickeren Bohrer hergestellt.

Der Nachteil dieses Vorgehens liegt darin, daß der nicht durch eine eingesteckte Bohrbüchse hindurchgeführte Bohrer beim Auftreffen auf einer schrägen hinteren Kortikalis abgleitet. Das hintere Bohrloch stimmt dann mit dem vorderen nicht mehr sicher überein. Auch wird das erst nachher ausgebohrte Gleitloch in der Zentrierung ungenau sein, oder aber der breite Bohrer kann zu tief eindringen und das Gewindeloch beschädigen (Abb. 26).

Diese Technik, obwohl nicht ideal, blieb solange die einzig mögliche, als keine kleinen Steckbohrbüchsen existierten. Sie ist für viele Operateure zur Gewohnheit geworden und wird sicher weiterhin verwendet werden. Unbedenklich ist sie dort, wo die Markhöhlen eng und die Bohrer kräftig sind. Speziell bei dünner hinterer Kortikalis und bei vielen spongiösen Frakturen (s. Abschn. f und i, S. 35, 36) bleibt sie die gültige Alternative.

f) Vorkompression mit Repositionszange

Bei dünner hinterer Kortikalis (erkennbar im Röntgenbild und fühlbar beim Bohren und Gewindeschneiden nach der sog. Kleinfragmenttechnik wird vorsichtshalber auf die primäre Herstellung eines Gleitlochs in der vorderen Kortikalis verzichtet. Vor dem Schneiden des Gewindes wird die Repositionszange fester angezogen und dadurch eine gewisse interfragmentäre Vorkompression ausgeübt. Die dadurch erreichte Stabilität kann bei kleinen Knochen, speziell im spongiösen Knochen, genügen (Abb. 27).

g) Metallunterlagsscheibe

Bei dünner vorderer Kortikalis oder Aufsplitterungen empfiehlt sich die Verwendung einer Metallunterlagsscheibe, um ein Einsinken des Kopfes oder eine Aufsprengung der benachbarten Kortikalis zu vermeiden (Abb. 28).

h) Kopfraumfräse

Das Ausfräsen eines Kopfraumes ist nur in dicker Kortikalis empfehlenswert oder dann, wenn der Schraubenkopf unter den Weichteilen vorspringen und stören könnte. Dies ist erfahrungsgemäß am Skelett von Hand und Fuß nur selten der Fall (Abb. 23 und 24).

i) Anwendung kleiner Schrauben im spongiösen Knochen

Bei den Schrauben der Dimension 2,7; 2,0 und 1,5 mm sind die Gewinde im Prinzip für Kortikalis dimensioniert. Spezielle Spongiosaschrauben mit breiterem Gewinde, steilerem Anstieg und gewindefreiem Hals – wie wir sie bei den Dimensionen 6,5 und 4,0 mm verwenden – sind für die kleinsten Dimensionen in der klinischen Anwendung nicht erforderlich. Insbesondere in der harten Spongiosa des Hand- und Fußskeletts ist der Halt der kleinen Kortikalisschraube erstaunlich gut.

Da im spongiösen Bereich keine Markhöhle vorliegt, ist hingegen die Erzielung einer interfragmentären Kompression nicht problemlos. Eine einwandfreie Lösung würde darin bestehen, daß im kleineren Fragment vor der Reposition, d.h. unter Sicht auf den offenen Frakturspalt, das weite Gleitloch gebohrt würde. Erst im Anschluß an die Reposition würde dann das Gewindeloch durch die eingesteckte schlanke Bohrbüchse im hinteren Fragment gebohrt. Dies würde der Standardtechnik für Kortikalis entsprechen. Ein solches Vorgehen birgt die Gefahr des Ausreißens kleiner vorderer Fragmente und kann daher nur ausnahmsweise angewendet werden (Abb. 27).

Mehrheitlich muß aus praktischen Gründen die Reposition und provisorische Fixation der Bohrung vorangehen. Die Tiefe der Gleitlochbohrung ist dann unsicher. Sie wird entweder zu oberflächlich oder zu tief. Bei zu kurzem Gleitloch entsteht keine interfragmentäre Kompression beim Anziehen der Schraube. Bei zu tiefem Gleitloch wird das Gewinde gekürzt bzw. geschwächt und droht, beim Anziehen der Schraube durchzureißen (Abb. 27). Wenn die Schraube vom kleinen Fragment aus eingeführt werden kann, wirkt sich der Nachteil weniger stark aus.

Stabilitätsregel 1: Verschraubung (Abb. 39)

Die Festigkeit von Schrauben gegenüber Ausreißkräften hängt in erster Linie vom Schraubendurchmesser (und der Knochenfestigkeit) sowie von der tragenden Gewindelänge im Knochen ab (Kortikalisdicke).

Der Kerndurchmesser der Schraube spielt im kortikalen Knochen keine signifikante Rolle.

Mit abnehmender Dicke der Kortikalis nimmt aber auch die Zahl der *aktiven Gewindegänge* ab. Sie sollte nicht unter 3 sinken, um die Ausreißresistenz nicht zu schwächen.

Folgerung: Bei dünner Kortikalis feine Gewinde mit mehr aktiven Gewindegängen, also größerer Auflagefläche. Beispiel: 3,5-mm-Kortikalisschraube (Gewindesteigung 1,25 mm) statt Spongiosaschraube mit durchgehendem Gewinde (Gewindesteigung 1,75 mm).

Zwei versetzte kleinere Schrauben führen zu flächenhafter und symmetrischer Kompression der Bruchflächen und fangen Biege- und Scherkräfte besser auf als ein zentrales Implantat.

Leitsatz: *„Der Schraubendurchmesser ist der Knochengröße anzupassen. In dünner Kortikalis kann eine kleine, feine Schraube einer größeren, groben mechanisch überlegen sein. Zwei sind sicher überlegen."*

Ausnahme: Nur bei spongiösen Abbrüchen und Abrissen mit verzahnten Frakturlinien kann eine einzelne Zugschraube auch gegenüber Rotationskräften einwandfrei stabilisieren (Abb. 39).

In gewissen Fällen wird für die Minischrauben deshalb in dieser Situation die oben beschriebene Technik der äußeren Vorkompression mit fest gespannter Repositionszange verwendet. Sie ist in denjenigen Fällen unbedenklich, wo sich gelenknahe Fragmente mit Leichtigkeit durch Verzahnung anatomisch reponieren lassen (Abb. 27).

3. Zuggurtung mit Draht (Abb. 30)

„Der Zuggurtungsdraht ergibt eine dynamische Kompression und ist immer dann indiziert, wenn er alle auf die Fraktur einwirkenden (muskulären) Zugkräfte aufnehmen kann, und wenn durch interfragmentäre Reibung allein oder mit zusätzlicher Schienung mit Spickdrähten alle Biegungs- und Scherkräfte ausgeschaltet werden." (*Manual der Osteosynthese*, S. 42).

Zuggurtungen mit Draht sind besonders bei Abrißfrakturen, für die Fixation von Arthrodesen sowie gelegentlich zur Verankerung kortikospongiöser Späne geeignet.

Spickdrähte erleichtern die Reposition und – weil nacheinander eingebracht – die provisorische Fixation. Parallele Spickdrähte erhöhen die Rotationsstabilität und bieten die Möglichkeit der symmetrischen Verankerung für den Cerclagedraht.

Dieser wird auf der einen Seite entweder knochennah durch eine kräftige, sehnige Struktur oder durch einen in den Knochen gebohrten Kanal geführt. Auf der anderen Seite der Fraktur wird er meist um die hervorragenden Kirschner-Drahtenden herumgeleitet.

Das Kreuzen des Cerclagedrahtes über dem Frakturspalt zentriert die Kompressionskraft in der Medianen des Skelettabschnitts. Damit kein asymmetrischer Zug entsteht, muß dann aber jeder Drahtschenkel für sich gespannt werden. Denn durch Zug wird ja der Draht am Rand eines Knochenkanals oder an einem Kirschner-Draht rechtwinklig abgeknickt. Damit wird die Übertragung der Spannung von dem einen auf den anderen Schenkel unmöglich gemacht. Jeder Drahtschenkel ist daher mit einem eigenen Quirl zu versehen. Dazu kann man 2 kürzere Drähte wählen, die zentral gequirlt werden, oder es wird an einem längeren Draht für den einen Schenkel mit der Zange ein Quirl in Form einer kleinen Schlaufe vorbereitet.

Das Spannen der Drahtquirle erfolgt mit einer Zange (Parallel- oder Spezialzange mit ausladenden Backen), die an der Basis des Quirls fassen muß (Abb. 30). Nur so kann man die Anspannung und Kraftübertragung korrekt spüren und damit ein Brechen des Drahtes nach Möglichkeit vermeiden.

Zuerst muß die Zange den von Hand provisorisch gequirlten Draht vom Knochen vertikal wegziehen (Abb. 30). Dann erfolgt die Drehung unter sanftem Nachlassen des vertikalen Zuges. Nach jeder Drehung muß der Drahtquirl wieder an der Basis neu gefaßt werden. Dabei ist vor jeder Drehung vertikal zu ziehen. Dieses Manöver wird alternierend mit beiden Quirlen ausgeführt, bis der Draht vom Knochen nicht mehr abgehoben werden kann. In der Regel sind für jeden Drahtschenkel mehrere derartige Spann-Dreh-Vorgänge nötig, in Abhängigkeit von der primären Spannung der Drahtschlinge.

Dann werden die überschüssigen Drahtenden mit der Drahtschneidezange abgetrennt und der Quirl so umgelegt, daß die Spannung nicht nachläßt, also nach Möglichkeit seitlich. Der Quirl sollte nicht direkt unter der Hautinzision liegen und die darüberliegende – meist empfindliche und oft traumatisierte – Haut nicht vorwölben.

Bei ganz kleinen Abrißfrakturen an der Hand wird anstelle des Cerclagedrahtes resorbierbares Nahtmaterial verwendet. Dessen Spannung muß während dem mehrfachen Knoten gesichert werden. Diese Variante hat den Vorteil, daß sich die spätere Drahtentfernung erübrigt.

4. Axiale interfragmentäre Kompression mit der Platte

Die Platte soll überall dort, wo es die biomechanische Konstellation gestattet (asymmetrisch einwirkende Zugkräfte), nach dem Zuggurtungsprinzip angelegt werden. Die Implantate werden also auf der Seite der Zugspannung angesetzt, z.B. an der Dorsalseite der Mittelhand. Wo immer möglich, soll in die 2. Ebene eine zusätzliche Zugschraube eingeführt (Abb. 35) oder bei kurzer Schrägfraktur eine zentrale Plattenschraube als Zugschraube durch die Bruchlinien hindurchgeführt werden (Abb. 31–35). Die damit erreichte Stabilität ist nachweislich wesentlich größer.

Mit dem zentralen Vorbiegen der Platte (Abstand vom Knochen ca. 1 mm) wird eine gleichmäßige Kompression der Fraktur, auch in der entfernteren, gegenüberliegenden Kortikalis optimal erreicht. Es handelt sich um eine Technik, die nur bei reiner Querfraktur im Sinne des Osteotomiemodells zuverlässig ist. Sie kann die anatomische Reposition erschweren und muß zu axialen Dislokationen führen, sofern die gegenüberliegende Kortikalis nicht absolut intakt ist. Bei peripheren Osteosynthesen können kleine marginale Ausbrüche im Röntgenbild oft nicht erkannt werden. Andererseits sind Devitalisationen durch größere Freilegung unbedingt zu vermeiden. Aus diesem Grund ist der Einblick in entfernte Frakturspalten oft kontraindiziert. Wir haben deshalb diese Technik des Vorbiegens der Platte, welche bei korrektem Vorgehen nachweislich die axiale interfragmentäre Kompression erheblich verbessert, in diesem Zusammenhang nicht beschrieben und auch nicht abgebildet. Wo immer möglich, geben wir der zuverlässigen Technik der interfragmentären Zugschraube den Vorzug.

Bei kleinen Platten ist die Anpassung an die Skelettform besonders sorgfältig vorzunehmen, da sonst beim Festschrauben Dislokationen entstehen können (Abb. 33). Dazu dienen spezielle Zangen. Die Anpassung der dickeren DC-Platten erfolgt in der Regel mit Biegepresse und Schränkeisen. Um diese Manöver zu erleichtern, bestehen für die Dimensionen 3,5 und 2,7 mm Aluminiumschablonen, die leicht von Hand geformt werden können und als Muster für die Anpassung der Platten dienen.

Axiale Kompression der Fragmente mit der Drittelrohrplatte (Abb. 31). Sie wird wie folgt erreicht: Nach Reposition der Fraktur und Adaptation der Platte erfolgt je in einem frakturnahen Plattenloch eine exzentrische, frakturferne Bohrung. Durch Anziehen der Schrauben wird dann der kugelförmige Kopf die Platte auseinanderdrängen, was die Fragmente komprimiert. Für das Spannen kann auch der Plattenspanner mit Gelenken verwendet werden (Abb. 33).

Spanngleitlochplatte 3,5 mm (Abb. 32). Axiale Kompression wird ebenfalls durch exzentrische Bohrung in einem frakturnahen Plattenloch erreicht. Dazu verwenden wir die spezielle DCP-Doppelbohrbüchse, welche sich in die tiefen Plattenlöcher genau einsenkt. Mit dem grünen Ende wird die 1. Bohrung in Lochmitte ausgeführt (Neutralstellung). Das andere, gelbgefärbte Ende führt zu einer um 1 mm exzentrischen Bohrung. Der auf der Büchse eingezeichnete Pfeil muß frakturwärts gerichtet sein. Beim Anziehen der Schrauben wird ein Weg von 1 mm zurückgelegt, bzw. das von der Schraube gefaßte Fragment wird um 1 mm gegen das andere verschoben bzw. entsprechend angepreßt.

Ein Spannweg von 2 mm kann durch Verwendung von 2 Plattenlöchern als Spannlöcher erreicht werden (Abb. 32). Das 2. Loch darf dann erst nach Eindrehen der 1. Schraube gebohrt werden. Allerdings entsteht durch die 1. Schraube eine Reibung der Platte auf der Unterlage. Vor dem Anziehen der 2. Schraube muß die 1. daher wieder etwas gelockert werden. Auch darf beim Spannen der Widerstand des relativ schmalen Kerns der Kortikalisschraube 3,5 mm auf Biegung nicht überschätzt werden. Müssen größere Wege zurückgelegt werden, empfiehlt sich deshalb die Verwendung des Plattenspanners mit Gelenken (Abb. 33). Dieser leistet ebenfalls gute Dienste für die Feinreposition.

Die Spanngleitlochplatte kann auch als Schutzplatte verwendet werden. Alle Schraubenlöcher werden dann zentral mit der grünen, neutralen Bohrbüchse hergestellt.

Das ovale Loch in der DC-Platte erlaubt – im Gegensatz zum Rundloch – auch eine schräge Lage der Schrauben. Damit kann einem Frakturspalt oder einer zuvor eingeführten interfragmentären Zugschraube ausgewichen werden (Abb. 32).

Schräge Frakturspalten sollen, wenn möglich, durch eine Plattenzugschraube komprimiert werden. Dies führt nachweislich zu einer wesentlichen Verbesserung der Stabilität (Abb. 32).

Für die *Spanngleitlochplatte 2,7 und 2,0 mm* ist die Oberationstechnik dieselbe mit entsprechend kleiner dimensionierten Instrumenten und kleinerem Spannweg.

Axiale Kompression mit den kleinen Platten der Dimension 2,7 mm. Sie ist, besonders bei Formplatten, schwieriger zu erreichen. Der Hauptgrund dafür ist die Tatsache, daß wohl die einwandfreie Reposition unter Sicht gelingt, selten jedoch die zuverlässige provisorische Fixation. Oft sind Repositionszangen oder feine, schräge Kirschner-Drähte nicht verwendbar. Oder die Frakturgegend wird durch das Implantat gänzlich verdeckt, weil die Schonung der Weichteile eine größere Freilegung verbietet. Unbemerkte nachträgliche Dislokationen während des Aufschraubens der Platten sind deshalb möglich.

In schwierigen Fällen gehen wir bei Formplatten wie folgt vor (Abb. 34):
– Reposition unter Sicht, wobei ein Assistent die Extremität bzw. den Finger fixiert und damit die korrekte Fragmentstellung temporär garantiert.
– Die passende Platte wird so zurechtgebogen, daß sie dem Skelett genau aufliegt, besonders im metaphysären Bereich.
– Wählen des 1. Bohrlochs in der Längsachse des kürzeren Fragments. Dessen exakte Lage ist entscheidend.
– Fixation der Platte am kürzeren Fragment mit dieser 1. Schraube.
– Die Platte wird dank ihrem Hebelarm als Hilfsinstrument verwendet und mit einer Repositionszange am größeren Fragment fixiert. Prüfung der Achsen, die jetzt noch korrigiert werden können.
– Nun wird auch die 2. Schraube im kürzeren Fragment eingesetzt. Überprüfung der Rotation, die jetzt noch durch Zubiegen oder Drehen der Platte am größeren Fragment korrigiert werden kann.
– Bohren des exzentrischen Spannlochs im größeren Fragment. Axiale Kompression durch Anziehen der Schraube. Entfernung der Repositionszange.
– Einsetzen der übrigen Schrauben im größeren Fragment.

Das definitive Anziehen der Schrauben erfolgt erst am Schluß, damit die Gewinde, für den Fall, daß die Platte erneut zur Korrektur entfernt werden müßte, unbeschädigt bleiben. Nach Anpassen der Platte werden sie wieder verwendet. Korrigierende neue Bohrungen sind praktisch nie mehr möglich.

Durch dieses Vorgehen sollen die 2 häufigsten Fehler dieser Osteosynthese vermieden werden:

– Achsenfehlstellung bei Verwendung der T-Platte: Sie entsteht durch exzentrische Zugkräfte, wenn die Fraktur komprimiert wird, bevor die beiden Schrauben im T-Stück eingesetzt sind (Abb. 38).
– Rotationsfehler bei schräger L-Platte: Späteres Einsetzen einer Schraube, die im L-Stück außerhalb der Achse liegt, führt zu einer Veränderung der Rotation und damit zur Fehlstellung (Abb. 38).

Ist trotz aller Vorsichtsmaßnahmen ein Rotationsfehler entstanden, sollte er nach Einsetzen der 3. Schraube erkannt sein. Dann wird die Platte gelockert oder nochmals entfernt. Es erfolgt deren Verwindung entgegen der Fehlstellung mit Hilfe der Biegezangen. Dann wird sie mit den bisherigen Schrauben wieder fixiert und die Stellung kontrolliert. Erst wenn der Fehler sicher behoben ist, sollen die letzten Schrauben im größeren Fragment eingesetzt werden.

Typische Fehler bei Osteosynthese mit kleinen Platten sind in Abb. 38 dargestellt. Sie entstehen v.a. dann, wenn Platten dem Skelett nicht genau anliegen oder bei schräger Schraubenlage.

5. Neutralisations- oder Schutzplatten

Diese Technik wird in der Skelettperipherie oft angewendet. Sie kommt im Prinzip für alle Platten in Frage. Bei querer oder kurzer Schrägfraktur soll die Platte durch exzentrische Bohrung in den ovalen Löchern gespannt werden, um die Stabilität zu verbessern.

Bei Schräg- und Torsionsfrakturen ergeben sich 2 technische Möglichkeiten:
– Wenn die sichtbare Fragmentspitze nicht auf die Plattenebene zu verläuft, wird die Fraktur zunächst reponiert und in typischer Weise mit einer separaten Zugschraube stabilisiert. Die Platte kann nun dem Skelett angepaßt und in der anderen Ebene festgeschraubt werden (Abb. 35).

Wenn die Fragmentspitzen direkt auf die Platte zulaufen, bedeckt diese das Frakturgebiet. In dieser Situation hat sich folgendes Vorgehen bewährt:

- Reposition der Fraktur und provisorische Fixation mit Zange.
- Wahl der passenden Neutralisationsplatte und provisorisches Zubiegen derselben entsprechend der sichtbaren Skelettform.
- An der Stelle des späteren mittleren Plattenlochs wird nun zuerst eine interfragmentäre Zugschraube eingesetzt. Sie wird absichtlich etwas zu lang gewählt.
- Kontrolle der einwandfreien Reposition und Stellung der peripheren Gelenke in Flexion.
- Entfernen der Schraube und Wiedereinsetzen durch die Platte hindurch. Die Platte liegt nun zwanglos der einwandfrei reponierten Fraktur auf. Wenn ihre Adaptierung noch nicht befriedigt, wird sie wieder entfernt, neu zugebogen und erneut mit der 1. Schraube fixiert.
- Erst wenn die Platte genau angepaßt ist, werden die übrigen Schrauben eingesetzt.
Jetzt besteht praktisch kein Risiko einer sekundären Verschiebung mehr. Der mechanische Schutzeffekt der Platte durch Neutralisation der Scher- und Biegekräfte kommt voll zur Geltung.

Die Anwendung der *Miniplatten* erfolgt nach den gleichen Techniken wie diejenige der kleinen Platten der Dimension 2,7 mm.

6. Abstützplatten

Bei instabilen diaphysären oder metaphysären Frakturen ist oft eine Abstützung durch Platte erforderlich. Bei Mehrfachbrüchen müssen kleine irreponible oder avitale Fragmente durch Spongiosa ersetzt werden, sofern die Reposition die Stabilität der Montage beeinträchtigt oder ein sekundäres Einsintern begünstigen würde.

Eine Sonderform der Abstützplatte bei Trümmerzonen im peripheren Skelett, insbesondere an der Hand, wird als „Überbrückungs"- oder „Brücken"platte bezeichnet (Abb. 19). Dabei verbindet die Platte nur die Hauptfragmente mechanisch. Vitale Trümmer werden nicht reponiert, aber mit zusätzlicher Spongiosa biologisch optimiert. Avitale Trümmer werden entfernt und durch einen kortikospongiösen Block ersetzt, dessen kortikale Seite plattenfern zu liegen kommt (mechanische Optimierung).

Stabilitätsregel 2: Plattenstabilität (Abb. 40)
Implantat und Knochen sollen sich zueinander in abgestimmter biomechanischer Paarung befinden. Die Platte muß dem frakturierten Knochen so angepaßt sein, daß sie dank ihrer eigenen mechanischen Eigenschaften, ihrer Länge und Position denjenigen Biege- und Scherkräften widerstehen kann, die postoperativ auf die Montage einwirken werden. Die interfragmentäre Kompression ist besonders gegen Rotationskräfte wirksam.

Die Anzahl und Art der die Platte am Knochen anpressenden Schrauben bzw. deren Gewinde sind bedeutsam.

Wegen der gegen den Rumpf zu ansteigenden Hebelarmkräfte und der zunehmenden funktionellen Beanspruchung nimmt die Zahl der für die Stabilität notwendigen kortikalen Gewinde von peripher nach zentral zu.

Es genügt in der Regel, bei Phalangen pro Hauptfragment 3, bei Mittelhand und Mittelfuß 4 Kortikales zu fassen. Weiter proximal sollen bei Schrägfrakturen 5, bei Querfrakturen, die stärkeren Belastungen ausgesetzt sind, 6 Kortikales pro Hauptfragment gefaßt werden. Diese Regel ist bei Spezialimplantaten (z.B. Minikondylenplatte) sinngemäß anzupassen.

Leitsatz: „*Distal 3–4, proximal 5–6 kortikale Gewinde in jedem Hauptfragment.*"

Ausnahmen: Bei verzahnten Querfrakturen sind einwandfreie interfragmentäre Kompression und Plattenlänge für das Auffangen einwirkender Kräfte wichtiger als die Gewindezahl. Bei kräftiger Kortikalis genügt daher endständig eine kurze, nur eine Kortikalis fassende Schraube.

---

7. Kombinationsosteosynthesen mit großen Implantaten

An der Übergangszone des „großen" zum „kleinen" Skelett drängt sich oft die gleichzeitige Verwendung verschiedenartiger Techniken oder verschiedener Implantate auf (distale Tibia,

Malleolen, Ellbogen, distaler Unterarm usw.). Je nachdem stellt dabei der Anteil des KFI das Kernstück oder aber nur eine Ergänzung der gesamten Osteosynthese dar. Am meisten wird diese Mischung wohl bei Osteosynthesen an der Tibia verwendet. Dort gilt es manchmal, feine, spitz auslaufende Keilfragmente ohne zusätzliche Sprengwirkung in die Umgebung zu integrieren, oder es müssen separat ausgebrochene, partiell oder ganz devitalisierte Stückfragmente exakt eingepaßt werden, damit sie aus der Umgebung revitalisiert werden können.

8. Multiple Frakturen

Multiple Frakturen sind in der Skelettperipherie relativ häufig.

Diese sind entweder voneinander mechanisch unabhängig (wir nennen sie *„autonome Frakturen"*), oder es besteht eine mechanische Abhängigkeit dieser Frakturen untereinander: Dann steht die eine Fraktur im Vordergrund, ist überragend, führend und exponiert. Wir nennen sie *„dominante Fraktur"*. Die andere steht im Hintergrund, ist weniger auffallend und hängt in bezug auf Position und Stabilität von der ersteren ab. Sie liegt mehr oder weniger geschützt und wird von der dominanten auch geleitet. Wir nennen sie *„Vasallenfraktur"* oder *„untergeordnete Fraktur"*.

Dieses Abhängigkeitsverhältnis finden wir v.a. bei den Frakturen der Metakarpalia II–V, am Mittelfuß, an den Malleolen und am distalen Unterarm. Es kann auch bei gewissen Etagenfrakturen gelten. Ein klassisches Beispiel aus dem größeren Skelett stellt die distale Fibulaschrägfraktur bei der Unterschenkeltorsionsfraktur dar (Abb. 41). Die therapeutischen Bemühungen sollen sich auf die dominante Fraktur konzentrieren. Diese Ökonomie der Kräfte drängt sich aus praktischen Gründen bei der Versorgung multipler Frakturen geradezu auf. Bei diesen technisch oft schwierigen Osteosynthesen spielt der Zeitfaktor (Blutsperre, Infekt, Weichteilschonung) eine große Rolle. Dies führt zur Stabilitätsregel 3.

9. Operationstechnik mit Spezialplatten

a) Rekonstruktionsplatten (Abb. 5)

Das Bedürfnis, Platten nicht nur verwinden und um eine Querachse, sondern auch um eine senkrecht zur Plattenebene stehende Achse, also in der Plattenebene „über die Kante" biegen zu können, entstand zuerst in der Kieferchirurgie. Durch die zusätzliche Verformungsmöglichkeit in einer 3. Dimension wurde es möglich, Frakturen am oder nahe beim Kieferwinkel zu versorgen, ja bei mehrfacher Verformung der Platte die ganze Mandibula mit Ausnahme der Gelenkfortsätze zu stabilisieren und mit Knochentransplantaten zu rekonstruieren.

Die zusätzliche Modellierungsmöglichkeit wird durch seitliche Kerben der Platte erreicht, welche zwischen den Schraubenlöchern liegen. Es versteht sich von selbst, daß die Stabilität solcher Implantate gegenüber geraden Platten gleicher Dimension geringer sein muß. Für die „Biegung über die Kante" sind spezielle Zangen und Schränkeisen erforderlich. Die Schraubenlöcher sind oval geformt, so daß an jeder Stelle interfragmentäre Kompression nach dem DCP-Prinzip möglich ist.

Stabilitätsregel 3: Die sog. Vasallenregel oder Regel der Frakturdominanz (Abb. 41)
Beim Bestehen einer mechanischen Abhängigkeit zwischen 2 Frakturen sind die Osteosynthesen zu differenzieren: Die dominante Fraktur wird als erste reponiert. Die untergeordnete Fraktur richtet sich dann entweder spontan ein oder ist sehr leicht einzustellen.

Die Stabilisierung der dominanten Fraktur erfolgt mit einem widerstandsfähigen (äußeren) Kraftträger. Eine sekundäre Dislokation der untergeordneten Fraktur ist dann nicht mehr zu befürchten. Ihre Fixation ist aber im Interesse der funktionellen Nachbehandlung oft empfehlenswert. Sie kann dann mit einfachsten Mitteln, z.B. einer isolierten Schraube oder einem einzelnen Kirschner-Draht, durchgeführt werden. Manchmal erübrigt sie sich gänzlich.

Leitsatz: *„Nur die dominante Fraktur benötigt eine Platte."*

Die 3,5-mm-Rekonstruktionsplatte mit 5–8 Löchern im Abstand von 12 mm findet am distalen Humerus, am Azetabulum, an der Klavikula, an der Skapula Verwendung, doch sind andere Lokalisationen denkbar.

Eine Sonderform stellt die Y-Platte für den distalen Humerus dar, welche dieselben Eigenschaften aufweist, jedoch wegen der schwierigen Metallentfernung an der Dorsalseite des Oberarmes nur noch selten gebraucht wird.

Gerade und vorgebogene Rekonstruktionsplatten der Dimension 2,7 mm mit 8–24 Löchern im Abstand von 8 mm werden vorwiegend in der Kieferchirurgie eingesetzt, während die Indikationen an anderen Skelettabschnitten kaum gegeben sind.

Zu erwähnen ist die Anwendung desselben Konstruktionsprinzips beim Schaft der Minikondylenplättchen 2,0 und 1,5 mm.

b) Minikondylenplättchen (Abb. 36)

Die stabile Osteosynthese gelenknaher Frakturen der Phalangen und Metakarpalia läßt sich mit geraden Plättchen oder auch mit Implantaten von L- oder T-Form oft nicht befriedigend lösen, besonders dann nicht, wenn das Gelenkfragment in sich gespalten ist, also T- oder Y-Frakturen vorliegen. Für solche Bruchformen eignen sich die Minikondylenplättchen. An den Fingerphalangen wird in der Regel die Dimension 1,5 mm, an der Mittelhand 2,0 mm verwendet.

Zunächst müssen die Gelenkfragmente exakt reponiert und parallel zur Gelenkebene mit einem feinen Kirschner-Draht transfixiert werden. Dies kann in der „Inside-out-Technik" vom Frakturspalt her zunächst in dem einen Fragment mit Zurückbohren in das 2. Fragment nach erfolgter Reposition geschehen oder aber direkt durch beide reponierten Gelenkanteile, welche mit einer spitzen Zange retiniert werden. Die Lage dieses Drahtes muß genau geplant werden, denn an seiner Stelle kommt später die Zugschraube zu liegen. Je nach Position der Platte am Skelett kommt diese Schraube dorsal oder palmar vom Plattenstift zu liegen, da bewußt nicht 2 Plattenformen für „rechts" und „links" hergestellt werden. Der Draht wird nun in die Führung der entsprechenden Bohrbüchse eingeführt und eine parallele Bohrung ausgeführt, welche den Plattenstift aufzunehmen hat (1,5 oder 2,0 mm). Nach Messung der Länge wird der Stift mit der Plattenschneidezange auf das gewünschte Maß gekürzt und zugespitzt. Außerdem müssen Länge und Form des Schaftteils der Platte den Skelettkonturen angepaßt werden. Zum Einführen des Stifts in seinen Kanal wird das stiftnahe Plattenloch über den Führungsdraht eingefädelt und der Stift provisorisch plaziert. Stimmen Plattenform und Stiftwinkel noch nicht genau, so wird die Platte nochmals entfernt und besser zugebogen. Erst wenn die Adaptation perfekt ist, erfolgt das definitive Eintreiben des Stifts von Hand oder mit einem Stößel. Der Draht wird dann durch eine stiftparallele Schraube ersetzt, die im Falle einer Y-Fraktur als Zugschraube eingebracht werden muß. Bei entsprechender Frakturebene kann sie manchmal auch als Zugschraube das Schaftfragment fassen. Anschließend kann das Schaftfragment gegen den gesicherten Gelenkanteil reponiert und mit einer ersten, exzentrisch gebohrten Schraube unter axialem Druck fixiert werden. Auch jetzt muß die Möglichkeit einer interfragmentären Zugschraube geprüft werden. Das Besetzen der noch freien Plattenlöcher bereitet dann keine Probleme mehr.

Sehr bewährt hat sich die Minikondylenplatte auch für Mehrfragmentbrüche, welche nahe an oder in die Gelenke reichen. Der Aufbau der Osteosynthese erfolgt in gleicher Weise vom Gelenk her gegen die Diaphyse, wobei „abseitige" Fragmente zuweilen plattenunabhängige Zugschrauben erfordern.

Die Implantate sind prinzipiell für die Montage an der Lateral- oder Medialseite der Finger- und Mittelhandknochen vorgesehen. Die Praxis hat aber gezeigt, daß durchaus andere Implantationsebenen möglich sind, wenn dies die Form der Fraktur erfordert.

c) Mini-H-Plättchen (Abb. 37)

Diese Miniplatte wurde speziell für Querfrakturen konstruiert. Die Anwendung unterscheidet sich in einigen Punkten von einer konventionellen Platte und ist deshalb hier speziell beschrieben:

– *Indikation:* Osteosynthesen an der Hand, vorwiegend Phalangen bei Querfrakturen im Schaft und Metaphysenbereich.
Y-Frakturen im metaphysären Bereich.
Mehrfragmentfrakturen in Kombination mit Zugschrauben.
– *Kontraindikationen:* Trümmerzonen der plattenfernen Kortikalis. Auch in Kombination mit einer Spongiosaplastik kann die Sofortmobilisation mit dieser Miniplatte nicht aufgenommen werden, da eine Lockerung des Implantats vor Durchbau der Fraktur zu erwarten ist.
– *Zugang:* Bei Replantationen und komplexen Verletzungen werden die Weichteilverletzungen entsprechend als Zugang ausgenützt und eine sehr spärliche Freilegung des Knochens angestrebt.
– *Osteosynthese* (Abb. 37): Fixation zuerst mit Schraube Nr. 1. Um Achsenabweichungen und Torsionsfehler zu vermeiden, muß zuerst die Schraube Nr. 2 oder Schraube Nr. 3 fixiert werden. Eine gewisse interfragmentäre Kompression kann durch exzentrische Bohrung der Löcher erreicht werden.

Bei *dünnen* Phalangen sollen die Schrauben in demselben Fragment in verschiedenen Richtungen eingebracht werden, damit sich die Schraubenspitzen nicht berühren (Abb. 37).

Bei *Y-Frakturen* im metaphysären Bereich (Abb. 37) kann durch das Ausnützen des Selbstspannprinzips bei exzentrischer Lochbohrung interfragmentäre Kompression erzeugt und damit die Stabilität erhöht werden.

10. Offene Frakturen

Es steht heute fest, daß für die komplikationslose Heilung einer offenen Fraktur die Skelettstabilität und die Ruhe der Wunde entscheidend sind.

Bei der Wahl von Metallimplantaten ist Wunden und Defekten, aber auch Kontusionen und Ablederungen sowie dem Grad der Verschmutzung Rechnung zu tragen. Die Berücksichtigung des venösen Abflusses, speziell an der Dorsalseite von Hand und Fuß, schränken die freie Wahl von Erweiterungsinzisionen ein. Wundnähte müssen unbedingt spannungsfrei sein. Im Zweifelsfall werden Wunden offengelassen und sekundär verschlossen. An Hand und Fuß sind aber noch oft primäre Lappenplastiken unerläßlich. Aus diesen Gründen sind bei offenen Frakturen Standardverfahren nicht ohne weiteres anwendbar.

Der Fixateur externe, in seinen Modifikationen für kleine Dimensionen, hat sich auch hier eingebürgert (s. Pkt. 11).

Aber auch der wenig Stabilität verleihende Kirschner-Draht wird noch oft verwendet. Er dient auch der Ruhigstellung peripherer Gelenke als temporäre Arthrodese, z.B. bei Sehnen- und Bandverletzungen.

Stets soll eine weitgehend offene Wundbehandlung und wenn möglich gipsfreie Nachbehandlung angestrebt werden.

Die Infektrate ist in unserem Krankengut unter Beachtung dieser Maßnahmen auch in der Skelettperipherie wesentlich zurückgegangen und beträgt um die 10% für offene und 1,9% für geschlossene Frakturen.

11. Kleiner Fixateur externe. Technik und Indikationen

Der kleine Fixateur eignet sich am peripheren Skelett für die Ausübung der gleichen Funktionen wie der Rohr- oder Spindelfixateur bei den großen Röhrenknochen (Ruhigstellung, Distraktion, Kompression). Aufgrund der topographischen Verhältnisse ist jedoch die Rücksichtnahme auf die Weichteile zwingender. Aus den gleichen Gründen steht die Anordnung als Klammerfixateur im Vordergrund.

Die Reposition und perkutane Kirschner-Drahtosteosynthese geht in den meisten Fällen dem Einsetzen des Fixateurs voraus. Bei ausgedehnter Trümmerzone sowie geschlossen nicht reponierbaren Frakturen wird primär der Fixateur angelegt, um unter Ausnützung der Distraktion, die er ermöglicht, die offene Reposition, die Kirschner-Draht- oder Schraubenfixation sowie eine Spongiosaplastik anlegen zu können.

Die Bohrstellen am Knochen werden durch Hautinzisionen in der Achse und unter Weghalten der darunterliegenden Weichteile mit feinen Häkchen freigelegt (Abb. 42). Es empfiehlt sich ein Vorbohren beider Kortikales mit Spiralbohrer 2,0 mm durch die entsprechende Bohrbüchse. Dies sichert die korrekte Lage der Implantate und vermindert Hitzeentwicklung sowie Sprengwirkung. Beim Eindrehen der Gewinde soll auf den Widerstand der hinteren Kortikalis als Indikator der Implantattiefe geachtet werden. Ein fester Sitz in beiden Kortikales ist unerläßlich. Ein zu tiefes Eindringen ist wegen der geschliffenen Spitzen gefährlich.

Kirschner-Drähte 2,5 mm mit wenig ansteigendem Gewinde können langsam motorisch eingebohrt werden. In heiklen Zonen empfiehlt sich aber das Arbeiten unter Kontrolle des Bildwandlers. Schanz-Schrauben mit steiler Gewindesteigung sind immer von Hand einzudrehen (T-Handgriff oder Universalbohrfutter mit Handgriff).

Montage als Klammerfixateur (Abb. 42, 43a). Für die häufigsten Indikationen der distalen Radiustrümmerfraktur werden in den Radius und das Metakarpale II je 2 konvergierende Gewindedrähte eingebohrt. Dank Konvergenz erhöht sich die intraossäre Distanz. Durch die Drahtspreizung am Fixateurstab wird die Stabilität ebenfalls verbessert.

Zuerst werden die beiden endständigen Implantate unter Kontrolle von Achse und Rotation eingesetzt und durch manuelles Anziehen der Montagemuttern provisorisch fixiert. Die zentralen Implantate werden nachträglich eingeführt. Dabei dienen die vorgängig auf dem Stab eingeschobenen Backen als Zielhilfe (Abb. 42).

Nach Verbindung der 4 Implantate mit einem Stab, der relativ hautnah plaziert wird, wird zur Erhöhung der Rotationsstabilität ein 2. Stab im Abstand von 2–3 cm mit Hilfe von 4 zusätzlichen Backen über dem 1. Stab montiert.

Zur Erhöhung der Stabilität im proximalen bzw. distalen Abschnitt können die Implantate – wie beim großen Fixateur – jeweils manuell gegeneinander verspannt werden.

Nach Einsetzen der beiden Stäbe kann durch Lockerung der Backen die Distraktion noch eingestellt werden.

Das definitive Anziehen der Backen erfolgt mit dem Gabelschlüssel nach Entfernung der Montagemuttern und Ersatz derselben durch gewöhnliche Muttern.

Nachträgliche Korrekturen der Achsen sind möglich durch Ersatz der langen 4-mm-Stäbe durch 2 kürzere und deren zentrale Verbindung mittels Backen 4/4 mm (Abb. 43).

Korrekturen der Rotation sind durch zentrales Einfügen einer 3. zentralen Stabgruppe möglich, wenn auch schwieriger.

Montage als Rahmenfixateur (Abb. 43b). Durch rahmenartige Querverbindung zu den durch 2 Implantate verbundenen kurzen Stäben entsteht eine stabile Montage. Das zusätzliche Anbringen weiterer Stangen in größerem Abstand ist entbehrlich.

Nach abgeschlossener Montage werden die Hautinzisionen auf Spannung überprüft und evtl. durch Querinzisionen entlastet. Lockere Adaptationsnaht und Abdecken mit Fettgaze und Deckverband. Regelmäßige Kontrollen der Inzisionen.

Anwendungsbereich als Klammerfixateur

– Ruhigstellung des Handgelenks bei instabiler distaler Radiusfraktur;
– Stabilisierung des Karpus bei Handgelenkluxationsfrakturen unter Verbindung von Metakarpale III und Radius;
– infizierte Pseudarthrosen und Osteitis am Unterarm (evtl. ergänzt durch Gipsschiene);
– offene Frakturen der oberen und unteren Extremität beim Kleinkind.

Indikationen als Rahmenfixateur und Dreieckfixateur

– Intermetakarpale Stabilisierung bei komplexen Trümmerfrakrturen;
– Luxationsfrakturen am Mittelfuß;
– intraoperative temporäre Repositionshilfe bei der Osteosynthese der Kalkaneusfraktur (als Distraktor) (Abb. 228);
– offene Frakturen am Tarsus, insbesondere Kalkaneus.

Kombinierte Anwendungen

– Komplexe Defektverletzungen im Bereich des Handgelenks und des distalen Unterarms.

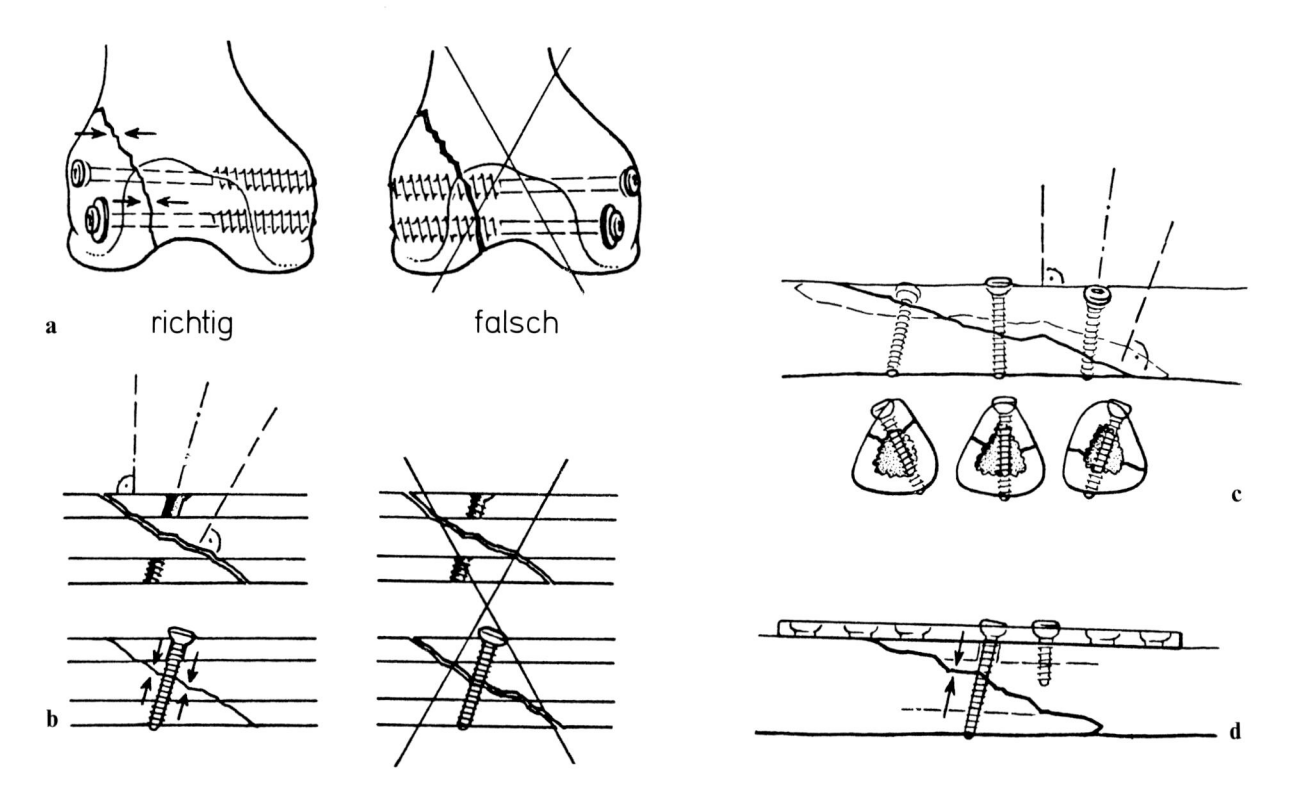

Abb. 16a–d. Technische Grundlagen: interfragmentäre Kompression mit Schrauben (s. a. Manual der Osteosynthese)

a Verschraubung mit Spongiosaschrauben (einfache Fraktur des lateralen Femurkondylus). Prinzip: Schraube mit gewindefreiem Hals. Gewindeanteil nur jenseits der Frakturlinie. Eine Spongiosaschraube ist mit Unterlagsscheibe versehen, damit deren Kopf in der dünnen Kortikalis nicht einsinkt

b Verschraubung mit Kortikalisschrauben. Das Bohrloch in der nahen Kortikalis muß so weit sein wie der Außendurchmesser der Schraube (Gleitloch). Das Bohrloch in der entfernten Kortikalis ist enger. Es wird mit einem Gewinde versehen (Gewindeloch). Durch Anziehen der Schraube entsteht interfragmentäre Kompression

c Die richtige Schraubenlage (lange Torsionsfraktur). Gleichmäßige Kompression in der ganzen Ausdehnung der Bruchlinien durch mehrere versetzte Schrauben. Die optimale Schraubenlage ist die Winkelhalbierende zwischen Bruchlinie und Schaftachse. Im Knochenquerschnitt liegen die Schrauben möglichst senkrecht zur Frakturebene

d Durch entsprechend weite Bohrung in der vorderen Kortikalis kann auch eine durch eine Platte hindurch eingeführte Schraube als Zugschraube wirken

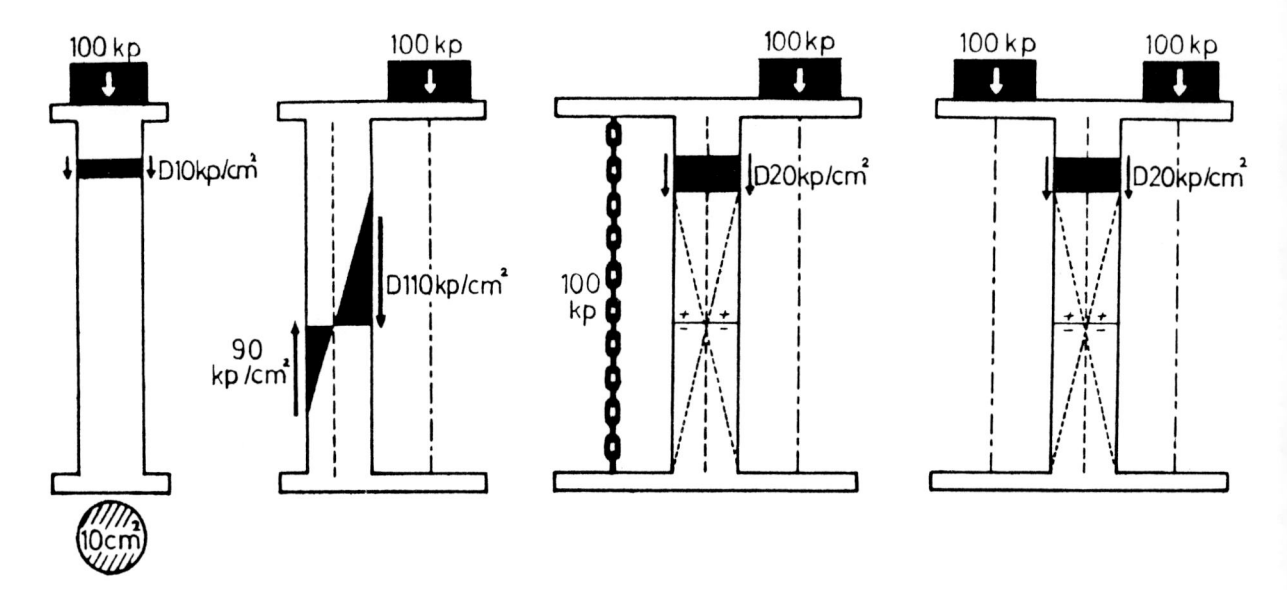

Abb. 17. Technische Grundlagen: Zuggurtung (s. a. Manual der Osteosynthese)

Schema des belasteten T-Balkens nach Pauwels: Bei exzentrischer Lage des Gewichts entstehen im Inneren der Säule Biegezug- und Biegedruckspannungen. Diese können durch eine Kette oder ein Gewicht auf der Gegenseite ausgeglichen bzw. in symmetrische axiale Druckkräfte umgewandelt werden

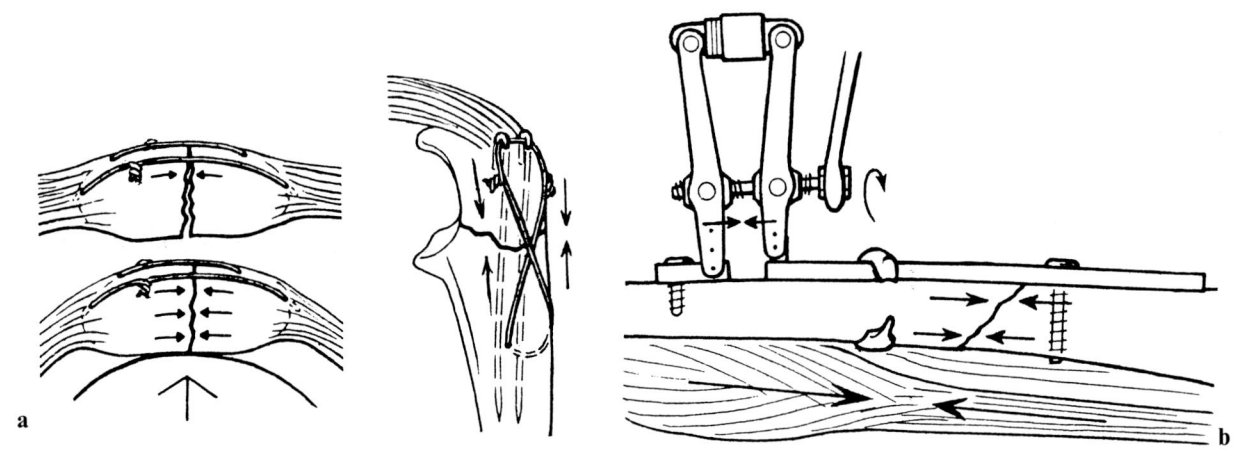

Abb. 18a, b. Typische Zuggurtungen: Drahtzuggurtung und Zuggurtungsplatte

a Der Zuggurtungsdraht soll die auf die Fraktur einwirkenden muskulären Zugkräfte übertreffen. Der bei Flexion auf der Gegenseite einwirkende Skelettdruck führt zu symmetrischer Kompression der Frakturflächen. Parallele Kirschner-Drähte schalten Scherkräfte aus

b Zuggurtungsplatte: Gleichmäßige Kompression einer Bruchfläche bei exzentrischer Plattenlage dank Zugwirkung der gegenüberliegenden Muskulatur

Abb. 19a, b. Technische Grundlagen: Neutralisationsplatte, Überbrückungsplatte

a Neutralisationsplatte bei Drehkeilfraktur: Kompression zwischen Hauptfragmenten und Keilfragment durch Schrauben. Die auf die Bruchflächen einwirkenden Scher- und Biegekräfte werden mit einer den Keil überbrückenden und die Hauptfragmente verbindenden Platte neutralisiert

b Überbrückungsplatte bei Trümmerzone: Eine zentrale, aus vitalen Fragmenten bestehende Trümmerzone wird aus zirkulatorischen Gründen nicht fixiert. Die Platte fixiert nur die Hauptfragmente. Bei Devitalisation Fragmententfernung und Ersatz durch Spongiosa oder kortikospongiösen Span

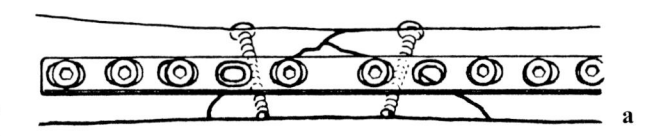

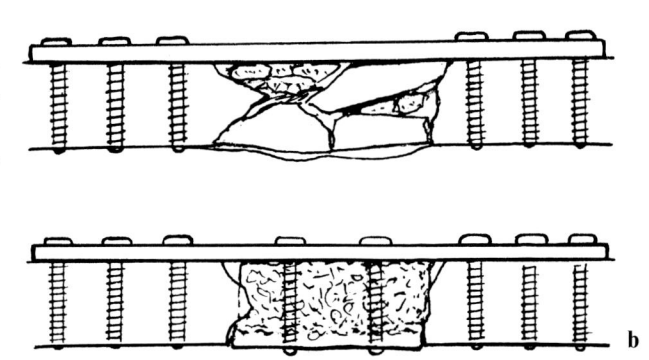

Abb. 20. Technische Grundlagen: Dynamische axiale Kompression (DCP-Prinzip)

Durch entsprechende Konfiguration eines ovalen Plattenlochs und exzentrische Bohrung entsteht beim Eindrehen des Schraubenkopfs eine Schubkraft auf die Platte. Dieses Prinzip wird zur Ausübung axialer Kompression verwendet (DCP = „dynamic compression plate"). Bei diesen Platten kann in vielen Fällen auf die Hilfe des Plattenspanners verzichtet werden

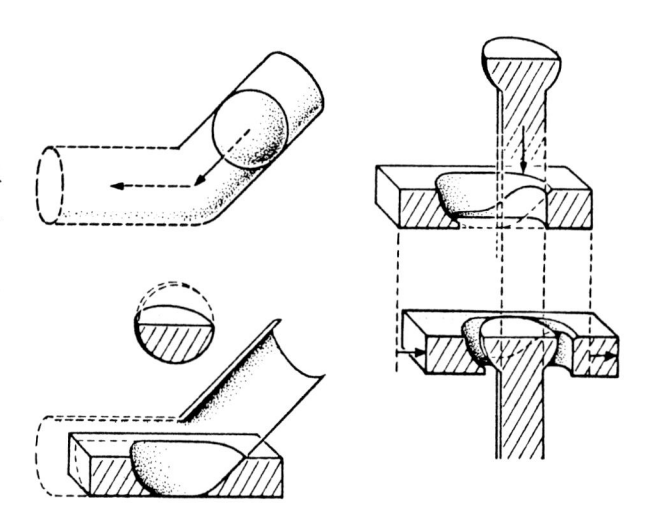

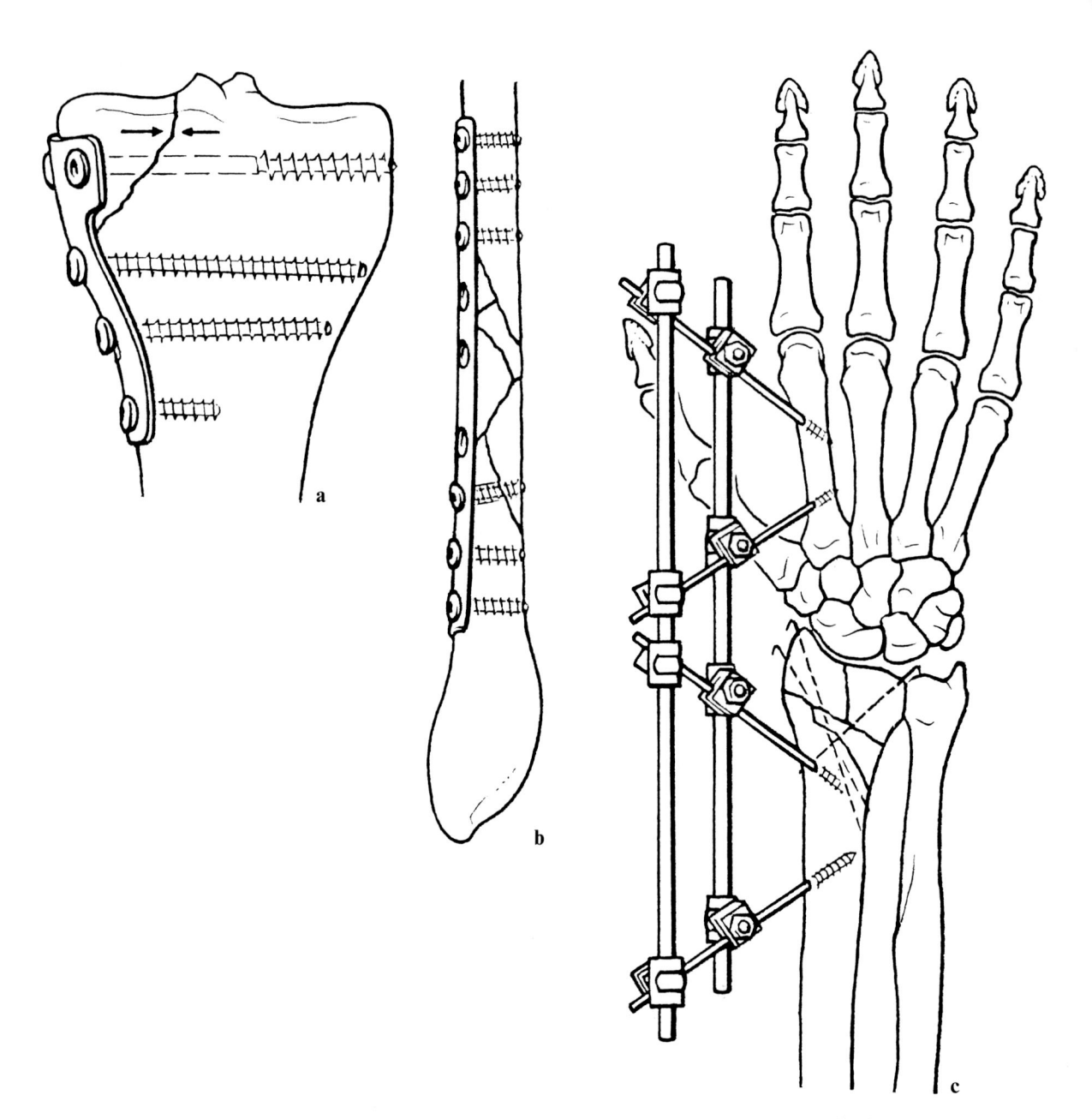

Abb. 21 a–c. Technische Grundlagen: Abstützung

Die Abstützplatte schützt ein epi- bzw. metaphysäres Fragment vor sekundärem Einsintern sowie diaphysäre Trümmerzonen vor Verkürzung. Diese Funktion kann auch vom Fixateur externe übernommen werden

a Abstützplatte bei Tibiakopffraktur

b Überbrückungsplatte bei komplexer Malleolarfraktur vom Typ C

c Gelenküberbrückende Ruhigstellung mit Fixateur externe bei komplexer distaler Radiusfraktur

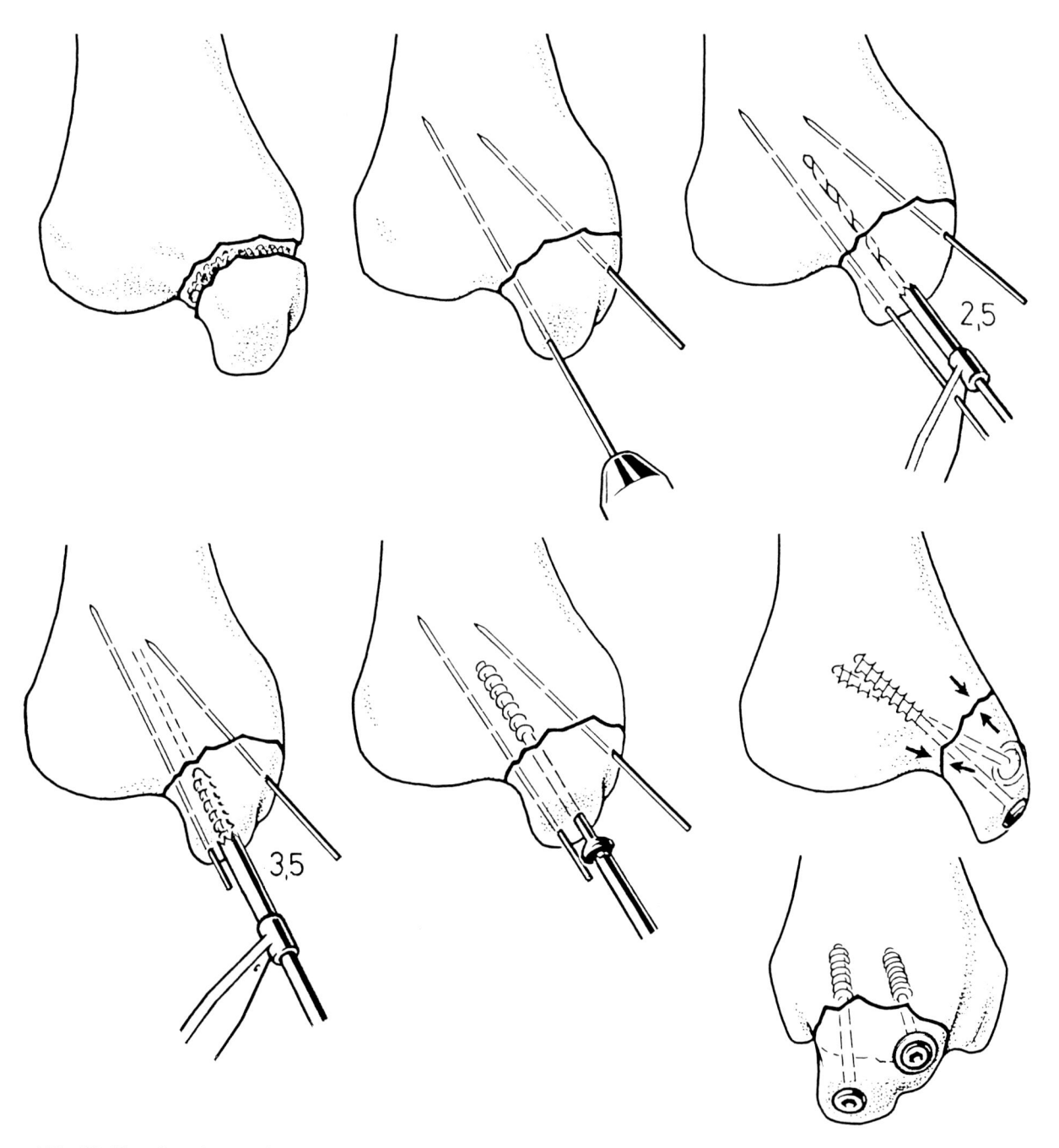

Abb. 22. Verschraubung mit der kleinen Spongiosaschraube 4,0 mm mit gewindefreiem Hals

Schrägfraktur des Malleolus internus. Reposition und provisorische Fixation mit Kirschner-Drähten. Dazu parallele Bohrungen mit Spiralbohrer 2,5 mm. Schneiden des Gewindes mit *Spongiosa*gewindeschneider 3,5 mm und Gewebeschutzhülse. Einführen der 1. Schraube. Ersetzen des 2. Kirschner-Drahtes nach entsprechendem Vorbohren mit einer 2. Schraube, die mit einer Unterlagsscheibe versehen wird. Nach Entfernen der Kirschner-Drähte definitives Anziehen der Schrauben

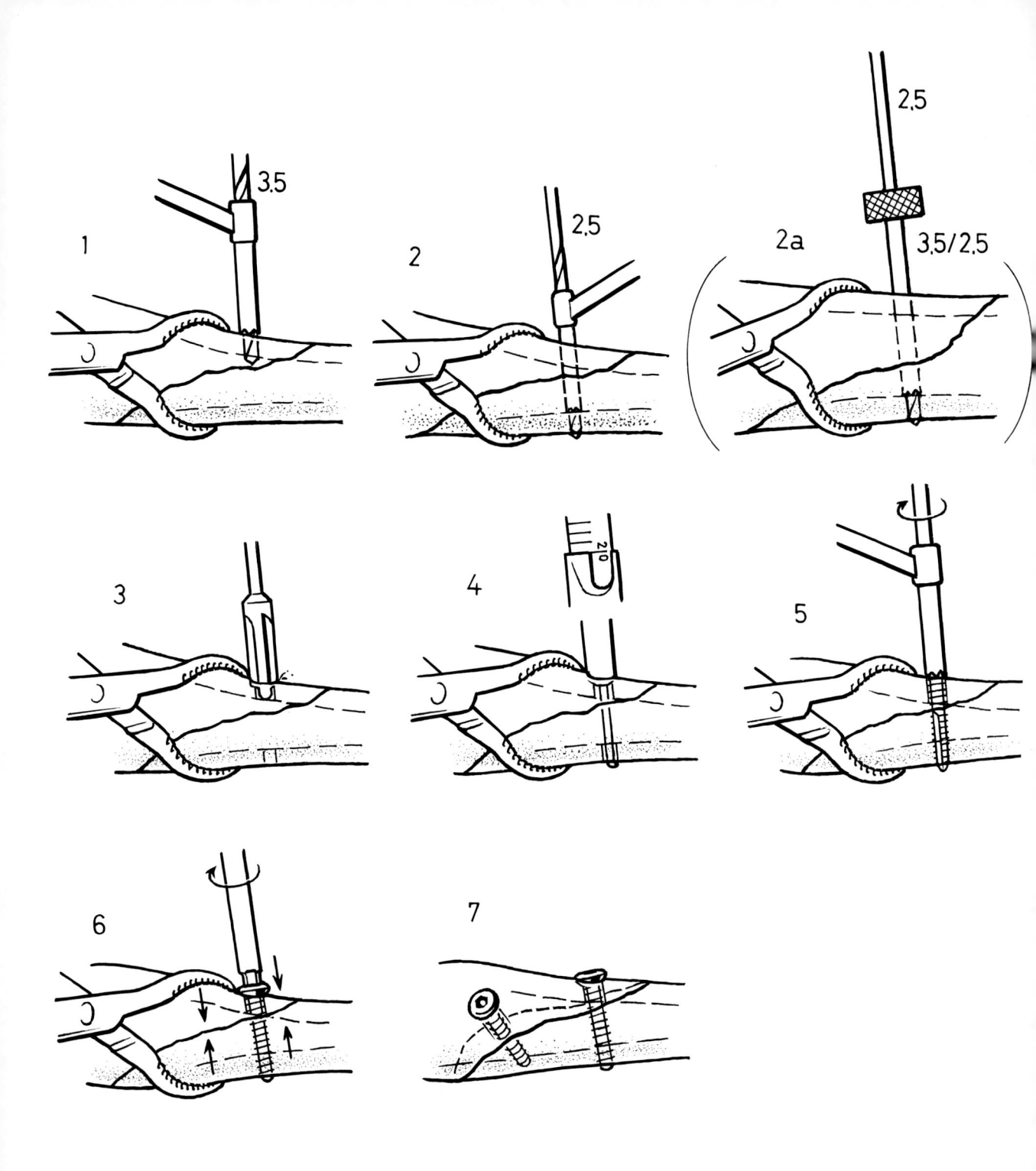

Abb. 23. Verschraubung bei mittelweiter und weiter Markhöhle mit der Kortikalisschraube 3,5 mm

Torsionsfraktur. Reposition und provisorische Fixation mit Zange. Der Spiralbohrer 3,5 mm bohrt das Gleitloch in der vorderen Kortikalis (1); Einstecken des schmalen Endes der Doppelbohrbüchse als Steckbohrbüchse (mittelweite Markhöhle). Bohren des Gewindelochs 2,5 mm in der hinteren Kortikalis (2). Alternative bei weiter Markhöhle: Einsetzen der separaten Steckbohrbüchse zum Zielen des Gewindelochs (2a). Die Kopfraumfräse vertieft das Gleitloch für den Schraubenkopf (3). Messen der Schraubenlänge (4). Schneiden des Gewindes mit *Kortikalis*gewindeschneider 3,5 mm unter Verwendung der Doppelbohrbüchse als Gewebeschutzhülse (5). Nach Einsetzen der 1. Schraube wird die Repositionszange durch eine 2. Schraube nach der gleichen Technik ersetzt (6, 7)

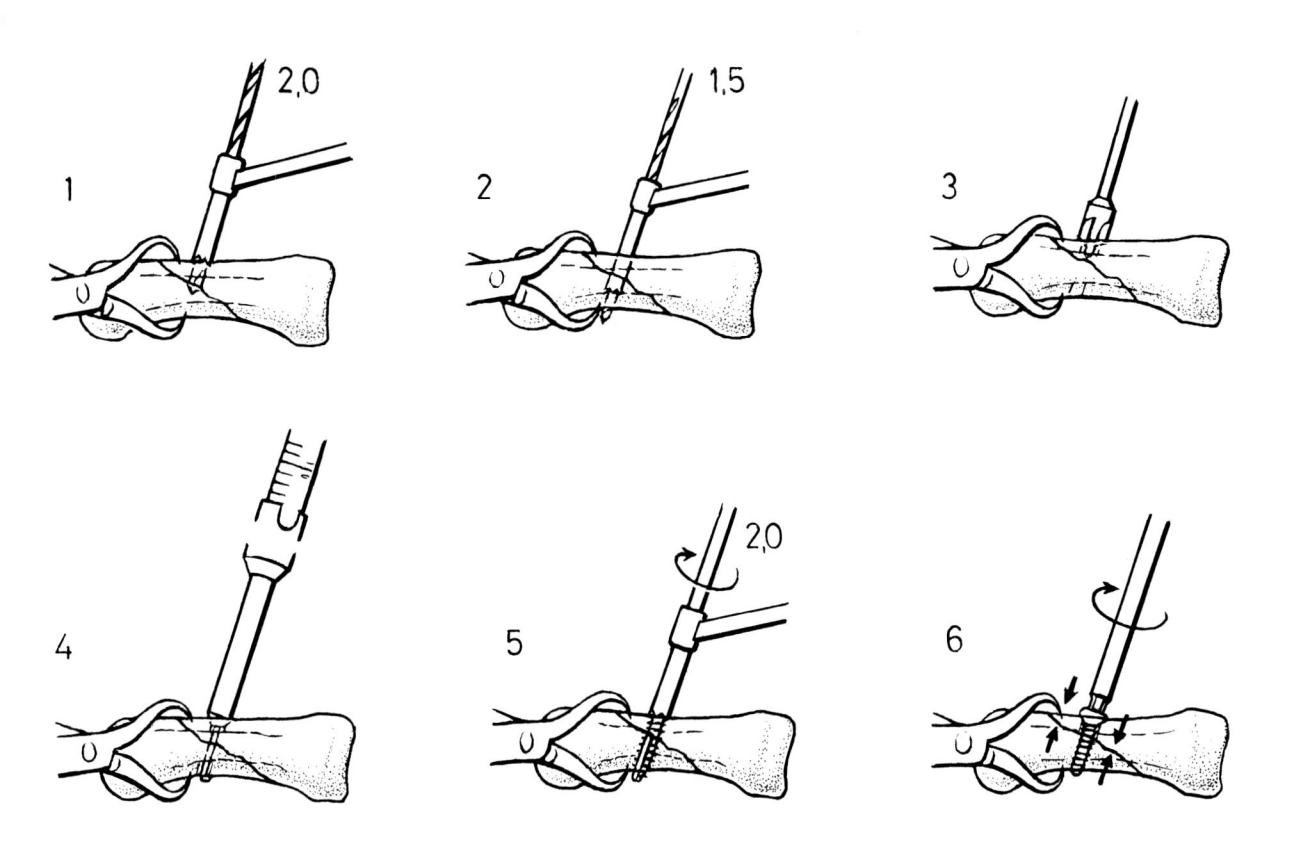

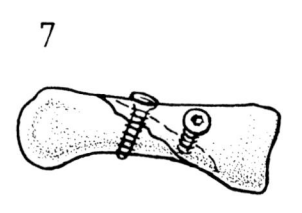

Abb. 24. Verschraubung mit Minischrauben 2,0 mm

Die Technik entspricht derjenigen mit der Kortikalisschraube 3,5 mm mit folgenden Dimensionen: Gleitlochbohrung durch Doppelbohrbüchse 2,0 mm (1). Einsetzen der schlanken Seite der Doppelbohrbüchse als Steckbohrbüchse und Bohren des Gewindelochs 1,5 mm (2). Minikopfraumfräse (3). Minischraubenmeßgerät (4). Gewindeschneiden durch weite Seite der Doppelbohrbüchse als Gewebeschutzhülse (5). Einführen der Schrauben (6, 7). Bei Verwendung der Minischraube 1,5 mm sind die Dimensionen des Gleitlochs 1,5 und des Gewindelochs 1,1 mm

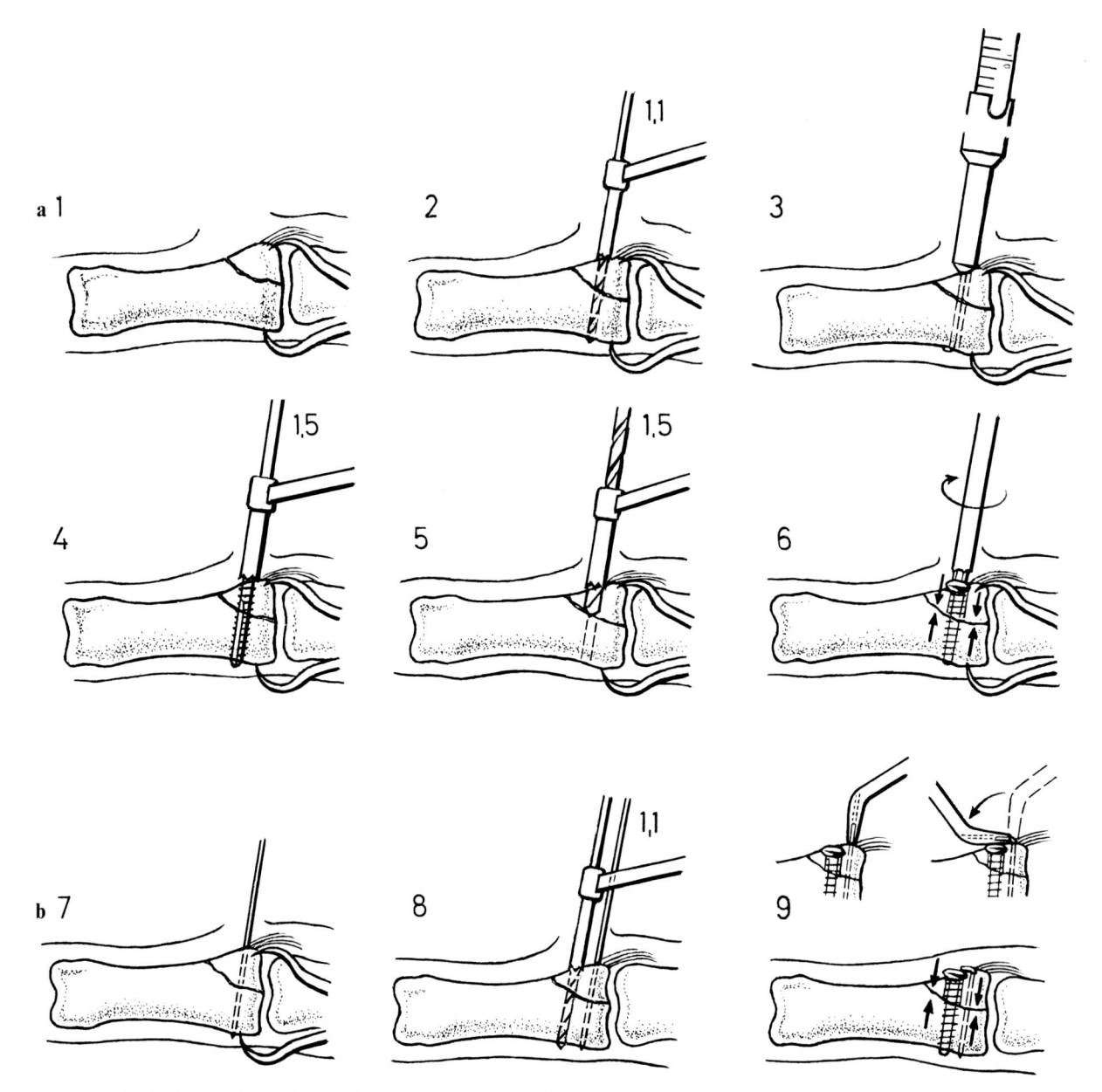

Abb. 25a, b. Anwendung einer Minischraube in spongiösem Knochen

a Reposition und provisorische Fixation aus einseitigem Zugang mit ausladender feiner Repositionszange, deren eine Spitze perkutan faßt (1). Durchbohren der ganzen Metaphyse mit Bohrer 1,1 mm unter Leitung der entsprechenden Bohrbüchse (2). Schraubenmessung (3). Schneiden des Gewindes 1,5 mm durch die entsprechende Seite der Doppelbohrbüchse als Schutzhülse (4). Aufbohren des vorderen Fragments zum Gleitloch durch die gleiche Seite der Doppelbohrbüchse (5). Einführen der Schraube (6)

b Alternative: Nach Reposition und provisorischer Fixation mit feiner Zange wird diese durch einen leitenden dünnen Kirschner-Draht ersetzt (7). Über diesen wird nun das Zielloch im Doppelbohrbüchsenende eingesteckt und unter Sicht eine zum Kirschner-Draht parallele Bohrung von 1,1 mm durch die ganze Metaphyse hindurch ausgeführt (8). Übriger Verlauf wie bei **a**. Definitives Anziehen der Schraube nach Entfernen des leitenden Kirschner-Drahtes. Gegebenenfalls wird dieser zur Ausschaltung von Rotationskräften belassen, gekürzt und mit Hilfe des Biegebolzens knochennahe abgebogen (9)

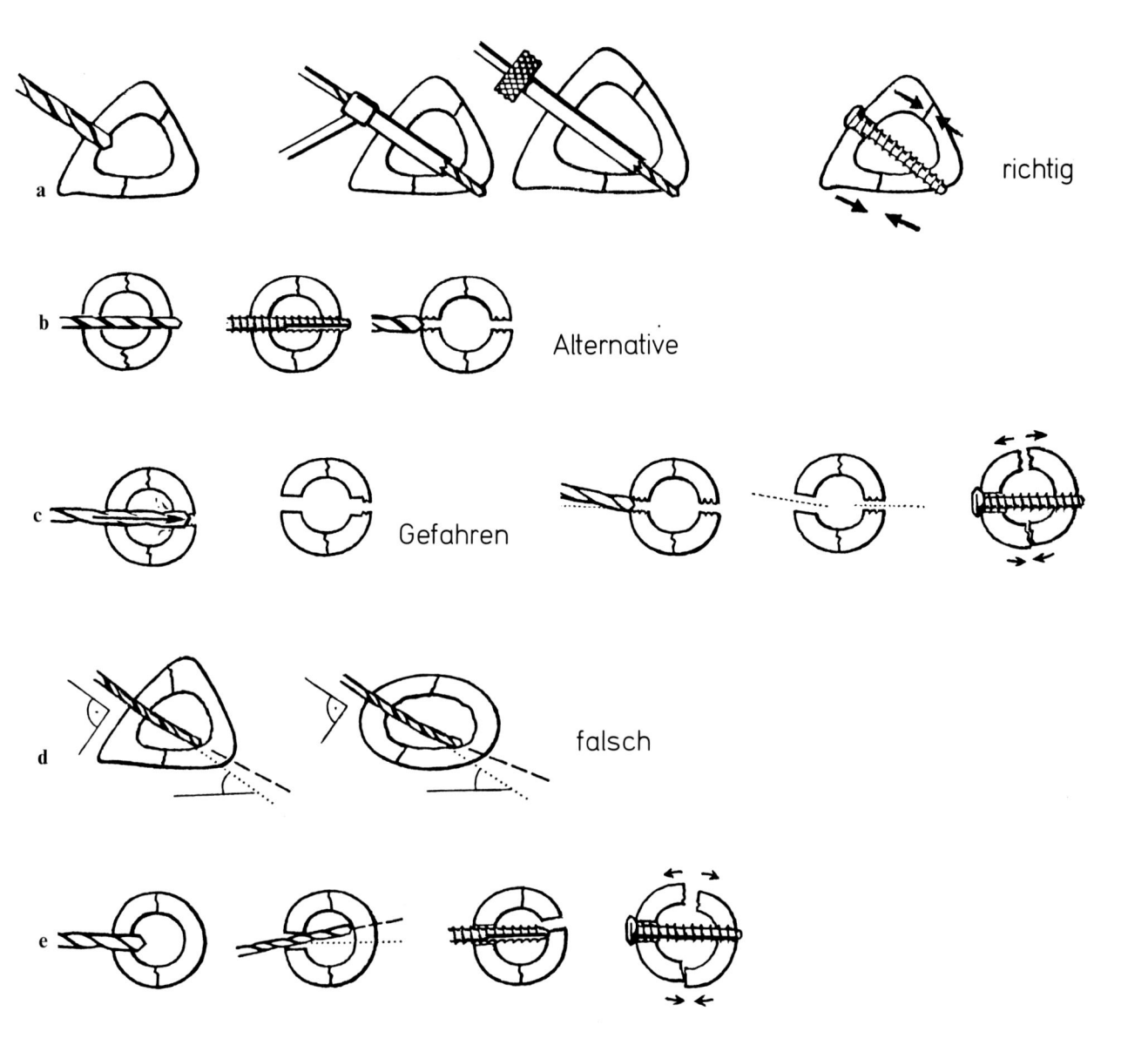

Abb. 26a–e. Probleme der Schraubentechnik in kortikalem Knochen (Querschnitte)

a Korrekte Technik: Gleitlochbohrung zuerst. Gewindelochbohrung durch Einsteckbohrbüchse hindurch gestattet interfragmentäre Kompression

b Alternativtechnik (frühere sog. Kleinfragmenttechnik): Durchbohrung beider Kortikales mit Gewindelochbohrung. Gewindeschneiden in beiden Kortikales. Nachträgliche Aufbohrung der vorderen Kortikalis zum Gleitloch

c Gefahren dieser Technik: Zu tiefes Einführen des Gleitlochbohrers führt zur Beschädigung des Gewindes in der hinteren Kortikalis. Schräges Aufbohren des Gleitlochs führt zu Fragmentverschiebung und asymmetrischen Kräften

d, e Falsch sind 2 Techniken: Durchbohren beider Kortikales bei weiter Markhöhle mit schmalem Gewindelochbohrer. An der schrägen hinteren Kortikalis wird der Bohrer in eine falsche Achse abgebogen (**d**). Aufbohren des Gewindelochs ohne Steckbohrbüchse führt zu Achsendeviationen gegenüber dem Gleitloch. In beiden Fällen entstehen Findungsschwierigkeiten für den Gewindeschneider bzw. die Schraube sowie Fragmentverschiebungen (**e**)

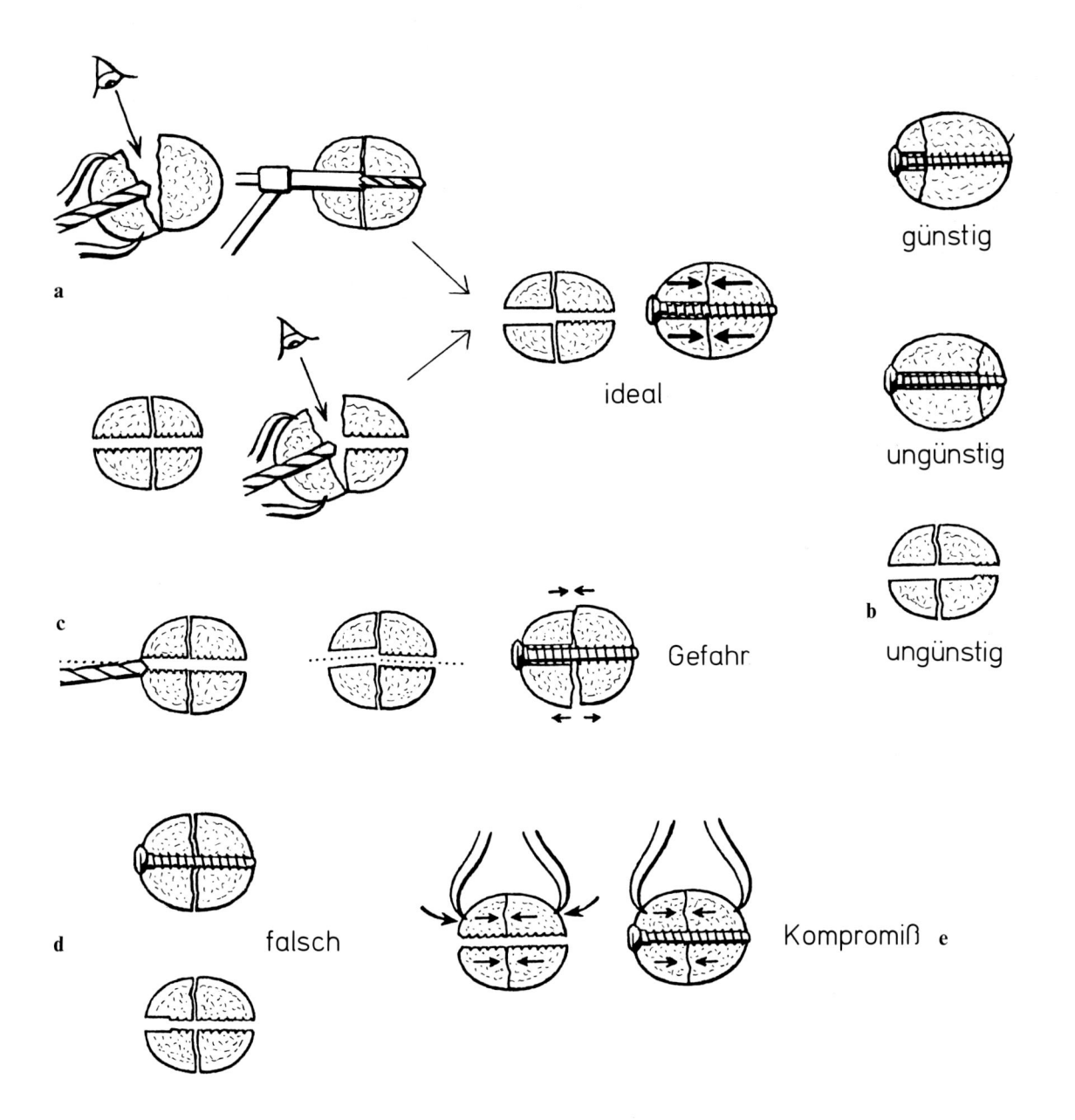

Abb. 27 a–e. Probleme der Schraubentechnik in spongiösem Knochen bei den Dimensionen 2,7–1,5 mm

Das Hauptproblem zur Herstellung einer guten interfragmentären Kompression liegt im Einschätzen der korrekten Tiefe des Gleitlochs

a Ideale Situation: Gleitlochaufbohrung unter Sicht auf die Bruchfläche entweder vor der Reposition oder indem nach Schneiden des Gewindes in der ganzen Tiefe der Frakturspalt wieder aufgeklappt wird. Diese Bedingungen sind selten erfüllt. Bei kleinem vorderen Fragment ist der Halt der Schraube besser als bei kleinem hinteren Fragment, wo das Gewinde nur kurz sein wird

b Ein zu tiefes Bohren des Gleitlochs schwächt das Gewinde und vermindert die interfragmentäre Kompression. Die Schraube droht durchzudrehen

c Die Gefahr der sekundären Gleitlochaufbohrung besteht in der Achsenabweichung. Es entstehen asymmetrische Kräfteverteilung und Dislokationen

d Keine interfragmentäre Kompression entsteht, wenn das Gleitloch nicht oder zu oberflächlich gebohrt ist

e Als Kompromißtechnik kann bei kleinen Frakturen die Vorkompression mit einer stark angespannten Repositionszange gelten. Dadurch entsteht ein reduzierter, dem Zangendruck entsprechender, interfragmentärer Druck

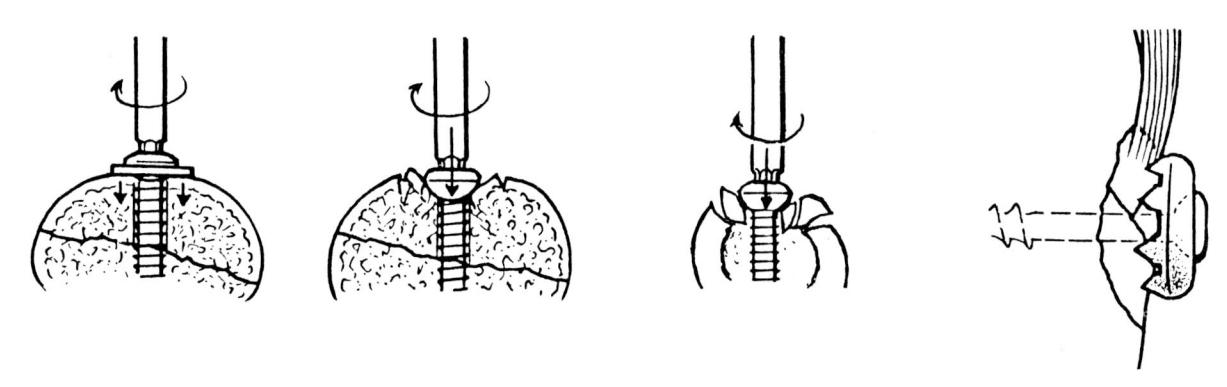

Abb. 28. Funktion der Unterlagsscheiben

Die Unterlagsscheibe verhindert ein Einsinken der Schraube in spongiösem Knochen bzw. das Aufsprengen von Fragmentspitzen in kortikalem Knochen. Die Kunststoffunterlagsscheibe mit Spitzen erlaubt das Fassen und Anpressen von feinen Trümmerzonen bzw. von Bandansätzen

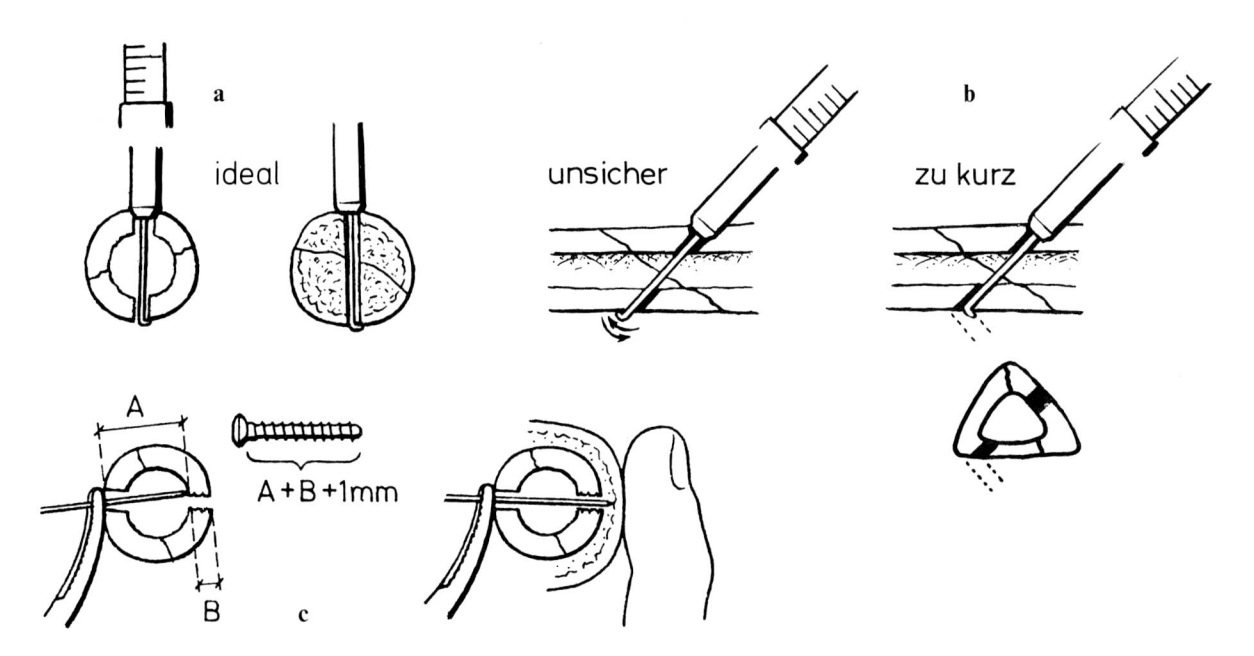

Abb. 29 a–c. Probleme der Schraubenmessung

a Korrekte Messung der Schraubenlänge: In kortikalem Knochen nach Fräsen des Kopfraums und *vor* dem Gewindeschneiden. In spongiösem Knochen durch das Gewindeloch ohne vorherige Herstellung eines Kopfraums

b Probleme bei schrägem Bohrloch in der hinteren Kortikalis im Längs- und Querschnitt: Erfolgt die Längenmessung an der weitwinkligen Seite des Gewindelochs, so findet der feine Haken des Meßinstruments wenig Halt und rutscht ab. Die zu messende Länge ist schlecht spürbar, aber richtig. Erfolgt die Messung an der spitzwinkligen Seite des Gewindelochs, sitzt der Haken fest, die Distanz wird gut gespürt. Sie ist aber zu kurz

c Hilfsmittel zur Messung feinster Schraubenkanäle: Messung mit eingestecktem Kirschner-Draht und Gefäßklemme. Die Spitze des Drahtes stößt an der hinteren Kortikalis an. Zur gemessenen Distanz muß die Breite der hinteren Kortikalis +1 mm (Sicherheitsmarge) hinzugezählt werden. Bei gut durchtastbarem Knochen auf der Gewindelochseite kann die Palpation der Drahtspitze die gemessene Distanz bestätigen

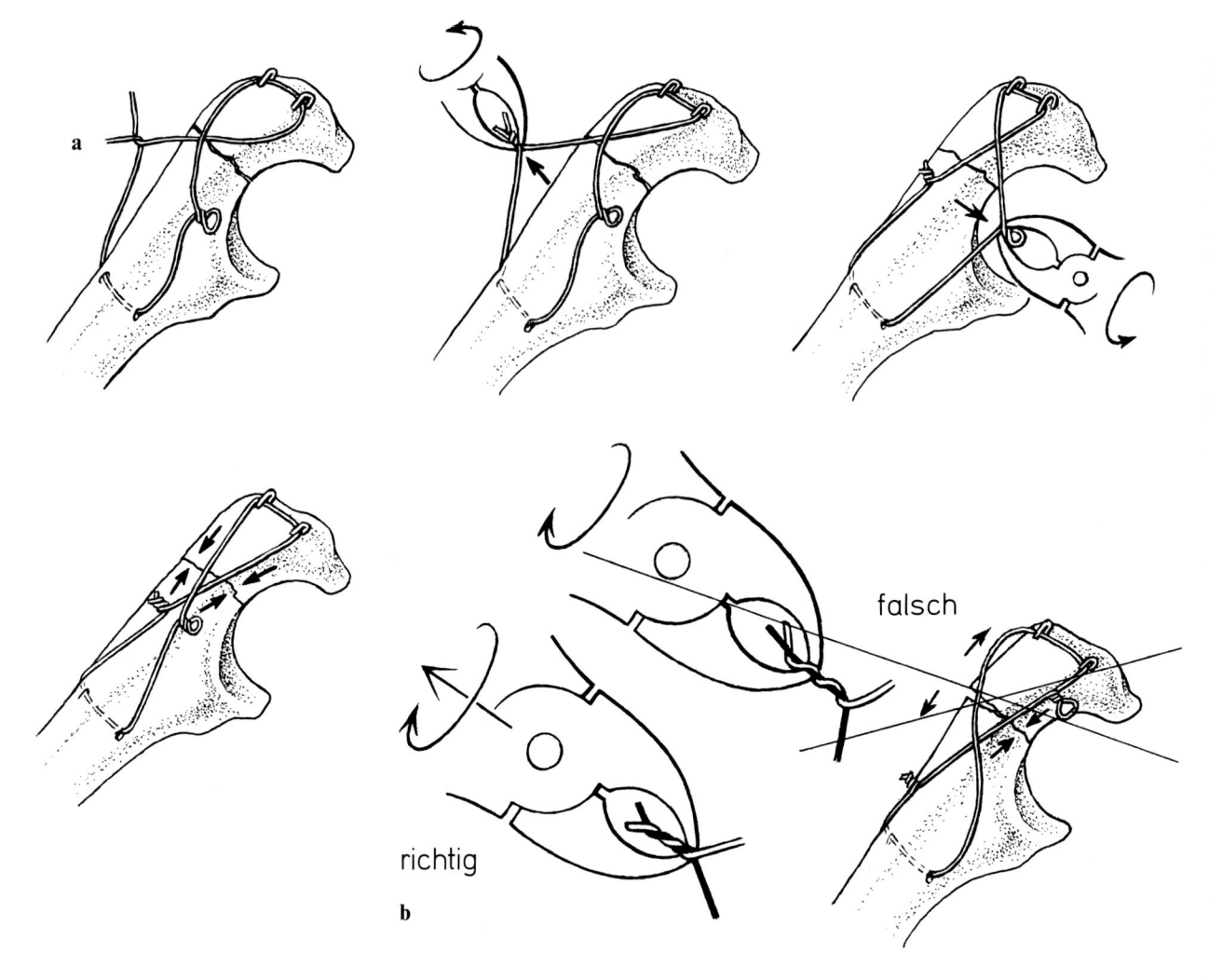

Abb. 30 a, b. Das Spannen von Zuggurtungsdrähten am Beispiel des Olekranons

Die Reposition ist erreicht. Die axialen parallelen Kirschner-Drähte sind eingeführt. Ein queres kortikales Bohrloch ist im distalen Fragment hergestellt. Verwendung eines längeren Drahtes mit vorbereiteter Schlaufe für den 2. Quirl auf der einen Seite. Der Draht ist eingesetzt, die freien Enden von Hand provisorisch gequirlt

a Vertikales, vom Knochen weggerichtetes Anspannen des unteren Drahtschenkels mit der Drahtquirlzange, dann Drehen unter Nachlassen der Spannung. Die Spannung hat den Cerclagedraht am Bohrloch und am Kirschner-Draht abgeknickt. Gleiches Vorgehen auf der gegenüberliegenden Seite. Wiederholung des Manövers, bis die Drahtschlingen dem Knochen anliegen und die entsprechende interfragmentäre Kompression erzeugt ist

b Details der Technik: Regelmäßiges Aufwinden des Drahtes durch Fassen des Quirls an seiner Basis und Beginn des Drehvorgangs erst nach dem vertikalen Zug. Wird der Quirl nicht an der Basis gefaßt, entsteht oft unregelmäßige Drahtumdrehung bzw. Drahtbruch. Ein symmetrischer Druck kann nur durch Spannung der beiden Schenkel erreicht werden. Zwei Quirle am gleichen Schenkel sind wertlos

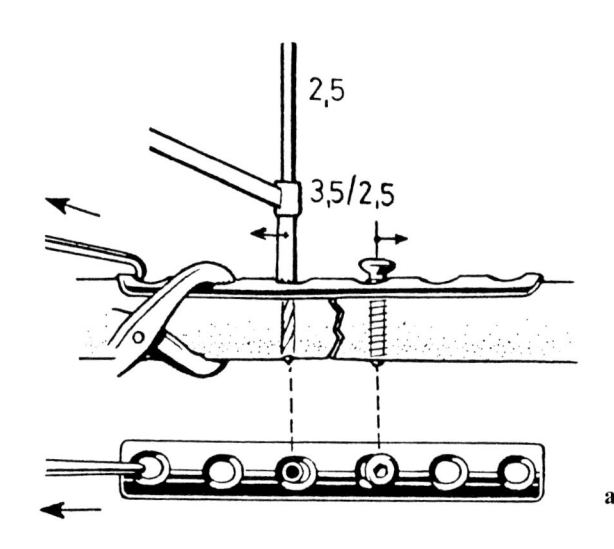

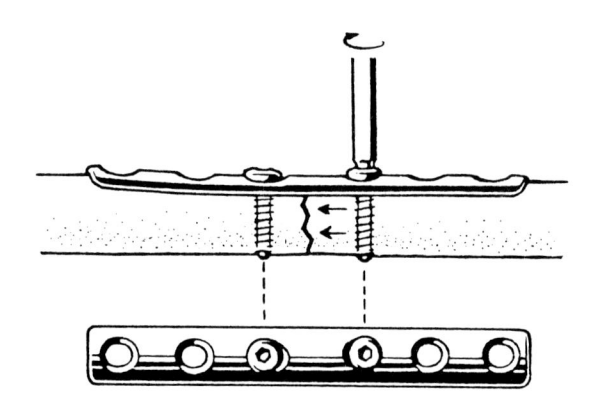

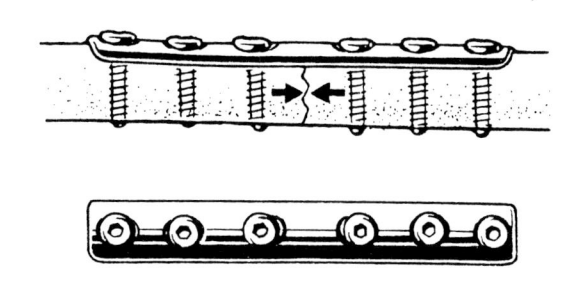

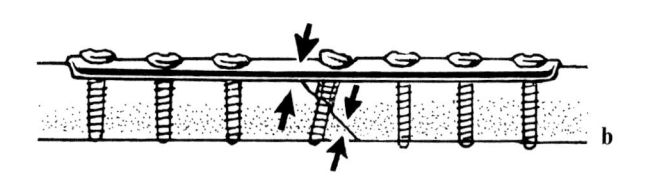

Abb. 31 a, b. Axiale Kompression mit der Drittelrohrplatte

Für die Plattenfixation der Dimension 3,5 mm werden beide Kortikales mit dem Bohrer 2,5 mm durchbohrt und der *Kortikalis*gewindeschneider 3,5 mm verwendet

a Einführung einer Schraube an einem Fragment durch das frakturnahe Plattenloch bis an den Kopf heran. Zug an der Platte mit einem Haken am anderen Fragment. Exzentrische frakturferne Plattenbohrung im anderen Fragment und Einführung einer 2. Schraube. Beim Anziehen dieser beiden Schrauben werden die Fragmente zusammengepreßt, die Platte unter Zugspannung gesetzt. Die frakturfernen Schrauben werden erst nachträglich eingeführt. Die Technik entspricht dem DCP-Prinzip. Da die Platte aber nur dünn ist, sind sowohl Schub als auch Kompressionseffekt weniger ausgeprägt

b Die zusätzliche Einführung einer interfragmentären Zugschraube durch die Platte hindurch erhöht die Stabilität der Montage bei Schrägfraktur wesentlich

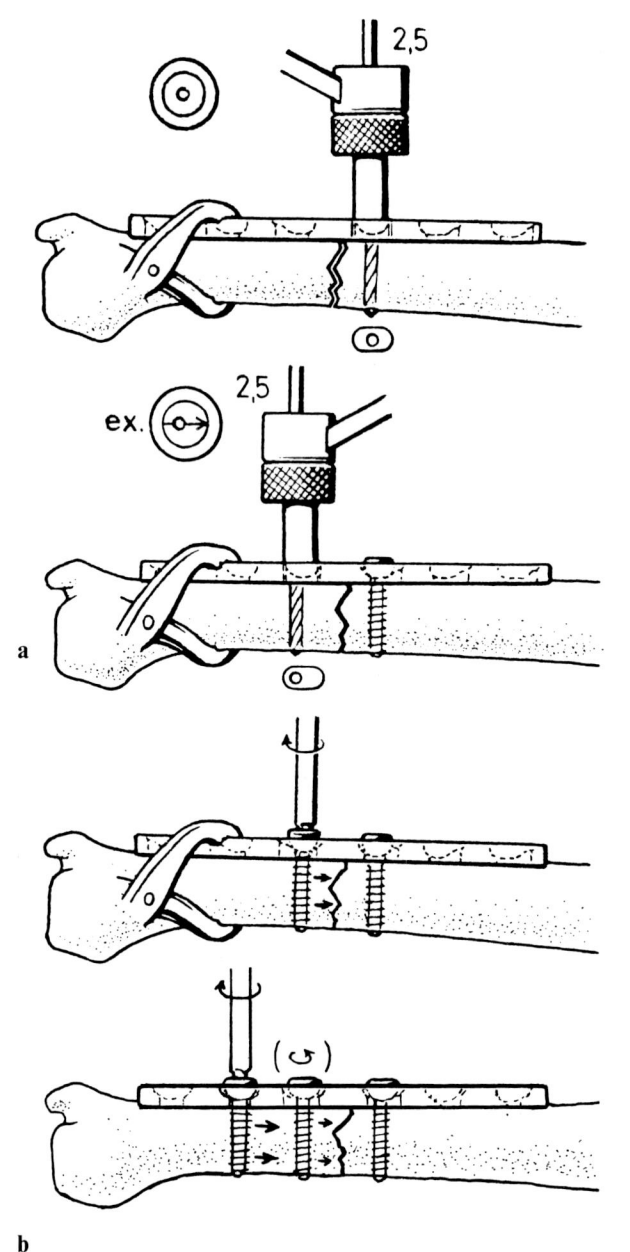

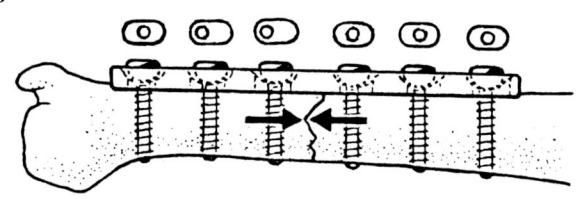

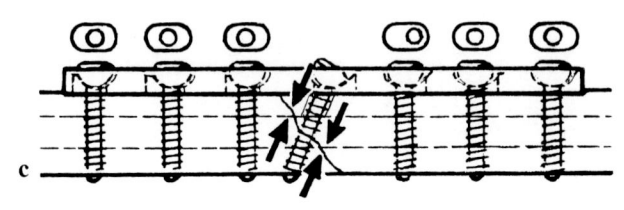

Abb. 32 a–d. Axiale Kompression mit Spanngleitlochplatte (DCP) 3,5 mm

a Bei reponierter Fraktur wird die Platte mit einer Zange fixiert. Erste Bohrung 2,5 mm in einem frakturnahen Plattenloch mit dem grünen (neutralen) Teil der DCP-Bohrbüchse. Nach Schneiden des Gewindes mit *Kortikalis*gewindeschneider 3,5 mm wird die 1. Schraube eingeführt.

Im 2. Fragment wird der gelbe Teil der DCP-Bohrbüchse mit frakturwärts gerichtetem *Pfeil* in ein frakturnahes Plattenloch eingesteckt. Es wird eine exzentrische, frakturferne Bohrung ausgeführt. Dieses Detail ist beim Betrachten des unteren Teils der Bohrbüchse erkennbar. Schneiden des Gewindes und Eindrehen der Schraube. Deren Kopf schiebt dabei das Fragment um 1 mm frakturwärts und führt zur Kompression

b Der doppelte Weg kann zurückgelegt werden durch das Einführen einer 2. Schraube nach der gleichen Technik. Vor deren Anziehen muß die frakturnahe Schraube gelockert werden, um die Reibung der Platte auf dem Knochen zu reduzieren. Bei Sicht auf die DCP-Bohrbüchse von unten ist die exzentrische Lage der Bohrung in den 2 Spannschrauben deutlich erkennbar

c Die Stabilität der Montage kann bei Schrägfraktur wesentlich erhöht werden durch die Einführung einer interfragmentären Zugschraube durch die Platte. Die Platte ist dabei vorgängig nur mit einer exzentrisch eingebohrten Schraube gespannt worden

d Schwenkbereich der Plattenschrauben im Längs- und Querschnitt: In der Plattenachse können Schrauben bis zu 30°, transversal bis zu 15° schräg eingeführt werden. Damit kann z.B. einer zusätzlich in einer anderen Ebene eingesetzten separaten Zugschraube ausgewichen werden

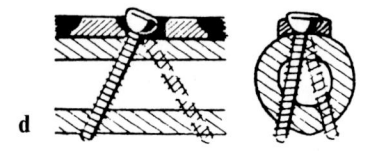

Abb. 33a–e. Funktionen des Plattenspanners und der kleinen Spannzange

In Ergänzung zur klassischen interfragmentären Kompression (Abb. 18) kann der Plattenspanner zusätzliche Funktionen ausüben

a Der Plattenspanner empfiehlt sich dort, wo für die Reposition ein größerer Weg zurückgelegt werden muß

b Der Plattenspanner gestattet eine bessere Feinreposition verzahnter Frakturlinien („Einrasten"), auch feine Korrekturen der Rotation. Die Repositionszange wird während dieser Manöver gelockert

c Der Plattenspanner kann während des Spannvorgangs gekippt werden, was das Einführen einer schrägen Schraube, z.B. einer interfragmentären Plattenzugschraube, gestattet

d Der Plattenspanner kann – mit umgekipptem Zahn – zur Distraktion dort verwendet werden, wo eine solche bei einseitig angeschraubter Platte erforderlich ist, z.B. bei einer Verlängerungsosteotomie

e Kleine Spannzange für Platten des Systems 2,7, 2,0 und 1,5 mm. Die gekerbten Endigungen fassen in einem kortikalen Bohrloch bzw. in einem Plattenloch

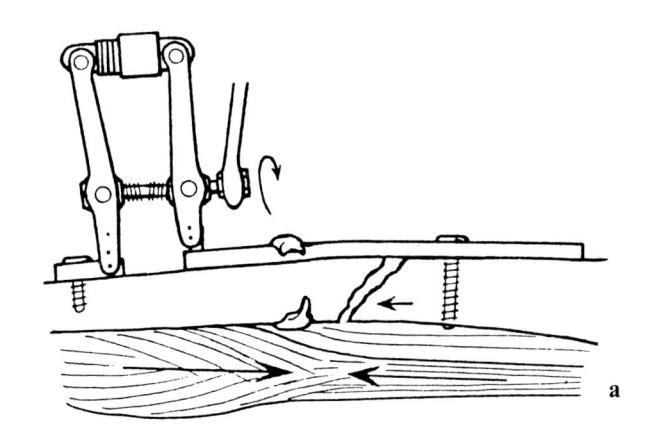

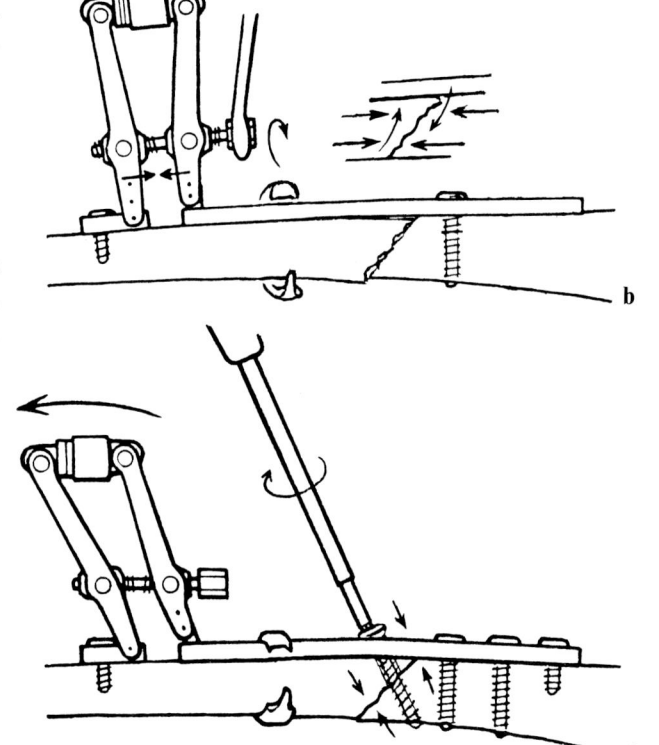

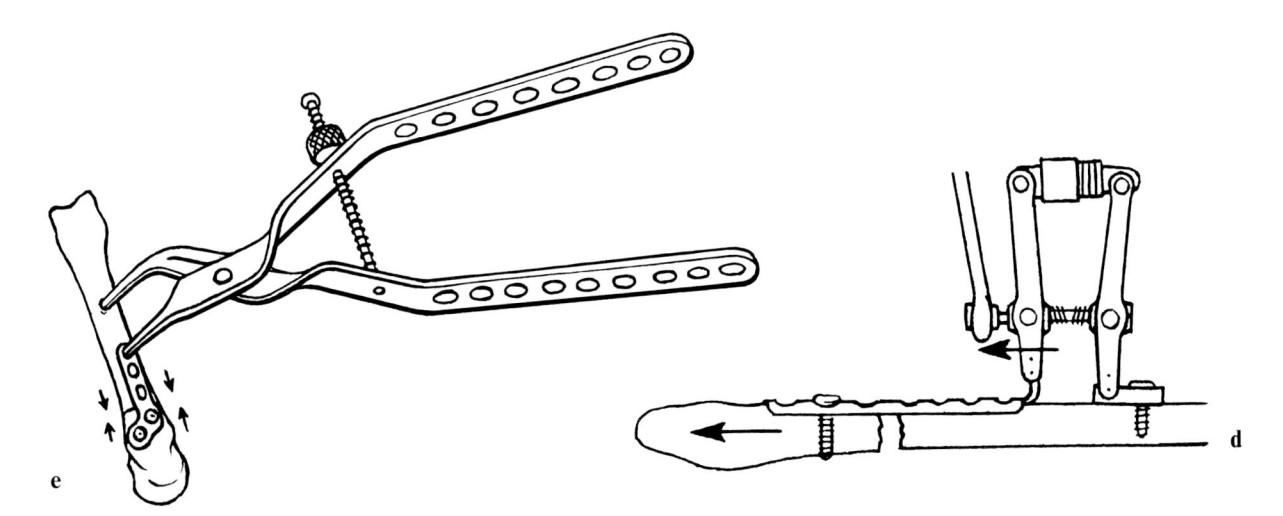

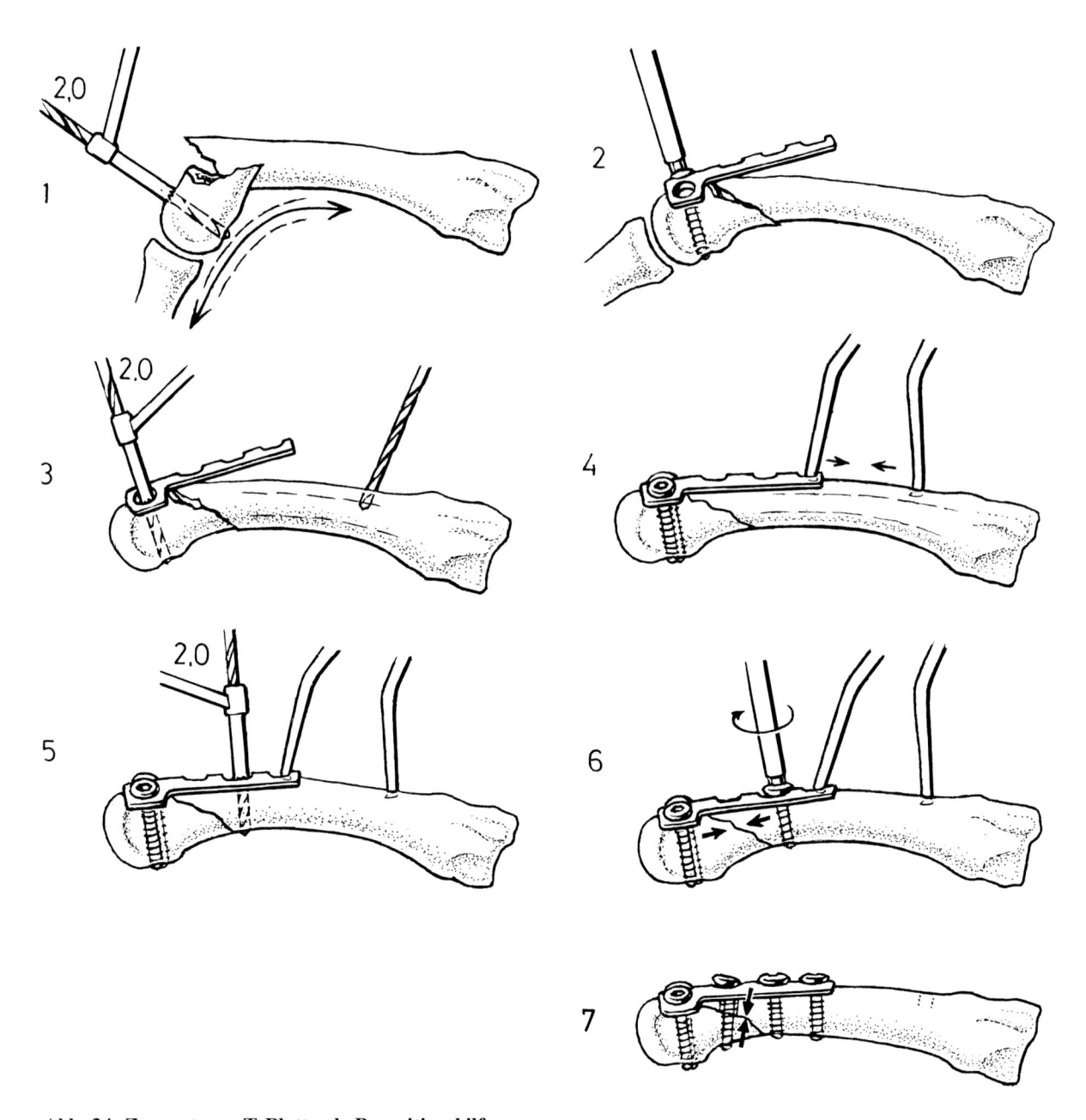

Abb. 34. Zuggurtungs-T-Platte als Repositionshilfe

Metaphysäre Schrägfraktur mit Palmarknickung. Nach Kontrolle der Achsenverhältnisse wird die Platte am peripheren Fragment mit einer Schraube fixiert (1, 2). Reposition der Fraktur mit Hilfe der aufgeschraubten Platte als Hebel unter Verwendung der Miniplattenspannzange. Dazu wird in der proximalen Kortikalis eine Bohrung ausgeführt, in welcher ein Zangenspitz einrastet (3). Feinreposition (4). Einsetzen der 2. peripheren Schraube. Überprüfung von Achse und Rotation. Bohrung im proximalen Fragment (5). Beim Eindrehen der Schraube entsteht interfragmentäre Kompression (6). Diese wird durch eine zusätzliche interfragmentäre Plattenzugschraube gesteigert (7)

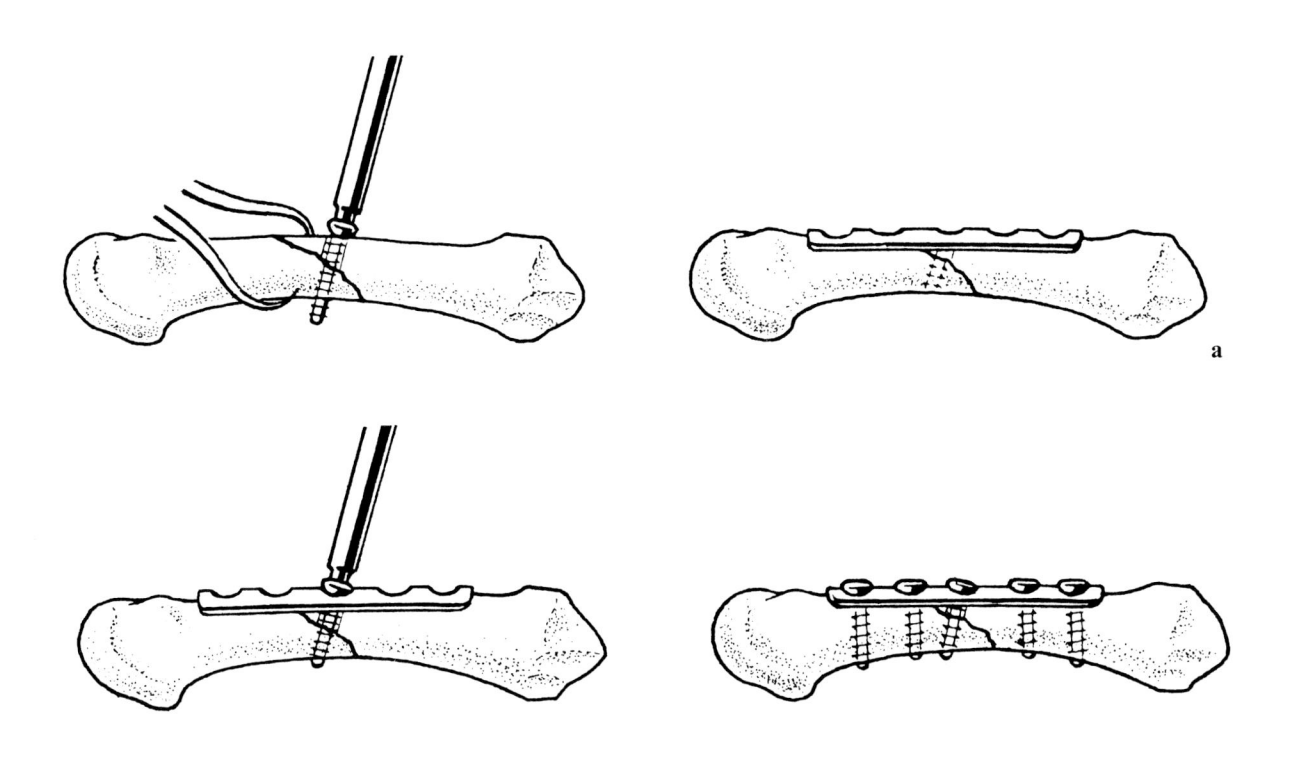

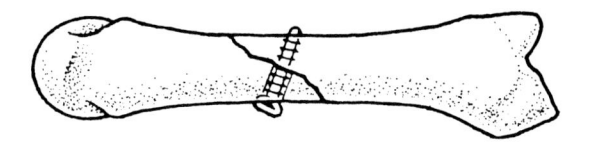

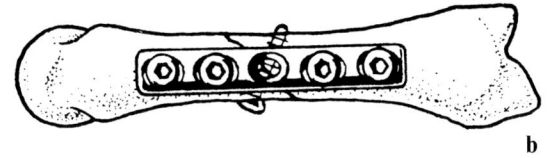

Abb. 35 a, b. Kombination von Zugschraube und Neutralisationsplatte am kleinen Skelett

Bei Schrägfraktur kann die in der Zugangsebene angebrachte Platte die Frakturlinie ganz überdecken. Beim Festschrauben derselben besteht die Gefahr einer unbemerkten Dislokation. Um dies zu vermeiden, haben sich 2 Techniken bewährt:

a Wenn die Fragmentspitze in der Plattenebene liegt, wird zuerst eine etwas zu lang gewählte Zugschraube eingesetzt. Kontrolle der Reposition. Exaktes Zubiegen einer entsprechenden Platte. Entfernen der Schraube und Wiedereinsetzen durch das Zentrum der Platte hindurch als Plattenzugschraube. Nachträgliches Einsetzen der übrigen Plattenschrauben

b Liegen die Frakturspitzen nicht in der Plattenebene, wird Reposition und interfragmentäre Kompression durch eine präliminäre Zugschraube ausgeführt. Die Neutralisationsplatte wird in der Zugangsebene unabhängig davon angebracht

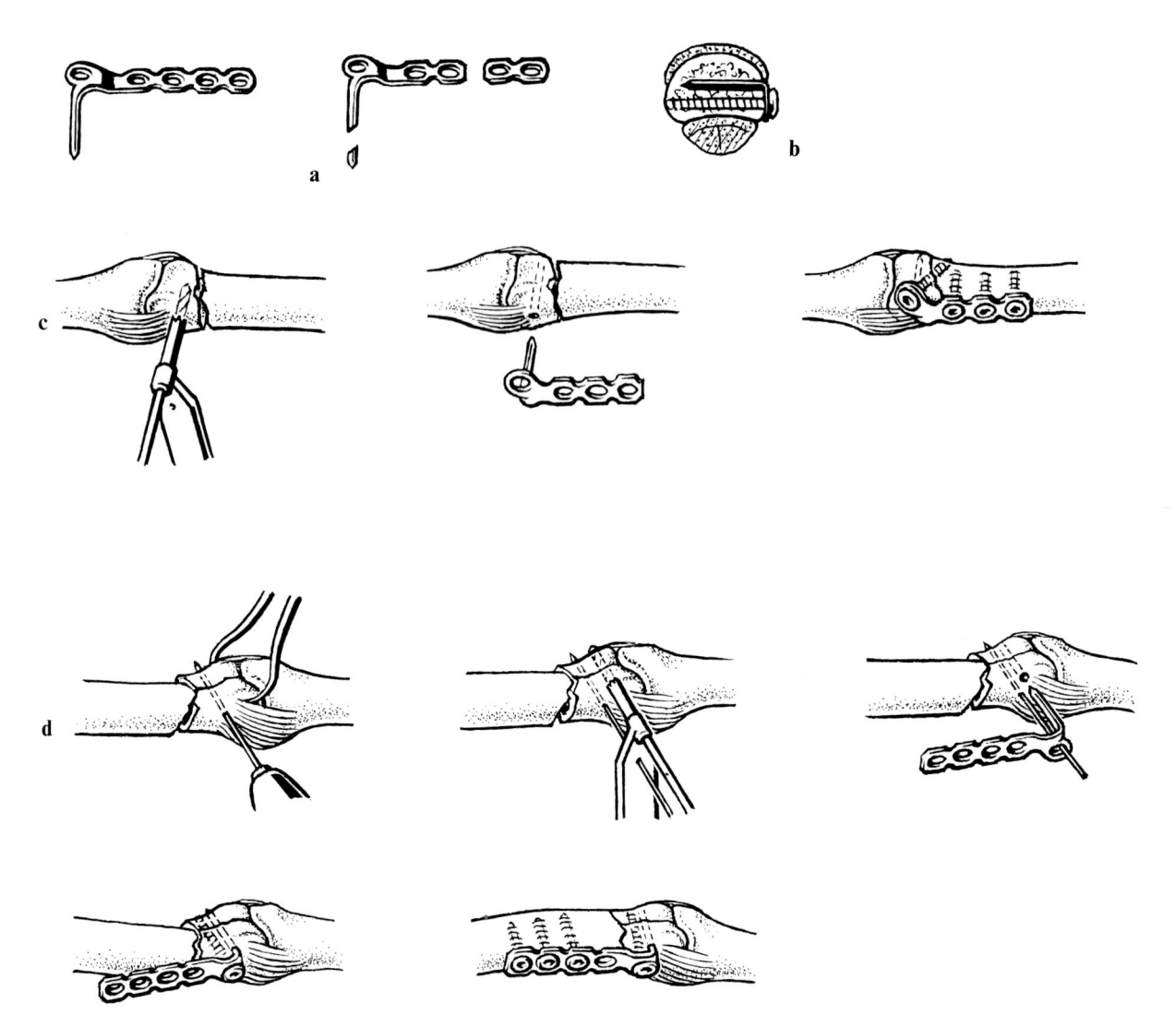

Abb. 36a–d. Die Technik der Minikondylenplatte (Dimensionen 2,0 und 1,5 mm)

a Bei Verwendung dieser Platte ist die Länge des Stifts und des diaphysären Plattenanteils den Skelettverhältnissen anzupassen, wenn nötig durch Kürzung mit der Plattenschneidezange

b Topographie der Platte (Querschnitt in Metaphyse): Bei seitlicher Anlagerung entsteht weder durch den Stift noch durch die Schraube ein Konflikt mit Streckapparat oder Beugesehne

c Metaphysäre Querfraktur: Quere Vorbohrung für den Plattenstift im distalen Fragment parallel zur Gelenklinie. Dabei soll eine Läsion des Kollateralbandes vermieden werden. Durch partielles provisorisches Einstecken des Plattenstifts Kontrolle und evtl. Korrektur des Stiftwinkels und Anpassung des Plattenschafts an die Skelettmorphologie mit Plattenbiegezangen. Einführung des Plattenstifts. Feinreposition in bezug auf Achsen und Rotation unter provisorischer diaphysärer Fixation mit feiner Zange. Einführen und Fixieren der distalen Plattenschraube – u.U. als interfragmentäre Plattenzugschraube –, dann der diaphysären Schrauben unter Herstellung von interfragmentärer Kompression

d Bikondyläre Fraktur: Reposition der Gelenkfläche unter Sicht und Fixation mit provisorischem Kirschner-Draht. Dieser wird als Leitgebilde für die Achse des Plattenstifts verwendet. Das Zielloch am Ende der Bohrbüchse wird über den Kirschner-Draht eingesteckt. In rechtwinkliger Position zur Schaftachse wird mit dem Bohrer 2,0 bzw. 1,5 mm die Bohrung für den Plattenstift ausgeführt. Übriges technisches Vorgehen wie bei **a**

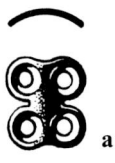

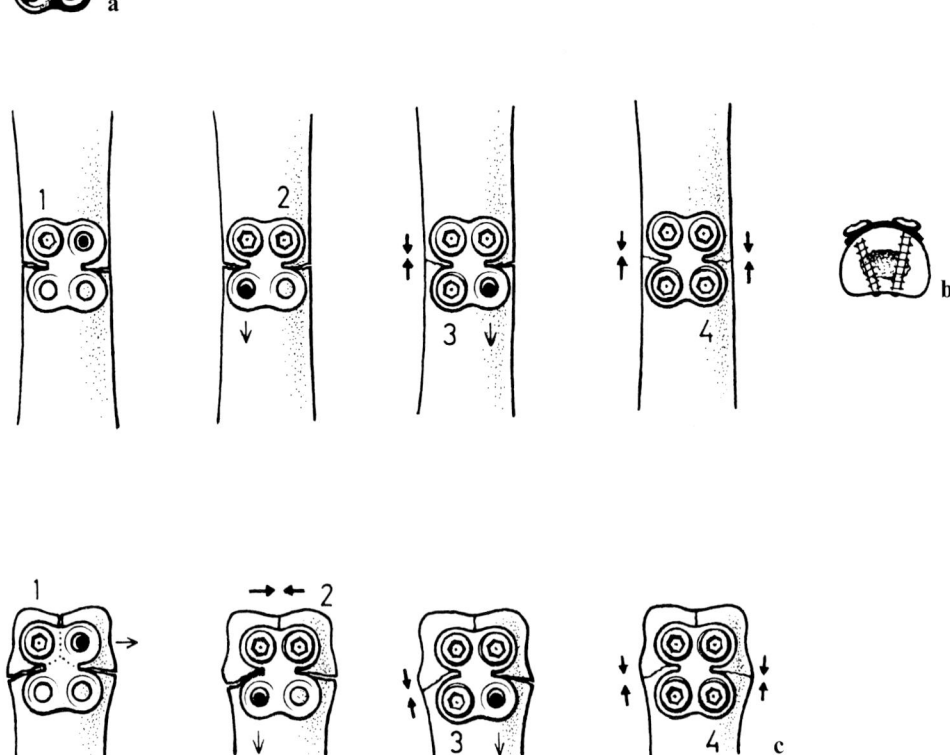

Abb. 37 a–c. Die Technik der Mini-H-Platte (Dimensionen 2,0 und 1,5 mm)

a Draufsicht und Querschnitt

b Vorgehen bzw. Schraubenfolge bei Querfraktur: Bohren und Einsetzen der Schrauben Nr. 1 und Nr. 2 in einem Fragment. Alternierende exzentrische Bohrung für die Schrauben 3 und 4 führt zu symmetrischer interfragmentärer Kompression.

Beim Anlegen der Bohrlöcher ist darauf zu achten, daß sich die Schrauben infolge Konvexität des Knochens nicht an der Spitze berühren

c Vorgehen bei Y-Fraktur: Zentrale Bohrung und Einführung der Schraube Nr. 1 in einem Fragment. Exzentrische Bohrung für die Schraube Nr. 2 führt zur interfragmentären Kompression der Kondylenfragmente. Alternierende exzentrische Bohrung der Schrauben Nr. 3 und Nr. 4 führt zur symmetrischen axialen interfragmentären Kompression zwischen Kondylenmassiv und proximalem Frakturanteil

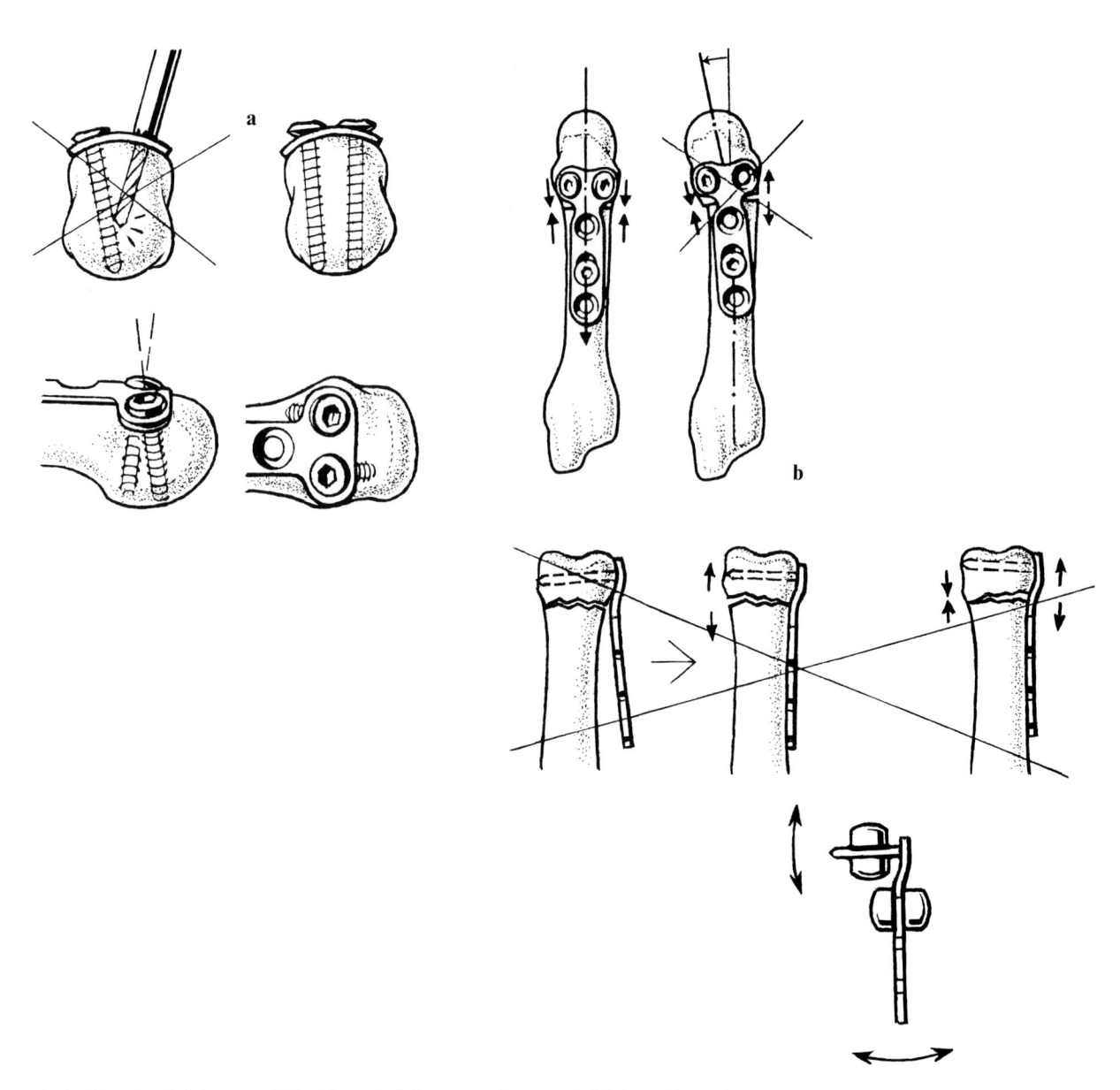

Abb. 38 a–d. Gefahren und Probleme bei Osteosynthesen mit kleinen Formplatten

a Schraubenkollision im Kopfteil der Platte. Diese wird u.U. erst beim Eindrehen des breiteren Gewindeschneiders bemerkt. Sie wird vermieden:
Durch parallele Schraubenlage: Dann können die Schraubenköpfe nicht voll im Plattenloch versenkt werden und stehen etwas vor.
Durch schräge Bohrung in einer anderen Ebene: Richtunggebend kann der im Schraubenkopf eingesteckte Schraubenzieher oder dessen leichteres Einsatzstück sein

b Achsenfehler:
In der T-Platte entsteht er durch asymmetrische axiale Kompression, wenn im Kopfteil erst eine Schraube eingesetzt ist. Dann öffnet sich der Frakturspalt auf der der Schraube entgegengesetzten Seite. Korrekte Technik: Vor dem Spannen beide Schrauben im Kopfteil der Platte einsetzen.
Bei der Minikondylenplatte kann er entstehen, wenn die Bohrung für den Stift nicht parallel zum Gelenkspalt ist. Korrektur: provisorisches partielles Einstekken des Stifts. Schätzung des korrekten Winkels. Entsprechendes Anpassen des Plattenwinkels mit Plattenbiegezange vor dem definitiven Einstecken des Stifts

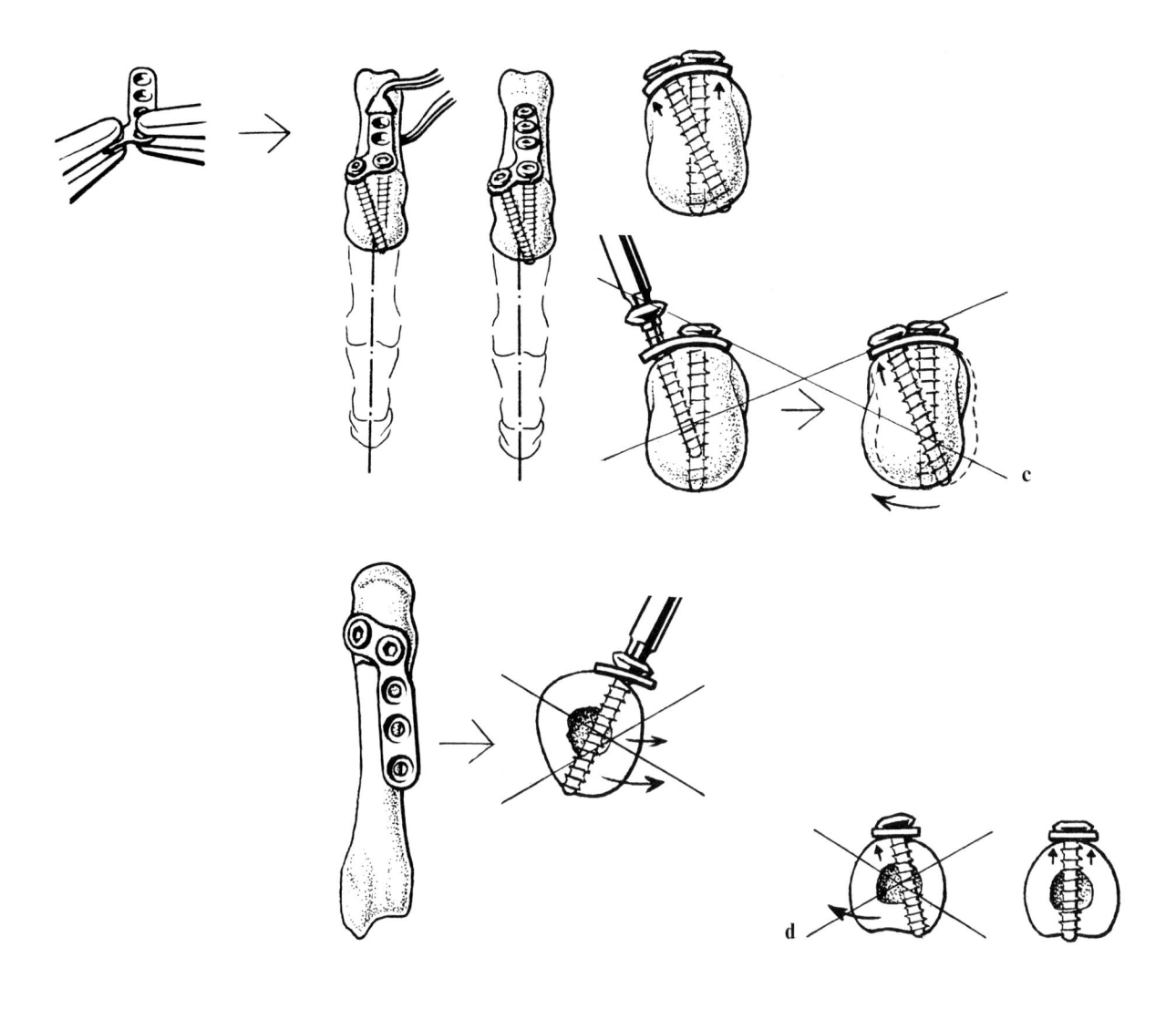

Abb. 38 Fortsetzung

c Rotationsfehler im Kopfteil der Platte:
Bei der L-Platte entsteht er, wenn deren Kopfteil dem Skelett nicht genau angepaßt ist. Beim Einsetzen der lateralen Schraube wird das Skelett in diese Richtung herangezogen und abgedreht. Korrekte Technik: Kopfteil der Platte mit Biegezange genau adaptieren vor Einsetzen der Schrauben

d Rotationsfehler im Schaftteil der Platte:
Er droht *immer* bei exzentrischer Plattenlage. Beim Anziehen der Schraube wird das Skelett auf die Seite abgedreht, wo die Platte absteht. Prophylaxe: Kontrolle der Übereinstimmung von Skelettachse und Plattenschaft *vor* dem Bohren für die 2. Schraube im Kopfteil. Korrektur bei entstandenem Rotationsfehler: Lockern oder Entfernen der Platte und Verschränken derselben. Die Schrauben müssen wieder in die bestehenden Löcher eingedreht werden. Der Fehler kann auch bei Platten mit flachem Schaft (speziell schräge Radius-T-Platten und Miniplatten) durch schräge Schraubenlage entstehen. Der einseitige Druck des Schraubenkopfs zieht dann das Skelett in diese Richtung heran. Prophylaxe: Streng vertikale Bohrung auf flache Platten. Korrektur: Lockern oder Entfernen und Verschränken der Platte

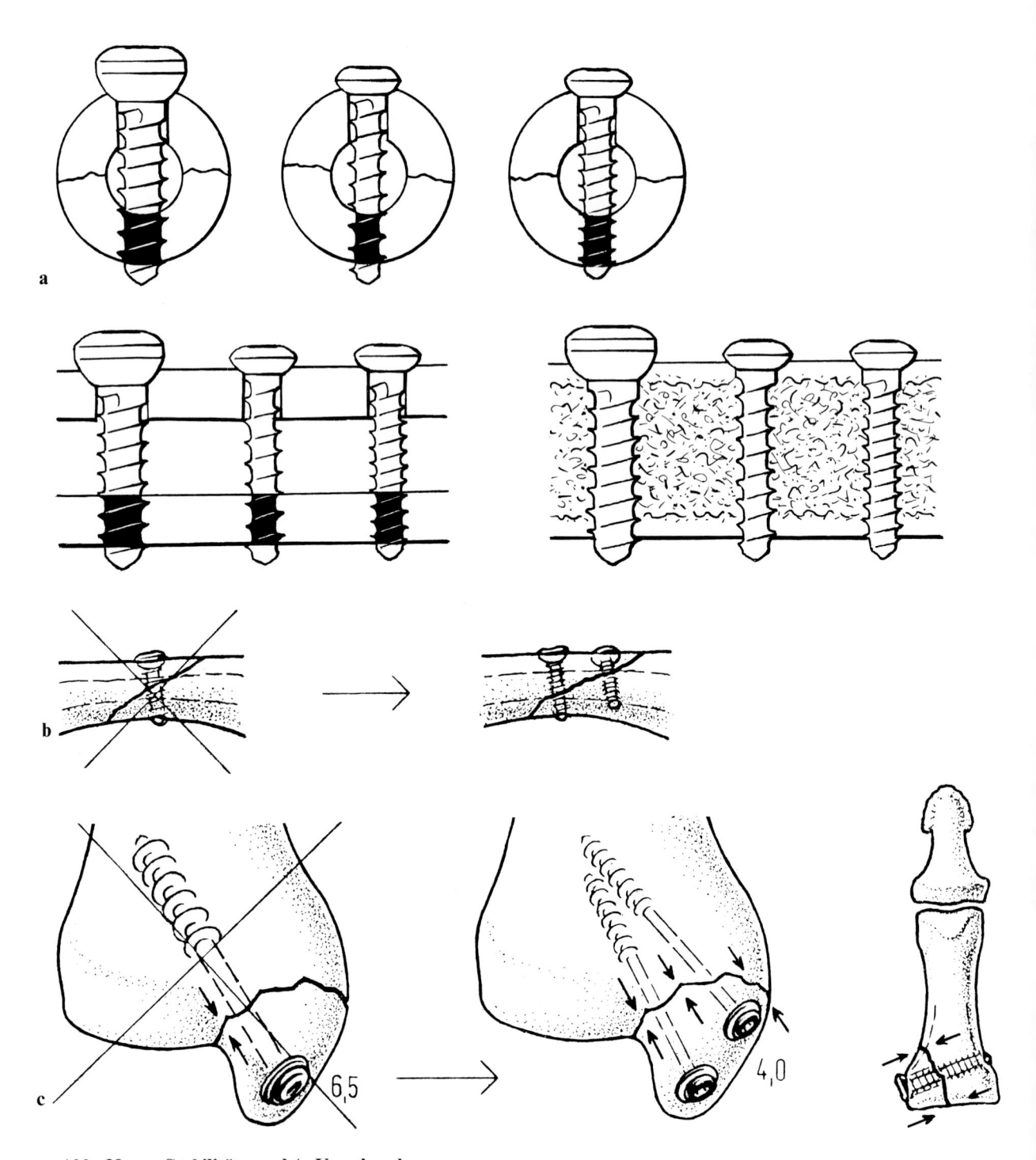

Abb. 39 a–c. Stabilitätsregel 1: Verschraubung

a Vergleich der Kontaktflächen verschiedener Schrauben im Knochen (vergrößert): *links* 4,5 mm, *mitte* frühere, *rechts* neue 3,5 mm-Kortikalisschraube. Durch die von 1,75 auf 1,25 mm reduzierte Steigung der neuen Schraube nimmt die Zahl der aktiven Gewindegänge in der Kortikalis von 2 auf ca. 3,5 zu. Der dickere Kern vergrößert den Umfang und damit auch etwas die Kontaktfläche. Im spongiösen Knochen sind die Unterschiede geringer

b Gleichmäßige Kompression schräger Bruchflächen durch 2 kleine Schrauben im Vergleich mit einem einzelnen, größeren Implantat

c Einzelverschraubung *nur* bei verzahntem Abriß oder Abbruch

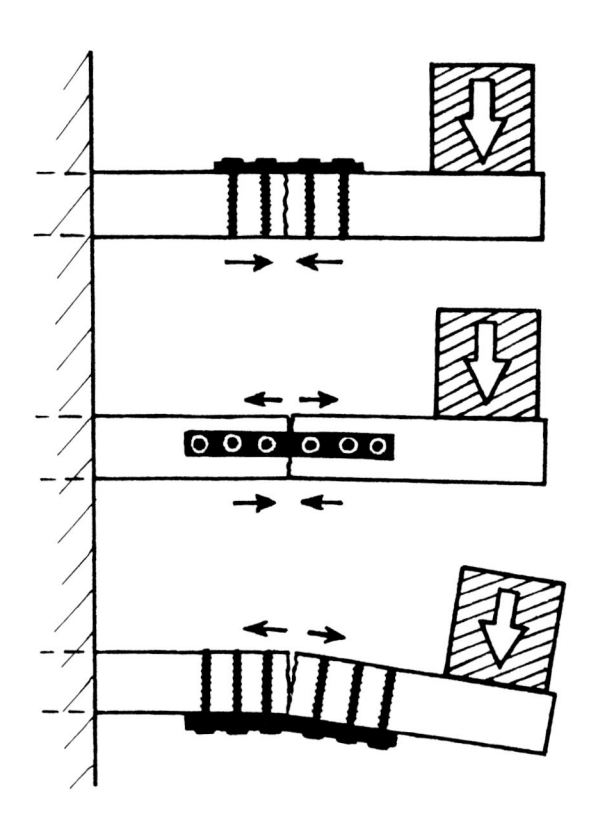

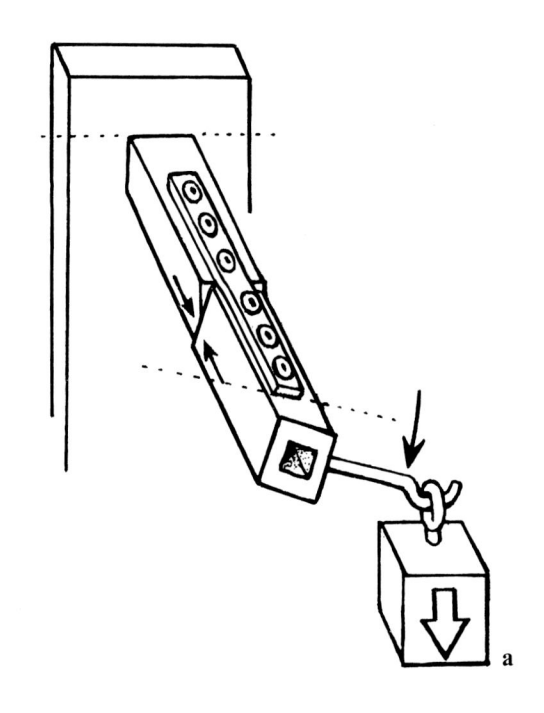

Abb. 40 a, b. Stabilitätsregel 2: Plattenstabilität

a Die Beziehung von Plattendimension und Plattenlänge zur einwirkenden Kraft: Auf der Seite der Zugspannung kann die Platte kurz sein (Zuggurtungseffekt). Die seitlich angelegte Platte wird auf Zug und Druck beansprucht und muß deshalb länger sein. Eine auf der Seite der Druckspannung angelegte Platte kann selbst bei Überdimensionierung nicht genügend Festigkeit vermitteln. Die Plattenlänge wirkt sich auch auf die Rotationsstabilität aus. Gegen Rotationskräfte muß die Platte selbst genügenden Torsionswiderstand bieten bzw. mithelfen, die Verzahnung der Fraktur aktiv zu verbessern

b Empfohlene Gewindezahl bei Plattenosteosynthesen, zunehmend von distal nach proximal

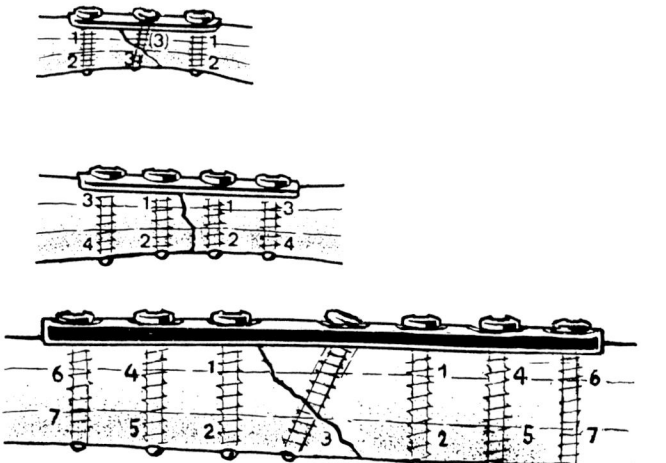

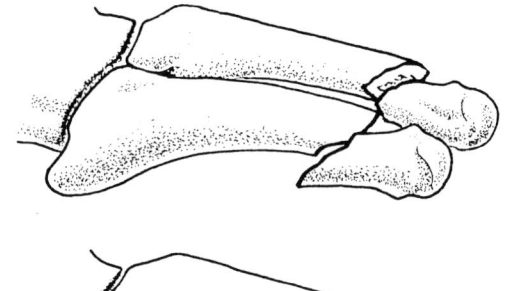

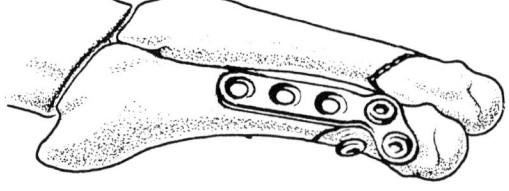

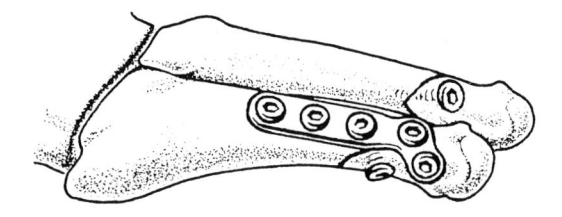

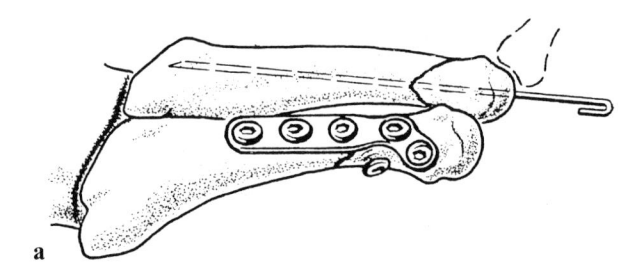

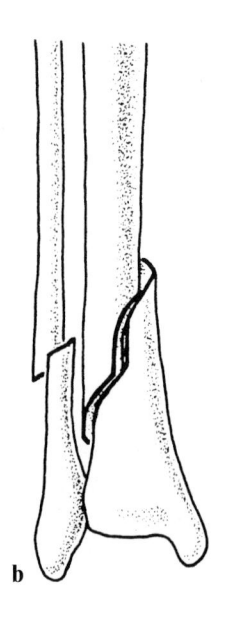

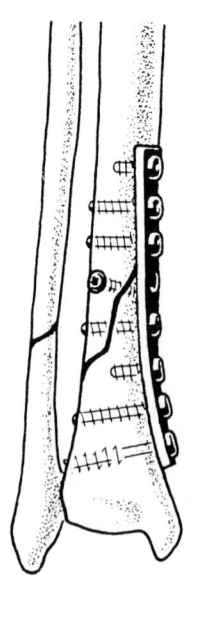

Abb. 41 a, b. Stabilitätsregel 3: Vasallenregel

a Mechanische Abhängigkeit zwischen multiplen Frakturen: Die dominante Fraktur (Metatarsale V) wird mit Zugschraube und Neutralisationsplatte stabilisiert. Die Vasallenfraktur (Metatarsale IV) reponiert sich weitgehend spontan und ist u.U. genügend stabil. Sie wird entweder nicht operativ angegangen oder mit einem axialen Kirschner-Draht bzw. einer einzelnen Schraube versorgt

b Typisches Beispiel einer Vasallenfraktur am großen Skelett:
Fibulafraktur bei Unterschenkeltorsionsbruch. Diese stellt sich bei einwandfreier Reposition der Tibia in der Regel spontan ein und benötigt keine Behandlung

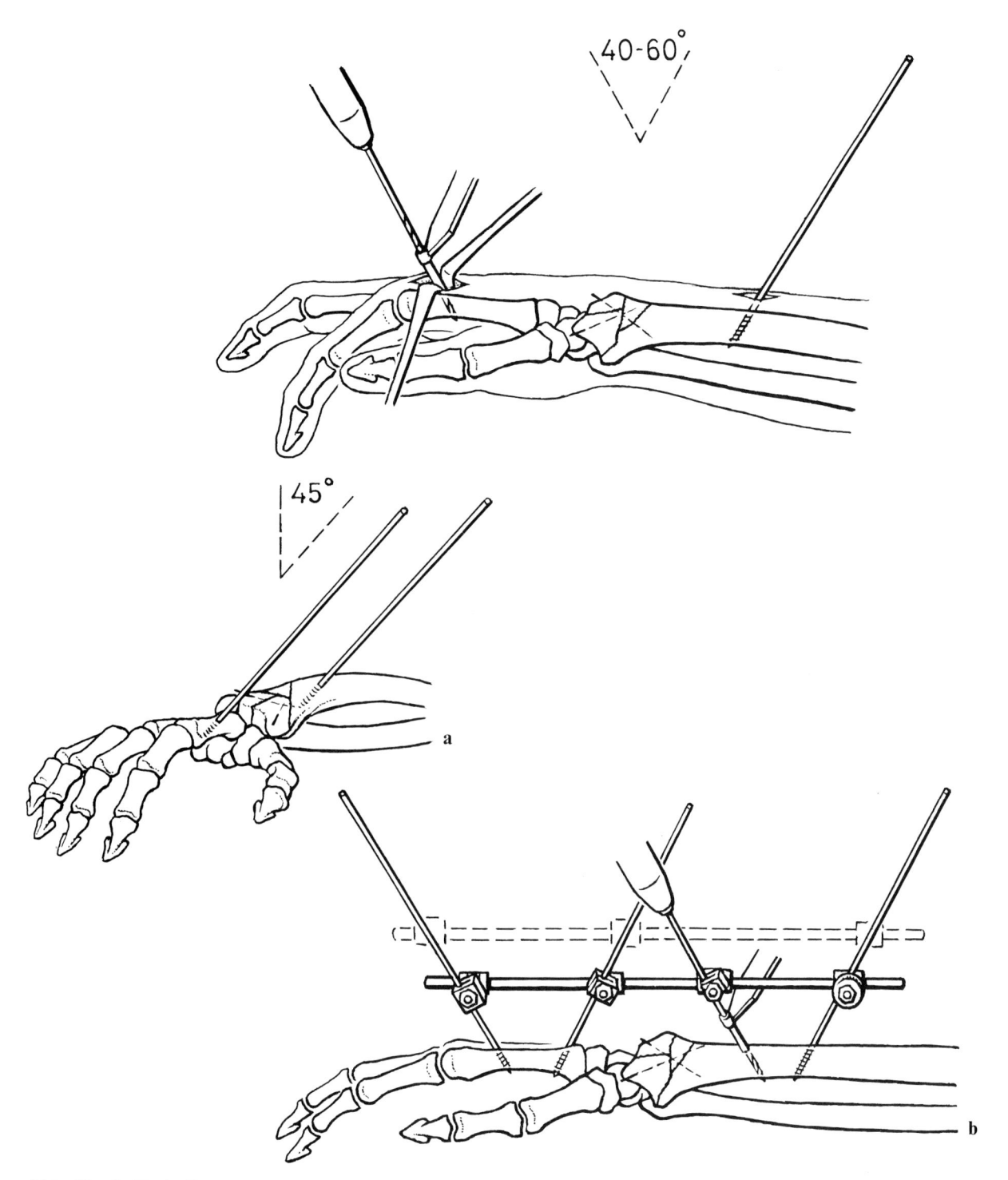

Abb. 42 a, b. Technik des kleinen Fixateur externe als überbrückender Klammerfixateur am Handgelenk

Vorausgegangen ist die Reposition und Fixation einer komplexen distalen Radiusfraktur mit Kirschner-Drähten

a Freilegung der Eintrittsstellen im Knochen unter Weichteilschonung (Seiten- und Vorderansicht). Einbohren der endständigen Gewindedrähte 2,5 mm unter Einhaltung der Winkel. Vorbohrung 2,0 mm

b Montage eines Verbindungsstabes 4,0 mm, an welchem 4 Backen 4,0/2,5 mm eingeschoben sind, und provisorische Fixation mit den endständigen Gewindedrähten. Einführung der zentralen Gewindedrähte unter Leitung der zentralen Backen nach Freilegung der Eintrittsstelle. Verbesserung der Stabilität durch Montage eines 2. Verbindungsstabes auf den Gewindedrähten

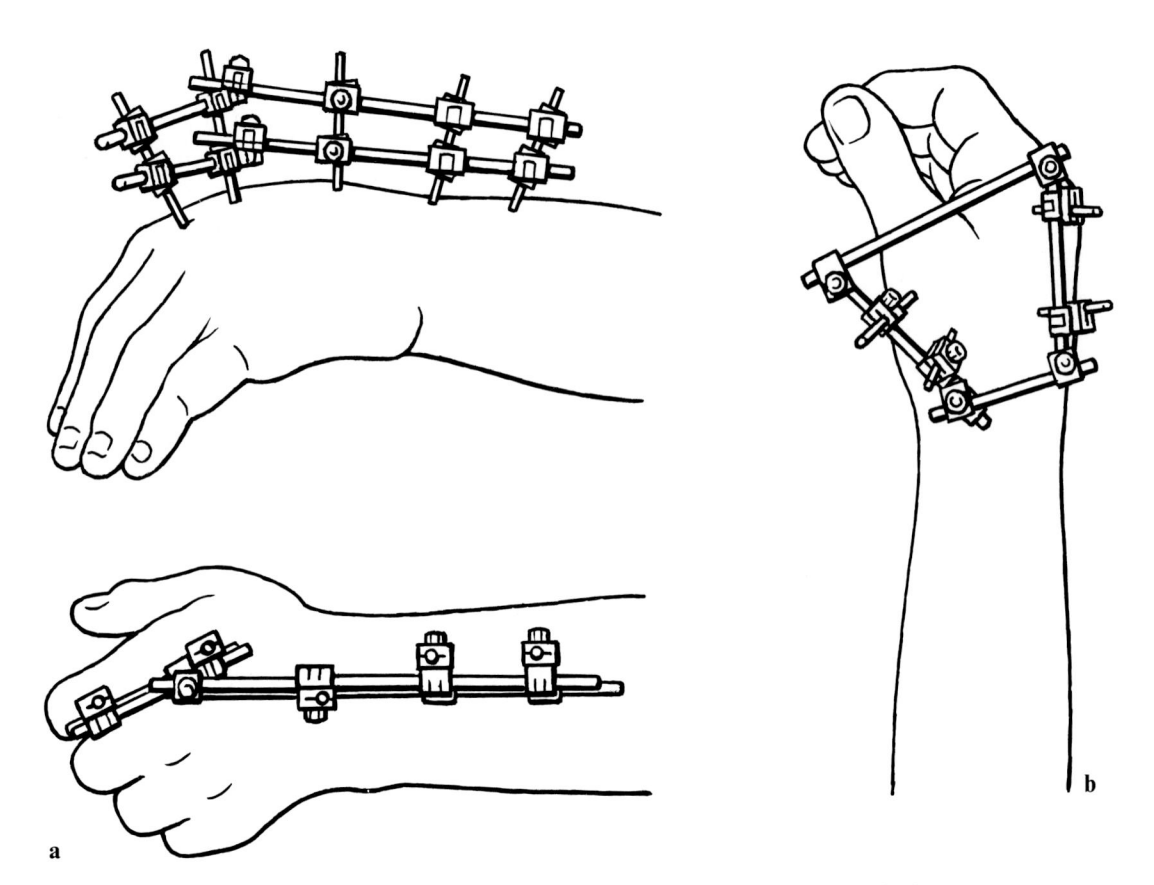

Abb. 43a, b. Kleiner Fixateur externe: Andere Montagen im Bereich des Handgelenks

a Überbrückender Klammerfixateur in Ulnar- oder Palmarflexion des Handgelenks: Verwendung kürzerer Verbindungsstäbe zwischen den distalen und proximalen Gewindedrähten. Diese werden untereinander mittels Backen 4·4 mm verbunden. Dadurch können die gewünschten Winkel und Stellungen eingehalten werden

b Rahmenfixateur mit 4 Verbindungsstäben zur Stabilisierung zwischen Metakarpalia I und II

IV. Richtlinien für die präoperative Vorbereitung, Operationstechnik und Nachbehandlung

Die Tendenz zur *posttraumatischen Schwellung* in der Peripherie der Extremitäten, v.a. an Hand und Fuß, ist groß und muß bei der Festlegung des Zeitpunkts der Operation beachtet werden. Der Eingriff wird mit Vorteil entweder sofort, d.h. vor dem Auftreten, oder aber erst nach dem Abklingen der Schwellung, d.h. einige Tage später, ausgeführt. Die Abschwellung muß durch konsequente Hochlagerung der verletzten Extremität (Aufhängevorrichtung) beschleunigt werden. Wird nicht sofort operiert, so pflegen wir das Operationsgebiet nach gründlicher mechanischer Reinigung am Vorabend des Eingriffs durch einen sterilen Verband mit Desinfektionsmittel abzudecken. Eine Verbesserung der Asepsis durch dieses Vorgehen kann wissenschaftlich nicht bewiesen werden. Es steigert aber die Aufmerksamkeit aller Beteiligten für eine bessere lokale Vorbereitung im Hinblick auf den Eingriff.

Präoperatives Rasieren der Haut im Operationsgebiet ist in den letzten Jahren mehr und mehr verlassen worden. Eine Rasur soll sich auf das vorher zu bezeichnende Gebiet der Inzision beschränken und unmittelbar vor dem Eingriff erfolgen. Durch das Rasieren entstehen multiple Mikroverletzungen der Epidermis, die sich, wenn am Vortag ausgeführt, infizieren und die Asepsis gefährden können. Aus personellen und zeitlichen Gründen lassen sich diese Forderungen allerdings nicht immer restlos erfüllen. Anstelle der Rasur kann die Vorbereitung durch eine Epilationscrème ersetzt werden.

Von der Verwendung abdeckender, selbstklebender Plastikfolien ist man wieder abgekommen. An der Hand – wo die Bewegungen der einzelnen Gelenke gegeneinander während des Eingriffs stets beobachtet werden müssen – wurden sie nie verwendet. Wichtig ist dort ein sorgfältiges Nägelschneiden und saubere mechanische Reinigung am Vortag. Die Randzonen der Nägel, sowohl dorsal als auch v.a. palmar, sind ja stets unsauber bzw. kontaminiert. Ein Abdecken der Fingerkuppen mit sterilem Überzug wird noch vielfach ausgeführt. Zu diesem Zweck haben sich entweder Finger von sterilen Operationshandschuhen oder sterile Gummifingerlinge bewährt.

Alle Eingriffe werden in *pneumatischer Blutsperre* durchgeführt. Deren Dauer soll bei jüngeren Patienten 2 h nicht übersteigen. Bei älteren Personen und prekärer Zirkulation muß diese Zeit verkürzt oder überhaupt auf eine Blutsperre verzichtet werden.

Die Skelettperipherie ist von einem dünnen, empfindlichen und wenig dehnbaren Weichteilmantel umgeben. Sorgfältige Schonung dieser Gewebe ist von eminenter Bedeutung. Auf Einzelheiten wird in den speziellen Kapiteln hingewiesen. Besonders aber die Haut muß während der Operation vor Druck- und Dehnungsschäden streng bewahrt werden. Übereifrige Assistenten sind speziell darauf hinzuweisen, denn die Zugänge sind meistens knapp und Erweiterungsmöglichkeiten beschränkt.

Die *Probleme der Narbenbildung* spielen eine große Rolle: Einerseits sind alle Narben an der Dorsalseite der oberen Extremität (die „soziale Seite", die gesehen und gezeigt wird) derart auffallend, daß kosmetische Überlegungen die Indikationen beeinflussen. Andererseits können falsch plazierte Hautinzisionen hypertrophe Narben oder gar desmogene Kontrakturen hervorrufen. Am Fuß wiederum muß die Lage der Inzision auf Gehfunktion und Schuhwerk abgestimmt sein.

Blutstillung: Während der ganzen Zugangsoperation ist eine sorgfältige und gezielte Blutstillung durchzuführen. Kleine Gefäße werden nur dann durchtrennt, wenn dies unerläßlich ist. Die gewöhnliche Elektrokoagulation ist nicht unbedenklich, da sie Nekrosen undefinierbarer

Ausdehnung erzeugt (Nährboden für Keime). Größere Venen sollten dort, wo sie nicht erhalten werden können, zwischen Ligaturen durchtrennt werden. Blutungen aus Arteriolen werden am besten mit bipolarer Mikrokoagulation gestillt. In dieser Hinsicht ist die einfache pneumatische Blutsperre der Esmarch-Blutleere überlegen, weil kleine Gefäße z.T. blutgefüllt bleiben und gut erkennbar sind.

Nach Abschluß der ossären Phase des Eingriffs empfiehlt es sich, die Blutsperre zu öffnen, um die Blutstillung zu vervollständigen.

Die *Reposition* erfolgt offen und unter Sicht, ganz besonders bei Gelenkfrakturen. Das Auflösungsvermögen des Bildwandlers ist beschränkt und für die Beurteilung des kleinen Skeletts oft unzuverlässig. Bezüglich Strahlenbelastung muß v.a. an die Hand des Operateurs gedacht werden (Summationseffekt). Andererseits bedingt jede Manipulation mit Apparaten während der Operation eine Verlängerung des Eingriffs und eine Gefährdung der Asepsis.

Die *provisorische Retention* kann recht schwierig sein. Wir verwenden dazu entweder die speziellen Zangen oder aber ganz feine Kirschner-Drähte, v.a. im spongiösen Bereich. Dickere Kirschner-Drähte schädigen den empfindlichen Gelenkknorpel mechanisch und können Hitzenekrosen im Knochen hervorrufen, die das Angehen von Infekten begünstigen. Cerclagen sollten wegen der Gefahr der Verletzung von Sehnen und Nerven vermieden werden.

Oft sind aber auch diese Hilfsmittel nicht anwendbar. Wir müssen dann gewissermaßen freihändig reponieren und sind für die Kooperation eines zuverlässigen Assistenten dankbar. Die Stabilisierung erfolgt dann nach den oben angegebenen Techniken.

Beim *Wundverschluß* werden Gelenkkapsel und fibröse Schichten separat mit resorbierbarem Nahtmaterial versorgt, Muskelfaszien und Subkutis werden nicht genäht.

Die Hautnaht wird i.allg. nach der Technik von Donati ausgeführt, wobei sich deren einseitige intrakutane Modifikation als besonders atraumatisch erwiesen hat. Dadurch kann die Gefäßversorgung einer gefährdeten Lappenspitze erhalten bleiben. Eine Ausnahme bildet die dicke Haut der Handfläche bzw. der Fußsohle. Genaue Adaptation der Hautränder mit zart gelegten, feinen Einzelknopfnähten aus

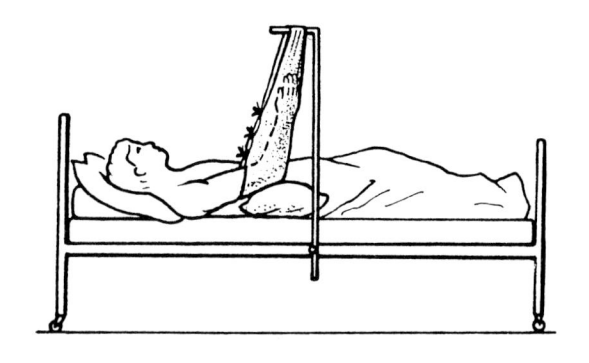

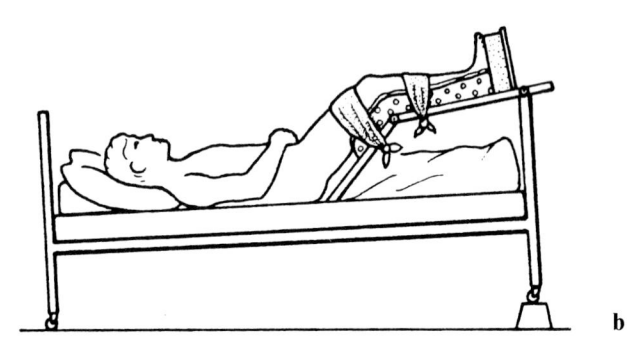

Abb. 44a, b. Postoperative Hochlagerung

a Obere Extremität (Hand und Unterarm): Lagerung im Handsack. Umgekehrter Kissenanzug wird an einer Stange aufgehängt. Darin eingebettet werden Unterarm und Hand. Ellbogen auf Spreukissen. Damit ist druckfreie Hochlagerung und dauernde Einsicht auf die vom Kompressionsverband freibleibenden Fingerspitzen gewährleistet

b Die klassische Hochlagerung für Unterschenkel und Fuß: Fuß in Rechtwinkelstellung, in Kontakt mit Schaumstoffschiene. Im Knie leicht gebeugte Frakturschiene. Das Bein wird mit breiten, nicht komprimierenden Bandagen fixiert

nicht resorbierbarem synthetischem, monofilem Material sind dort vorzuziehen. Deren Entfernung erfolgt nicht vor dem 12. Tag.

Drainage: Zur Vermeidung postoperativer Hämatome hat sich i.allg. die Vakuumsaugdrainage nach Jost-Redon bewährt. Sie wird während 24–36 h unter Kontrolle bzw. Erneuerung des Soges aufrechterhalten und dann entfernt. Sie läßt sich aber dann nicht gebrauchen, wenn die Naht die Wunde nicht abdichtet. Dann wird Luft durch den Verband in die Wunde eingesogen, was für die Asepsis höchst bedenklich ist. Klassische, gut gepolsterte Kompressionsverbände mit einer kurzfristigen (24–36 h) konventionellen Drainage werden daher an Hand und Fuß häufig verwendet. Dafür haben sich nach unserer Erfahrung längsgerillte Plastikfolien oder Mikrodrains bewährt. Es gibt aber auch Chirurgen, die die Haut an gewissen Stellen bewußt offenlassen oder separate Inzisionen für den Sekretabfluß aus der Tiefe herstellen.

Die *postoperative Hochlagerung* ist von eminenter Bedeutung. Sie wird solange aufrechterhalten, als noch eine Schwellung besteht. Während man dafür an der unteren Extremität die klassischen Schienen- und Schaumgummipolsterungen verwendet, hat sich für Hand und Unterarm das Aufhängen im umgeklappten Kissenanzug als bequemes und einfaches System eingebürgert (Abb. 44). Auch Trikotschlauch eignet sich hierfür, sofern die freien Fingerbewegungen sichergestellt werden. Die Hochlagerung soll ergänzt werden durch die aktive postoperative Mobilisierung, die wie folgt empfohlen wird: Der Patient wird aufgefordert, nach Abklingen der Anästhesiewirkung stündlich mindestens einmal den Arm hochzuhalten und während 1–2 min seine Finger aktiv zu strecken und zu beugen. Der Verband schützt dabei vor unerwünschten oder gefährlichen Exkursionen. Dieses exerziermäßige Vorgehen muß durch das ganze Behandlungsteam (Schwester, Stationsarzt usw.) laufend memoriert und kontrolliert werden, damit es dem Patienten sozusagen in Fleisch und Blut übergeht und von ihm auch zu Hause weitergeführt wird.

Beim Aufstehen ist das Herunterhängenlassen des Unterarms strengstens zu verbieten und auf einen einwandfreien Kompressionsverband zu achten. Um sicherzugehen, verordnen wir noch häufig die Mitella, allerdings unter steter Betonung von Schulter- und Ellbogenmobilisierung.

Voraussetzung für die aktive Mobilisierung ist die Stabilität der Montage, welche die dadurch hervorgerufenen Kräfte übertreffen und auch der späteren partiellen Belastung des Frakturgebiets nach Entfernung der Verbände gewachsen sein muß.

Am Bein ist zum Aufstehen eine straffe elastische Bandage zu fordern. Die Wunden sind nach den ersten Gehversuchen auf sekundäre Schwellung oder Hämatome zu kontrollieren.

Besondere Beachtung ist aber auch der Mobilisierung der entfernteren Gelenke zu schenken, die reflektorisch versteifen können (Schulter!). Sie sollen von Anfang an auch passiv mobilisiert werden.

Im postoperativen Verlauf wird versucht, dem Patienten eine dosierte Teilbelastung beizubringen, die der erreichten Stabilität entspricht. Sie soll am Bein zwischen 10 und 15 kg betragen, keinesfalls aber mehr als 20 kg. Vor Überbelastung muß streng gewarnt werden. Dies ist am Bein, wo Gewichte auf der Körperwaage gemessen werden können, relativ einfach. An der oberen Extremität sind aber alle angewandten Bewegungen, wie Händedruck, Aufrichten im Bett usw., ebenfalls Belastungen. Die Beanspruchung von Osteosynthesen am Arm und an der Hand ist deshalb beachtlich. Sie erhöht die Gefahr der sekundären Dislokation. Überraschungen können auch infolge der speziellen Persönlichkeitsstruktur des Patienten (Unverstand, Eigenwilligkeit, Indolenz usw.) auftreten. Eine individuelle Führung ist unerläßlich. Oft muß mehr gebremst als aktiviert werden. Bei der Hand hingegen, wo psychogene Hemmnisse im Spiel sind, sind die Verhältnisse meistens umgekehrt.

Der bewußte Belastungsbeginn, der etappenweise innerhalb von etwa 3–4 Wochen zur Vollbelastung gesteigert wird, wird vom Operateur geschätzt, im Operationsbericht festgehalten und mit Hilfe der monatlichen Röntgenkontrolle definitiv festgelegt. Der ossäre Durchbau von Schaftfrakturen ist in der Regel zwischen der 6. und 12. Woche erreicht. Vollbelastung bedeutet für die untere Extremität Gehen ohne Krücken, für die obere Extremität fällt sie zeitlich in der Regel mit der Wiederaufnahme der Arbeit zusammen.

V. Metallentfernung

Der Grundsatz, daß implantierte Metallfremdkörper dann wieder zu entfernen sind, wenn ihre als provisorisch gedachte Hilfsfunktion durch den geheilten und restrukturierten Knochen wieder übernommen worden ist, bleibt unbestritten. Trotzdem ist eine Reihe von Fragen noch kontrovers und auch wissenschaftlich nicht definitiv geklärt. Es empfiehlt sich deshalb, die Indikation zur Metallentfernung im Einzelfall zu überprüfen.

Drei Probleme stellen sich mit der Implantierung von Metallfremdkörpern im menschlichen Organismus:

Räumlicher Faktor. Sowohl am großen Skelett als auch insbesondere in der Peripherie sind Metallfremdkörper manchmal voluminös und behindern bzw. verdrängen die umgebenden Weichteile. In denjenigen Zonen, wo die Fremdkörper direkt unter eigentlichem Gleitgewebe, z.B. Sehnen, plaziert werden müssen oder nahe an Gelenke und deren Kapsel und Bänder heranreichen, führen sie zu relativen Verkürzungen derselben. Sie begünstigen das Auftreten von Adhäsionen zwischen den Gleitschichten und können bursaähnliche Reizerscheinungen hervorrufen. Bis zu einem gewissen Grad können sie also die funktionelle Wiederherstellung behindern. Die Entfernung des Stabilisators ist deshalb vorzunehmen, sobald er entbehrlich wird. Man gewinnt damit Raum und Länge. Andererseits kann dabei eine allenfalls erforderliche Tenolyse oder Kapsulotomie ausgeführt werden.

Verträglichkeit der Implantate. Diese betrifft Korrosion und Allergie.

Die Gefahr der *Korrosion* ist bei jedem implantierten – mit Gewebeflüssigkeit in Kontakt tretenden – Metallfremdkörper gegeben. Bei einzelnen Schrauben ist sie mit der heutigen metallurgischen Qualität der Implantate außerordentlich gering. Sie steigt aber sofort an bei

Tabelle 1. Die durchschnittliche Zeitspanne (in Monaten angegeben) zwischen Operation und Implantatentfernung unter Berücksichtigung der verschiedenen Implantate und Lokalisationen. *S* Schrauben, *P* Platten. *K* Kirschner-Drähte, *Z* Drahtzuggurtungen. Die Angaben gelten nur für typische Frakturen und unkomplizierte Frakturheilung

Klavikulafraktur	P	12–14
Klavikulapseudarthrose	P	16–18
Skapula	S	4–6
	P	8–12
Tuberkulum am Humerus	Z	4–6
	S	4–6
Humeruskopf	P	12–14
Distaler Humerus	S	8–12
	P	12–16
Unterarmschaft	P	24–28
Radius distal	K	1–2
	S	6–8
	P	8–12
Skaphoid	S	12–14
Metakarpalia und Phalangen	K	1–2
	S	4–6
	P	4–6
Tuberositas tibiae	S	6–8
	P	6–8
Eminentia intercondylaris	S	6–8
Festgeschraubte Bandansätze	S	3–5
Malleolarfrakturen C (kortikal)	P	12
Malleolarfraktur A und B (metaphysär)	S	6–8
	P	6–8
Talus und Kalkaneus, inkl. Abrisse	S	6–8
	P	6–12
Metatarsalia und Großzehen	K	1–2
	S	4–6
	P	8–12

Kontakt zwischen verschiedenen Metallbestandteilen, insbesondere wenn diese physikalisch-chemisch verschieden sind.

Ein weiterer korrosionsbegünstigender Faktor ist die Reibung zwischen verschiedenen Implantaten, z.B. an der Kontaktzone von Platte und Schraube. Zwischen den kleinen Platten und Schrauben sind die Kontaktzonen minimal und die klinische Erfahrung lehrt, daß manifeste Korrosion sehr selten ist. Bei der Verwendung der dickeren Spanngleitlochplatte ist jedoch eine gewisse Korrosionsrate zu erwarten.

Die Frage der *Allergie* wurde bis vor kurzem als klinisch irrelevant kurzerhand abgetan. Aufgrund neuerer Untersuchungen scheinen aber doch subklinische und gelegentlich auch klinische Allergien auf Bestandteile der Legierungen Beachtung zu verdienen. Es werden auch Beziehungen zwischen Allergie und Infektresistenz wissenschaftlich untersucht. Ganz besonders die subklinischen Manifestationen sind eine wichtige Motivierung für die Entfernung der Metallimplanate.

Veränderungen an der Knochenstruktur. Sie sind je nach Implantat verschieden. Die Marknagelung und der Markdraht (im peripheren Skelett häufiger verwendet) sind partiell instabil und daher kallusbildend. Die einfache Verschraubung ruft kaum Veränderungen hervor. Die Beobachtungen einer Veränderung der Knochenstruktur beziehen sich v.a. auf die Plattenosteosynthese. Lange hat man gemeint, die Platte wirke als äußerer Kraftträger und die Rarefizierung der darunterliegenden Kortikalis, die sog. Spongiosierung, müsse als Abbau infolge des Vorhandenseins der äußeren Stütze aufgefaßt werden. Neuere Untersuchungen haben gezeigt, daß die unter der Platte ausgelösten aktiven Umbauprozesse z.T. auf vaskulären Störungen beruhen. Am peripheren Skelett sind diese unbedeutend.

Auf die Metallentfernung kann verzichtet werden bei reizlos liegenden, beschwerdefrei eingeheilten Einzelschrauben sowie bei gewissen, sehr tief liegenden Implantaten, deren Entfernung mit einem unverhältnismäßigen technischen Aufwand oder gar Risiko verbunden wäre. Ebenso kann reizloses Metall bei älteren Patienten oder Menschen mit begrenzter Lebenserwartung unbedenklich belassen bleiben. Bei jüngeren Patienten hingegen sollten Platten, wenn immer möglich, systematisch entfernt werden. Dabei ist das kosmetische Moment besonders zu beachten.

Schließlich ist die Metallentfernung oft die einzige Gelegenheit, einen entfernt wohnenden Patienten wieder zu kontrollieren und das funktionelle Endergebnis zu registrieren. Sie kann daher der notwendigen Selbstkontrolle des Operateurs dienen und unter diesem Aspekt eine zusätzliche Rechtfertigung finden.

In *technischer Hinsicht* muß die 1. Inzision für die Entfernung von Platten oft nicht oder nur partiell geöffnet werden. Subkutan liegende Schrauben lassen sich aus kleinen Stichinzisionen mühelos entfernen. Subkutan liegende Plattenenden werden durch eine etwas größere Inzision freigelegt. Überall dort, wo zwischen Haut und Implantat empfindliche Weichteile wie Sehnen und Nervenäste verletzt werden könnten – also insbesondere an der Hand – ist dieses Vorgehen allerdings nicht statthaft.

Das Auffinden und Entfernen der Schrauben mit Innensechskantkopf ist bedeutend leichter als beim früheren Philips- oder Kreuzschlitzkopf. Bei den Spongiosaschrauben mit gewindefreiem Schaft ist das Zurückdrehen langsam und schrittweise vorzunehmen. Schraubenbrüche können an der Übergangszone zwischen dem nur 1,9 mm messenden Schraubenkern im Gewindeteil und dem Schaftteil von 2,2 mm Durchmesser auftreten. Aus diesem Grunde wurde das Gewinde dieser Schrauben im rückwärtigen Teil ansteigend konstruiert.

Die optimale Zeit zur Metallentfernung am peripheren Skelett wird eher etwas früher angesetzt als bei großen Röhrenknochen, im spongiösen Bereich früher als im rein kortikalen. Tabelle 1 gibt eine Aufstellung der durchschnittlichen Zeitspanne zwischen Operation und Implantatentfernung, die die Entscheidung im Einzelfall erleichtern soll.

VI. Autologe Knochentransplantation

Die Transplantation von spongiösem Knochen oder gemischten kortikospongiösen Spänen ist in der Skelettperipherie häufig erforderlich. Mit zunehmender Erfahrung wurden die Indikationen erweitert. Zusätzlich zu den klassischen Defekt- und Trümmerzonen, die bei offenen Osteosynthesen aufzufüllen sind (Pilon tibial, distaler Radius usw.), ist man auf kleine, biomechanisch wichtige Defekte aufmerksam geworden (Radiusköpfchen, Basisfrakturen des Metakarpale I, Tarsus, Mittelfuß usw.). Die autologe Spongiosa beschleunigt die Frakturheilung und schützt vor sekundärer Dislokation und Implantatlockerung.

Bei größeren Skelettdefekten, jedoch partiell erhaltenen und funktionell wertvollen Weichteilen – wie bei dorsalen Defekten an Daumen und Fingern –, hat sich der primäre Einbau kortikospongiöser Späne zur Überbrückung bewährt. Deren Fixation im umgebenden Skelett erfolgt entweder mit Schrauben, feinen Plättchen oder Zuggurtungssystemen.

Bei den sekundären Osteosynthesen (verzögerte Frakturheilung, Pseudarthrosen, Osteotomien und Arthrodesen) hat man auf den biologischen Zustand zu achten: In denjenigen Fällen, wo ein kräftiger Kallus bei einer sog. hypertrophen, d.h. reaktiven Pseudarthrose besteht, kann auf die Transplantation meistens verzichtet werden. Die Stabilisierung allein führt zum ossären Durchbau.

Besteht hingegen Osteoporose und ist die Frakturgegend reaktionslos, genügt die Metallfixation nicht. Es muß zusätzlich autologe Spongiosa angelagert, evtl. zusätzlich eine Dekortikation ausgeführt werden.

Bei extremer Osteoporose kann ein kortikospongiöser Span als mechanisches Lager für den besseren Halt von Plattenschrauben erforderlich sein.

Die Vorbereitungen zur Spongiosaentnahme müssen präoperativ getroffen werden. Das vorgesehene Entnahmegebiet ist zu bezeichnen. Bei der Lagerung ist es zu berücksichtigen und entsprechend zu desinfizieren und abzudecken (Abb. 45). Es hat sich gezeigt, daß es sich lohnt,

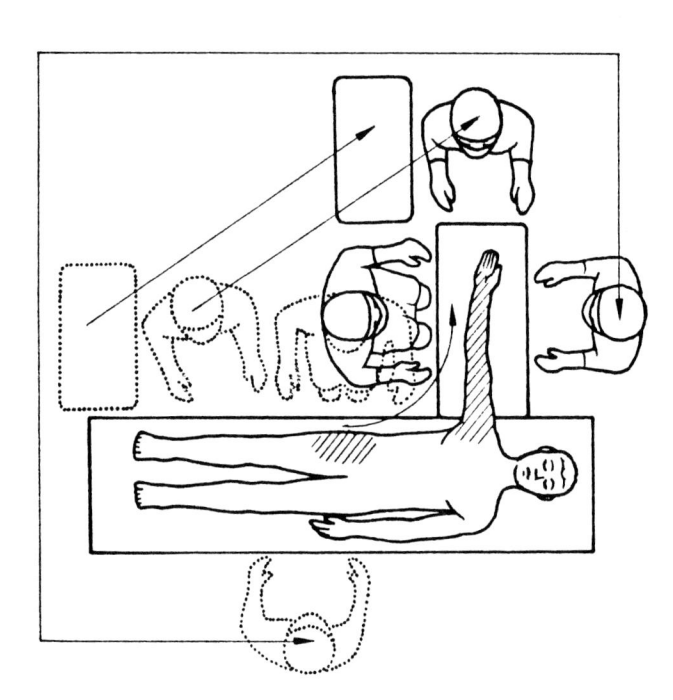

Abb. 45. Disposition bzw. Verschiebung des Operationsteams für die Spongiosaentnahme (Becken) bei Osteosynthese an der oberen Extremität

Spongiosaentnahme (*punktierte Stellung*) Operateur sitzend. Assistent gegenüber, Instrumentist rechts neben Operateur

Stellungswechsel für Haupteingriff (*ausgezogene Linien*): Operateur dreht sich um 90°. Assistent verschiebt sich gegenüber Operateur. Instrumentist zwischen Assistent und Operateur, Instrumententisch rechts vom Instrumentist, links vom Operateur

Bei Eingriffen an der Lateralseite des Armes und am Handrücken ist die Stellung von Operateur und Assistent vertauscht

auch in Zweifelsfällen diese Vorbereitungen zu treffen. Da sie mit zusätzlicher Arbeit für das Operationsteam belastet sind, empfiehlt es sich, die Motivation und das Verständnis im Mitarbeiterstab durch laufende Information zu wecken bzw. aufrechtzuerhalten.

Biologisch optimal und praktisch auch quantitativ immer ausreichend ist mit Sicherheit nur die reine Spongiosa vom Beckenkamm sowie das kortikospongiöse Material von der Innenseite der ventralen bzw. der Außenseite der dorsalen Beckenschaufel. Diese Zonen enthalten auch bei älteren Patienten blutbildendes Knochenmark und weisen eine optimale Bälkchenstruktur auf.

Hingegen gelten für die Wahl der Entnahmestelle noch andere Überlegungen: Das gewonnene Spongiosavolumen soll dem Bedarf entsprechen, der Aufwand möglichst gering sein. Mit Rücksicht auf die Asepsis und auf die durch die Blutsperre limitierte Operationszeit ist es ferner erwünscht, wenn möglich ein benachbartes Entnahmegebiet zu wählen. Dies gilt v.a. bei der zunehmend eingesetzten regionalen Anästhesie. Kleine Entnahmen können in der Nähe des Defekts, jedoch in einem getrennten Blutversorgungsgebiet ausgeführt werden.

Diese Gesichtspunkte führen dazu, daß gelegentlich Entnahmestellen ausgewählt werden, die für die Eingriffe am großen Skelett nicht in Frage kommen. Es sind dies: das Capitulum humeri radiale bei Radiusköpfchenimpression, die distale Radiusepiphyse für Hand und Unterarm, der Tibiakopf für Pilon-tibial-Frakturen und die mediale distale Tibiametaphyse für Fibula und Fuß. Die jeweiligen Kombinationen von Entnahmestellen und Empfängergebiet sind in Abb. 46 zusammengestellt. Bei Jugendlichen ist die Auswahl infolge Rücksicht auf noch offene Epiphysenfugen und Apophysen begrenzt.

○ Spendebereich
→ Empfangsbereich

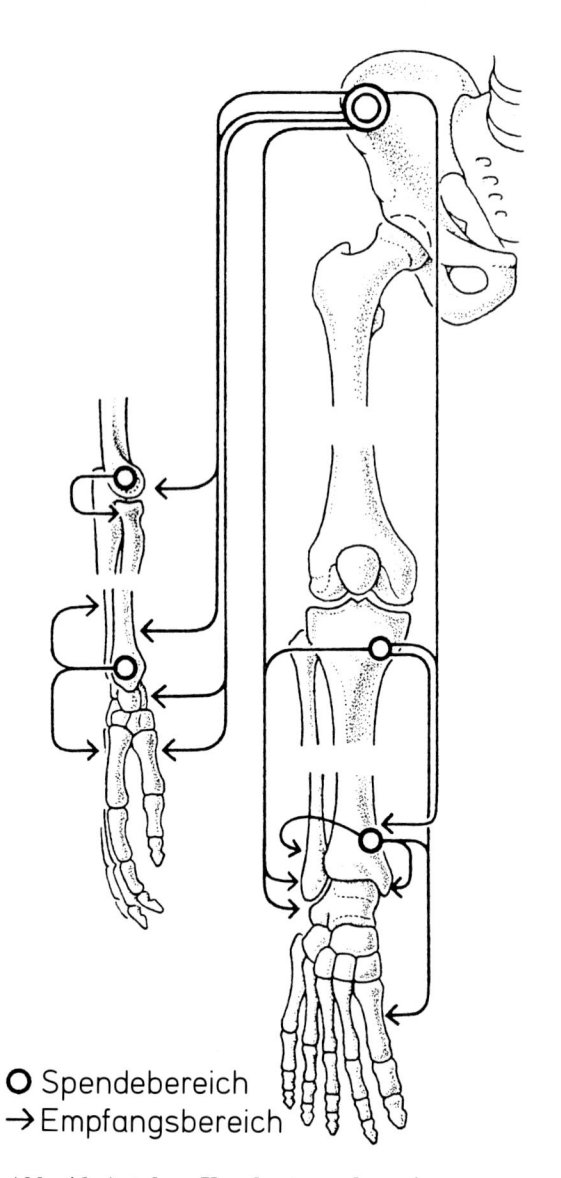

Abb. 46. Autologe Knochentransplantation

Spende- und Empfängerbereich bei peripheren Osteosynthesen

Das Becken (Crista iliaca, Fossa iliaca, dorsale äußere Beckenschaufel) ist der biologisch optimale Entnahmebereich

Seltenere Spendebereiche: Capitulum humeri radiale, Olekranon, distale Radiusmetaphyse, Tibiakopf, distale Tibiametaphyse

VII. Wiederherstellungschirurgie

Viele periphere Frakturen sind wenig spektakulär und werden entweder primär übersehen oder aber in ihrer funktionellen Bedeutung verkannt. Jedenfalls sind die bewährten Verfahren der konservativen Behandlung, besonders an der Hand, nicht genügend verbreitet oder aber wieder in Vergessenheit geraten. Häufiger als Pseudarthrosen zwingen uns Fehlstellungen (Rotations- und Achsenfehlstellung, Verkürzung) zur Operation. Posttraumatische Arthrosen sowie rheumatisch bedingte Gelenkdestruktionen werden durch Arthrodese schmerzfrei. Für diese Eingriffe hat sich die Fixation mit kleinen Implantaten bewährt. Sie bringt wesentlich mehr Stabilität als Kirschner-Drähte allein, die zudem oft distrahierend wirken. Postoperativ kann in der Regel auf die äußere Fixation verzichtet werden. Intensive aktive Mobilisierung der Nachbargelenke und sofortige Teilbelastung führen zu überraschend guten funktionellen Ergebnissen. Dies gilt v.a. für die Osteotomie, wo präoperativ keine Schmerzen bestehen und die Gelenke mobil sind. Wenn hingegen andere Operationen oder eine langdauernde Immobilisationsphase vorausgegangen sind oder wenn eine schwere Osteoporose oder gar eine Dystrophie vorliegt, ist das natürlich nicht mehr wahrscheinlich. Dies gilt v.a. für Pseudarthrosen nach mißlungenen Osteosyntheseversuchen und für chronische Infekte.

Die Kombination von autologer Knochentransplantation und Metallfixation ist nach unserer Erfahrung zweifellos das sicherste Vorgehen. Es gibt aber auch viele Fälle, wo auf die Transplantation verzichtet werden kann. Voraussetzung dafür sind ausreichende Durchblutung, breite Kontaktflächen und einwandfreie Stabilität durch interfragmentäre Kompression. Technisch stehen uns mehrere Operationsverfahren zur Verfügung, unter denen situationsgerecht zu wählen ist.

Bei allen Stellungskorrekturen ist eine gründliche präoperative Planung vorzunehmen, die nicht nur dem Studium und dem Ausmessen der Röntgenbilder im Vergleich zur gesunden Seite dient, sondern auch dem Abwägen der für eine forcierte funktionelle Nachbehandlung nötigen Festigkeit der Montage.

Bei diesen Eingriffen haben sich gewisse Standardtechniken bewährt, die kurz angegeben werden sollen. Für Details verweisen wir auf die entsprechenden Kapitel im „Speziellen Teil".

Spanbolzung mit Platte (Abb. 47). Aus Gründen des beschränkten Zugangs läßt sich die Bolzung in der Regel nur auf einer Seite in die vorgängig aufgefräste Markhöhle einbringen. Der kortikospongiöse Span wird dann in der gegenüberliegenden Markhöhle in eine in der Kortikalis ausgefräste Rinne versenkt. Die Rotation kann nach Einsetzen des Spans noch korrigiert werden. Nach Stellungskontrolle erfolgt die Fixierung mit aufgeschraubter Platte.

Spaninterposition (Abb. 47). Die Interposition kortikospongiöser, kräftiger Späne ist v.a. für Verlängerungen geeignet, wenn die zu gewinnende Distanz unter 1 cm liegt (Fibula, Fuß, Hand). Forcierte Distraktionsmanöver gefährden die Weichteile, insbesondere die Zirkulation und Innervation. Bei Spreizen der Fragmente nach Osteotomie muß eine Dislokation in bezug auf Achse und Rotation vermieden werden. Die Hebelarmsituation ist ungünstig und das fixierende Implantat muß in den beiden Hauptfragmenten genügend fassen (s. Stabilitätsregel 2, S. 40).

Muß eine Länge gewonnen werden, die 1 cm übertrifft, so läßt sich das in der Regel nicht einzeitig erreichen. Es muß dann ein kleiner Distraktor angebracht werden, der über längere Zeit am Skelett verbleibt und mit welchem, wie beim großen Verlängerungsapparat, langsam über Wochen distrahiert wird.

Komprimierter Brückenspan (Abb. 47 und 48). Die Technik ist ähnlich wie die Spanbolzung. Auf beiden Seiten werden Rinnen in die Kortikalis gefräst. Der Span soll diese etwas überragen und durch die Implantate komprimiert werden. Diese können in einer Drahtzuggurtung oder einer Platte bestehen. Rotationskorrekturen sind nach Einsetzen des Spans nicht mehr, Achsenkorrekturen nur noch beschränkt möglich.

Eignet sich für Arthrodesen des Handgelenks, des Karpometakarpalgelenks am Daumenstrahl, für Teilarthrodesen am Karpus und bei Pseudarthrosen.

Arthrodesen und Osteosynthesen bei Pseudarthrosen in gut vaskularisiertem Gebiet (Abb. 48). Diese werden meist ohne Knochentransplantation ausgeführt. Wir verwenden aber gerne reseziertes Kallusgewebe oder gelenknahe abgemeißelte Spongiosa zum Auffüllen kleiner Lücken oder für ganz kleine Stellungskorrekturen in situ.

Die Arthrodese mit Zuggurtungsplatte oder Drahtzuggurtung eignet sich besonders beim MP-Gelenk des Daumens. Für PIP-Gelenke der Finger sind sowohl Schraubenfixationen als auch Drahtzuggurtungen möglich.

Für DIP-Gelenke können Schrauben von distal, von proximal oder aber kleine Drahtzuggurtungen von proximal ausgeführt werden.

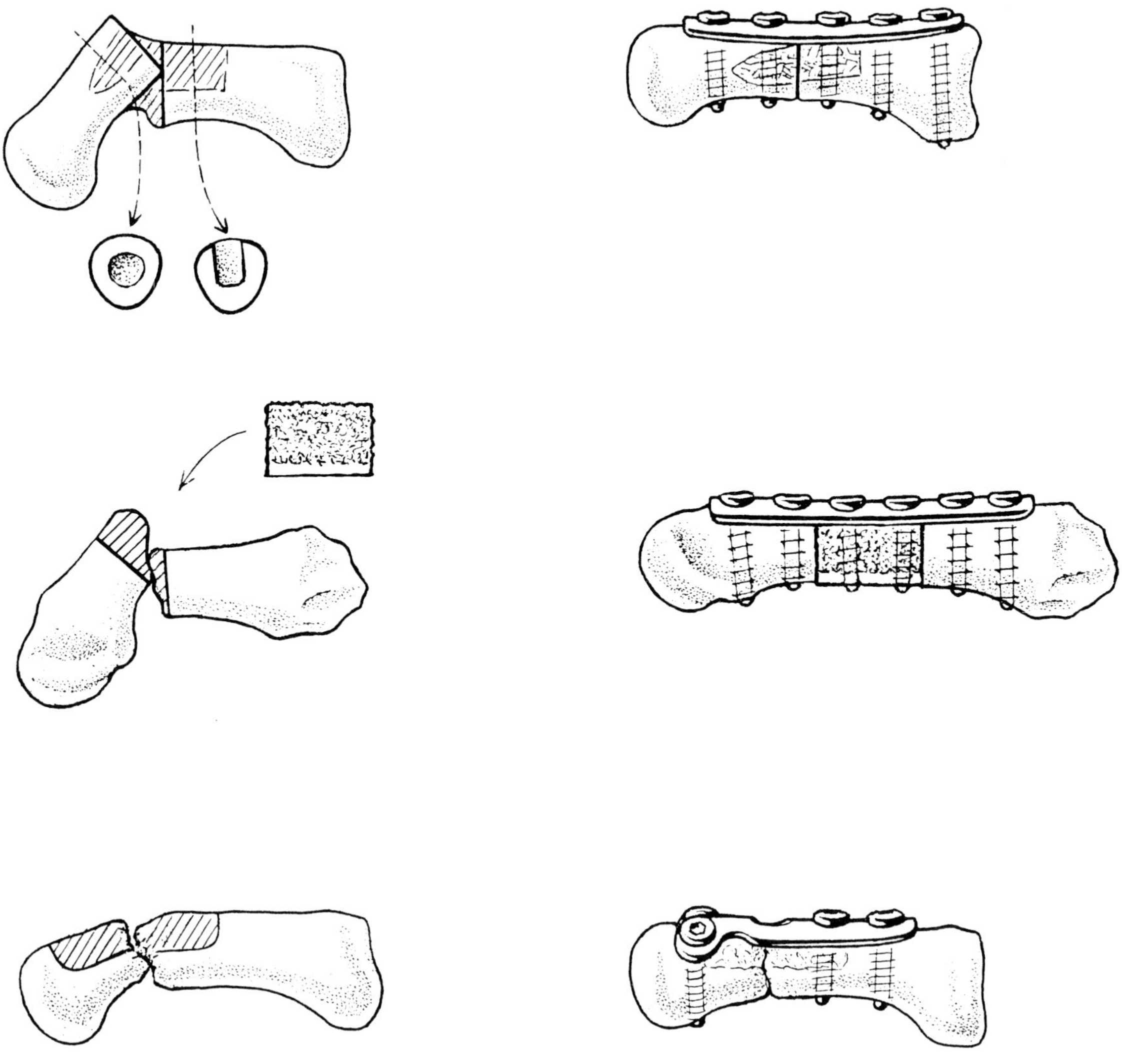

Abb. 47 a–c. Osteotomie und Pseudarthrose

a Spanbolzung mit Platte bei Osteotomie im diaphysären Bereich: Stellungskorrektur nach Osteotomie mit feinem Meißel oder oszillierender Säge. Aufbohren der distalen Markhöhle. Herstellen einer breiten Rinne in der proximalen dorsalen Kortikalis. Einsetzen eines kortikospongiösen Spans, der durch die Platte angepreßt wird

b Spaninterposition bei Defektpseudarthrose:
Mobilisierung und Anfrischen der Fragmente. Längenkorrektur. Interposition eines kortikospongiösen Spans in der ganzen Skelettbreite, kortikale Seite plattenfern. Die Platte soll die Hauptfragmente mit je 2 Schrauben sicher fassen und den Spongiosablock fixieren

c Komprimierter Brückenspan bei atrophischer Pseudarthrose:
Feine Dekortikation und Anfrischen der Pseudarthrosenränder. Stellungskorrektur. Dorsale Rinnen in beiden Kortikales. Einsetzen eines etwas überragenden kortikospongiösen Spans, der durch die Platte komprimiert wird

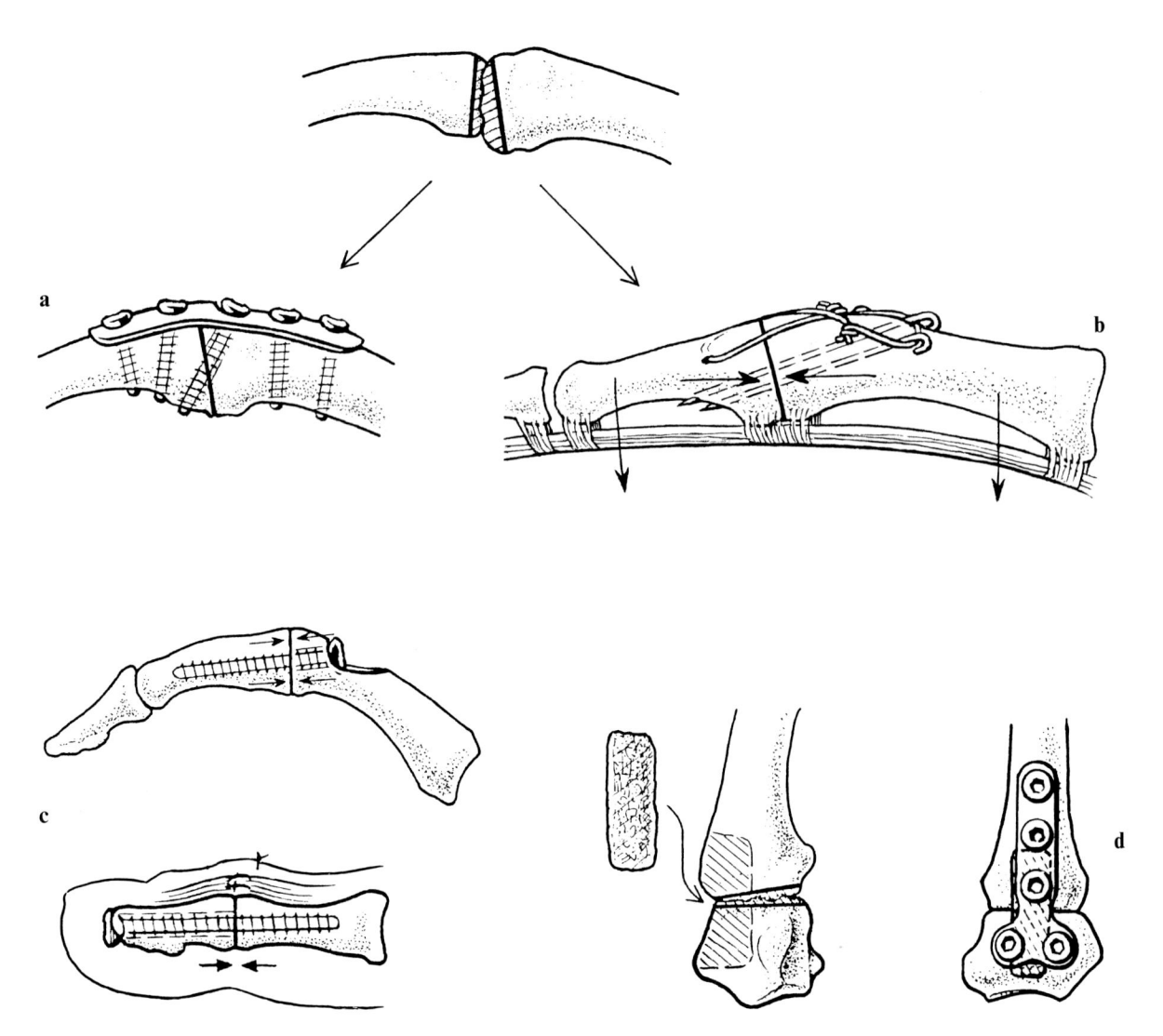

Abb. 48 a–d. Arthrodesen

a Gelenkresektion und Fixation mit Platte:
Sparsame Gelenkresektion mit der oszillierenden Säge oder dem Meißel in der gewünschten Stellung. Festschrauben einer Platte in Zuggurtungsposition unter Verwendung einer zentralen interfragmentären Zugschraube

b Gelenkresektion und Fixation mit Drahtzuggurtung:
Gelenkresektion wie bei **a**. Einführung eines 1. schienenden Kirschner-Drahtes, der die Rotation noch korrigieren läßt. Der 2. parallele Draht blockiert die Rotation. Die darüber angelegte Zuggurtungsdrahtschlinge führt zur interfragmentären Kompression, die unter dem gegenüberliegenden Sehnenzug sich gleichmäßig auf die Resektionsfläche verteilt. Gefahr: Anspießen der palmaren Weichteile

c Schraubenarthrodesen der distalen Fingergelenke:
Arthrodese bei Fingermittelgelenk mittels Zugschraube von proximal (Gleitloch) und Endgelenkarthrodese mittels Zugschraube von distal (Gleitloch)

d Arthrodese mit komprimiertem Brückenspan:
Bei Gelenken mit relativ schlechter Vaskularität oder vermehrter mechanischer Beanspruchung (z.B. Karpometakarpalgelenk I)
Sparsame Gelenkresektion wie bei **a**. Ausfräsen einer dorsalen Rinne in beide gelenknahe Abschnitte (wie Abb. 47c). Aufschrauben einer Platte, die mit je 2 Schrauben im benachbarten Skelett fest fassen soll und den Span im Bett komprimiert

Spezieller Teil

VIII. Einleitung und Übersicht

Die Peripherie der Extremitäten gehört zu den regelmäßigen Indikationsgebieten des KFI und innerhalb derselben besonders die Frakturen der Gelenke. Die Verletzungen dieser Zonen werden daher systematisch dargestellt. Kleine Implantate können jedoch in jeder Gegend des Skeletts zur Anwendung kommen. Einige typische Beispiele aus den mehr proximalen Bereichen werden daher beigefügt.

Es ist nun keineswegs so, daß sich alle peripheren Osteosynthesen mit kleinen Schrauben und Platten durchführen lassen. So reicht die Halbrohrplatte oft in Gebiete, wo kleine Implantate vorherrschen, hinein. Wir finden hier auch die Drahtzuggurtung an Olekranon, Malleolen usw., welche Ausgezeichnetes leistet.

Gewisse Überschneidungen unserer Darstellung mit dem *Manual der Osteosynthese* sind daher unvermeidlich. Die entliehenen Abbildungen wurden adaptiert. Fragen der Lagerung, der Zugänge und der Nachbehandlung werden nur soweit behandelt, als sie infolge Verwendung der kleinen Implantate andere Lösungen erfordern, als dies im Manual angegeben ist.

Es hat sich gezeigt, daß ein vermehrtes Bedürfnis nach einer präzisen Darstellung der Zugänge und der Operationstechnik besteht. Der halbschematischen Zeichnung, welche es erlaubt, das „Typische" besser hervorzuheben, wurde daher ein großer Raum zugestanden.

Es schien uns aber unumgänglich, auch die eigentliche Kasuistik heranzuziehen. Jedem Kapitel wurde daher eine Reihe typischer klinisch-radiologischer Beispiele hinzugefügt. Sie sollen die Variabilität im Einzelfall und den Spielraum der Praxis gegenüber der zeichnerischen Ideallösung aufzeigen.

– Die meisten Beispiele wurden aus der 2. Auflage übernommen, da sie nach wie vor auch in technischer Hinsicht ihre volle Gültigkeit haben. Besonders wertvoll erscheinen uns hier die Spätresultate der Patienten nach 8–11 Jahren. Die Osteosynthesen sind mit früheren Implantaten ausgeführt worden.
– Neue Indikationen und technische Möglichkeiten führten zur Integration einer Anzahl neuer klinischer Beispiele. Neueste Implantate konnten aber auch hier erst ganz vereinzelt zur Dokumentation gelangen.

IX. Schultergürtel

Frakturen in dieser Region sind als Folge der zunehmenden Verkehrs- und Sportunfälle häufiger geworden. Dies gilt besonders für die Skapula sowie für die Luxationsfrakturen des Humeruskopfs. Die konservative Behandlung der meisten dieser Verletzungen bleibt unbestritten. Die Erhaltung einer guten Schulterfunktion steht nach wie vor im Vordergrund des therapeutischen Denkens. Die notwendige Immobilisationsphase ist möglichst kurz zu halten. Abduktionsschienen und Schulter-Arm-Gipsverbände sind um so weniger zumutbar, je länger sie benötigt werden. Operationsindikationen ergeben sich außer bei den seltenen offenen Frakturen bei Abrissen und Abbrüchen sowie bei instabilen, luxierten oder schwer dislozierten Frakturen.

1. Klavikula

a) Frakturen im mittleren Drittel

Nach wie vor werden 90–95% dieser Frakturen erfolgreich konservativ, d.h. mit dem Rucksackverband, behandelt. Dieser erfordert allerdings häufige Kontrollen und eine dauernde Beobachtung der Schulterfunktion. Indikationen für primäre Osteosynthesen sind selten, werden neuerdings aber präzisiert. Sie umfassen: Die seltenen offenen Frakturen, die drohende Perforation der Haut durch Anspießung von innen bei spitzem, nicht reponierbarem Fragment, die seltenen Begleitläsionen der A. subclavia und des Plexus brachialis und die Kombination mit Skapulahalsfrakturen (Instabilität). Die Osteosynthese wird oft aber auch gefordert beim Mehrfachverletzten zur Erleichterung der Pflege bzw. Umlagerung, bei begleitender Thoraxwandverletzung zur Verbesserung der aktiven Atmung sowie beim Bestehen weiterer peripher liegender Frakturen am gleichen Arm (Summation von Immobilisationsschäden).

Zugang und Osteosynthese. Als Zugang empfehlen wir die sagittale Längsinzision („Säbelhieb"- oder „Hosenträger"inzision) über der Frakturgegend selbst. Sie läßt sich beliebig verlängern. Sie gibt nachweislich die besten kosmetischen Verhältnisse in diesem, für Narbenhypertrophie besonders anfälligen Gebiet. Die Freilegung der lateralen und medialen Fragmente erfolgt alternierend (Abb. 49). Große Vorsicht ist bei der Präparation der Unterfläche gegen medial geboten, wo die Gefäße verlaufen. Die Reposition kann bei Trümmerfrakturen schwierig sein. Dort bewährt sich die präliminäre Verschraubung von Keilfragmenten zu den Hauptfragmenten. Im allgemeinen liegen jedoch einfache Schrägfrakturen vor, deren Reposition leicht ist. Die provisorische Fixation mit Zangen bereitet hingegen oft Schwierigkeiten. Zur Stabilisierung verwenden wir vorwiegend Spanngleitlochplatten 3,5 mm von genügender Länge (7- bis 8-Loch). Deren exakte Anpassung – „Anmodellierung" – an die Form der Klavikula kann recht mühsam sein. Die Verwendung biegsamer Aluminiumschablonen ist nicht immer möglich. In diesem Fall gehen wir wie folgt vor: Die Platte wird zunächst ausschließlich an einem Hauptfragment exakt angepaßt, provisorisch festgeschraubt und als Hebelarm verwendet. Beim Fixieren der Platte auf der noch nicht angepaßten Seite läßt sich die gewünschte Form am besten beobachten. Die 1. Schraube muß dann meistens 1- bis 2mal wieder mitsamt der Platte entfernt werden, bis die Adaptierung auch am 2. Fragment befriedigt (Abb. 49). Beim Bohren und Schneiden der Gewinde sind die Weichteile durch Unterlegen eines Elevatoriums vor Schädigung zu schützen. Bei Defekt oder

Devitalisation ist eine autologe Spongiosaplastik obligat.

Als technische Variante kann die Platte auch ventral angelegt werden. Die Gefahr einer Gefäßverletzung ist dann gebannt, dafür ist der Plexus gefährdet, und die Anpassung der Platte an die anatomischen Krümmungen ist schwieriger (Abb. 49).

b) Laterale Frakturen

Besteht keine oder nur wenig Dislokation, kann die Behandlung wie im mittleren Drittel mit dem Rucksackverband erfolgen. Osteosynthesen sind indiziert bei gröberer Dislokation, v.a. wenn ein Hochstand der lateralen Klavikula besteht infolge Riß des Lig. coracoclaviculare sowie bei den pseudarthrosegefährdeten Trümmerfrakturen oder bei anatomischer Einbeziehung des Akromioklavikulargelenks.

Zugang und Osteosynthese. Der Zugang entspricht demjenigen bei Frakturen im mittleren Drittel. Die Reposition ist in der Regel nicht besonders schwierig. Die provisorische Fixation kann mit Hilfe von transakromialen Kirschner-Drähten erfolgen. Je nach Fragmentgröße eignet sich zur Stabilisierung eine kleine T-Platte oder aber die Drittelrohrplatte (Abb. 51). Bei Klavikulahochstand ist die Verankerung einer Plattenschraube im Processus coracoideus empfehlenswert. Das Plattenloch für diese Schraube muß dann auf 4,5 mm erweitert werden, also mehr als ein gewöhnliches Gleitloch, damit die Schraube bei der erwünschten postoperativen Schultermobilisierung nicht auf Biegung beansprucht wird und bricht. Das Lig. coracoclaviculare – das meistens gut eingesehen werden kann – soll vor der Verschraubung genäht werden.

Technische Alternative: Statt der Schraubenverankerung im Processus coracoideus Umfahrung desselben und Fixation zur Klavikula mit Cerclagedraht, resorbierbarem Nahtmaterial oder einem Sehnentransplantat. Es ist jedoch zu beachten, daß die Kuppe des Korakoids weiter ventral liegt als die Klavikula und daß damit eine schräge Zugwirkung auf diese entstehen kann.

Verankerungen von Schrauben im dünnen Akromion sind instabil und lockern sich rasch.

Eine gültige Alternative zur Stabilisierung der lateralen Klavikulafraktur stellt die Drahtzuggurtung dar. Um den Discus articularis nicht zu verletzen, sollte dabei das Akromioklavikulargelenk frei bleiben (Abb. 51).

Zur Fixation des Akromiklavikulargelenks sind in letzter Zeit verschiedene Spezialimplantate angegeben worden. Ein Beispiel findet sich in Abb. 58.

Diese Entwicklung zeigt, daß diese Verletzungen immer häufiger werden und sowohl diagnostisch als auch therapeutisch nicht problemlos sind.

c) Sekundäre Eingriffe

Indikationen für sekundäre Eingriffe an der Klavikula betreffen v.a. die Pseudarthrose im mittleren Drittel und die posttraumatische Verkürzung mit Deformation. Für die Operationsindikation sind die Schmerzhaftigkeit und die Einschränkung der Schulterfunktion entscheidend.

Die Osteotomie der Klavikula wird zur Verbesserung des Zugangs anläßlich der Rekonstruktion von Verletzungen des Plexus brachialis empfohlen. Die Stabilisierung erfolgt mit einer vor der Osteotomie anmodellierten Platte. Bei Osteotomie wegen Verkürzung ist eine kortikospongiöse Spaninterposition erforderlich.

Bei der Pseudarthrose, die fast immer hypertrophisch ist, entspricht die Technik derjenigen bei frischer Fraktur. Da jedoch in diesem Fall die Kontaktzonen der Fragmente klein sein können, ist das Zurechtbiegen der Platte schwieriger. Es ist darauf zu achten, daß die Fragmente spannungsfrei verbunden werden und keine Rotationsfehlstellung entsteht (Gefahr der posttraumatischen Arthrose im Akromioklavikulargelenk). Auch ist die genaue Länge der Klavikula wiederherzustellen. Zur Beurteilung sind präoperative Vergleichsaufnahmen der gesunden Seite empfehlenswert.

Bei hypertrophischer Pseudarthrose bewährt sich die Verwendung des weichen Kallusgewebes, das bei der Mobilisierung der Fragmente entfernt werden muß, als autologes Spongiosatransplantat. Bei der atrophischen Pseudarthrose ist eine zusätzliche autologe Spongioplastik obligat.

Zur Fixation bevorzugen wir die Spanngleitlochplatte 3,5 mm. Gerne wird auch die Rekonstruktionsplatte 3,5 mm gewählt, weil sie leichter zu verformen ist. Ihre Festigkeit ist aber nachweislich geringer.

2. Skapula

a) Pfannenrandbrüche

Bei Schulterluxationen können isolierte Abbruchfrakturen am vorderen und unteren Rand der Gelenkpfanne entstehen. Größere Randfragmente sollten operativ versorgt werden: Nach provisorischer Kirschner-Drahtfixation Verschraubung mittels 1–2 Spongiosaschrauben 4,0 mm, evtl. mit Metallunterlagsscheibe (Abb. 60).

b) Frakturen der Fossa glenoidalis

Nicht dislozierte Frakturen werden in der Regel konservativ behandelt. Deutlich dislozierte Pfannenbrüche sind in ähnlicher Weise wie die Pfannenrandbrüche genau zu reponieren und übungsstabil zu fixieren.

c) Skapulahalsfrakturen

Frakturen ohne wesentliche Dislokation und ohne Begleitverletzungen der gleichseitigen Schulter bzw. des Thoraxskeletts können meist durch eine konservative, frühfunktionelle Behandlung zu einem guten Ergebnis gebracht werden.

Isolierte Skapulahalsfrakturen

Durch den Zug des M. triceps am Tuberculum infraglenoidale kann die Gelenkpfanne nach distal gezogen und nach lateral abgekippt werden. Zur Fixation können von dorsal her einzelne Zugschrauben eingebracht werden, die im Tuberculum infraglenoidale guten Halt finden. Bei größeren Fragmenten wird von dorsal her eine Drittelrohrplatte angepaßt, die das gelenktragende Fragment am lateralen proximalen Rand der Skapula abstützt oder anpreßt. Diese wird kombiniert mit separaten oder durch die Platte eingedrehten Kortikaliszugschrauben 3,5 mm (Abb. 62).

Kombinierte Skapulahalsfrakturen

Selten finden sich Skapulahalsfrakturen in Kombination mit gleichseitiger Klavikula- sowie Rippenfrakturen. Dieser Frakturtyp muß als besonders instabil betrachtet werden, weil der ganze Schultergürtel nach medial abgleitet. Das Ausmaß der Dislokation und der Instabilität hängt davon ab, ob die korakoklavikularen und akromioklavikulären Bänder intakt sind oder nicht. Durch alleinige Osteosynthese der Klavikula mit einer DC-Platte 3,5 mm kann meist sowohl die Dislokation als auch die Instabilität behoben werden, was die funktionelle Nachbehandlung ermöglicht. Eine zusätzliche Stabilisierung der Skapulahalsfraktur erübrigt sich meistens (Abb. 61).

d) Akromion- und Spinafrakturen

Operativ versorgt werden nur Frakturen mit erheblicher Dislokation oder schmerzhafte Pseudarthrosen.

Bei lateralem Abbruch des Akromions erfolgt die Stabilisierung mit Kirschner-Drähten und Zuggurtungsdrahtschlinge (Abb. 53), bei mehr medialem Sitz hat sich die Verwendung einer Drittelrohrzuggurtungsplatte (evtl. mit kleinem Haken) bewährt. Kleine Fragmente können auch reseziert werden, der abgelöste M. deltoideus wird dabei transossär refixiert.

e) Korakoidfrakturen

Abbruchfrakturen des Processus caracoideus sind sehr selten. Die Operation ist dann indiziert, wenn die Fraktur mit einer großen korakoklavikulären Verschiebung einhergeht oder eine Kompression des neurovaskulären Bündels vorliegt.

Häufiger ist aber die Osteotomie für den Zugang zum vorderen Anteil des Schultergelenks die Indikation zur Verschraubung mit einer Spongiosaschraube 6,5 mm, einer Malleolarschraube oder einer kleinen Spongiosaschraube 4,0 mm mit einer zusätzlichen Zuggurtungsdrahtschlinge (Abb. 60).

f) Zugänge

Ventraler Zugang (Abb. 52)

Für Frakturen des vorderen und unteren Pfannenrandes wählen wir den ventralen Zugang durch den Sulcus deltoideo-pectoralis. Der M. coracobrachialis und das Caput breve des M. biceps werden nach medial weggehalten. Eröffnen des Gelenks nach Durchtrennung und Medialwärtsziehen des M. subscapularis. Zur Verbesserung der Übersicht ist evtl. die Osteotomie des Korakoids und das Einkerben des M. deltoideus am klavikulären Ansatz erforderlich. Beide Strukturen sind am Schluß des Eingriffs zu rekonstruieren.

Dorsaler Zugang (Abb. 52)

Für Skapulahalsfrakturen wird in der Regel der dorsale Zugang verwendet. Der Hautschnitt erfolgt von der palpablen Hinterkante des Akromions nach medial entlang der Spina scapulae und schwingt dann bogenförmig in Richtung auf die kaudale Skapulaspitze.

Abtrennen des Deltamuskels von der Spina scapulae unter Belassung eines Gewebesaumes. Eingehen zwischen dem M. infraspinatus und dem M. teres minor zum Schultergelenk und zur Margo lateralis der Skapula. Beim Wundverschluß erfolgt die Refixation sämtlicher abgelösten Muskeln.

3. Humeruskopf

a) Tuberkulumabriß

Wenig dislozierte Tuberkulumabrisse stellen keine Operationsindikation dar. Sie heilen unter konservativer Behandlung innerhalb einiger Wochen ein und sind ab ca. 4.–6. Woche belastbar. Nur massive Dislokationen, insbesondere die Luxation des abgerissenen Tuberkulumfragments unter das Akromion, müssen operiert werden. Nach blutiger Reposition wird mit kleinen Spongiosaschrauben und Unterlagsscheiben, ergänzt mit einem Zuggurtungssystem stabilisiert (Abb. 54).

Der Zugang erfolgt in der Regel aus einer Inzision im Sulcus deltoideopectoralis, wenn nötig unter leichter Ablösung der Deltoideusfasern von der lateralen Klavikula.

b) Subkapitale Humerustrümmerfrakturen

Die Osteosynthesindikation ist zwingend bei der Kombination von Fraktur und Luxation, welche irreponibel ist, sowie relativ bei extremer Dislokation und Instabilität, besonders bei jüngeren Patienten. Bei Zertrümmerungen am Humeruskopf hat sich gelegentlich die Anwendung der Kleeplatte bewährt. Sie gestattet die atraumatische Fixation multipler Fragmente am Humeruskopf und die Herstellung einer stabilen Verbindung zum Schaftbereich.

Der Zugang erfolgt aus einer großen Inzision im Sulcus deltoideopectoralis. Der Processus coracoideus wird meist osteotomiert. Gelegentlich erfordert die schwierige Reposition auch die Durchtrennung der Subskapularissehne und der langen Bizepssehne (Wiedereinnähen in die kurze Bizepssehne). Bei Defekten ist eine Spongiosaplastik obligat.

4. Klinisch-radiologische Beispiele
(Abb. 55–63)

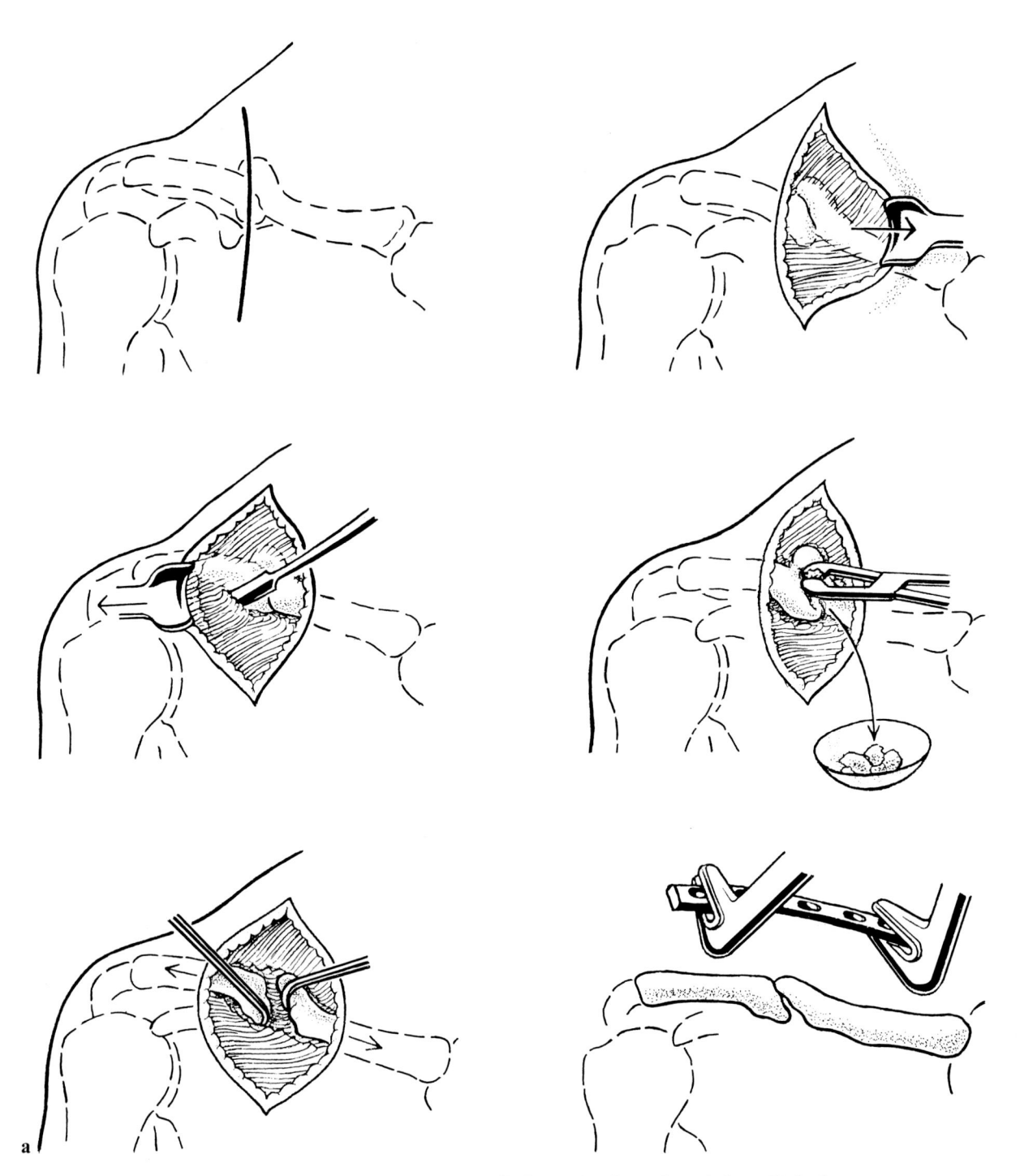

Abb. 49 a–c. Osteosynthese einer hypertrophischen Klavikulapseudarthrose im mittleren Drittel

a Zugang durch Sagittalinzision über der Pseudarthrose. Alternierende Freilegung der Fragmente durch Hakenzug. Ablösen der Muskelansätze mit dem Raspatorium. Entfernung der hypertrophischen Kallusmassen

Aufbewahren der Kallusbröckel. Anheben der Fragmentenden und sorgfältige Präparation der Unterfläche. Reposition unter Wiederherstellung der Länge. Kontrolle der Rotation. Zubiegen einer DC-Platte 3,5 mm und provisorisches Festschrauben an einem Fragment unter Schutz der Unterfläche durch Einlegen eines Knochenhebels. Feststellung der noch notwendigen Stellungskorrektur der Platte am 2. Fragment. Entfernen der 1. Schraube und definitive Korrektur der Plattenkrümmung. Etappenweises Aufschrauben der Platte. Anlagerung der bei der Präparation entfernten Kallusbröckel. Redondrainage. Adaptationsnaht der abgelösten Muskelansätze. Hautnaht

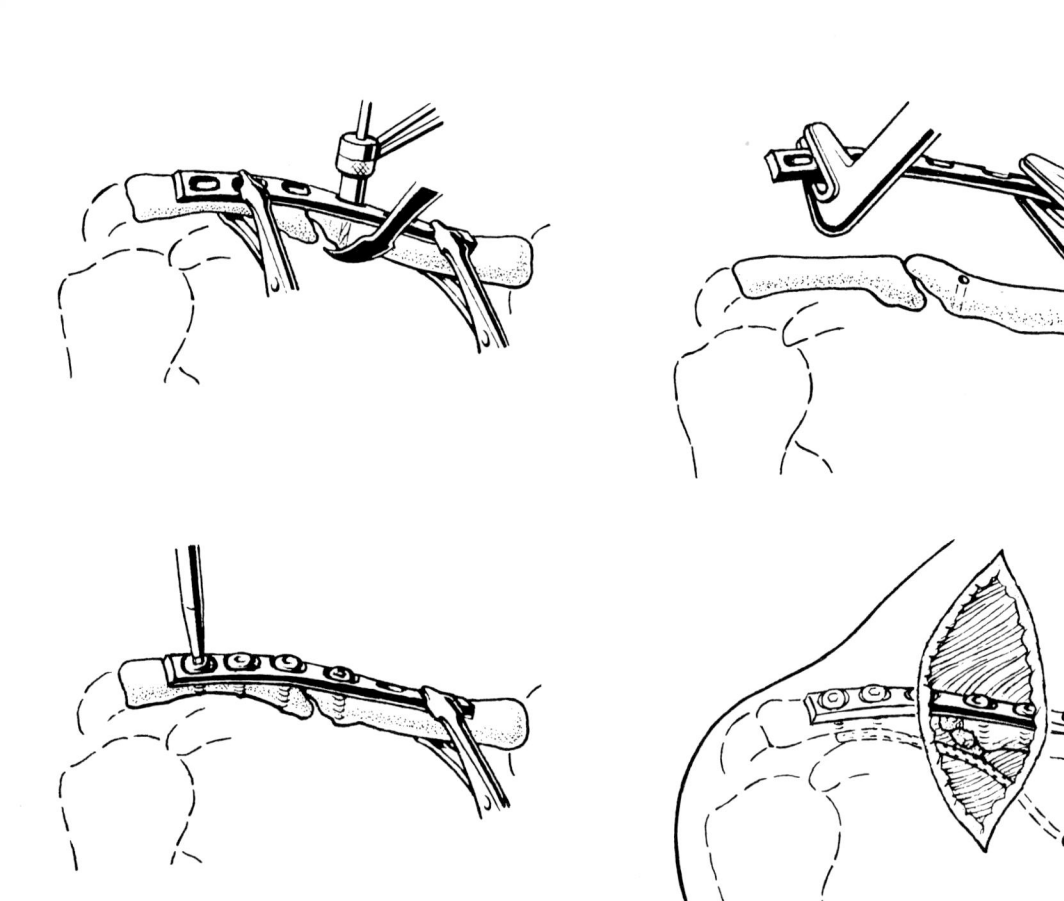

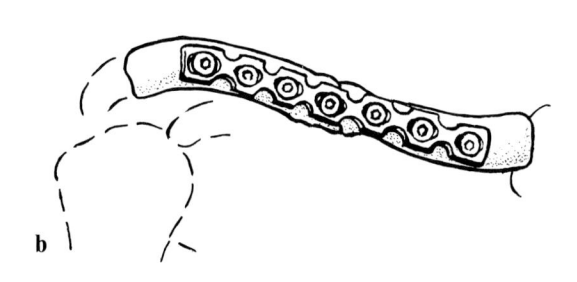

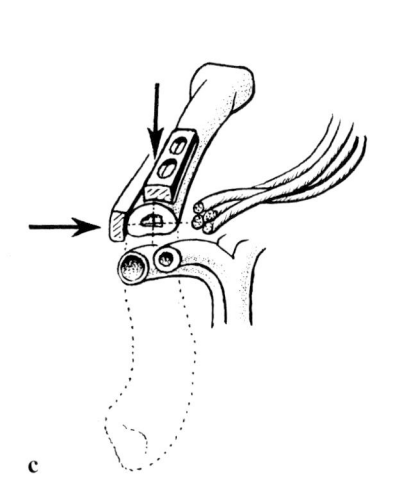

b Ventral angelagerte Rekonstruktionsplatte 3,5 mm

c Querschnitt durch die Klavikula im mittleren Drittel: Gefährdung der Gefäße bei kranialer Plattenlage, des Plexus brachialis bei ventraler Plattenlage

93

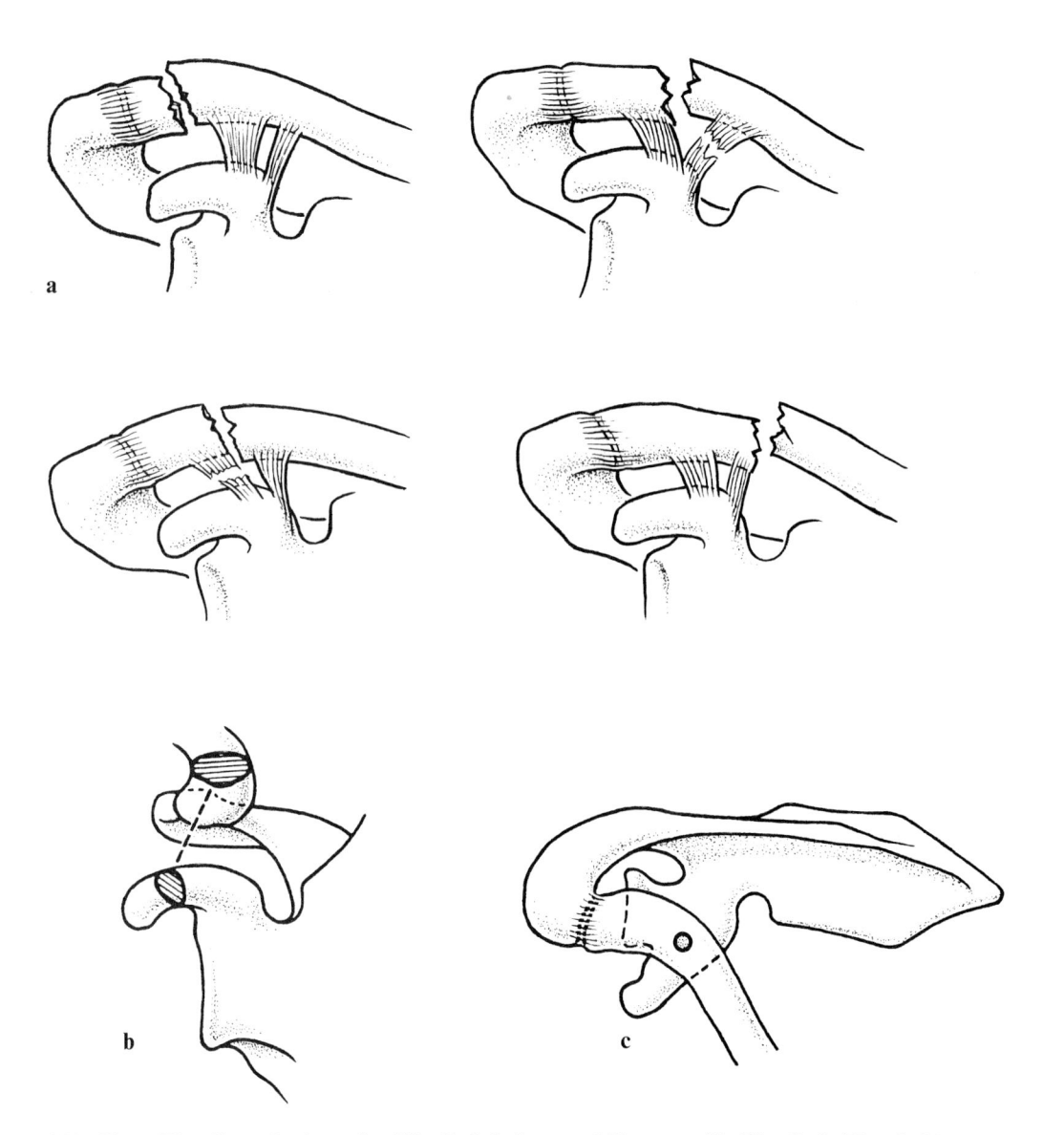

Abb. 50 a–c. Einteilung der lateralen Klavikulafraktur und Topographie Klavikula/Korakoid

a Unterscheidung zwischen semistabiler und instabiler lateraler Klavikulafraktur als Folge der verschiedenartigen Risse des korakoklavikulären Bandapparates nach Jäger

b Topographie von Klavikula und Korakoid: Die Kuppe des Fortsatzes liegt ventral von der lateralen Klavikula. Mobile Verbindungen zwischen den beiden Knochen führen zu einer Ventralisation der Klavikula und damit zur Subluxation im Akromoioklavikulargelenk

c Draufsicht: Eine in die laterale Klavikula zentrierte Verbindungsschraube trifft das Korakoid dorsal der Kuppe

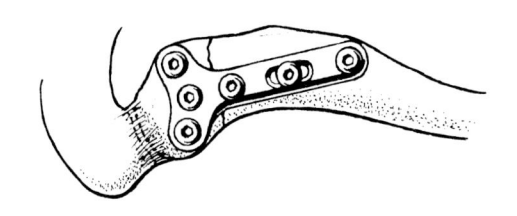

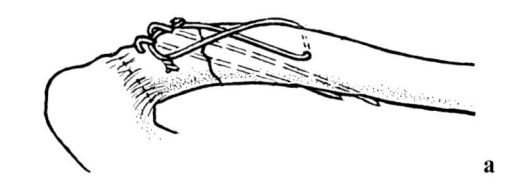

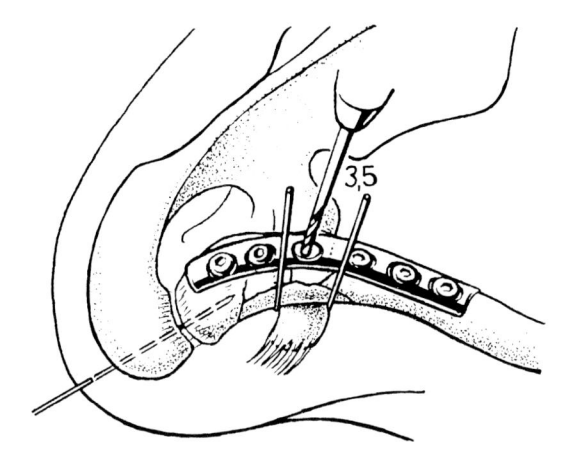

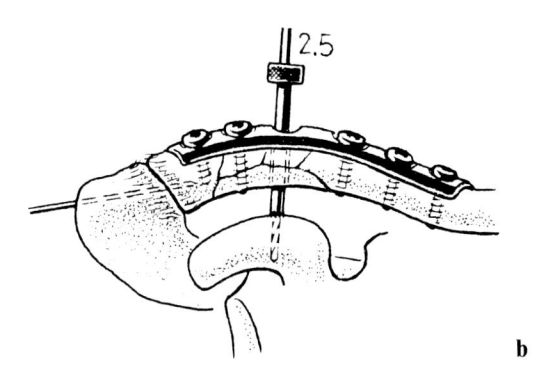

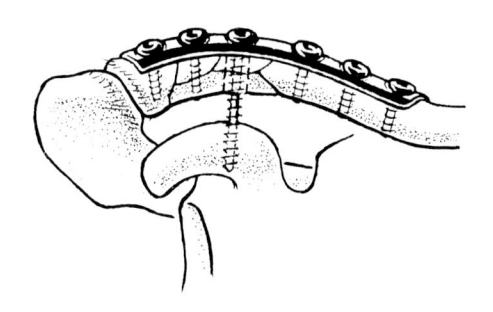

Abb. 51 a, b. Osteosynthese bei lateraler Klavikulafraktur

a Möglichkeiten der Stabilisierung mit extraartikulär liegender querer oder schräger T-Platte bzw. Zuggurtungsosteosynthese mit Draht

b Laterale Trümmerfraktur: Stabilisierung mit Drittelrohrplatte und Verankerung im Processus coracoideus: Reposition der Fraktur. Bei Instabilität im Akromioklavikulargelenk provisorische axiale Kirschner-Drahttransfixation. Zubiegen, Auflegen und provisorisches Aufschrauben einer langen Drittelrohrplatte. Aufsuchen und Markieren des Processus coracoideus mit 2 seitlich eingesteckten Kirschner-Drähten. Durch die Platte hindurch wird eine Bohrung von 3,5 mm auf den Processus coracoideus zu ausgeführt. Einsetzen der Einsteckbohrbüchse und Bohrung 2,5 mm in das Korakoid. Schneiden eines entsprechenden Gewindes. Einsetzen einer 3,5-mm-Kortikalis- oder 4,0-mm-Spongiosaschraube, welche die Platte an das Korakoid heranzieht. Entscheidend ist eine genügend weite Bohröffnung in der Klavikula, damit bei Bewegung der Schulter die Schraube nicht bricht. Muß aus Gründen der Stabilität im Processus coracoideus eine dickere Schraube eingeführt werden, ist deshalb die Bohrung in der Klavikula entsprechend auszuweiten

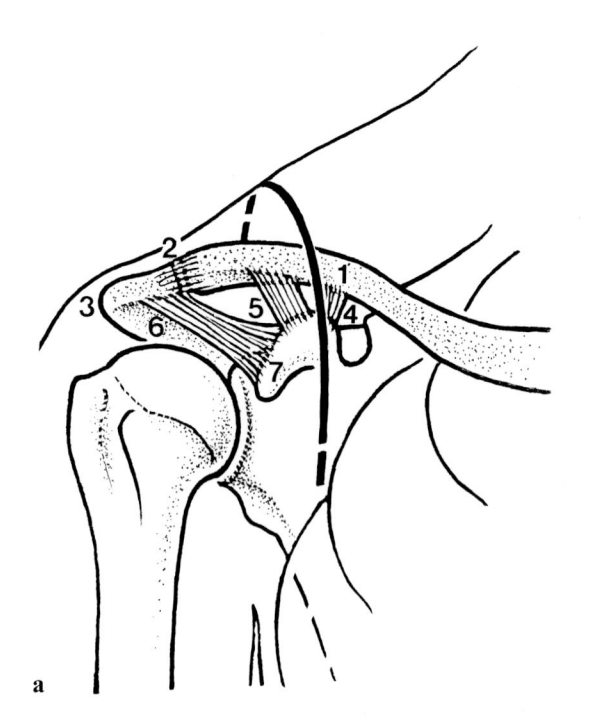

Abb. 52a, b. Zugänge zur Skapula

a Ventraler Zugang für Frakturen des vorderen und unteren Pfannenrandes (Details s. Text, S. 90)
1 = Klavikula
2 = Articulatio acromio-clavicularis
3 = Akromion
4 = Lig. coronoideum
5 = Lig. trapezoideum
6 = Lig. coraco-acromiale
7 = Processus coracoideus

b Dorsaler Zugang (Details s. Text, S. 90)
1 = Klavikula
2 = Akromion
3 = Tuberculum majus
4 = Trigonum spinae
5 = Angulus inferior
6 = N. suprascapularis
7 = N. axillaris

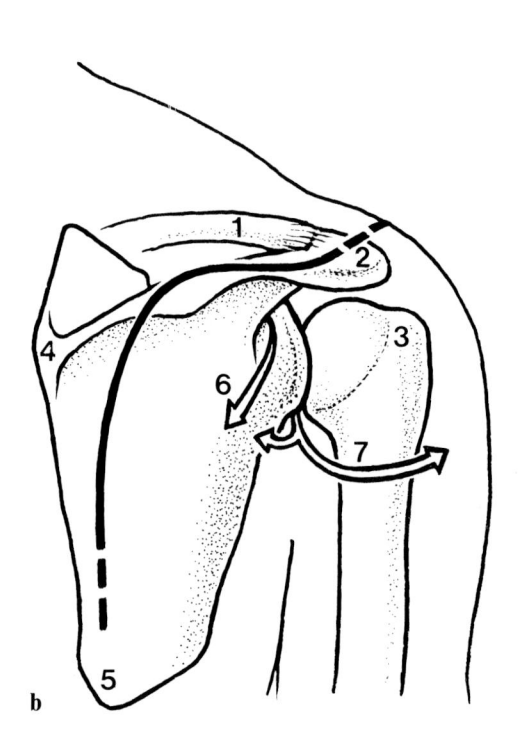

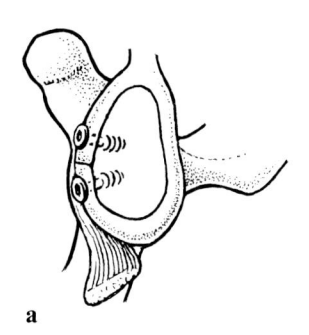

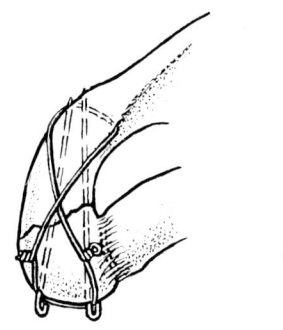

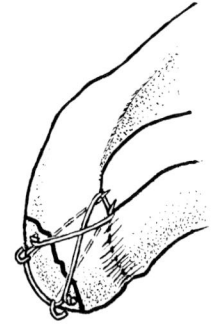

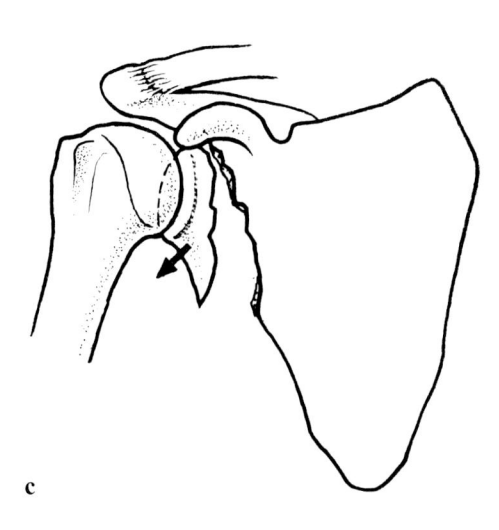

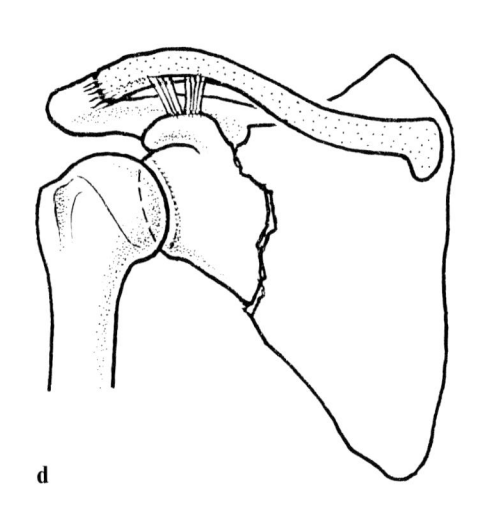

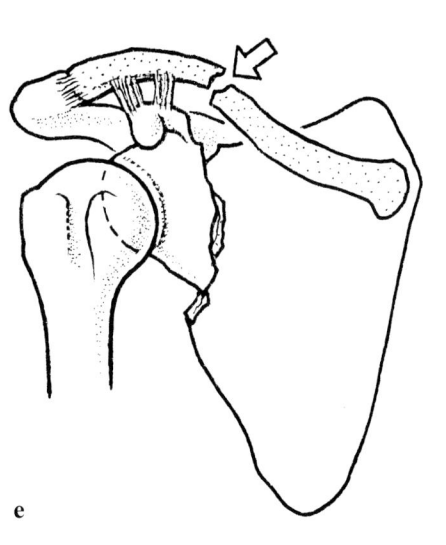

Abb. 53a–e. Osteosynthesen an der Skapula

a Verschraubung des Pfannenrandes. Fixation von osteokartilaginären Abscherungen mit kleinen Spongiosaschrauben

b Zuggurtung bei Fraktur des Akromions

c Dislozierte mobile Skapulahalsfraktur als Indikation für eine Verschraubung oder Plattenosteosynthese aus dorsalem Zugang

d Wenig dislozierte stabile Halsfraktur mit intakter Klavikula

e Kombination von Skapulahalsfraktur und Klavikulafraktur. Stabilisierung des Schultergürtels durch alleinige Osteosynthese der Klavikulafraktur (Abb. 61)

Abb. 54a, b. Osteosynthesen am proximalen Humerus

a Verschraubung und Zuggurtung bei stark disloziertem Tuberkulumabriß

b Irreponible und instabile subkapitale Humerusfraktur bzw. Luxationsfraktur: Stabilisierung mit Kleeplatte, deren Spitze abgetrennt worden ist

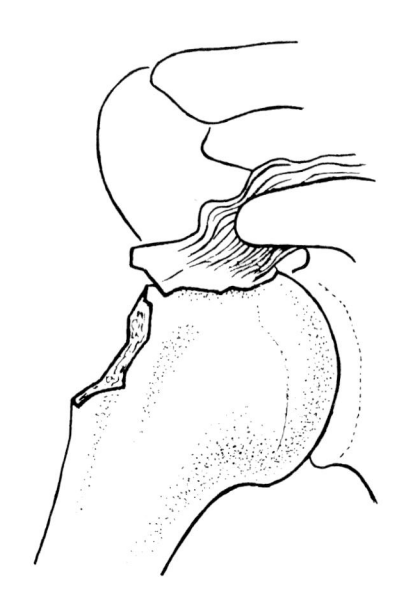

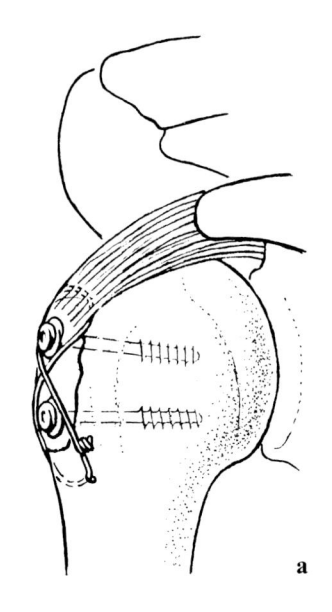

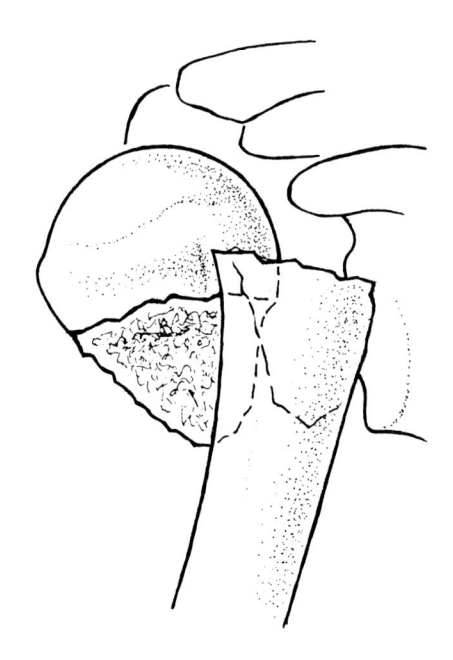

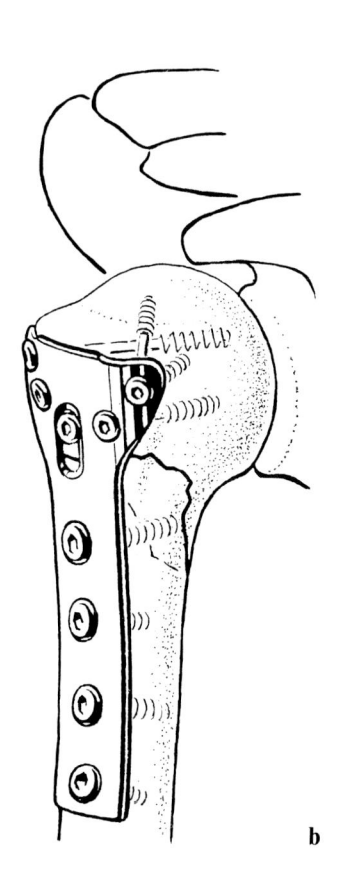

a

b

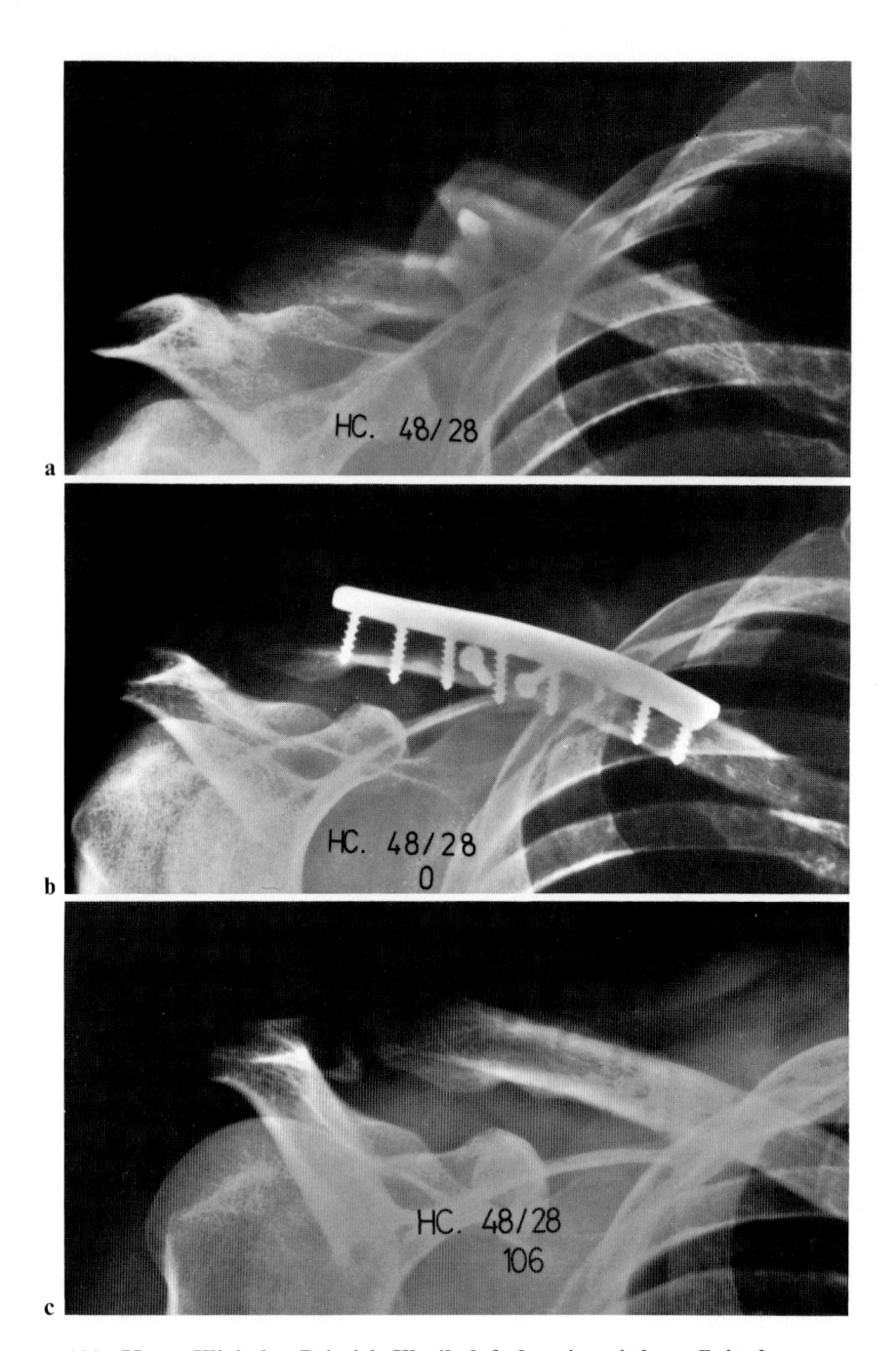

Abb. 55a–c. Klinisches Beispiel: Klavikulafraktur im mittleren Drittel

B., Karl, 42jähriger Beamter. Sturz beim Fußballspiel auf die rechte Schulter am 23. Juni 1979

a Klavikulamehrfragmentfraktur im mittleren Drittel. Anspießung und drohende Perforation der Haut

b Osteosynthese nach erfolglosem Repositionsversuch am 24. Juni 1979 mit 8-Loch-DC-Platte 3,5 mm und 2 Kortikaliszugschrauben 3,5 mm.

Verlauf komplikationslos. Funktionelle Nachbehandlung. Volle Arbeit als Beamter nach 2 Wochen. Schulter nach 8 Wochen voll beweglich

c Metallentfernung nach 2 Jahren: Keine Beschwerden. Volle Funktion. Narbe unauffällig. Im Röntgenbild kräftige Kortikalis

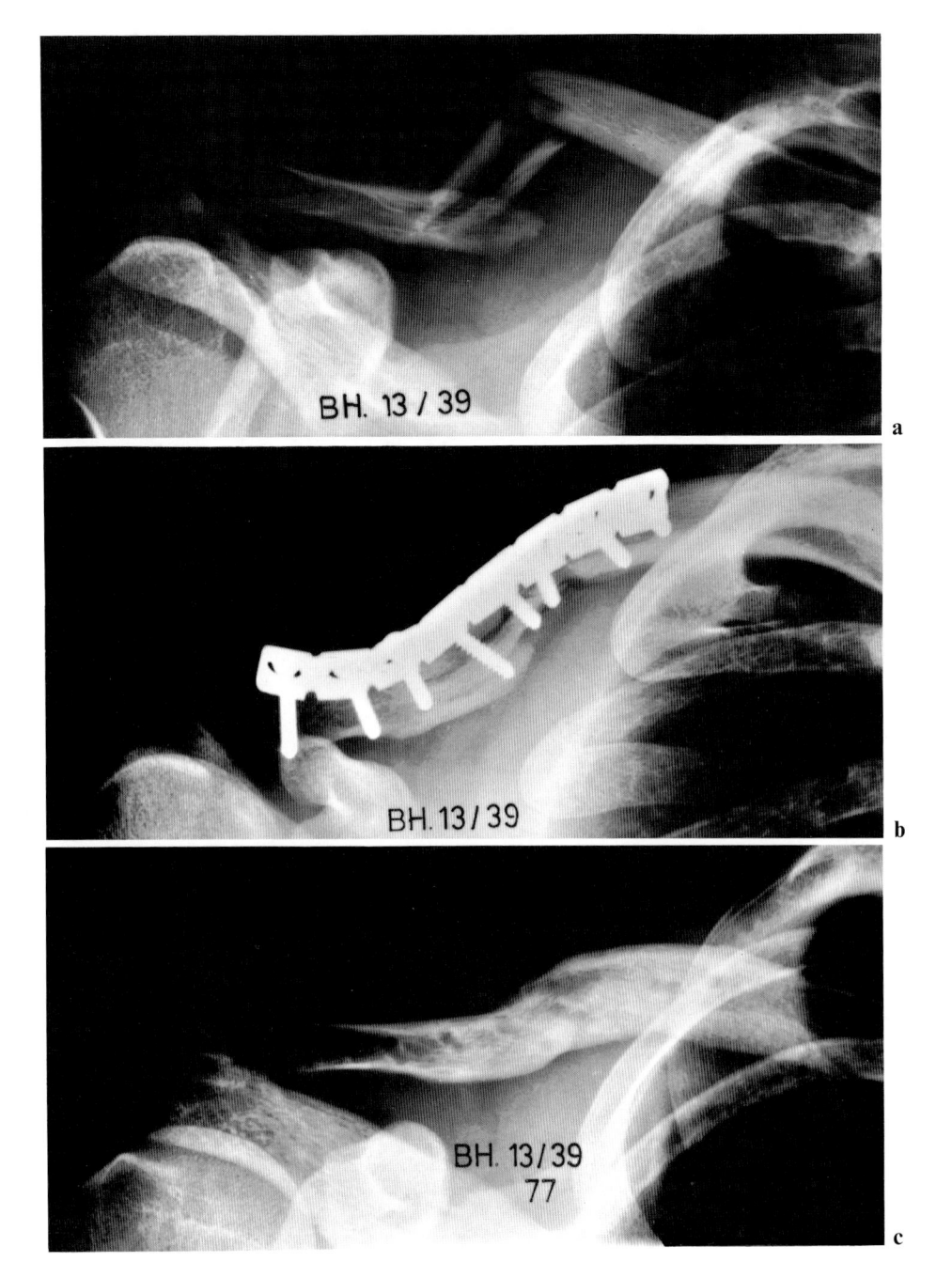

Abb. 56a–c. Klinisches Beispiel: primäre Klavikulaosteosynthese mit Rekonstruktionsplatte

S., Giovanni, 18jähriger Autospengler. Kollision als Motorradfahrer mit 2. Motorrad am 16. Juli 1984

a Klavikulastückfraktur rechts mit drohender Hautdurchspießung, Commotio cerebri

b Osteosynthese nach 2 Tagen: ventral angelegte Rekonstruktionsplatte 3,5 mm. Seromentleerung nach 2 Wochen. Lockerung der 3. Schraube von medial, welche in Lokalanästhesie entfernt wird. Arbeitsaufnahme nach 7 Wochen bei voller Beweglichkeit. Fraktur nach 4 Monaten konsolidiert

c Metallentfernung nach 18 Monaten am 31. Januar 1986 auf Wunsch des Patienten (Platte stört beim Rucksacktragen). Fraktur geheilt. Schulterfunktion seitengleich. Keine Beschwerden

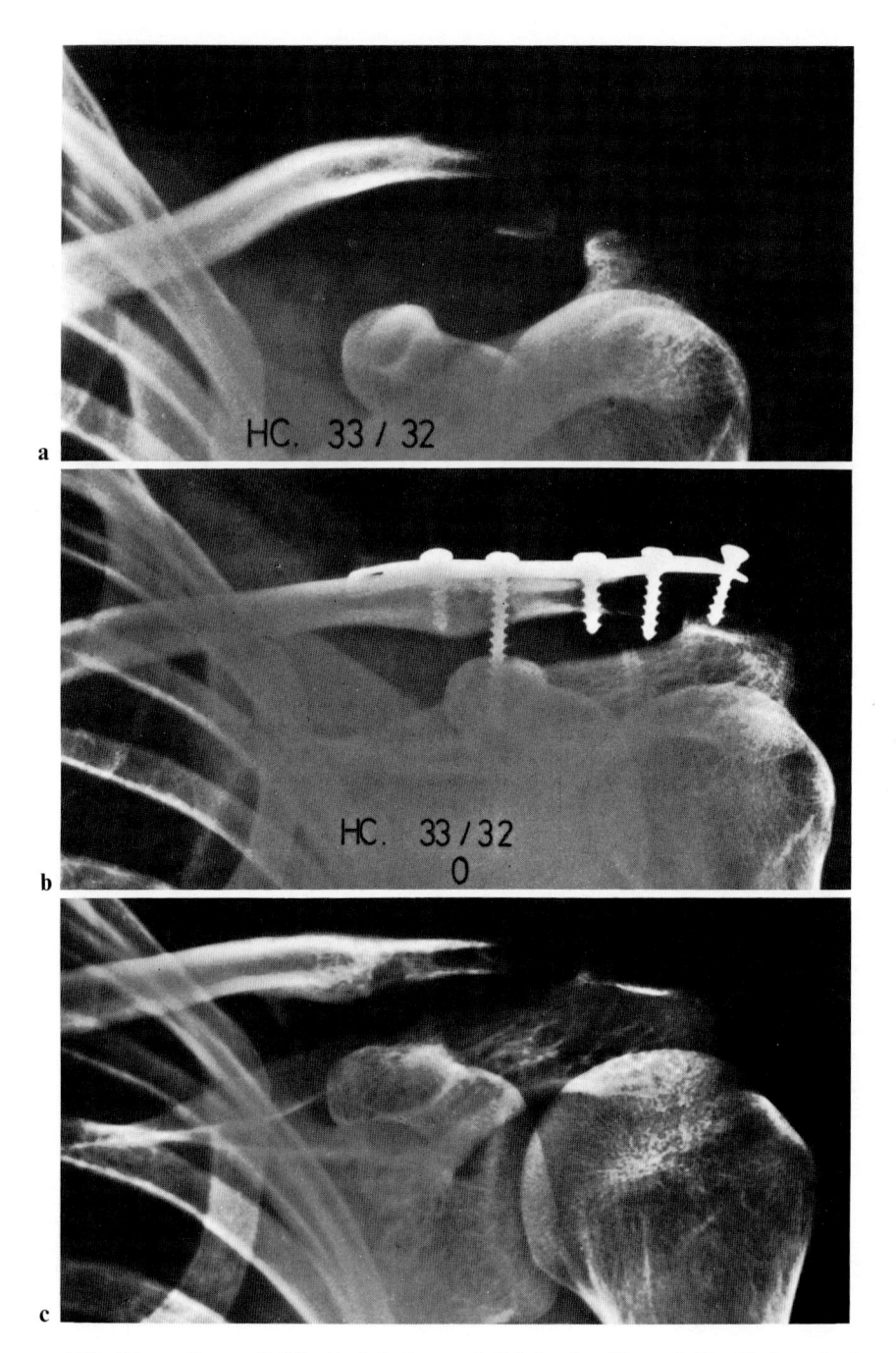

Abb. 57 a–c. Laterale Klavikulafraktur mit Läsion im Akromioklavikulargelenk

M.P., Anita, 26jährige Arbeitslehrerin. Sturz beim Kunstturnen am 2. Dezember 1976 auf die linke Schulter. Commotio cerebri

a Laterale Klavikulafraktur links mit Hochstand (Zerreißung des Lig. coracoclaviculare)

b Osteosynthese nach 2 Tagen: blutige Reposition und Stabilisierung mit zugebogener Drittelrohrplatte. Verankerung einer Plattenschraube im Processus coracoideus. Aktive Mobilisierung. Lockerung der akromialen Schraube, die nach 3 Wochen durch Stichinzision entfernt wird. Freie Beweglichkeit der Schulter und volle Arbeitsfähigkeit nach 6 Wochen. Metallentfernung nach 4 Monaten

c Kontrolle nach 3,5 Jahren am 19. März 1980: volle Beweglichkeit. Narben unauffällig. Voll sportfähig, Kunstturnen

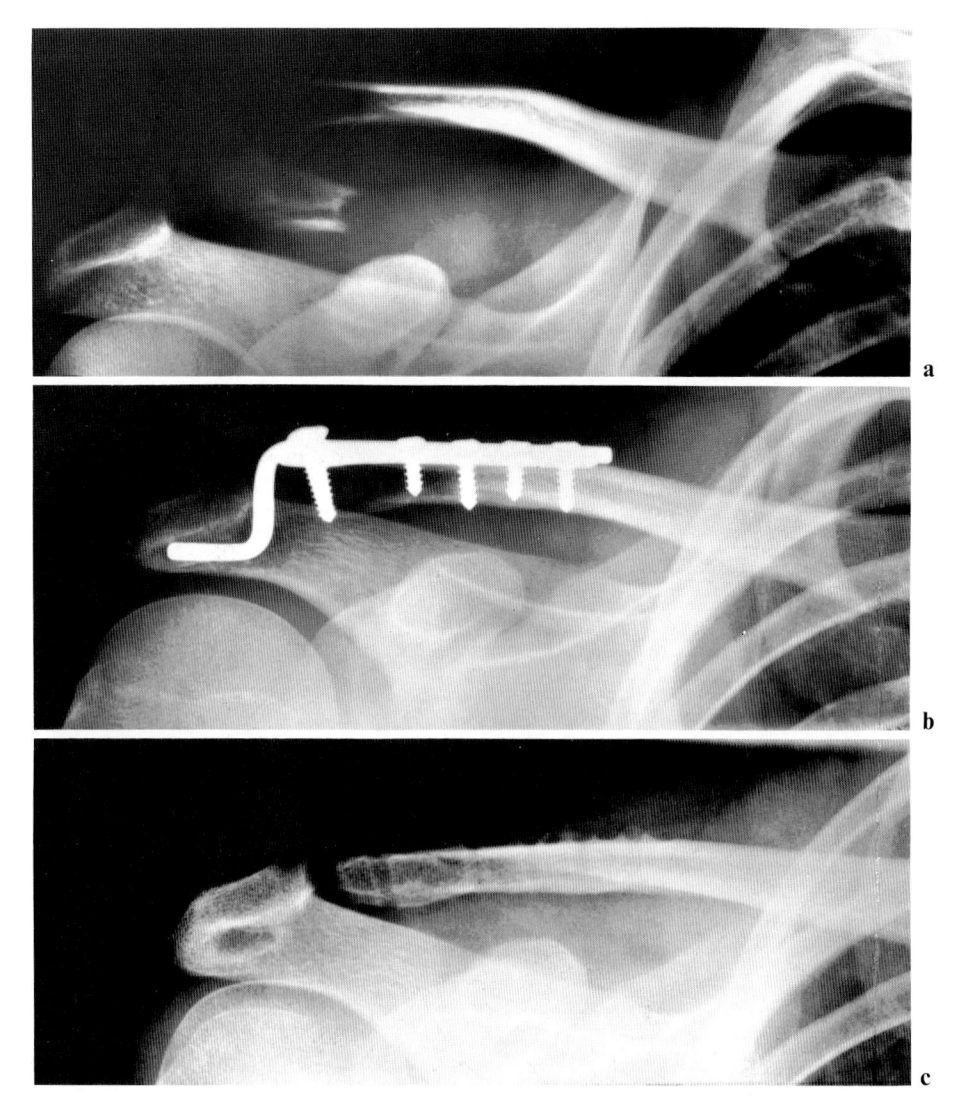

Abb. 58 a–c. Klinisches Beispiel: Spezialplatte bei instabiler lateraler Klavikulafraktur

S., José-Manuel, 19jähriger Kellner. Sturz vom Fahrrad

a Laterale Klavikulafraktur rechts mit erheblicher, konservativ nicht reponierbarer Dislokation

b Osteosynthese mit einer sog. Balser-Platte. Deren lateral S-förmig abgewinkelter Dorn unterfährt das Akromion.

Frühmobilisation. Wiederaufnahme der Arbeit teilweise nach 6, voll nach 9 Wochen

c Metallentfernung nach 14 Monaten. Volle Funktion. Keine Beschwerden. Keine Arthrose

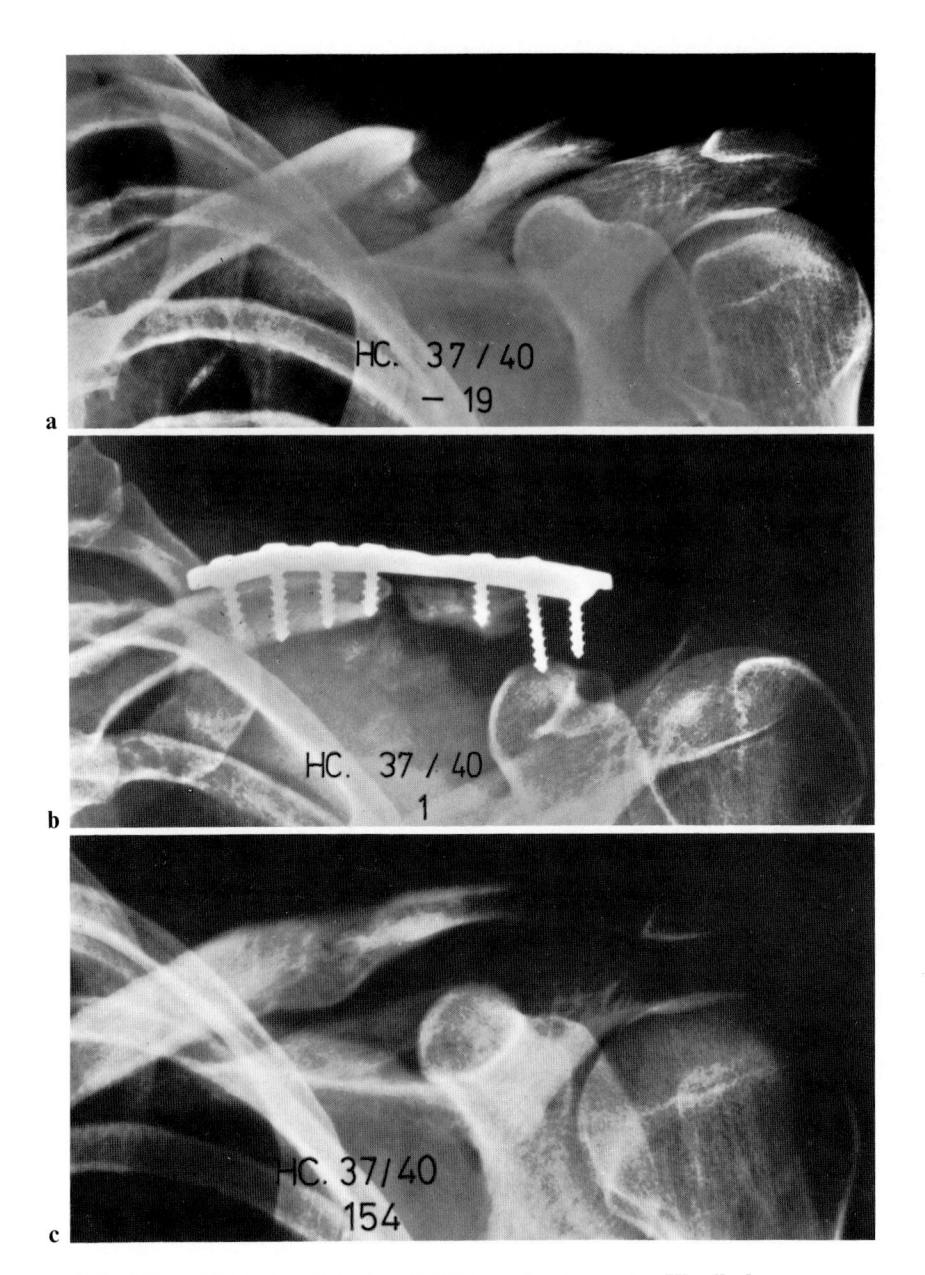

Abb. 59 a–c. Klinisches Beispiel: Defektpseudarthrose der Klavikula

B., Pius, 28jähriger Polizeibeamter. Sturz mit Motorrad am 12. Juli 1975. Commotio cerebri, Klavikulafraktur links, die nicht behandelt wird. Schmerzen und Kraftverminderung im linken Arm. Im Frühjahr 1977 Feststellung einer Klavikulapseudarthrose

a Defektpseudarthrose der linken Klavikula

b Osteosynthese mit 8-Loch-DC-Platte 3,5 mm am 14. Juni 1977. Je 6 kortikale Gewinde fassen die Hauptfragmente. Defektüberbrückung mit Beckenspongiosa, im Röntgenbild als wolkenartige Verschattung sichtbar.
Verlauf komplikationslos. Vollbelastung und volle Arbeitsfähigkeit nach 8 Wochen. Metallentfernung nach 1 Jahr: keine Beschwerden. Volle Funktion. Narbe linear

c Kontrolle nach 3 Jahren am 30. Juni 1980: Klavikulastruktur regularisiert. Patient hat in der Zwischenzeit an 2 Marathonläufen teilgenommen

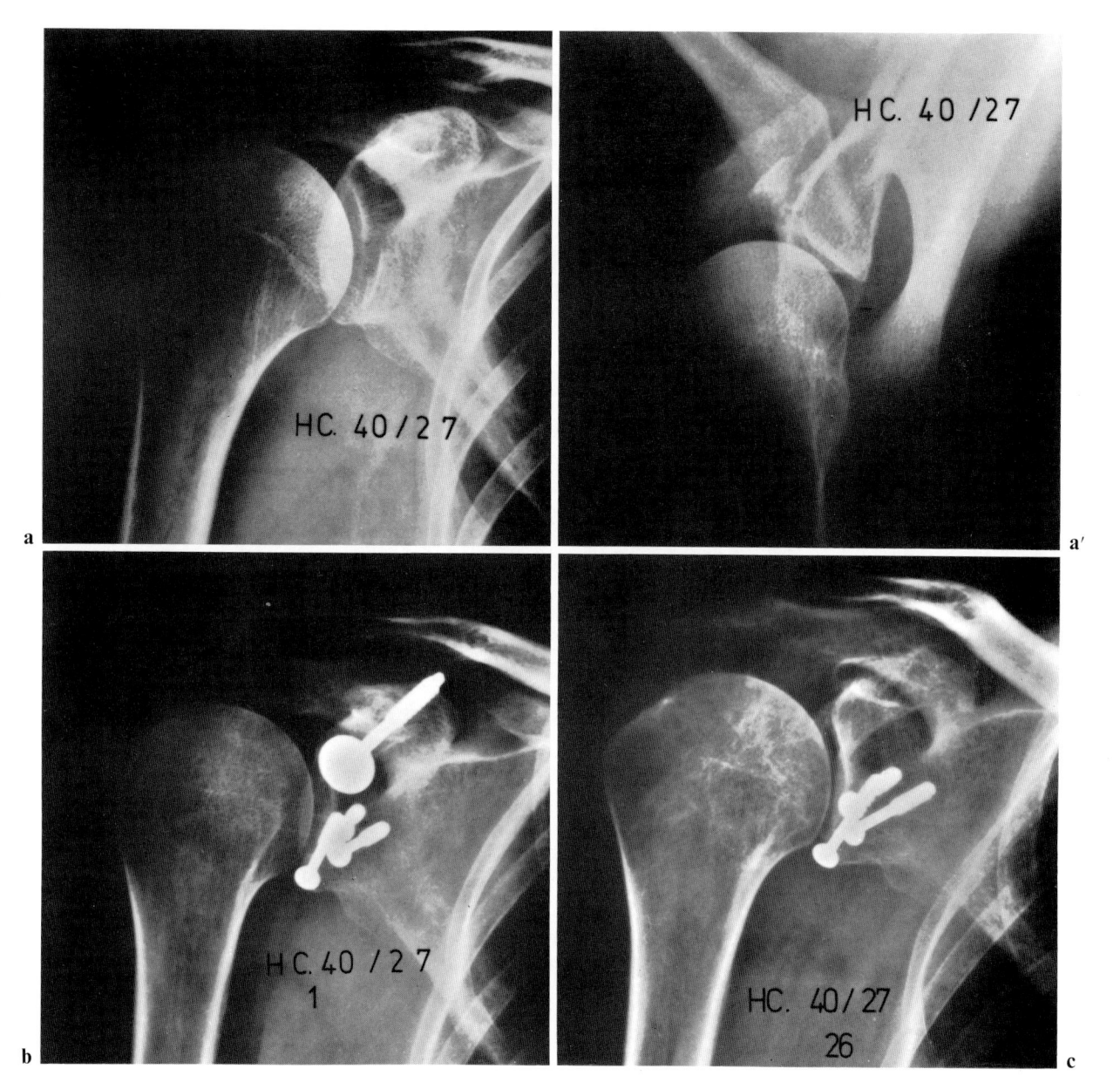

Abb. 60 a–c. Klinisches Beispiel: ventraler Pfannenabbruch

N., Liselotte, 43jährige Sekretärin. Sturz auf die rechte Schulter beim Schlittschuhlaufen am 18. Januar 1978. Erste Arztkonsultation 2 Tage später, dann Notfalleinweisung

a Abbruch der ventralen Pfannenlippe der rechten Schulter

b Osteosynthese am 21. Januar 1978. Das stark dislozierte und mobile Fragment wird mit 3 kleinen Spongiosaschrauben reinseriert. Osteotomie des Processus coracoideus und Rekonstruktion mit Malleolarschraube und Unterlagsscheibe.
Verlauf komplikationslos. Pendelübungen ab 2. Woche. Aktive Mobilisierung ab 3. Woche

c Kontrolle und partielle Metallentfernung nach 6 Monaten am 17. Juli 1978: Schulterelevation noch etwas eingeschränkt, ebenso Rotation. Narben linear. Entfernung der Osteotomieschraube. Die Entfernung der tiefliegenden Schrauben ist nicht vorgesehen

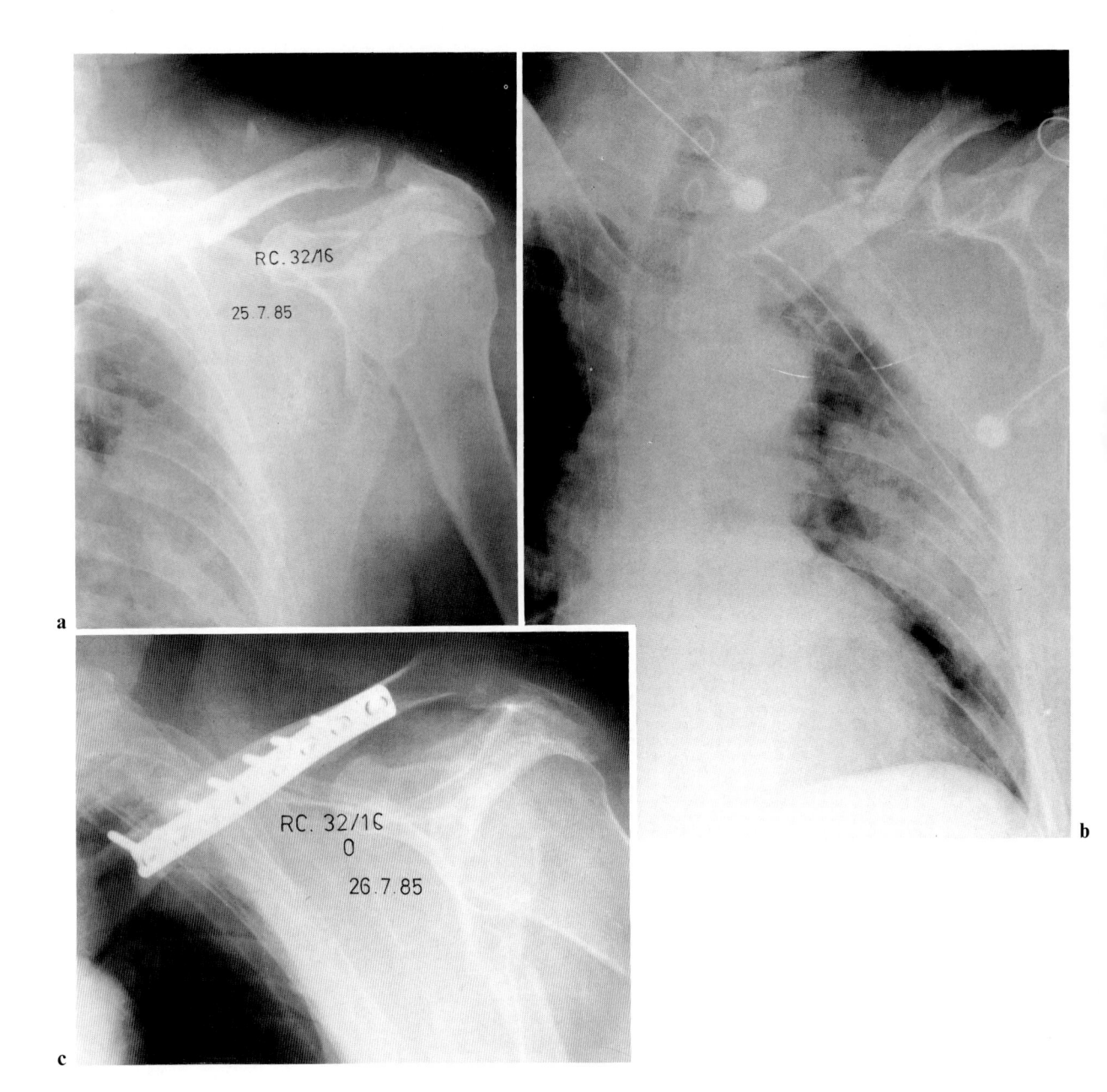

Abb. 61 a–c. Klinisches Beispiel: mediale Skapulahalsfraktur, offene Klavikulafraktur, Rippenserienfrakturen mit Hämatopneumothorax links

G., Christian, 61jähriger Bahnarbeiter. am 25. Juli 1985 mit Motorrad gegen Randstein gestürzt

a Infolge Frakturen instabiler Schultergürtel links. Durchspießung der Haut durch das mediale Klavikulafragment

b Hämatopneumothorax durch Bülau-Drainage behandelt

c Notfallmäßige Stabilisierung des Schultergürtels durch alleinige Osteosynthese der Klavikula mit ventral angelegter 8-Loch-DCP 3,5 mm. Gilchrist-Verband für 1 Woche. Pendelübungen ab 4. postoperativem Tag. Entlassung 3 Wochen nach Unfall mit reizlosen Wundverhältnissen. Funktionelle Nachbehandlung der Schulter. Pulmonal Restitutio ad integrum

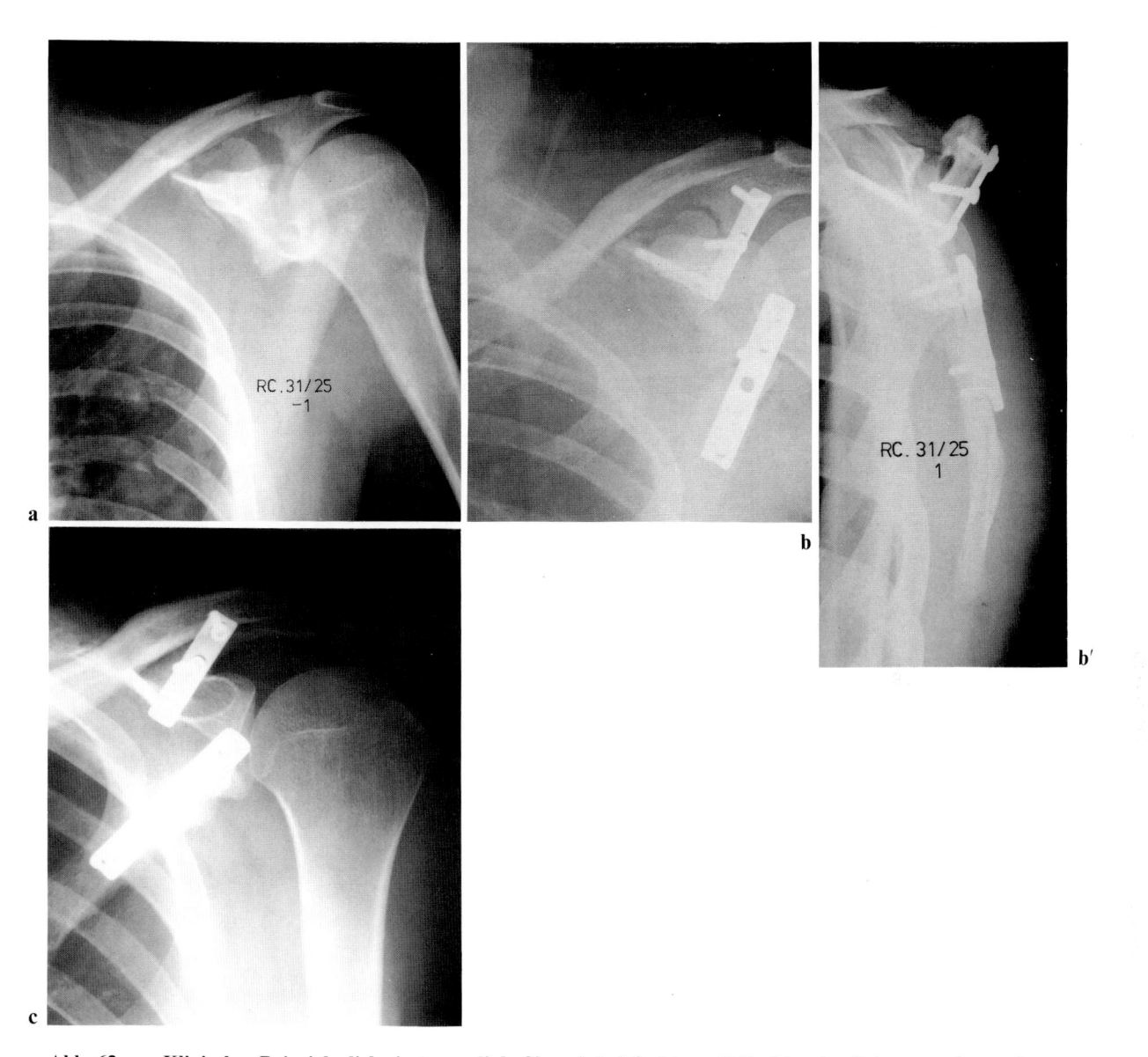

Abb. 62 a–c. Klinisches Beispiel: dislozierte, mediale Skapulahalsfraktur mit Fraktur der Spina scapulae und ipsilateralen Rippenserienfrakturen

J., Robert, 24jähriger Molkereiangestellter. Autounfall am 27. September 1985

a Unfallröntgenbild mit Skapula- und Rippenserienfrakturen, links

b Wegen multipler Exkoriationen am Schultergürtel links postprimäre Osteosynthese am 4. Oktober 1985. Plattenosteosynthese des Margo lateralis scapulae mit DCP 3,5 mm und Fixation der Spina scapulae durch 3-Lochdrittelrohrplatte. Funktionelle Nachbehandlung

c Kontrolle nach 1 Jahr: Restitutio ad integrum. Metallentfernung nicht vorgesehen

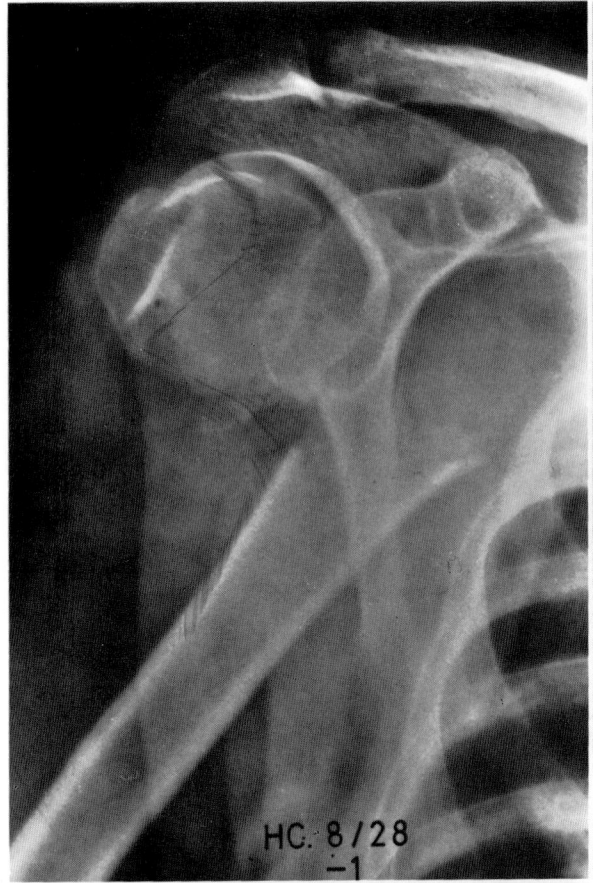

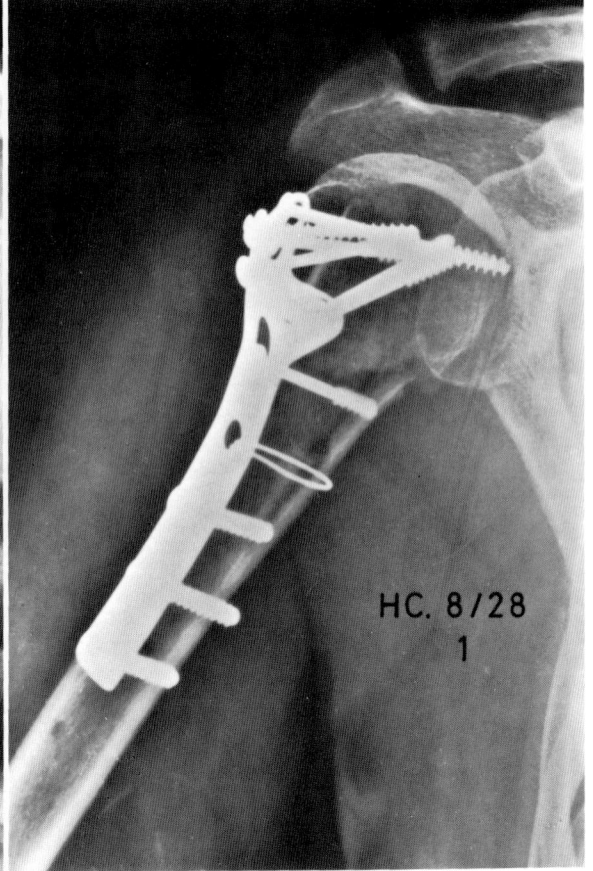

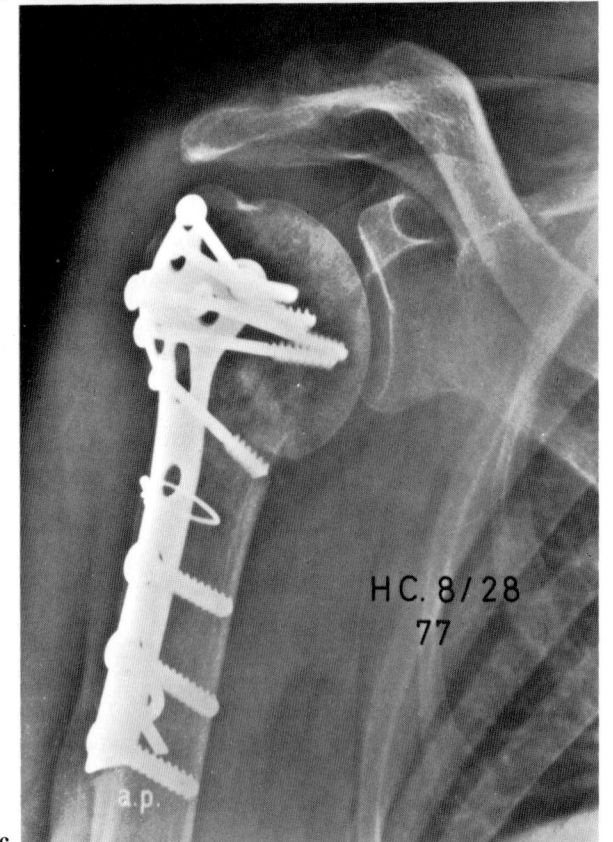

Abb. 63 a–c. Klinisches Beispiel: Osteosynthese bei subkapitaler Humerusfraktur mit Kleeplatte

W., Rosa, 58jährige Hausfrau. Sturz auf vereister Treppe am 25. Februar 1972

a Massiv dislozierte und sehr mobile subkapitale Humerusfraktur. Noch nicht ausgeheilte Radiusfraktur loco classico am gleichen Arm mit Einschränkung der Bewegung und mäßigen Zirkulationsstörungen

b Osteosynthese mit Kleeplatte am 29. Februar 1972, Verlauf komplikationslos. Funktionelle Nachbehandlung

c Ein Röntgenbild nach 1,5 Jahren zeigt eine geheilte Fraktur in leichter Varusfehlstellung. Die Patientin ist nicht zur Metallentfernung zu bewegen.
Auf telefonische Anfrage im Juli 1980 meldet die Patientin schmerzfreie volle Funktion. Sie verweigert die Untersuchung und die Anfertigung eines Röntgenbildes, das sie in Anbetracht ihres Befindens als unnötig erachtet

X. Ellbogen

Das Ellbogengelenk besteht aus 3 Gelenkabschnitten: dem Scharniergelenk zwischen Trochlea humeri und proximalem Ulnaende (Olecranon, Incisura trochlearis, Prozessus coronoideus) für Flexion und Extension, dem humeroradialen Gelenk zwischen Capitulum humeri und Radiusköpfchen, das wie ein Kugellager gebaut ist und die Pronation/Supination ermöglicht, ferner dem proximalen Radioulnargelenk, bestehend aus Incisura radialis ulnae, Zirkumferrenz des Radiusköpfchens und Lig. anulare, welche das proximale Radiusende dynamisch gegen die Ulna fesselt und dadurch in jeder Beuge- bzw. Streckstellung Drehbewegungen des Radius um die Ulna ermöglicht. Die tellerartige Fläche des Radiusköpfchens überträgt bei axialer Belastung Kräfte auf das Capitulum humeri und ist damit wesentlich an der radialseitigen Stabilität des Ellbogengelenks beteiligt.

Während endgradige Beuge- und Streckausfälle in der Regel durch den Patienten gut kompensiert werden können, sind Einschränkungen der Pro- und Supination störend. Geringgradige Gelenkstufenbildungen sowie Folgezustände nach Luxationsfrakturen mit persistierender Instabilität können zu posttraumatischen Arthrosen führen. Dies erklärt die heutige Tendenz, dislozierte Gelenkfrakturen anatomisch zu reponieren.

Die bewährten Operationsverfahren sollen deshalb ausführlich dargestellt werden.

1. Distaler Humerus

a) Abbruch- und Abrißfrakturen von Kondylen und Epikondylen

Diese v.a. bei Kindern und Jugendlichen häufigen Frakturen müssen wegen der Gefahr späterer Fehlstellungen exakt reponiert werden. Anläßlich der Gelenkluxation können Skelettanteile interponiert werden (z.B. Gelenkinterposition des gemeinsamen Flexorenursprungs nach Abrißfraktur des Epicondylus ulnaris beim Adoleszenten) (Abb. 65). Beim Kind wird in der Regel eine Spickdrahtosteosynthese, beim Adoleszenten und Erwachsenen eine Verschraubung durchgeführt, in der Regel mit 2 kleinen Spongiosa- oder Kortikaliszugschrauben (Abb. 76).

b) Intraartikuläre distale Humerusfraktur

Die Osteosyntheseindikation ist bei diesen Gelenkbrüchen unbestritten. Sie treten vorwiegend in 2 Formen in Erscheinung:

Einfache Y-Fraktur

Zur Versorgung dieser Fraktur genügt oft ein bilateraler Zugang und eine Stabilisierung mit Zugschrauben allein. Am zweckmäßigsten ist die Anwendung der kleinen Spongiosaschraube für die Trochlea, kombiniert mit langen Kortikalisschrauben 3,5 mm zur Verbindung des Gelenkanteils mit dem Humerusschaft (Abb. 65).

Komplexer Trümmerbruch mit Einbeziehung der Trochlea humeri

Bei diesen Frakturen kann sich die Reposition als außerordentlich schwierig erweisen. Sie gelingt in der Regel, sofern systematisch vorgegangen wird.

Vorbereitungen. Spongiosaentnahme vom Becken vorsehen, pneumatische Blutsperre am proximalen Oberarm.

Lagerung. Auf eine sorgfältige Lagerung ist zu achten, um nicht eine Neurapraxie des Plexus brachialis zu riskieren. Es bieten sich 2 Hauptlagerungsformen an: die Bauchlage oder die Seitenlage. In Bauchlage wird die Ellenbeuge durch eine genau sitzende, gut gepolsterte Rolle abgestützt. Dabei bleibt das Ellbogengelenk beweglich und kann über 90° flektiert werden (Abb. 64). In Seitenlage unterstützt eine Rolle den Oberarm auf Höhe der angelegten pneumatischen Blutsperre, damit das Ellbogengelenk auf ca. 120° gebeugt werden kann (Abb. 64).

Bei älteren Patienten sowie bei Polytraumatisierten muß der Eingriff aus Anästhesiegründen u.U. in Seiten- bzw. Rückenlage und Regionalanästhesie durchgeführt werden.

Inzision. Hautschnitt 25–30 cm lang, das Olekranon radial bogenförmig umgehend. Aus diesem Zugang muß die Dorsalseite des Gelenks voll überblickt werden können (Abb. 66). Darstellung des N. ulnaris im Sulkus. Der Nerv wird angeschlungen und schonend zur Seite gehalten. Unter Umständen muß er am Schluß des Eingriffs subkutan oder volar verlagert werden.

Zugangsosteotomie des Olekranons (Abb. 67). Dies ist zur einwandfreien Übersicht über die Trochlea humeri unerläßlich. Erfahrungsgemäß heilt diese Osteotomie im metaphysären Bereich rasch und folgenlos aus. Anstelle der planen wird heute die V-förmige Osteotomie empfohlen und die Rekonstruktion erfolgt in der Regel mit parallelen Kirschner-Drähten und Zuggurtungsdrahtschlinge. Die um 180° umgebogenen Kirschner-Drähte werden mit resorbierbaren Nähten an einem dorsalen Durchwandern gehindert.

Technik der V-Osteotomie. Mit der oszillierenden Säge wird unter Schutz von 2 Knochenhebeln das Olekranon auf Trochleahöhe V-förmig tief eingekerbt. Mit einem feinen Meißel wird die Osteotomie bis ins Gelenk vervollständigt. Das Olekranon wird nach proximal zurückgeklappt. Auf diese Weise wird eine Übersicht über den distalen Humerus und die frakturierte Trochlea erreicht.

Alternative. Schräge plane Osteotomie auf die Gelenkmitte hin. Diese wird mit der Kombination Kortikaliszugschraube 3,5 mm und Zuggurtungsdrahtschlinge rekonstruiert (Abb. 67).

Rekonstruktion der Trochlea (Abb. 68). Dies ist der wichtigste Schritt der Osteosynthese. Die Fragmente sind oft stark disloziert. Devitalisierte, völlig abgelöste Fragmente sollen nicht entfernt, sondern exakt eingepaßt werden. Nur in seltenen Fällen liegen echte Substanzdefekte vor, die mit autologer Spongiosa auszufüllen sind.

Reposition und provisorische Fixation werden mit Kirschner-Drähten ausgeführt. Der 1. Draht dient als Leitgebilde. Seine exakte Lage ist entscheidend. Er muß auf der stumpfen Seite durch schräges Zuschneiden zugespitzt werden. Er durchbohrt von der Fraktur, d.h. von ulnar her, das radiale Fragment zentral. Dann wird er als Hebel zur Reposition verwendet und retrograd in das oder die zentralen Trochleafragmente nach ulnar zurückgebohrt. Unter Leitung dieses Drahtes wird ein paralleles Bohrloch 2,5 mm angelegt und in dieses eine kleine Spongiosaschraube eingeführt, die interfragmentär komprimieren soll (Abb. 68). Diese ist meistens 45–50 mm lang. Der präliminäre Kirschner-Draht kann zur Sicherung der Rotationsstabilität belassen oder durch eine 2. Schraube ersetzt werden. Falls Substanzverluste in der Gelenkfläche vorliegen, wird anstelle der Spongiosaschraube eine Kortikalisschraube 3,5 mm verwendet, die dann als Stellschraube dient (Abb. 69).

Verbindung Trochlea – Humerusmetaphyse (Abb. 69). Nach Stabilisierung der Trochlea humeri wird die Verbindung zwischen Gelenk und Humerusmetaphyse hergestellt. Dazu eignen sich je nach Ausdehnung der Fraktur, nach Fragmentzahl und Lokalisation lange Drittelrohrplatten (5- bis 7-Loch) oder die 3,5-mm-Rekonstruktionsplatte. Diese wird wegen ihrer höheren Stabilität und guten Konturierfähigkeit heute vermehrt verwendet. Diese Platten müssen korrekt angebogen und genau kontrolliert werden. Die Fossa olecrani und die Fossa coronoidea sollten frei von Osteosynthesematerial bleiben, um die Extension bzw. Flexion endgradig nicht einzuschränken. Ulnar sollte die Platte nicht in unmittelbarer Nachbarschaft des N. ulnaris liegen. Mit Vorteil liegt die ulnare Platte auf der ulnaren Kante, die radiale Platte dorsoradial. Die proximale Vereinigung beider Platten durch eine zentrale Schraube oder die Verwendung der Y-Platte wird von den meisten Chirurgen wegen zusätzlicher technischer Schwierigkeiten beim Eingriff bzw. bei der Metallentfernung nicht mehr empfohlen.

Bei einfachem Frakturverlauf kann anstelle der 2. Platte eine lange Einzelschraube verwendet werden, die die stabile Verbindung zwischen Trochlea humeri und distalem Schaftbereich garantiert.

An die Osteosynthese schließt sich die Refixation des Olekranons nach der oben angegebenen Technik an.

Wundverschluß. Adäquate Redondrainage und einschichtiger Wundverschluß mit Hautnaht. Bei starker Kontusion sind gelegentlich Stichelungen nötig. Postoperativ wird initial eine abnehmbare, gepolsterte Gipsschiene in ca. 80° Flexion angelegt und die Extremität so hoch gelagert, daß keine Druckschäden im Wundgebiet entstehen können.

Nachbehandlung. Diese richtet sich nach der erreichten Stabilität. Eine abnehmbare Gipsschiene ist für einige Wochen empfehlenswert. Wir empfehlen den sog. Schlupfgips, der dorsoradial geöffnet ist und eine geführte aktiv assistierte Bewegungstherapie ermöglicht. Bei Trümmerfrakturen kann der Durchbau, d.h. die Belastbarkeit 12 Wochen oder mehr beanspruchen. Die Flexion wird in der Regel früher erreicht als die volle Extension, die endgradig eingeschränkt bleiben kann. Ist die Metallentfernung indiziert, erfolgt sie meistens in 2 Etappen. Zuvor ist klinisch und evtl. auch elektromyographisch der N. ulnaris zu prüfen. Bei Dysästhesien oder Restparesen wird die Entfernung der ulnaren Implantate in der Regel mit einer Vorverlagerung des Nervs sowie einer Neurolyse kombiniert. Auf jeden Fall wird anläßlich der Metallentfernung der N. ulnaris erneut dargestellt und geschützt, falls ulnarseitig ein Implantat entfernt werden muß.

Sekundäre Eingriffe. Pseudarthrosen des distalen Humerus sind selten. Persistierende Schmerzen weisen auf eine Instabilität hin und geben die Operationsindikation. Die posttraumatischen Deformationen sind häufig komplex, da sowohl der radiale als auch der ulnare Pfeiler betroffen sind. Die Operation muß genau geplant werden. Autologe kortikospongiöse Knochentransplantationen sind nach Dekortikation und Anfrischung der Frakturenden unerläßlich. Zur Stabilisierung der Pseudarthrosen wird entweder die relativ schwer verformbare Spanngleitlochplatte 3,5 mm oder die Rekonstruktionsplatte 3,5 mm den Drittelrohrplatten vorgezogen (Abb. 86).

2. Radiusköpfchen

Die Bedeutung des Radiusköpfchens bei der Übertragung axialer Kräfte vom Handgelenk auf Oberarm und Schulter („radialer Pfeiler") sowie als Stabilisator des Ellbogens wird heute allgemein anerkannt. Das Ausmaß dieser Kräfte ist jedoch experimentell noch ungenügend erforscht.

Die sog. isolierte Fraktur des Radiusköpfchens entsteht fast ausschließlich beim Sturz auf die extendierte und pronierte Hand. Dabei wird der Ellbogen durch Trizepsinnervation reflektorisch in eine Schutzstellung gebracht, die aus subtotaler Streckung (30° Flexion) und leichter Valgusposition besteht. Beim Aufschlag wird das Gelenk einer ganz kurzen (10–20 ms) Spitzenbelastung ausgesetzt. Die stabilisierende, das Gelenk schützende Muskelinnervation tritt erst nachher auf.

Die neuere Literatur verwendet die Einteilung von Mason 1954:
- Typ 1: nicht dislozierte Fraktur,
- Typ 2: Meißelfraktur mit Stufe,
- Typ 3: Trümmerfraktur,
- Typ 4: Luxationsfraktur nach dorsal, kombiniert mit Ulnafraktur.

Aufgrund langjähriger Beobachtungen müssen die Typen 2 und 3 ergänzt werden, v.a. im Hinblick auf Indikation und Operationstechnik (Abb. 71):

- Die Dislokation einer Meißelfraktur kann entweder in einer Stufe oder in einem klaffenden Spalt bestehen. Der Spalt ist oft mit Knorpelinterponaten gefüllt (Abb. 71).

- Trümmerfrakturen im eigentlichen Sinn sind selten, Impressionsfrakturen der Gelenkfläche, wo eine Wand des Köpfchens intakt und die Fragmente vital bleiben, viel häufiger (Abb. 71).
- Zu unterscheiden sind auch die Frakturen des Radiushalses, welche eine randständige Spongiosaimpression aufweisen und bei denen der tellerförmige Gelenkanteil entweder teilweise oder als Ganzes eingeknickt ist und wieder aufgerichtet werden muß (Abb. 71).

Die nicht dislozierte Radiusköpfchenfraktur sollte nach wie vor eine Domäne der konservativen Behandlung bleiben. Diese sollte aber funktionell sein (Frühmobilisation aus abnehmbarer Schiene).

Dislozierte Frakturen des Radiusköpfchens werden heute allgemein als Operationsindikation anerkannt. Dabei ist auf folgende Probleme zu achten:

- Zur Beurteilung der Dislokation sind gezielte Röntgenaufnahmen in beiden Ebenen erforderlich. Nach einem Trauma kann der schmerzhafte Ellbogen nicht gestreckt werden; a.-p.-Aufnahmen müssen senkrecht auf das Radiusköpfchen und nicht auf den Humerus gezielt werden (Abb. 70).
- Nebenverletzungen sind zu beachten: Die „isolierte" Fraktur kann nur bei Überdehnung oder Riß des Kapselbandapparates auftreten. Auf spontan reponierte Luxationen ist zu achten. Auf der Ulnarseite können durch die Valguskraft gleichzeitig Bandrisse oder kleine Abrißfrakturen entstehen, die die Stabilität des ganzen Ellbogens beeinträchtigen. Sie werden primär leicht übersehen. Unversorgte Bandrisse können später Bewegungseinschränkungen sowie Verkalkungen zurücklassen (Abb. 71).
- Zerreißungen der Membrana interossea antebrachii – der für die Stabilität des Unterarms so bedeutsamen Struktur – können nur durch Arthrographie, nicht aber klinisch diagnostiziert werden. Man vermutet sie dann, wenn während der Osteosynthese das Radiusköpfchen besonders leicht hervorgezogen und überblickt werden kann. Sie sind wahrscheinlich die Ursache der mehrfach beschriebenen und klinisch oft relevanten sekundären Veränderungen im distalen Radioulnargelenk.

Aus der klinischen Erfahrung darf angenommen werden, daß die Risse unter der unbelasteten funktionellen Nachbehandlung folgenlos ausheilen. Jedenfalls fanden wir in unserem Krankengut nach Osteosynthesen keine Einschränkungen von Pro- und Supination.

Radiusköpfchenfrakturen können aber auch Teil einer Luxationsfraktur beider Unterarmknochen sein: Bei der Monteggia-Fraktur, wo das Köpfchen nach ventral luxiert, bleibt es intakt und reponiert sich in der Regel spontan mit der Osteosynthese der Ulna. Kapselbandnähte, insbesondere des Lig. anulare, sind nur bei persistierender Luxation erforderlich.

Bei der hinteren Luxationsfraktur (Typ Mason 4), bei der die Ulna meist im proximalen Drittel frakturiert ist, sind Abscherungen und Trümmerfrakturen am Radiusköpfchen häufig. Die anatomische Wiederherstellung ist hier besonders wichtig, da sonst Instabilität oder Arthrose im Ellbogen resultieren.

Die Resektion eines Teils des Köpfchens erweist sich als hochgradig arthrosefördernd und ist allgemein verlassen worden. Resektionen des ganzen Köpfchens sollten denjenigen Ausnahmesituationen vorbehalten bleiben, wo eine anatomische Rekonstruktion technisch nicht möglich ist oder wo eine größere Devitalisation vorliegt.

Für die operative Rekonstruktion unterscheiden wir 4 Frakturtypen:

a) Meißelfrakturen (Abb. 71)

Sie sind weitaus am häufigsten (ca. 2/3 der Fälle).

Bei diesen Frakturen ist ein Teil des Köpfchens intakt, ein randständiges Segment als Folge asymmetrisch einwirkender Belastung abgeschert. Die Osteosynthese erfolgt bei dislozierten Frakturen durch Verschraubung.

Bei der Osteosynthese ist auf die häufige interfragmentäre Knorpelinterposition zu achten. Diese Abscherungen von der humeralen Gelenkfläche werden beim Trauma in den Radiusfragmenten eingeklemmt und retiniert. Sie stellen ein Repositionshindernis dar. Man erkennt sie im Röntgenbild manchmal an einem Klaffen der Frakturspalten.

b) Impressionsfrakturen (Abb. 71)

Kappenförmige Randimpressionen, aber auch zentrale Impressionen der Gelenkfläche, kombiniert mit meißelartigen Abscherungen, sind häufig und im Röntgenbild schlecht erkennbar. Defekte sollen im Interesse von Stabilität und Revitalisierung mit Spongiosa aufgefüllt werden. Die erforderlichen Volumina sind gering. Sie werden aus dem unmittelbar benachbarten Epicondylus radialis humeri entnommen. Dieser liegt beim erweiterten Zugang ohnehin frei (Abb. 72).

c) Trümmerfrakturen

In der Regel gelingt die anatomische Rekonstruktion auch bei komplexen Frakturen. Meistens ist eine Wand des Köpfchens intakt, periostale Verbindungen sind erhalten, was die Stabilisierung mit Schrauben gestattet. Defekte werden mit Spongiosa aufgefüllt. In Ausnahmefällen, bei jugendlichen Patienten, sind auch Miniplatten zur Stabilisierung verwendet worden. Da sie Pro- und Supination empfindlich behindern, müssen sie frühzeitig wieder entfernt werden. Dieses rekonstruktive Vorgehen ist der Resektion sicher überlegen. Für den Fall von Spätkomplikationen bleibt diese Lösung in Reserve.

Ist eine Resektion unvermeidbar, so wird heute zur Erhaltung der Stabilität und Vermeidung der sekundären Valgusfehlstellung allgemein der Ersatz des Köpfchens durch eine Prothese empfohlen. Dabei ist zu bedenken, daß die komplexe Anatomie und Funktion des Radiusköpfchens eine befriedigende prothetische Versorgung praktisch ausschließt. Nach der eigenen Erfahrung und der Literatur scheint sich die Silastikprothese nach Swanson zu bewähren. Sie wird neuerdings auch mit besonders langem Kopfteil hergestellt. Ihr Vorteil besteht in der Anpassung an die umgebenden Skelettabschnitte infolge ihrer Flexibilität. Andererseits gibt sie auf Stoß und Druck nach und ist daher kein guter Kraftüberträger. Es sind auch verschiedene Metall- und Kunststoffprothesen im Handel, die entweder einzementiert oder durch Verriegelungsmechanismen fixiert werden können. Sie sind vermutlich bessere Kraftüberträger.

d) Halsfrakturen (Abb. 71)

Diese sind beim Kind häufig und dort oft unblutig reponierbar.

Beim Erwachsenen ist das eingeknickte Köpfchen wieder aufzurichten. Der sich dabei entfaltende randständige Defekt wird mit Spongiosa aufgefüllt. Für die Stabilisierung des Köpfchens müssen die Schrauben dann schräg gewissermaßen als Stütz- oder Stellschrauben eingesetzt werden (Abb. 84).

e) Zugang und Osteosynthese

Standardzugang (Abb. 64 und 72). Laterale Längsinzision, beginnend am Epicondylus radialis. Spaltung der Muskelfasern der Extensoren. Beachtung der Nachbarschaft des empfindlichen N. radialis profundus. Er verläuft mehr ventral, unmittelbar über der Gelenkkapsel des Radiusköpfchens. Die Inzision wird daher eher dorsal gelegt. Eröffnung des Gelenks direkt über dem tastbaren Radiusköpfchen. Das Lig. anulare imponiert als Verdickung der Gelenkkapsel und nur selten als individuelle Struktur. Darstellung der Fraktur durch Rotation am Unterarm. Gegen ulnar sollen keine Knochenhebel eingesetzt werden, um Druckschäden des N. radialis zu vermeiden (Abb. 72). Der Assistent ist entsprechend zu instruieren. Das Radiusköpfchen kann jedoch durch einen stumpfen Hebel, der am Epikondylus abstützt, schonend hervorgehoben werden. Entfernung von interfragmentären Interponaten mit feinem Häkchen. Anheben imprimierter Frakturanteile und Reposition der Ausbrüche unter Erhaltung von Periostverbindungen. Provisorische Fixation mit Hilfe der speziellen feinen Zangen mit Spitzen, die wir sonst nur in der Handchirurgie verwenden (Termitenzange, Hirschkäferzange), oder mit feinen Kirschner-Drähten. Anschließend Verschraubung. In der Regel werden mindestens 2, oft aber 3–5 parallel zum Gelenk in verschiedenen Ebenen eingeführte Schrauben benötigt. In den letzten Jahren haben wir dazu fast ausschließlich die Minischraube 1,5 mm verwendet. Sie ist in Längen bis 20 mm erhältlich und kann unbedenklich in die Gelenkfläche des proximalen Radioulnargelenks eingesetzt werden. Die Köpfe werden im Knorpel etwas versenkt und stören dann bei der Drehbewegung nicht (Abb. 73).

Einschichtiger Gelenkverschluß mit resorbierbarem Nahtmaterial und durchgreifenden Nähten, die die Gelenkkapsel und die fibrösen Schichten gemeinsam fassen (Abb. 73). Eine getrennte Naht des meistens als Kapselverdickung imponierenden Lig. anulare ist nicht erforderlich. Wenn die Rekonstruktion anatomisch ist, wird das Ligament durch die funktionelle Nachbehandlung nicht gedehnt. Redondrainage.

Erweiterter Zugang (Abb. 72). Bei komplexen Frakturen oder ungenügendem Einblick empfiehlt sich eine Erweiterung der Inzision nach proximal und dorsal: winkelförmige Verlängerung der Hautinzision. Darstellung des Epikondylus. In diesen wird nach Vorbohren und Schneiden eines Gewindes eine kleine Spongiosaschraube mit Metall- oder Plastikunterlagsscheibe mit Spitzen eingeführt (Länge 24–28 mm). Nach Verifizierung des guten Sitzes wird die Schraube wieder zurückgedreht und der Epikondylus mit dem feinen Klingenmeißel osteotomiert. Das Fragment läßt sich nun mitsamt der anhaftenden radialen Gelenkkapsel und den Muskelursprüngen zur Seite klappen. Wir erhalten so einen ausgezeichneten Überblick über das gesamte Radiusköpfchen. Aus der Osteotomiefläche am Epikondylus läßt sich mit feinem scharfen Löffel hochwertige Spongiosa für das Auffüllen von Defekten im Radiusköpfchen entnehmen, ohne daß dadurch die Rekonstruktion behindert würde. Nach Osteosynthese des Radiusköpfchens wird die Osteotomie mit der vorbereiteten Schraube versorgt. Übriger Gelenkverschluß wie beim Standardzugang.

Dorsaler Zugang (Abb. 74). Bei dorsaler Luxationsfraktur des Ellbogens wird die Operation – wenn möglich – in Bauchlage ausgeführt. Die Vorbereitungen entsprechen denjenigen des Trümmerbruchs am distalen Humerus. Aus der für die Darstellung des Olekranons und der Ulnafraktur notwendigen Inzision gelangt man zuerst auf das subkutan liegende, luxierte prominente Radiusköpfchen. Dessen Fraktur wird zuerst reponiert und nach der oben angegebenen Technik rekonstruiert. Durch die anschließende Reposition der Ulnafraktur reponiert sich das Radiusköpfchen praktisch von selbst. Auf die spätere Metallentfernung am Radius muß in diesen Fällen wegen tiefem Zugang meist verzichtet werden.

f) Nachbehandlung

Hochlagerung und Ruhigstellung mittels abnehmbarer dorsaler Gipsschiene in Rechtwinkelstellung des Ellbogens und mittlerer Rotationsposition.

Aktive Bewegungsübungen nach gesicherter Wundheilung für Pro- und Supination. Erst etwas später werden Flexions- und Extensionsübungen begonnen (vermehrte Belastung durch Muskelzug). Die abnehmbare Schutzschiene wird je nach Fraktur und Stabilität für 4–8 Wochen belassen. Volle Belastung bei Impressions- und Trümmerfrakturen ist nicht vor der 10.–12. Woche zu empfehlen. Die Metallentfernung ist nur notwendig, wenn die manchmal durchtastbaren Schraubenköpfe als störend empfunden werden. Sofern eine rein spongiöse Fraktur vorlag, kann sie relativ früh, d.h. nach 4–5 Monaten ausgeführt werden.

g) Sekundäre Eingriffe

Posttraumatische Arthrosen nach konservativer Behandlung dislozierter Radiusköpfchenfrakturen sowie schmerzhafte, deformierende rheumatische Veränderungen können zur sekundären Operation Anlaß geben. Rekonstruktive Maßnahmen sind dann nicht mehr möglich. Das Köpfchen muß reseziert werden. Zur Erhaltung der Radiuslänge und der Stabilität des Ellbogens ist ein Ersatz durch Prothese indiziert. Wir bevorzugen dabei die Silastikprothese nach Swanson.

3. Olekranon

Die überwiegende Mehrzahl der Olekranonfrakturen wird mit Drahtzuggurtung primär versorgt und funktionell nachbehandelt. Es kann hier auf die ausführliche Darstellung im *Manual der Osteosynthese* hingewiesen werden.

Die Verwendung kleiner Implantate beschränkt sich auf folgende Sonderfälle:

a) Schrägfraktur

Bei dieser Frakturform entsteht mit dem klassischen Zuggurtungssystem eine asymmetrische Druckkraft. Es empfiehlt sich deshalb die Ergänzung durch eine Zugschraube, damit eine flächenhafte und gleichmäßig interfragmentäre Kompression erzielt werden kann (Abb. 74).

Die einfache Verschraubung eignet sich aber gelegentlich auch zur Versorgung langer Schrägfrakturen und einseitig klaffender Fissuren ohne wesentliche Dislokation, insbesondere beim Kind (Abb. 254).

b) Abbruch des Processus coronoideus

Kleine Abscherungen entstehen bei Luxationen oder bei der Reposition derselben. Sie benötigen keine Osteosynthese, jedoch eine temporäre Fixation mit Gipsschiene.

Bei großen Abbrüchen ist die Kongruenz im Scharniergelenk beeinträchtigt. Das Fragment steht meist unter Muskelzug und ist disloziert. Die anatomische Reposition und Stabilisierung ist indiziert. In der Regel kann sie mit einer kleinen Spongiosaschraube aus ulnarem Zugang durchgeführt werden (Abb. 74). Die Übersicht ist am besten, wenn dazu eine Osteotomie des Epikondylus unter Erhaltung der Muskelursprünge erfolgt. Der Eingriff gleicht dann dem beim erweiterten Zugang für das Radiusköpfchen beschriebenen. Vorgängig ist der N. ulnaris darzustellen und sorgfältig während des Eingriffs zu schonen.

c) Trümmerfrakturen

Oft lassen sich diese mit der Drahtzuggurtung allein nicht gut stabilisieren. Die Osteosynthese mit Drittelrohrplatte hat sich in diesen Fällen bewährt. Sie muß genügend lang sein (6- bis 8-Loch) und der Anatomie genau angepaßt werden. Die 1. Schraube faßt die Olekranonspitze. Die Platte wird nach distal gespannt, entweder durch exzentrische Bohrung oder aber mit Hilfe des Plattenspanners mit Gelenken (Abb. 74). Meistens sind zusätzliche Schrauben in anderen Ebenen erforderlich. Defekte werden mit autologer Spongiosa aufgefüllt.

d) Operationstechnik und Zugang

Anästhesie

Narkose oder Plexusanästhesie.

Lagerung (Abb. 64)

- Rückenlage, pneumatische Blutsperre, Unterarm über den Thorax des Patienten auf die Gegenseite hinübergelegt. Handgelenk durch Tuchschlinge fixiert, die entweder durch einen Assistenten gehalten wird oder aber mittels Klemme an den Abdecktüchern fixiert oder mit einem auf der Gegenseite herunterhängenden Gewicht gezogen werden kann.

- Alternative (Abb. 64). Lagerung des Unterarms und der Hand auf gepolsterter Armstütze (Infusionsbänkchen), die quer vor dem Thorax fixiert wird, so daß der Ellbogen gut hochgelagert ist und der Oberarm gewissermaßen hängt.

Zugang

Hautschnitt leicht bogenförmig auf der Radialseite, das Olekranon umgehend. Bei komplexen Frakturen sind Darstellung und Anschlingen des N. ulnaris obligat. Reposition der Fraktur. Provisorische Fixation mit Zange, Haken oder feinen Kirschner-Drähten.

e) Luxationsfrakturen

Bei der Luxationsfraktur nach dorsal, die beide Unterarmknochen betrifft, bestehen in der Regel Frakturen am Radiusköpfchen. Es empfiehlt sich in diesem Fall, den Eingriff in Bauchlage mit hängendem Arm auszuführen (Abb. 64). Falls der Allgemeinzustand des Patienten eine Bauchlage nicht zuläßt, kann die Lagerung nach der beim Abschn. „Olekranon" als Alternative angegebenen Weise vorgenommen werden (Abb. 64). Die Inzision entpricht weitgehend derjenigen für den distalen Humerus. Zuerst wird das Radiusköpfchen in der oben beschriebenen Technik versorgt. Durch die Reposition der Ulna stellt sich das Radiusköpfchen meist ohne Schwierigkeiten spontan ein. Die Versorgung der Ulna bzw. der Olekranonfraktur erfolgt nach der für die Trümmerfrakturen beschriebenen Technik.

Wenn die Ulnafraktur mehr diaphysär liegt, wo größere Biege- und Scherkräfte einwirken, empfiehlt es sich, anstelle der Drittelrohrplatte eine lange Spanngleitlochplatte 3,5 mm zu verwenden.

f) Sekundäre Eingriffe

Bei den seltenen Pseudarthrosen am Olekranon werden die gleichen, oben beschriebenen Techniken verwendet, wobei zur Fixation wiederum entweder gespannte Drittelrohr- oder aber Spanngleitlochplatten 3,5 mm verwendet werden. Bei atrophischer Pseudarthrose ist zusätzlich die autologe Spongiosaplastik obligat, evtl. ergänzt durch eine Dekortikation.

4. Klinisch-radiologische Beispiele
(Abb. 75–86)

Abb. 64a–d. Typische Lagerungen für Osteosynthesen im Bereich des Ellbogens

a Rückenlage: Pneumatische Blutsperre. Flektierter Ellbogen auf Polster über den Thorax gelagert. Handgelenk mit Schlinge und Tuchklammer in Abdecktücher fixiert oder mit Gewicht zur Gegenseite gezogen

b Rückenlage: Hochlagerung des Ellbogens auf gepolstertem Armbänkchen. Zug am angeschlungenen Handgelenk auf die Gegenseite

c Seitenlage: Hängender Arm in Flexion des Ellbogens. Unterstützung durch gepolsterte Rolle unter der Blutsperre. Flexion über 90° möglich

d Bauchlage: Hängender Ellbogen auf gepolsterter Rolle. Flexion frei

a und **b** eignen sich für den Zugang zum Radiusköpfchen und zum Olekranon, **c** und **d** für komplexe distale Humerusfrakturen sowie Luxationsfrakturen der Unterarmknochen

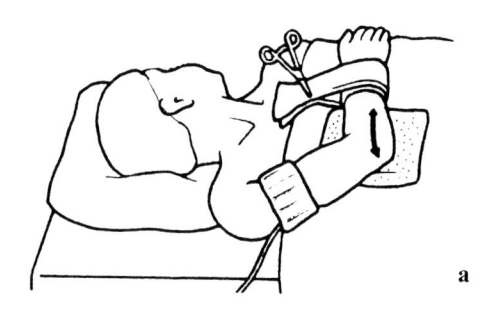

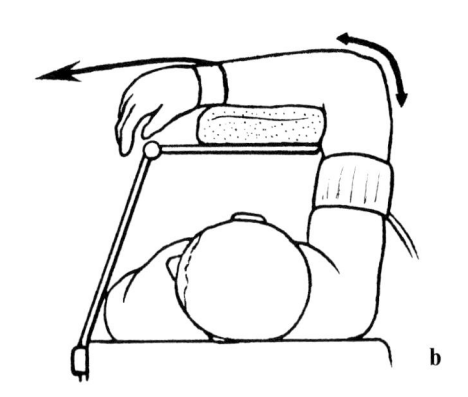

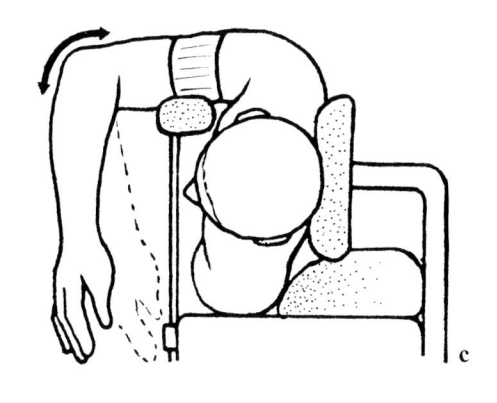

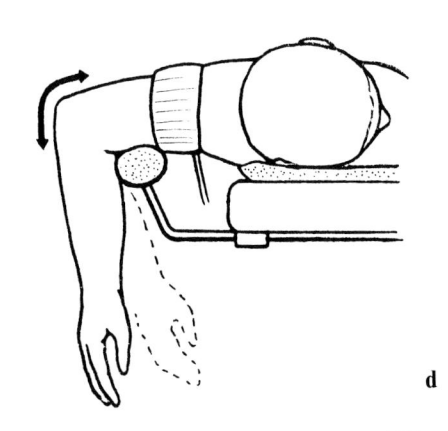

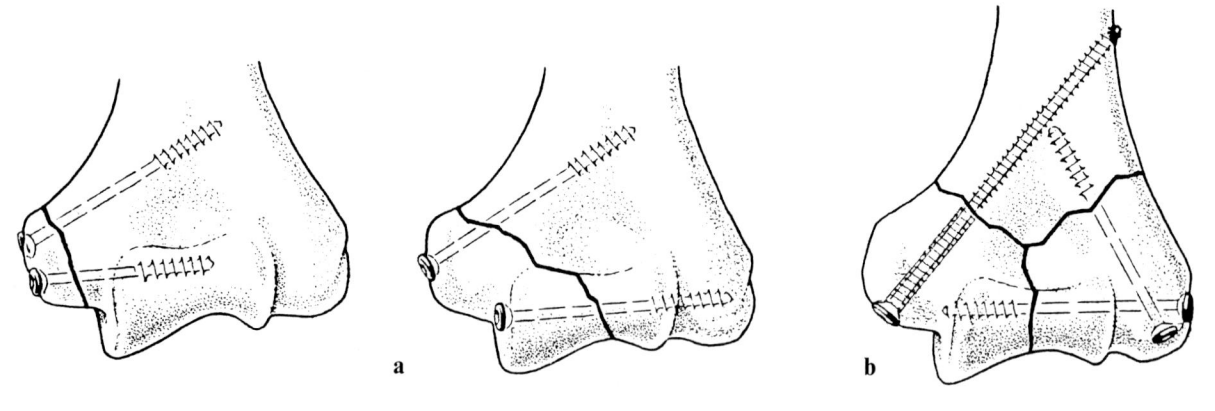

Abb. 65 a, b. Versorgung einfacher distaler Humerusfrakturen

a Osteosynthese von Frakturen der Kondylen und Epikondylen beim Erwachsenen aus einseitigem Zugang. Ulnar muß der N. ulnaris dargestellt werden

b Wenig dislozierte artikuläre Y-Fraktur: bilateraler Zugang. Trochleaversorgung mit kleiner Spongiosaschraube. Pfeilerfixation mit Spongiosa- oder langer Kortikalisschraube 3,5 mm

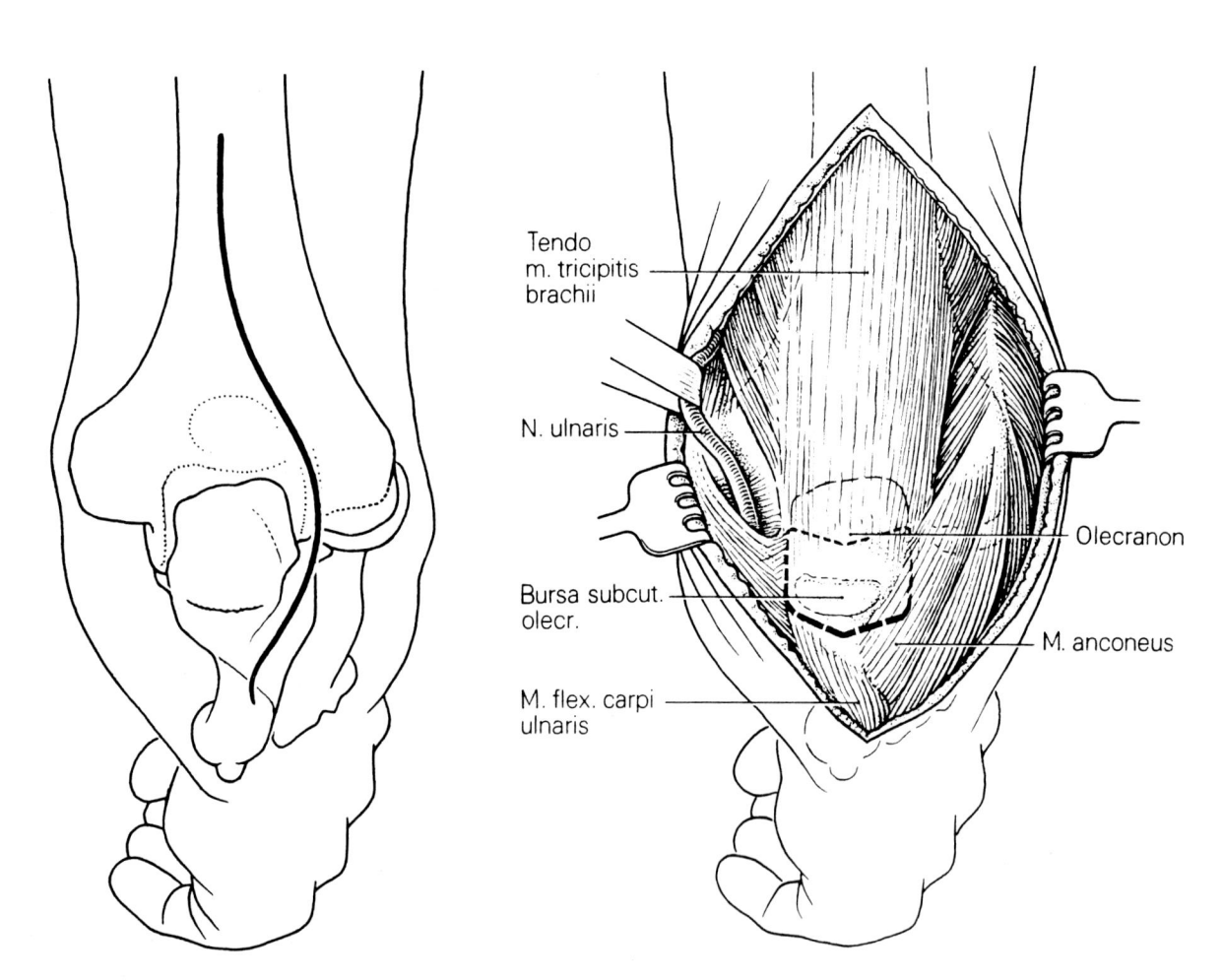

Abb. 66. Intraartikuläre distale Humerustrümmerfraktur: Inzision

Inzision und Zugang unter Umgehung des Olekranons bei flektiertem Ellbogen. Anschlingen des N. ulnaris. Lage der Olekranonosteotomie eingezeichnet

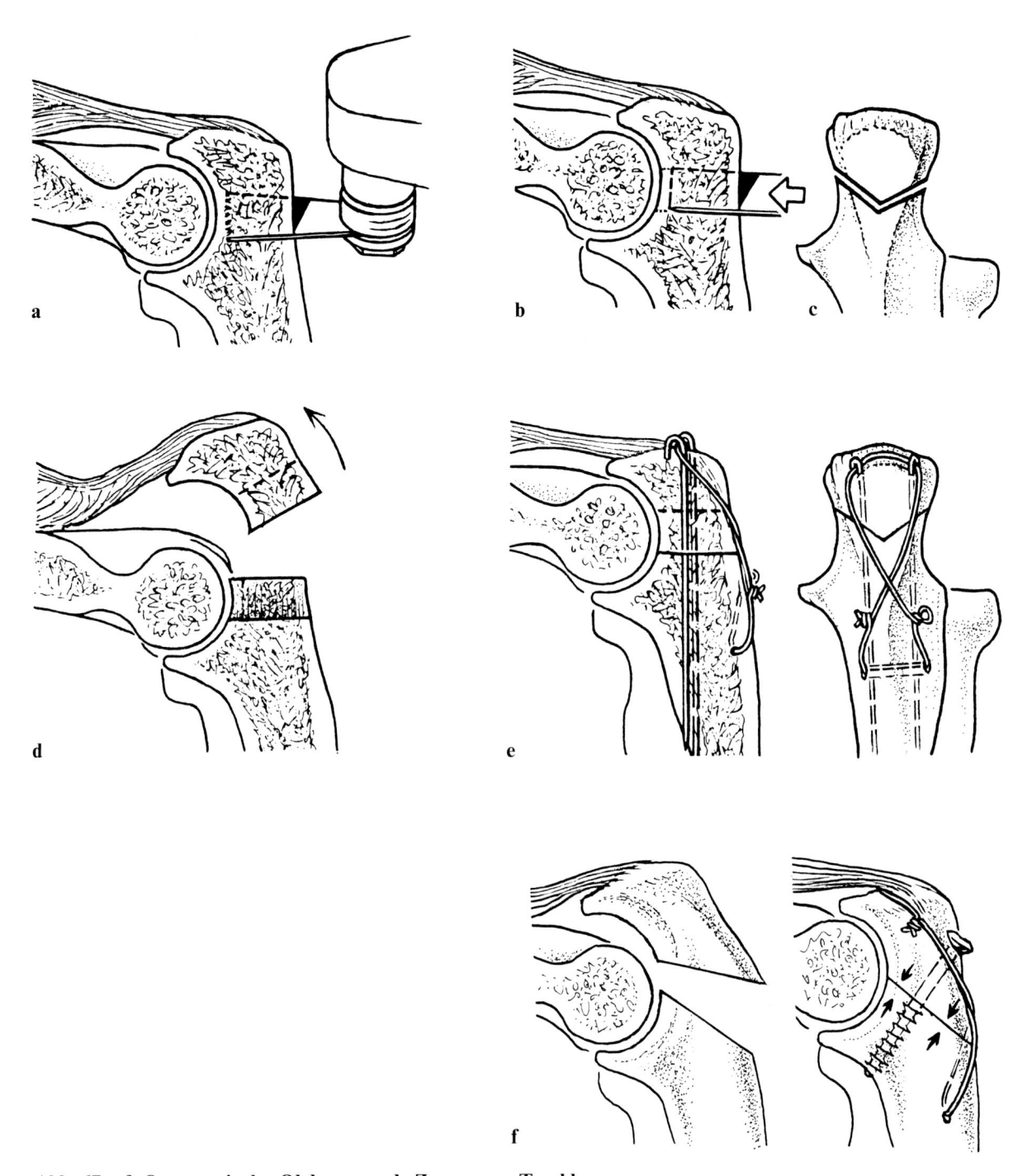

Abb. 67 a–f. Osteotomie des Olekranons als Zugang zur Trochlea

a V-förmige tiefe Inzision mit der oszillierenden Säge

b Spaltung bis in das Gelenk mit feinem Klingenmeißel

c Sägeschnitt: Ansicht von dorsal

d Hochklappen und Weghalten des osteotomierten Olekranons

e Rekonstruktion mit Drahtzuggurtung

f Alternative: schräge, plane Osteotomie auf das Zentrum des Scharniers. Versorgung am Ende des Eingriffs mit Zugschraube und Zuggurtungsdrahtschlinge

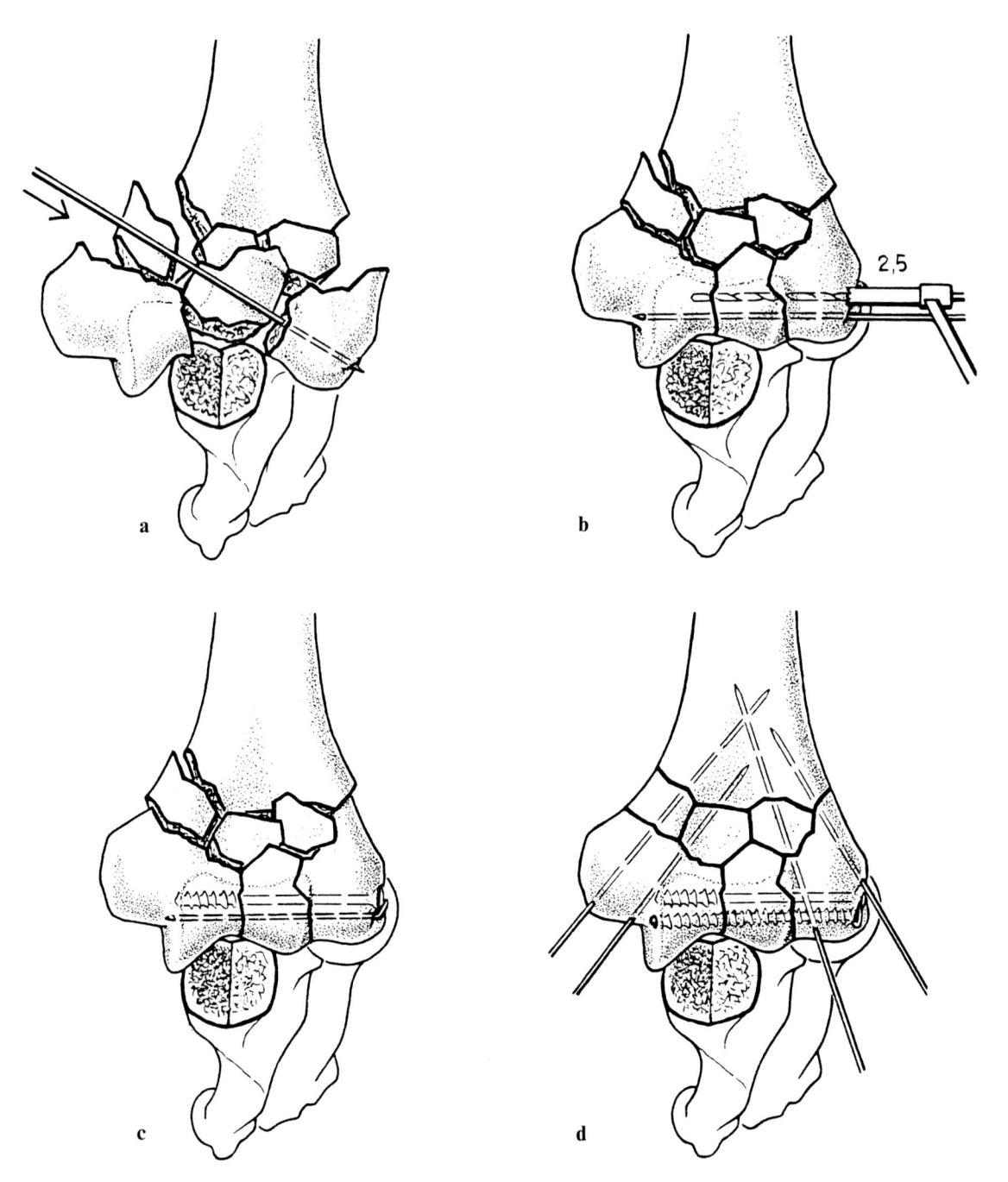

Abb. 68 a–d. Rekonstruktion der Trochlea bei intraartikulärer Trümmerfraktur

a Einbohren des beidseits zugespitzten leitenden Kirschner-Drahtes (1,6 mm) in das radiale Fragment von ulnar her

b Zurückbohren des als Hebel verwendeten Leitdrahtes nach ulnar unter Reposition der Trochleafragmente. Aufstecken der Zielöffnung in der Doppelbohrbüchse und parallele Bohrung 2,5 mm durch die Fraktur hindurch

c Einführung einer komprimierenden Spongiosaschraube nach Schneiden des Gewindes

d Der Kirschner-Draht kann als Rotationsstabilisator belassen bleiben oder durch eine 2. Schraube (Kortikalis 3,5 mm) ersetzt werden.
Reposition zwischen Trochlea und Humerusmetaphyse und provisorische Fixation mit Kirschner-Drähten

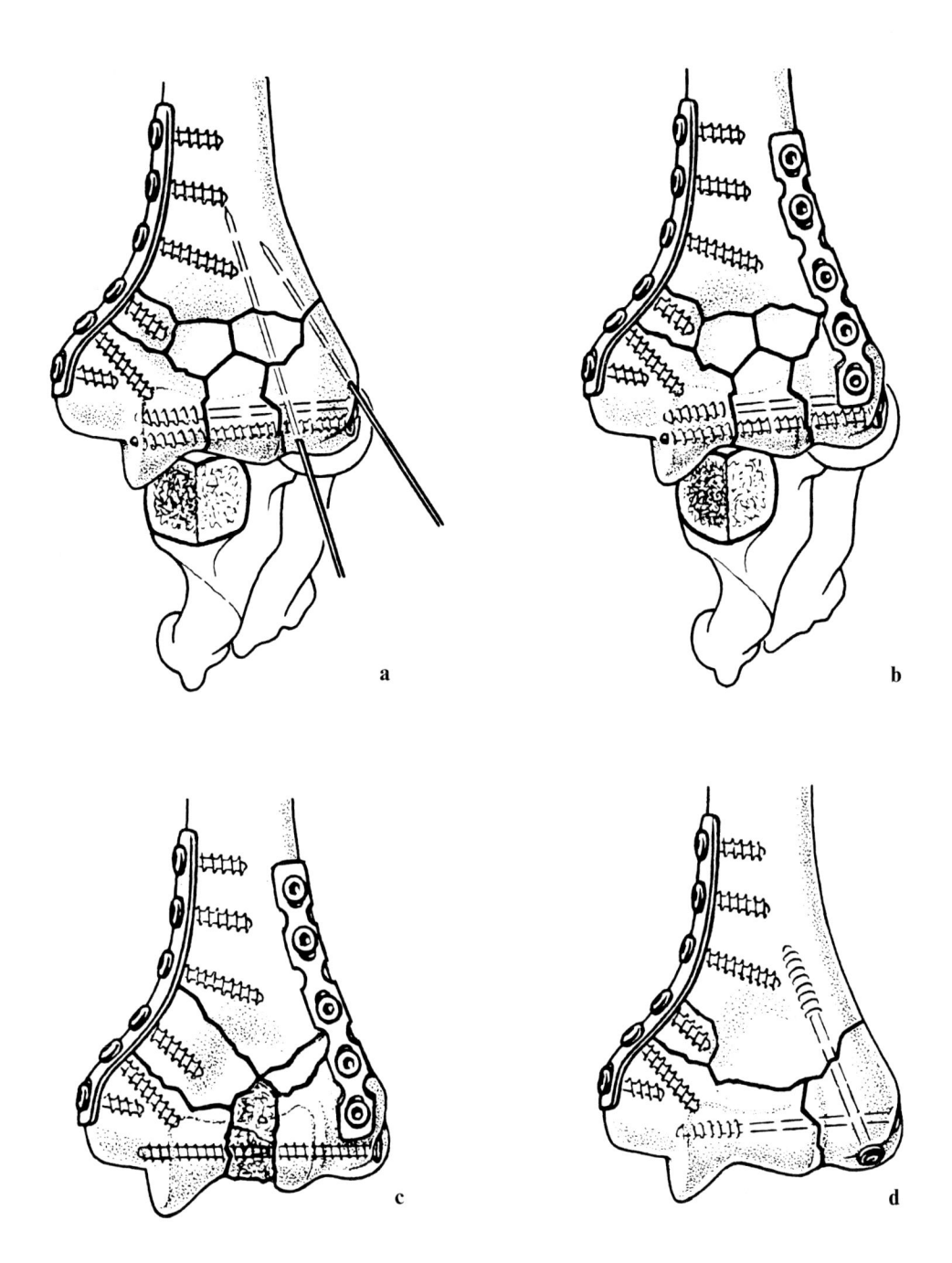

Abb. 69a–d. Verbindung Trochlea – Humerusmetaphyse

a Auf der ulnaren Kante anmodellierte Drittelrohrplatte

b radial-dorsal zugebogene Rekonstruktionsplatte

c Defekt der Gelenkfläche mit kortikospongiösem Block aufgefüllt. Stabilisierung der Trochlea mit Kortikalisschraube 3,5 mm als Stellschraube (kein Gleitloch)

d Alternative: Bei einfacher Fraktur Stabilisierung radial mit Schrauben allein

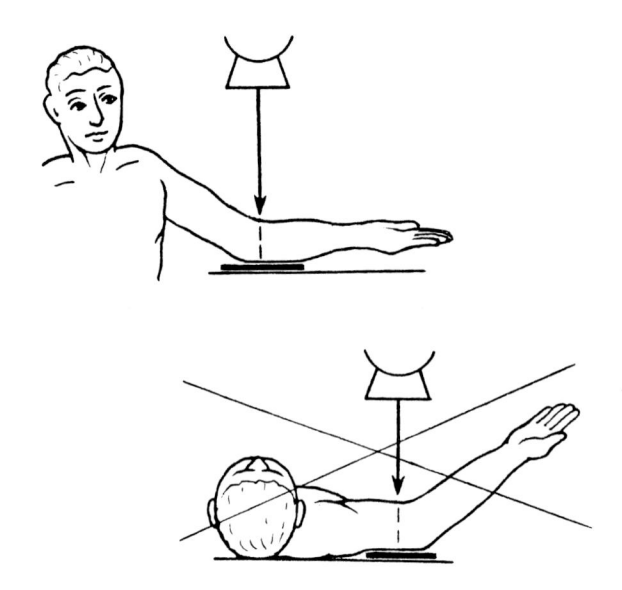

Abb. 70. Gezielte Röntgenaufnahme a.p. auf das Radiusköpfchen

Der Strahlengang muß vertikal auf das Köpfchen treffen und nicht vertikal auf den distalen Humerus. Nach frischer Traumatisierung kann der Ellbogen meistens nicht voll gestreckt werden

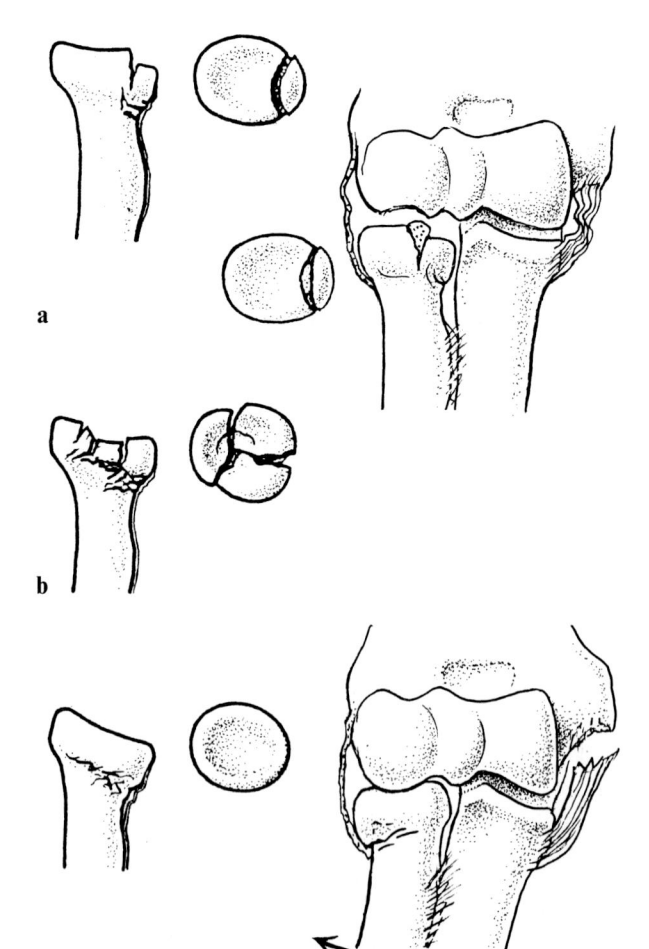

Abb. 71 a–c. Typische Radiusköpfchenfrakturen

a Dislozierte Meißelfraktur. Häufiger Befund: Interfragmentäre Knorpelinterponate, abgeschert von der humeralen Gelenkfläche

b Trümmerfraktur mit zentraler Impression unter Erhaltung einer Wand des Köpfchens

c Impression des Halses mit Abkippung, intakte Gelenkfläche. Begleitverletzung: Abriß des ulnaren Kollateralbandes

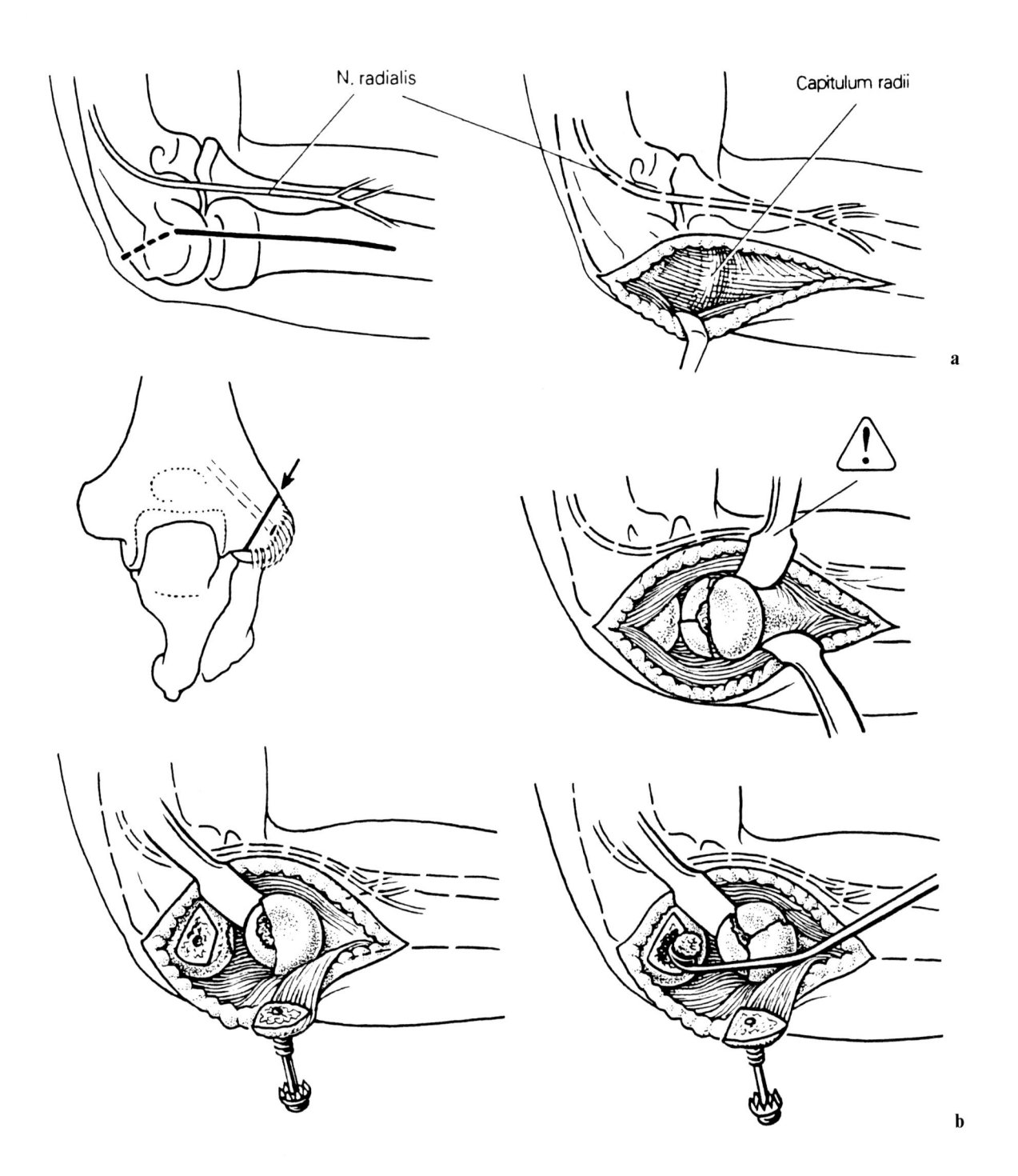

Abb. 72 a, b. Zugang zum Radiusköpfchen

a Radiodorsale Längsinzision. Winkelförmige Verlängerung nach proximal möglich. Durchtrennung der Muskelfasern und der Gelenkkapsel mit dem Lig. anulare. Gefahr der Druckausübung auf den R. profundus de N. radialis mit Knochenhebel

b Erweiterter Zugang durch Osteotomie des Epikondylus im Zusammenhang mit dem Kollateralband nach vorbereiteter Verschraubung (kleine Spongiosaschraube mit Kunststoffunterlagsscheibe mit Spitzen). Das Radiusköpfchen kann praktisch zirkulär eingesehen werden. Der Knochenhebel soll am Kondylus abstützen. Spongiosaentnahme aus der Osteotomie

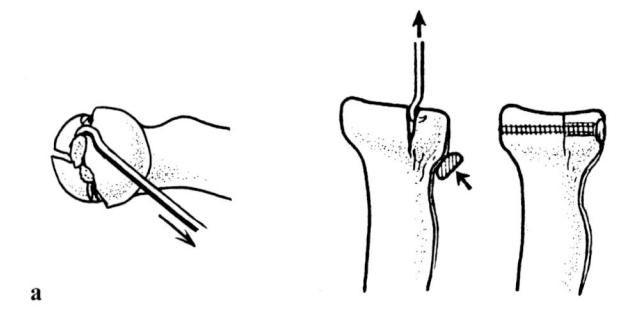

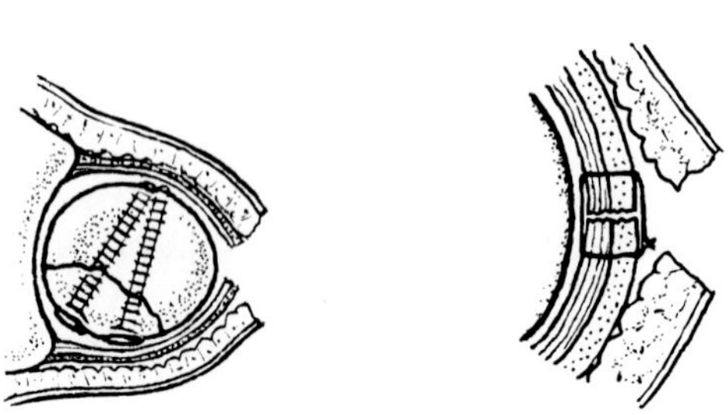

Abb. 73a–d. Schraubenosteosynthesen der Radius-köpfchenfraktur

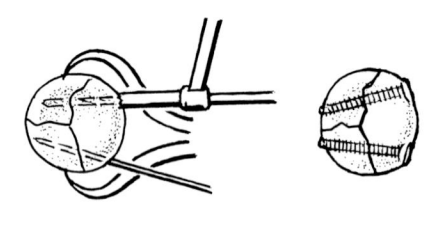

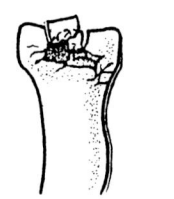

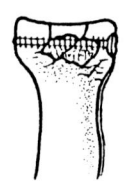

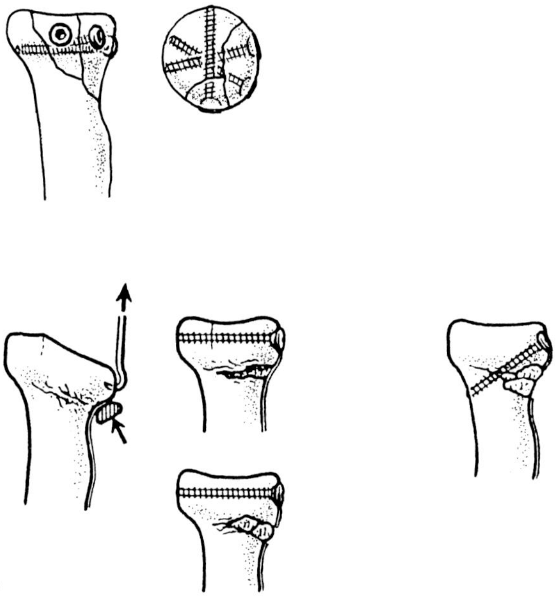

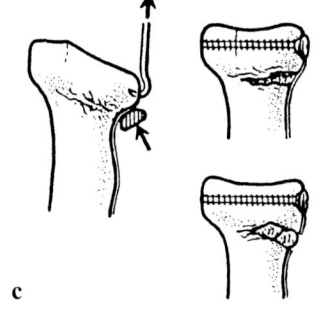

a Nach Entfernung von Knorpelinterponaten zentrale Reposition mit feinem Haken und seitlichem Druck. Provisorische Fixation mit feiner Zange oder dünnem Kirschner-Draht. Verschraubung aus der lateralen Gelenkfläche (Schrauben 1,5 mm, deren Kopf leicht versenkt wird)

b Verschraubung einer Impressionsfraktur mit multiplen Schrauben. Vorgängige Auffüllung des zentralen Defekts mit Spongiosa

c Versorgung einer Halsimpression: Wenn eine Wand intakt bleibt, folgt nach Wiederaufrichtung die Versorgung mit Verschraubung allein (bei intaktem Periost) oder mit zusätzlicher metaphysärer Spongiosaplastik (bei zerrissenem Periost und größerem Defekt). Falls die der imprimierten Seite gegenüberliegende Wand nicht intakt ist, wird nebst Spongiosaplastik eine Abstützung mit schräger Stellschraube ausgeführt

d Verschluß der Inzision durch einschichtige Naht von Gelenkkapsel, Lig. anulare und darüberliegender Muskulatur, dann Hautnaht

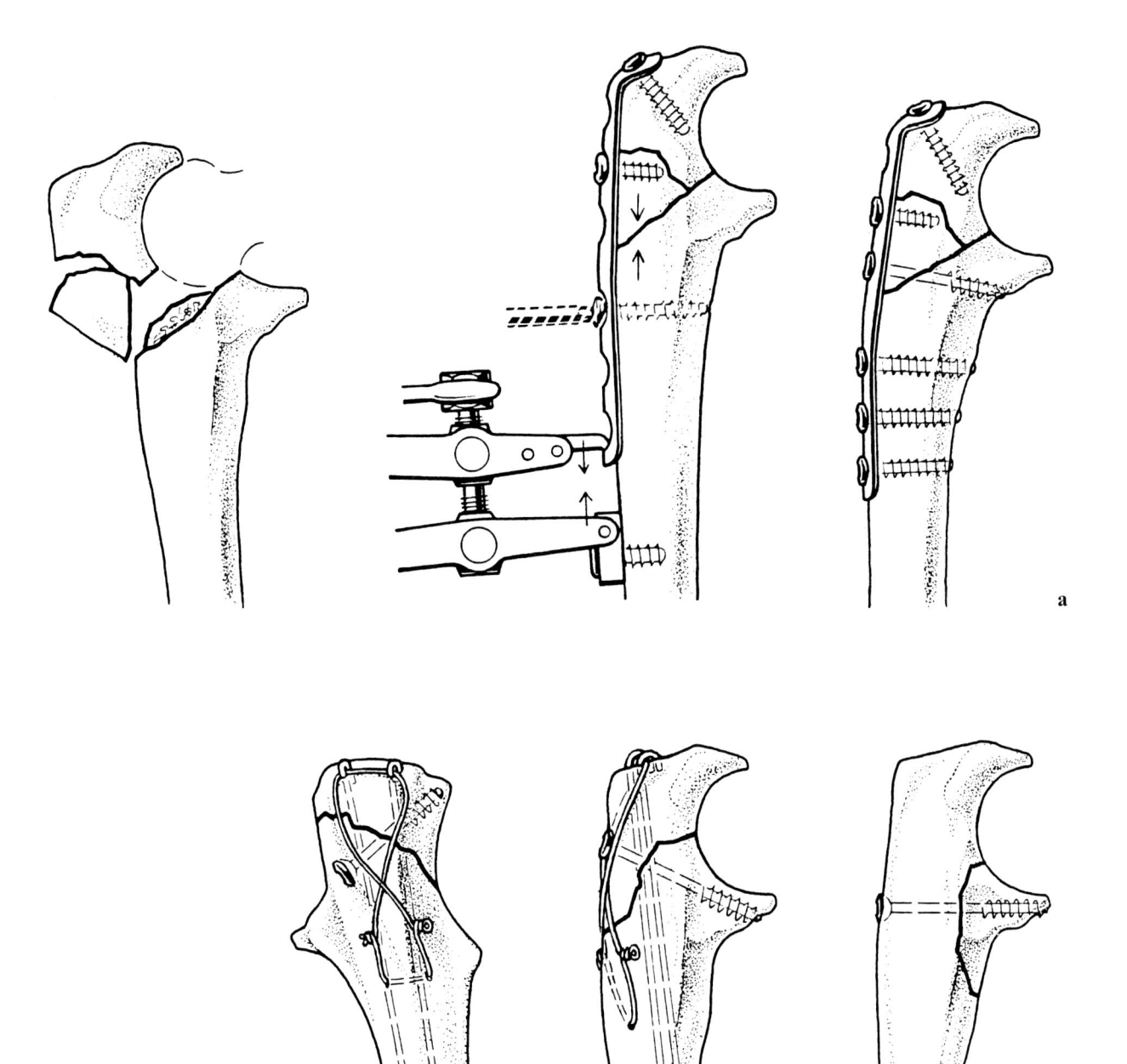

Abb. 74 a–c. Zugschrauben und Drittelrohrplatte bei Olekranonfrakturen

a Mehrfragmentbruch: Osteosynthese mit langer Drittelrohrplatte als Zuggurtung. Einsetzen des Plattenspanners für die Feinreposition und optimale interfragmentäre Kompression

b Schrägfraktur: Kombination von Verschraubung und Zuggurtung

c Verschraubung des Processus coronoideus

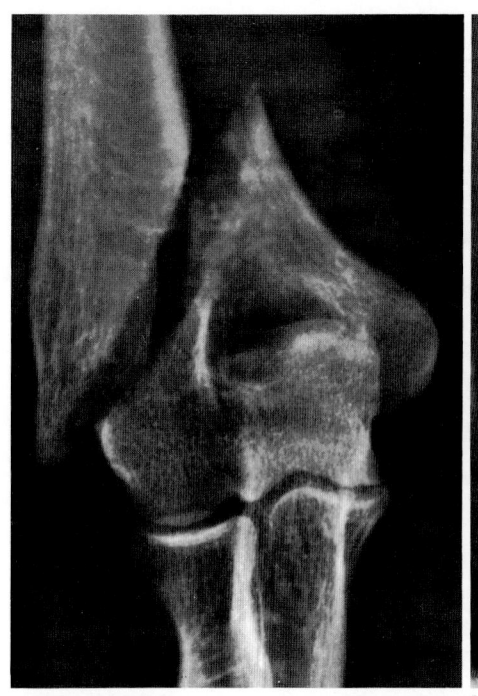

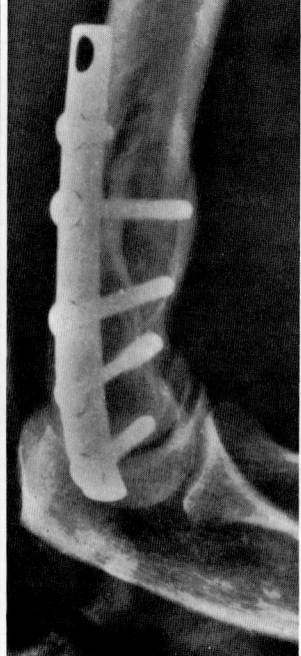

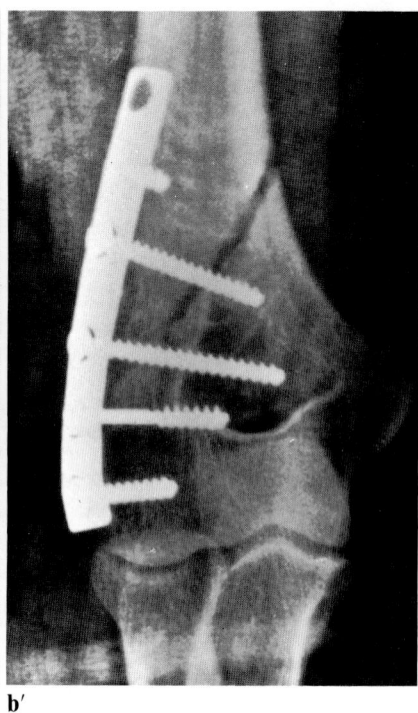

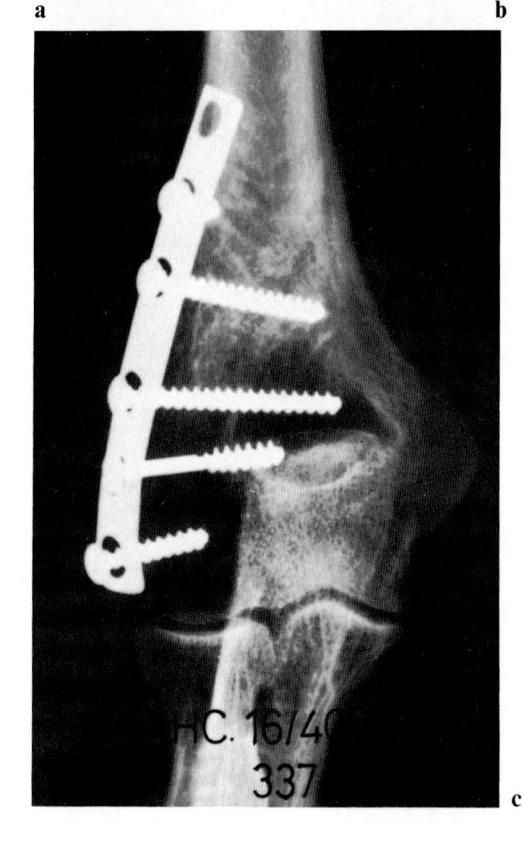

Abb. 75 a–c. Klinisches Beispiel: Osteosynthese einer suprakondylären Humerusfraktur mit Drittelrohrplatte

W., Lilly, 50jährige Hausfrau. Häuslicher Unfall am 7. September 1973

a Suprakondyläre, dislozierte Humerusschrägfraktur

b Notfallosteosynthese: Aus radialem Zugang Osteosynthese mit Drittelrohrplatte. Die Schrauben liegen außerhalb der Fossa olecrani und der Fossa coronoidea.
Verlauf komplikationslos. Dorsale Gipsschiene für 4 Wochen. Patientin wird aus den Augen verloren und die Metallentfernung verpaßt

c Kontrolle nach 7 Jahren am 24. März 1980. Keine Beschwerden. Flexion −10°, Extension, Pro- und Supination frei. Metall tastbar. Einzelne Schrauben im Röntgenbild gelockert. Die Metallentfernung wird von der Patientin abgelehnt

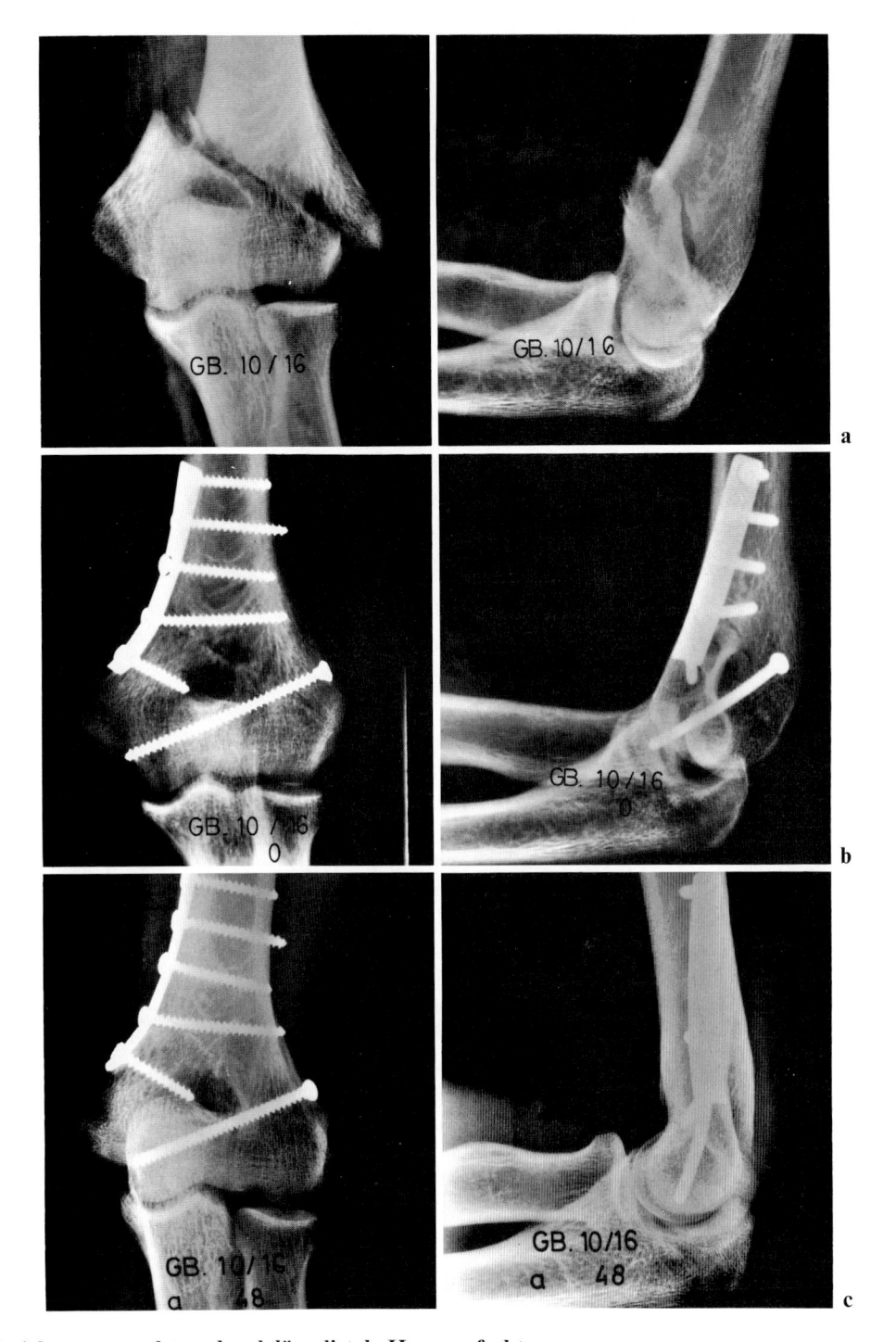

Abb. 76a–c. Klinisches Beispiel: supra- und transkondyläre distale Humerusfraktur

a Schrägfraktur am distalen Humerus unmittelbar proximal der Fossa olecrani, radial in den Kondylus verlaufend

b Osteosynthese aus bilateralem Zugang: ulnar Drittelrohrplatte mit kurzer distaler Plattenschraube. Von radial separate schräge lange Zugschraube durch die Trochlea hindurch

c Ergebnis nach 11 Monaten: Fraktur primär geheilt. Keine Metallentfernung vorgesehen

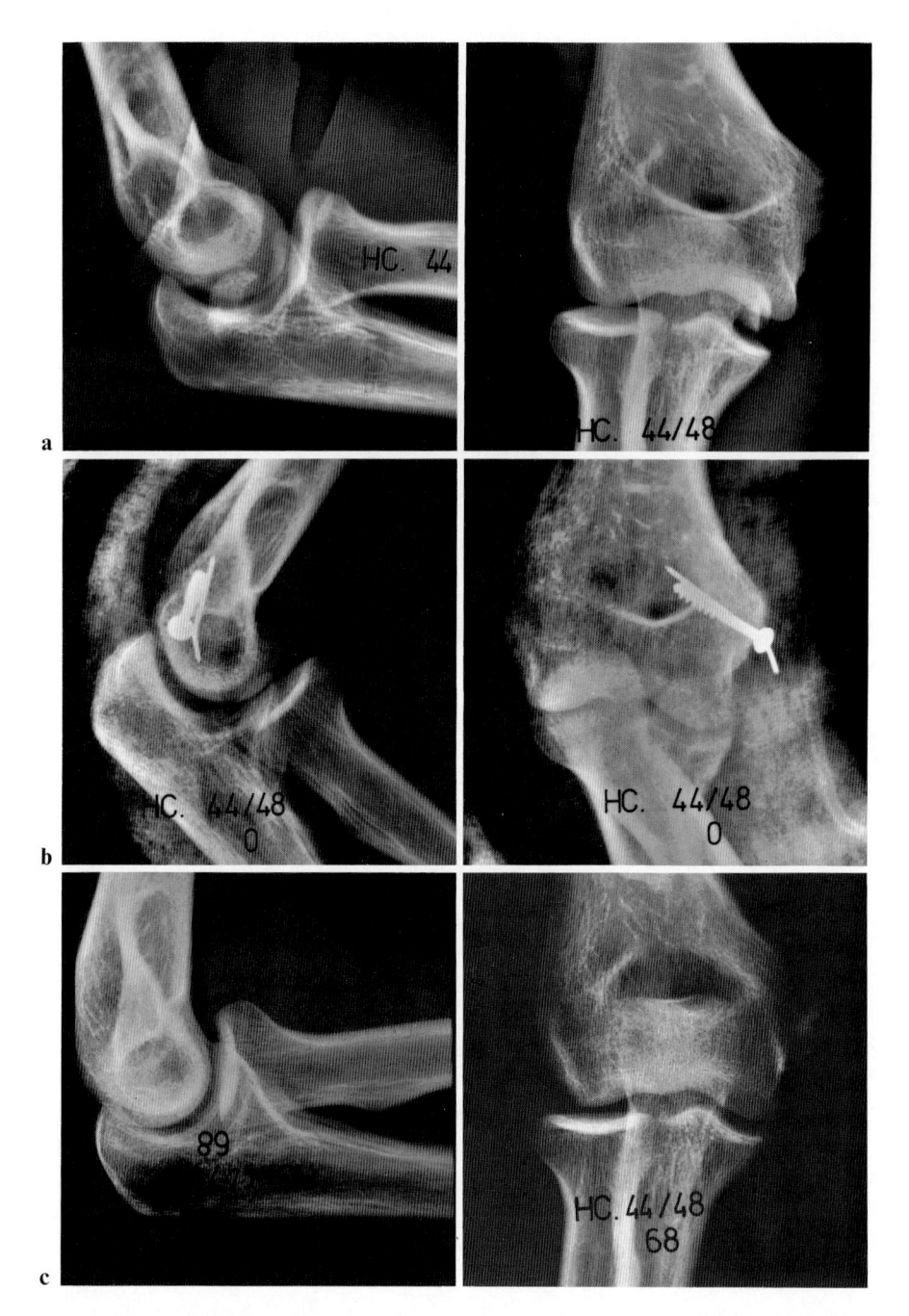

Abb. 77a–c. Klinisches Beispiel: Abrißfraktur des Epicondylus ulnaris mit intraartikulärer Interposition

B., René, 15jähriger Schüler. Sturz beim Skifahren am 27. Dezember 1978

a Abrißfraktur des Epicondylus ulnaris. Das Fragment ist in das ulnare Gelenkkompartiment luxiert. Parästhesien im Bereich des N. ulnaris

b Notfallosteosynthese am 27. Dezember 1978: Freilegung des N. ulnaris. Reposition und Verschraubung des Epikondylus mit Spongiosaschraube und Kirschner-Draht als Stabilisator der Rotation. Verlauf komplikationslos. Dorsale Gipsschiene für 3 Wochen, anschließend funktionelle Behandlung. Metallentfernung auswärts

c Kontrolle nach 16 Monaten am 18. April 1980: beschwerdefrei, volle Funktion, normaler Röntgenbefund

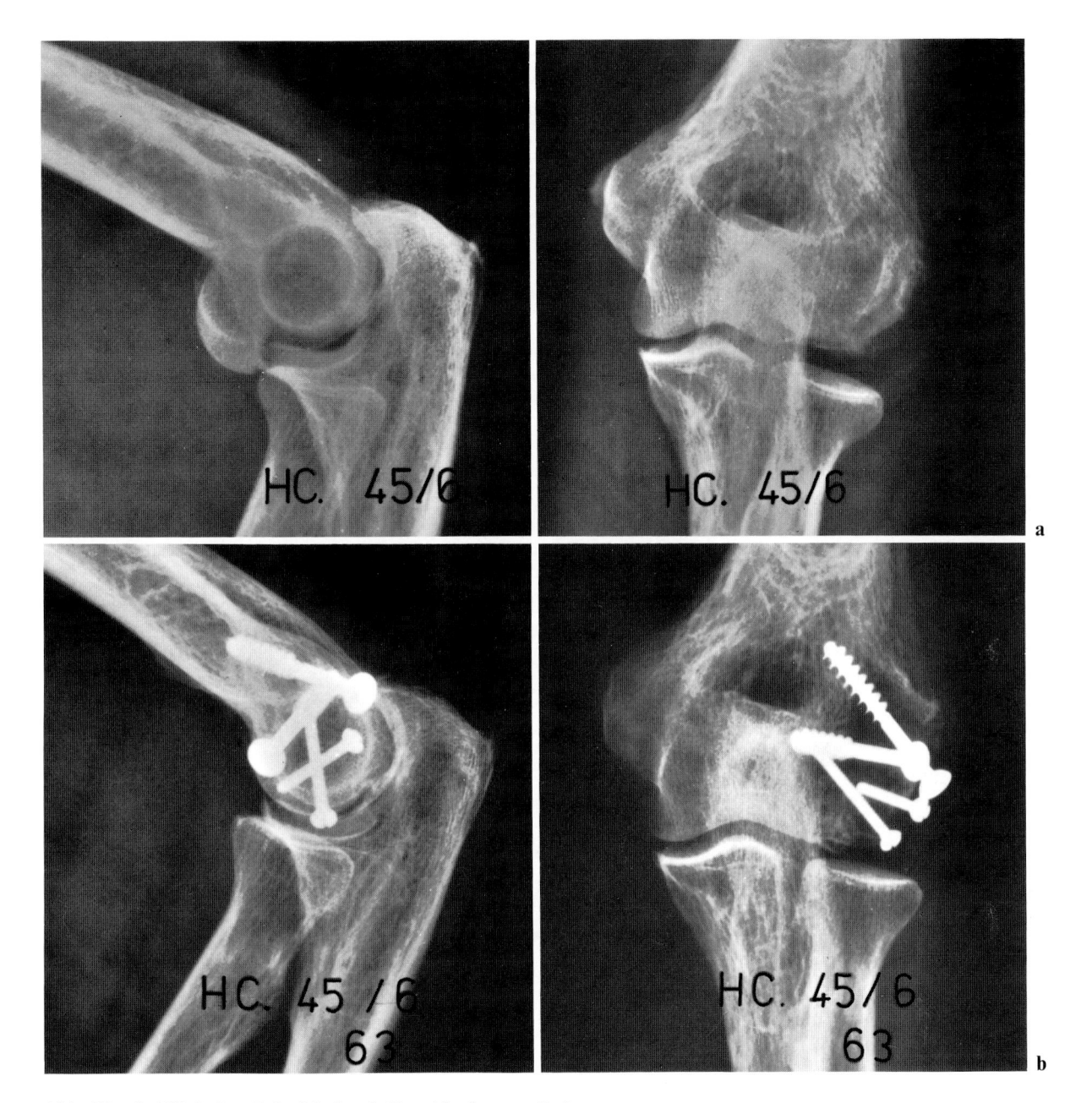

Abb. 78a, b. Klinisches Beispiel: kondyläre Abscherungsfraktur

S., Ursula, 69jährige Bauernfrau. Häuslicher Unfall am 13. Februar 1978. Bei der indolenten Patientin wird die Diagnose erst nach 2 Wochen gestellt

a Abscherungsfraktur des Epicondylus humeri radialis mit Luxation nach ventral.
Osteosynthese am 28. Dezember 1978, Verschraubung aus radialem Zugang.

Verlauf komplikationslos. Dorsale Gipsschiene für 6 Wochen. Volle Belastung und Arbeit auf dem Feld nach 4 Monaten

b Kontrolle nach 14 Monaten: beschwerdefrei, voll arbeitsfähig, volle Funktion. Keine Arthrose. Metall reizlos. Die Patientin verweigert die Metallentfernung

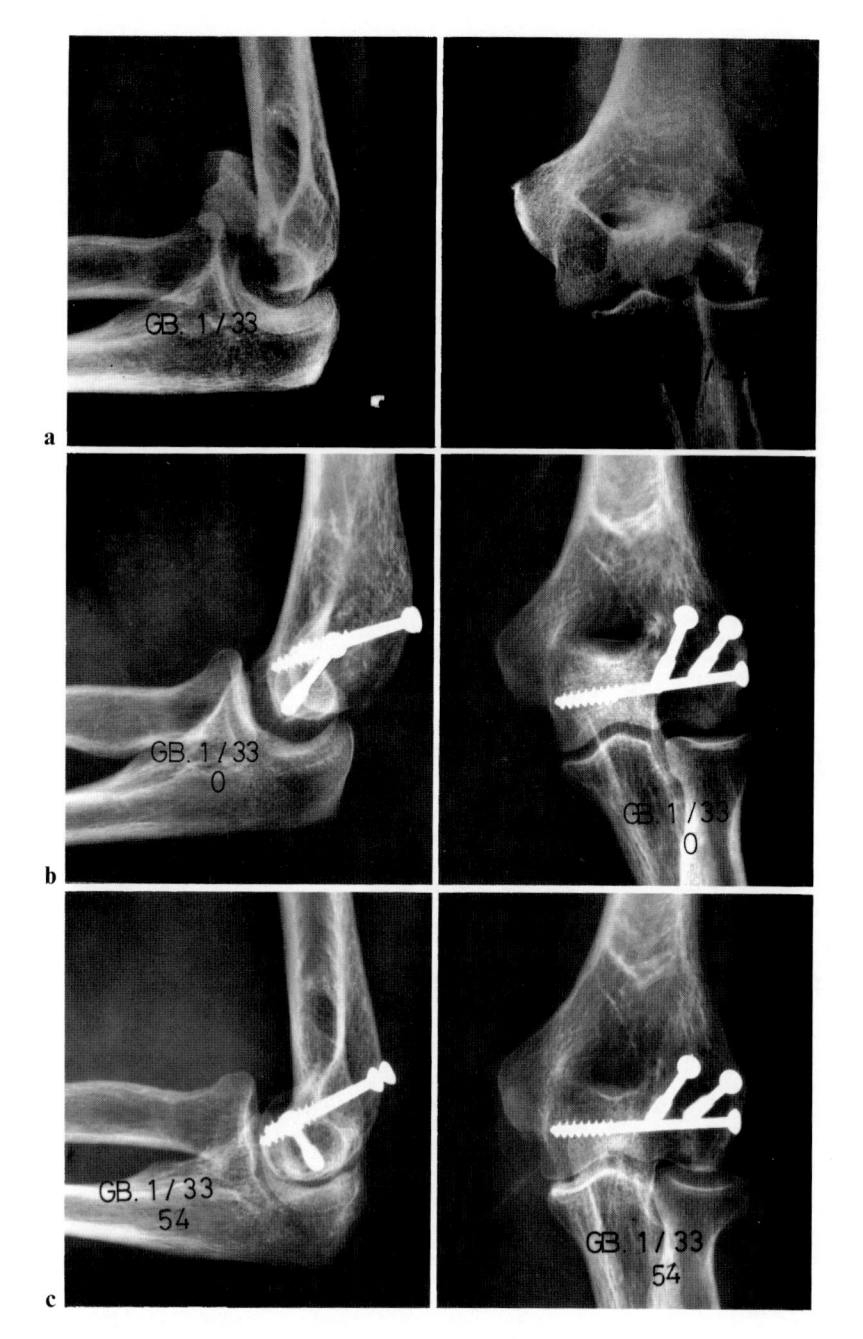

Abb. 79 a–c. Klinisches Beispiel: Verschraubung einer Trochleafraktur

a Ausbruch eines großen trochlearen Fragments im Zusammenhang mit dem radialen Kondylus. Subluxation nach radial

b Osteosynthese aus dorsoradialem Zugang. Nach Reposition Osteosynthese mittels feiner Spongiosaschrauben von dorsoradial und transversal, parallel zum Gelenk

c Ergebnis nach 1 Jahr: Fraktur geheilt. Leichte Rekurvation der Trochlea. Keine Metallentfernung vorgesehen

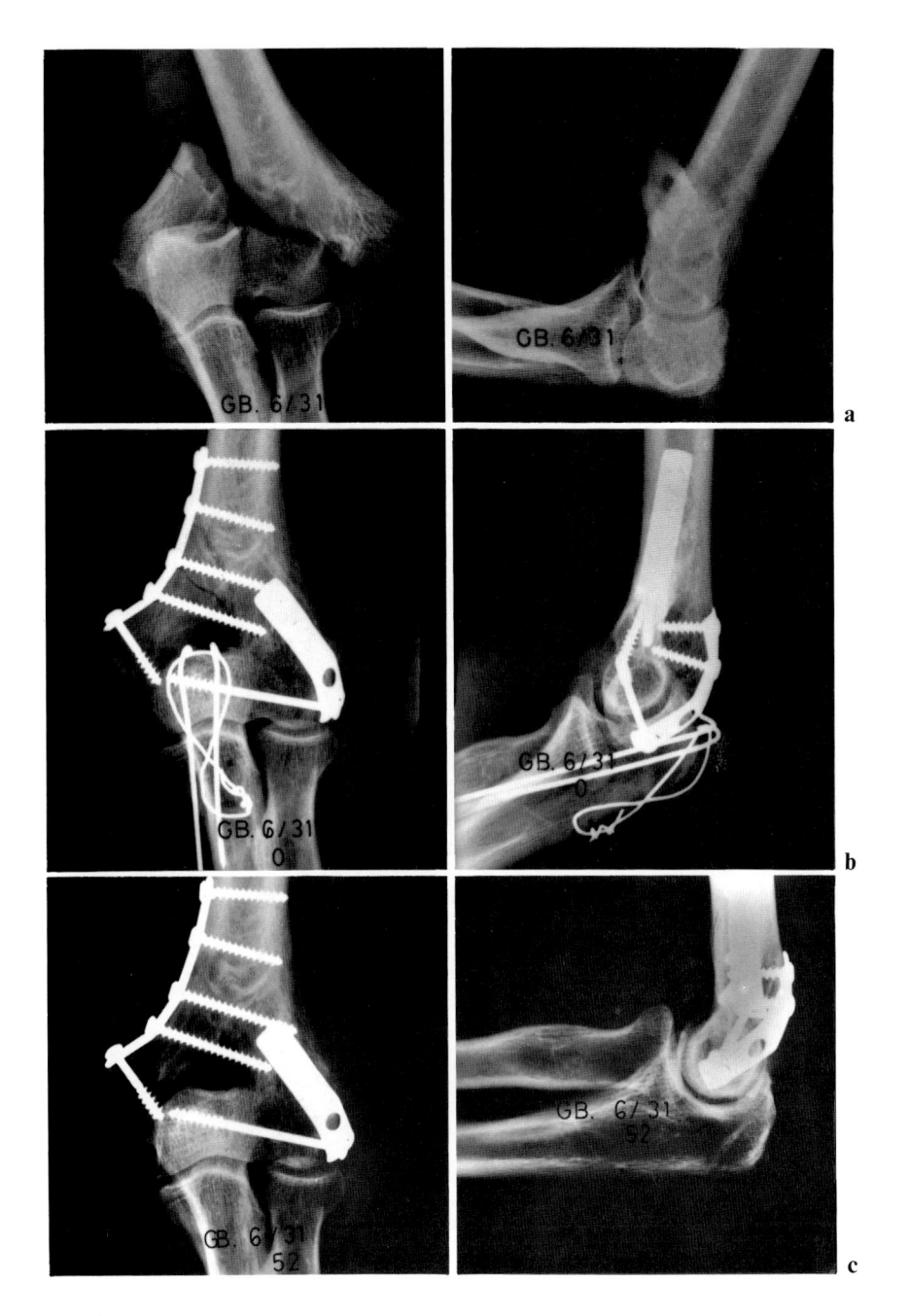

Abb. 80 a–c. Klinisches Beispiel: artikuläre T-Fraktur

a Suprakondyläre Fraktur beider Pfeiler mit Verlauf durch die Fossa olecrani unter Spaltung der Trochlea

b Osteosynthese aus dorsalem Zugang mit Osteotomie des Olekranons (Rekonstruktion mittels Zuggurtungsmontage). Drittelrohrplatte auf die ulnare Kante. Kürzere radiale Platte auf die Dorsalseite des Kondylus. Die distale Spongiosaschraube in der Platte komprimiert den artikulären Frakturspalt

c Ergebnis nach 1 Jahr: Fraktur geheilt. Keine Metallentfernung vorgesehen

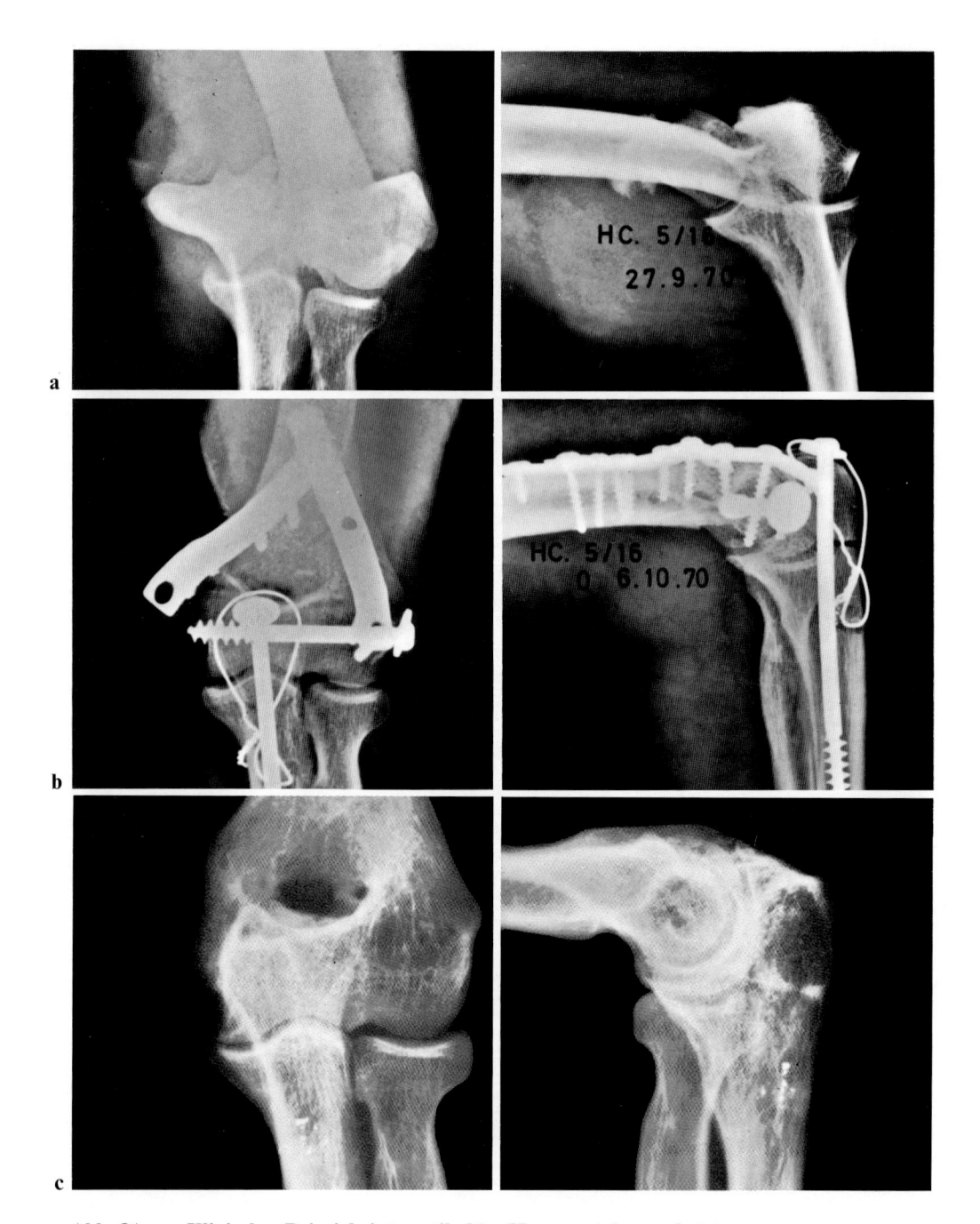

Abb. 81 a–c. Klinisches Beispiel: intraartikuläre Humerustrümmerfraktur

H., René, 30jähriger Kurdirektor: Sturz beim Fußballspiel am 29. September 1970

a Intraartikuläre distale Humerustrümmerfraktur

b Notfallosteosynthese: Olekranonosteotomie. Versorgung der Trochlea mit Spongiosaschraube. Seitliche Drittelrohrplatten. Dorsale Gipsschiene für 6 Wochen. Metallentfernung und Verlagerung des N. ulnaris nach volar nach 9 Monaten

c Kontrolle nach 10 Jahren (29. März 1980): beschwerdefrei. Leichtes Schwächegefühl im linken Arm, leichte Muskelatrophie. Extension −20°, Flexion −5°, Pro- und Supination frei. Im Röntgenbild leichte Arthrose

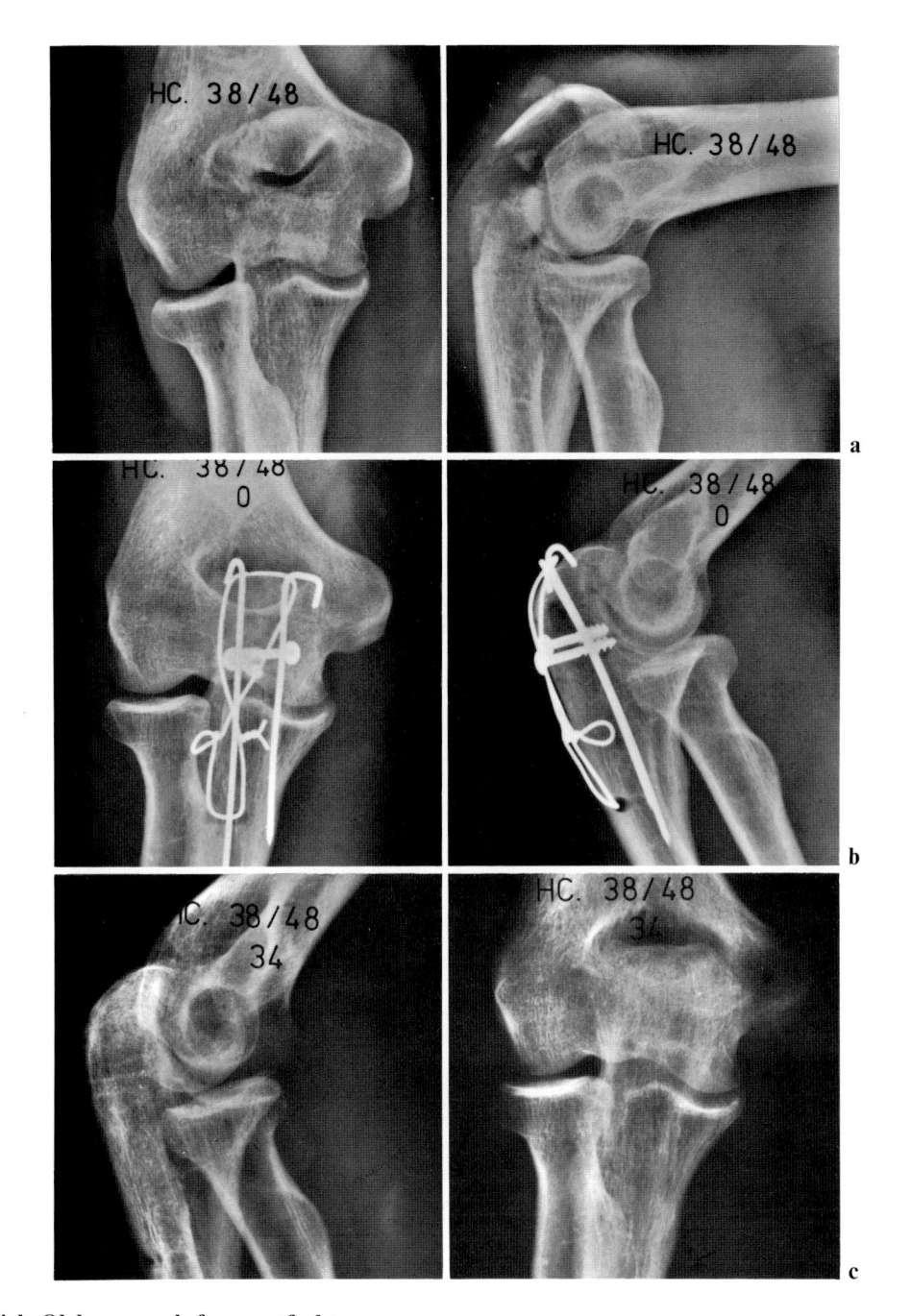

Abb. 82 a–c. Klinisches Beispiel: Olekranonmehrfragmentfraktur

L., Anton, 46jähriger kaufmännischer Angestellter. Am 24. November 1977 als Motorradfahrer von Auto gestreift und gestürzt.

a Olekranonmehrfragmentfraktur rechts

b Notfallosteosynthese: Zuggurtung mit 2 parallelen Kirschner-Drähten und Drahtschlinge mit doppeltem Quirl. Schräg verlaufende Frakturlinien und zusätzliches Fragment werden mit kleinen Spongiosaschrauben fixiert.

Komplikationsloser Verlauf. Entlassung mit abnehmbarer dorsaler Gipsschiene für 4 Wochen. Vollbelastung nach 8 Wochen. Volle Arbeitsfähigkeit nach 9 Wochen

c Kontrolle und Metallentfernung nach 8 Monaten am 20. Juni 1978: keine Beschwerden. Narben unauffällig. Volle Funktion. Primäre Frakturheilung. Keine Arthrose

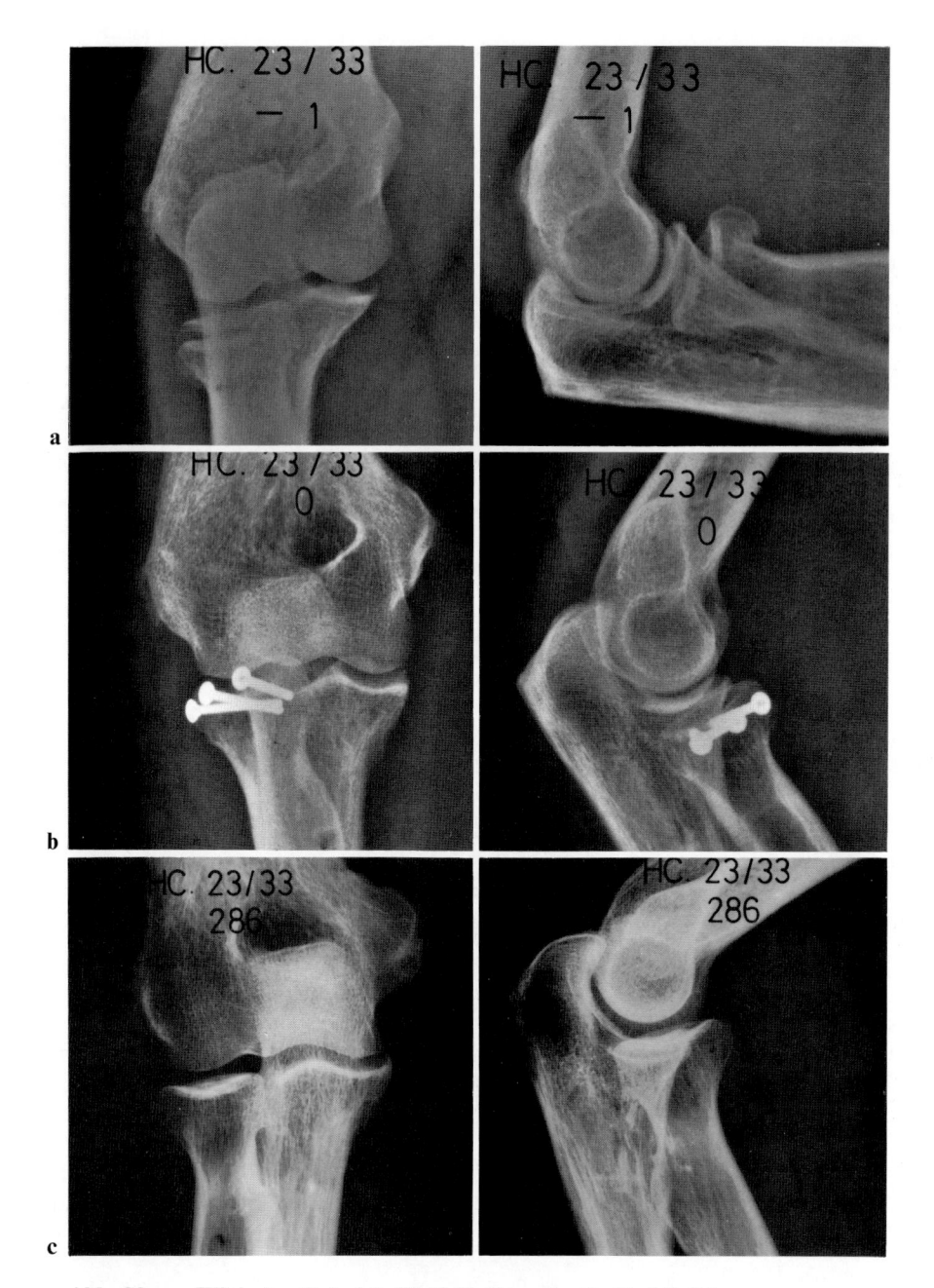

Abb. 83 a–c. Klinisches Beispiel: Meißelfraktur des Radiusköpfchens

C., Marie, 61jährige Floristin. Sturz auf Steinplatte am 23. Dezember 1974

a Meißelfraktur des Radiusköpfchens rechts mit erheblicher Dislokation. Zunächst Gipsfixation. Spitaleinweisung nach 1 Woche

b Osteosynthese am 3. Januar 1975: Reposition nach Beseitigung interponierter Knorpelfragmente von der humeralen Gelenkfläche. Stabilisierung mit 3 Schrauben 1,5 mm. Abnehmbare Gipsschiene für 4 Wochen. Vollbelastung nach 10 Wochen. Volle Arbeitsfähigkeit nach 12 Wochen. Metallentfernung nach 5 Monaten.

c Kontrolle nach $5^1/_2$ Jahren (30. Juni 1980): subjektiv und objektiv keine Veränderung. Beschwerdefrei, volle Funktion. Keine Atrophie, keine Arthrose

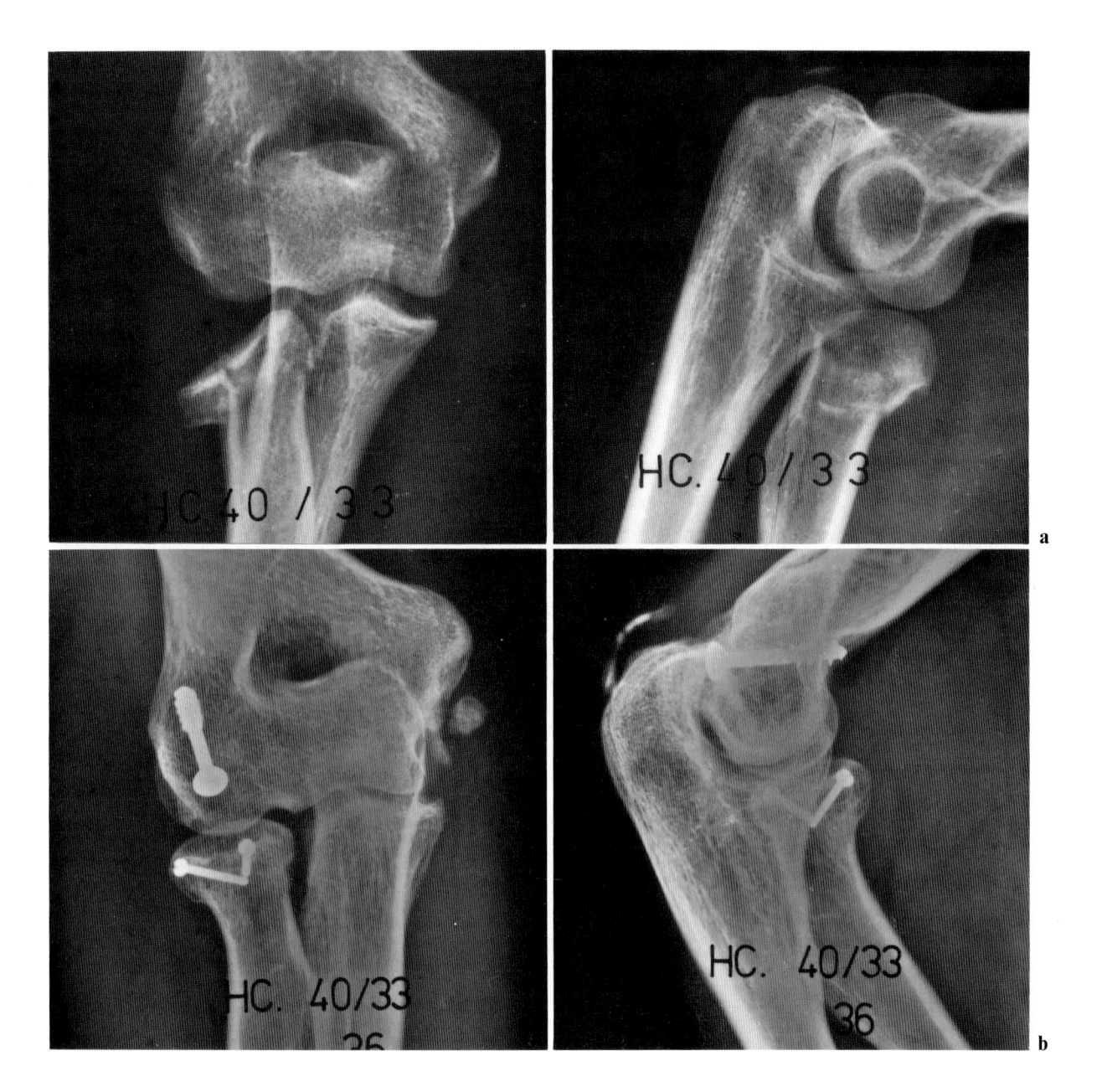

Abb. 84a, b. Klinisches Beispiel: Impressionsfraktur des Radiushalses

S. Pia, 23jährige kaufmännische Angestellte. Sturz auf vereister Straße am 22. Januar 1978

a Impression der Radiusmetaphyse mit Gelenkspaltbruch und erheblicher Dislokation.
Notfallosteosynthese aus erweitertem Zugang (Osteotomie des Epicondylus humeri). Aufrichtung und Reposition des Köpfchens. Spongioplastik (Entnahme Epicondylus humeri). Stabilisierung mit 2 schrägen Stellschrauben 1,5 mm. Gipsschiene für 8 Wochen. Vollbelastung nach 10 Wochen

b Kontrolle der Metallentfernung nach 10 Monaten: keine Beschwerden, volle Funktion. Ellbogen stabil. Primäre Frakturheilung. Verkalkung am Epicondylus ulnaris als Indikator des primären Bandrisses. Wegen Abreise nach Übersee keine späteren Kontrollen möglich

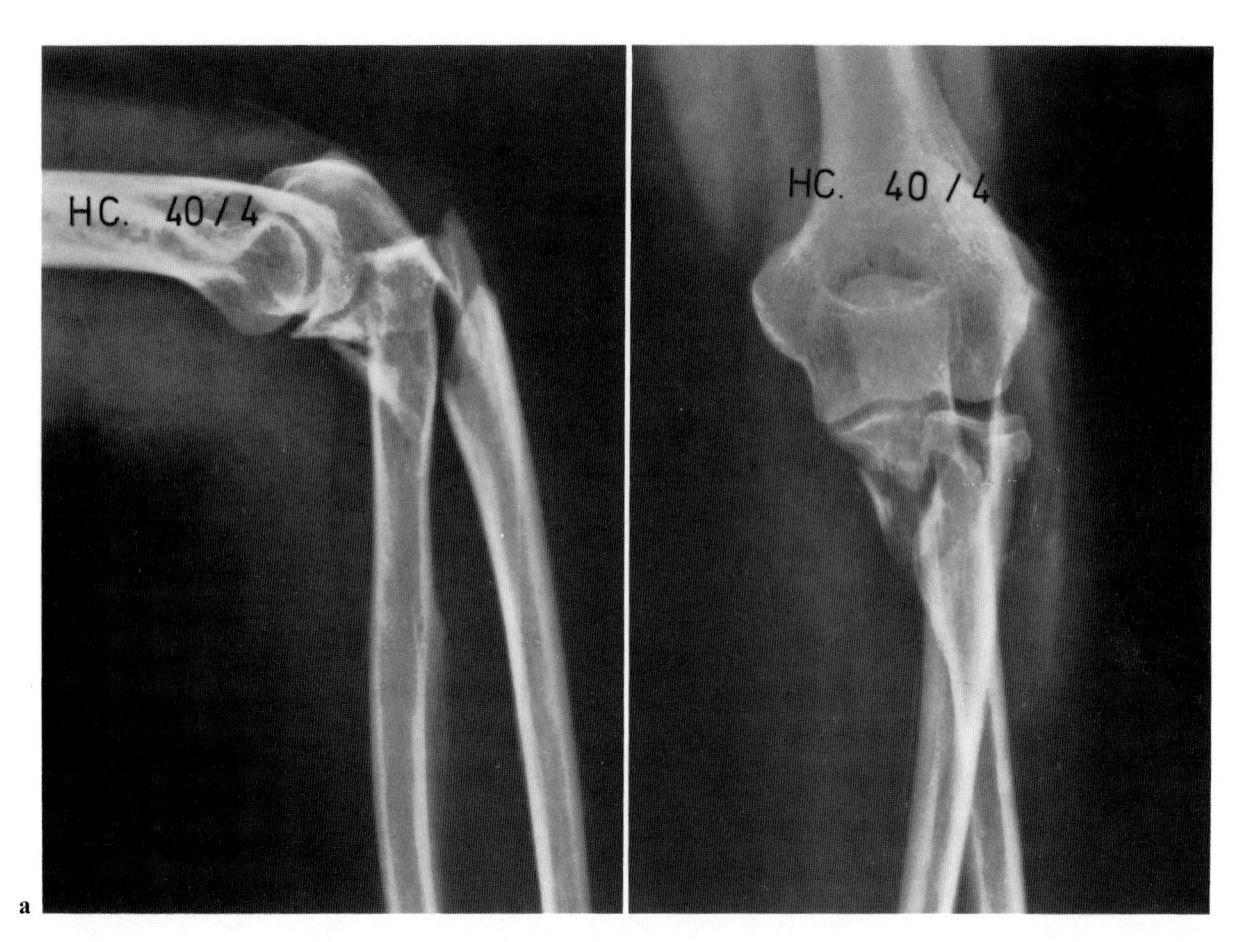

Abb. 85 a–c. Klinisches Beispiel: umgekehrte Monteggia-Fraktur, Olekranontrümmerfraktur, Radiusköpfchenluxationsfraktur

C., Elisabeth, 60jährige Haushälterin. Sturz auf der Treppe am 11. Januar 1978

a Trümmerfraktur des linken Olekranons mit nach dorsal luxiertem und frakturiertem Radiusköpfchen

b Notfallosteosynthese in Bauchlage aus dorsalem Zugang: Zuerst Osteosynthese des Radiusköpfchens mit 3 Schrauben 1,5 mm, dann Reposition der Luxation und Stabilisierung der Ulna mit 6-Lochdrittelrohrplatte und 2 Zugschrauben

Verlauf komplikationslos. Oberarmzirkulärgips nach Wundheilung für 6 Wochen, anschließend Mobilisierung

c Kontrolle und Metallentfernung nach 15 Monaten: keine Beschwerden. Funktion voll. Frakturen primär geheilt. Keine Arthrosezeichen. Bei der Metallentfernung aus dorsalem Zugang kann eine Radiusköpfchenschraube nicht entfernt werden

137

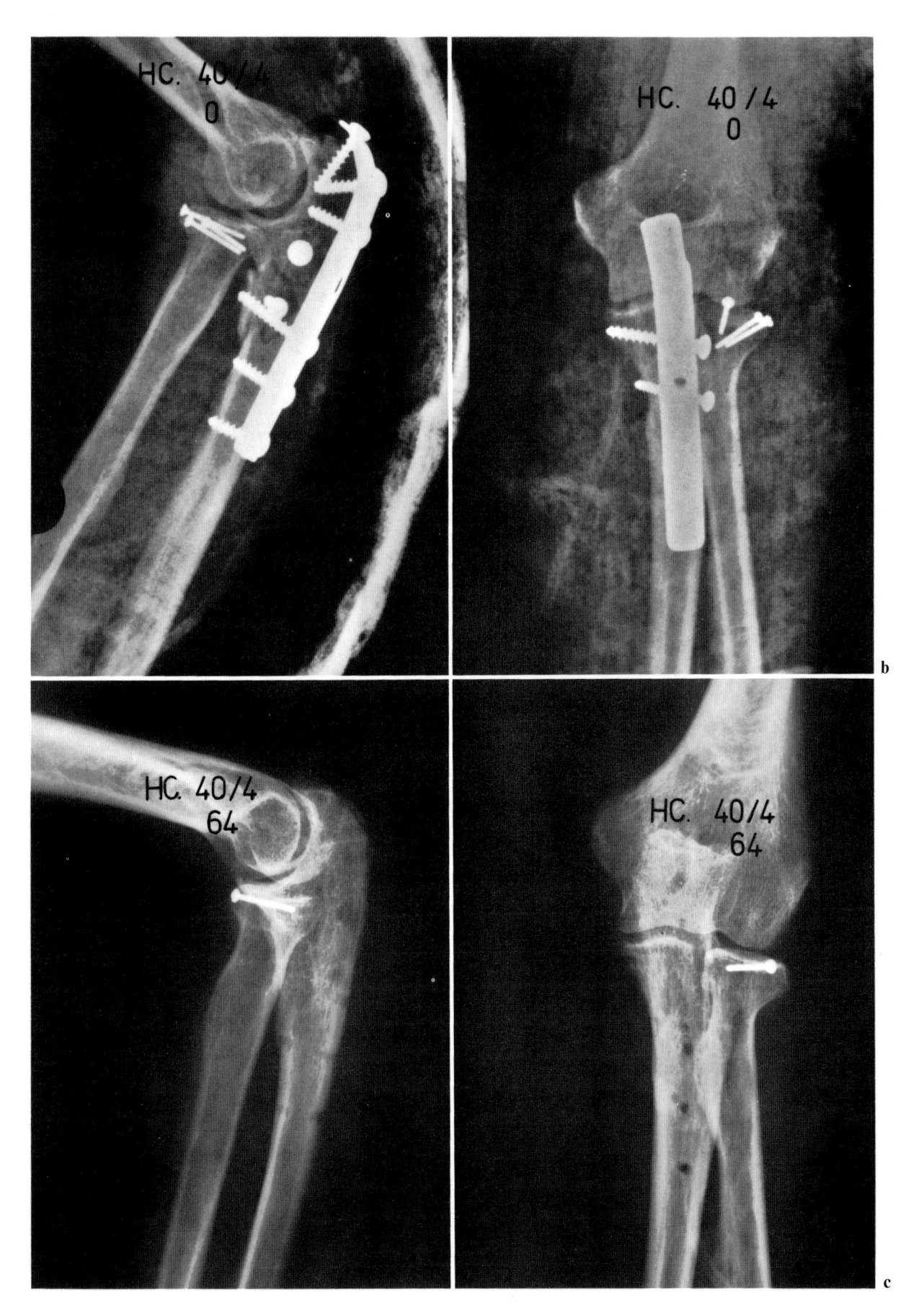

a b

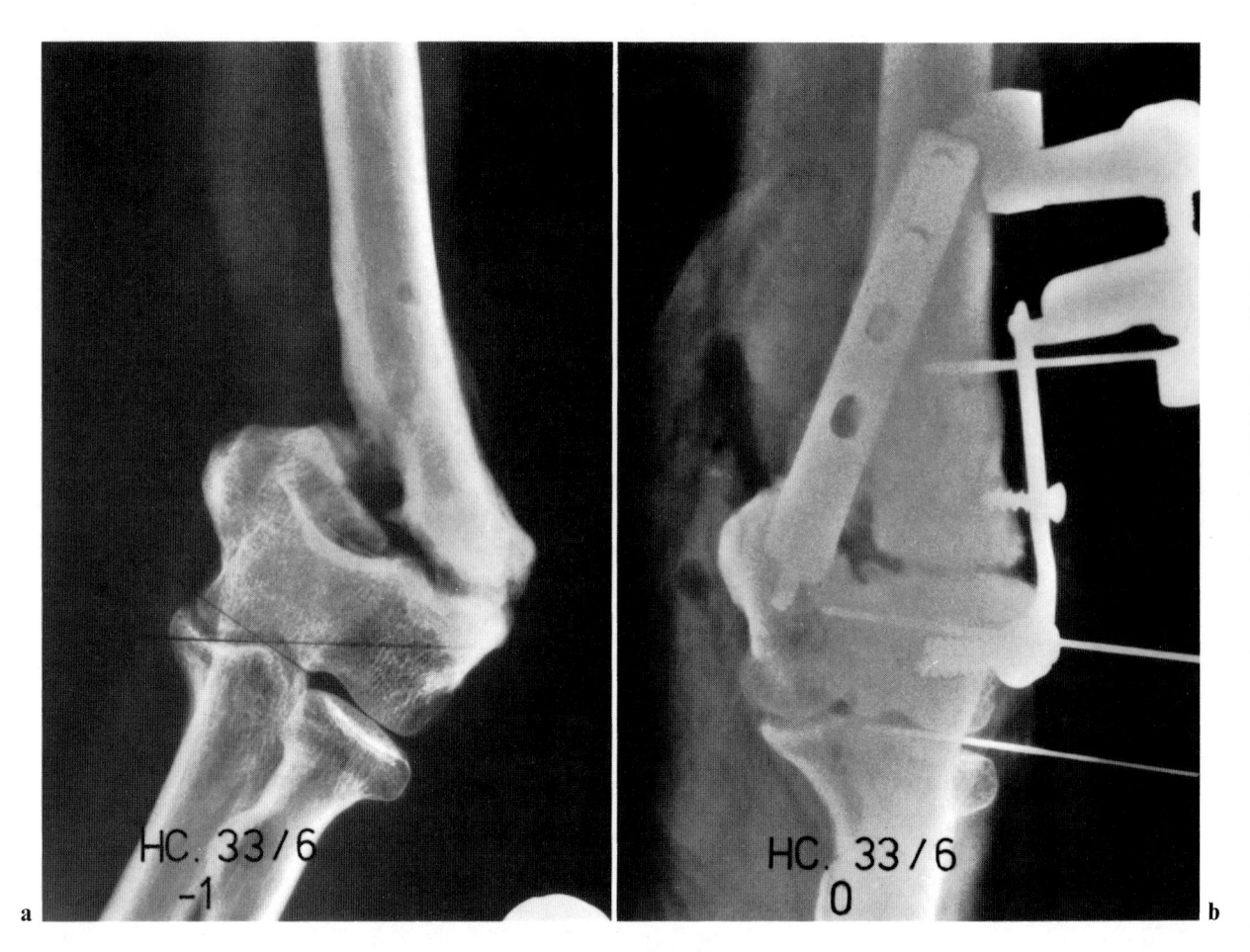

Abb. 86 a–d. Klinisches Beispiel: distale Humeruspseudarthrose

G., Ilse, 36jährige Ärztin, 1973 Reitunfall: Offene suprakondyläre Humerusfraktur links bei Linkshänderin. Primär instabile Osteosynthese, chronischer Infekt, längere Gipsfixation. Seither mobile, schmerzhafte Pseudarthrose

a Suprakondyläre Pseudarthrose in Varus- und Innenrotationsfehlstellung (September 1976)

b Osteosynthese am 1. Oktober 1976: Abstützung des ulnaren Pfeilers mit DC-Platte 3,5 mm und kortikospongiöser Spaninterposition. Radial Kompression mit kleiner T-Platte (operatives Röntgenbild mit radial angesetztem Plattenspanner)

c Postoperative Röntgenkontrolle: einwandfreie Wiederherstellung der Achse.
Verlauf komplikationslos. Abnehmbare Kunststoffschiene für 3 Monate, dann zunehmende Belastung. Volle Arbeit nach 5 Monaten. Auswärtige Metallentfernung nach 1 Jahr

d Kontrolle nach 2 Jahren (24. Januar 1979): Beschwerdefrei und voll arbeitsfähig. Extensionsausfall von 10°, Flexionsausfall von 35°, Pro- und Supination frei. Pseudarthrose konsolidiert. Keine Arthrose

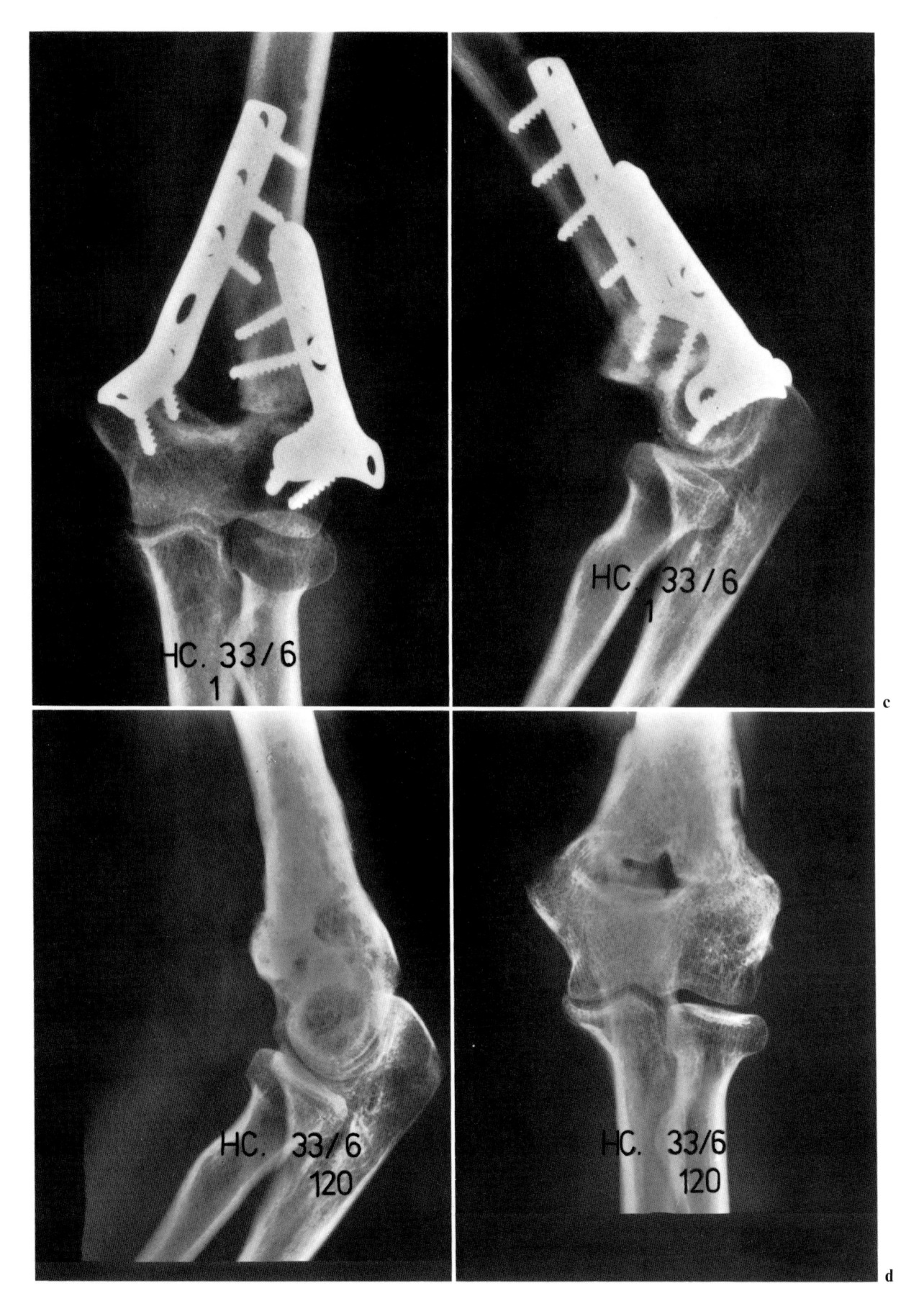

c

d

139

XI. Unterarmschaft

Die Indikation zur Plattenosteosynthese ist heute bei diaphysären Frakturen der Unterarmknochen – seien sie nun einzeln oder gemeinsam gebrochen – sowie bei den Luxationsfrakturen (Monteggia, Galeazzi) unbestritten. Nur auf diesem Wege kann die frühe Mobilisierung durchgeführt werden, was die volle Wiederherstellung von Pro- und Supination garantiert.

Bezüglich allgemeiner Technik, insbesondere was Zugang, Osteosynthese und Nachbehandlung betrifft, verweisen wir auf das *Manual der Osteosynthese*.

Ulna- und Radiusschaft sind – nicht nur beim weiblichen Geschlecht – sehr schlanke Knochen. Die früher verwendeten geraden Rundlochplatten mit dem größeren Lochabstand, v.a. aber die Kortikalisschrauben 4,5 mm, waren oft überdimensionierte Implantate. Sie verursachten nicht selten beim Festschrauben zusätzliche Fissuren. Auch behinderten die breiten Platten die Einsicht auf das Frakturgebiet und die optische Beurteilung der Reposition. Manchmal behinderten sie auch wegen ihres Volumens die Rotation oder erschwerten den Hautverschluß.

Diese Nachteile entfallen bei Verwendung der Spanngleitlochplatte 3,5 mm. Sie ist mit ihrer Dicke von 3 mm genügend stabil und beansprucht weniger Raum. Der Lochabstand ist geringer. Eine 8-Lochplatte im 3,5-mm-System hat die gleiche Länge wie die 6-Lochplatte im 4,5-mm-System. Die 3,5 DCP ist auch der Skelettform, besonders der Radiuskrümmung, leichter anzupassen. Die neuen Kortikalisschrauben 3,5 mm erweisen sich als ideal dimensioniert und atraumatisch.

Bei einfachen Schrägfrakturen sollten mindestens 7-Loch-, bei Keilausbrüchen jedoch 8- bis 10-Lochplatten verwendet werden. Bei der reinen Querfraktur gestattet die Verwendung des Plattenspanners mit Gelenken eine zuverlässigere Feinreposition und dosierte axiale Kompression. Oft ist aus räumlichen Gründen sein Einsatz jedoch nicht möglich. Bei Schrägfrakturen ist entweder eine zusätzliche Zugschraube in der anderen Ebene oder aber eine durch die Frakturebene hindurchgeführte, zentrale interfragmentäre Plattenzugschraube einzusetzen (Abb. 32, 33). Damit ist eine einwandfreie Stabilität garantiert. Bei Defekt und Devitalisation ist die autologe Spongiosaplastik obligat.

Die Spanngleitlochplatte 3,5 mm hat sich auch bei sekundären Operationen (Refrakturen und Pseudarthrosen) als genügend stabil erwiesen.

Bei Kombinationen von Ulnaschaftfrakturen mit distalen Radiustrümmerbrüchen hat sich die Anwendung des kleinen Fixateur externe zur Überbrückung des Handgelenks (Abb. 42) bewährt. Dasselbe gilt auch für diejenigen Fälle, wo diaphysäre Frakturen wegen schwerem Weichteilschaden nicht primär mit einer Platte versorgt werden können. Dies betrifft häufiger die exponierte Ulna, als den geschützt liegenden Radius. Mit dem Fixateur externe können Dislokationen, insbesondere Verkürzungen, wirksam verhindert werden. Mit der Plattenosteosynthese wird gewartet, bis der Weichteilschaden abgeheilt oder durch plastische Rekonstruktion einer definitiven Sanierung zugeführt werden kann.

Klinisch-radiologische Beispiele
(Abb. 87–90)

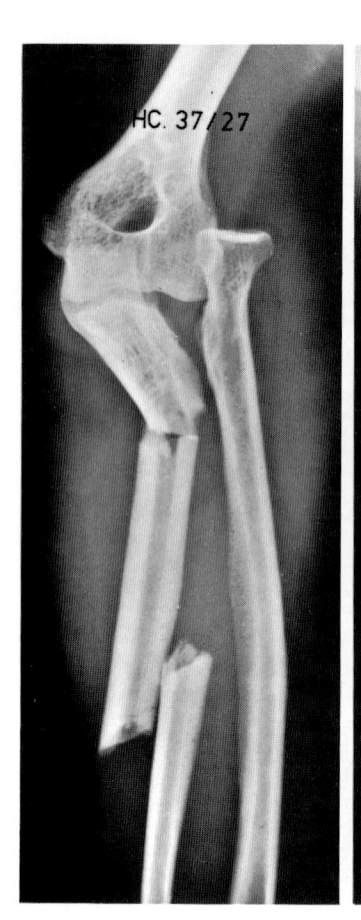

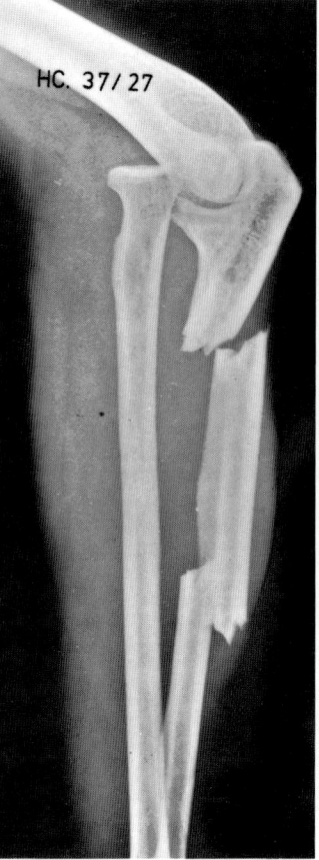

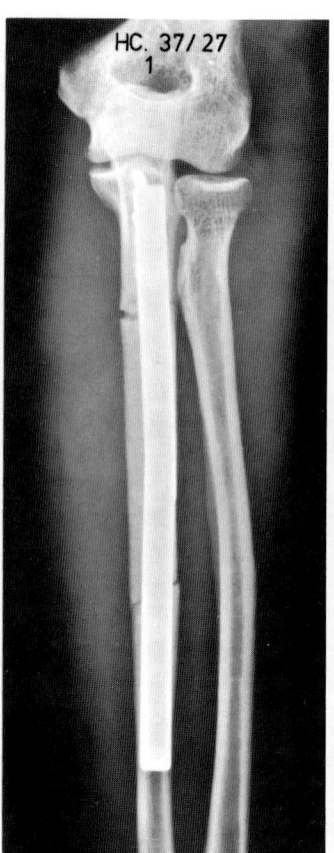

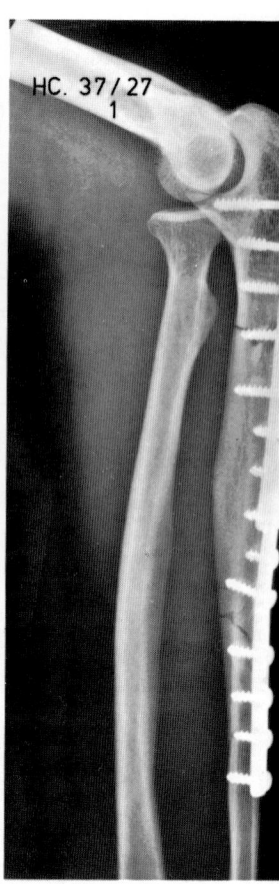

a   b

Abb. 87 a–e. Klinisches Beispiel: Monteggia-Fraktur, Ulnapseudarthrose

M. Luigi, 50jähriger Fabrikarbeiter. Arbeitsunfall am 29. April 1977: linker Arm von Maschine erfaßt

a Monteggia-Verletzungen mit Luxation des Radiusköpfchens und Etagenfraktur der Ulna

b Notfallosteosynthese der Ulna mit 2 superponierten 8-Loch-Drittelrohrplatten. Spontanreposition des Radiusköpfchens. Keine Naht des Lig. anulare. Dorsale Gipsschiene.
Komplikationsloser Verlauf. Funktionelle Behandlung ab 3. Woche

c Persistierende Beschwerden im proximalen Frakturbereich, deshalb nur teilarbeitsfähig. 5 Monate nach Primärosteosynthese wird straffe Pseudarthrose der proximalen Fraktur festgestellt (falsche Schraubenlage an der proximalen Drittelrohrplatte)

d Reosteosynthese nach 5 Monaten: Entfernung der proximalen Drittelrohrplatte und Ersatz mit DCP 3,5 mm. Keine Spongiosaplastik. Durchbau innerhalb von 3 Monaten. Metallentfernung 16 Monate nach der Pseudarthrosenoperation

e Kontrolle 3 Jahre nach Unfall am 24. März 1980: beschwerdefrei. Funktion voll. Narben proximal auf Unterlage leicht adhärent. Voll arbeitsfähig

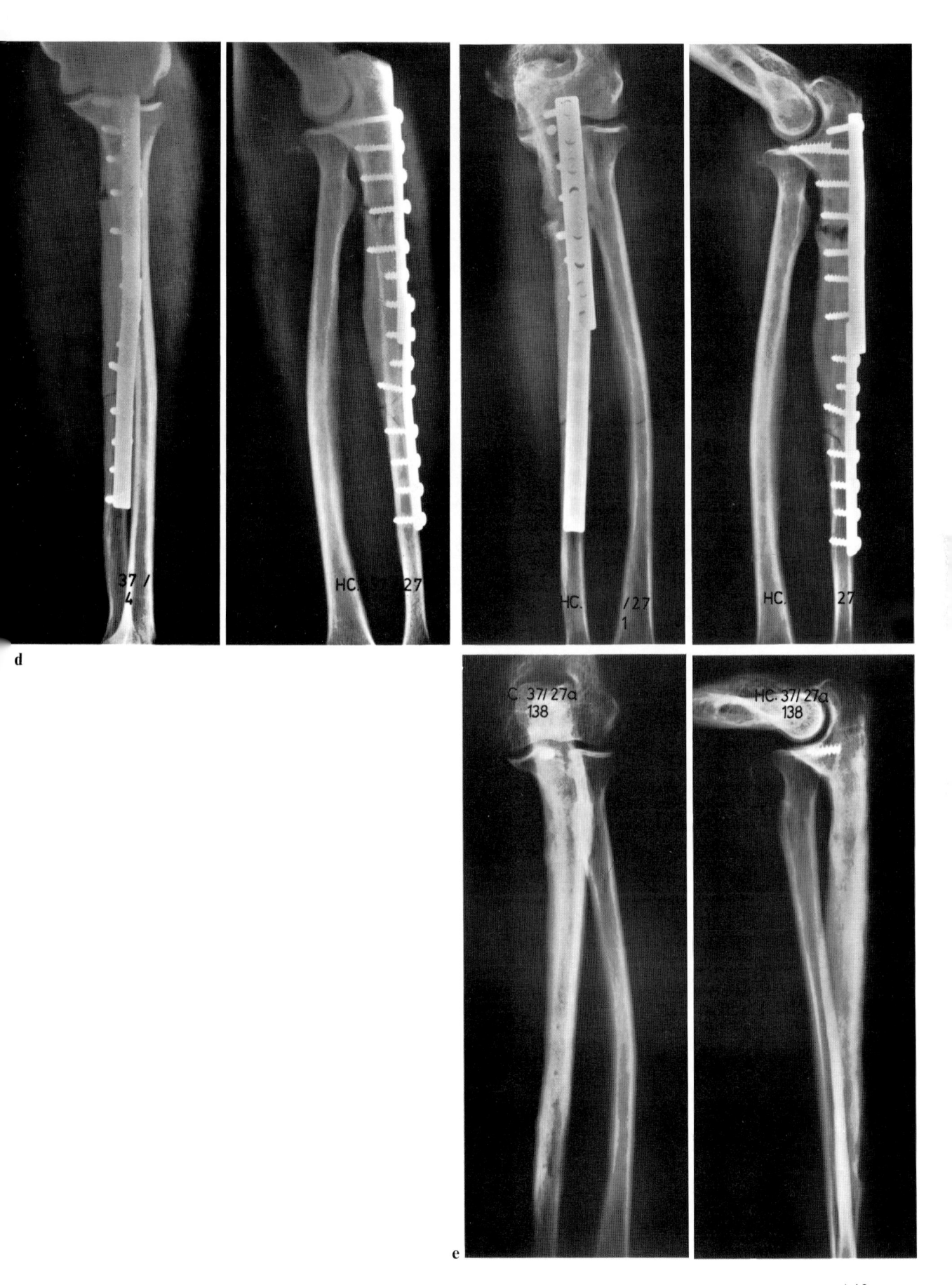

d

e

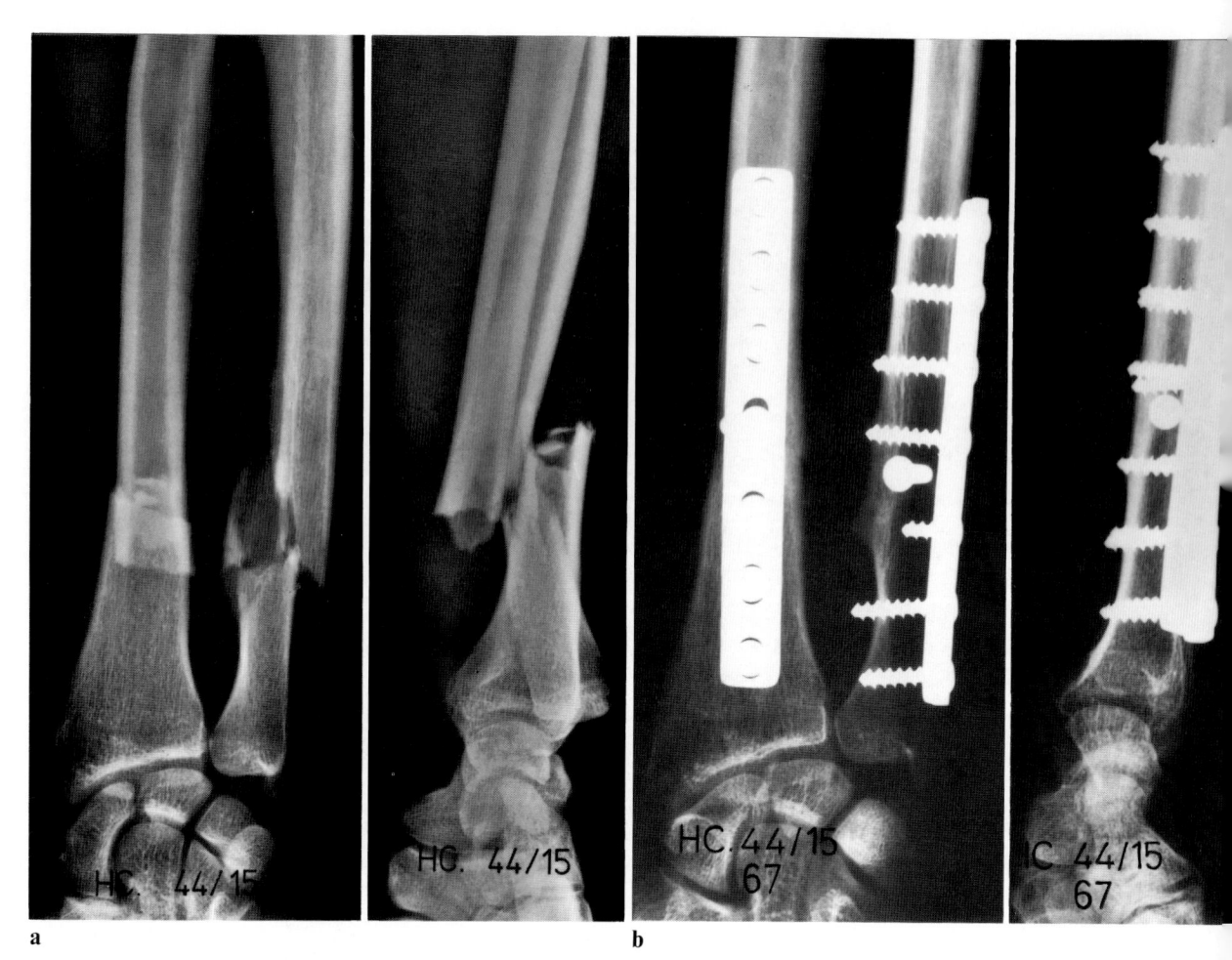

Abb. 88 a, b. Klinisches Beispiel: distale Unterarmschaftfraktur

D., Tibor, 42jähriger Dreher. Linker Unterarm in Maschine eingeklemmt am 29. November 1978

a Schrägfraktur beider Knochen mit Biegekeilen. Luxation im distalen Radioulnargelenk. Notfallosteosynthese aus doppelter Längsinzision mit je 2 7-Loch-DCP 3,5 mm. Zusätzliche Keilverschraubung an der Ulna. Faszienspaltung wegen Schwellung. Verlauf komplikationslos. Abnehmbare Gipsschiene für 6 Wochen. Voll arbeitsfähig ab 26. Woche

b Kontrolle nach 14 Monaten: beschwerdefrei, volle Funktion. Primäre Frakturheilung. Metallentfernung am 14. August 1980

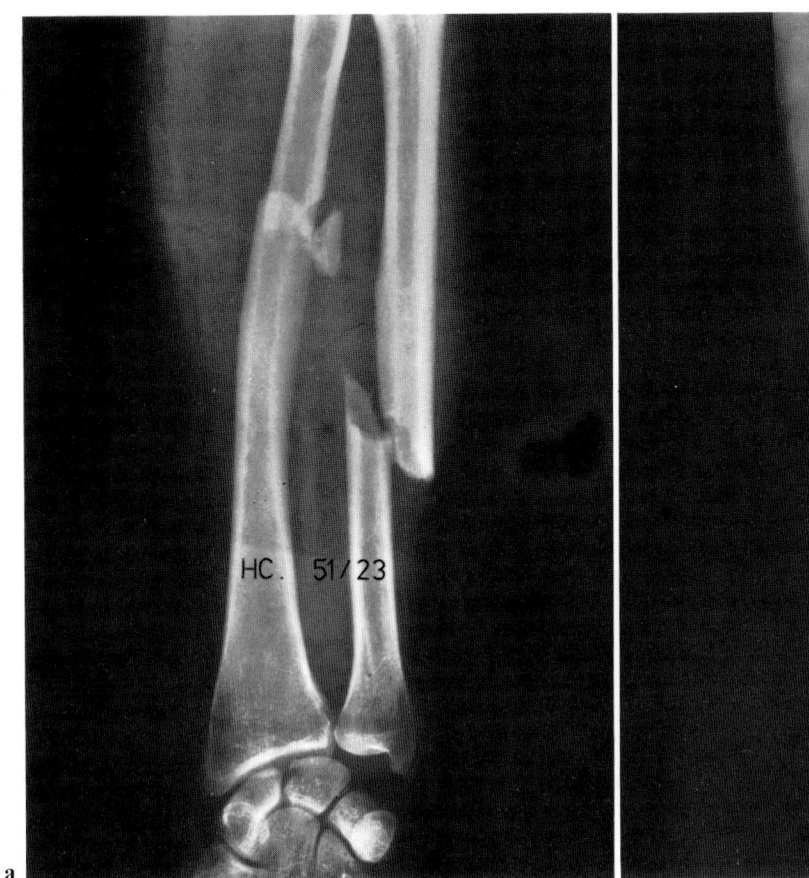

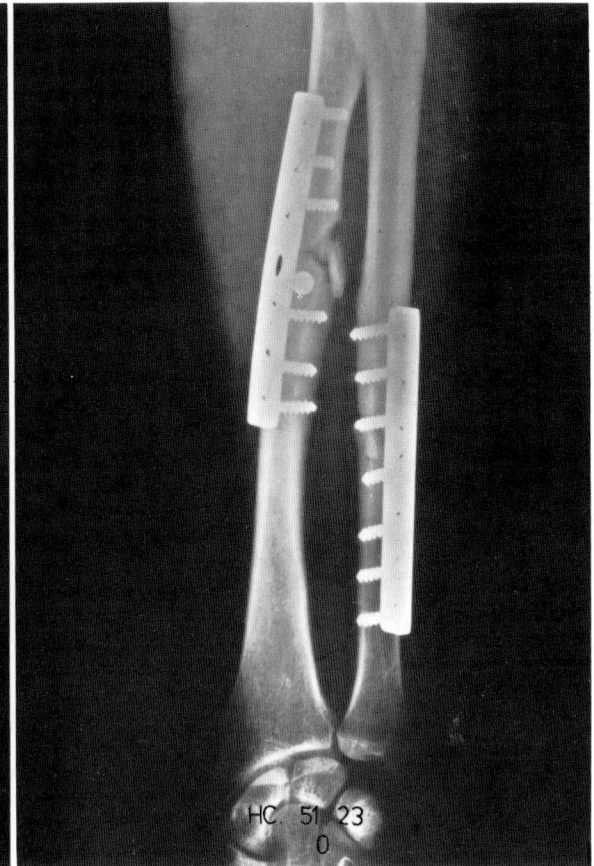

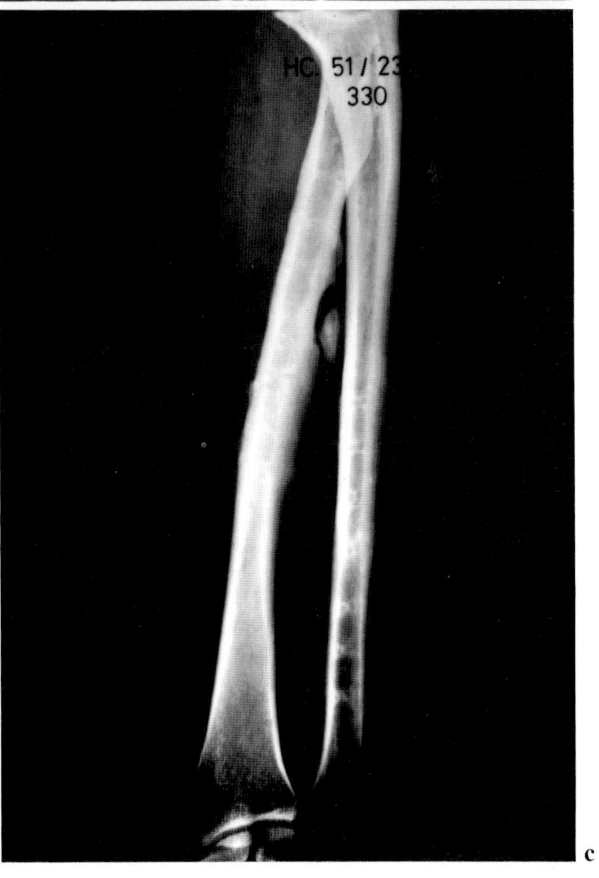

Abb. 89 a–c. Klinisches Beispiel: offene Unterarmfraktur

E., Rosa, 46jährige Bauernfrau. Sturz beim Skifahren am 20. Februar 1980

a Offene Unterarmfraktur 1. Grades links mit Biegekeil am Radius und zusätzlicher Fissur an der Ulna

b Notfallosteosynthese: Aus getrennten Inzisionen Stabilisierung des Radius und der Ulna mit je einer 7-Loch-DC-Platte 3,5 mm, zusätzlich Separatschraube am Radius.
Verlauf komplikationslos. Abnehmbare Gipsschiene für 3 Wochen, anschließend funktionelle Nachbehandlung.
Volle Arbeit in der Landwirtschaft nach 4 Monaten. Metallentfernung nach 2 Jahren

c Kontrolle nach 6,5 Jahren: beschwerdefrei, volle Funktion, kräftige Kortikalisstrukturen

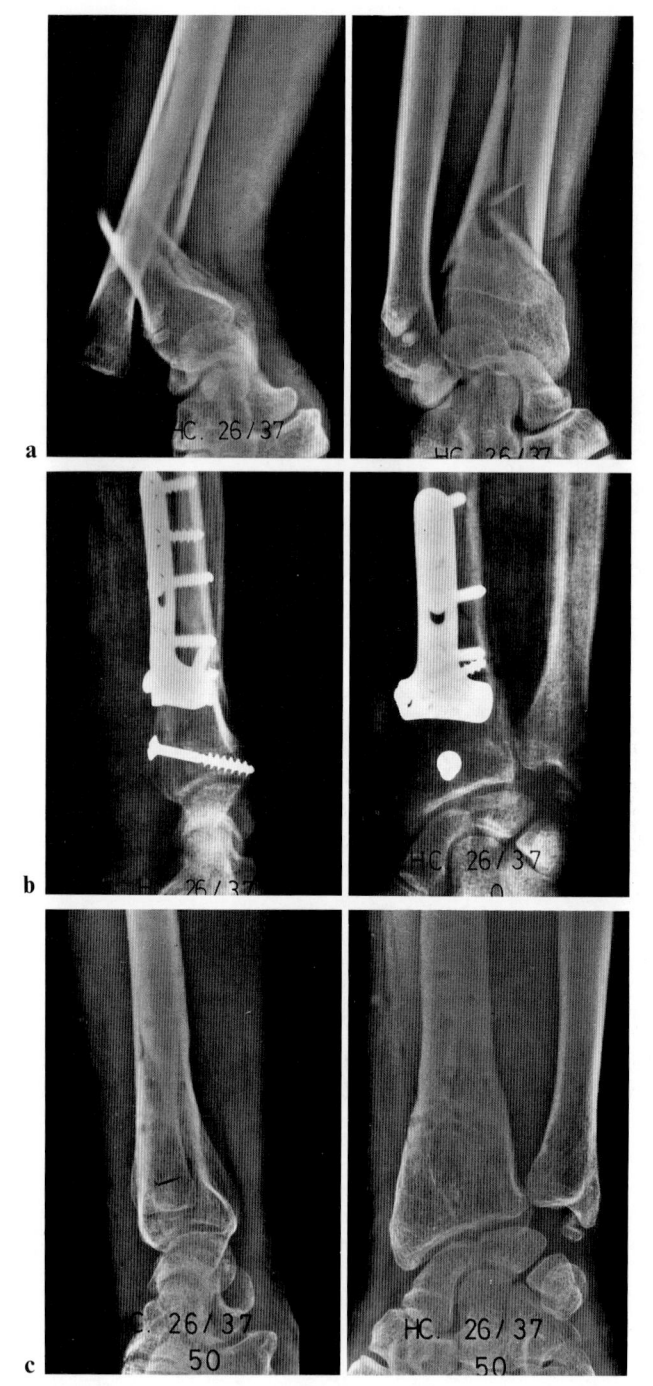

Abb. 90 a–c. Klinisches Beispiel: Galeazzi-Fraktur

V., Hans 52jähriger Beamter. Sturz beim Skifahren am 19. März 1975

a Komplexe distale Radiusfraktur mit Luxation der Ulna und Abriß des Processus styloideus ulnae

b Notfallosteosynthese: Stabilisierung des Radius mit dorsaler T-Platte und separater Schraube. Spontanreposition der Ulna.
Abnehmbare Gipsschiene für 9 Wochen. Volle Belastung und volle Arbeit ab 12. Woche

c Kontrolle und Metallentfernung nach 1 Jahr: keine Beschwerden, volle Funktion. Keine Muskelatrophie. Narbe linear

XII. Handgelenk und Karpus

1. Distaler Radius

Die häufigste Fraktur dieser Region und gleichzeitig wohl die häufigste Fraktur des Menschen überhaupt ist die sog. Radiusfraktur „loco classico", gelegentlich auch als Fraktur „loco typico" bezeichnet. Im französischen Sprachbereich wird sie „Pouteau-Colles" und im englischen „Colles' fracture" genannt. Es handelt sich um die Stauchungsfraktur der distalen Radiusepiphyse mit Neigung der Gelenkfläche nach dorsal (= Extensionsfraktur), aber auch nach radial mit entsprechender Verkürzung. Sie wird in der großen Mehrzahl der Fälle konservativ behandelt. Bei ungenügender Reposition oder bei der sehr häufigen sekundären Dislokation, welche nach gewissen Autoren in der Hälfte der Fälle auftritt, kann sie schwerwiegende Nachteile zurücklassen. Da mehrheitlich ältere Frauen betroffen sind, bei denen sich eine Invalidität nicht mehr als Erwerbsausfall manifestiert und berechnen läßt, wird diese Fraktur zu Unrecht bagatellisiert.

Von der AO wurde 1981 eine Einteilung dieser Frakturen nach dem ABC-System eingeführt. Sie hat sich, insbesondere bezüglich Indikation, bewährt. Wir nehmen darauf Bezug (Abb. 91). A-Frakturen sind metaphysär-extraartikulär, B-Frakturen können als Gelenkkantenfrakturen bezeichnet werden. Bei ihnen ist die Kontinuität Gelenk–Metaphyse–Diaphyse nur partiell unterbrochen. Bei den C-Frakturen ist diese Kontinuität unterbrochen. Es handelt sich um epimetaphysäre Frakturen.

Bei der Operationsindikation ist zu unterscheiden zwischen der perkutanen Kirschner-Drahtspickung, der eigentlichen offenen Osteosynthese und der gelenküberbrückenden Stabilisierung mit Fixateur externe.

Bei instabilen einfacheren Frakturen hat sich die perkutane Kirschner-Drahtspickung (Abb. 92) bewährt. Sie schützt aber nicht immer vor sekundärer Dislokation.

Wenn artikuläre Stufen bei jüngeren Patienten vorliegen, ist die geschlossene Reposition durch Ligamentotaxis oft unmöglich und die stabile Osteosynthese unumgänglich.

Die Operationsindikation ist auch unbestritten bei der sog. Flexionsfraktur, die im englischen Sprachbereich als Smith- oder umgekehrte Barton-Fraktur bezeichnet, im französischen nach Goyrand benannt wird. Dabei ist die Gelenkfläche oder bei der artikulären Form ein Teil derselben nach palmar und proximal disloziert. Der proximale Karpus ist subluxiert. Diese Frakturen sind hochgradig instabil (Abb. 93).

Frakturen, die sowohl eine Extensions- als auch eine Flexionskomponente aufweisen und im seitlichen Röntgenbild Y-förmig erscheinen, sowie Trümmerfrakturen stellen eine Grenzsituation dar. Ihre Behandlung muß in jedem Einzelfall geprüft werden. In geübten Händen können hier Osteosynthesen ausgezeichnete Resultate ergeben, doch sind ihnen sicher Grenzen gesetzt.

Die Nachkontrolle einer größeren Anzahl von Plattenosteosynthesen am eigenen Krankengut hat ergeben, daß die funktionellen Resultate nach palmarer Plattenosteosynthese (Flexionsfraktur) bedeutend besser sind als nach dorsaler Plattenanlagerung bei Extensions- oder gemischten Frakturen.

Die Osteosynthese kann nur stabil sein, wenn eine Verankerung der Schrauben im distalen Frakturbereich, insbesondere in einem größeren Fragment des Processes styloideus radii oder in der palmaren Radiuskante, gesichert ist. Für komplexe Frakturen hat sich in den letzten Jahren die Stabilisierung mit dem gelenküberbrückenden Fixateur externe bewährt (Abb. 42).

Offene Osteosynthesen haben sich bei folgenden Frakturen bewährt:

a) Abbrüche des Processus styloideus radii

Diese Abbrüche sind oft wenig disloziert. Sie sind aber praktisch immer instabil. Manchmal sind sie die sichtbare Manifestation einer transnavikuloperilunären Luxationsfraktur, welche sich spontan reponiert hat. Auf eine begleitende Fraktur des Os scaphoideum ist deshalb immer zu achten. Die Osteosynthese ist der unsicheren Immobilisation im Gipsverband vorzuziehen. Sie erfolgt durch Verschraubung allein, wenn möglich durch 2 kleine Spongiosa- oder Kortikalisschrauben 3,5 mm (Abb. 92). Bei sehr kleinem Fragment kann ein für die provisorische Fixation verwendeter Kirschner-Draht als Stabilisator der Rotation belassen bleiben.

b) Artikuläre Stückfraktur

Die v.a. bei jüngeren Patienten als Folge von Verkehrs- und Sporttraumen beobachteten Frakturen weisen oft eingekeilte, unblutig nicht reponierbare Fragmente auf. Artikuläre Stufen müssen beseitigt werden.

Es handelt sich in der Regel um Frakturen vom Extensionstyp. Die Stabilisierung erfolgt deshalb von dorsal mittels schräger T-Platte (Abb. 92).

c) Flexionsfrakturen
(Goyrand, Smith, Reversed Barton)

Die palmaren Fragmente können unblutig nur selten reponiert und retiniert werden. Sie komprimieren das Sehnenfach mit dem N. medianus. Sie stellen eine klassische Indikation für eine Abstützplatte dar. Die Radius-T-Platte ist speziell für diese Lokalisation konstruiert worden und paßt sich dem Skelett gut an. Nicht selten finden wir hier auch Defekte vor, die durch autologe Spongiosa aufzufüllen sind. Der Processus styloideus radii kann von hier aus nicht gut erfaßt werden, so daß bei Trümmerfrakturen gelegentlich zusätzliche schräge oder transversale Schrauben oder Kirschner-Drähte zur Verbesserung der Stabilität erforderlich sein können (Abb. 93).

d) Y-Fraktur

Wenn bei dieser gemischten Fraktur mit Extensions- und Flexionscharakter eine Osteosyntheseindikation vorliegt, ist die Wahl des Zugangs oft schwierig: Mit der einseitigen Anlagerung der Platte läßt sich das gegenüberliegende Fragment nicht abstützen. Es besteht die Gefahr, daß es ausbricht und nicht gefaßt werden kann.

Es hat sich als zweckmäßig erwiesen, die Platte an der Seite der größeren Instabilität anzulegen, d.h. dort, wo die Fragmente klein oder zertrümmert sind. Ein größeres, gegenüberliegendes Schalenfragment kann von einer Schraube besser herangezogen werden. Kleine Fragmente und Trümmer werden besser von der Plattenseite überblickt bzw. durch das Implantat komprimiert. Es empfiehlt sich, unter intraoperativer Bildwandlerkontrolle zu arbeiten. Nach Darstellung des Frakturbereichs wird unter Dauerzug am Daumen reponiert. Das nicht sichtbare, gegenüberliegende Schalenfragment darf nicht ausweichen. Es muß retiniert und fixiert werden. Dazu genügt manchmal das Aufpressen des Handgelenks auf eine harte Unterlage. Besser ist es, einen Knochenhebel palmar unterzuschieben oder das Fragment mit dem nach palmar durchgeführten Zeigefinger zu fixieren. Für diese Repositionsmanöver muß das 1. Strecksehnenfach eröffnet werden. Dann kann der Radius instrumentell oder digital schonend umfahren werden. Das Anlegen und Festschrauben des Implantats erfolgt unter Aufrechterhaltung dieser Bedingungen. Die Schrauben am T-Stück der Platte müssen genügend lang sein, um in der gegenüberliegenden dünnen Kortikalis zu fassen (Kortikalis- oder Spongiosaschrauben in Längen von 22–28 mm). Den sichersten Halt finden die Schrauben in der palmaren Radiusgelenkkante.

Wenn möglich, wird die T-Platte zuerst mit einer Schraube fixiert, die in das ovale Loch eingeführt wird. Sie übernimmt eine provisorische Abstützfunktion und gestattet noch eine Verschiebung der Platte. Metaphysäre Defekte werden mit Spongiosa aufgefüllt. Bei einfachen Schrägfrakturen wird eine Plattenschraube als interfragmentäre Zugschraube zwischen den Hauptfragmenten plaziert.

e) Zugänge und Technik der Osteosynthese

Erfahrungsgemäß scheut der Chirurg die Eingriffe im Bereich des Handgelenks wegen der komplizierten anatomischen Verhältnisse. Das Skelett ist – v.a. auf der Dorsoradialseite – mit einer solchen Vielzahl von sich z.T. kreuzenden Sehnen und Nerven überdeckt, daß es schwierig erscheint, einen genügenden Zugang ohne zusätzliche Weichteilschädigung erarbeiten zu können. Die für die erwähnten Osteosynthesen speziell erprobten Zugänge werden deshalb im Detail beschrieben:

Zugang zum Processus styloideus radii

Fixpunkt zur Orientierung: Spitze des Processus styloideus am radialen Rand der Tabatière.

Leicht bogenförmige Inzision auf der Dorsoradialseite des Handgelenks. Darstellung der Äste des R. superficialis nervi radialis und Abschieben nach dorsoulnar. Eingehen auf den Processus styloideus zwischen der Sehne des M. extensor pollicis brevis und M. extensor carpi radialis longus. Spaltung des Retinaculum extensorum und Eröffnung der ersten 3 Strecksehnenfächer. Abschieben des M. extensor pollicis brevis und des M. abductor pollicis longus nach radiopalmar. Darstellung der Fraktur durch Periostspaltung und Gelenkeröffnung auf der Dorsalseite (Abb. 94).

Zugang zum distalen Radius von dorsal

Die Hautinzision beginnt über der Basis des Metakarpale II und zieht leicht S- oder Z-förmig über das Handgelenk auf den distalen Unterarm (Abb. 94). Nach epifaszialem Mobilisieren des radialen Hautlappens werden die Äste des R. superficialis des N. radialis nach radial weggehalten. Das Retinaculum extensorum wird über dem 1. Sehnenfach des M. abductor pollicis longus längs gespalten und nun nach ulnar herüber präpariert, wobei seine Verbindungen zu den dorsalen Cristae des Radius scharf durchtrennt werden müssen.

Dies geschieht besser mit dem Skalpell als mit dem Raspatorium. Die Sehnen der Mm. abductor pollicis longus, extensor pollicis brevis, extensor carpi radialis longus und brevis und des M. extensor pollicis longus werden nun nach radial, diejenigen des M. extensor indicis und des M. extensor digitorum communis nach ulnar gehalten.

Bezüglich Zugangserweiterung zur Kontrolle der Palmarseite des Radius s. Abschn. d.

Als Spezialimplantat eignet sich für diese Zone die kleine, schräge T-Platte 3,5 mm mit beidseits angesenkten Schraubenlöchern. Sie ist auf diese Weise konstruiert worden, damit sie sowohl rechts als auch links verwendet werden kann. Ihr Design wurde verändert, damit der T-Balken genügend weit zum Processus styloideus radii hin reicht (Abb. 92).

Nach Anbringen und Festschrauben der Platte kann das Retinaculum extensorum meist ohne Spannung über den Sehnen wieder vernäht werden (Abb. 94). Die Gefahr der Anscheuerung von Sehnen durch die runden Schraubenköpfe ist minimal. Das Retinakulum kann auch, wie in der Rheumachirurgie, ganz oder zur Hälfte zwischen Platte und Strecksehnen interponiert werden. Bei jüngeren Patienten mit kräftiger Dorsalextension haben wir bei fehlendem Retinakulum mehrmals lästige Vorwölbungen der Sehnen unter der Haut beobachtet. Funktionsstörungen der Extensoren durch Sehnenadhäsionen sind bei der funktionellen Nachbehandlung kaum zu befürchten.

Zugang zum distalen Radius von palmar

Fixpunkt zur Orientierung: Sehne des M. flexor carpi radialis.

Es ist wichtig, daß bei diesem Zugang große Hautinzisionen ausgeführt werden. Zusammen mit der Osteosynthese empfehlen wir die Dekompression des N. medianus im Karpalkanal. Aus diesem Grund soll bei allen Osteosynthesen gleichzeitig das Retinaculum flexorum vollständig gespalten werden. Die große Inzision schützt auch am besten die tiefen Weichteile (Sehnen, Nerven, Gefäße) vor intraoperativen Druckschäden und postoperativem Ödem.

Leicht abgewinkelte Längsinzision über dem distalen Unterarm mit Verlängerung bis in die Thenarfalte der Handfläche (Abb. 95). Ulnar der vorspringenden und kräftigen Sehne des M. flexor carpi radialis wird auf den N. medianus eingegangen. Dieser wird sorgfältig präpariert bis zum Retinaculum flexorum. Insbesondere ist auf seinen sensiblen, zum Thenar verlaufenden R. palmaris zu achten. Dieser Ast kann ziemlich weit proximal abgehen und über mehrere Zentimeter parallel zum Nervenstamm verlaufen. Er kreuzt dann die Sehne des M. flexor carpi radialis dorsal, seltener palmar, auf seinem Weg zur Haut des Thenars.

Spaltung des Retinaculum flexorum an seinem ulnaren Rand (Abb. 95).

Abschieben des N. medianus unter Schonung der Äste meistens nach radial zusammen mit der Sehne des M. flexor carpi radialis, seltener nach ulnar, zusammen mit den langen Beugesehnen. Hierbei ist der R. palmaris des N. medianus besonders gefährdet. Die Beugesehnen werden in intakter Sehnenscheide als Paket nach ulnar weggehalten. Man sieht nun die distale palmare Radiuslippe und den unmittelbar davon proximal anschließenden breiten M. pronator quadratus. Dieser wird möglichst weit radial unter der abgeschobenen Sehne des M. flexor carpi radialis inzidiert und mit dem Raspatorium nach ulnar weggeschoben (Abb. 96). Man gelangt jetzt auf die Fraktur. Das Radiokarpalgelenk kann mit eingesteckter Injektionsnadel oder feinem Kirschner-Draht markiert oder, falls notwendig, zur Reposition unter Sicht quer eröffnet werden. Der Processus styloideus radii ist von hier aus jedoch relativ schlecht erreichbar.

Variante. Sofern das distale Radioulnargelenk eingesehen werden muß, wird das ganze Beugesehnenpaket mitsamt dem N. medianus nach radial, der M. flexor carpi ulnaris zusammen mit der A. ulnaris und dem N. ulnaris zur ulnaren Seite weggehalten (Abb. 96).

Verschluß

Der Wundverschluß erfolgt sowohl palmar als auch dorsal einschichtig durch einfache Hautnaht unter Einlegen einer Saugdrainage ins Frakturgebiet. Zur Sicherung der Wundheilung und zur Aufrechterhaltung einer physiologischen Handgelenkposition empfiehlt sich das Anlegen einer gut gepolsterten Gipsschiene in leichter Extension des Handgelenks, welche die Hochlagerung und die Fingermobilisierung aus der Funktionsstellung erleichtert. Bei zweifelhafter Stabilität wird sie entsprechend länger beibehalten. Mit der aktiven Mobilisierung der Finger wird sofort begonnen.

Metallentfernung

Die beschriebenen Zugänge müssen zur Entfernung von Platten größtenteils wieder geöffnet werden. Wegen subkutaner Narbenbildungen kann sich dorsal die Schonung des R. superficialis nervi radialis als schwierig erweisen. Erstaunlicherweise ist die Entfernung der palmaren Platten meistens überraschend leicht, obschon dort der sensible R. palmaris aus dem N. medianus geschont werden muß.

f) Sekundäre Eingriffe

Sekundäre Osteosynthese

Die häufigste Indikation für dorsale Plattenosteosynthesen ist die sekundäre Fehlstellung nach einer Extensionsfraktur. Der Eingriff ist technisch leichter, wenn die Konsolidation noch nicht abgeschlossen ist (vor der 12. Woche). Voraussetzung für den guten funktionellen Erfolg sind einwandfreie periphere Zirkulation und Trophik. Die Korrektur erfolgt aus dem beschriebenen dorsalen Zugang und hat zum Ziel, die physiologische Neigung der Radiusgelenkfläche wiederherzustellen sowie Radialabweichung und Verkürzung zu beheben. Metaphysäre Defekte werden mit autologer Spongiosa aufgefüllt. Bei erheblicher Osteoporose kann eine kortikospongiöse Spanunterlagerung notwendig sein. Zur Stabilisierung verwenden wir die entsprechend zugebogene T-Platte oder die spezielle schräge T-Platte.

Pseudarthrosen des distalen Radius sind selten. Ihre Stabilisierung erfolgt je nachdem mit dorsaler T- oder Spanngleitlochplatte. Defekte werden mit autologer Spongiosa aufgefüllt.

Osteotomie

Im Vordergrund steht die Korrektur von Fehlstellungen nach konservativ behandelten Extensionsfrakturen mit nach dorsal und radial eingestauchter Gelenkfläche und Verkürzung. Die Einfügung kompressionsstabiler kortikospongiöser Knochenkeile aus dem Beckenkamm ist obligatorisch. Die Indikation zur Korrektur ergibt sich nicht aus einem bestimmten Grad der Fehlstellung, sondern ausschließlich aus den funktionellen Ausfällen der Hand und des

Handgelenks oder entsprechenden Beschwerden. Dabei muß auch an die Möglichkeit einer chronischen Kompression des N. medianus im Karpaltunnel gedacht werden. Seine Untersuchung ist deshalb vor etwaigen Interventionen angezeigt. Im Zweifelsfall ist eine Elektromyographie zu empfehlen. In solchen Fällen muß dann der Eingriff am Skelett mit einer Dekompression des Nervs durch Spalten des Retinaculum flexorum kombiniert werden. Der Eingriff wird nach der für die sekundäre Osteosynthese beschriebenen Technik durchgeführt, die Implantate sind identisch.

Artikuläre Stufen können sekundär in der Regel nicht mehr korrigiert werden. Wenn die Beschwerden auf eine beginnende posttraumatische Arthrose zurückgehen, hat eine Korrekturosteotomie keinen positiven Einfluß.

Falls eine erhebliche Einschränkung der Pro- und Supination auf eine relative Verlängerung der Ulna („Ulnavorschub") zurückgeht, ist bei älteren Patienten eine Verkürzungsosteotomie der Ulna oder die einfache Ulnaköpfchenresektion einer Korrektur am Radius vorzuziehen.

Verkürzungsosteotomien am distalen Radius werden v.a. bei der Lunatummalazie im Frühstadium ausgeführt. Der Zugang kann palmar oder dorsal gewählt werden. Die Osteotomie wird schräg angelegt, um eine interfragmentäre Plattenzugschraube anlegen zu können. Zur Stabilisierung eignen sich entweder die beschriebenen Formplatten oder seltener die geraden Spanngleitlochplatten.

2. Distale Ulna

An der schlanken distalen Ulnadiaphyse entstehen gelegentlich Quer- oder kurze Schrägfrakturen, isoliert oder kombiniert mit Frakturen der Radiusdiaphyse oder Metaphyse. Diese Frakturen werden bei Pro- und Supination durch Biege- und Scherkräfte stark beansprucht und sind deshalb instabil. Sie sind zwingende Osteosyntheseindikationen.

Der Zugang bereitet wegen der subkutanen Lage der Ulna in der Regel keine Schwierigkeiten. Der sensible Ast des N. ulnaris, der nahe des Styloids zur Dorsalseite hinüberwechselt, ist zu respektieren.

Zur Fixation ist die Drittelrohrplatte gelegentlich zu schwach, die stabilere Spanngleitlochplatte 3,5 mm zu voluminös. Als Alternativlösung kommt die 2,7-mm-Spanngleitlochplatte in Frage oder aber die Verwendung zweier verschieden langer, aufeinandergelegter Drittelrohrplatten.

Sekundäre Eingriffe

Indikationen für sekundäre Eingriffe an der distalen Ulna sind relativ häufig. Sie stehen meist im Zusammenhang mit Fehlstellungen am distalen Radius. Störende Subluxationen im distalen Radioulnargelenk bei älteren Patienten sowie das Caput-ulnae-Syndrom bei der Rheumahand sind Indikationen für die Resektionsbehandlung. Daraus ergeben sich für die Stabilität des Handgelenks in der Regel keine wesentlichen Nachteile. Eine Rekonstruktion des Sehnenfachs für den M. extensor carpi ulnaris, evtl. durch Verwendung eines Sehnentransplantats oder gestielten Lappens aus dem Retinaculum extensorum, ist notwendig.

Verkürzungsosteotomien werden in bestimmten Fällen bei jüngeren Patienten in Ergänzung zu Korrektureingriffen am Radius empfohlen. Das Ziel ist dabei, die Pro-Supination unter Erhaltung der distalen Ulna zu verbessern. Erfolgreiche Verlängerungen bei Lunatummalazie sind beschrieben.

3. Skaphoid (Navikulare)

a) Indikation

Nicht dislozierte Skaphoidfrakturen werden konservativ behandelt und heilen unter zweckmäßiger Gipsfixation in der Regel nach 8–12 Wochen, reine Tuberkulumfrakturen nach 4–6 Wochen aus. Die Indikation für primäre Osteosynthesen ist aufgrund langjähriger Erfahrungen eingeschränkt worden.

Diese ist begründet bei dislozierten und instabilen Frakturen im mittleren Drittel. Das Übersichtsröntgenbild und selbst speziell gezielte Aufnahmen geben darüber nicht immer genügend Auskunft. Ergänzend empfiehlt es sich daher, den Karpus in Leitungsanästhesie unter Bildwandler funktionell zu untersuchen und mit der gesunden Seite zu vergleichen. Viele scheinbar befriedigende Repositionen sind mit einem partiellen Kollaps des Karpus bzw. Deformationen des Skaphoids verbunden, welche zu schlechten funktionellen Ergebnissen führen.

Die klassische Indikation für die primäre Osteosynthese ist die perilunäre, transnavikuläre Luxationsfraktur nach de Quervain, die in der Hälfte der Fälle mit einer Pseudarthrose endet. Ferner ist die Osteosynthese angezeigt bei dem seltenen vertikal-schrägen Bruch, der ähnlich der Schenkelhalsfraktur vom Typus Pauwels III besonders großen Scherkräften ausgesetzt ist und dementsprechend eine 6mal größere Pseudarthrosenhäufigkeit aufweist als die übrigen Frakturformen.

Wir führen die Verschraubung unter Sicht von dorsoradial aus, wobei die Implantate den Fragmentdimensionen anzupassen sind. Die Spongiosaschraube 4,0 mm – sie hieß früher *Navikulareschraube* – ist meistens zu voluminös. Stattdessen wird immer mehr auf Schrauben der Dimension 2,7 bzw. 2,0 mm übergegangen und wenn möglich ein 2. Implantat zur Blockierung der Rotation eingesetzt (evtl. Belassen eines provisorischen Kirschner-Drahtes).

b) Zugang und Osteosynthese von dorsoradial (Abb. 97)

Bogenförmige Inzision in der Tabatière. Abschieben der Äste des R. superficialis nervi radialis zugleich mit der Sehne des M. extensor pollicis longus nach dorsal. Die Sehnen des M. extensor pollicis brevis und des M. abductor pollicis longus werden mitsamt der A. radialis nach distal palmar weggehalten. Als Alternative hat sich auch eine rechtwinklige Hautinzision bewährt, welche dorsal an der Basis des Metakarpale II beginnt, nach radial durch die Tabatière zieht und auf Höhe der Abduktor-pollicis-Sehne nach dorsal und proximal umbiegt. Sie kann bei Bedarf als Z-Inzision weitergeführt werden. Ihre Narbe neigt weniger zur Hypertrophie als jene der konventionellen Inzision. Eröffnung des Handgelenks am dorsalen Rand des Processus styloideus radii unter starker Palmar- und Ulnarflexion der Hand. Darstellung und Reposition unter Zuhilfenahme eines atraumatischen Elevatoriums, einer feinen Zange oder eines Häkchens, unter peinlicher Schonung des Gelenkknorpels (Abb. 98). Durchbohrung der Fraktur mit feinem Kirschner-Draht bekannter Länge vom Tuberkulum aus. Die Position des Drahtes muß radiologisch verifiziert werden. Daraus läßt sich die korrekte Schraubenlänge ableiten. Parallel zum Draht wird nun eine gezielte Bohrung für eine Schraube der gewählten Dimension ausgeführt. Gewindeschneiden, dann Herstellung eines Gleitlochs im distalen Fragment. Einführung der Schraube. Der Leitdraht wird entweder als Rotationsstabilisator belassen oder durch eine 2. Schraube ersetzt (Abb. 98).

Die primäre Teilexzision des Processus styloideus radii, mit der eine bessere Übersicht über das Frakturgebiet erreicht wird, ist wegen der möglichen Verschlechterung der Zirkulation umstritten.

Postoperativ empfehlen wir auch bei guter Stabilität der Osteosynthese eine zusätzliche äußere Fixation im Unterarmnavikularegips für 4–6 Wochen.

Osteosynthesen in der Achse des Skaphoids aus großem palmarem Zugang unter Verwendung einer Spezialschraube mit 2 endständigen Gewinden verschiedener Steigung werden neuerdings empfohlen (Herbert). Die Indikationen dazu werden weit gestellt. Eine spätere Metallentfernung ist praktisch ausgeschlossen.

c) Sekundäre Eingriffe

Verzögerte Konsolidation bei konservativer Behandlung ist eine gute Indikation für die Verschraubung. Zum Entscheid ist nach 8 Wochen ein Tomogramm empfehlenswert. Voraussetzung für den Erfolg des Eingriffs ist die Vitalität des proximalen Fragmentes. Postoperativ ist in solchen Fällen eine zusätzliche äußere Ruhigstellung unerläßlich.

Echte Pseudarthrosen sind charakterisiert durch Sklerose der Bruchflächen, u.U. auch durch Zystenbildung, Deformation und Verkürzung. Beim Erwachsenen ist die alleinige Schraubenkompression sicher ungeeignet. In den meisten Fällen führen wir die Span- und Spongiosaplastik nach Matti und Russe mit anschließender Gipsfixation aus.

Achsenfehlstellung und Verkürzung des Skaphoids ziehen in der Regel auch schmerzhafte Zusammensinterungen des gesamten Karpus mit sich. Die Beweglichkeit im Handgelenk ist dann eingeschränkt. Auf diese Verhältnisse ist bei der Wahl des Operationsverfahrens besonders zu achten. Länge und Achsen des Skaphoids können nur durch Aufrichtung und Interposition eines breiten kortikospongiösen Spans wiederhergestellt werden. Damit kann in geeigneten Fällen auch eine Wiederaufrichtung des Karpus bzw. eine wesentliche Verbesserung der Funktion im Handgelenk erreicht werden. Die Fixation erfolgt in diesen Fällen in der Regel durch transfixierende Kirschner-Drähte, ist aber zuweilen mit Schrauben, H- oder Kondylenplättchen möglich. Bei allen Eingriffen ist der skapholunären Bandverbindung Beachtung zu schenken, welche nicht selten auch bei Frakturen geschädigt ist. Instabilitäten durch Ruptur müssen durch geeignete Verfahren behoben werden, um die schmerzfreie Funktion des Handgelenks zu sichern.

4. Andere Handwurzelknochen

Frakturen anderer Handwurzelknochen sind selten. Sofern größere und gut zugängliche Fragmente bestehen, sind stabile Osteosynthesen bei Dislokation oder Diastase indiziert. Am häufigsten sieht man Längsbrüche des Os trapezium in Kombination mit der Bennett-Luxationsfraktur. Sie eignen sich gut für eine Verschraubung. Frakturen der übrigen Karpalia sind je nach Lage der Frakturebene einer Schraubenosteosynthese zugänglich. Trifft dies nicht zu, so wird man die Kirschner-Drahtspikkung, eine Drahtnaht oder auch einmal eine H-Platte zur Stabilisierung wählen.

5. Arthrodese des Handgelenks (Abb. 99)

Bei ausgedehnten Zertrümmerungen im Bereich der Handwurzel, bei schweren posttraumatischen Arthrosen sowie bei chronisch-entzündlicher Destruktion des Karpus (Rheuma, Tbc usw.), welche mit schmerzhafter Instabilität und Luxation einhergehen, hat sich die Arthrodese des Handgelenks bewährt. Diese kann mit Hilfe einer Platte ausgeführt werden, die im distalen Radius und im Metakarpale III (oder II) verankert wird. Am besten eignen sich dazu die Spanngleitlochplatten 3,5 mm (8- bis 10-Loch). Nach Resektion des entzündlich veränderten Gewebes oder ossärer Trümmer bzw. nach Entknorpelung bei Arthrosen empfiehlt sich die Auffüllung des Defektes mit dem entsprechenden Spongiosavolumen. Vom Radius bis zur Basis des Metacarpale III wird zusätzlich ein rechteckiger, kortikospongiöser Beckenspan eingefalzt. Dessen spongiöse Fläche wird dem Karpus zugewendet. Vor der Fixation der Platte wird der Karpus mit einer Zugschraube an das Radiusstyloid herübergezogen, um das distale Radioulnargelenk aus der Fixationszone herauszuhalten. Die Schraube faßt am besten im Os capitatum. Damit kann eine gute Pro-Supination ohne Ulnaköpfchenexzision erhalten bleiben.

6. Klinisch-radiologische Beispiele
(Abb. 100–112)

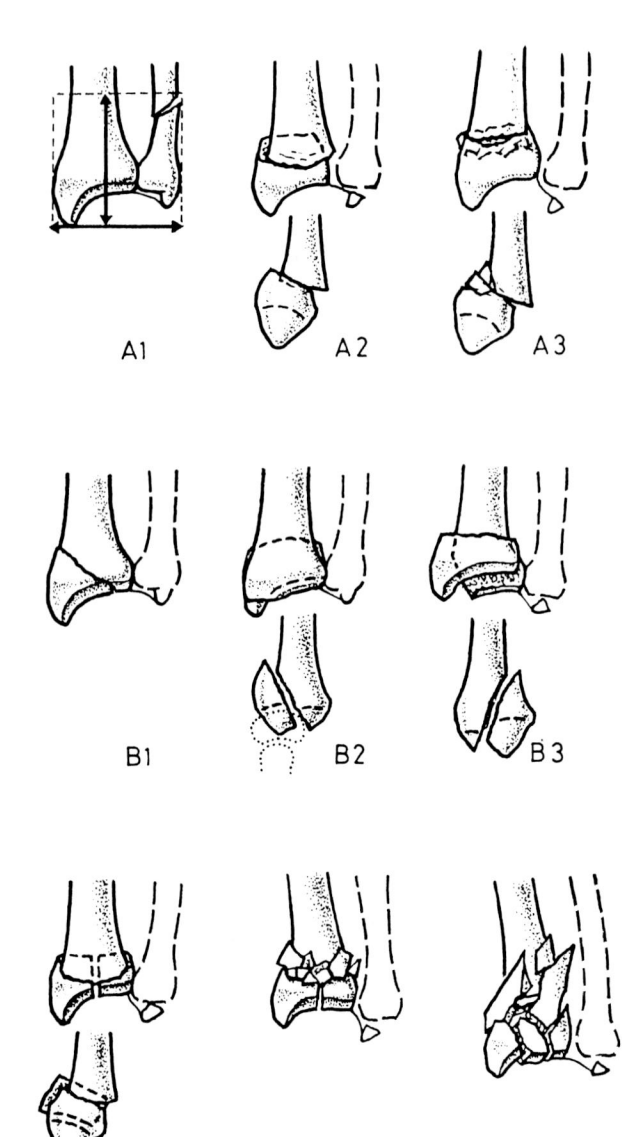

Abb. 91. Die AO-Klassifikation der distalen Unterarmfraktur nach dem ABC-System (Untergruppen nicht abgebildet)

A = extraartikulär metaphysär
Grenze Metaphyse – Diaphyse: Viereck- bzw. T-Messung (=größte Breite projiziert auf Achse; bei *A1* auf Radius eingezeichnet)
A1 = distale Ulna allein
A2 = Radius einfach
A3 = Radius mit metaphysärer Impaktion

B = Gelenkkantenfraktur (Kontinuität Gelenk-Diaphyse partiell erhalten)
B1 = Processus styloideus radii
B2 = dorsales Fragment (Barton)
B3 = palmares Fragment (reversed Barton = Goyrand-Smith II, Letenneur)

C = komplette Gelenkfraktur (Kontinuität Gelenk-Diaphyse vollständig unterbrochen)
C1 = T- und Y-Fraktur
C2 = zusätzliche metaphysäre Trümmerzone
C3 = grobe artikuläre Dislokation, diaphysäre Beteiligung

Eine Verletzung des distalen Radioulnargelenks ist bei jeder Fraktur möglich und zu berücksichtigen

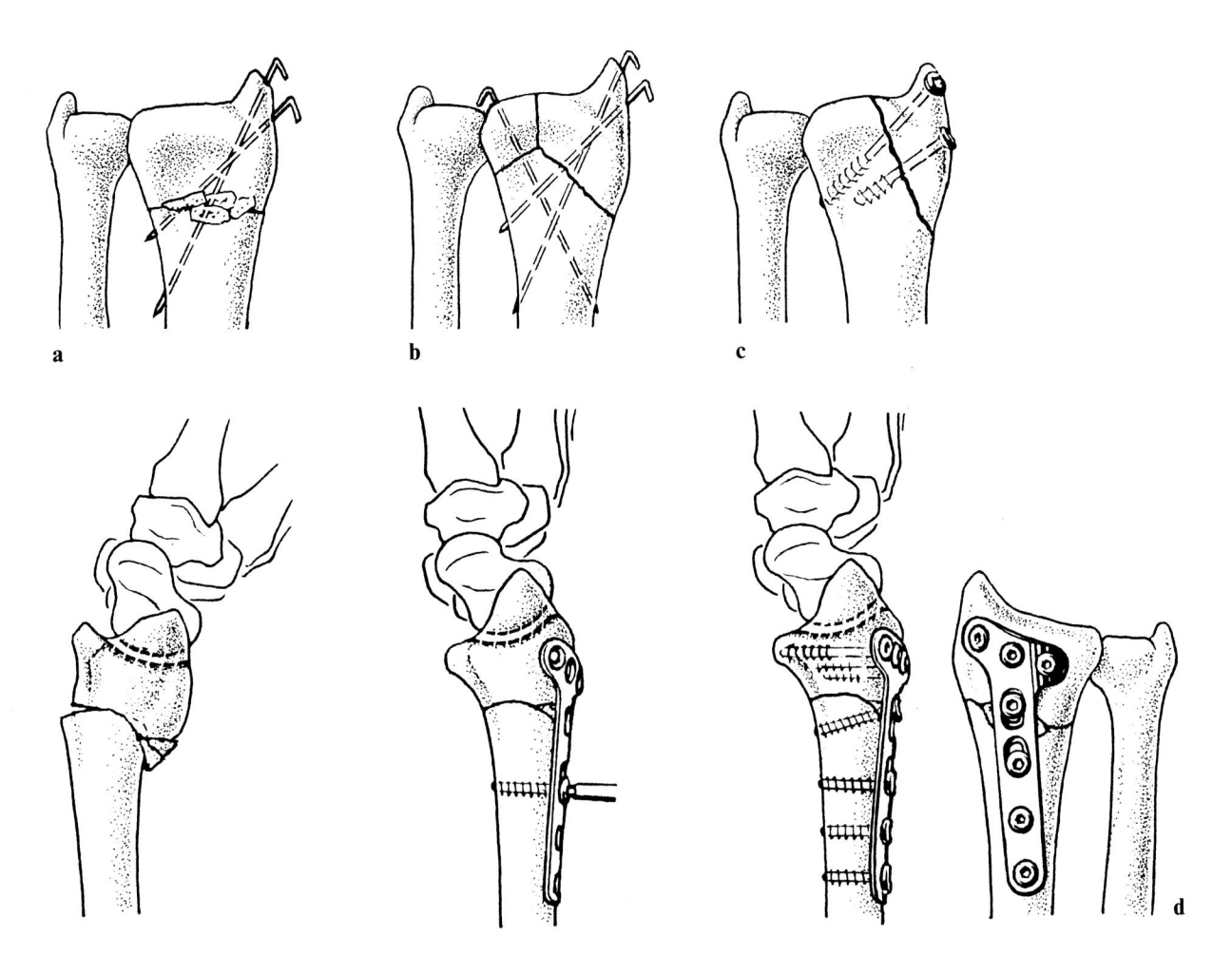

Abb. 92 a–d. Typische Osteosynthesen bei distaler Radiusfraktur

a Fixation einer instabilen extraartikulären Fraktur mit perkutanen Kirschnerdrähten von radial

b Anordnung der Kirschner-Drähte bei zusätzlichem Ausbruch eines kleinen dorsoulnaren Fragments

c Schraubenosteosynthese bei größerem Abbruch des Processus styloideus radii

d Osteosynthese einer nach dorsal geneigten Fraktur vom Typ A mit dorsal angelegter schräger T-Platte. Ausnahmeindikation s. Text Seite 148 ff. Zuerst Reposition und provisorische Fixation der Platte mit einer Schraube im ovalen Plattenloch. Nach Feinreposition. Einsetzen der übrigen Schrauben im Kopf- und Schaftteil der Platte

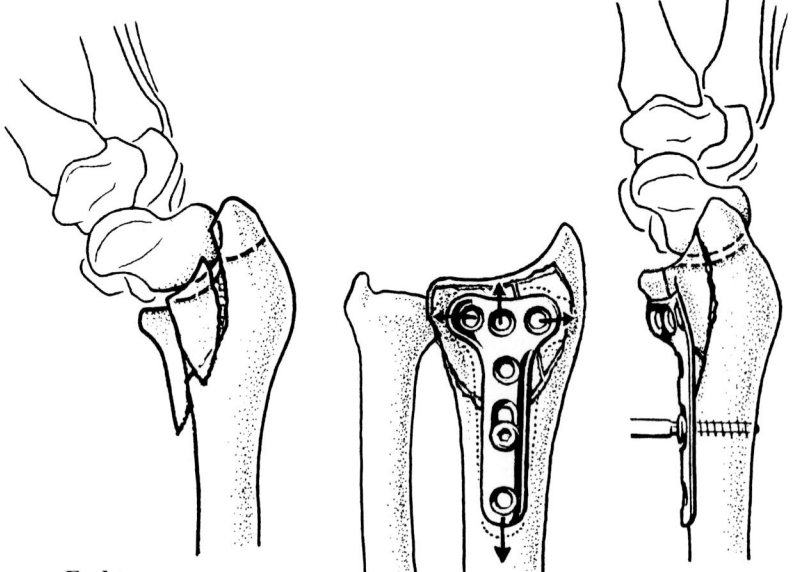

Abb. 93a, b. Osteosynthese einer palmaren Fraktur vom Typ B

a Palmar angelegte T-Platte zur Abstützung. Zuerst wird die Schraube im ovalen Plattenloch eingesetzt, aber noch nicht angezogen. Provisorisches Festschrauben der Platte mit der Schraube im ovalen Plattenloch. Feinreposition und Adaptierung der Platte. Erst dann werden die übrigen Plattenschrauben eingesetzt

b Abgeschlossene Osteosynthese mit rechtwinkliger oder schräger T-Platte

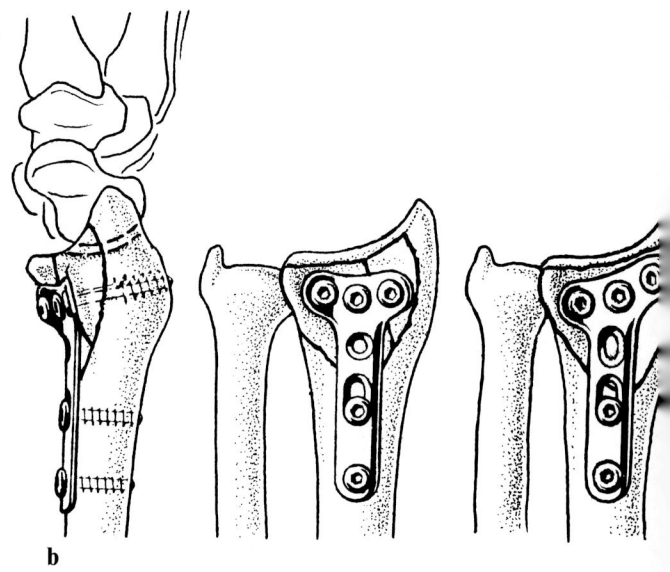

Abb. 94a–c. Die Zugänge zum distalen Radius von radiodorsal

a Z-förmige Hautinzisionen:
1. Zugang zum Processus styloideus radii aus verkürzter Hautinzision zwischen den Sehnen des M. extensor pollicis brevis (*EPB*) und des M. extensor carpi radialis longus (*ECRL*)
2. Zugang zur distalen Radiusmetaphyse unter vollständiger Spaltung und anschließendem Aufklappen des Retinaculum extensorum
3. Kombinierter Zugang für dorsale Plattenanlagerung mit palmarer Stellungskontrolle: Spaltung des Retinaculum extensorum am palmaren Rand des Faches der Sehnen des M. abductor pollicis longus (*APL*) und Aufklappen nach dorsoulnar. Der linke Zeigefinger des Operateurs kann nun nach palmar auf den M. pronator quadratus eingeführt werden, womit Reposition und Stabilisierung von palmar her zusätzlich kontrolliert werden können

b Die Zugänge im Schnitt:
1. zwischen Sehnen des M. extensor pollicis brevis (*EPB*) und des M. extensor carpi radialis longus (*ECRL*)
2. zwischen Sehnen des M. extensor carpi radialis brevis (*ECRB*) und des M. extensor pollicis longus (*EPL*) mit Abheben der Sehnenfächer vom Periost;
3. am palmaren Rand der Sehnen des M. abductor pollicis longus (*APL*) mit Hochklappen des Retinaculum extensorum nach dorsoulnar

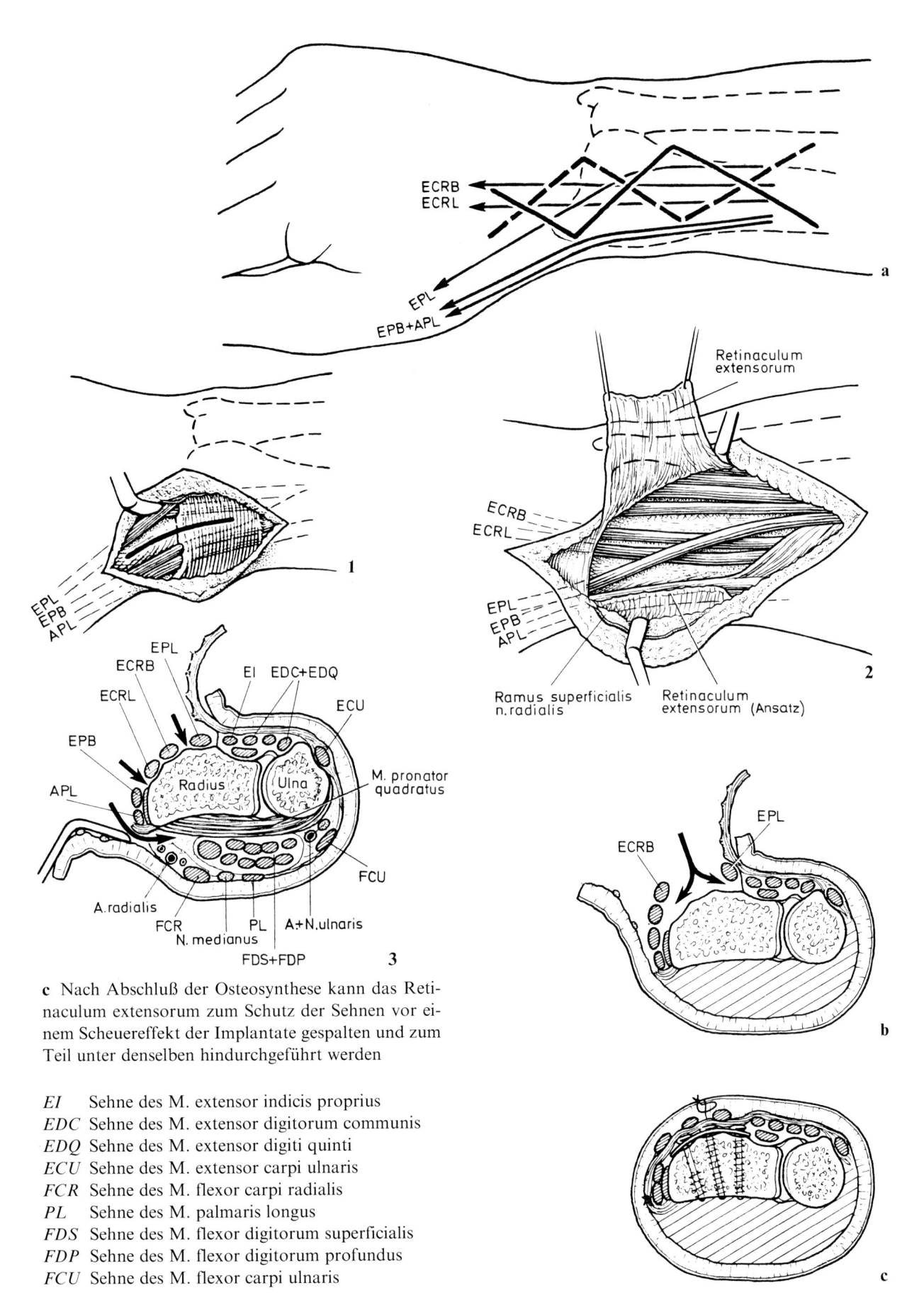

c Nach Abschluß der Osteosynthese kann das Retinaculum extensorum zum Schutz der Sehnen vor einem Scheuereffekt der Implantate gespalten und zum Teil unter denselben hindurchgeführt werden

EI   Sehne des M. extensor indicis proprius
EDC Sehne des M. extensor digitorum communis
EDQ Sehne des M. extensor digiti quinti
ECU Sehne des M. extensor carpi ulnaris
FCR Sehne des M. flexor carpi radialis
PL   Sehne des M. palmaris longus
FDS Sehne des M. flexor digitorum superficialis
FDP Sehne des M. flexor digitorum profundus
FCU Sehne des M. flexor carpi ulnaris

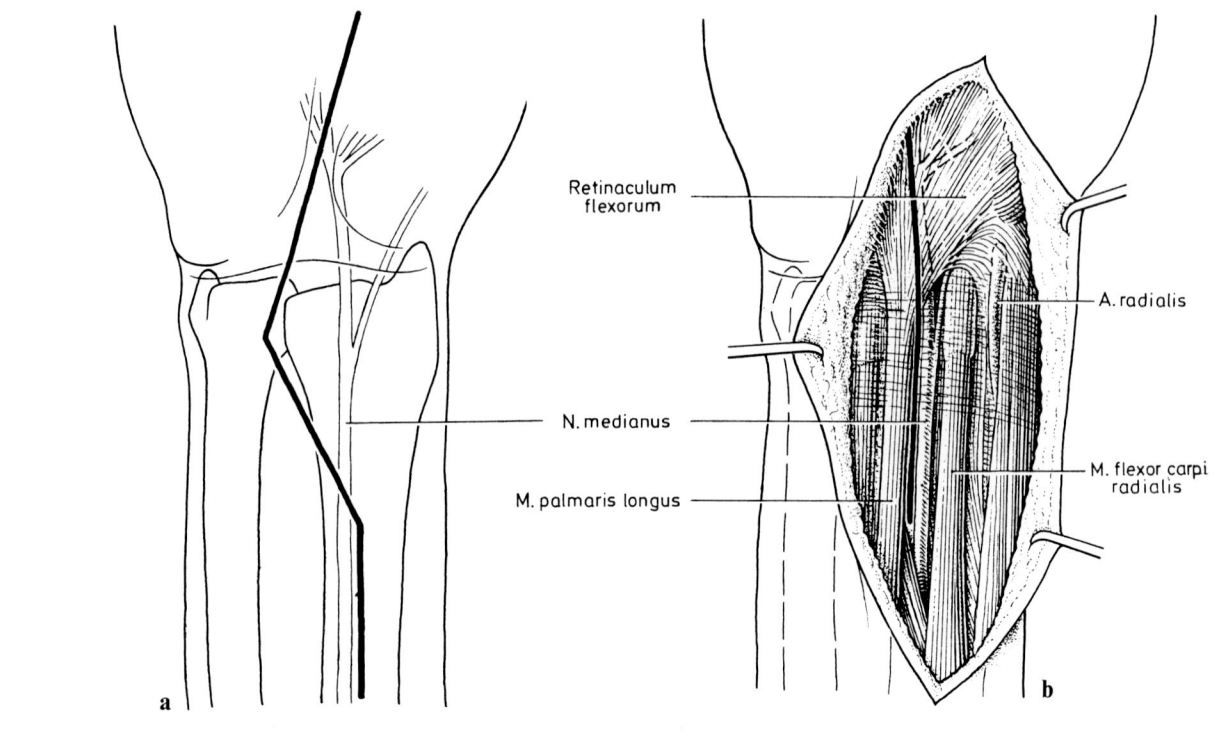

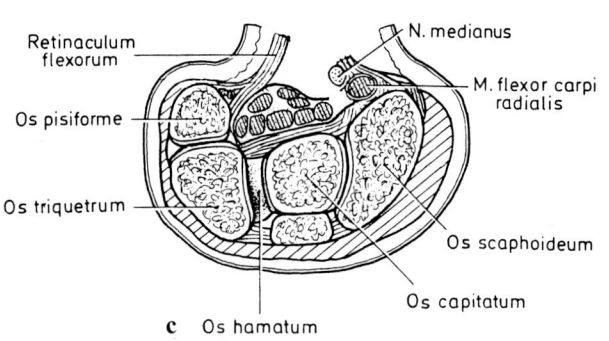

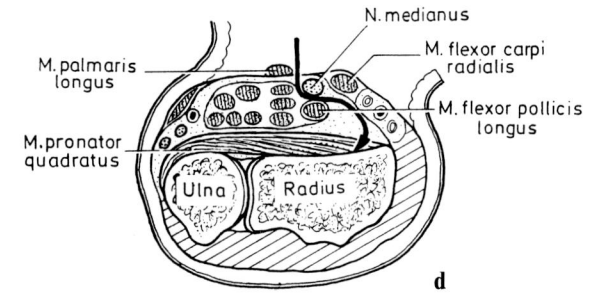

Abb. 95 a–d. Zugänge zum distalen Radius von palmar

a Abgewinkelte lange Hautinzision

b Zugang unter vollständiger Spaltung des Retinaculum flexorum und Eingehen ulnar der Sehne des M. flexor carpi radialis. Der N. medianus wird nach radial abgeschoben zum Schutz des proximal des Handgelenks abgehenden sensiblen R. palmaris

c Querschnitt distal, auf Höhe des Retinaculum flexorum. N. medianus ulnar umgangen, wird nach radial weggehalten

d Querschnitt proximal, auf Höhe des distalen Radius, mit Eingehen auf den radialen Ansatz des M. Pronator quadratus

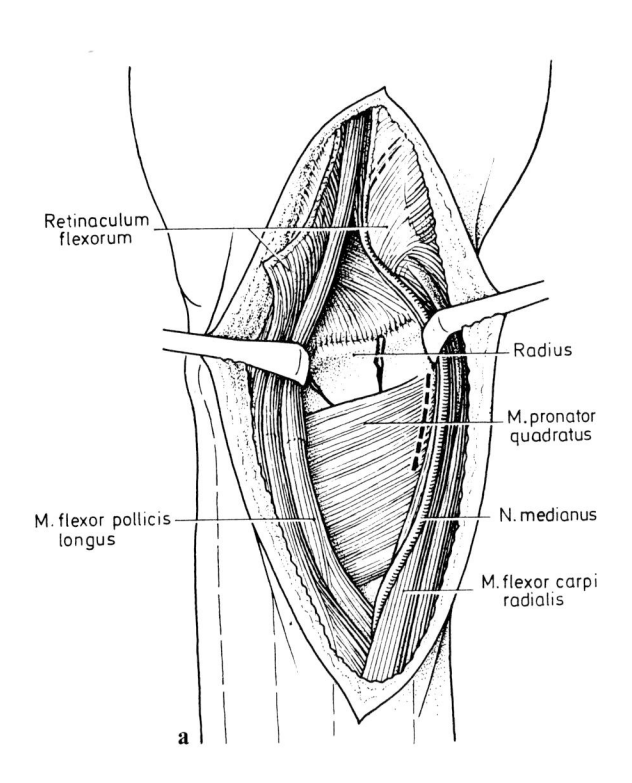

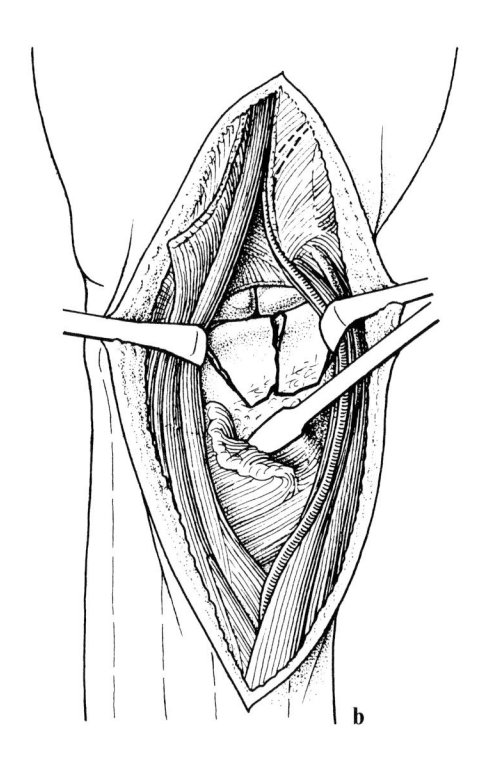

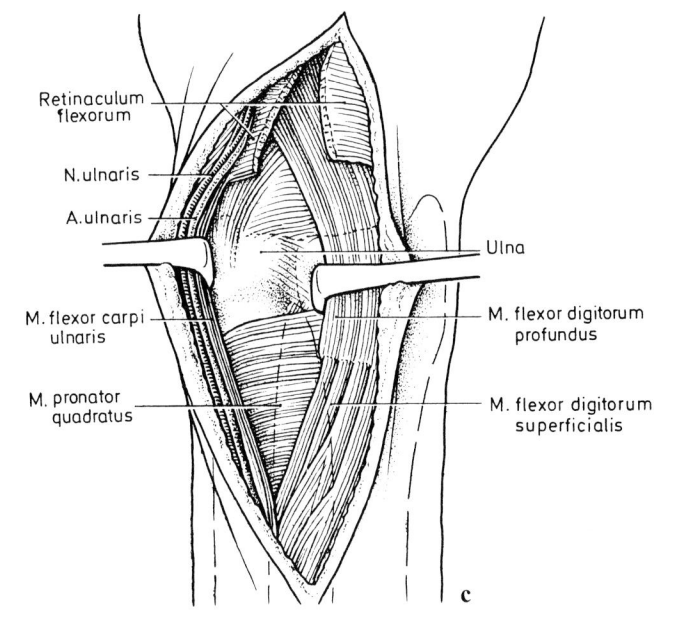

Abb. 96a–c. Zugang zum distalen Radius von palmar (tiefe Schicht)

a N. medianus und M. flexor carpi radialis nach radial weggehalten. Einblick auf Fraktur und M. pronator quadratus

b Inzision des M. pronator quadratus am radialen Ansatz. Wenn die Reposition unter Sicht dies erfordert, kann das Radiokarpalgelenk eröffnet werden

c Variante: Beugesehnenpaket nach radial weggehalten. Einblick auf das distale Radioulnargelenk

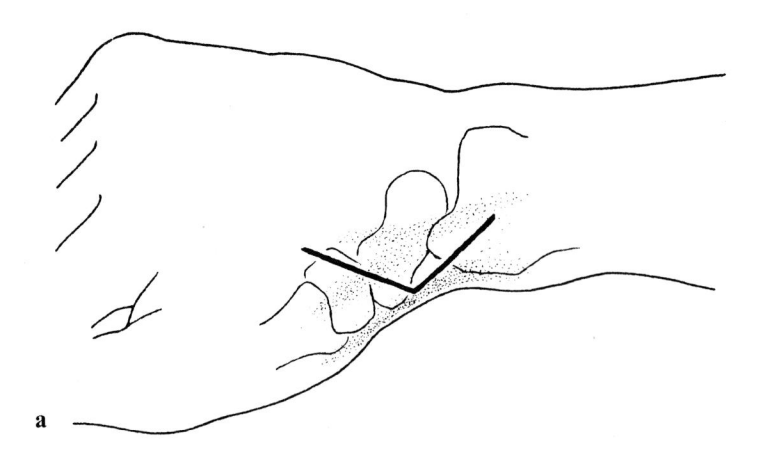

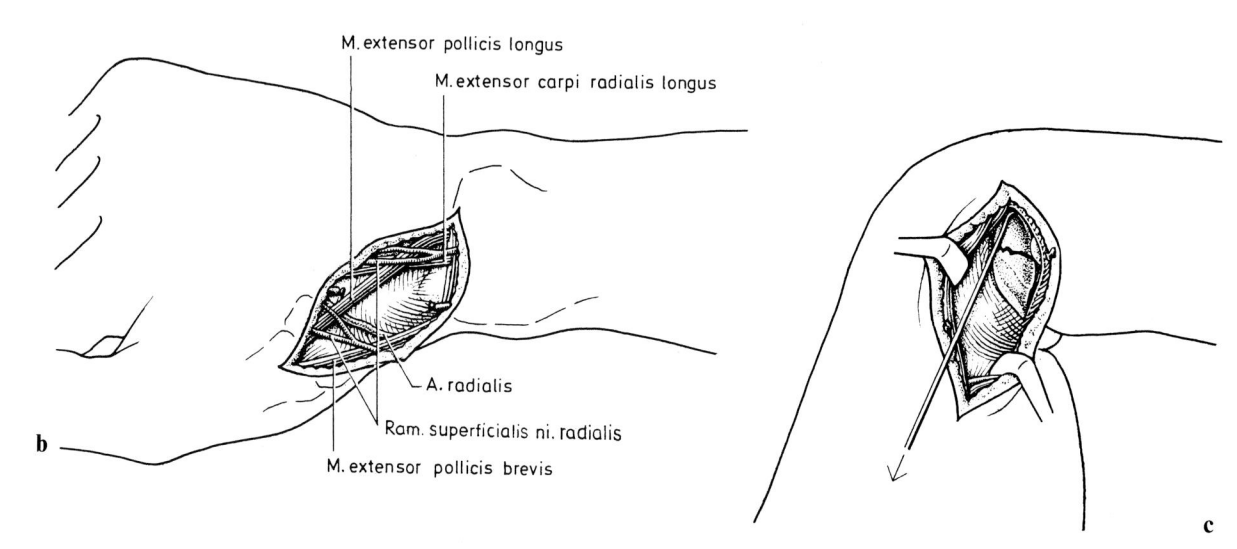

Abb. 97 a–c. Fraktur des Skaphoids (Inzision und dorsoradialer Zugang)

a Winkelförmige Hautinzision

b Topographie: Sehnen des M. extensor pollicis longus und des M. extensor carpi radialis longus werden mit Ästen des N. radialis superficialis nach dorsal weggeschoben. A. radialis und Äste des N. radialis superficialis nach palmar

c Eröffnung des Radiokarpalgelenks am dorsalen Rand des Processus styloideus radii. Reposition der Fraktur unter Sicht unter Zug mit feinem Häkchen

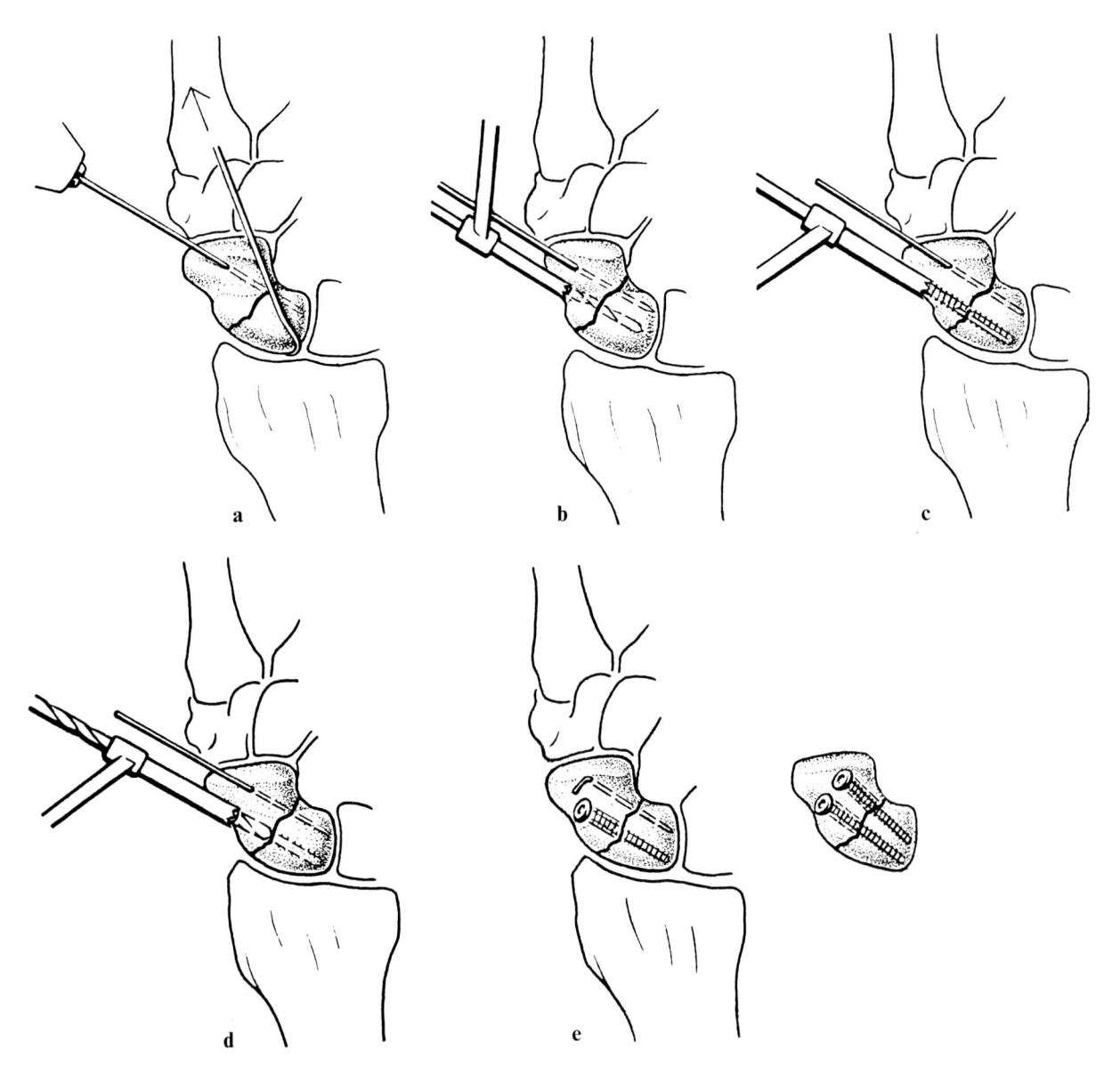

Abb. 98 a–e. Osteosynthese einer Skaphoidfraktur aus dorsoradialem Zugang

a Transfixation der reponierten Fraktur mit feinem Kirschner-Draht von gemessener Länge. Kontrolle dessen Lage mit Bildwandler oder Röntgenbild

b Parallele Bohrung zum Leitdraht (2,0 oder 1,5 mm)

c Schneiden des Gewindes (2,7 oder 2,0 mm)

d Gleitlochbohrung (2,7 oder 2,0 mm)

e Einsetzen der Schraube (2,7 oder 2,0 mm). Belassen des Leitdrahtes als Stabilisator der Rotation unter Abbiegen am Ende oder Ersatz durch 2. Schraube 2,0 mm

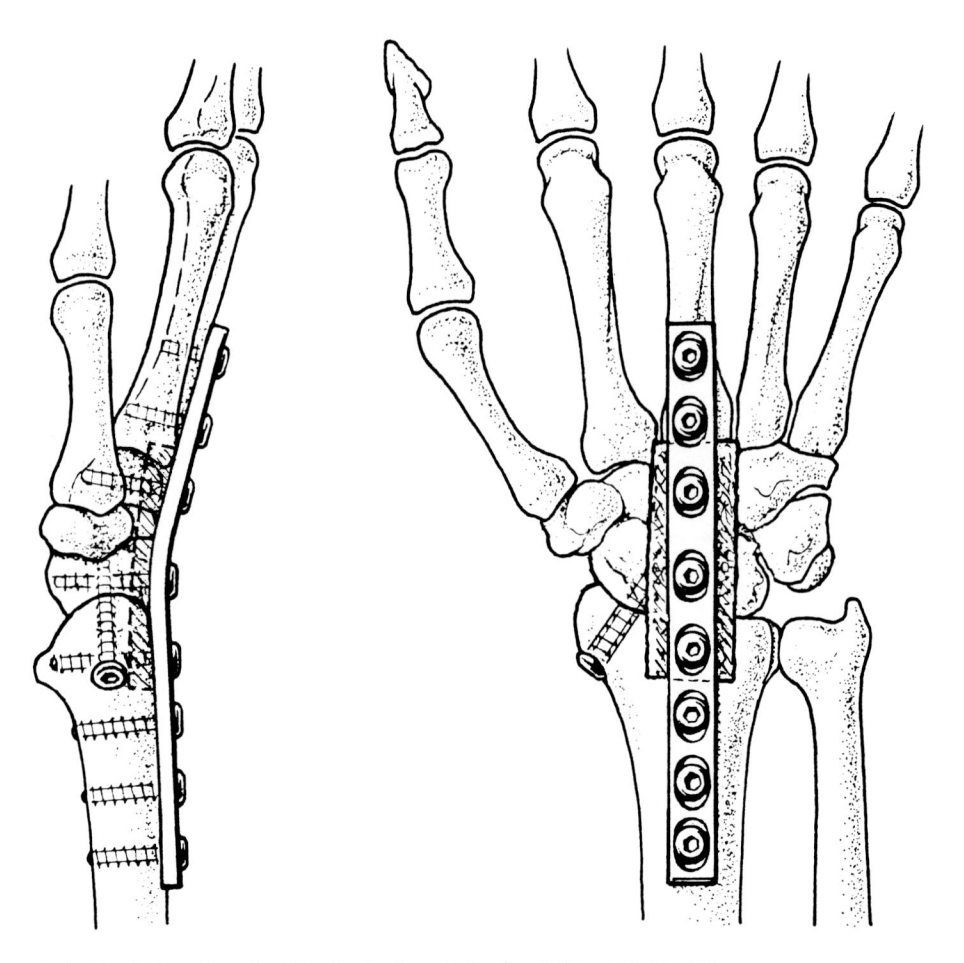

Abb. 99. Arthrodese des Handgelenks mit Spanngleitlochplatte 3,5 mm

Entknorpelung der radiokarpalen und interkarpalen Gelenkflächen. Auffüllen von Defekten mit Spongiosaplastik. Kortikaliszugschraube 3,5 mm vom Radiusstyloid in das Os capitatum. Diese zieht die Handwurzel zum Radiusstyloid heran und hält damit das distale Radioulnargelenk frei. Ein rechteckiger, flacher kortikospongiöser Knochenspan aus der Fossa iliaca wird in ein vorbereitetes Lager zwischen Metakarpus und distalem Radius eingepaßt. Osteosynthese mit 8- oder 10-Loch-DCP 3,5 mm. Die Kompression des Radiokarpalgelenks erfolgt über eine Schraube im Os capitatum und eine Schraube in Knochenspan und Radius. Eine einwandfreie Kompression des Spans zum Karpus ist wichtig. Die Platte faßt das Metakarpale III (ausnahmsweise II) mit 2–3, den Radius mit 3–4 Schrauben

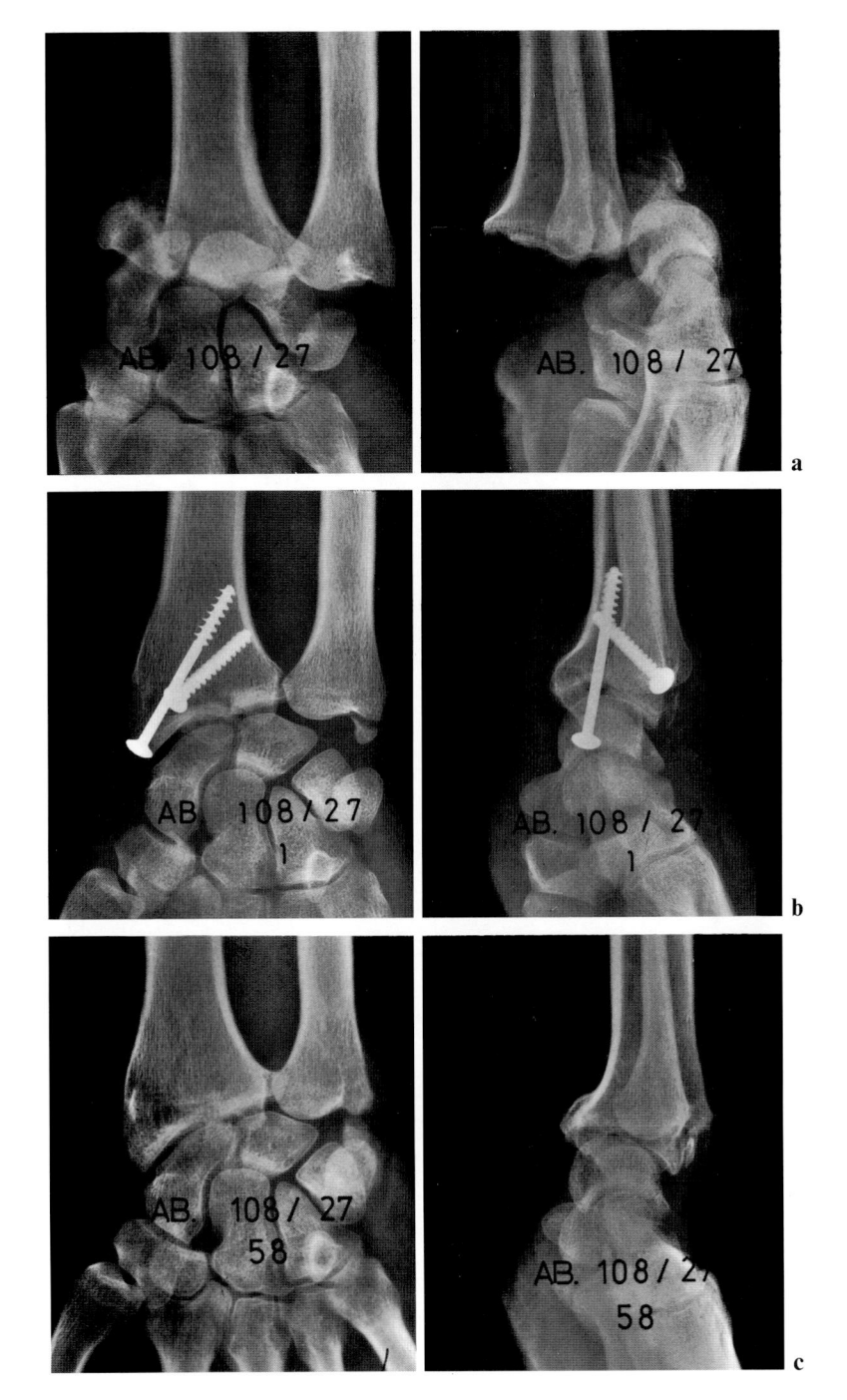

Abb. 100 a–c. Klinisches Beispiel: radiokarpale Luxationsfraktur, Verschraubung

R. Markus, 33jähriger Hochbauzeichner. Sturz beim Fußballspiel

a Handgelenkluxationsfraktur links. Abriß des Radiusstyloids

b Primäre Reposition und Osteosynthese mit Spongiosaschrauben 4,0 mm und 3,5 mm. Abnehmbare Handgelenkgipsschiene für 4 Wochen. 100% arbeitsfähig nach $2^{1}/_{2}$ Monaten. Metallentfernung nach $5^{1}/_{2}$ Monaten

c Kontrolle nach $13^{1}/_{2}$ Monaten: beschwerdefrei. Um 15° eingeschränkte Flexion, sonst seitengleiche Bewegung. Hand voll belastungsfähig. Im Röntgenbild kleiner Defekt in der Radiusgelenkfläche

Abb. 101a–c. Klinisches Beispiel: palmare T-Platte bei Flexionsfraktur vom Typ B

G., José, 40jähriger Chemiearbeiter. Sturz mit Motorrad

a Intraartikuläre Radiusfraktur vom Typ „reversed Barton". Primär konservativer Repositionsversuch ohne Erfolg

b Osteosynthese nach 10 Tagen: palmare Radius-T-Platte. Kirschner-Draht zur provisorischen Fixation, am Ende des Eingriffs wieder entfernt. Schienenfixation bis Wundheilung. Komplikationsloser Verlauf. Volle Arbeitsfähigkeit nach 4 Monaten

c Nach 13 Monaten beschwerdefrei, volle Funktion. Geringe Unregelmäßigkeit der Gelenkfläche im Röntgenbild. Metallentfernung nicht vorgesehen

165

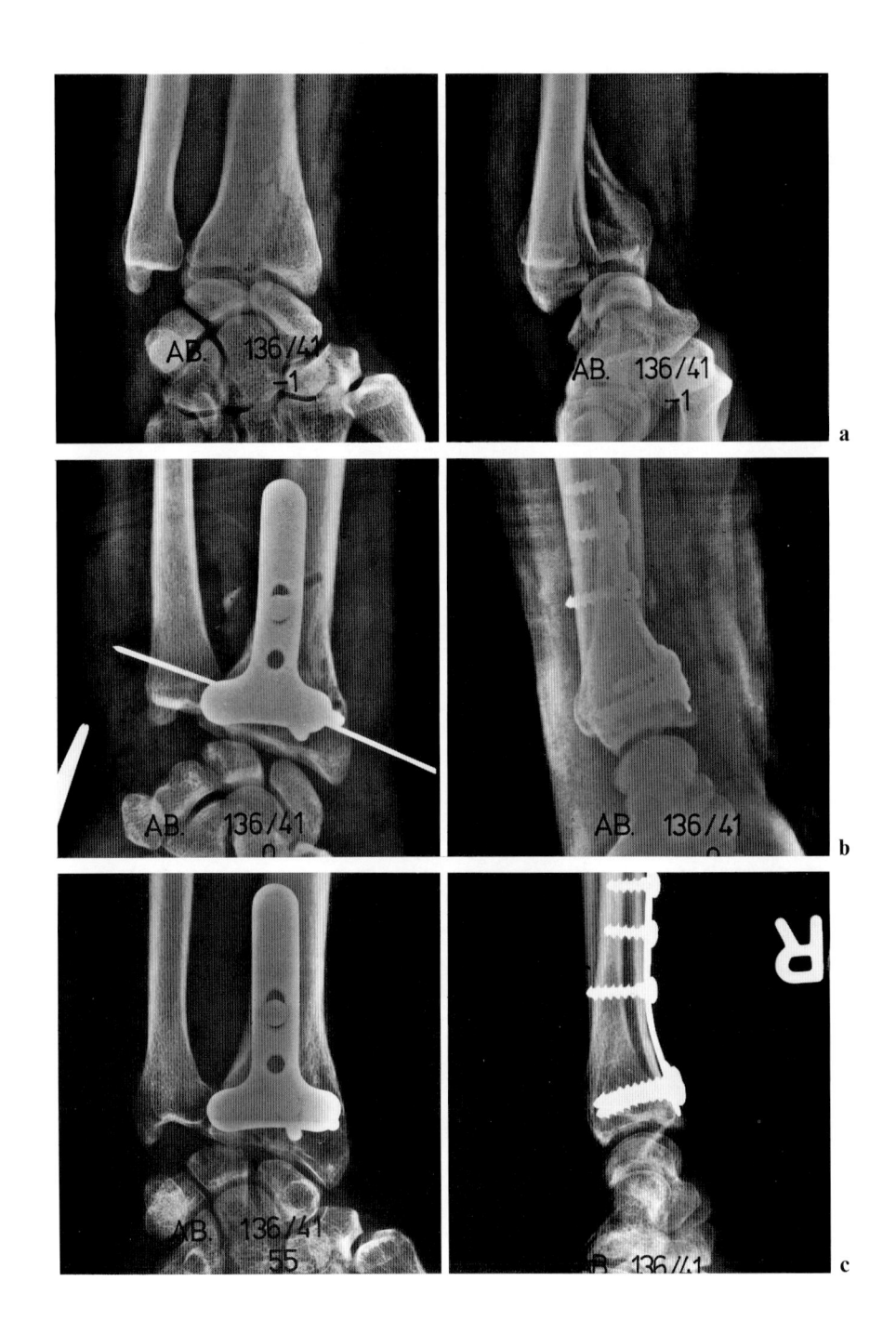

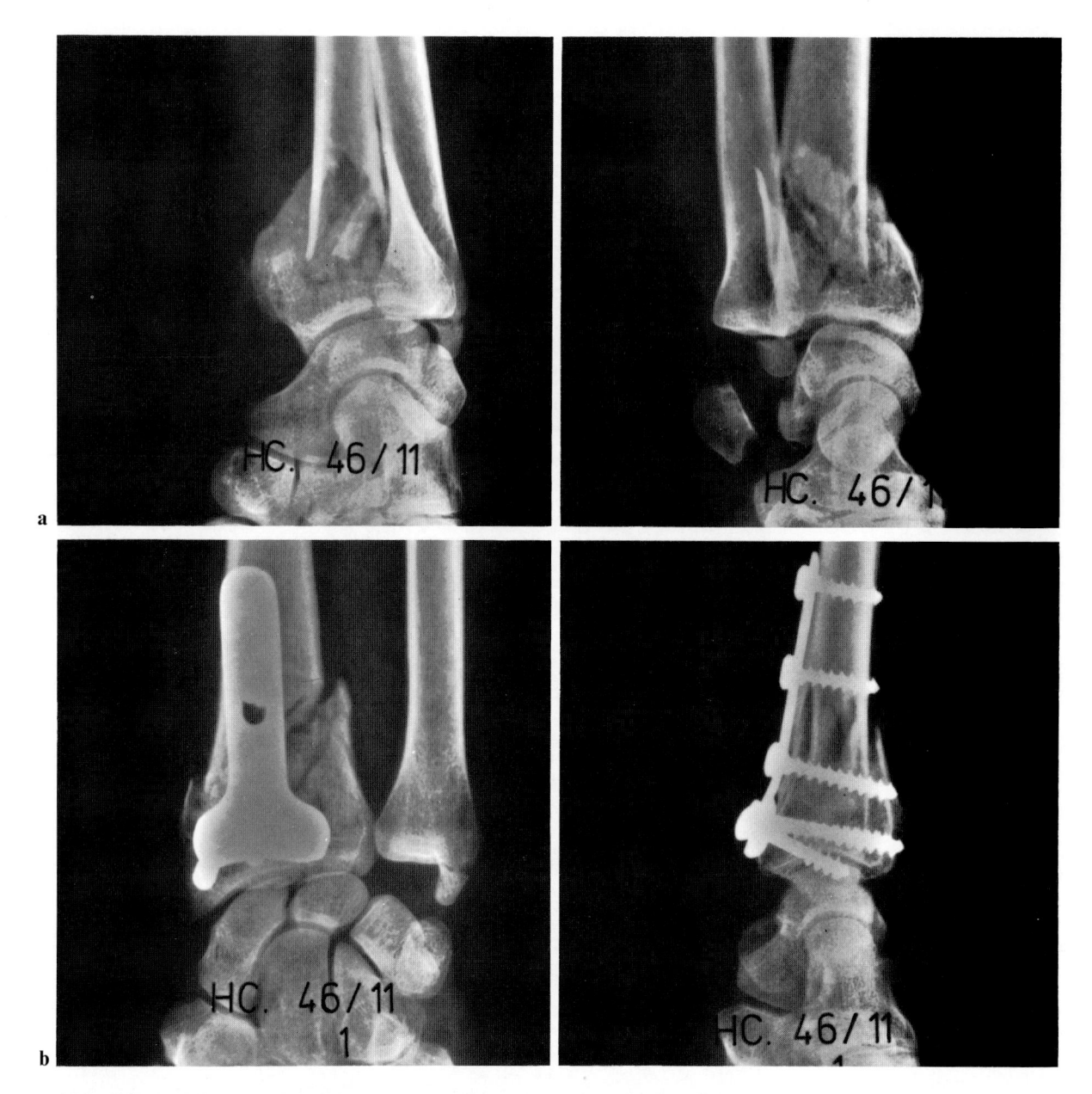

Abb. 102 a–d. Klinisches Beispiel: palmare T-Platte bei distaler Radiustrümmerfraktur mit Medianuskompression

M., Gertrud, 44jährige Sekretärin. Sturz auf die ausgestreckte linke Hand beim Skifahren am 13. Februar 1979. Sofort Hypästhesien in Zeigefinger und Mittelfinger

a Dislozierte distale Radiustrümmerfraktur. Die Unfallbilder lassen die Dislokation auf der Volarseite nicht gut erkennen

b Notfallosteosynthese: Der N. medianus wird reitend auf einem Fragment vorgefunden, welches neben den Flexoren nach palmar durchgebrochen ist. Typische Osteosynthese mit T-Platte. Defektfüllung mit Beckenspongiosa. Dekompression des N. medianus durch Spaltung des Retinakulums bis zum Arcus palmaris superficialis.
Verlauf komplikationslos. Funktionelle Nachbehandlung mit abnehmbarer volarer Gipsschiene. Vollbelastung ab 8. Woche

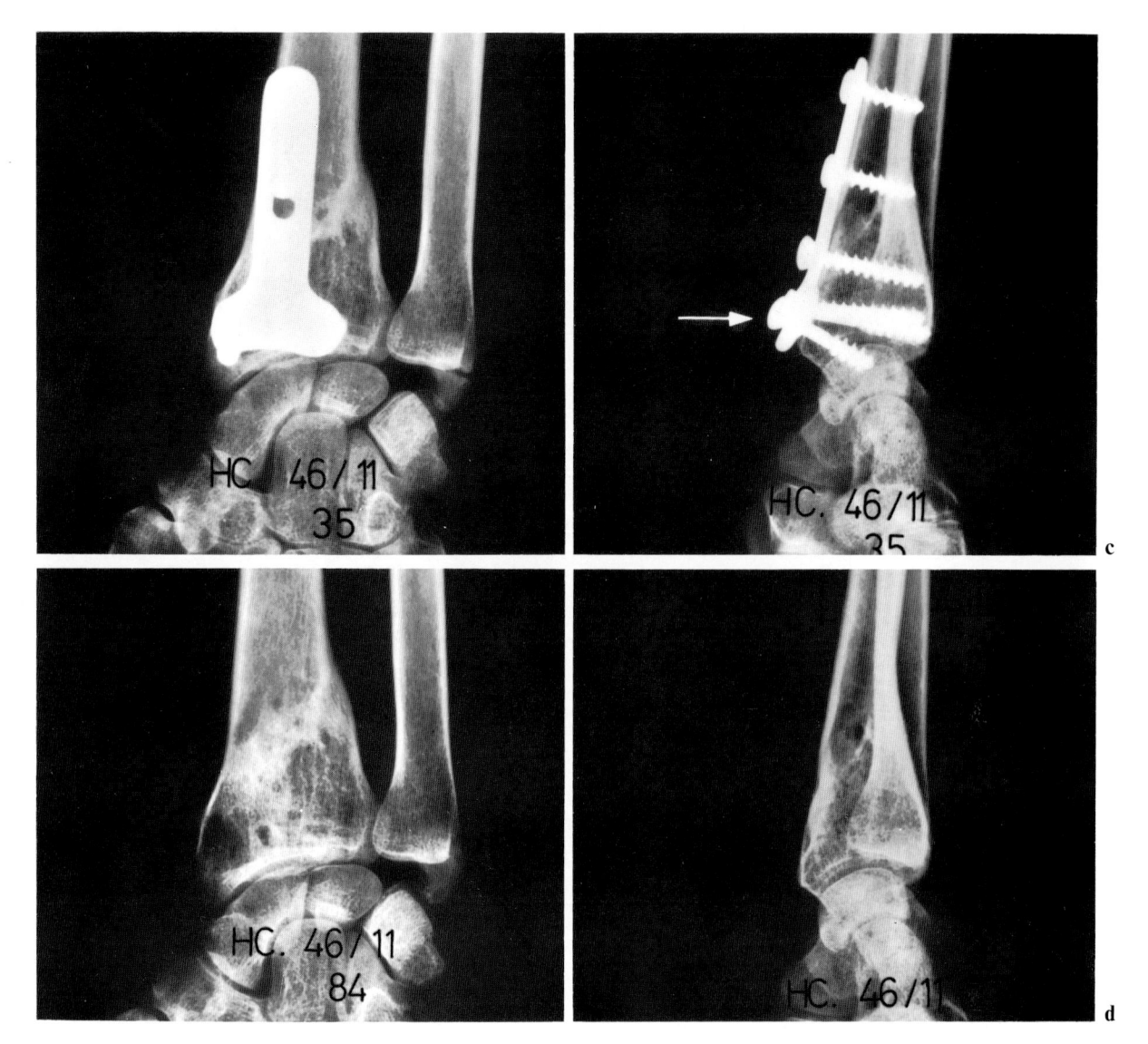

c Metallentfernung nach 8 Monaten: Eine etwas gelockerte Plattenschraube hat zur Synovitis und Anscheuerung des Flexor pollicis longus geführt

d Kontrolle nach 1,5 Jahren am 26. September 1980: keine Beschwerden. Volle Arbeit als Sekretärin. Narbe linear. Volle Funktion. Keine Atrophie. Fraktur geheilt. Keine Arthrose

Abb. 103 a–d. Klinisches Beispiel: komplexe artikuläre Radiusfraktur, Kombination von offener Osteosynthese und Fixateur externe

W., Achmed, 45jähriger Diplomat. Verkehrsunfall. Polyblessé mit Femurfraktur

a Artikuläre komplexe Fraktur des distalen Radius mit metaphysärer Stauchung und Frakturverlauf in die Diaphyse. Luxation im distalen Radioulnargelenk

b Notfallmäßige Osteosynthese: Verwendung des Fixateur externe als Repositionshilfe. Dorsoradialer Zugang. Verschraubung der Hauptfraktur. Stabilisierung der artikulären Komponenten mit Kirschner-Drähten. Autologe Spongiosaplastik.
Kirschner-Drähte und Fixateur werden nach 7 Wochen entfernt

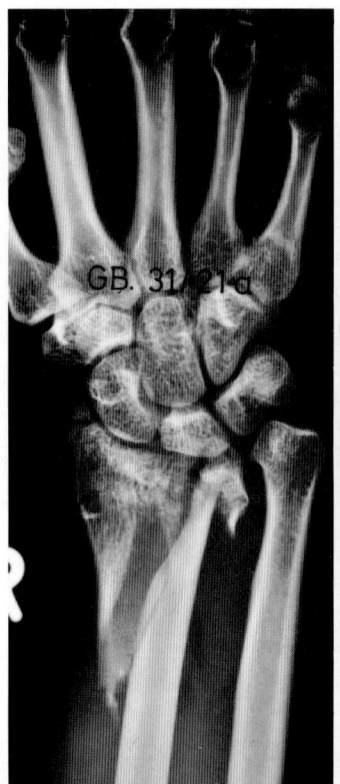

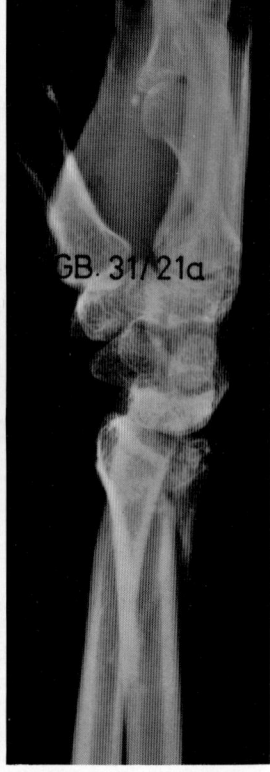

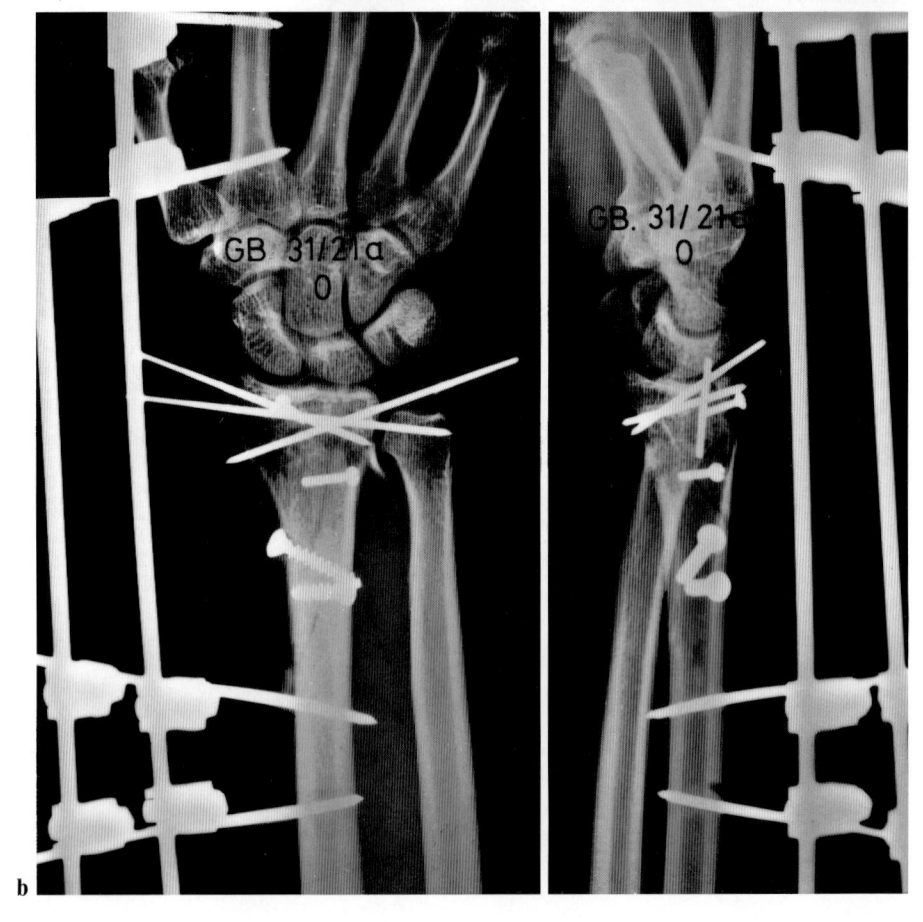

c Kontrolle nach 2,5 Monaten: Die Frakturen sind geheilt

d Kontrolle nach 1¹/₂ Jahren: keine Beschwerden. Volle Funktion. Die Schrauben werden nicht entfernt

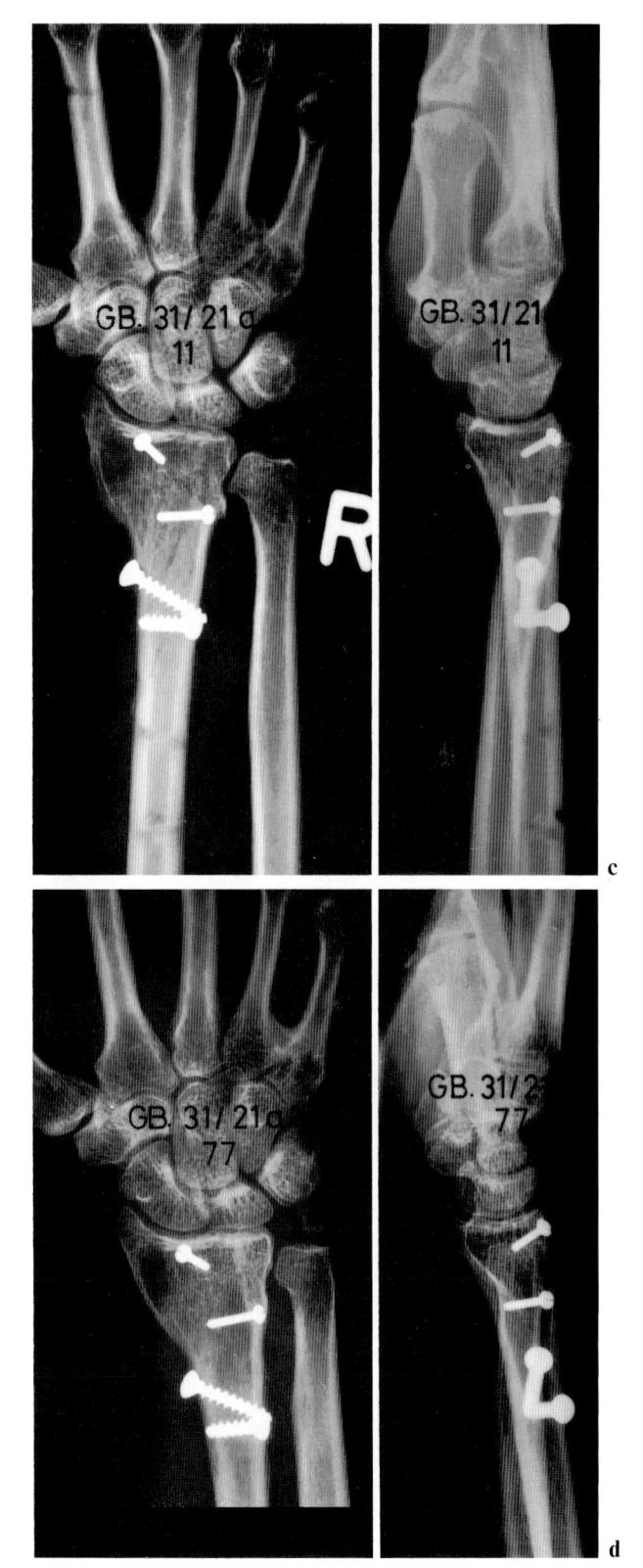

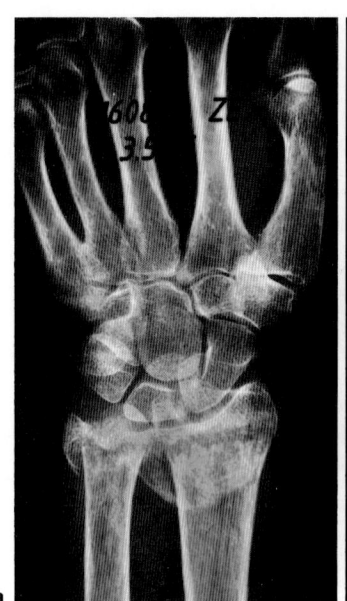

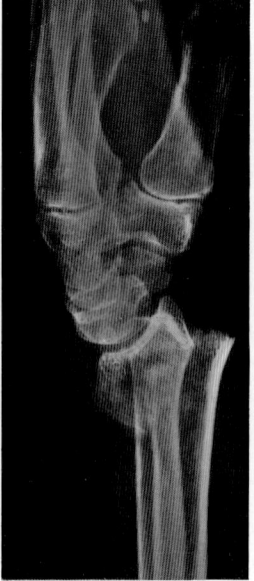

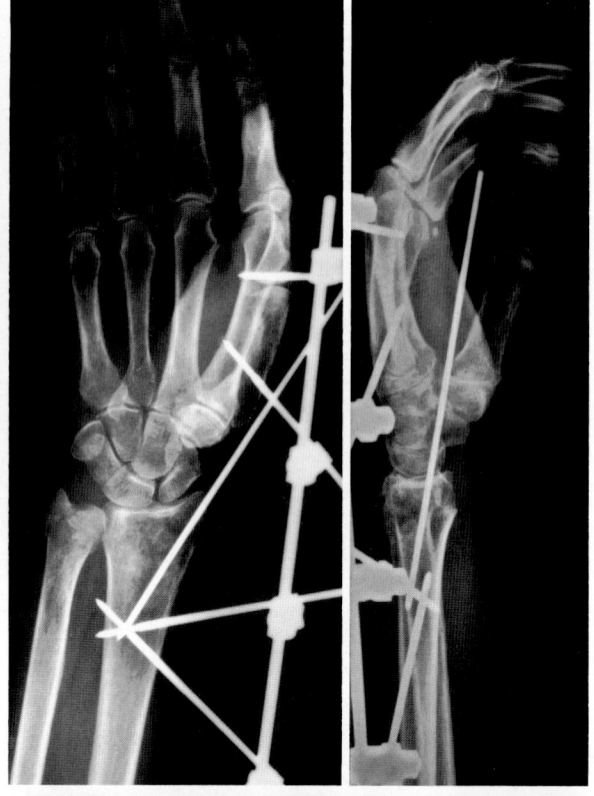

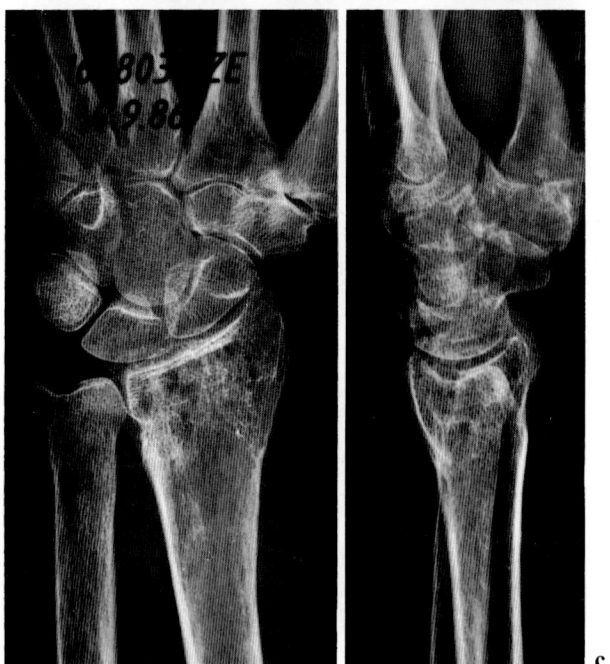

Abb. 104 a–c. Klinisches Beispiel: Fixateur externe bei distaler Radiusfraktur

Z. Emilie, 82jährige Patientin. Sturz auf die rechte Hand

a Distale extraartikuläre Radiusfraktur vom Extensionstyp mit dorsaler Stauchung und kuppelförmiger Begleitfraktur der Ulnaepiphyse

b Intraoperative Röntgenkontrolle nach manueller Reposition: Fixation zwischen Processus styloideus radii und Schaft mit Kirschner-Draht. Wegen zweifelhafter Stabilität zusätzlich Fixateur externe zwischen Metakarpale II und Radiusschaft.
Kirschner-Draht und Fixateur werden nach 6 Wochen entfernt

c Kontrolle nach 16 Monaten: keine Beschwerden. Funktion voll. Fraktur geheilt

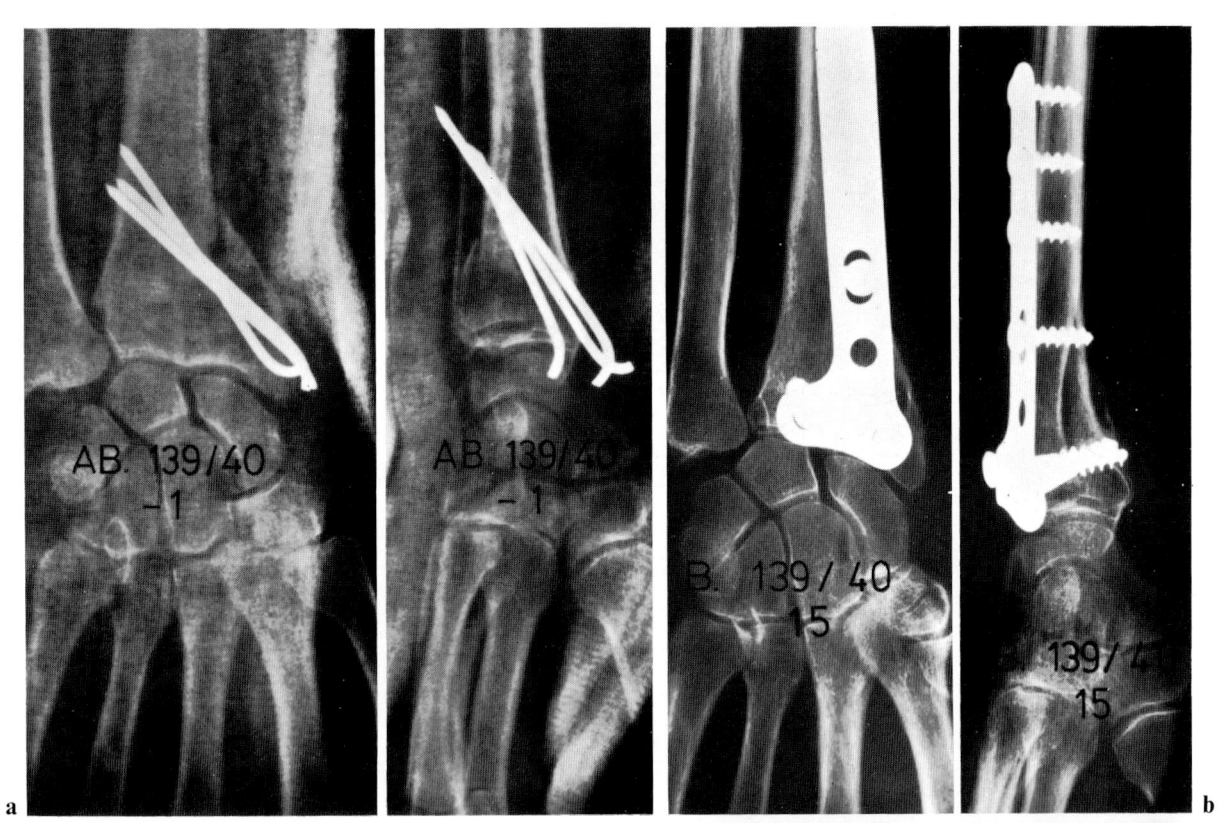

Abb. 105 a–c. Klinisches Beispiel: dorsale Platte bei Extensionsfraktur

H., Regina, 66jährige, pensionierte Lehrerin. Häuslicher Unfall

a Distale Radiusmetaphysenfraktur. Primäre Reposition und perkutane Kirschner-Drahtfixation und Gips. Ungenügendes Repositionsergebnis mit radialer Einstauchung und Verkürzung

b Sekundäre Osteosynthese nach 4 Tagen mit dorsaler Radius-T-Platte 120°. Abnehmbare Handgelenkgipsschiene für 2 Wochen. Danach freie Mobilisierung. Bild 15 Wochen nach Operation. Metallentfernung 8 Monate nach Operation

c Kontrolle nach 1 Jahr: korrekte Achsenstellung, leichte Verkürzung, keine Arthrose, keine Schmerzen. Je 20° Einschränkung von Extension und Flexion bei freier Pronation und Supination

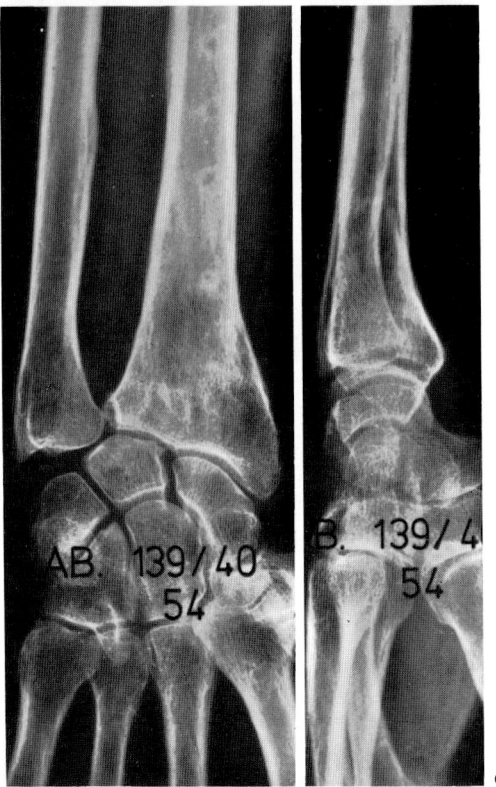

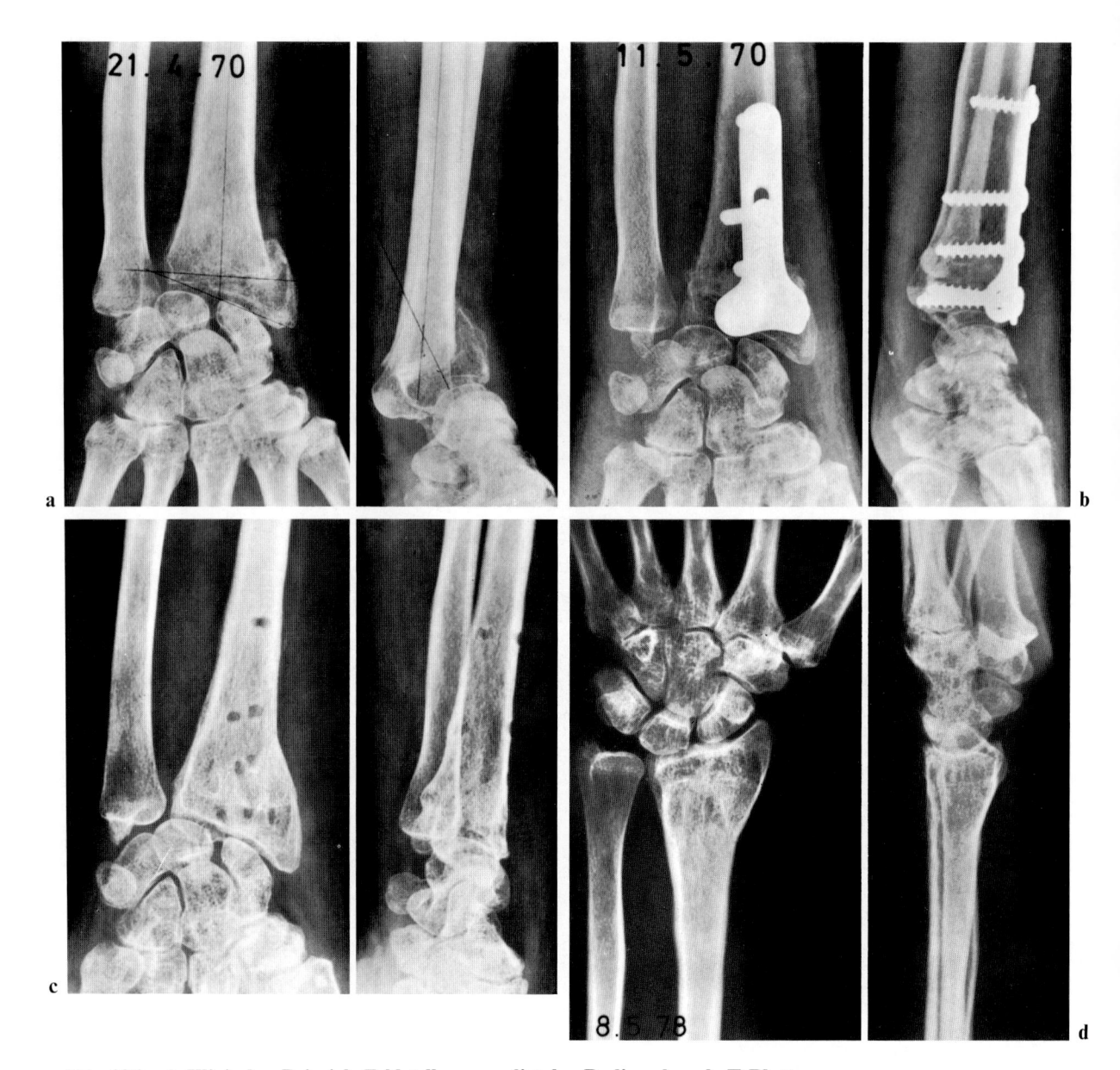

Abb. 106 a–d. Klinisches Beispiel: Fehlstellung am distalen Radius, dorsale T-Platte

T., Lena, 41jährige Hausfrau. Sturz auf die Hand am 5. Februar 1970. Radiusfraktur loco classico. Reposition und Gips. Sekundäre Dislokation. Zuweisung zur Korrekturoperation nach 9 Wochen. Psychosomatische Problematik deutlich

a Schwere Fehlstellung mit Verkürzung und Dorsalknickung des Radius, Osteoporose, trophische Störungen, allgemeine Bewegungseinschränkung auch der Finger

b Osteotomie aus dorsoradialem Zugang mit autologer Spongiosaplastik und kortikospongiöser Spanunterlagerung am 11. Mai 1970 (3 Monate nach Unfall). Dorsale T-Abstützplatte.
Verlauf komplikationslos. Funktionelle Nachbehandlung. Metallentfernung nach 6 Monaten

c Kontrolle nach 17 Monaten: Finger frei beweglich. Trophik wiederhergestellt

d Kontrolle nach 8 Jahren am 8. Mai 1978: Leichte Schwellung des Handgelenks. Einschränkung der Volarflexion um 25°, der Dorsalflexion um 10°. Ulnar- und Radialduktion seitengleich, Pro- und Supination seitengleich. Volle Daumen- und Fingerfunktion

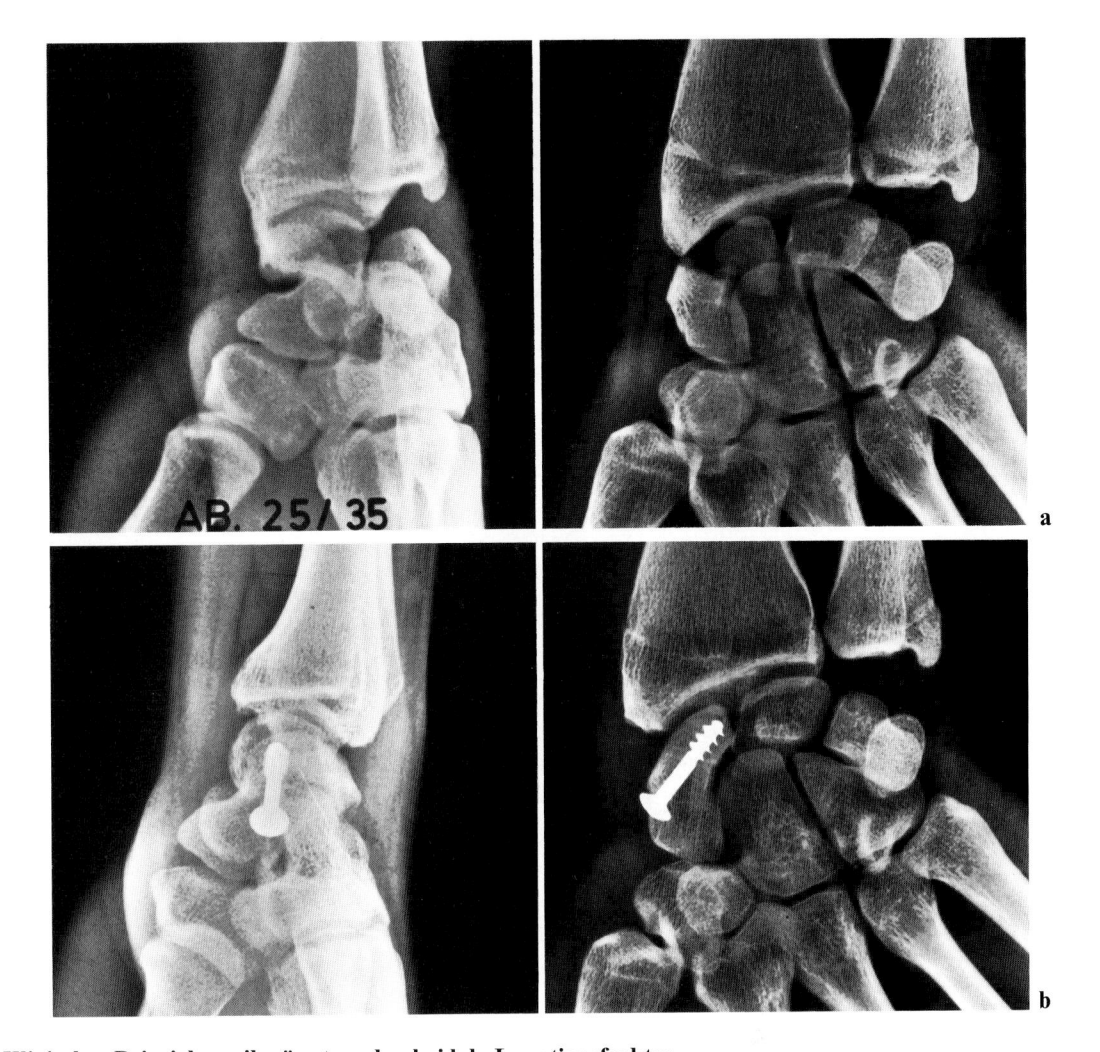

Abb. 107a, b. Klinisches Beispiel: perilunäre transkaphoidale Luxationsfraktur

W., Pierre, 18jähriger Schüler. Sturz mit Moped

a Perilunäre, transscaphoidale Luxationsfraktur nach de Quervain. Durch geschlossene Reposition kann die Luxation behoben werden, nicht aber die Dislokation des Skaphoids

b Deshalb nach einer Woche Schraubenosteosynthese des Os scaphoideum. Gipsverband für 4 Wochen. Volle Belastungs- und Sportfähigkeit nach 8 Wochen. Metallentfernung nach 11 Monaten. Nach 1 Jahr beschwerdefrei, je 15° Bewegungseinschränkung für Handgelenksextension, -flexion, Ulnarabduktion und für die Pronation

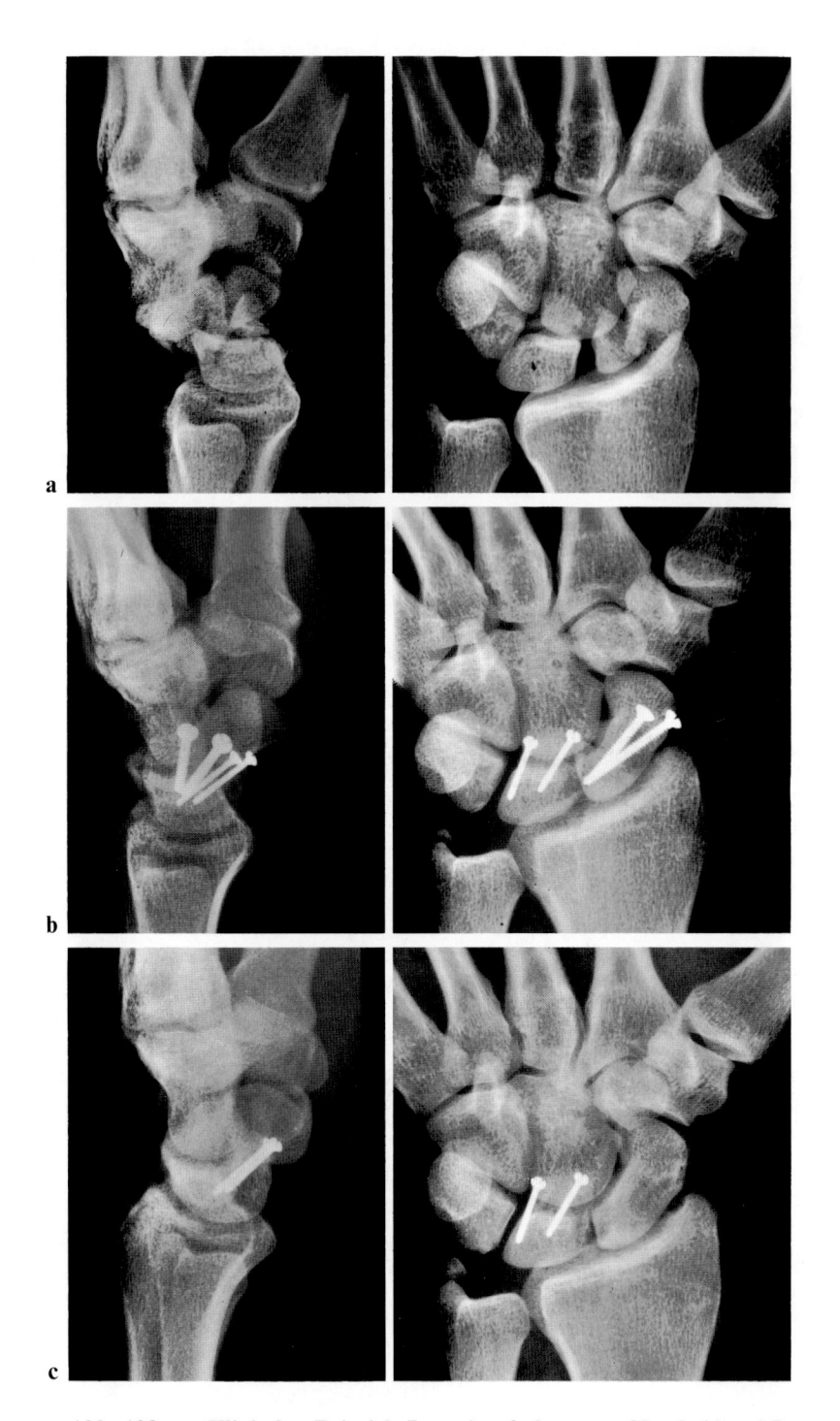

Abb. 108 a–c. Klinisches Beispiel: Luxationsfraktur von Skaphoid und Lunatum

L., Daniel, 21jähriger Speditionskaufmann. Sturz auf die extendierte Hand beim Fußballspiel am 11. September 1985

a Perilunäre, transskaphoidale Luxationsfraktur mit Abscherung des palmaren Lunatumpoles

b Notfallmäßige Osteosynthese des Skaphoids mit 2 Minischrauben 2,0 mm und des Lunatums mit 2 Minischrauben 1,5 mm. Getrennte, dorsoradiale und palmare Inzisionen. Unterarmskaphoidgips für 6 Wochen. Teilarbeitsfähig nach 3 Wochen, voll nach 11 Wochen

c Kontrolle nach 9 Monaten am 13. Juni 1986: Handgelenkflexion um 10° eingeschränkt, sonst seitengleich. Keine Beschwerden. Schraubenentfernung aus Skaphoid; Lunatumschrauben werden belassen

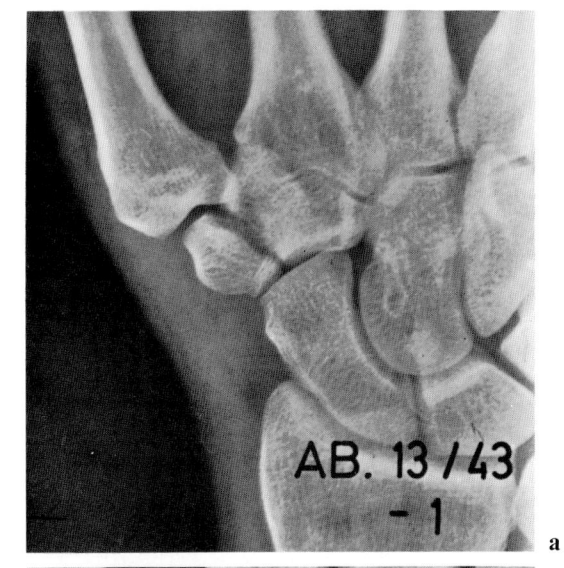

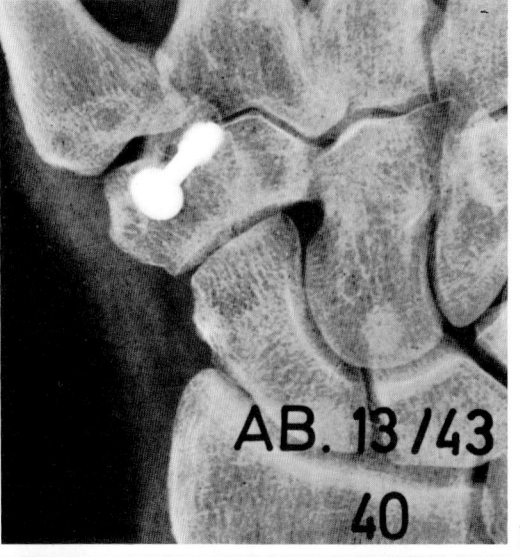

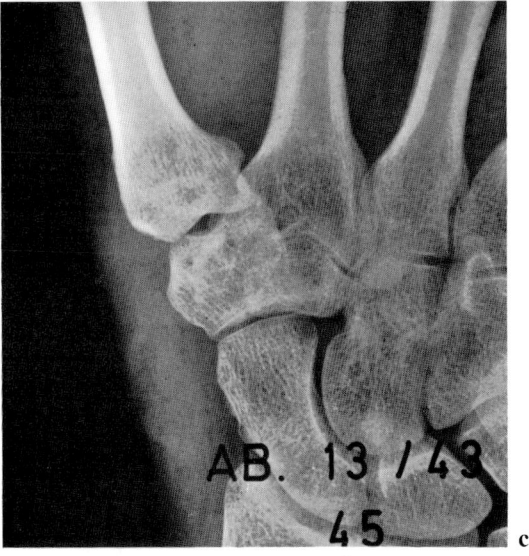

Abb. 109 a–c. Klinisches Beispiel: Fraktur des Trapeziums

M., R., 30jähriger Liftmonteur. Sturz vom Fahrrad.

a Längsfraktur des Os trapezium

b Nach 7 Tagen Osteosynthese mit kleiner Spongiosaschraube 4,0 mm. Keine äußere Fixation. Sofortige funktionelle Nachbehandlung. Volle Arbeitsfähigkeit nach 7 Wochen. Röntgenbild 40 Wochen nach Unfall

c Metallentfernung nach 11 Monaten. Patient beschwerdefrei mit seitengleicher Funktion. Keine Arthrose

Abb. 110 a–d. Klinisches Beispiel: Pseudarthrose des Skaphoids

B., Luis, 41jähriger Kaufmann. Sturz auf die Hand am 29. März 1969. Behandlung als Distorsion

a Das Röntgenbild zeigt nach 10 Monaten eine Pseudarthrose ohne Dislokation oder Zysten mit vitalem Fragment. 3 Monate Zirkulärgips ohne Erfolg

b Verschraubung der Pseudarthrose am 5. März 1970, 13 Monate nach Unfall mit Abmeißelung des Processus styloideus radii.
Verlauf komplikationslos. Faustgipsverband für 4 Monate. Metallentfernung nach 11 Monaten

c Kontrolle nach 2 Jahren: subjektiv beschwerdefrei. Volle Funktion. Keine Arthrose

d Kontrolle nach 10 Jahren (19. März 1980): keine Beschwerden. Narbe unauffällig. Seitengleiche Beweglichkeit. Im Röntgenbild Regeneration des abgemeißelten Procussus styloideus und angedeutete Arthrose

a 3.3.70

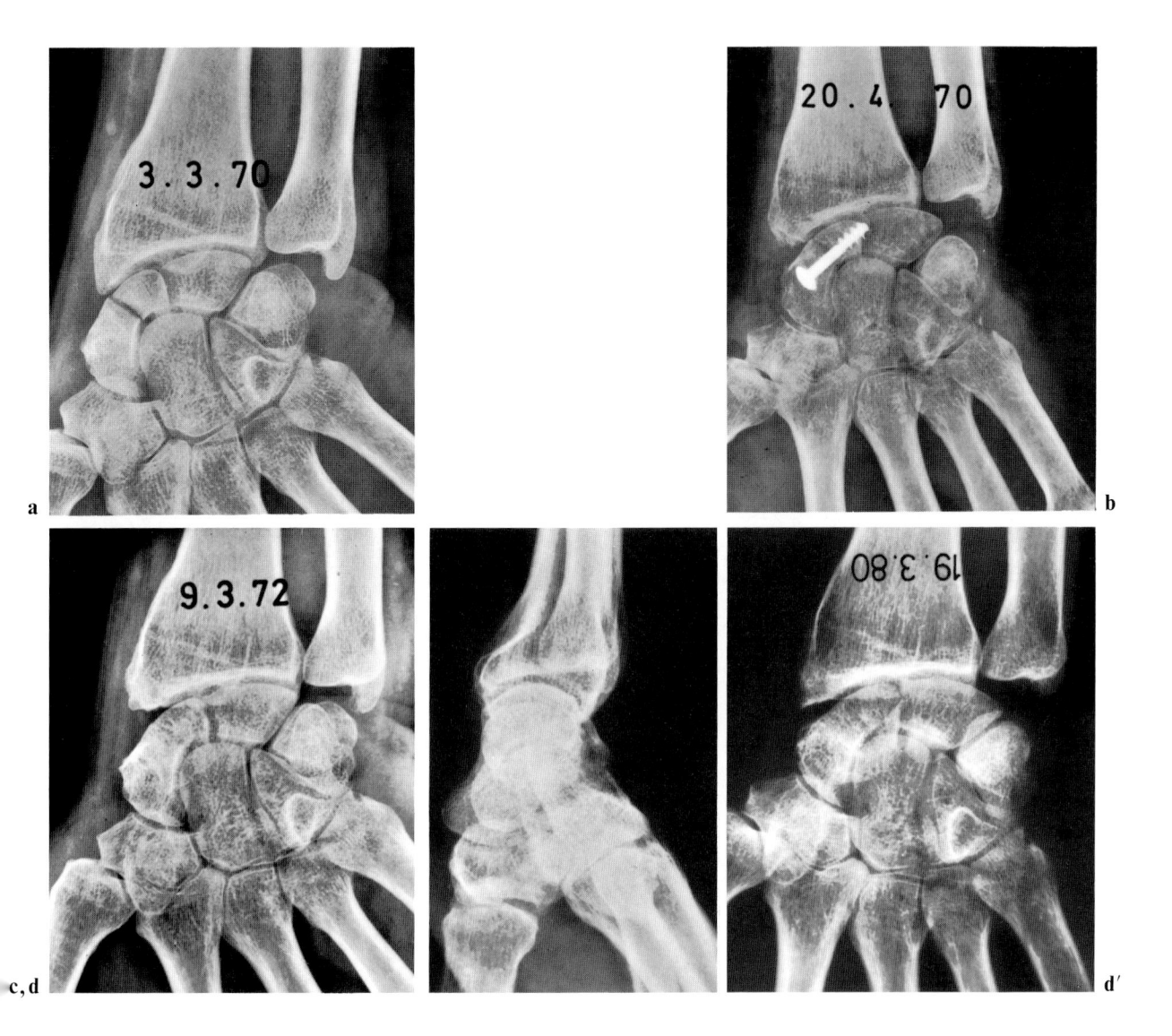

b 20.4.70

c,d 9.3.72

d' 19.3.80

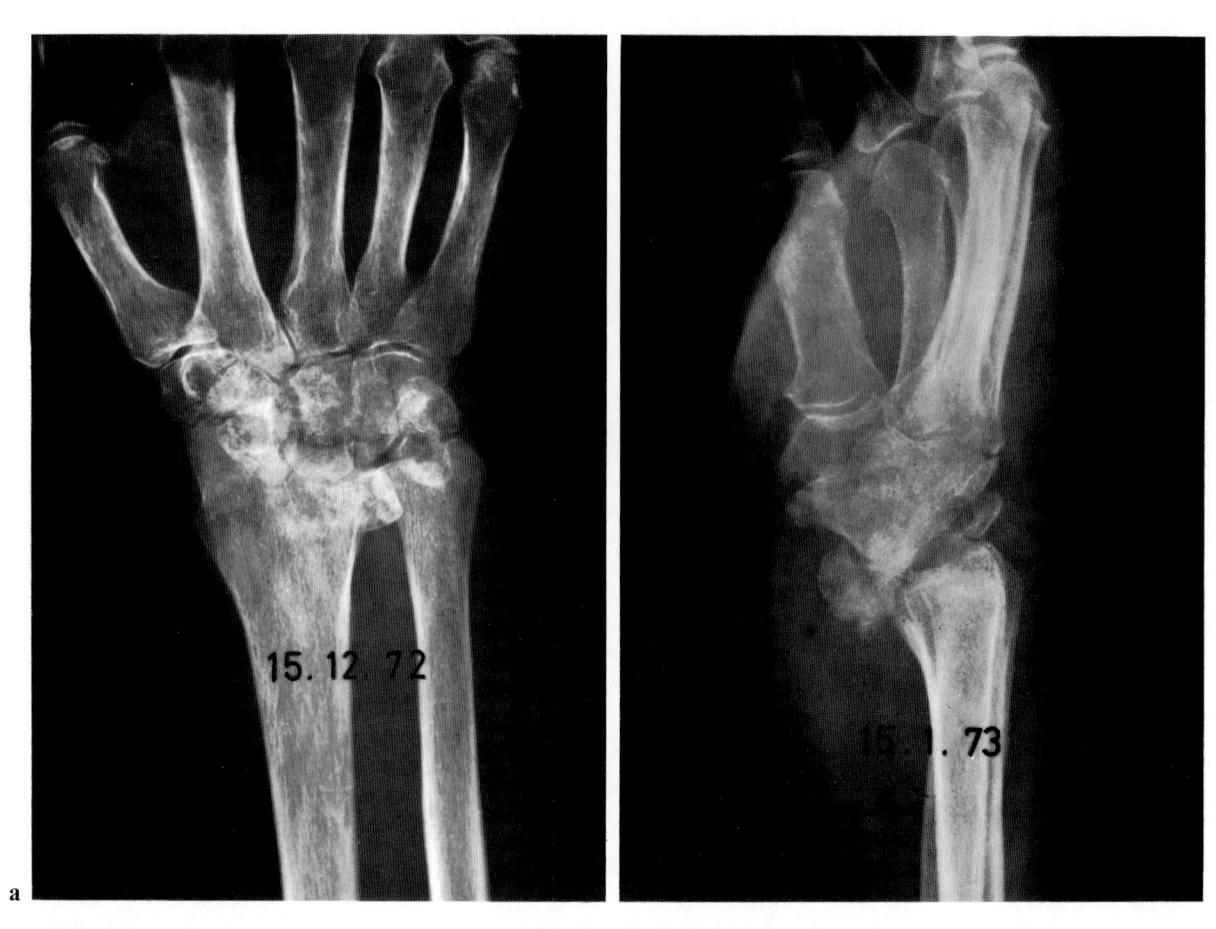

Abb. 111 a–c. Klinisches Beispiel: Arthrodese des Handgelenks mit Platte und autologer Spongiosa

M., Anna, 76jährige Hausfrau. Seit 2 Jahren wechselnde Schmerzen und Schwellungszustände verschiedener Gelenke, besonders aber des rechten Handgelenkes. Eine Probeexzision Ende 1972 ergibt die Diagnose chronische Synovitis, aus einer Punktion lassen sich Kolibakterien züchten

a Das Röntgenbild vom Dezember 1972 zeigt eine früher nicht festgestellte destruktive Osteitis des ganzen Karpus

b Operation am 16. Januar 1973: Resektion des carpus bei schwerster Osteoporose mit Destruktion der proximalen und distalen Karpalreihe. Defektauffüllung mit autologer Beckenspongiosa unter leichter Verkürzung und Stabilisierung mit doppelter Drittelrohrplatte (Superposition von 6-Loch- auf 8-Loch-Platte) zwischen Radius und Metacarpale III. Resektion der distalen Ulna.

Die Histologie ergibt überraschenderweise eine Knochentuberkulose.

Postoperativer Verlauf komplikationslos unter Abschirmung mit Tuberkulostatika und Schutz durch abnehmbare Gipsschiene. Einige Monate Sanatorium.

Metallentfernung nach 16 Monaten am 8. April 1974 bei einwandfrei durchgebauter Arthrodese. Entzündungsgebiet ausgeheilt und reizlos. Keine Korrosion. Gebrauchsfähigkeit der Hand wiederhergestellt

c Klinische und Röntgenkontrolle 2 Jahre später zeigt klinisch und röntgenologische Ruhe im Operatiosgebiet

8.4.74

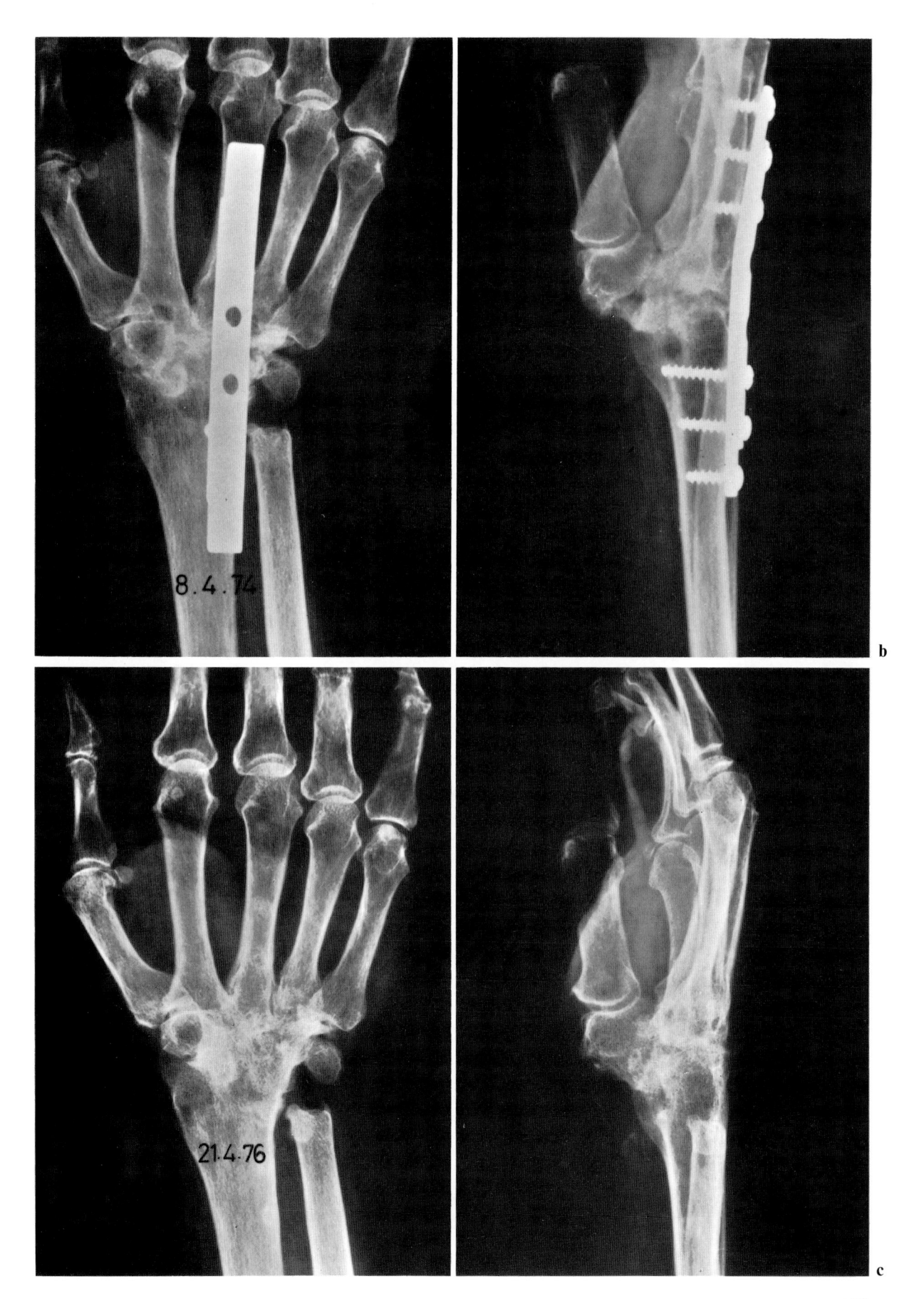

21.4.76

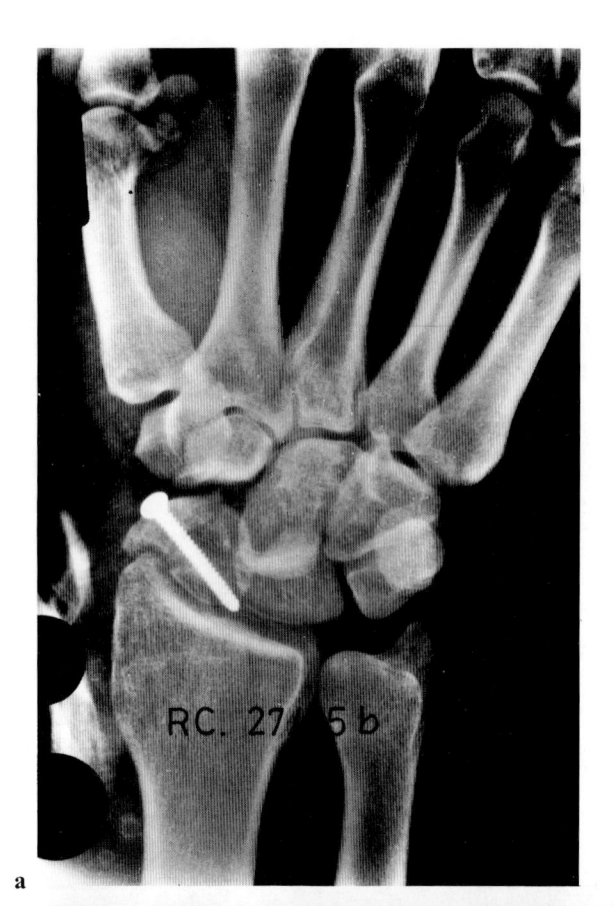

Abb. 112a, b. Klinisches Beispiel: Arthrodese des Handgelenks mit DC-Platte

L., Erich, 40jähriger Maurer. Am 19 Juni 1984 Sturz vom Baugerüst. Polytrauma: Contusio cerebri, Milzruptur, proximale Femurfraktur links, distale Unterarmfraktur links, de Quervain-Luxationsfraktur rechts. Operative Versorgung aller Frakturen innerhalb von Tagen. Verschraubung des Skaphoids nach Behebung der Luxation

a Nekrose des Skaphoids mit erneuter Palmarluxation des Lunatums. Hochgradig schmerzhafte Einschränkung der Beweglichkeit im Handgelenk

b Arthrodese des Handgelenks am 19. April 1985 mit DCP 3,5 mm und separater Kortikaliszugschraube zwischen Radiusstyloid und Kapitatum.
Kontrolle nach 1 Jahr: Die Arthrodese ist fest. Patient arbeitet voll in seinem Beruf. Volle Beweglichkeit der Langfinger und des Daumens. Pro- und Supination normal. Metallentfernung noch nicht ausgeführt, weil der Patient die Arbeit nicht unterbrechen will

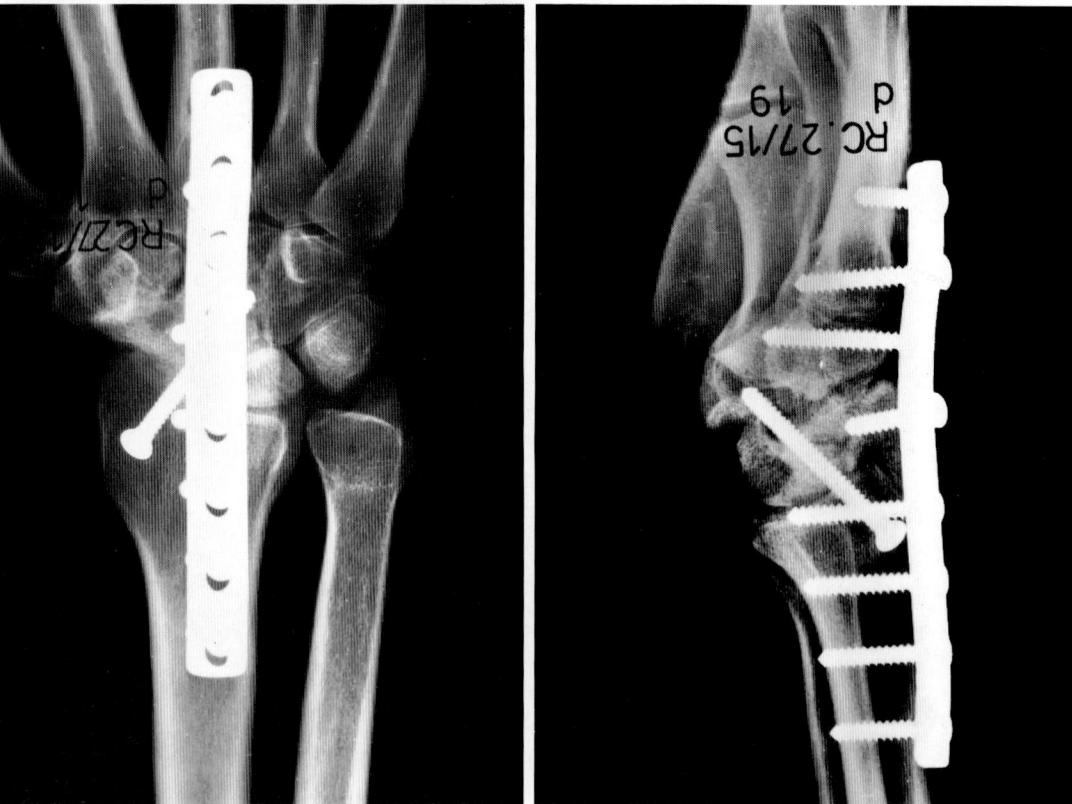

XIII. Hand

A. Einleitung

Osteosynthesen des peripheren Handskeletts sind technisch schwierig, ihre Durchführung verantwortungsvoll. Einwandfreie Kenntnisse des Instrumentariums und seiner Handhabung sowie Beherrschung der funktionellen Anatomie der Hand sind Voraussetzung dazu. Eine atraumatische Behandlung der Weichteile ist hier von eminenter Bedeutung für die Erhaltung einer uneingeschränkten Motilität. Unsachgemäße Schnittführung, Schädigung der peritendinösen Gleitschichten und Kapselstrukturen von Gelenken können zu bleibenden Bewegungsstörungen Anlaß geben. Bei einwandfreier Technik ist jedoch die stabile Osteosynthese bisher bekannten Verfahren funktionell überlegen.

Ganz besonders gilt dies für offene Brüche des Handskeletts mit gleichzeitiger Verletzung von Sehnen, Nerven und Gefäßen. Die sichere Stabilisierung der Fragmente durch kleine Implantate erlaubt es, die Nachbehandlung ausschließlich auf die Erfordernisse der mitversorgtenWeichteile auszurichten. Auf diese Weise gelingt es häufig, eine primäre Rekonstruktion sämtlicher verletzter Strukturen zu erreichen. Überdies begünstigt die innere Fixation der Fragmente eine primäre Wundheilung, da zirkulationsbehindernde Schienen und Gipsverbände auf eine Minimum beschränkt werden können.

Dem Bestreben nach umfassender Primärversorgung werden aber Grenzen gesetzt, einerseits durch verletzungsbedingte Zirkulationsstörungen (Quetschung, Zerreißung) – namentlich der Finger – und andererseits durch die zeitliche Limitation der Blutsperre. Bei multiplen offenen Frakturen und begleitenden Sehnen-, Gefäß- und Nervenläsionen, v.a. aber bei Hautdefekten, die zeitraubende plastische Maßnahmen erfordern, ist abzuwägen, ob nicht die einfache Kirschner-Drahtspickung schräg, axial oder gekreuzt oder ihre Kombination mit der Hemicerclage oder intraossären Drahtnaht der eigentlichen Osteosynthese vorzuziehen ist.

Bei sehr kleinen Fragmenten ist die Verschraubung nicht möglich. An ihrer Stelle verwenden wir kleine Zuggurtungen mit flexiblem Draht oder resorbierbarem Nahtmaterial. Manchmal werden auch transossäre Drahtfixationen ausgeführt, die analog der Sehnennaht nach Bunnell mit einer Ausziehvorrichtung versehen sind.

Absolute Indikationen zur Osteosynthese ergeben sich bei unkorrigierbaren Rotationsfehlern und Gelenkstufen.

Die generelle Verbreitung der Bildwandler mit deren heute gutem Auflösungsvermögen hat dazu geführt, daß viele Chirurgen Frakturen an der Hand unblutig reponieren und bei Instabilität die Fixation mit perkutanen Kirschner-Drähten ausführen. In den letzten Jahren ist diesbezüglich eine Reihe neuer Verfahren angegeben worden, die in bestimmten Situationen sicher, einfach und zweckmäßig sind und auch funktionell gute Ergebnisse versprechen. Selbstverständlich ist die Weichteilschädigung bei diesem Vorgehen minimal und nicht vergleichbar mit einer offenen Reposition unter Sicht und stabiler Osteosynthese mit Schrauben-, Platten- oder Zuggurtungssystem. Es muß hier aber unbedingt darauf hingewiesen werden, daß bei diesem Vorgehen die Strahlenbelastung der Hand des Operateurs – welche zwangsweise im primären Strahl exponiert werden muß, wie die Hand des Patienten selbst – beträchtlichen Summationseffekten unterliegt und unseres Erachtens nicht unbedenklich ist. Auch muß betont werden, daß die Hitzeentwicklung beim Einbohren des Kirschner-Drahtes im kortikalen Knochen beträchtlich ist und diejenige eines gut geschliffenen Spiralbohrers übertrifft. An der Hand ist aber auch die Spongiosa außerordentlich hart. Die Tatsache, daß bei der perkutanen Bohrung keine äußeren Zeichen von Hitzeentwicklung sichtbar werden und diese erst später als osteolytische Nekrosehöfe zu erkennen sind, darf über das prinzipielle Problem nicht hinwegtäuschen.

B. Verletzungen und Osteosynthesen des I. Strahls

Der erste, Oppositions- oder Daumenstrahl, verdient aus 3 Gründen eine gesonderte Darstellung: 1) Die Basisfrakturen des Metakarpale I und ihre Folgezustände spielen eine eminente Rolle; 2) sind artikuläre Frakturen im Bereich von Grund- und Endgelenk des Daumens häufig; 3) sind fast alle Schaftfrakturen infolge großer Muskel- und Sehnenzugwirkung instabil und konservativ schwer reponierbar, so daß häufig Indikationen zur Osteosynthese gegeben sind. Die Zugänge zum I. Strahl sind mit Ausnahme derjenigen für die Bennett-Luxationsfraktur anatomisch relativ einfach.

1. Basisfrakturen des Metakarpale I

a) Zugänge zum Karpometakarpalgelenk I und Operationstechnik

Die hauptsächliche Schwierigkeit für eine einwandfreie Reposition und operative Stabilisierung der Bennett-Luxationsfraktur ist die ungenügende Übersicht über das ulnopalmare kleine Gelenkfragment.

Radiopalmarer Zugang nach Gedda und Moberg (Abb. 113). Dieser Zugang ergibt ohne Zweifel die beste Übersicht: Radiopalmare, sichelförmige Inzision auf Höhe des Karpometakarpalgelenks I mit Verlängerung nach dorsoulnar und distal. Die feinen Äste des N. radialis und die Sehne des M. abductor pollicis longus werden angeschlungen und geschont. Abschieben und bei Bedarf Einkerben der Thenarmuskulatur. Das Gelenk wird dann palmar und nötigenfalls auch dorsal quer eröffnet. Reposition der Fraktur unter Sicht und provisorische Fixation mit Hilfe eines von palmar eingeführten feinen Kirschner-Drahtes oder einer feinen Repositionszange (Abb. 113).

Radiodorsaler Zugang (Abb. 114). Hautinzision entlang der radialen oder ulnaren Metakarpalkante mit proximaler, Y- oder L-förmiger Verlängerung nach dorsal und radial. Inzision des Periostes am Rand des Streckapparats und Weghalten der langen Strecksehne unter Schonung des Ansatzes des M. abductor pollicis longus und des feinen Astes des R. superficialis nervi radialis, welcher die radiale Seite des Daumenrückens versorgt (Abb. 118). Sparsames Abschieben der Thenarmuskulatur. Quere, radiodorsale oder -palmare Eröffnung des Gelenks. Reposition und provisorische Fixation der Fraktur. Bei diesem Vorgehen ist die Übersicht über das Gelenk und die artikulären Fragmente eher schlechter, die Schonung der Weichteile, besonders der Gelenkkapsel, jedoch besser.

Eine wesentliche Verbesserung der Sicht auf das Gelenk kann erreicht werden mit der Z-förmigen Durchtrennung der Sehne des M. abductor pollicis longus. Sie muß am Ende des Eingriffs wieder genäht werden. Postoperativ ist dann eine Immobilisierung unter Einschluß des Daumengrundgelenks für 3–4 Wochen erforderlich.

b) Bennett-Luxationsfraktur

Die Bennett-Fraktur ist die Luxationsfraktur des Karpometakarpalgelenks I. Dabei luxiert das Schaftfragment unter Einnahme einer Adduktionsstellung nach radial und dorsal. Ein kleines, artikuläres Fragment bleibt am Karpus fixiert zurück. Sofern die Luxation nicht behoben wird, entsteht langfristig eine posttraumatische Arthrose mit erheblichen Beschwerden und Funktionsunfähigkeit des ganzen I. Strahls. Die Erhaltung der Abduktions- und Oppositionsfähigkeit des Daumens und der Weite der Daumenkommissur sind für die Funktion von entscheidender Bedeutung.

Zahlreiche Autoren haben sich um ein zuverlässiges Repositions- und v.a. Retentionsverfahren bei der Bennett-Fraktur bemüht.

Wir sind nach wie vor überzeugt, daß bei größerem proximalem Fragment die blutige Reposition und offene Verschraubung unter Sicht – trotz unverkennbarer technischer Schwierigkeiten – das zuverlässigste Behandlungsverfahren darstellt und die besten Spätresultate erreichen läßt.

Bei kleinem proximalem Fragment, wo die Schraube nicht sicher fassen würde, ziehen wir die unblutige Reposition und Transfixation mit Kirschner-Drähten nach der Technik von Wagner oder Iselin vor (Abb. 116).

Die Verschraubung der Fraktur wird bei beiden Zugängen von *dorsal* her ausgeführt (Abb. 115). Bei den selteneren großen Fragmenten erfolgt die Verschraubung mit einer Spongiosaschraube 4,0 mm nach der üblichen Technik.

Bei kleineren Fragmenten kommen die Schrauben der Dimensionen 2,7–2,0 mm mit Gewinde in der ganzen Länge zur Anwendung. Besteht eine grobe Dislokation mit guter Einsicht auf die Fraktur, kann im Hauptfragment zuerst ein Gleitloch gebohrt werden. Das Bohren des Gewindelochs wird erst nach Reposition ausgeführt. Damit ist die Herstellung einer einwandfreien interfragmentären Kompression gesichert. Muß reponiert werden, bevor gebohrt werden kann, wird die interfragmentäre Kompression problematisch, weil die Tiefe des Bohrkanals im größeren Schaftfragment schlecht geschätzt werden kann. Dieses Detail darf aber nicht überbewertet werden. Die Überprüfung unserer Fälle hat ergeben, daß die posttraumatische Arthrose auch dann ausbleibt, wenn das Repositionsergebnis nicht ganz ideal ist. Wesentlich ist die sichere Behebung der Luxation. Ein zur provisorischen Fixation eingeführter Kirschner-Draht kann als Rotationsstabilisator belassen bleiben.

Bei kleinem proximalen Fragment, in welchem eine Schraube keinen sicheren Halt finden würde, bevorzugen wir die unblutige Reposition unter Bildwandlerkontrolle. Die perkutane Stabilisierung folgt nach der modifizierten Technik von Wagner oder Iselin durch Kirschner-Drähte, welche vom Metakarpale I ins Trapezium oder in das Metakarpale II durchgebohrt werden (Abb. 116).

c) Rolando-Fraktur

Unter dieser Bezeichnung versteht man die intraartikuläre Y-Fraktur der Basis des Metakarpale I. Sehr oft handelt es sich um eine Trümmerfraktur. Die Osteosynthese ist technisch schwierig, die Operationsindikation aber wegen erheblicher Dislokation und Instabilität fast immer zwingend.

Osteosynthese. Die beste Übersicht erhalten wir wiederum aus der Inzision nach Gedda und Moberg, wobei der Bogenschnitt nach distal, entlang dem Metakarpale I, verlängert wird (Abb. 113). Dabei sind das Peritenon der Strecksehnen und die den Daumenrücken versorgenden Äste des N. radialis superficialis sorgfältig zu schonen. Das Karpometakarpalgelenk I ist breit zu eröffnen, wenn nötig unter Zuhilfenahme einer Durchtrennung der Sehne des M. abductor pollicis longus (s. oben).

Bei einfacherem artikulären Anteil kann die dorsoradiale Inzision wiederum gute Dienste leisten (Abb. 114).

Als erster Schritt der Osteosynthese erfolgt die Wiederherstellung der Gelenkfläche unter Sicht. Provisorische Fixation mit feinen Repositionszangen oder Kirschner-Drähten. In geeigneten Fällen wird einer derselben durch eine erste quere Schraube ersetzt (Abb. 117).

Dann wird die Verbindung des artikulären Anteils zum Schaft mit Hilfe einer umgekehrten T-Platte 2,7 mm als Neutralisationsplatte hergestellt. Die Stabilität kann entscheidend verbessert werden durch eine interfragmentäre Zugschraube, die durch die Platte hindurch in das basale Hauptfragment eingeführt wird (Abb. 116).

Häufig bestehen palmar basisnahe kleine Trümmerzonen oder Defekte, die mit autologer Spongiosa aufgefüllt werden sollen. Der Frakturdurchbau wird dadurch wesentlich beschleunigt.

Wenn die erreichte Stabilität nicht einwandfrei ist, muß postoperativ eine Gipsschiene in Abduktions- und Oppositionsstellung des Daumens für 4–6 Wochen angelegt werden. Mit dem Daumenendgelenk – das freibleibt – werden sofort aktive Bewegungsübungen aufgenommen, um Sehnenadhäsionen zu vermeiden.

d) Extraartikuläre Basisfraktur des Metakarpale I

Dieser Frakturtyp ist häufiger als die Bennett-Fraktur. Es beteht regelmäßig eine Flexionsknickung des Schaftfragments und eine Verschmälerung der Daumenkommissur. Die Reposition ist einfach. Bei der Retention im Gipsverband kommt es aber oft zur Sekundärdislokation. Auch Druckschäden der Haut sind nicht selten. Die Indikation zur Osteosynthese ist deshalb meistens gegeben. Die erreichte Stabilität ist einwandfrei, so daß Frühmobilisation mit Teilbelastung und damit eine sehr rasche berufliche Wiedereingliederung möglich werden.

Osteosynthese. Als Zugang kommen radiale oder ulnare Längsinzisionen mit proximaler Erweiterung in Frage (Abb. 118). Das Karpometakarpalgelenk muß meistens nicht eröffnet werden. Seine Lage und Neigung wird mit einer eingesteckten Injektionsnadel oder feinem Kirschner-Draht markiert. Die Stabilisierung erfolgt bei langer schräger Fraktur mit einer einfachen Verschraubung, bei Querfraktur mit einer umgekehrten T-Platte 2,7 mm, die als Zuggurtungsplatte angelegt wird. Sie soll etwas aufgebogen werden, um eine Abduktionsstellung des Daumens zu sichern. Sie wird zuerst am proximalen Fragment festgeschraubt, dann wird das distale Fragment mit Hilfe einer Zange aufgerichtet und fixiert (Abb. 117). Auch hier wird die Stabilität durch eine interfragmentäre Zugschraube im proximalen Schaftloch der Platte beträchtlich verbessert. Bei palmarem Defekt oder Trümmerzone: primäre Spongiosaplastik. Als Alternative zur T-Platte kommt bei grazilem Skelett die radial angelegte Kondylenplatte 2,0 mm in Frage. In der Regel sind Durchbau und volle Belastbarkeit nach 6 Wochen erreicht.

e) Metallentfernung

Zur Entfernung der eingeführten Platten müssen die Inzisionen größtenteils wieder geöffnet werden. Dabei ist speziell auf die Schonung der im Subkutangewebe schwierig zu erkennenden, den Daumenrücken versorgenden sensiblen Radialisäste zu achten. Werden diese verletzt, können äußerst hartnäckige Beschwerden auftreten. Der Eingriff soll deshalb nicht einem Anfänger überlassen werden.

2. Periphere Frakturen des I. Strahls

a) Artikuläre Frakturen

Im Bereich von Grund- und Endgelenk des Daumens sind Frakturen relativ häufig, oft als offene Frakturen mit begleitenden Sehnen-, Nerven- und Gefäßverletzungen.

Häufig sind auch kleine Abrisse von Bandansätzen oder aber Abscherungen, deren Stabilisierung mit einer einzelnen Schraube möglich ist. Deren Kaliber ist der jeweiligen Fragmentgröße anzupassen (Abb. 118). Das klassische Beispiel dafür ist die Abrißfraktur beim sog. Skidaumen. Ist das Fragment klein, wird es mit einem Kirschner-Draht oder einem transossär geführten Nahtsystem nach der Bunnell-Technik, das aus der radialen Haut herausgeführt wird, adaptiert und fixiert.

b) Schaftfrakturen von Metakarpale I und Grundphalanx I

Die Osteosynthese hat sich bei diesen sehr instabilen Frakturen bewährt, besonders bei Kombinationsverletzungen. Sie ermöglicht die für den I. Strahl so wichtige Frühmobilisation ohne äußere Fixation. Aus Gründen der Stabilität bevorzugen wir die Plattenosteosynthese (Abb. 118).

Zugang. Dorsolaterale Inzision. Eingehen auf die Fraktur unter Schonung der dorsalen Digitalnerven. Sorgfältiges Abheben des Streckapparates unter Schonung des Peritenons.

Platten werden an der Grundphalanx mit Vorteil lateral angelegt. Bei gelenknahen Brüchen ist die Minikondylenplatte von großem Nutzen (Abb. 118).

3. Sekundäre Eingriffe am I. Strahl

a) Karpometakarpalgelenk

Im Vordergrund steht die Arthrose des Sattelgelenks. Diese kann posttraumatischen oder degenerativen Ursprungs sein. Ersterer ist Folge ungenügend reponierter artikulärer Luxationsfrakturen oder komplexer Bandläsionen mit konsekutiver Gelenkinstabilität. Sie ist schmerzhaft, meist mit Varus- bzw. Adduktions- und Flexionsfehlstellung kombiniert und führt zu weitgehender Gebrauchsunfähigkeit des Daumenstrahls. Operativ stehen mehrere Möglichkeiten zur Verfügung.

Die *Exstirpation* des Trapeziums: Dieser Eingriff wird bei der degenerativen Arthrose, v.a. der weiblichen Hand, relativ häufig ausgeführt. Die Funktionseinbuße des Daumens ist unbedeutend, eine gewisse Kraftverminderung häufig.

Die Auffüllung des entstandenen Defekts mit verschiedenen autologen Geweben wurde längere Zeit empfohlen. Im Vordergrund steht heute die Aufhängung des Daumens mit der distal gestielten Hälfte der Sehne des M. flexor carpi radialis an der Basis des Metakarpale II unter Rekonstruktion der intermetakarpalen Bandverbindung.

Der *prothetische Ersatz* des exstirpierten Trapeziums: Zu diesem Zweck sind Kunststoffprothesen verschiedener Form mit Sitz im Metakarpale I angegeben worden. Sie müssen mit Sehnenfesselungsplastiken gegen Subluxation gesichert werden. Eine weitere Möglichkeit besteht im Ausgießen der mit Kirschner-Drähten verstrebten Gelenkhöhle mit halbflüssiger Kunststoffmasse. Totalprothesen nach der Art der Hüftprothesen mit Kunststoffpfanne im Trapezium haben sich unter der erheblichen Belastung, welcher dieses Gelenk ausgesetzt ist, bei längerer Beobachtung nur selten bewährt.

Die *Arthrodese* ist bei jüngeren Patienten, wo die Erhaltung der groben Kraft im Vordergrund steht, vorzuziehen. Sie wird aber nur dann Beschwerdefreiheit bringen, wenn keine Arthrose zwischen Trapezium und Skaphoid vorliegt. Auf den Röntgenbildern ist deshalb speziell auf dieses Detail zu achten. Die Funktionseinbußen werden oft überwertet. Nach unseren Erfahrungen sind sie nicht schwerwiegend. Dies dürfte v.a. der gipsfreien Nachbehandlung und raschen Mobilisation der Nachbargelenke zu verdanken sein. Für den Patienten, besonders den manuell arbeitenden, zählt v.a. die Beschwerdefreiheit beim Kraftgriff.

Operationstechnik. Ähnlicher Zugang wie für Rolando-Fraktur, etwas weiter proximal Y- oder L-förmig auslaufend. Präparation und Anschlingen der A. radialis und ihrer Gabelung (Abb. 120). Darstellung des Karpometakarpalgelenks und des Trapeziums. Gelenkresektion mit feinem Meißel. Der entstandene Defekt wird mit autologer Spongiosa satt aufgefüllt. Es hat sich gezeigt, daß der Durchbau sonst gefährdet ist. In der Regel wird zusätzlich ein kortikospongiöser Brückenspan in Rinnen des Trapeziums und der Basis des Metakarpale I eingefalzt und mit einer umgekehrten T-Platte komprimiert und fixiert. Deren 2 proximale Schrauben müssen exakt im Zentrum des Trapeziums sitzen (Abb. 120). Bei der Fixation ist auf die einwandfreie Oppositionsstellung des Daumens zu achten.

Anstelle der Platte kann auch eine Zuggurtungsosteosynthese mit Kirschner-Drähten und Drahtschlinge ausgeführt werden. Auch hier ist die autologe Spanspongiosaplastik unerläßlich (Abb. 120).

Trotz einwandfreier Stabilität beansprucht die Konsolidierung manchmal viele Monate. Die Metallentfernung soll daher nicht vor Ablauf eines Jahres erfolgen.

b) Daumengrundgelenk (Abb. 121)

Dieses relativ einfach gebaute Gelenk hat den geringsten physiologischen Bewegungsumfang aller Gelenke der Hand. Er schwankt allerdings individuell sehr stark. Es wird empfohlen, für die Arthrodese folgende Positionen zu wählen: 5–10° Flexion, 5–10° Innenrotation und 5–10° Abduktion. Die funktionellen Einbußen sind unbedeutend. Technisch können Drahtzuggurtung oder Plattenosteosynnthese gewählt werden. Eine Spongiosaplastik ist selten erforderlich.

c) Daumenendgelenk

Eine *Arthrodese* kann auch hier wegen posttraumatischer oder degenerativer Deformation bzw. Instabilität indiziert sein. Bevorzugte Position ist die Neutralstellung oder eine ganz geringe Flexion.

Die funktionellen Einbußen sind bei intakten Nachbargelenken unbedeutend.

Zugang wie bei allen Endgelenkarthrodesen durch H- oder Gabelinzision (Abb. 137). Technisch kann entweder eine Verschraubung von distal (Abb. 146) oder eine Zuggurtung mit Draht ausgeführt werden. Für die erste Technik verwenden wir extralange Kortikalisschrauben 3,5 oder 2,7 mm. Spongiosaschrauben 4,0 mm sind kontraindiziert, da sie später nicht mehr entfernt werden können. Die Dimension muß der Weite der Markhöhle der Grundphalanx angepaßt sein, in der ein gut sitzendes Gewinde zu schneiden ist.

d) Fehlstellungen im I. Strahl

Bei erheblicher Adduktionsflexionsfehlstellung bzw. ungenügender Öffnung der Daumenkommissur können basale Osteotomien am Metakarpale I indiziert sein. Technisch bewährt sich die Zuggurtungs- oder Kondylenplatte kombiniert mit Spongiosaplastik. Die erreichte Stabilität soll eine betonte Frühmobilisation ermöglichen.

e) Daumenersatzplastik (Pollizisation, Zehentransfer)

Bei Transposition eines Langfingerstrahls auf Reste des amputierten I. Strahls und beim freien Transfer einer Zehe hat sich die Verwendung von kleinen Platten (Kondylen- oder H-Plättchen) zur Stabilisierung beim Erwachsenen bewährt. Sie gestattet eine Nachbehandlung, die sich ausschließlich nach den Erfordernissen der Weichteile richten kann. Bei Kleinkindern sind diese Implantate in der Regel zu voluminös. Die Stabilisierung wird hier mit Kirschner-Drähten und Drahtnähten erreicht.

4. Klinisch-radiologische Beispiele
(Abb. 122–133)

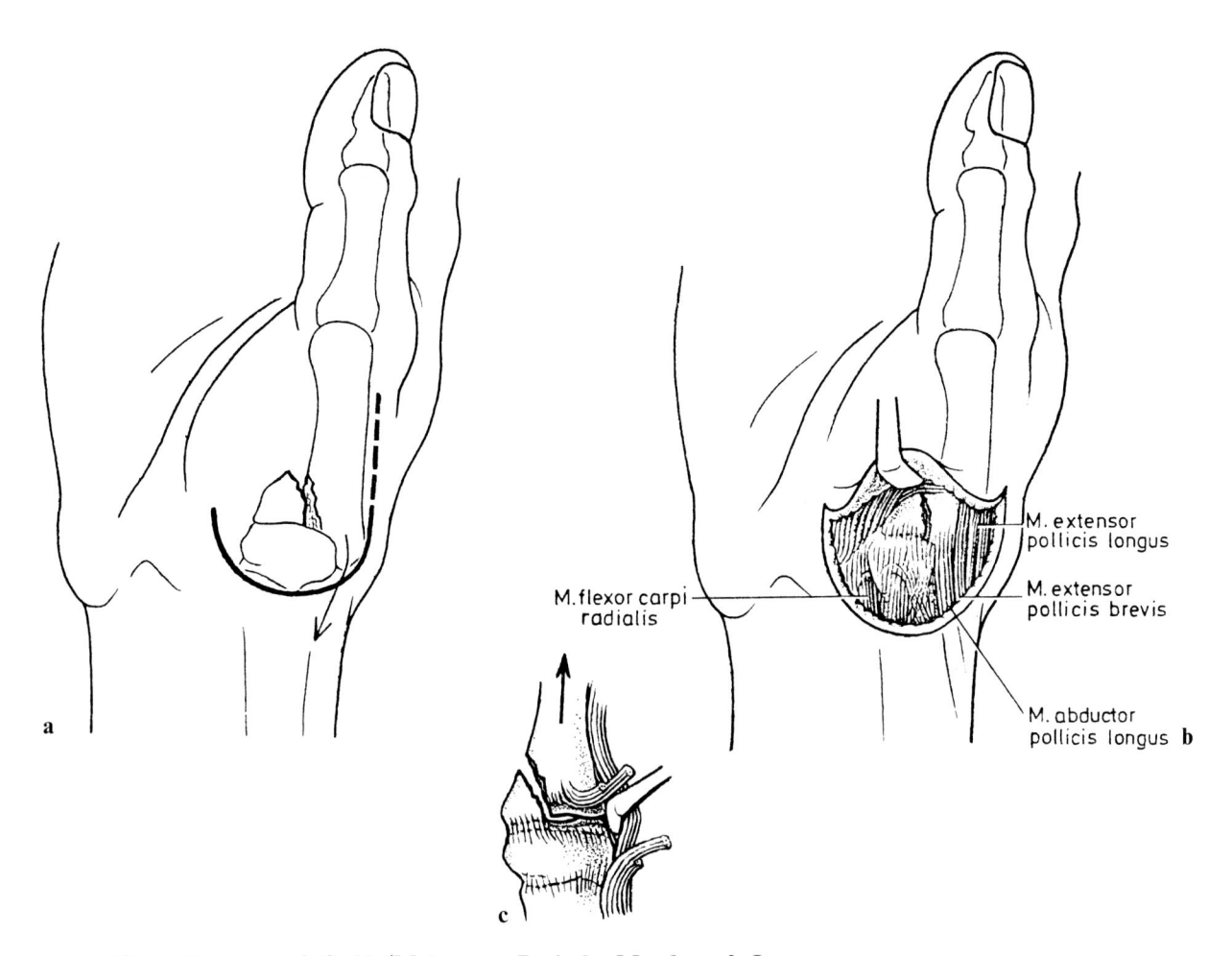

Abb. 113 a–c. Zugang nach Gedda/Moberg zur Basis des Metakarpale I

a Inzision bei Bennett-Fraktur. Verlängerung dorsoulnar

b Topographie: Einblick auf das artikuläre Fragment von palmar mit Sehnen

c Verbesserung des Zugangs bzw. der Einsicht in das Gelenk mit Z-förmiger Durchtrennung der Sehne des Abductor pollicis longus

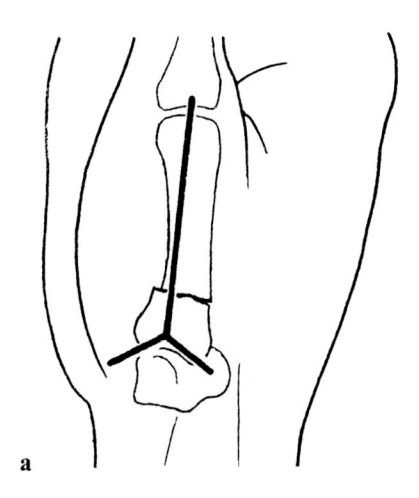

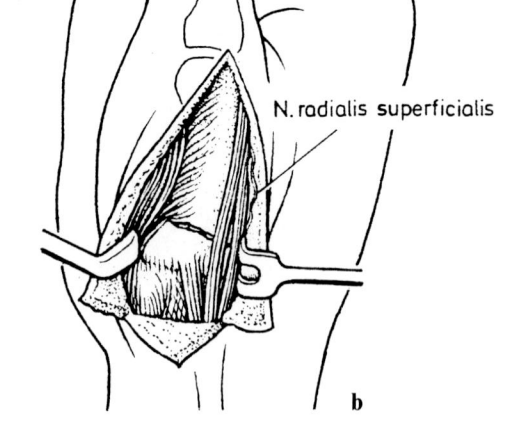

Abb. 114a, b. Radiodorsaler Zugang zur Basis des Metakarpale I

a Y-förmige Verlängerung der Inzision nach proximal

b Topographie bei extraartikulärer Querfraktur: Der sensible Ast des N. radialis wird nach dorsal weggehalten

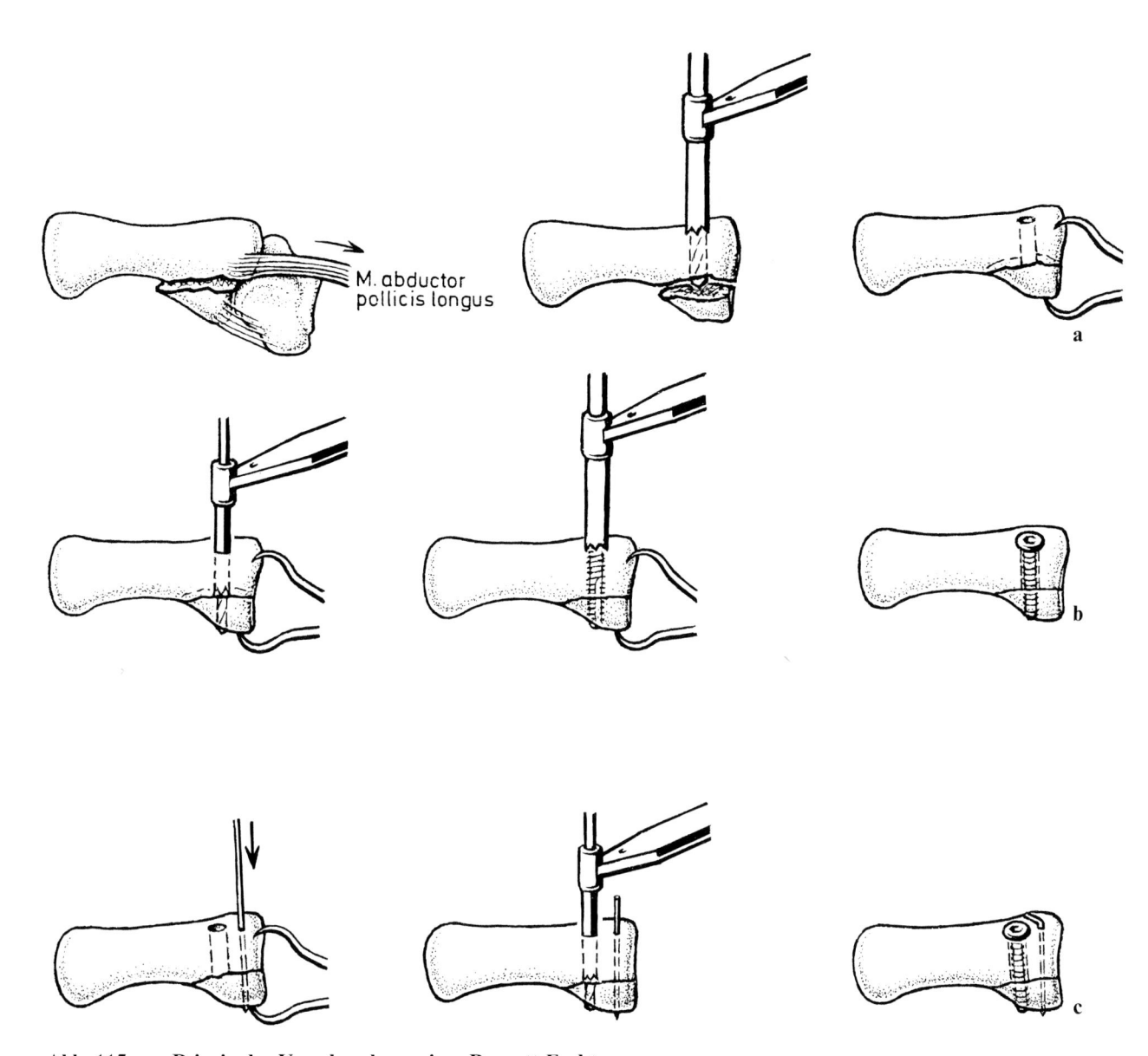

Abb. 115a–c. Prinzip der Verschraubung einer Bennett-Fraktur

Die Dimension der gewählten Schraube bzw. der Bohrungen richtet sich nach der Fragmentgröße (2,7 oder 2,0 mm, seltener Spongiosa 4,0 mm)

a Vor der Reposition Bohren eines Gleitlochs in das große Fragment unter Sicht. Reposition und provisorische Fixation mit Zange

b Gewindelochbohrung durch Steckbohrbüchse. Schneiden des Gewindes. Einsetzen der Schraube

c Variante: Nach Bohren des Gleitlochs Reposition und provisorische Fixation mit Zange. Ersatz derselben durch einen Kirschner-Draht zur provisorischen Retention. Gewindelochbohrung durch Steckbohrbüchse. Einsetzen der Zugschraube und Belassen des Kirschner-Drahtes zur Verbesserung der Rotationsstabilität. Dessen Ende wird mit dem Biegebolzen knochennahe abgebogen (Abb. 25/9)

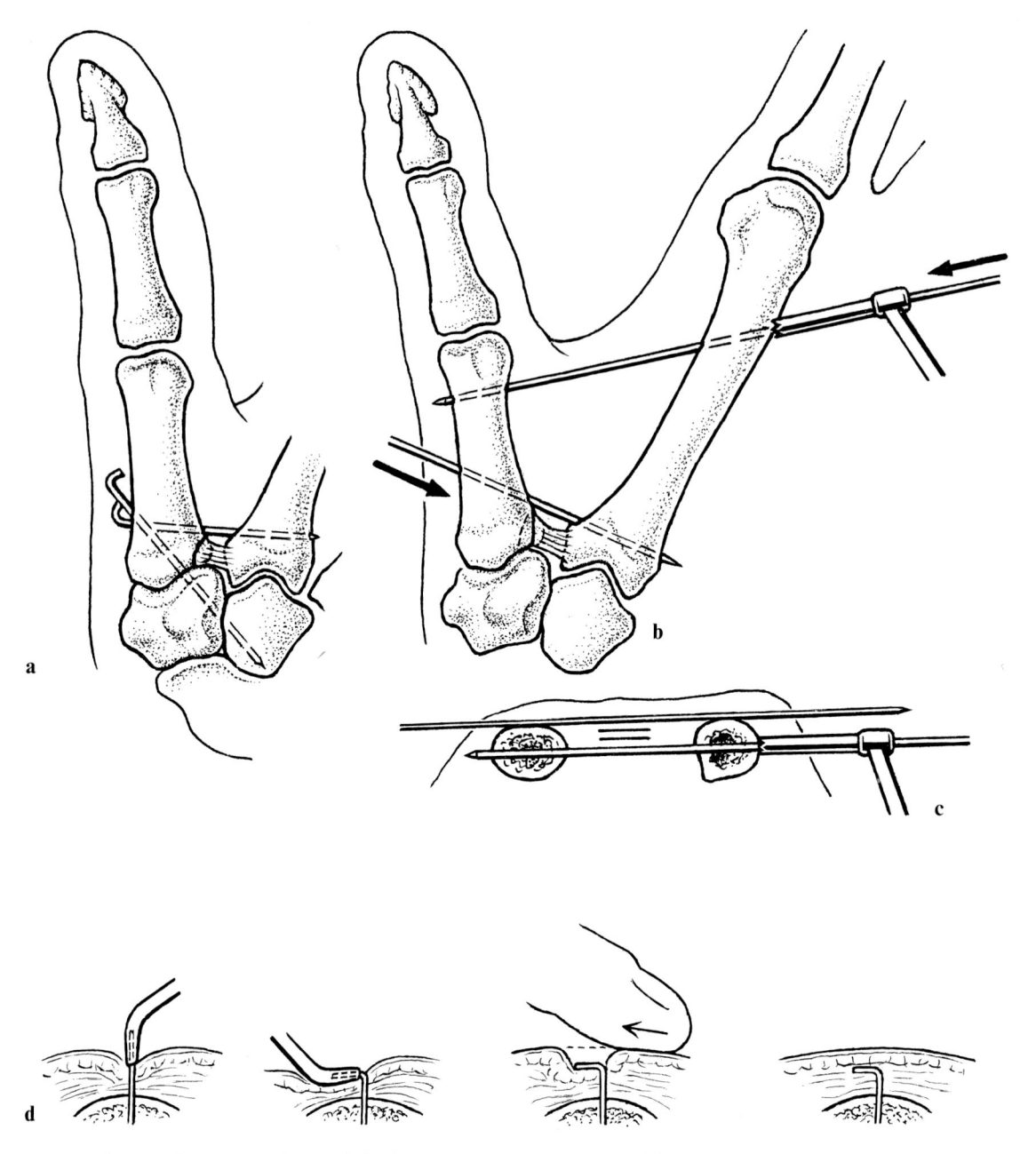

Abb. 116a–d. Bennett-Fraktur mit kleinem Fragment: perkutane Kirschner-Drahtfixation

a Technik nach Wagner (modifiziert): Nach unblutiger Reposition durch Zug perkutanes Durchbohren eines Kirschner-Drahtes vom Metakarpale I in den Karpus unter Bildwandlerkontrolle; 2. Kirschner-Draht zwischen Metakarpale I und Metakarpale II

b Stabilisierung nach Iselin mit doppeltem Kirschner-Draht: Reposition unter Zug. Daumen in Opposition – Abduktion unter Offenhalten der Daumenkommissur. Einbohren eines 1. distalen Kirschner-Drahtes vom Metakarpale II in das Metakarpale I. Bohren eines 2. versetzten proximalen Kirschner-Drahtes vom Metakarpale I in die Basis des Metakarpale II

c Das vorgängige Einstecken eines Kirschner-Drahtes am dorsalen Rand der beiden Metakarpalia erleichtert das parallele Bohren beim relativ großen Abstand der Knochen

d Hautnahes Abbiegen des Kirschner-Drahtendes mit dem abgewinkelten Biegebolzen: Aufstecken des Biegebolzens auf das Drahtende unter leichter Eindellung der Haut. Umbiegen. Versenken des Drahtendes durch Zug mit dem Finger

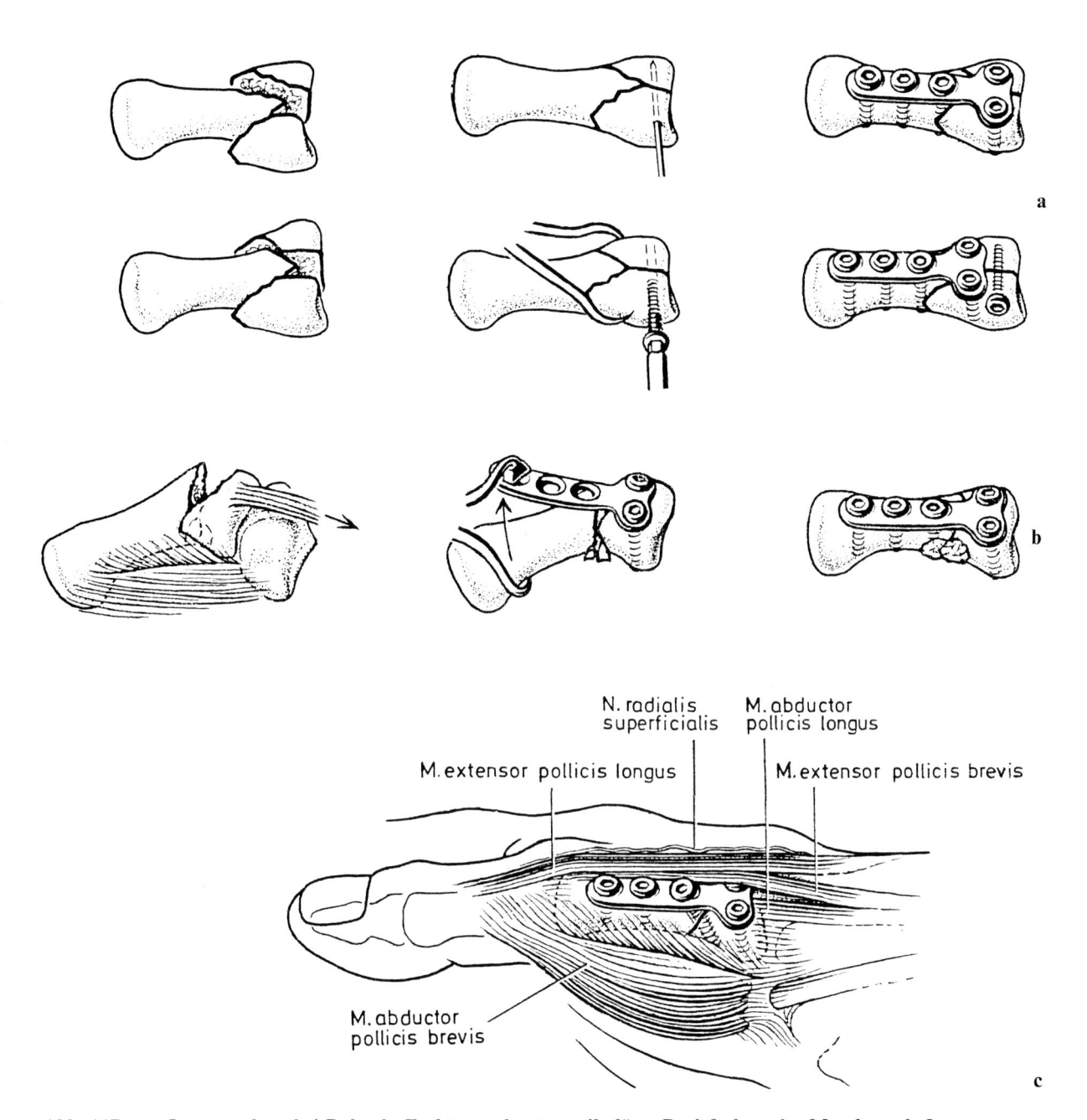

Abb. 117a–c. Osteosynthese bei Rolando-Fraktur und extraartikulärer Basisfraktur des Metakarpale I

a Rolando-Fraktur: Je nach Frakturtyp erfolgt die Versorgung mit einer T-Platte allein oder kombiniert mit primärer Verschraubung der Gelenkfragmente

b Extraartikuläre Fraktur: Die T-Platte wird zuerst ein wenig aufgebogen und am proximalen Fragment fixiert, dann als Hebel zur Reposition verwendet. Bei palmarer Trümmerzone empfiehlt sich eine autologe Spongiosaplastik

c Übersicht: Platte mit interfragmentärer Zugschraube bei extraartikulärer Fraktur. Die Strecksehnen verlaufen z.T. über die Platte. Der sensible Ast des N. radialis wird präpariert. Er soll bei der Metallentfernung nicht verletzt werden

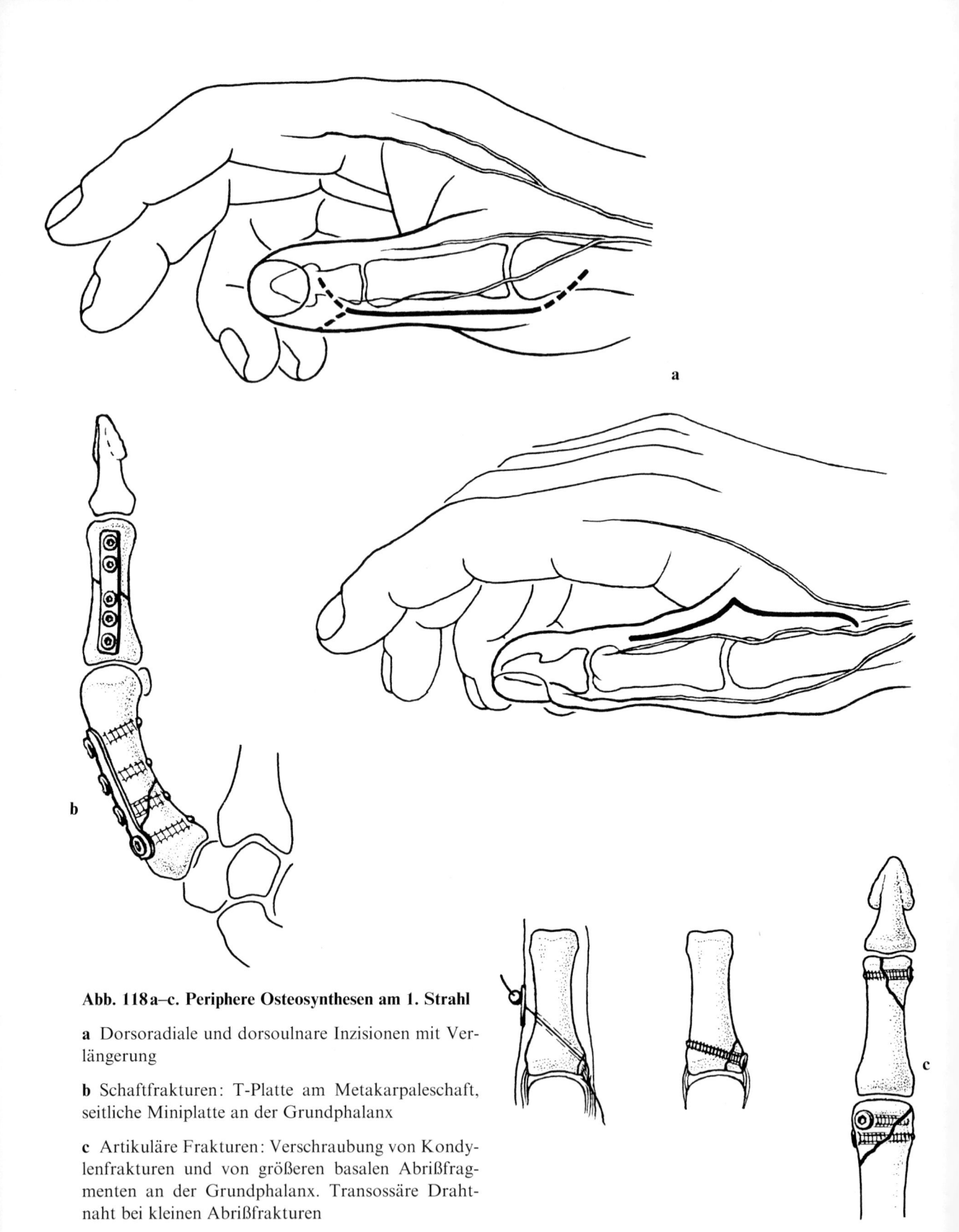

Abb. 118 a–c. Periphere Osteosynthesen am 1. Strahl

a Dorsoradiale und dorsoulnare Inzisionen mit Verlängerung

b Schaftfrakturen: T-Platte am Metakarpaleschaft, seitliche Miniplatte an der Grundphalanx

c Artikuläre Frakturen: Verschraubung von Kondylenfrakturen und von größeren basalen Abrißfragmenten an der Grundphalanx. Transossäre Drahtnaht bei kleinen Abrißfrakturen

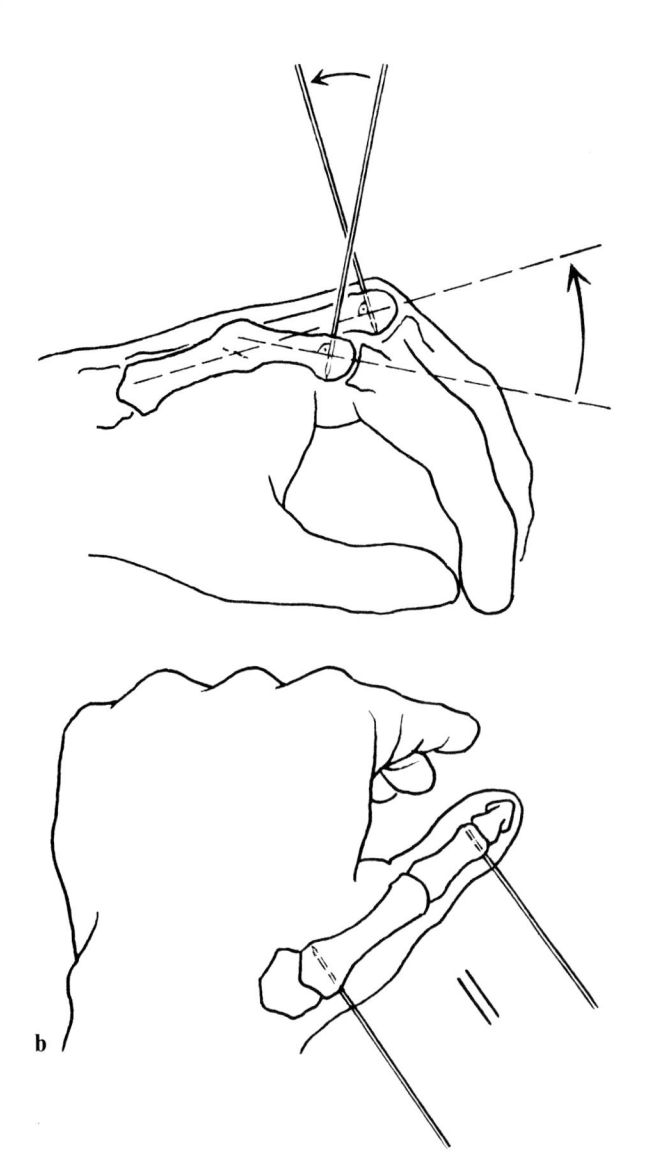

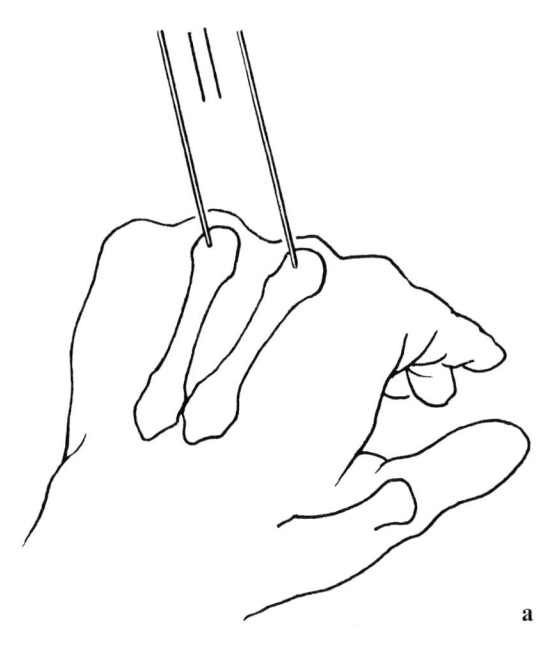

Abb. 119 a, b. Verwendung metaphysärer Kirschner-Drähte zur Winkelmessung bei Osteotomien und Arthrodesen an der Mittelhand

a Bei Osteotomie Einbohrung gemäß röntgenologisch gemessenem Winkel der Fehlstellung. Die Parallelität der Drähte in der Sagittalebene erleichtert das Vermeiden von Rotationsfehlern

b Parallel eingeführte Drähte in der Frontalebene gestatten das Einhalten der gewünschten Korrekturwinkel bezüglich Abduktion und Rotation

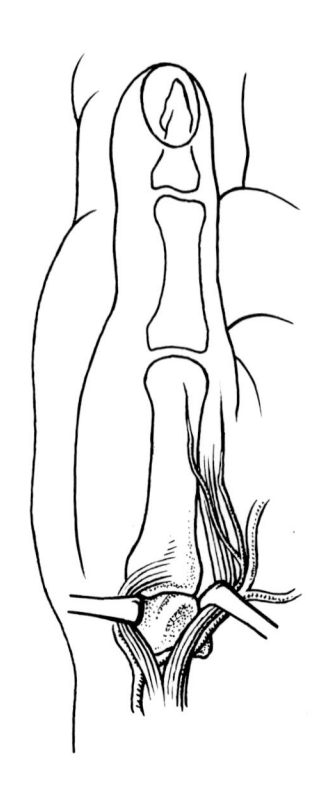

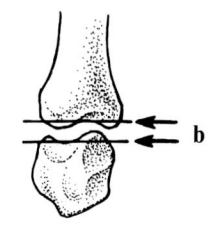

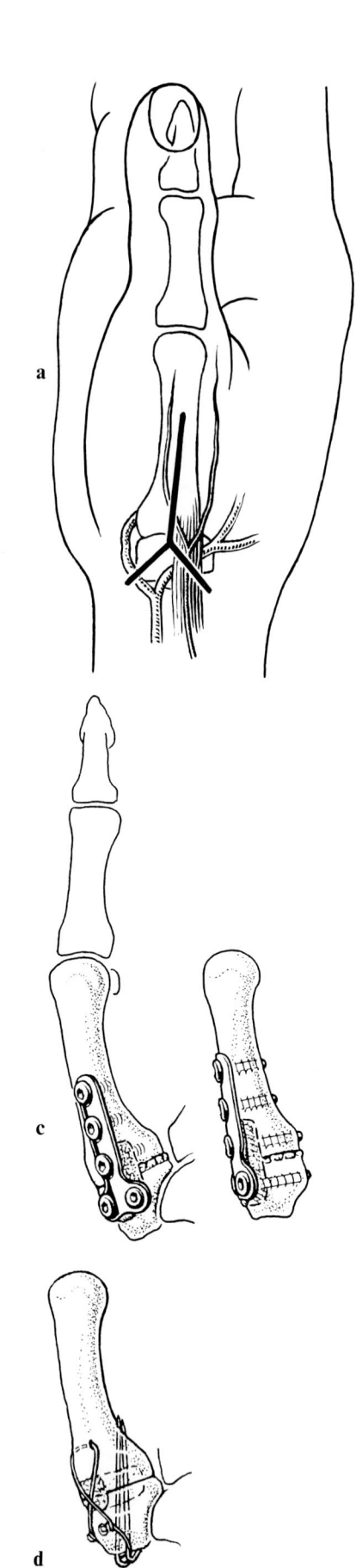

Abb. 120 a–d. Arthrodese des Karpometakarpalgelenks I

a Zugang aus Y-Inzision. Darstellung der Gabel der A. radialis und der Nerven und Zugang auf das Gelenk zwischen Sehne des Abductor pollicis longus und den Extensoren

b Resektion der Gelenkflächen mit dem Meißel

c Artikuläre Spongiosaplastik und komprimierter Brückenspan mit T-Platte

d Gleiches Vorgehen bei Zuggurtungsmontage

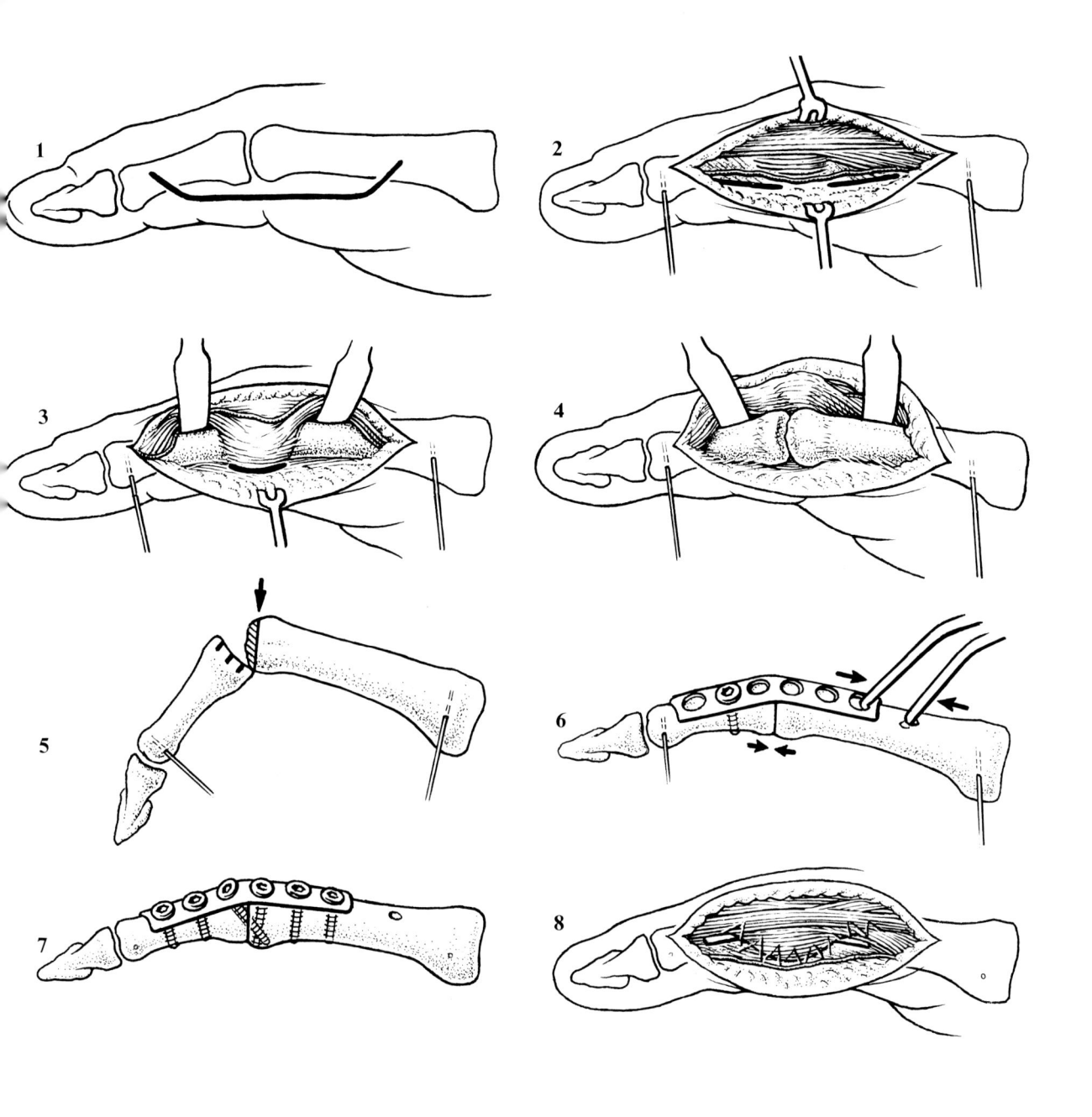

Abb. 121. Plattenarthrodese am Daumengrundgelenk

1 Hautinzision
2 Orientierende Kirschner-Drähte (Winkel und Rotation) in die Metaphysen der Grundphalanx bzw. des Metakarpale I eingebohrt
3 Periostinzision neben dem Steckapparat distal und proximal und Abheben desselben mit Knochenhebel
4 Eröffnung des Gelenks nach Durchtrennung der Gelenkkapsel im Zusammenhang mit dem Streckapparat; Inzision der Kollateralbänder
5 In Flexion des Gelenks sparsame, leicht schräge Resektion des Metakarpalköpfchens. Multiple Bohrungen in die konkave Gelenkfläche der Grundphalanx
6 Provisorisches Festschrauben einer zugebogenen 6-Loch-Viertelrohrplatte am distalen Fragment. Spannen der Platte mit Minispannzange nach proximal. Kontrolle der Kontaktfläche. Einstellen der gewünschten Winkel (Flexion, Abduktion, Rotation)
7 Beidseitiges Festschrauben der Platte mit zentraler interfragmentärer Zugschraube (Vermeiden von Schraubenkollision s. Abb. 38)
8 Verschluß der Gelenkkapsel mit fortlaufender Naht

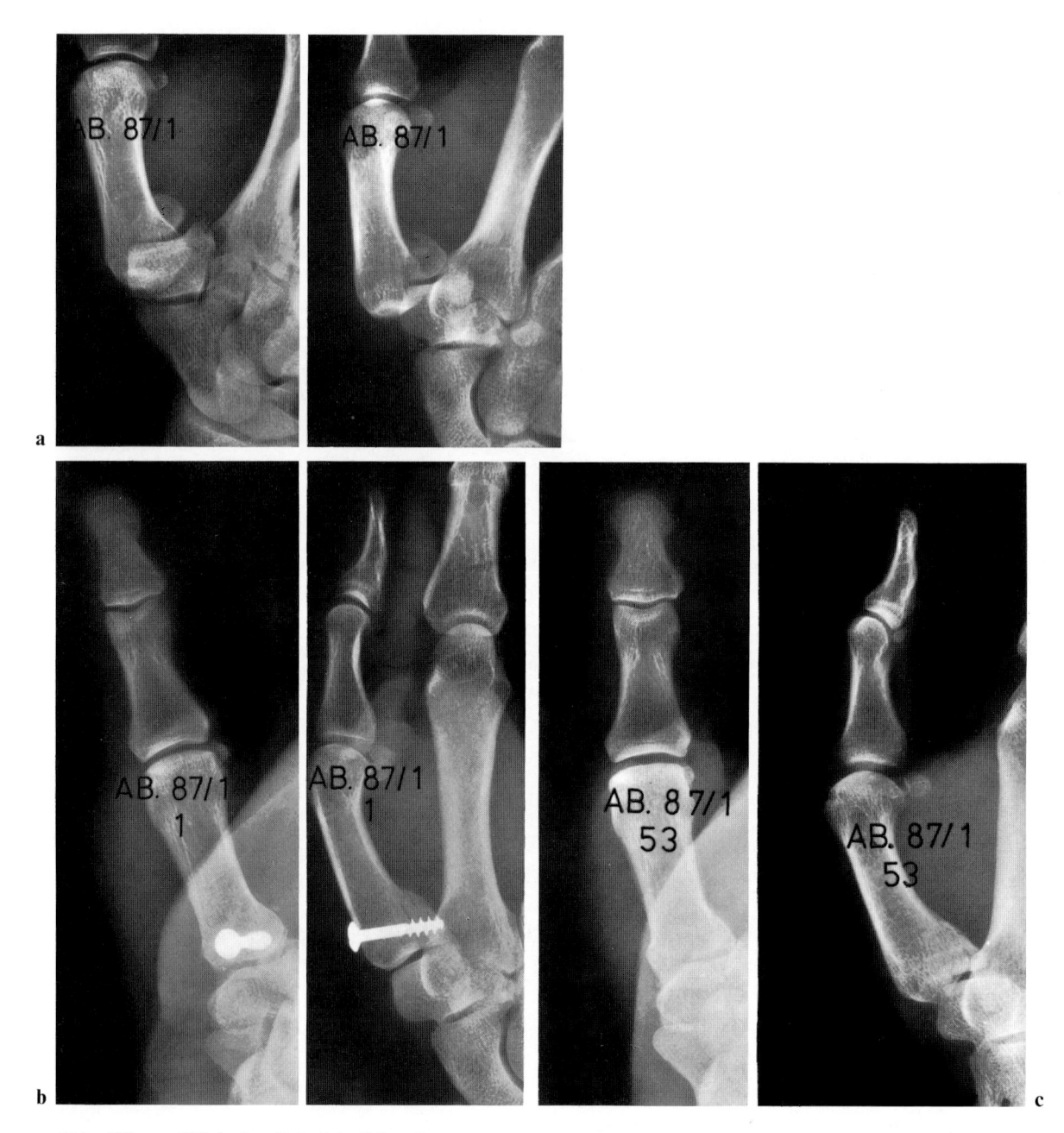

Abb. 122a–c. Klinisches Beispiel: Schraubenosteosynthese einer Bennett-Fraktur

W., Beat, 20jähriger Automechaniker, Handballverletzung

a Bennett-Luxationsfraktur rechts

b Osteosynthese 4 Tage nach Unfall mit Spongiosaschraube 4,0 mm. Sofortige unbelastete Mobilisierung. Arbeitsfähigkeit nach 7 Wochen 50%, nach 9 Wochen 100%. Röntgenbild 1 Jahr nach Operation

c Zustand nach Schraubenentfernung. Seitengleiche Funktion und Kraft. Keine Beschwerden. Wettkampfmäßiges Handballspielen seit dem 3. Monat nach der Operation

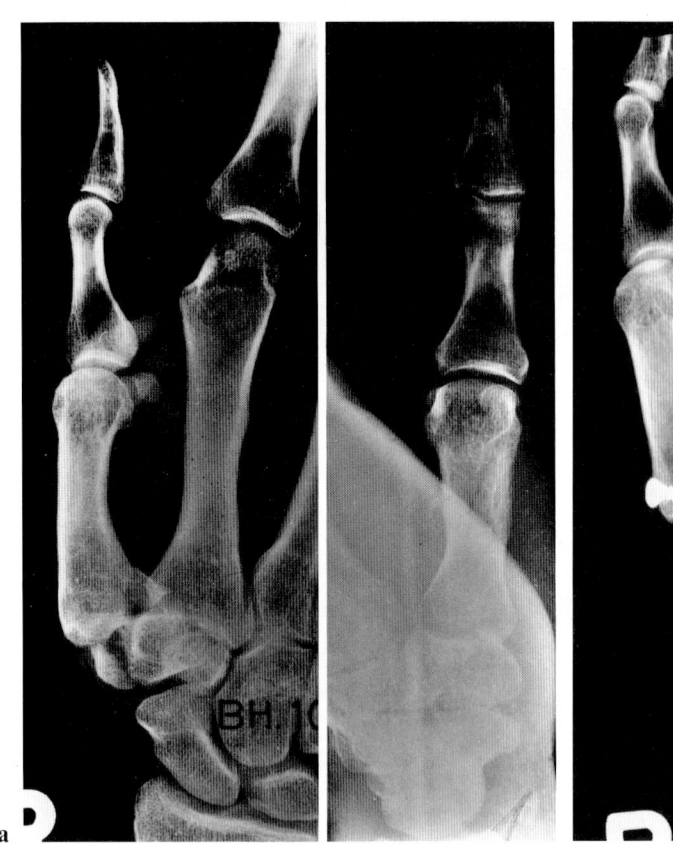

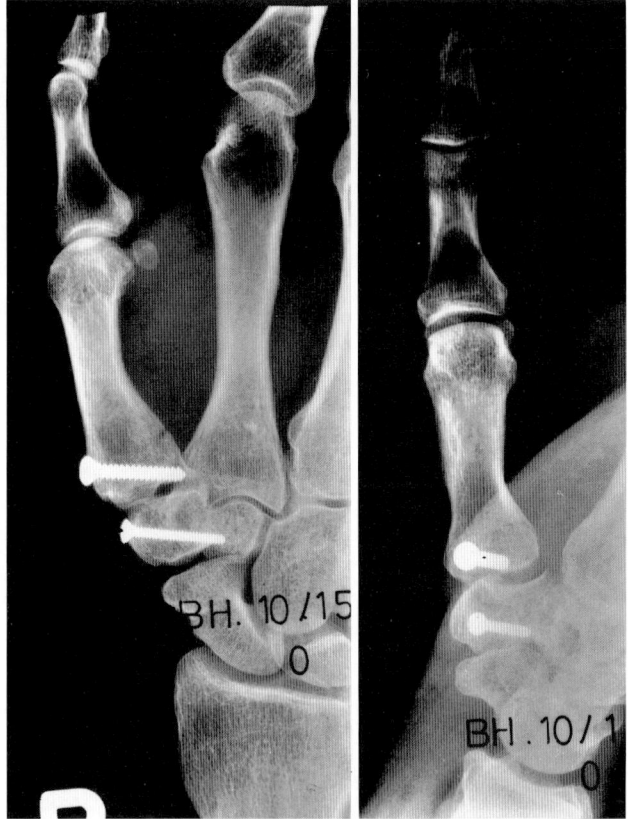

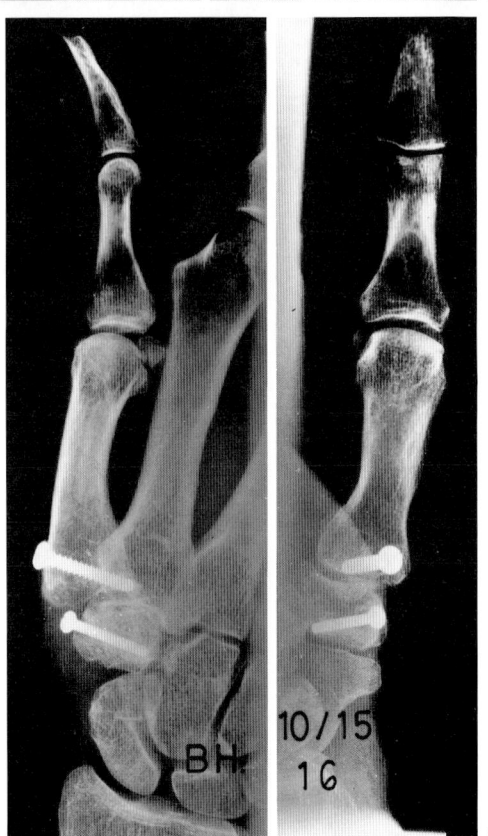

Abb. 123a–c. Klinisches Beispiel: Kombination von Bennett- und Trapeziumfraktur

T., Calogero, 54jähriger Portier. Vor 15 Jahren Osteosynthese bei extraartikulärer schräger Basisfraktur des Metakarpale I rechts. Sturz auf die rechte Hand am 11. Mai 1984

a Bennett-Luxationsfraktur am Metakarpale I und Meißelfraktur des Trapeziums

b Osteosynthese nach 4 Tagen: 2,7-mm-Kortikalisschraube am Metakarpale I sowie Schraube 2,0 mm am Trapezium. Gipsschiene für 2 Wochen. Arbeitsfähig nach 6 Wochen

c Kontrolle nach 4 Monaten am 12. September 1984: beschwerdefrei, Funktion voll, Frakturen geheilt. Schrauben werden belassen

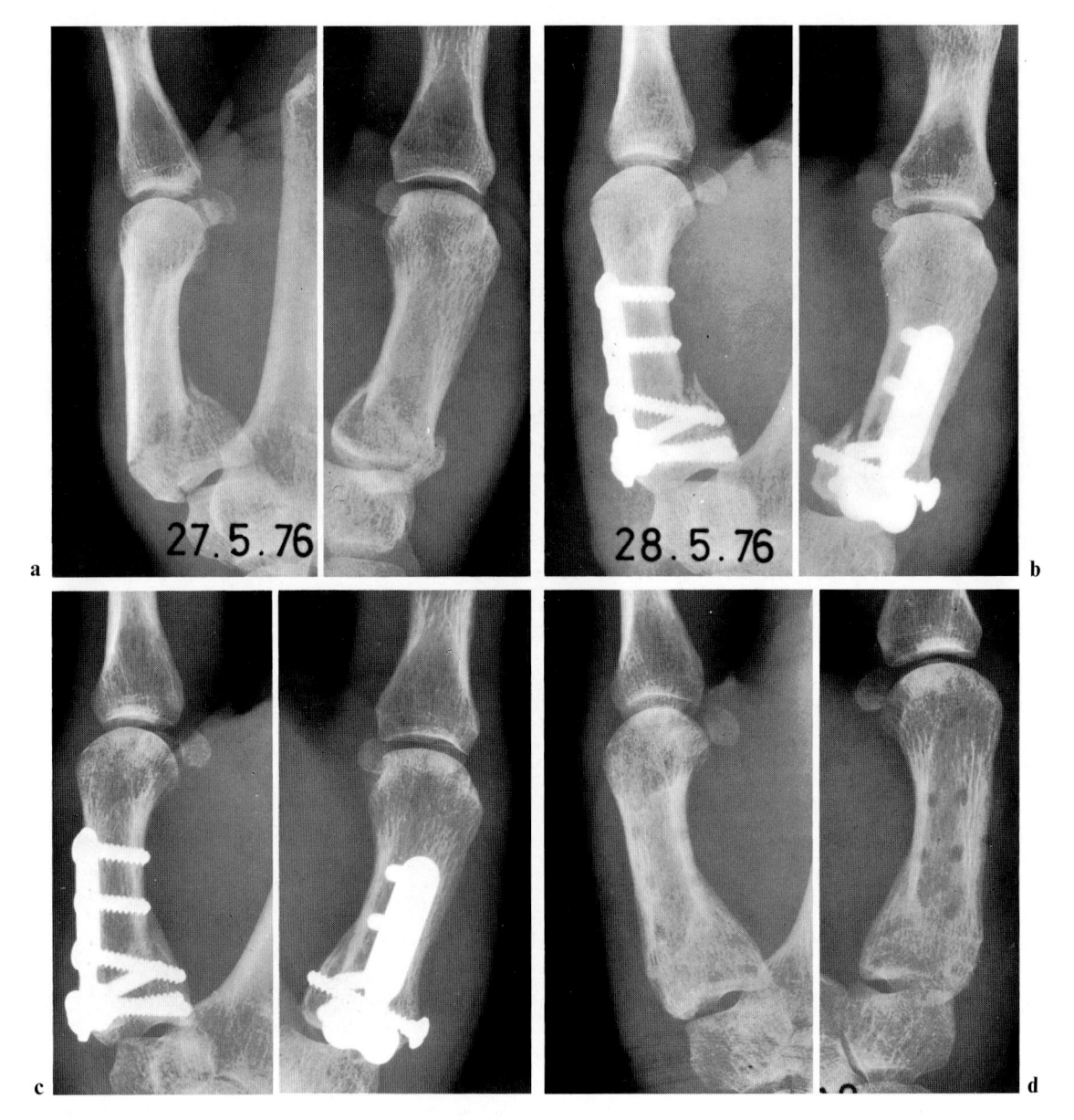

Abb. 124 a–d. Klinisches Beispiel: Rolando-Fraktur

V., Karl, 46jähriger Automechaniker. Arbeitsunfall

a Intraartikuläre Basisfraktur des Metakarpale I rechts vom Typ Rolando durch Längsstauchung des Daumens bei der Arbeit

b Primäre Osteosynthese mit querer, interfragmentärer Kortikaliszugschraube 2,7 mm und Kleinfragment-T-Plättchen. Interfragmentäre Kortikaliszugschraube 2,7 mm durch die Platte in das ulnare Basisfragment. Reposition der palmaren Trümmerzone nicht ganz befriedigend. Trotzdem keine äußere Fixation. Sofortige, unbelastete Mobilisierung. Arbeitsfähigkeit nach 8 Wochen 50%, nach 12 Wochen 100%

c Nach 17 Wochen solider Fixationskallus an der palmaren Trümmerzone

d Metallentfernung nach 23 Wochen. Subjektiv beschwerdefrei, keine Funktionseinschränkungen, keine Arthrose

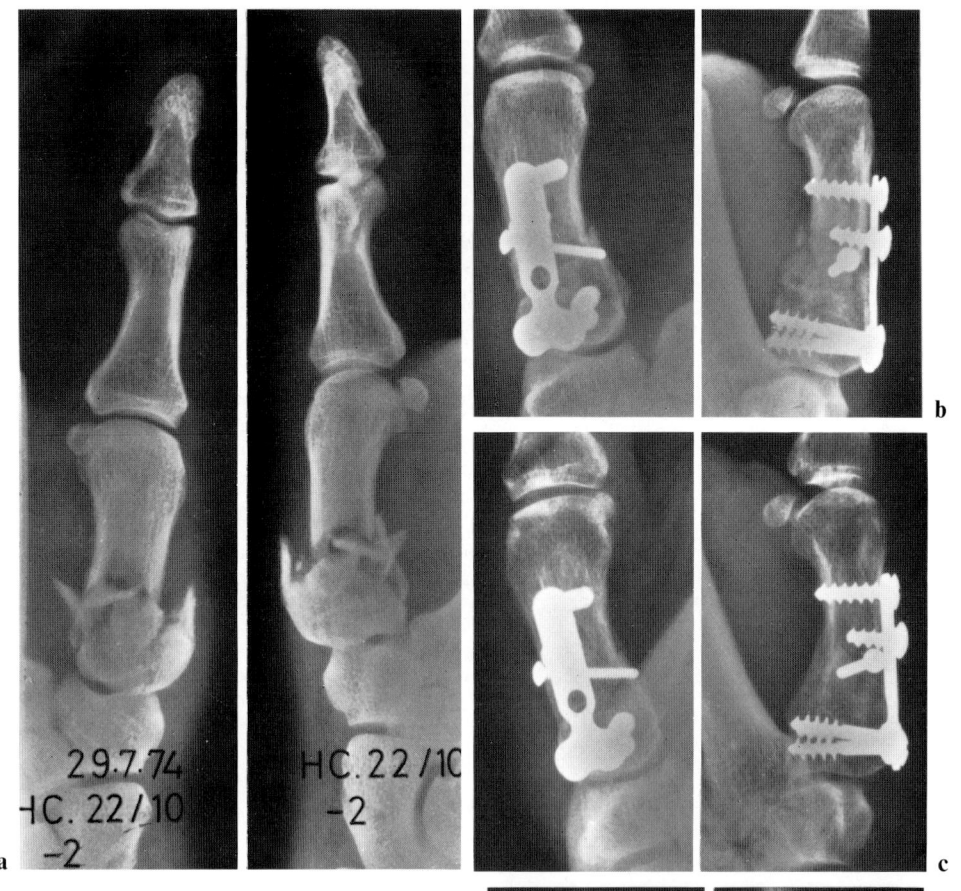

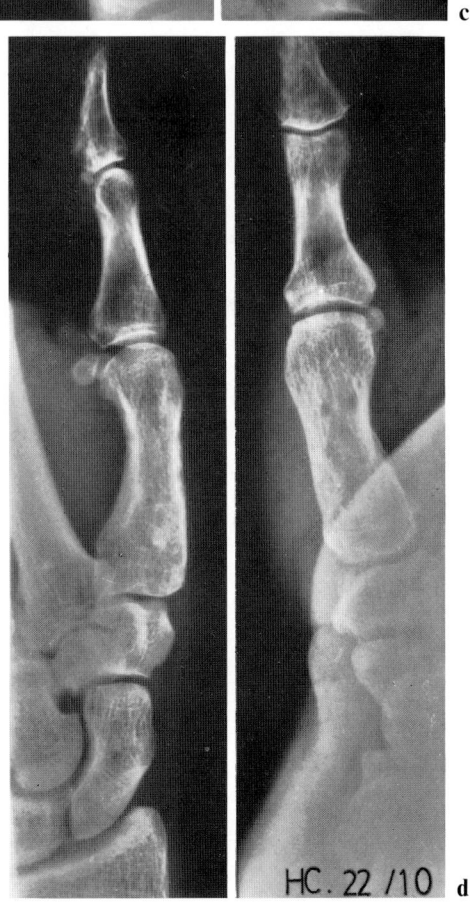

Abb. 125a–d. Klinisches Beispiel: Defekttrümmerfraktur der Basis des Metakarpale I

R., Matteo, 46jähriger Maurer. Arbeitsunfall am 24. Juli 1974: Bei Explosion schwerer Metallgegenstand gegen die linke Hand geschleudert

a Atypische Rolando-Trümmerfraktur. Schwellung und Schürfwunden Hochlagerung. Ruhigstellung

b Osteosynthese nach 3 Wochen: T-Platte plus Schraube. Defektauffüllung mit Spongiosa vom Bekken. Primäre Wundheilung. Dorsale Gipsschiene für 4 Wochen

c Nach 6 Wochen Spongiosa eingeheilt. Teilarbeitsfähigkeit. Metallentfernung nach $3^1/_2$ Monaten

d Schlußkontrolle nach 5 Monaten: beschwerdefrei. Flexion im MP-Gelenk leicht reduziert. Extension voll. Narben linear

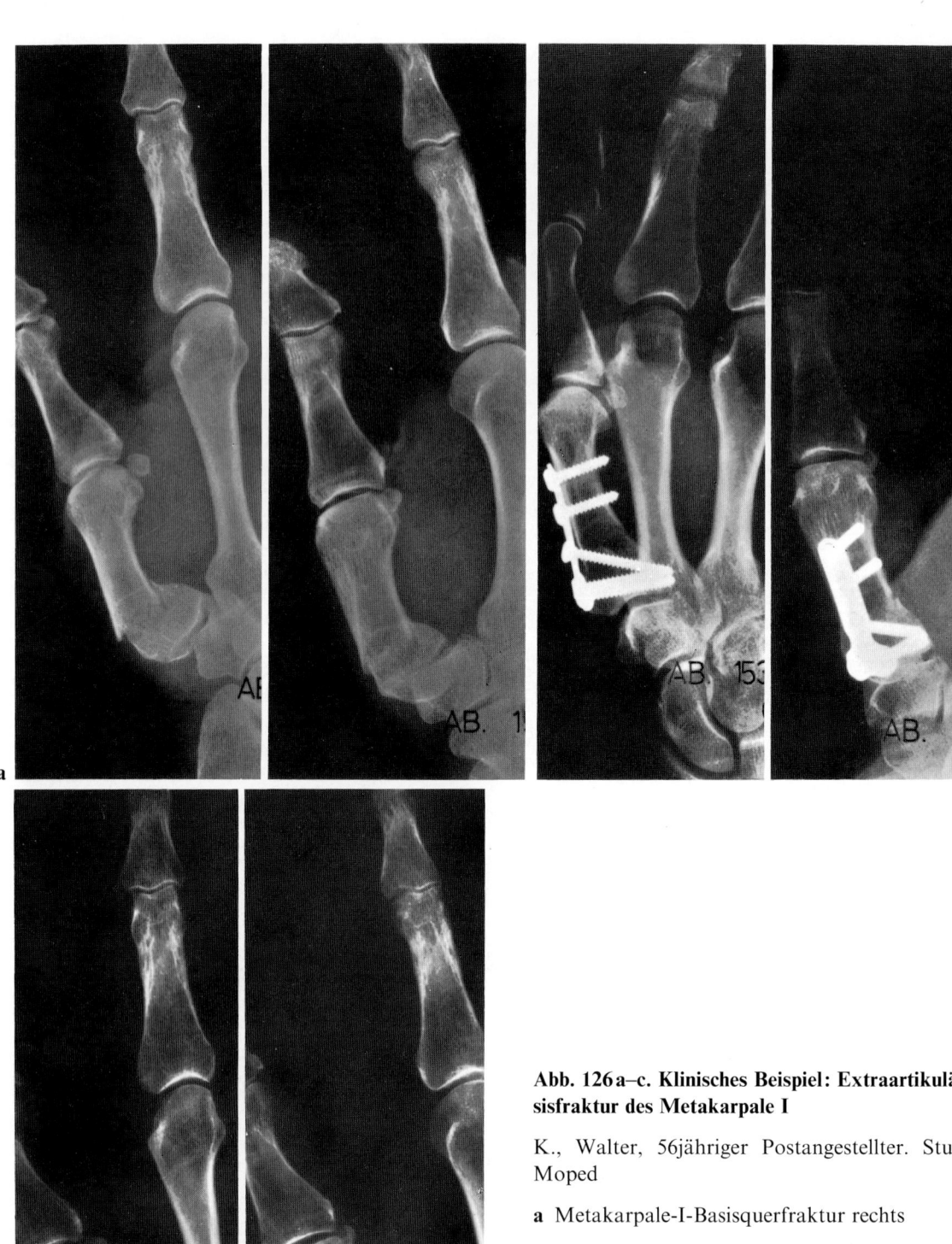

Abb. 126 a–c. Klinisches Beispiel: Extraartikuläre Basisfraktur des Metakarpale I

K., Walter, 56jähriger Postangestellter. Sturz mit Moped

a Metakarpale-I-Basisquerfraktur rechts

b Primäre Osteosynthese mit Kleinfragment-T-Platte 2,7 mm. Schräge, interfragmentäre Kortikaliszugschraube durch die Platte. Sofortige unbelastete Mobilisierung. Trotzdem Auftreten einer Dystrophie, bedingt durch vorbestehendes massives Karpaltunnelsyndrom

c Metallentfernung 20 Wochen nach der Operation. Gleichzeitig Medianusdekompression und -neurolyse. – Fünf Monate nach Unfall voll arbeitsfähig, beschwerdefrei mit seitengleicher Funktion

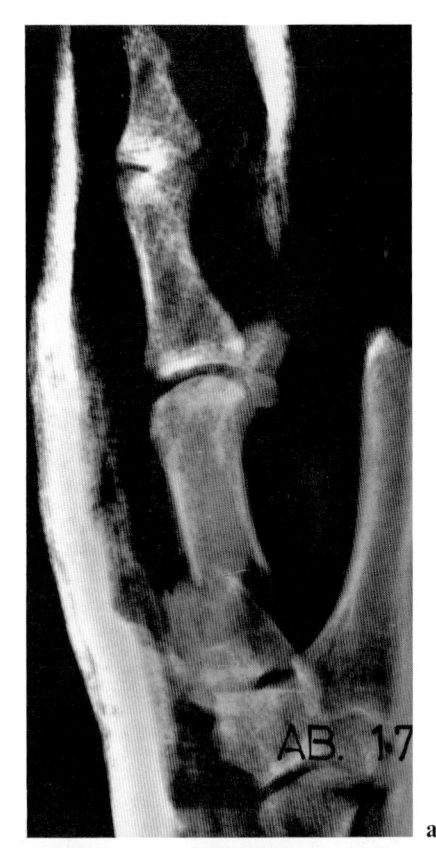

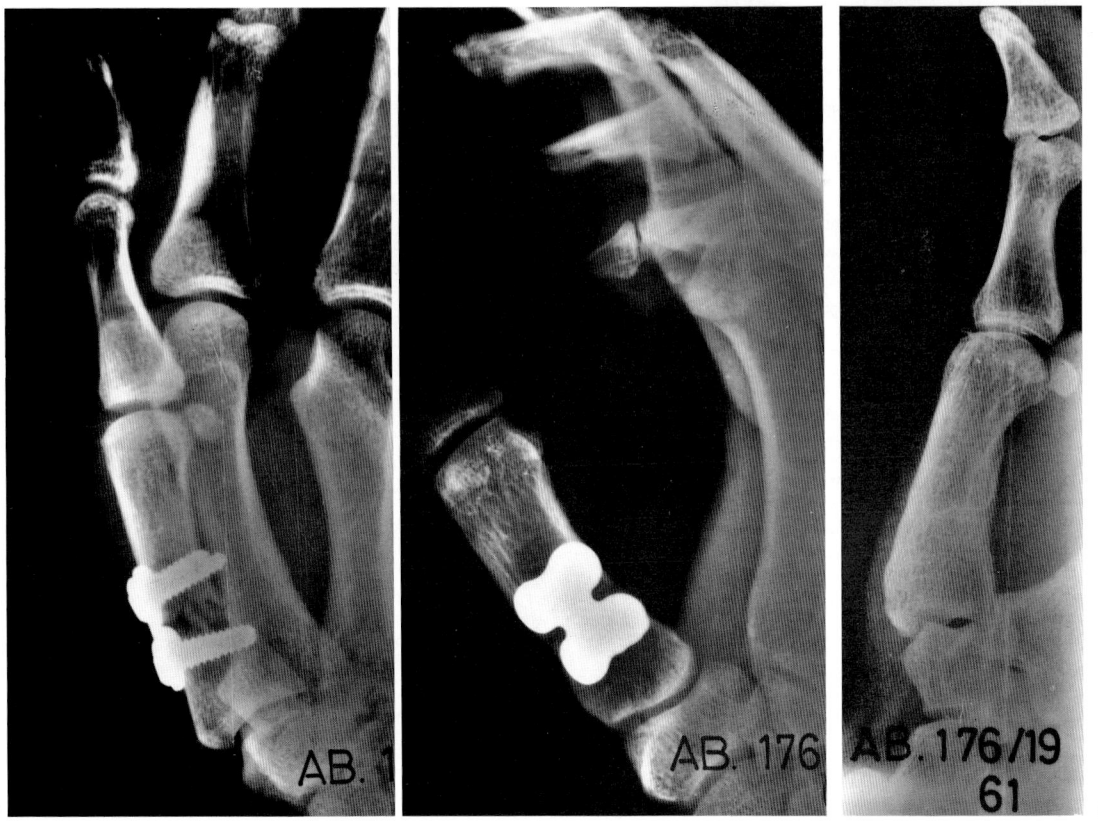

Abb. 127a–c. Klinisches Beispiel: diaphysäre Querfraktur des Metakarpale I

R. José, 33jähriger Zimmermann. Kontusion der rechten Hand durch herabfallendes schweres Eisenstück am 9. März 1981

a Diaphysäre Querfraktur des Metakarpale I. Ausgedehnte Weichteilquetschung

b Osteosynthese am nächsten Tag mit H-Platte 2,0 mm. Postoperativ „low grade infection" mit längerer Fistelung. Metallentfernung nach 7 Wochen bei noch bestehendem Infekt

c Kontrolle nach 4 Monaten am 13. Juli 1981: Daumenbeweglichkeit seitengleich, voll arbeitsfähig. Fraktur geheilt

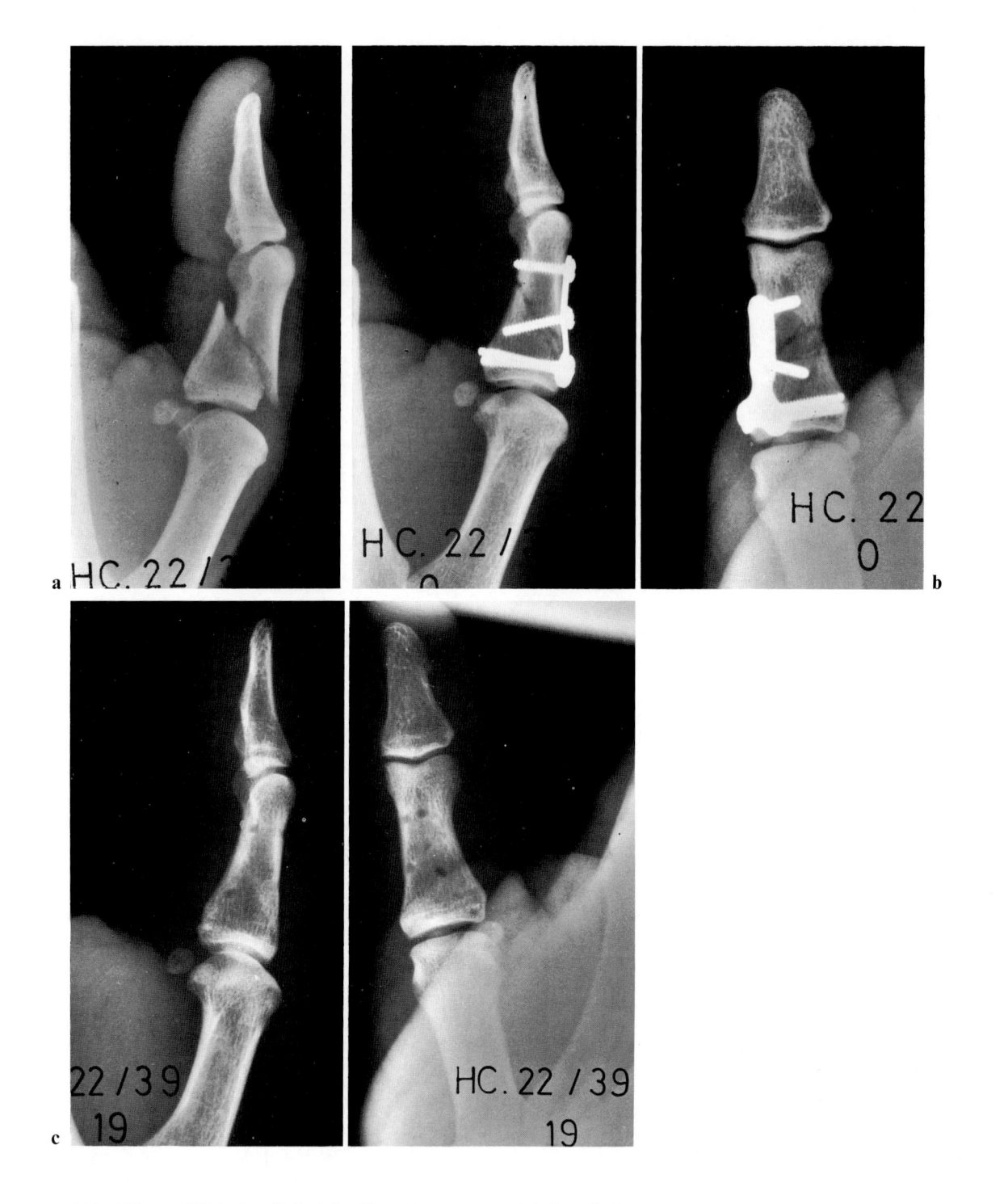

Abb. 128 a–c. Klinisches Beispiel: offene Daumengrundphalanxfraktur

A., Caspar, 27jähriger Fabrikarbeiter. Linker Daumen zwischen Gabelstapler und Lastwagen eingeklemmt am 8. November 1974

a Offene Schrägfraktur der linken Daumengrundphalanx 2. Grades

b Notfallosteosynthese mit dorsolateral, neben dem Streckapparat angelegter Mini-T-Platte. Die mittlere Schraube ist eine interfragmentäre Zugschraube. Verlauf komplikationslos. Primäre Wundheilung. Gipsfreie Nachbehandlung. Aktive Mobilisierung und Belastung ab 2. Woche. Volle Arbeitsfähigkeit nach 7 Wochen. Metallentfernung nach 4 Monaten

c Kontrolle nach $4^1/_2$ Monaten: keine Beschwerden. Volle Funktion. Narbe linear

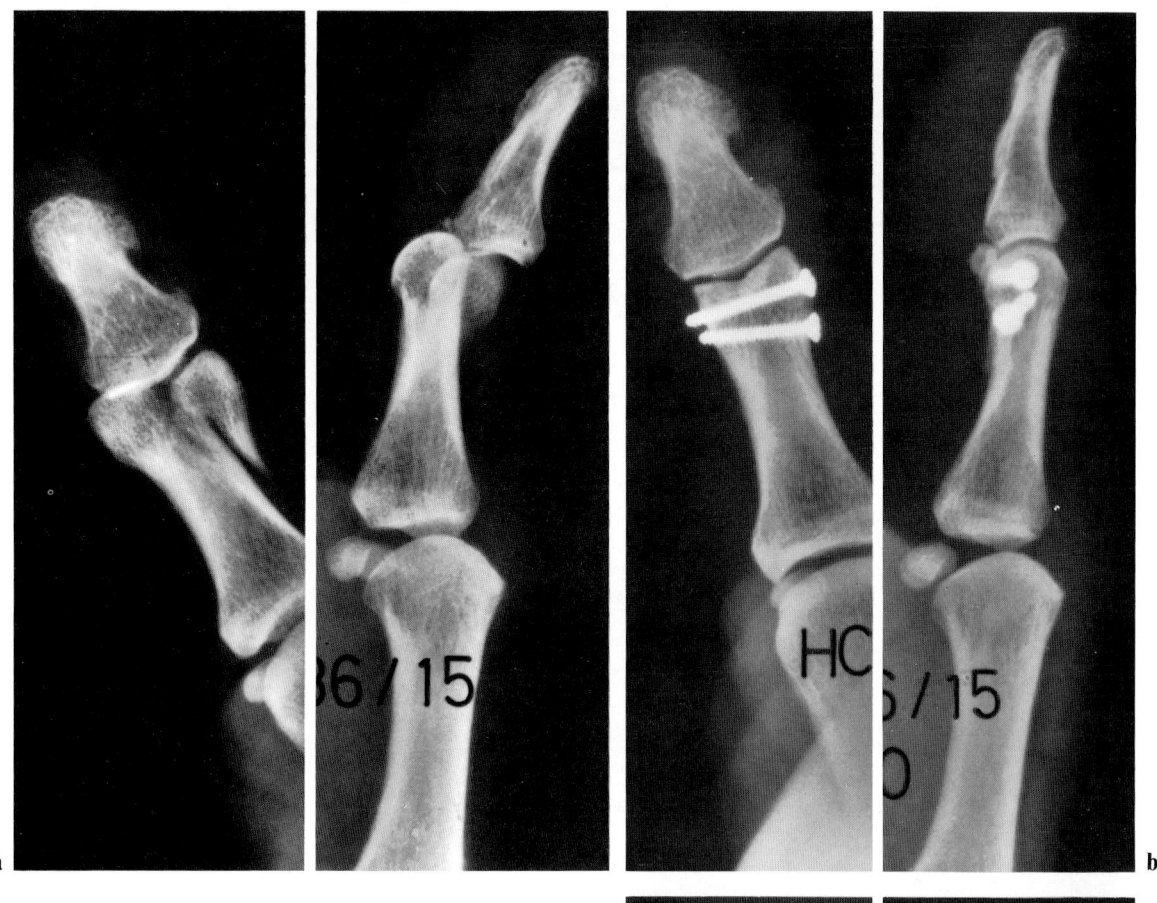

Abb. 129a–c. Klinisches Beispiel: monokondyläre Daumengrundphalanxfraktur

H., Margrit, 50jährige Hausfrau. Sturz beim Skifahren am 6. März 1977

a Monokondyläre, stark dislozierte Daumengrundphalanxfraktur mit artikulärer Stufe

b Notfallosteosynthese mit 2 Minischrauben 1,5 mm. Verlauf komplikationslos. Austritt mit Schutzschiene

c Nach $2^1/_2$ Jahren Lockerung der distalen Schraube mit lokalen Beschwerden. Flexion und Hyperextension gegenüber der gesunden Seite etwas reduziert. Indikation zur Metallentfernung

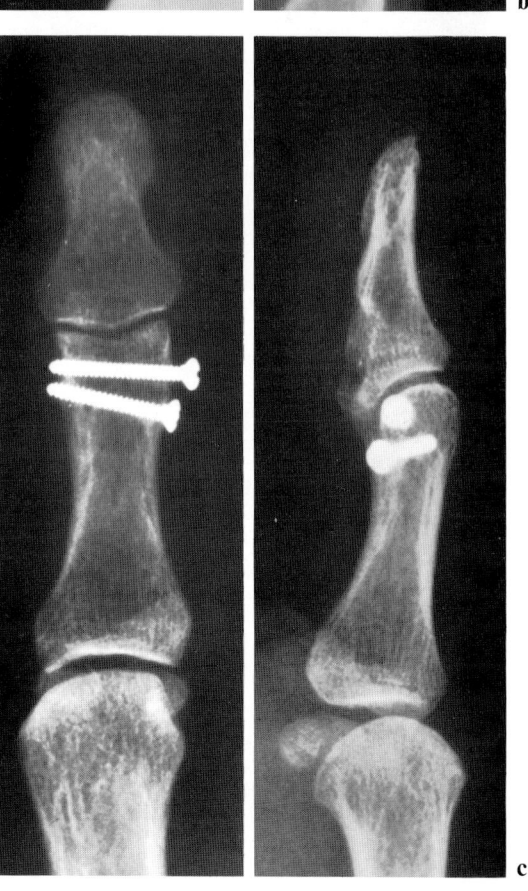

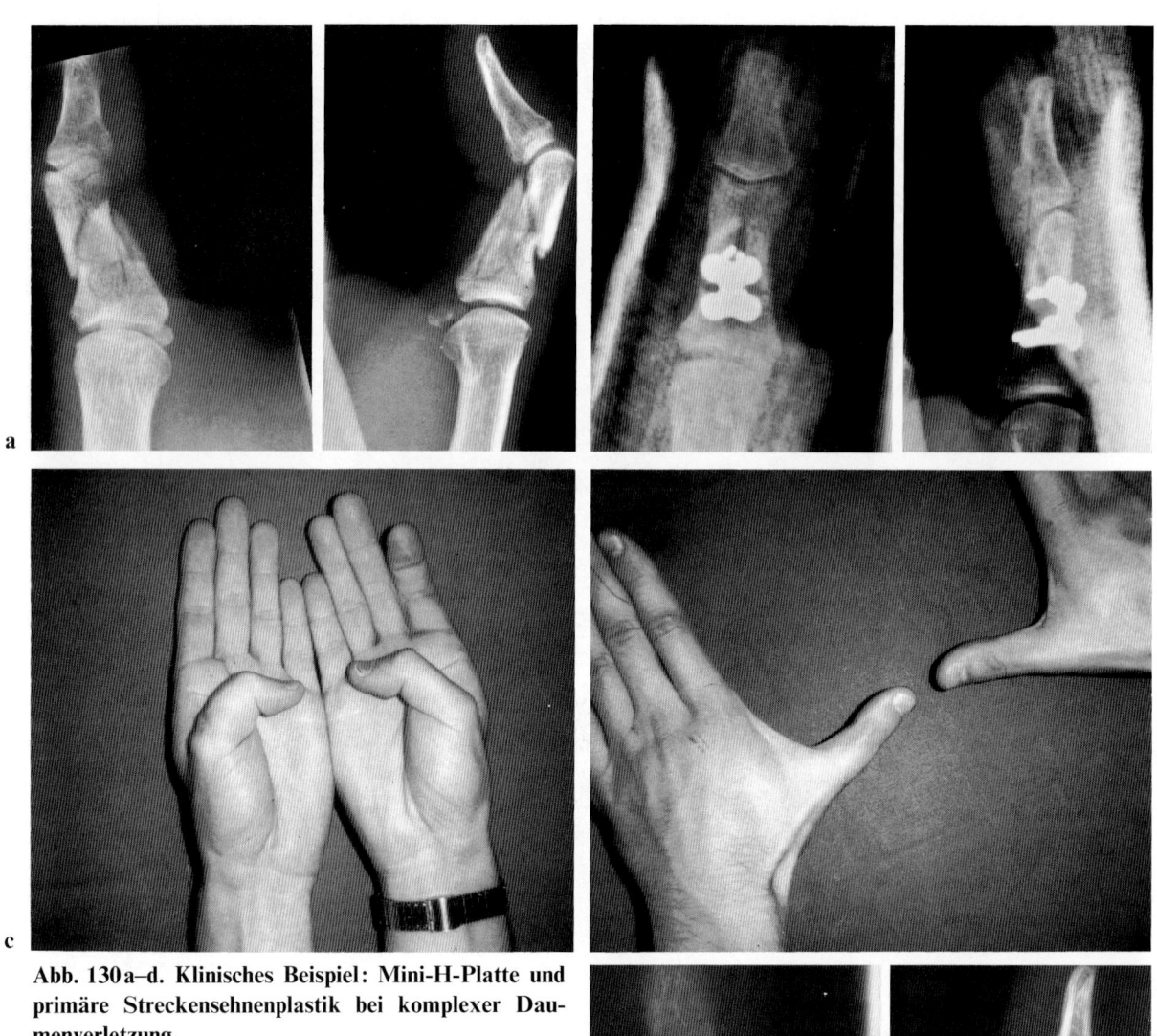

Abb. 130 a–d. Klinisches Beispiel: Mini-H-Platte und primäre Streckensehnenplastik bei komplexer Daumenverletzung

M. Peter, 23jähriger Radioelektriker. Linker Daumen in Lifttür eingeklemmt am 25. Oktober 1983.
Quetschverletzung des linken Daumens mit breiter Hautwunde und Defekt des Streckapparats

a Komplexe offene Fraktur

b Notfallosteosynthese aus bestehender Wunde mit Mini-H-Platte. Umkehrstrecksehnenplastik. Primäre Wundnaht. Gipsschiene bis Wundheilung.
Aktive Bewegungsübungen ohne Physiotherapie oder Ergotherapie. Arbeit im Beruf nach 4 Wochen

c Funktionsaufnahmen nach 12 Monaten

d Röntgenkontrolle nach 12 Monaten

Die Metallentfernung wurde vom Patienten gewünscht und später ohne Komplikation ausgeführt

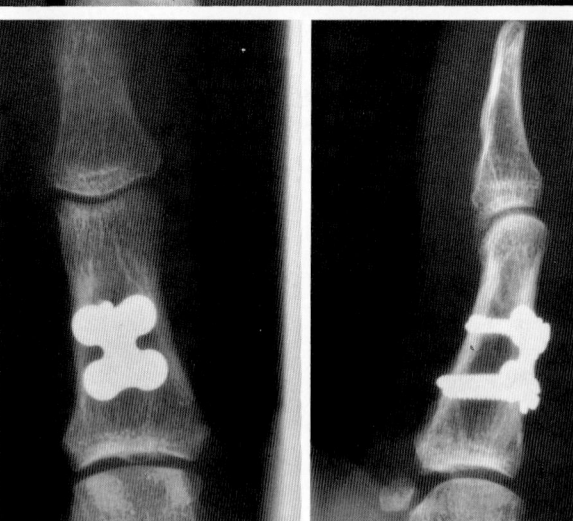

Abb. 131 a–c. Klinisches Beispiel: Arthrodese des Karpometakarpalgelenks I

A., Elisabeth, 39jährige Büglerin. Sturz auf die Hand. Bennett-Fraktur. Konservative Behandlung im Gips

a 1½ Jahre später wegen schmerzhafter Pseudarthrose zugewiesen

b Arthrodese im Karpometakarpalgelenk mit komprimiertem Brückenspan und Gelenkresektion sowie umgekehrter Gelenkkopf-T-Platte.
Verlauf komplikationslos. Keine äußere Fixation. Ossärer Durchbau und volle Arbeit nach 3 Monaten

c Metallentfernung und Schlußkontrolle nach 8 Monaten: geringe Beschwerden. Arthrodese fest, Funktion der peripheren Gelenke frei

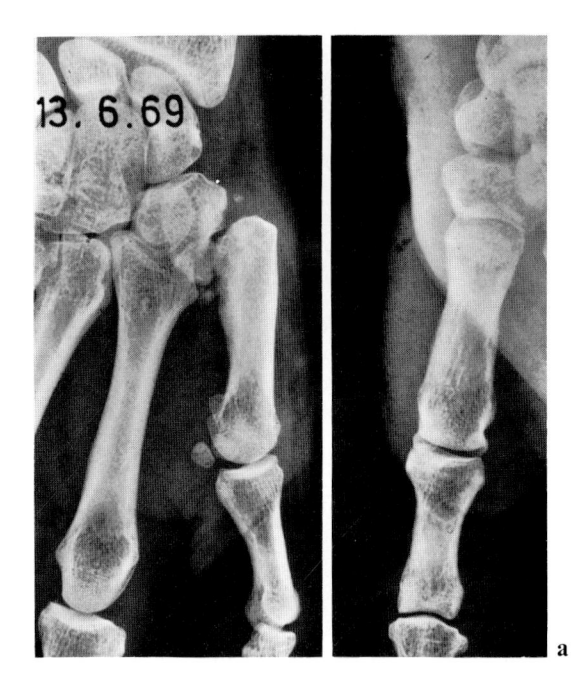

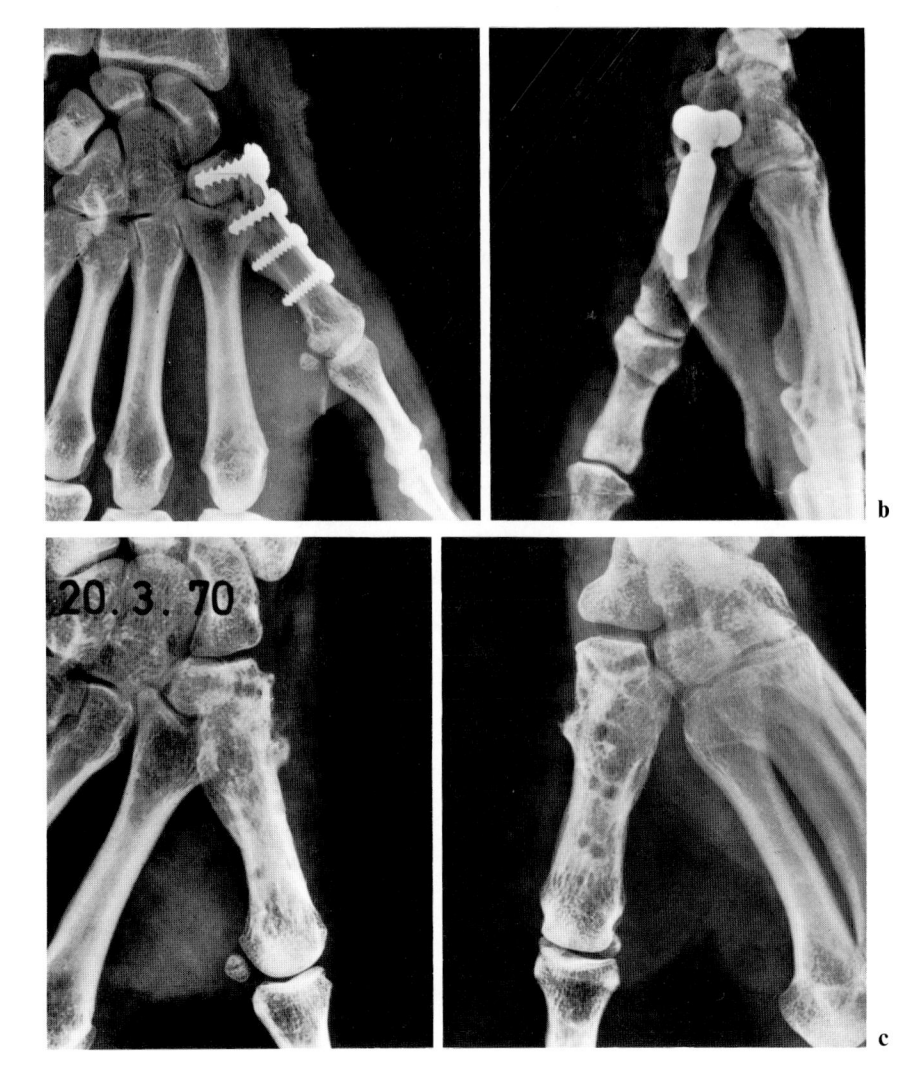

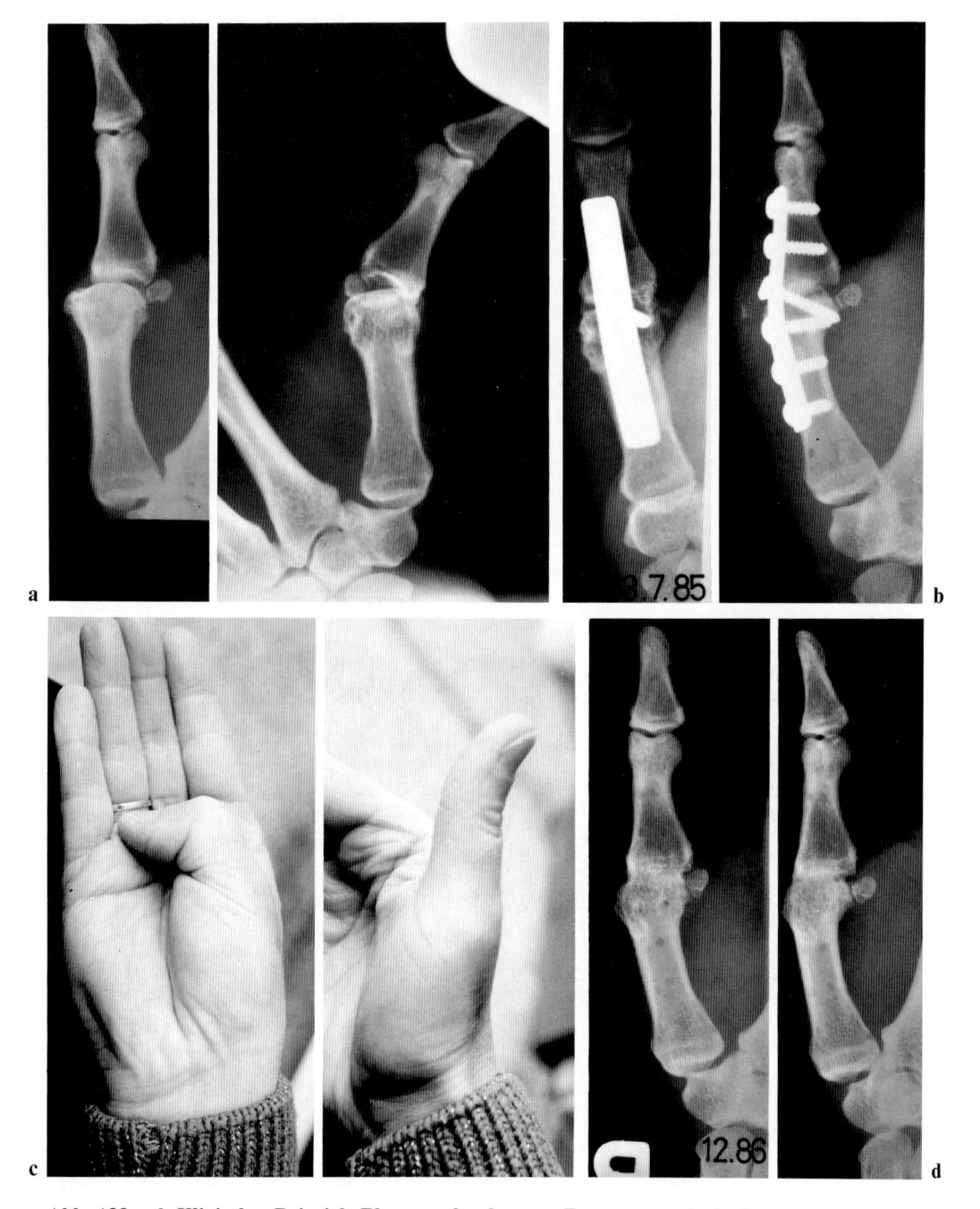

Abb. 132 a–d. Klinisches Beispiel: Plattenarthrodese am Daumengrundgelenk

K., Katharina, 40jährige Hausfrau. Bei Sturz vom Fahrrad vor 25 Jahren Distorsion des rechten Daumens im Grundgelenk. Seither Instabilität. Infolge Arbeit im Restaurantservice zunehmende Beschwerden

a Deutliche Arthrose des Daumengrundgelenks rechts bei Subluxation nach palmar und massiver ulnarer Instabilität

b Arthrodese mit Viertelrohrplatte am 22. Juli 1985. Schienenfreie Frühmobilisation

c Volle Beweglichkeit der Nachbargelenke und volle Belastung nach 6 Wochen. Metallentfernung nach 7 Monaten

d Röntgenkontrolle nach $1^{1}/_{2}$ Jahren

Abb. 133a–c. Klinisches Beispiel: Schraubenarthrodese am Daumengelenk

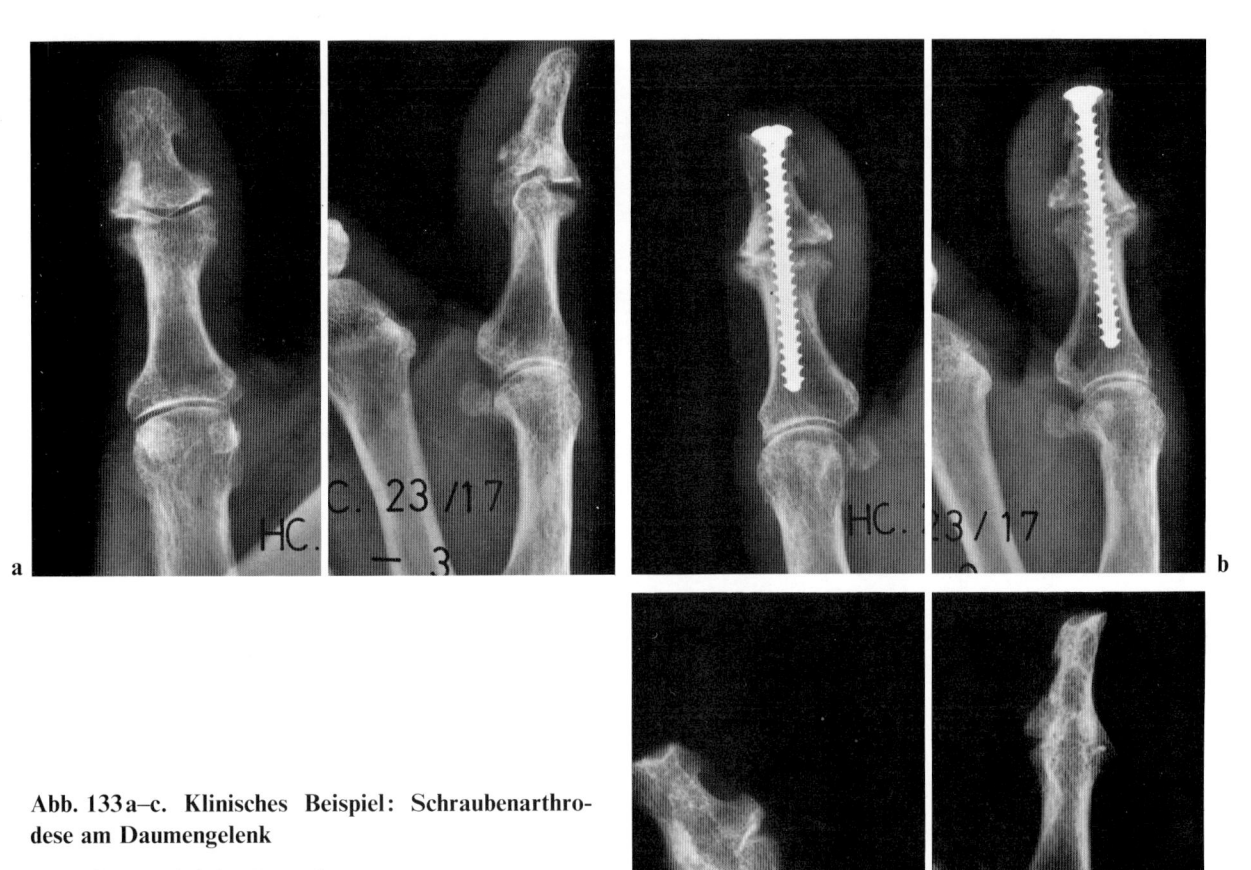

M., Klara, 67jährige Hausfrau

a Schmerzhafte Arthrose im IP-Gelenk des linken Daumens nach artikulärer Fraktur vor 1 Jahr

b Typische Schraubenarthrodese von distal (3,5 mm) am 18. Dezember 1974. Sofortige Mobilisierung und Belastung. Metallentfernung nach 7 Monaten

c Kontrolle nach 1 3/4 Jahren: Arthrodese fest, Narben linear. Daumenkuppe schmerzfrei

C. Verletzungen und Osteosynthesen der Strahlen II–V

Die Strahlen II–V, auch Flächenstrahlen genannt, bilden eine gewisse funktionelle Einheit, da sie proximal die Handfläche bilden und peripher diese fortsetzen. Der II. und v.a. der V. Strahl zeigen vermehrte Exposition und eine gewisse Individualität.

Dislozierte und mobile Metakarpalfrakturen haben sich als dankbare Indikation für die Stabilisierung mit kleinen Implantaten erwiesen. Der Zugang ist relativ einfach. Er wird dadurch begünstigt, daß die Strecksehnen proximal konvergieren, also nicht direkt über den Implantaten liegen. Daher besteht auch wenig Adhäsionstendenz. Die dorsale Lage der Implantate entspricht der Zuggurtungsposition, was die Stabilität der Montage begünstigt. Aber auch der Eingriff selbst ist technisch in der Regel nicht besonders schwierig. Die funktionelle Nachbehandlung führt zu ausgezeichneten Schlußresultaten.

Bei den Frakturen der Phalangen sind die Indikationen hingegen mehr umstritten. Einmal besteht die Gefahr, daß beim Zugang zusätzliche Läsionen der Weichteile und besonders der Sehnen entstehen. Dies trifft v.a. für die Strecksehnen mit ihrer ausgeprägten Neigung zu Adhäsionen auf der knöchernen Unterlage zu. Jedenfalls führt die funktionelle Nachbehandlung nicht immer zum erhofften Resultat. Zudem sind die Operationen technisch ausgesprochen schwierig. Im Interesse der Weichteilschonung bzw. Rekonstruktion empfiehlt sich das Arbeiten mit optischer Vergrößerung. Eine sorgfältige Auswahl der Indikation und ein gutes Maß an Selbstkritik sind deshalb hier ganz besonders am Platz.

1. Zugänge

Die Weichteilprobleme bringen es mit sich, daß Implantate am peripheren Handskelett nur an bestimmten Stellen ohne Nachteil angelegt werden können. Eine ausführliche Darstellung der Zugänge ist deshalb unerläßlich. Wir bevorzugen folgende Lösungen:

a) Zugang zum Metakarpale II und V
(Abb. 134)

Dorsolaterale Längsinzision, winkelförmig auslaufend (distal und/oder proximal). Feine Nervenfasern werden sorgfältig respektiert und weggehalten. Das Periost wird in genügendem Abstand vom Streckapparat mit dem Skalpell längs inzidiert und in der Ausdehnung des vorgesehenen Implantats schonend abgehoben. Der Streckapparat wird in intaktem Peritenon weggehalten. Dorsale Plattenlage. Kosmetisch bessere Narben ergeben Inzisionen, die nicht an den Kanten der Hand, sondern zwischen die Metakarpalia II und III bzw. IV und V gelegt werden.

b) Zugang zum Metakarpale III und IV

Für die mittleren Metakarpalia sowie für die Versorgung mehrerer Mittelhandknochen haben sich Längsinzisionen bewährt. Diese werden meist zwischen die Strahlen gelegt und können nach proximal und/oder distal Y-förmig verlängert werden (Abb. 134). Dies gestattet auch die Verlängerung auf einen Finger unter Umgehung der Interdigitalfalte. Wir erhalten damit einen ausgezeichneten Zugang für 2, manchmal sogar für 3 Metakarpalia. Quere Inzisionen haben wir ganz verlassen.

Es ist wichtig, die feinen Nerven des Handrückens und v.a. die Venen zu schonen. Diese besorgen ja fast den ganzen Blutrückfluß aus der Handperipherie. Wenn Querverbindungen durchtrennt werden müssen, soll dies zwischen feinen Ligaturen erfolgen. Die monopolare Elektrokoagulation führt zu unkontrollierbaren Nekrosen. Der Streckapparat ist unter Erhaltung des Peritenons schonend zur Seite zu halten. Selten muß im peripheren Anteil desselben ein querer Verbindungszügel (Connexus intertendineus, Abb. 134) durchtrennt werden. Er wird am Ende des Eingriffs wieder genäht.

c) Periost und Interossei

Grundsätzlich wird das Periost nur in der Ausdehnung des vorgesehenen Implantatlagers geöffnet bzw. längsgespalten und dann mit feinem Raspatorium zur Seite geschoben. Dies gestattet eine schonende und minimale Ablösung der Interossei. Reposition und provisorische Fixation mit feinen, atraumatischen Zangen. Am Ende des Eingriffs wird das Periost über dem Implantat mit feiner fortlaufender atraumatischer Naht readaptiert (Abb. 134). Dies gelingt vollständig bei Sekundäreingriffen, wo das Periost verdickt ist, meistens nur partiell bei Primäreingriffen, wo das Periost z.T. zerrissen und dünn ist. Mit der Periostnaht können aber die Interossei wieder an ihren Ursprung adaptiert werden, wozu manchmal auch die Verankerung der Nähte an den Implantaten zu Hilfe genommen werden muß.

d) Zugang zu den Metakarpalköpfchen
(Abb. 136)

Spezielle Zugänge gelten für artikuläre und subkapitale Frakturen.

Bei den randständigen Metakarpalia wird die Hautinzision über das Gelenk hinaus verlängert und winkelförmig abgeschlossen.

Die Y-förmige interdigitale Verlängerung der Inzision unter Schonung der Kommissur ergibt einen guten Zugang zu 2 Metakarpalköpfchen.

Bei subkapitalen Frakturen muß die Extensorenhaube manchmal seitlich etwas eingekerbt werden. Am Ende des Eingriffs wird sie durch Naht wieder versorgt.

e) Eröffnung des Grundgelenks (Abb. 136)
(Metakarpophalangealgelenk, MP)

Leicht bogenförmige paramediane Längsinzision. Zentrale Längsspaltung der Strecksehne. Die darunterliegende Gelenkkapsel wird freipräpariert und separat eröffnet. Am Ende des Eingriffs wird sie durch feine, fortlaufende Naht auch wieder gesondert verschlossen. Die gleiche Technik verwenden wir zum Verschluß der Strecksehne als 2. Schicht. Da damit der seitliche Zug auf die Naht in Flexion weitgehend kompensiert wird, kann die funktionelle Nachbehandlung sofort aufgenommen werden.

f) Zugänge zu den Grund- und Mittelphalangen

Für die Eingriffe an den Fingern verwenden wir meist dorsolaterale, lange Hautinzisionen mit winkelförmigem Abschluß (Abb. 137). Sie müssen lang genug sein, damit die Haut nicht durch Zug und Quetschung mit Instrumenten beschädigt wird. Das dorsale subkutane Venengeflecht soll weitgehend geschont werden. Der palmare Gefäßnervenstrang wird dadurch geschützt, daß er immer in Verbindung zum palmaren Hautmantel bleibt. Aus dieser Standardinzision kann das Skelett auf verschiedenen Wegen erreicht werden. Die Wahl erfolgt nach Art und Lokalisation der Fraktur:

– Dorsale Längsspaltung der Strecksehne: für das proximale Viertel der Grundphalanx. Identischer Zugang wie für das MP-Gelenk (Abb. 138).
– Seitlicher Zugang: für die distale Grundphalanx (Abb. 138). Mobilisierung und schonendes Hochhalten der Interosseus- und Lumbrikalisseitenzügel. Dazu muß evtl. das Lig. retinaculare transversum durchtrennt werden. Direktes Inzidieren des Periosts und sparsames Abschieben desselben nach dorsal. Die unter der Sehnenplatte liegende, gelblich gefärbte Gleitschicht soll nicht verletzt werden.
– Lateropalmarer Zugang: zur Kontrolle gewisser Fragmente im distalen Grundphalanxbereich (Abb. 138). Inzision der Beugesehnenscheide in Flexion des Fingers unter Erhaltung der Ringbänder. Die inzidierte Sehnenscheide wird wenn möglich wieder verschlossen. Die funktionelle Nachbehandlung soll postoperative Adhäsionen verhindern.

g) Zugang zum Mittelgelenk
(proximales Interphalangealgelenk, PIP)

Der Einblick in das Gelenk bzw. auf die Fragmente ist für die Reposition der Gelenkflächen oft unerläßlich. Es darf daraus aber keine Devitalisation entstehen.

Folgende Eröffnungen kommen in Frage:

– *Dorsal:* Durch Längsspaltung des zentralen Zügels in beschränkter Ausdehnung bis zum Ansatz an der Basis der Mittelphalanx (Abb. 138).
– *Dorsolateral:* Zwischen Strecksehnenseitenzügel und Kollateralband unter Abhebung des ersteren. Das Lig. retinaculare trans-

versum wird hier obligat durchtrennt. Es ist aber im traumatisierten Gebiet oft nicht zu individualisieren (Abb. 138).
- *Lateropalmar:* Durchtrennung des Kollateralbandes am proximalen Ansatz oder auch intermediär und Eröffnung des Gelenks. Durch seitliches Aufklappen erhält man einen guten Überblick auf beide Gelenkflächen und die palmare Platte. Am Ende des Eingriffs wird das Band mittels transossärer oder direkter Naht rekonstruiert (Abb. 138). Dazu kann auch resorbierbares Nahtmaterial verwendet werden. Ebenso wird auch die eröffnete Gelenkkapsel durch feinste Nähte verschlossen.

h) Zugang zum Endgelenk
(distales Interphalangealgelenk, DIP, und Daumenendgelenk, IP)

Dorsaler Zugang mit H- oder gabelförmiger Hautinzision (Abb. 137). Infolge ausgezeichneter Vaskularisation treten dabei nie Nekrosen auf, und die kosmetischen Verhältnisse werden optimal. Die Inzisionen können beliebig nach proximal oder distal schräg nach palmar verlängert werden.

Gelenkeröffnung durch quere oder Z-förmige Durchtrennung der Streckaponeurose, die am Ende des Eingriffs durch Naht wieder verschlossen wird. Eine Durchtrennung des Kollateralbandes ist bei Arthrodesen erforderlich, kann aber auch bei Osteosynthesen manchmal die Tenotomie ersetzen.

Der Zugang für das IP-Gelenk des Daumens ist identisch.

2. Metakarpalfrakturen II–V

a) Basale Frakturen

Diese werden heute als Folge von Verkehrsunfällen – v.a. beim Motorradfahrer – häufiger beobachtet. Manchmal sind es multiple Frakturen, kombiniert mit Luxationen. Sie sind im schrägen Röntgenbild nicht immer gut sichtbar.

Am häufigsten sind basale Quer- und Schrägfrakturen des Metakarpale V. Hier besteht wegen der Sonderstellung des Strahls V meist eine erhöhte Instabilität. Zur Fixation bewähren sich umgekehrte T-Platten, evtl. Minikondylenplatten (Abb. 137 und 139). Die seltene Abrißfraktur an der Basis des Metakarpale II (Ansatz des M. extensor carpi radialis longus) kann mit Drahtzuggurtung oder Verschraubung versorgt werden.

Luxationsfrakturen mit kleinen Fragmenten lassen sich besser nach geschlossener Reposition durch perkutane Kirschner-Drahtfixation zum benachbarten, intakten Metakarpale und durch temporäre Arthrodese zur distalen Karpalreihe stabilisieren. Die offene Reposition der kleinen Knochentrümmer ist wegen der Überlagerung durch den Sehnenansatz des Extensor carpi ulnaris nahezu unmöglich. Eine postoperative äußere Immobilisation ist dann aber unvermeidbar.

b) Schaftfrakturen

Bei dislozierten Torsions- und Schrägfrakturen der mittleren Metakarpalia ist die Beseitigung der Verkürzung und die Retention der korrekten Rotation auf konservativem Weg oftmals nicht möglich. Flexionsfehlstellung und Verkürzung sind relative, Rotationsfehler eine zwingende Operationsindikation. Bei langen Bruchlinien der zentralen Metakarpalia genügt je nach Kraft der Hand und Kooperationsfähigkeit des Patienten die Verschraubung. Wir bevorzugen aber vermehrt die Neutralisationsplatte, welche bei der postoperativen Mobilisierung und Teilbelastung Biege- und Scherkräfte zuverlässig auffängt. An den Metakarpalia II und V, die unkontrollierten äußeren Kräften mehr ausgesetzt sind, ist die Stabilisierung mit Platten in allen Fällen gegeben (Abb. 139).

Bei multiplen Frakturen ist die Stabilisation entsprechend der Morphologie der Einzelläsionen und der voraussichtlichen postoperativen Belastung derselben anzupassen (Abb. 41).

c) Subkapitale Frakturen

Sie sind besonders am Metakarpale II häufig. Charakteristisch ist die beträchtliche Palmarknickung und Einstauchung des Halses. Sehr oft liegt eine stabile Fraktur vor. Manchmal sind aber auch kleine randständige Fragmente und Trümmer vorhanden. Bei nur geringer Einknickung wird in der Regel nicht reponiert und konservativ funktionell behandelt.

Der tatsächliche Winkel kann aber mit Sicherheit nur in einer rein seitlichen Röntgenaufnahme beurteilt werden. Die übliche schräge Aufnahme kann täuschen. Besteht eine beträchtliche Flexionsfehlstellung, richten wir das Köpfchen durch Druck zwischen Schaft und flektiertem Finger auf und fixieren es in korrekter Rotationsstellung mittels transartikulärer, perkutaner Markdrahtung von distal (Abb. 140). Dieser einfache Eingriff kann in Lokalanästhesie, ohne Röntgenkontrolle und ohne Bohrmaschine ausgeführt werden. Postopertiv ist eine gut gepolsterte Gipsschiene in Flexion des MP-Gelenks über den aus der Haut herausragenden und am Ende abgebogenen Kirschner-Draht anzulegen. Der Draht wird nach 3 Wochen entfernt. Beim Herausziehen entsteht ein Sog, durch den u.U. Keime aus der Umgebung in die Markhöhle eingeschleppt werden. Die umgebende Haut muß daher bei diesem Manöver gut desinfiziert und naß sein. Anschließend funktionelle Nachbehandlung.

Das gleiche Verfahren eignet sich auch für eingeknickte Frakturen der übrigen Metakarpalköpfchen. Deren Reposition ist obligat, da sie nicht – wie das Metakarpale V – durch Extension im Karpometakarpalgelenk ausweichen können und sich in der Handfläche störend vorwölben, was Schmerzen beim Fassen von Werkzeugen verursacht.

Osteosynthesen mit Platten haben wir bei subkapitalen Frakturen praktisch gänzlich aufgegeben, dagegen kommt gelegentlich eine achterförmige Drahtzuggurtung in Betracht.

Nicht zu verwechseln ist die subkapital eingestauchte Fraktur – etwa vergleichbar mit der Schenkelhalsabduktionsfraktur – mit der Torsions- bzw. Schrägfraktur im distalen Schaftbereich des Metakarpale V. Es handelt sich hier um eine häufige und ungewöhnlich mobile Fraktur, welche bei Hängenbleiben des Kleinfingers oder durch direktes Trauma entsteht. Zur Osteosynthese verwenden wir die interfragmentäre Verschraubung, ergänzt mit Neutralisationsplatte in L- oder T-Form, evtl. eine Kondylenplatte (Abb. 131).

3. Artikuläre Frakturen

a) Frakturen des Grundgelenks (MP)

Intraartikuläre Metakarpalköpfchenfrakturen sind meist offene Brüche mit begleitenden Sehnenverletzungen. Die Osteosyntheseindikation ist unbestritten. Technisch steht die Verschraubung im Vordergrund. Die Nachbehandlung richtet sich nach den Erfordernissen der Weichteilversorgung (Abb. 139).

Dislozierte Frakturen der Grundphalanxbasis sind Indikationen für eine anatomische Reposition und Fixation. Bei Impression der Gelenkfläche sind manchmal kleine Spongiosaplastiken erforderlich. Die Fixation ist nicht immer durch Verschraubung allein möglich. Manchmal müssen zusätzlich Kirschner-Drähte verwendet werden. Bei ungenügender Stabilität kann die postoperative Mobilisierung erst später beginnen.

Doppelfrakturen einer Grundphalanxbasis und des gegenüberliegenden Metakarpalköpfchens sind meist Folgen eines Kompressionstraumas. Sie sind in der Regel stark fragmentiert, lassen sich jedoch durch Zug gut reponieren. Von der blutigen Osteosynthese ist dann abzuraten, wenn eine genügende Stabilität für die funktionelle Nachbehandlung nicht sicher erreichbar ist. Die beste Technik ist in solchen Fällen die gelenküberbrückende Distraktion mit einem kleinen Fixateur externe.

Bei nicht reponierbaren Frakturen des MP-Gelenks kann sich ausnahmsweise das primäre Einsetzen einer Silastikprothese nach Swanson anbieten. Sie ist auf jeden Fall einer Arthrodese vorzuziehen.

b) Frakturen des Mittelgelenks (PIP)

Am PIP-Gelenk finden sich folgende typische Frakturen:

– Die Luxationsfraktur nach dorsal mit Abscherung eines palmaren Fragments an der Mittelphalanxbasis. Bei großem Fragment ist die Verschraubung indiziert. Sie wird wenn möglich von dorsal aus der Gegend der Insertion der Strecksehne ausgeführt (Abb. 143). Kleine Impressionen können von palmar mit Minischraube und Unterlagsscheibe angepreßt werden.

Liegen kleine Kantenabrisse vor und besteht keine Luxationstendenz der Mittelphalanx nach dorsal, so kann nach kurzer Immobilisierung funktionell behandelt werden. Eine narbige Flexionskontraktur kann sich noch nach Monaten einstellen. Dieser muß mit dynamischen Streckschienen begegnet werden, was bedeutet, daß die Patienten genügend lange Zeit kontrolliert werden müssen.

Bei eigentlichen „Pilonfrakturen", jedoch mit intakter dorsaler Mittelphalanxkante, bewährt sich auch das dynamische Verfahren von Agee. Hierbei wird aus 2 parallel durch das Köpfchen des P1 und die Basis von P2 gebohrten Kirschner-Drähten ein Kipphebelsystem verfertigt, das nach distal mit einem Gummizug an einer perkutan in der Mittelphalanx verankerten 2,0-mm-Schraube verbunden wird. Bei der PIP-Flexion wird die Mittelphalanx nach palmar gehebelt, so daß eine sofortige Übungsbehandlung möglich wird (Abb. 143). Durch seitliche Röntgenkontrolle muß aber sichergestellt sein, daß das Gelenk in der Streckstellung nicht luxiert. Trifft dies zu, eignet sich die Verletzung nicht für die dynamische Behandlung, und es muß in leichter Flexion eine temporäre Arthrodese mit diagonalem Kirschner-Draht angelegt werden.

- Dislozierte Stauchungsfrakturen der Basis von P2 mit Achsendeviation im Sinne der Abduktion können Indikationen zur blutigen Reposition und Verschraubung ergeben.
- Kondylenfrakturen der Grundphalanx sind klassische Operationsindikationen. Beim Zugang sind Devitalisationen zu vermeiden. Technisch kommt die einfache Verschraubung, evtl. kombiniert mit Kirschner-Drähten, oder die Minikondylenplatte 1,5 mm in Frage.

c) Frakturen des Endgelenks (DIP bzw. IP des Daumens)

Beim DIP finden wir proximal Kondylenfrakturen, distal Abrißfrakturen am Strecksehnenansatz oder am Ansatz der langen Beugesehne, seltener Einstauchungen. Operationsindikationen sind bei größeren dorsalen Fragmenten mit Subluxation sowie bei der palmaren Abrißfraktur gegeben (Abb. 144). Für die dorsale Abrißfraktur werden verschiedene Lösungen angegeben: Reinsertion durch transfixierende Drahtnaht mit Pull-out-System, feiner Kirschner-Draht, kleines Zuggurtungssystem mit resorbierbarem Nahtmaterial oder feine Schraube.

Keines der angegebenen Verfahren ist genügend stabil. Wir haben sowohl Nekrosen des kleinen Fragments als auch des Strecksehnenansatzes beobachtet. Bei Verschraubung haben wir Fragmentspaltungen erlebt. Als Vorsichtsmaßnahme empfehlen wir daher bei diesen Frakturen stets die zusätzliche temporäre Arthrodese mit feinem, am besten schräg eingeführtem Kirschner-Draht (Abb. 144).

d) Artikuläre Trümmerfrakturen

Diese sind an Mittel- und Endgelenk Indikationen für Arthrodesen. Bei schlechter Weichteilsituation kann diese aber erst sekundär ausgeführt werden. Primär ist man auf den Kirschner-Draht angewiesen. Technisch wird die Arthrodese entweder als Verschraubung oder als Drahtzuggurtung ausgeführt. Bei größeren ossären Defekten kommt die Kombination von Drahtzuggurtung, Verschraubung und kortikospongiösem Span in Frage.

In seltenen Fällen, v.a. wenn eine Rekonstruktion des Streckapparates möglich ist und die Seitenbänder intakt blieben, können primär Silastikplatzhalter nach Swanson eingesetzt werden, besonders beim PIP-Gelenk. Diese sind aber wenig seitenstabil. Bei ungünstigem Spätresultat bleibt die Arthrodese in Reserve.

4. Schaftfrakturen der Phalangen

Diese sind dann Operationsindikationen, wenn sie nicht retiniert bzw. reponiert werden können und die Gefahr sekundärer Achsen- und v.a. Rotationsfehlstellung besteht. An der Grundphalanx kommen hauptsächlich Verschraubungen in Frage. Platten sind selten indiziert. Wir hatten sie über längere Zeit nicht mehr empfohlen. Bei Kombinationsverletzungen und Querfrakturen gibt es aber doch gelegentlich zwingende Indikationen. Aus diesem Grund wurden Miniplatten für die Schraubendimension 1,5 mm konstruiert und erprobt (Abb. 139). Sie müssen seitlich angelegt werden.

Bei basalen Querfrakturen der Grundphalanx und gewissen Torsionsfrakturen hat sich die transartikuläre perkutane Markdrahtung vom MP-Gelenk aus (Abb. 142) ausgezeichnet bewährt. Die Achsen sind aber genau zu beachten. Die Bohrung muß mit dem Motor und unter Bildwandlerkontrolle erfolgen. Auch hier muß postoperativ mit einer gut gepolsterten Schiene das aus der Haut hervorragende abgebogene Drahtende vor mechanischer Einwirkung geschützt werden. Drahtentfernung nach 3 Wochen. Mit der Kondylenplatte 2,0 oder 1,5 mm steht heute eine gute Alternative für solche Brüche zur Verfügung (Abb. 36).

Dislozierte Schaftfrakturen der Mittelphalanx sind oft schwer zu reponieren und zu retinieren, weil die Zugkräfte zu Knickungen führen. Die seitlich angelegte Miniplatte 1,5 mm oder auch die entsprechende Kondylenplatte kann in solchen Situationen nützlich sein.

Der schräge oder gekreuzte Kirschner-Draht wird wahrscheinlich trotz der Distraktionstendenz weiterhin in Gebrauch bleiben. Dabei ist aber die Mitfixierung benachbarter Gelenke zu vermeiden. Die Kombination des diagonalen Kirschner-Drahtes mit einer intraossären Drahtnaht ergibt eine sehr gute Stabilität und erfreut sich wegen ihrer Einfachheit und ihres geringen Aufwandes großer Beliebtheit (Abb. 157).

Im Gegensatz zu den distalen Frakturen des Processus unguicularis, die mit dem darüberliegenden Nagel reponiert und geschient werden können, sind basale Querfrakturen der Endphalanx oft distrahiert und manuell nicht reponierbar. Sie neigen zur Pseudarthrose. Die Stabilisierung kann mit axialem, von der Fingerkuppe aus eingeführtem Kirschner-Draht (Abb. 144) erfolgen. Er wird als temporäre Arthrodese durch das Endgelenk hindurch in die Mittelphalanx eingebohrt. Bei Pseudarthrosen hat sich eine axiale Verschraubung als erfolgreich erwiesen (Abb. 144).

5. Sekundäre Eingriffe an den Strahlen II–V

a) Pseudarthrosen

Pseudarthrosen des Metakarpale V sind häufiger als diejenigen von III und IV. Es besteht immer eine Palmarknickung des peripheren Fragments, das in der Handfläche tastbar und schmerzhaft ist, oft auch ein Rotationsfehler. Nach Korrektur der Fehlstellung erfolgt die Stabilisierung am besten mit Spanbolzung und Zuggurtungsplatte oder aber mit komprimiertem Brückenspan (Abb. 47). Die Frühmobilisation gestattet eine rasche Wiederherstellung der Funktion.

Pseudarthrosen der Phalangen sind selten. Ihre Versorgung erfolgt mit den gleichen Verfahren wie bei denjenigen der Metakarpalia, jedoch mit feineren Implantaten. Platten werden nach Möglichkeit lateral angelegt, wo keine Konflikte mit dem Streckapparat entstehen.

b) Osteotomien

Osteotomien an Metakarpalia oder Grundphalangen müssen v.a. wegen Rotationsfehlstellung, gelegentlich aber auch wegen Palmarknickung und relativer Verkürzung nach konservativer Frakturbehandlung ausgeführt werden. Die Technik entspricht derjenigen der Pseudarthrosenoperation. Die funktionellen Ergebnisse sind bei den Metakarpalia ausgezeichnet, bei den Phalangen oft enttäuschend.

c) Transfer von Fingerstrahlen

Bei Amputationen des Daumens, aber auch des Mittel- und Ringfingers, entstehen große Funktionseinschränkungen der ganzen Hand. Ist es am Daumenstrahl vor allem der Verlust des Gegengriffs für die Langfinger, so wird es bei der basisnahen Amputation der mittleren beiden Finger unmöglich, kleine Gegenstände wie Münzen oder Schrauben in der Hand festzuhalten. In solchen Situationen kann der Transfer des Zeigefingers auf das Metakarpale I, des Zeigefingers auf das Metakarpale III oder des kleinen Fingers auf das Metakarpale IV eine enorme Funktionsverbesserung bringen. Die Skelettfixation wird am besten mit einer dorsal angelegten DCP 2,7 oder 2,0 mm und einer interfragmentären Zugschraube erreicht.

d) Sekundäre Arthrodesen

Die operative Versteifung der Grundgelenke wird wegen Beeinträchtigung der Fingerfunktion nach Möglichkeit vermieden. An ihre Stelle tritt gelegentlich die Arthroplastik. Die in der Rheumachirurgie bewährten Prothesen zeigen bei posttraumatischen Zuständen weniger gute Resultate wegen der vorbestehenden periartikulären Läsionen. Sie können aber relativ stabile, schmerzfreie und dadurch doch wertvolle Restfunktionen erreichen helfen.

Häufiger werden Arthrodesen der Mittel- und

Endgelenke ausgeführt. Technisch kommt beim Mittelgelenk die Verschraubung oder Drahtzuggurtung in Frage (Abb. 145). Die Flexion unter Berücksichtigung der beruflichen Anforderungen wird vom Zeigefinger bis zum Kleinfinger ansteigend, von 20° bis ca. 50°, gewählt. Die Arthrodesen der Endgelenke werden vorwiegend durch retrograde Verschraubung ausgeführt (Abb. 146). Die beste Stellung ist die Streckstellung oder eine ganz leichte Flexion.

6. Osteosynthesen an der Hand bei komplexen Verletzungen und Amputationen

Bei *komplexen Verletzungen der Hand,* d.h. bei Läsionen der Knochen mit Weichteilen oder bei Amputationen, erfahren die eingangs erwähnten Indikationen für Osteosynthesen eine Erweiterung, indem *alle* Frakturen stabilisiert werden müssen.

Die konservative Frakturbehandlung hat in diesen Fällen keinen Platz mehr. Das Skelett muß die Stütze für die rekonstruierten Weichteile darstellen und deshalb bei der Rekonstruktion als erstes stabilisiert werden. Zudem sind durch die ausgedehnten Weichteilverletzungen unzählige Möglichkeiten der Weichteilverklebungen in der Heilphase gegeben, und eine limitierte Funktion wird das Resultat sein. Die einzige Möglichkeit, dies zu umgehen, ist die frühe aktive und passive Mobilisation der verletzten Hand. Dies kann aber nur erfolgen, wenn die Osteosynthesen die Stabilität des Knochens garantieren, bis dieser geheilt ist.

Die Vielfalt der Verletzungsarten bei komplexen Verletzungen und Amputationen erlaubt nicht, eine mehr oder weniger uniforme Osteosynthesetechnik anzuwenden. Vielmehr muß aus den verschiedenen zur Verfügung stehenden Osteosynthesetechniken im gegebenen Fall die geeignetste ausgesucht werden.

Es stehen uns folgende Techniken mit unterschiedlichen Eigenschaften zur Verfügung:

Plattenosteosynthesen mit Schrauben

Zweifelsohne stellen die Plattenosteosynthesen die stabilste Osteosynthesetechnik dar. Sie ist relativ zeitaufwendig, und je nach Implantat ist eine große Exposition des Knochens nötig. Es sollten deshalb Miniimplantate zur Anwendung kommen.

Indikation: Mehrfragmentenfrakturen, Trümmerfrakturen, Defektfrakturen, Gelenkfrakturen.

Nachteil: Implantatentfernung relativ aufwendig.

Schraubenosteosynthesen

Die Schraubenosteosynthesen allein bieten eine große Stabilität bei kurzem Zeitaufwand und unkomplizierter Operationstechnik. Die Implantate können belassen werden.

Indikation: Längsfrakturen, lange Schrägfrakturen diaphysär, metaphysäre intraartikuläre Frakturen, Arthrodesen.

Nachteil: keiner.

Kirschner-Draht

Diese Art der Osteosynthese ist kaum bewegungsstabil, ist aber rasch montiert, und das Implantat kann einfach entfernt werden.

Indikation: metaphysärer Bereich, temporäre Osteosynthesen.

Nachteil: Kirschner-Drähte interferieren meist mit Weichteilen und bedeuten deshalb eine Bewegungseinschränkung; Stabilität ungenügend für Sofortmobilisation.

Interfragmentäre Drahtnaht (mit oder ohne Kirschner-Drahtsicherung)

Diese Art der Osteosynthese, speziell in Verbindung mit einem Kirschner-Draht, bietet eine recht gute Stabilität. Sie muß später nicht entfernt werden (außer Kirschner-Draht).

Indikation: diaphysäre Querfrakturen.

Nachteil: Bei Verwendung eines Kirschner-Drahtes Interferieren mit den Weichteilen (s. Kirschner-Draht).

Fixateur externe

Bei großen Weichteilverletzungen stellt dies oft die einzige Möglichkeit dar, Frakturstücke miteinander zu verbinden. Diese Fixationsmethode kann evtl. auch temporär gebraucht werden, bis eine stabile Osteosynthese möglich ist.

Indikation: ausgedehnte Weichteilverletzungen, Defektfrakturen.

Nachteil: Die Fixation benötigt eine relativ große Knochenfragmentgröße, in welchem die Verankerungen angelegt werden können. Die außerhalb der Haut montierten Fixateure sind für den Patienten relativ unbequem.

Markraumkraftträger (v.a. Schraubenbolzen)

Diese Fixationsart ist sehr stabil und rasch montiert.

Indikation: Querfrakturen.

Nachteil: Eine exakte Rotationskontrolle ist nicht möglich. Die Markraumkraftträger können nicht mehr entfernt werden und lassen deshalb eine evtl. spätere Korrekturosteotomie nicht mehr zu. Die Vaskularisation des Knochens durch den Markraum ist bei den schon prekären Gefäßsituationen nicht möglich.

Kombinationen von verschiedenen Osteosynthesetechniken

Bei komplexen Verletzungen ist es manchmal unumgänglich, verschiedene Techniken gleichzeitig zu verwenden und zu kombinieren. So kann z.B. eine Querfraktur diaphysär mit einer zusätzlichen Längsfraktur in einem Fragment durch 2 Kortikaliszugschrauben auf eine reine Querfraktur reduziert und mit einer kurzen Platte oder gar einer interfragmentären Drahtnaht fixiert werden.

Die Anforderungen an eine *Osteosynthesetechnik für Replantationen* und bei komplexen Verletzungen können folgendermaßen formuliert werden:

– Absolute Stabilität, die eine sofortige Mobilisation aktiv oder passiv erlaubt.
– Es darf keine Behinderung der Bewegung durch vorspringende oder blockierende Teile auftreten. Eine Gelenkblockade ist zu vermeiden.
– Eine rasche Montage der Osteosynthese ist nötig, um die schon langen Operationszeiten, z.B. bei Replantationen, nicht zu verlängern.
– Eine zusätzliche Knochenexposition ist zu vermeiden, da die Gefäßversorgung des Knochens bereits durch die Verletzung kompromittiert ist.
– Eine Implantatentfernung sollte, wenn überhaupt nötig, ohne Gefährdung der rekonstruierten Weichteilstrukturen möglich sein.

Beim Abschätzen all dieser Forderungen an die Osteosynthesen gegenüber dem Angebot der verschiedenen Techniken werden wir im Hinblick auf ein optimales Endresultat der Osteosynthese mit der größten Stabilität und dem kleinsten technischen und zeitlichen Aufwand wenn immer möglich den Vorrang geben. Dies würde bedeuten, daß – wenn technisch überhaupt durchführbar – die reine Schraubenosteosynthese die optimale Technik darstellen würde und daß die Kirschner-Draht- und Markraumosteosynthese als die am wenigsten geeigneten Techniken in Frage kämen.

Eine *Primärversorgung* aller Strukturen ist anzustreben. Auch im Falle von Knochendefekten werden wir Spongiosaplastiken oder Spanplastiken wenn immer möglich primär durchführen. In einzelnen Fällen kann die primäre optimale Versorgung nicht durchgeführt werden und eine temporäre Knochenfixation wird angelegt. Bereits bei diesem Ersteingriff wird die sekundäre endgültige stabile Versorgung eingeplant. Sobald die Durchblutung und die Weichteilverhältnisse einen Zweiteingriff erlauben, können die Frakturen optimal stabilisiert werden.

Röntgenologische Nachkontrollen werden in Abständen von je 4 Wochen durchgeführt. Bei Replantationen kann oft im replantierten Knochenteil während ca. 3 Monaten eine vermehrte Strahlenabsorption gegenüber den proximalen Knochen festgestellt werden. Dies ist ein Ausdruck der schlechteren Vaskularität und verliert sich spontan nach dieser Zeit.

Besondere Aufmerksamkeit ist den *Instabilitätszeichen* zu schenken. Beim leisesten Verdacht einer Instabilität muß eine Korrektur der Osteosynthese vorgenommen oder die externe Belastung des Knochens vermindert werden, was meist nur durch eine Immobilisation und der damit verbundenen Einbuße der Funktion erkauft werden kann.

Ein typisches Beispiel soll die Techniken illustrieren (Abb. 130).

Zusammenfassung

Wenn bei isolierten Frakturen der Hand eine konservative oder operative Frakturbehandlung diskutiert werden kann, muß im Falle der Replantation oder bei komplexen Verletzungen die stabile Osteosynthese gefordert werden. Die Auswahl der jeweils optimalen Osteosynthesetechnik verlangt vom Operateur die Kenntnis und Beherrschung aller möglichen Osteosynthesetechniken.

7. Klinisch-radiologische Beispiele
(Abb. 147–167)

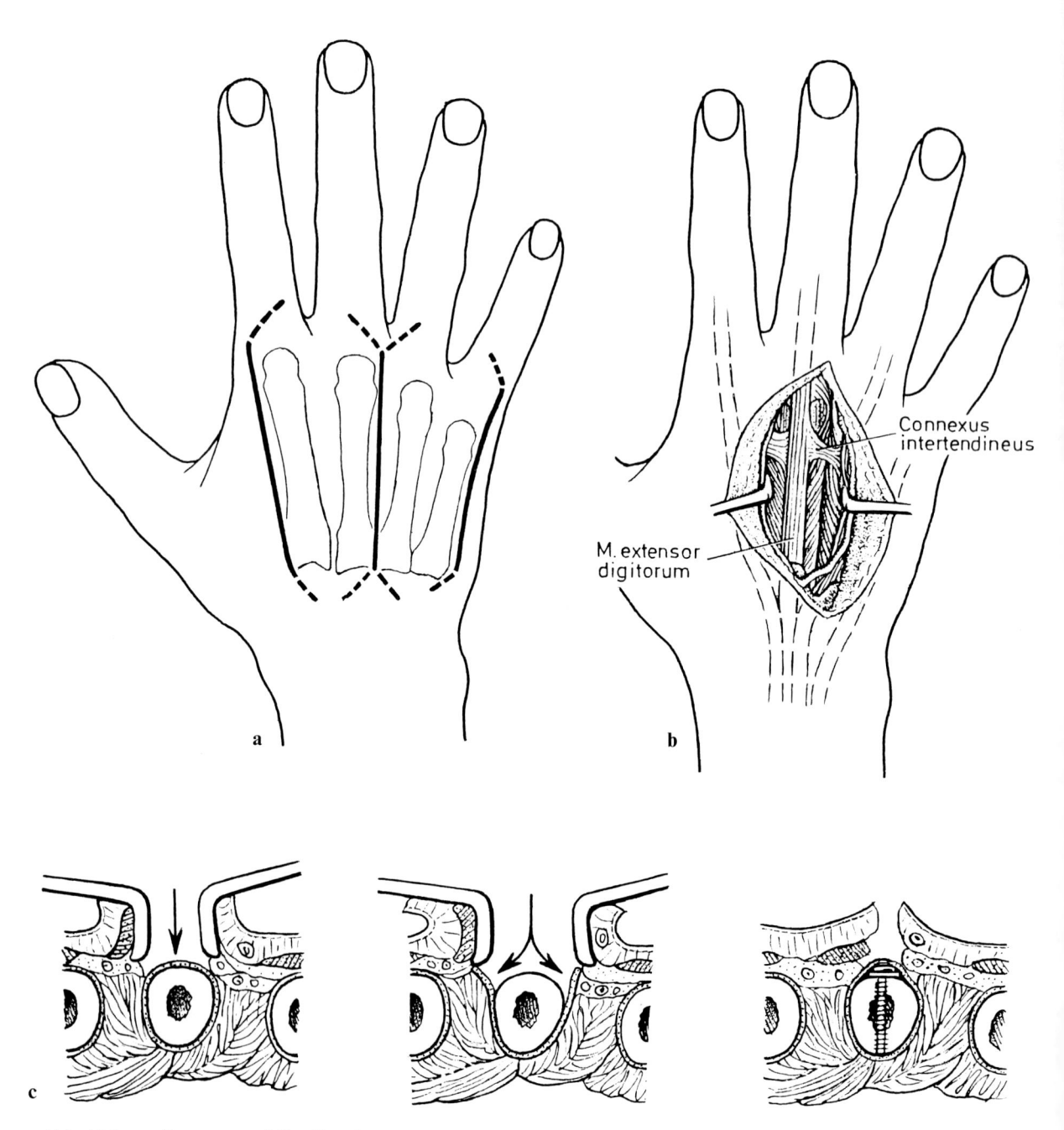

Abb. 134 a–c. Zugang zur Mittelhand

a Interossäre Längsinzision mit abgewinkelter oder Y-förmiger Verlängerung

b Topographie der oberflächlichen Schichten. Venen und Nervenfasern weggehalten. Die Extensores communes sind proximal im Retinakulum gebündelt und verlaufen mehrheitlich nicht in der Achse der Mittelhandknochen

c Querschnitt vergrößert: Längsinzision und sparsames Abschieben des Periosts zur Darstellung der Fraktur. Subperiostale Implantatlage. Periostnaht über den Implantaten (evtl. nur partiell möglich) readaptiert die teilweise abgelösten Interossei und verhindert Adhäsionen mit den darüberliegenden Strecksehnen

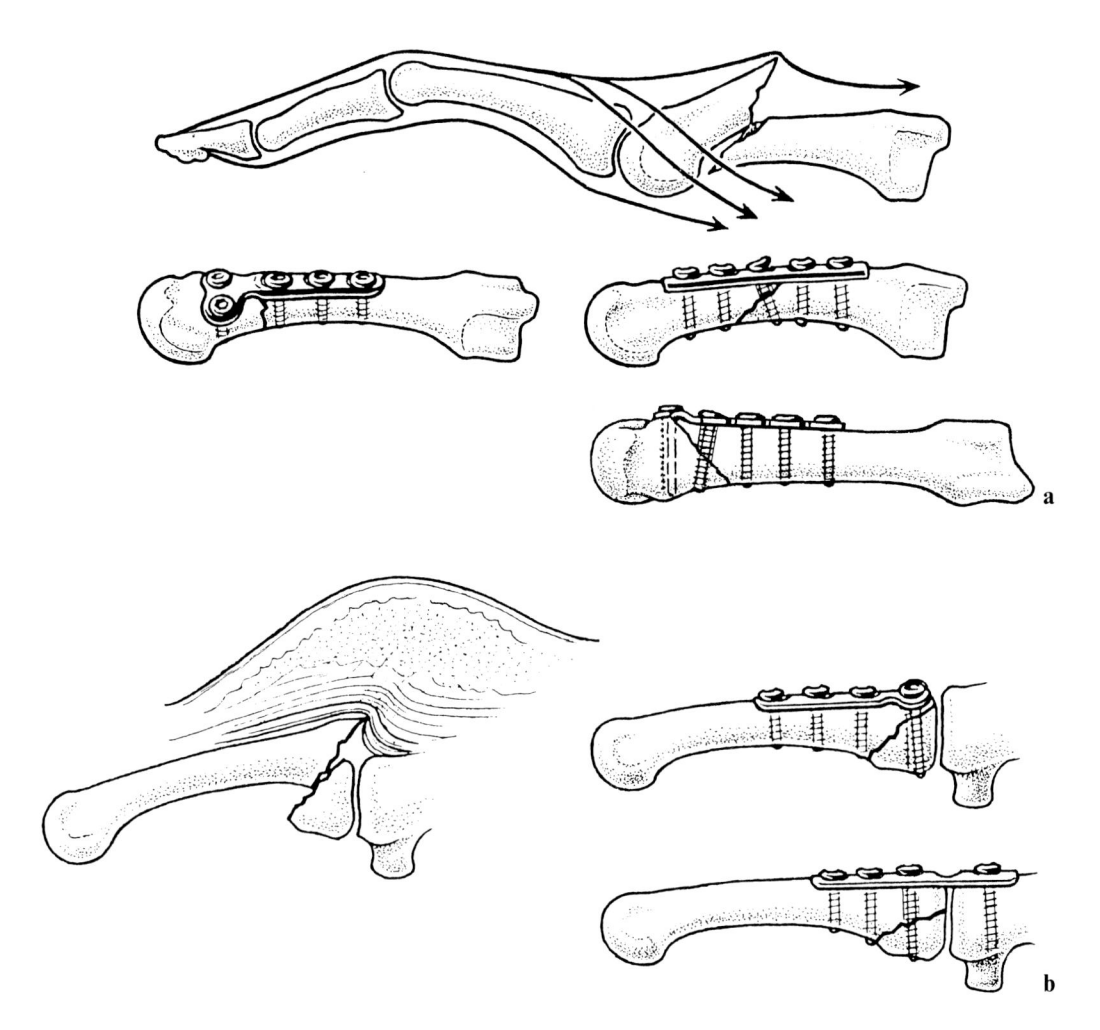

Abb. 135 a–c. Implantate zur Stabilisierung von Metakarpalfrakturen

a Spontane Fehlstellung nach Schaftfraktur: Palmarknickung und Verkürzung infolge überwiegendem Zug der Flexoren und der Intrinsicmuskulatur. Implantate bei verschiedenen Frakturen: dorsale T-Platte bei distaler Querfraktur. Viertelrohrplatte mit interfragmentärer Zugschraube bei diaphysärer Schrägfraktur, seitlich angelegte Minikondylenplatte bei gelenknaher Schrägfraktur

b Basale Luxationsfraktur: Dislokation durch Schwellung maskiert. Gefahr der Anspießung des gebündelten Streckapparats. Kleine T- oder L-Platte, evtl. gelenküberbrückende Montage

c Mobile Fraktur der Basis des Metakarpale V mit Achsenfehlstellung und Innenrotation: dorsale T-Platte, evtl. Minikondylenplatte

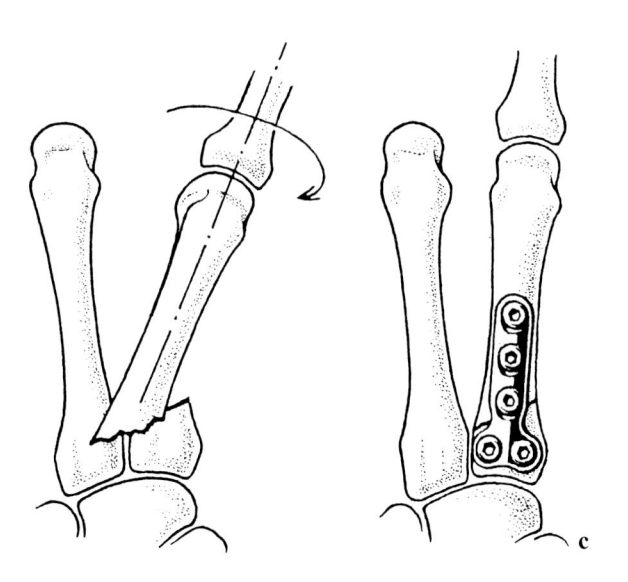

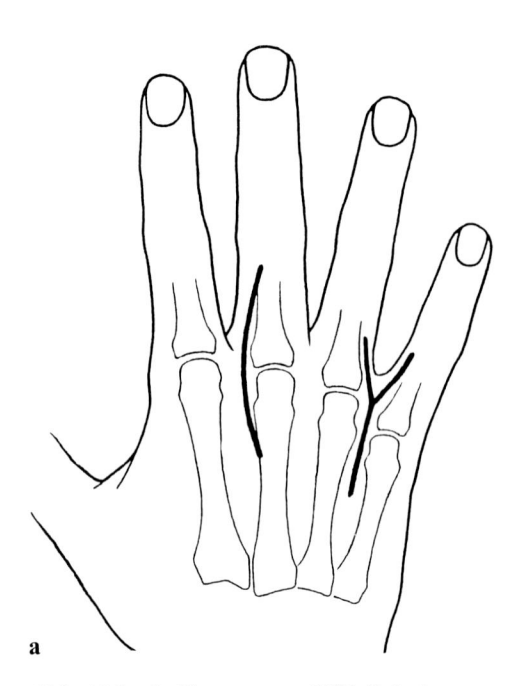

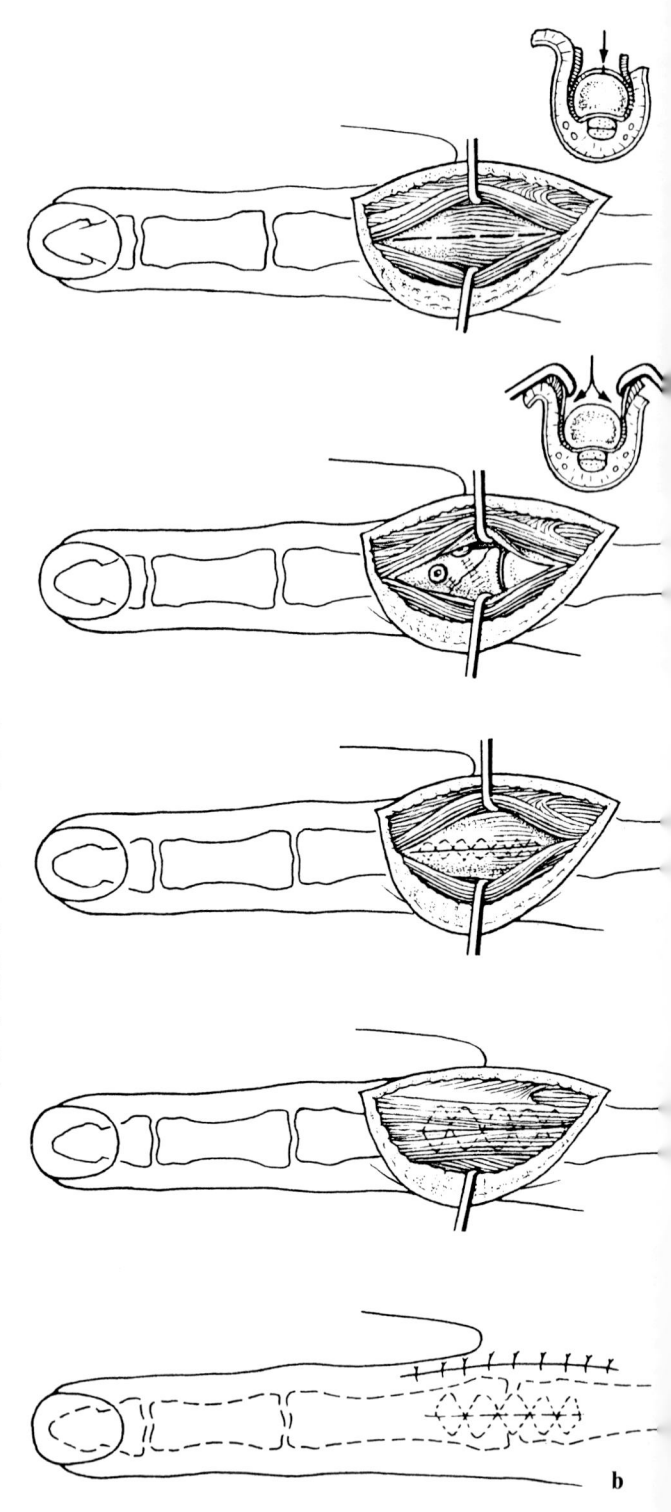

Abb. 136 a, b. Zugang zum MP-Gelenk

a Hautinzisionen: dorsolaterale bogenförmige Inzision als Zugang auf ein MP-Gelenk. Intermetakarpale Inzision mit Y-förmiger Verlängerung als Zugang auf 2 MP-Gelenke

b Tiefe Schichten: Längsinzision der Streckaponeurose. Separate Längsspaltung der Gelenkkapsel bzw. des Periosts. Aufsicht- und Schnittbild. Nach Abschluß der Osteosynthese werden beide Strukturen getrennt mit feinem, atraumatischem Nahtmaterial verschlossen. Wir bevorzugen dazu eine lockere, fortlaufende hin- und zurückgehende Naht in der Art eines Schnürsenkels. Hautnaht mit feinen Einzelknopfnähten

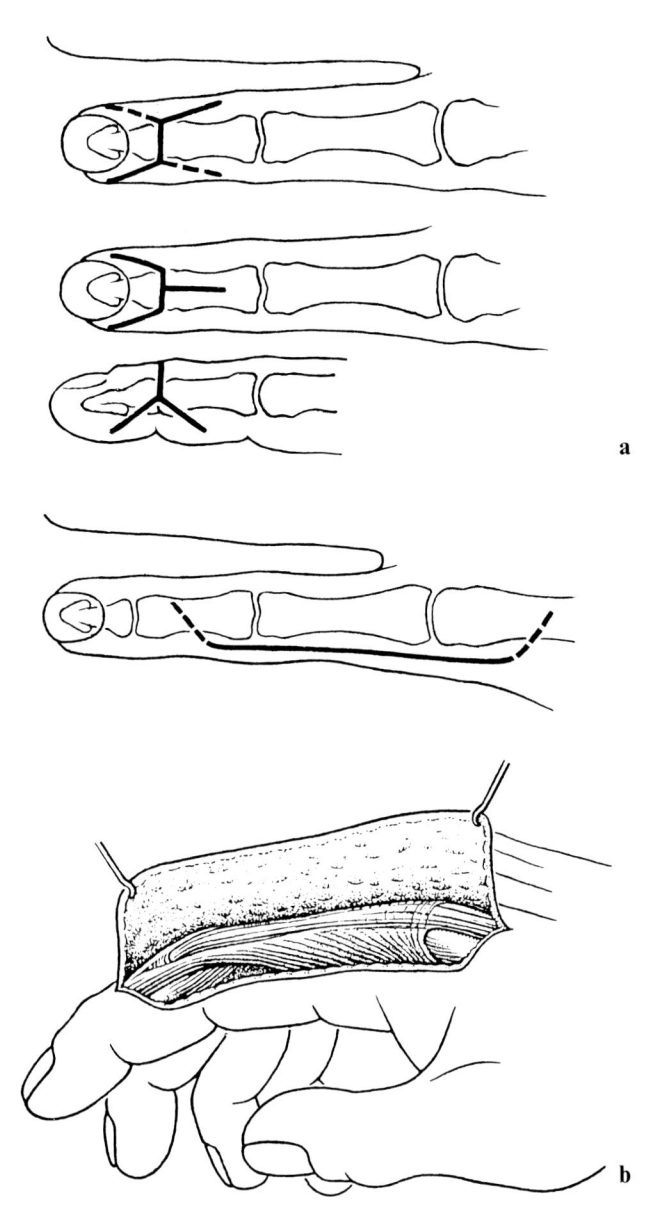

Abb. 137a, b. Zugang zu den Phalangen (Hautinzisionen)

a Dorsale S-, H- oder Y-förmige Hautinzision als Zugang zum DIP-Gelenk. Für palmaren Zugang Y-förmige seitliche Inzision

b Dorsolaterale Hautinzision für proximale Phalangen und PIP-Gelenk mit vereinfachter Topographie des Streckapparats

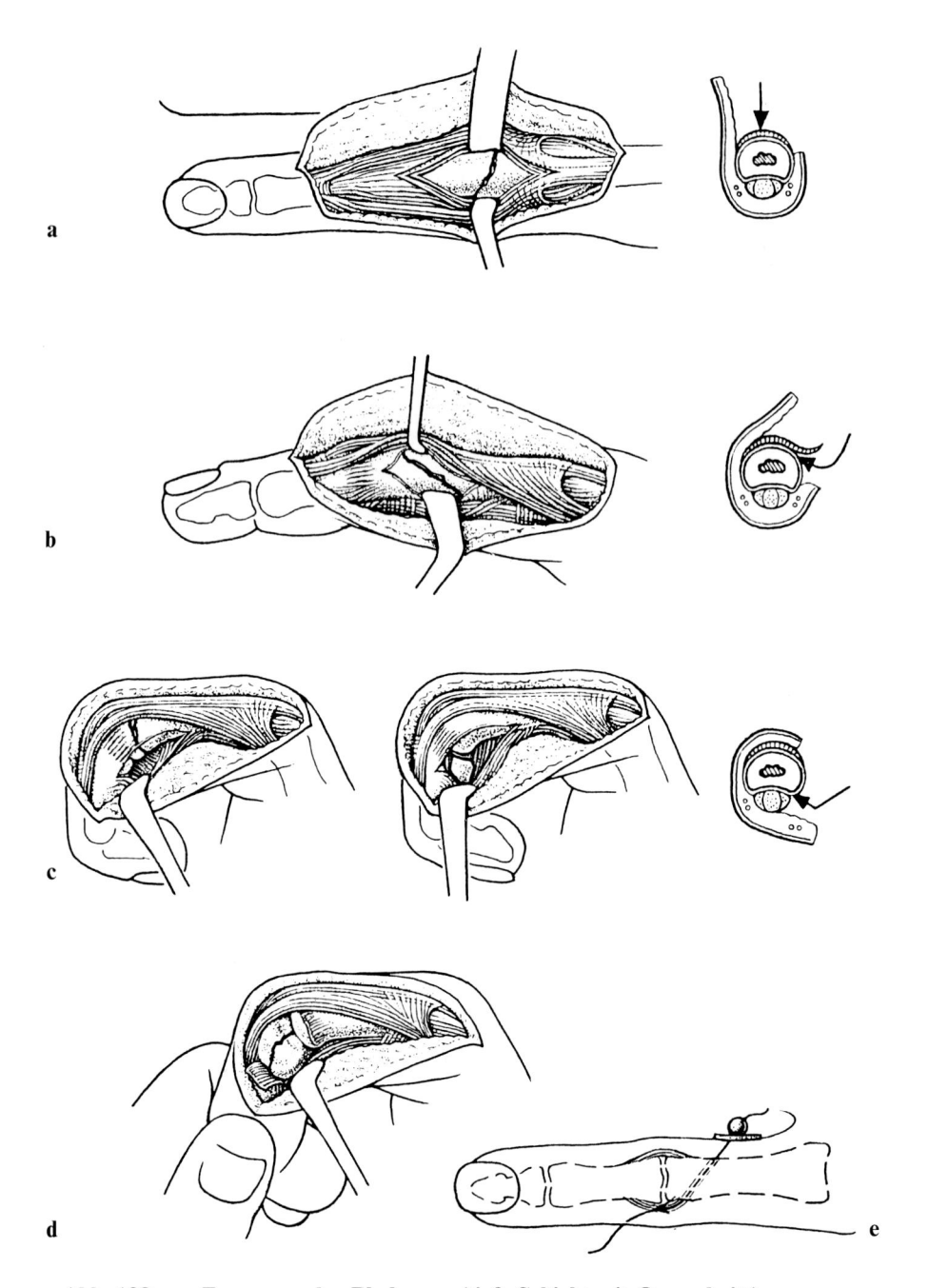

Abb. 138 a–e. Zugang zu den Phalangen (tiefe Schicht mit Querschnitt)

a Dorsale Spaltung der Streckaponeurose: Verlängerung des Zugangs für das MP-Gelenk nach distal

b Abheben der Interosseusaponeurose als seitlicher Zugang zum distalen Schaft der Grundphalanx

c Zugang zur distalen Grundphalanxmetaphyse und zum PIP-Gelenk in Flexion

d Breite Darstellung der Basis der Mittelphalanx nach Durchtrennung des Kollateralbandes und Einkerbung der palmaren Platte

e Reinsertion des durchtrennten Kollateralbandes am Ende des Eingriffs mit Hilfe eines Pull-out-Sehnendrahtes, der durch einen schrägen Bohrkanal zur Gegenseite durchgezogen wird

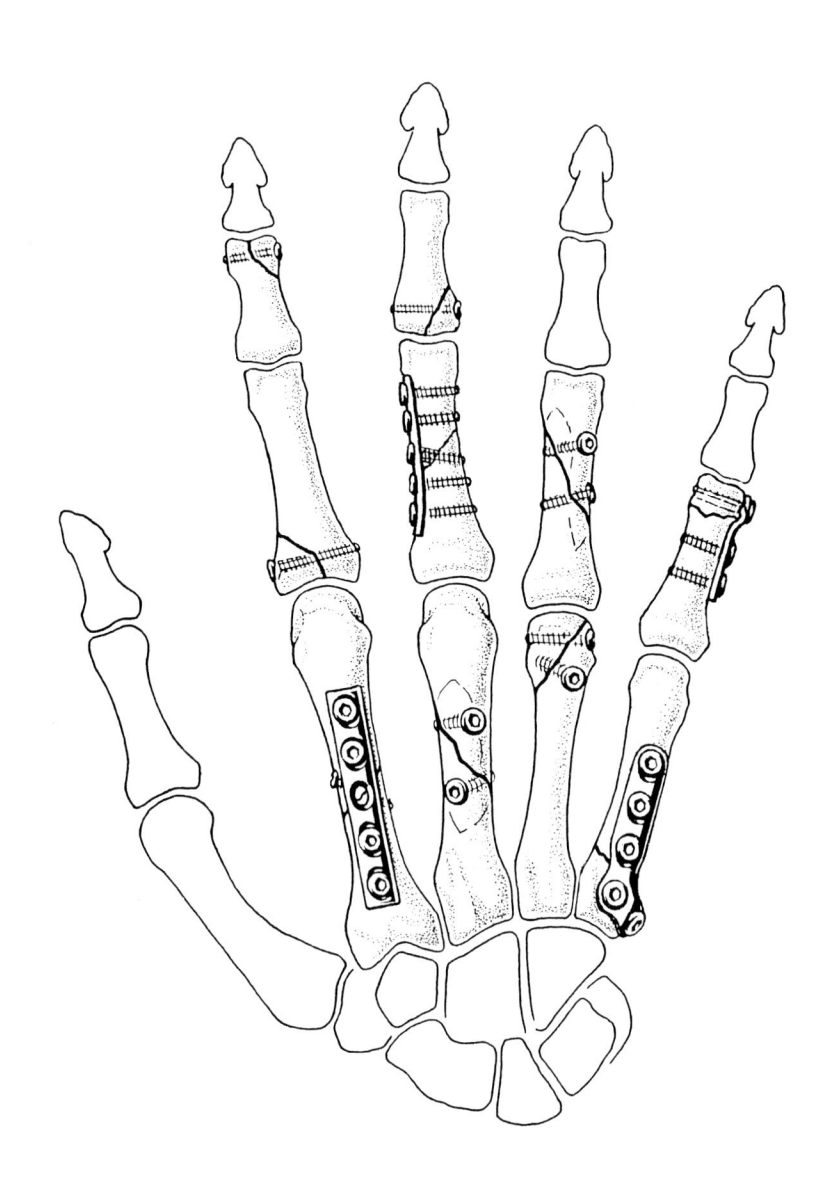

Abb. 139. Typische Osteosynthesen an Metakarpalia und Phalangen

Stabilisierung von randständigen Metakarpalfrakturen mit Platte. Mittelständige Torsionsfrakturen und Köpfchenfrakturen können verschraubt werden. Stabilisierung verschiedener Phalangenfrakturen mit kleinen Schrauben (2,0 bzw. 1,5 mm) sowie einer subkapitalen Phalangenfraktur mit einer im Schaft gekürzten Minikondylenplatte und einer kurzen Schrägfraktur der 1. Phalanx mit seitlich angelegter gerader Miniplatte

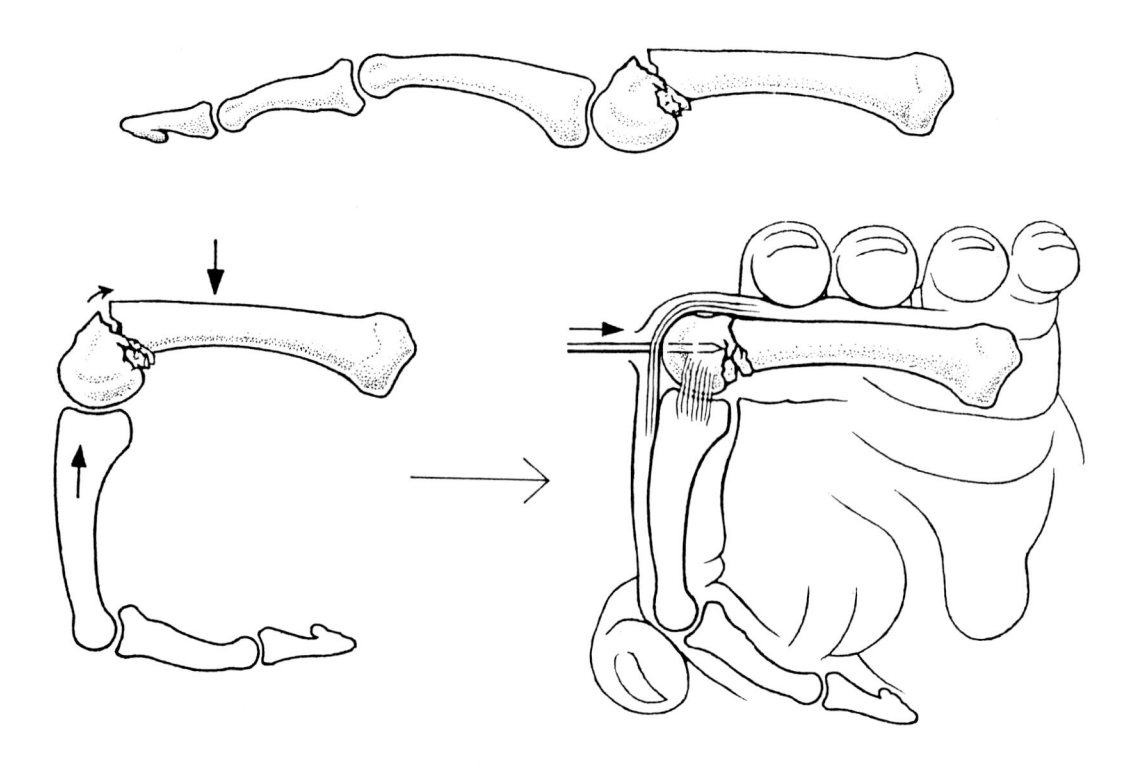

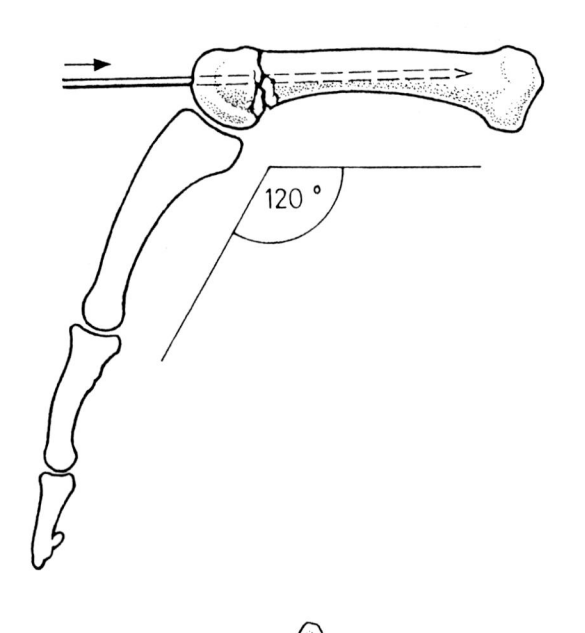

Abb. 140. Perkutane Markdrahtung einer subkapitalen Metakarpalfraktur

Reposition bzw. Aufrichtung des Köpfchens in Lokalanästhesie durch Druck zwischen Mittelhand und flektiertem MP-Gelenk. Axiales Einbohren eines im Handbohrfutter (nicht motorisch) eingesetzten Kirschner-Drahtes 1,6 mm durch das Köpfchen in die Markhöhle. Abbiegen des Drahtendes. Darüber gepolsterte dorsale Gipsschiene unter Mitfixation eines Nachbarfingers für 3 Wochen

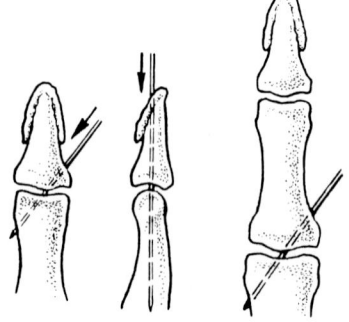

Abb. 141. Temporäre Arthrodesen peripherer Fingergelenke mit Kirschner-Draht

Bevorzugung der schrägen Einbohrung in den spongiösen, ausladenden Metaphysen

Abb. 142. Perkutane Markdrahtung einer Grundphalanxbasisfraktur

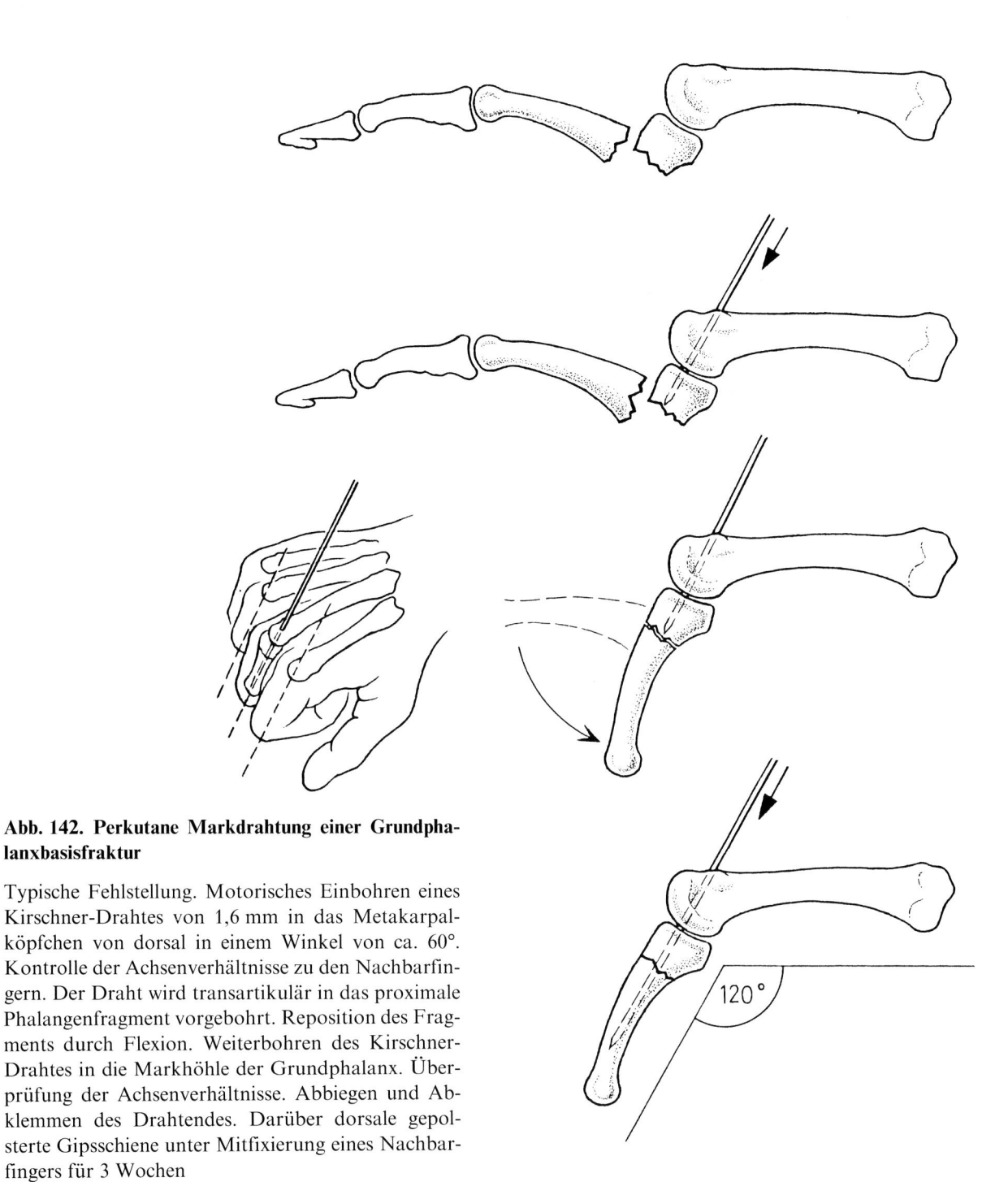

Typische Fehlstellung. Motorisches Einbohren eines Kirschner-Drahtes von 1,6 mm in das Metakarpalköpfchen von dorsal in einem Winkel von ca. 60°. Kontrolle der Achsenverhältnisse zu den Nachbarfingern. Der Draht wird transartikulär in das proximale Phalangenfragment vorgebohrt. Reposition des Fragments durch Flexion. Weiterbohren des Kirschner-Drahtes in die Markhöhle der Grundphalanx. Überprüfung der Achsenverhältnisse. Abbiegen und Abklemmen des Drahtendes. Darüber dorsale gepolsterte Gipsschiene unter Mitfixierung eines Nachbarfingers für 3 Wochen

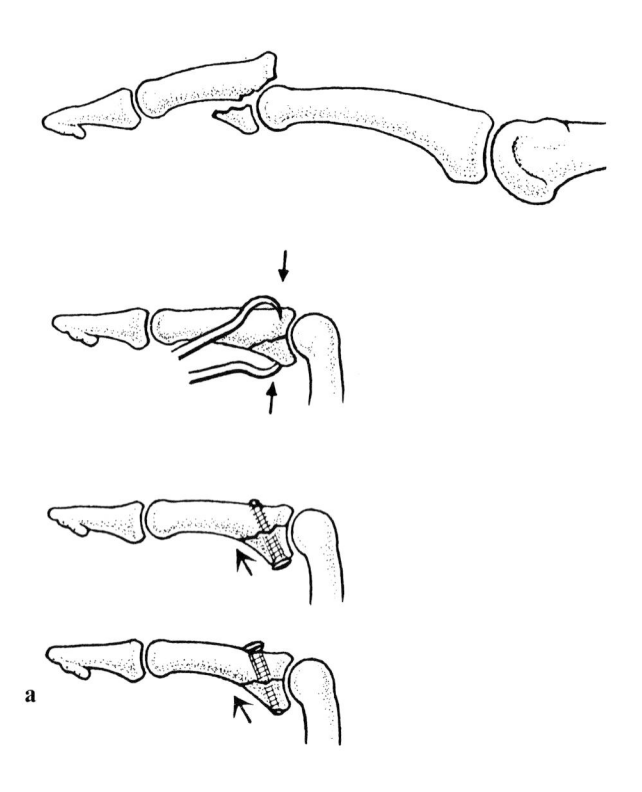

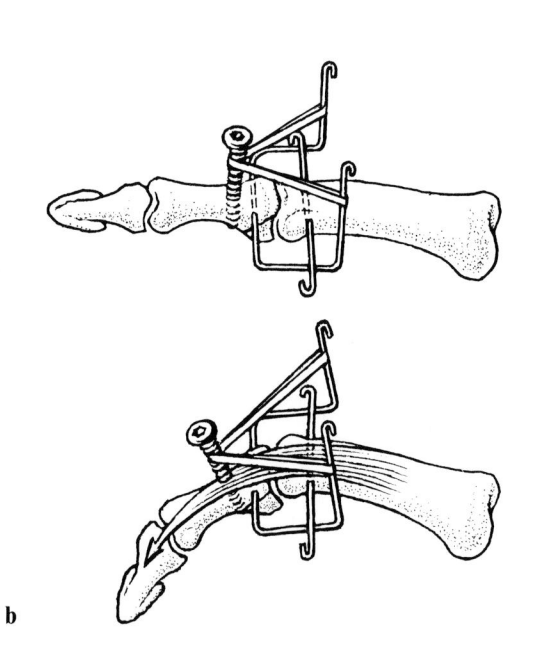

Abb. 143a, b. Stabilisierung einer Luxationsfraktur der Mittelphalanx (sog. Volar Lip fracture)

a Typische Fehlstellung. Reposition und provisorische Fixation mit feiner Zange. Verschraubung entweder von dorsal (Einstrahlung des Mittelzügels) oder von palmar

b Dynamische Fixation nach AGEE: Ein querer Kirschner-Draht durch die Basis von P2 wird zu einem Bügel gebogen, welcher um einen 2. Draht im Hals von P1 dreht. Der Bügel wird mit Gummiband gegen eine perkutan in P2 verankerte Schraube von 2,0 mm gespannt. Der Gummizug hält das Gelenk durch die Hebelwirkung des Bügels in Reposition und erlaubt eine funktionelle Behandlung. Die Funktion der Montage muß im seitlichen Röntgenbild überprüft werden

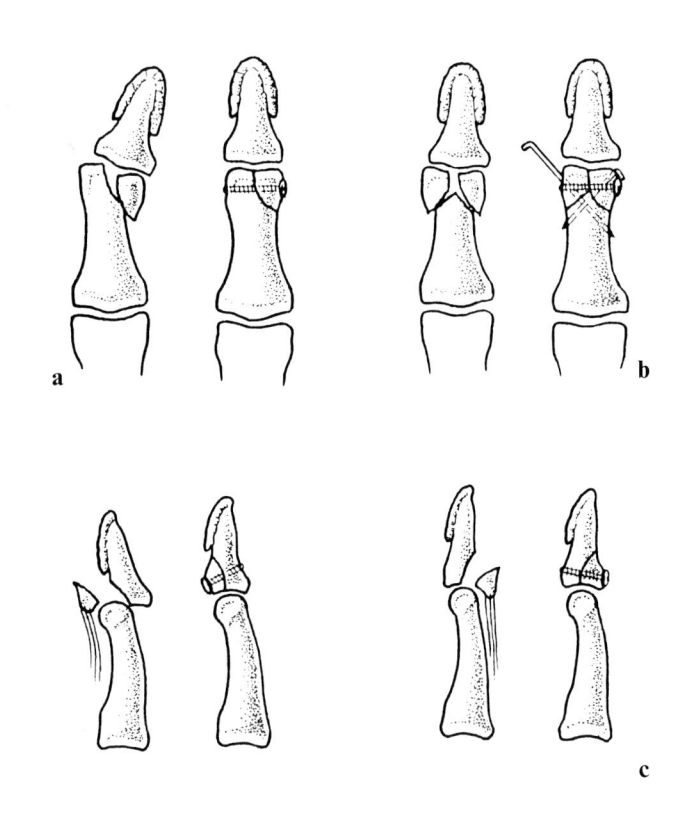

Abb. 144 a–d. Osteosynthesen an der Fingerperipherie

a Verschraubung einer monokondylären Fraktur

b Versorgung einer bikondylären Fraktur unter Kombination von Verschraubung und offener oder perkutaner Kirschner-Drahtspickung. Alternative: Minikondylenplatte 1,5 mm

c Verschraubung von Abrißfrakturen von Beuge- oder Strecksehne an der Basis der Endphalanx. Bei kleinem dorsalem Fragment wird eine transossäre Pull-out-Drahtfixation bevorzugt oder eine kleine Drahtzuggurtung

d Stabilisierung einer dislozierten Endphalanxquerfraktur durch axiale Kirschner-Drahttransfixation mit temporärer Arthrodese des Endgelenks. Alternative: Verschraubung von distal, sofern das proximale Fragment genügend groß ist

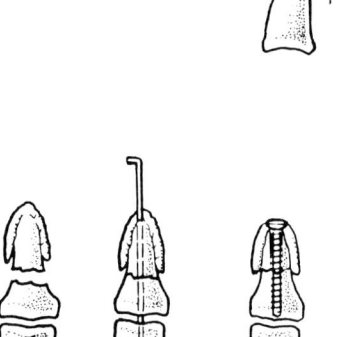

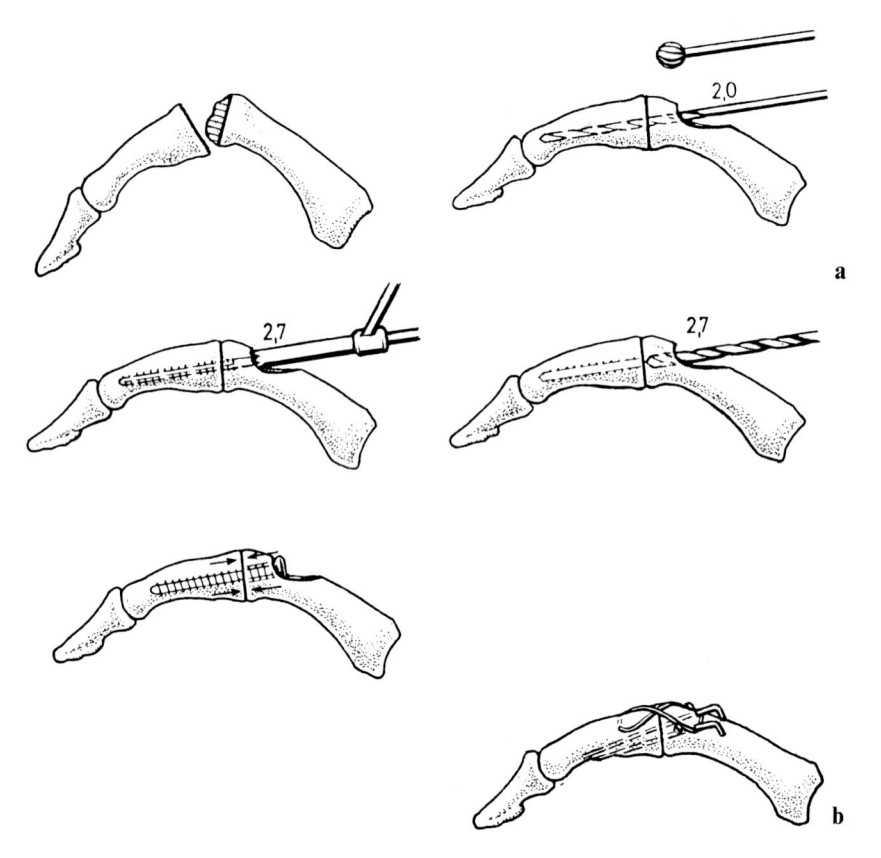

Abb. 145a, b. Arthrodesen des PIP- und DIP-Gelenks von proximal

a Schraubenarthrodese des PIP-Gelenks: Gelenkresektion unter Herstellung des gewünschten Flexionswinkels. Ausfräsen einer breiten dorsalen Rinne in der proximalen Phalanx mit Kugelfräse. Bohrloch durch das resezierte Gelenk in die Mittelphalanx (2,0 mm). Schneiden des Gewindes im ganzen Kanal. Aufbohrung in der Grundphalanx zum Gleitloch. Einführung einer Schraube 2,7 mm führt zur Kompression. Deren Kopf soll auf der palmaren Kortikalis aufliegen. Dadurch kann eine sekundäre Veränderung des gewählten Winkels verhindert werden

b Zuggurtungsarthrodese mit Kirschner-Draht und gekreuzter Drahtschlinge. Vorteil: Einhalten des gewählten Winkels zuverlässiger. Gelenkresektion wie bei **a**. Schräges Einbohren eines 1. Kirschner-Drahtes nach distal-palmar. Kontrolle des Winkels und der Rotation, welche noch korrigiert werden können. Einbohren eines 2. parallelen Kirschner-Drahtes, der die Rotation blockiert. Quere Bohrung der Kortikalis in der Mittelphalanx und Durchziehen eines feinen Cerclagedrahtes, der gekreuzt und um die Kirschner-Drahtenden herumgeführt wird. Spannung mit Quirlen auf jeder Seite. Kontrolle von Winkel und Festigkeit

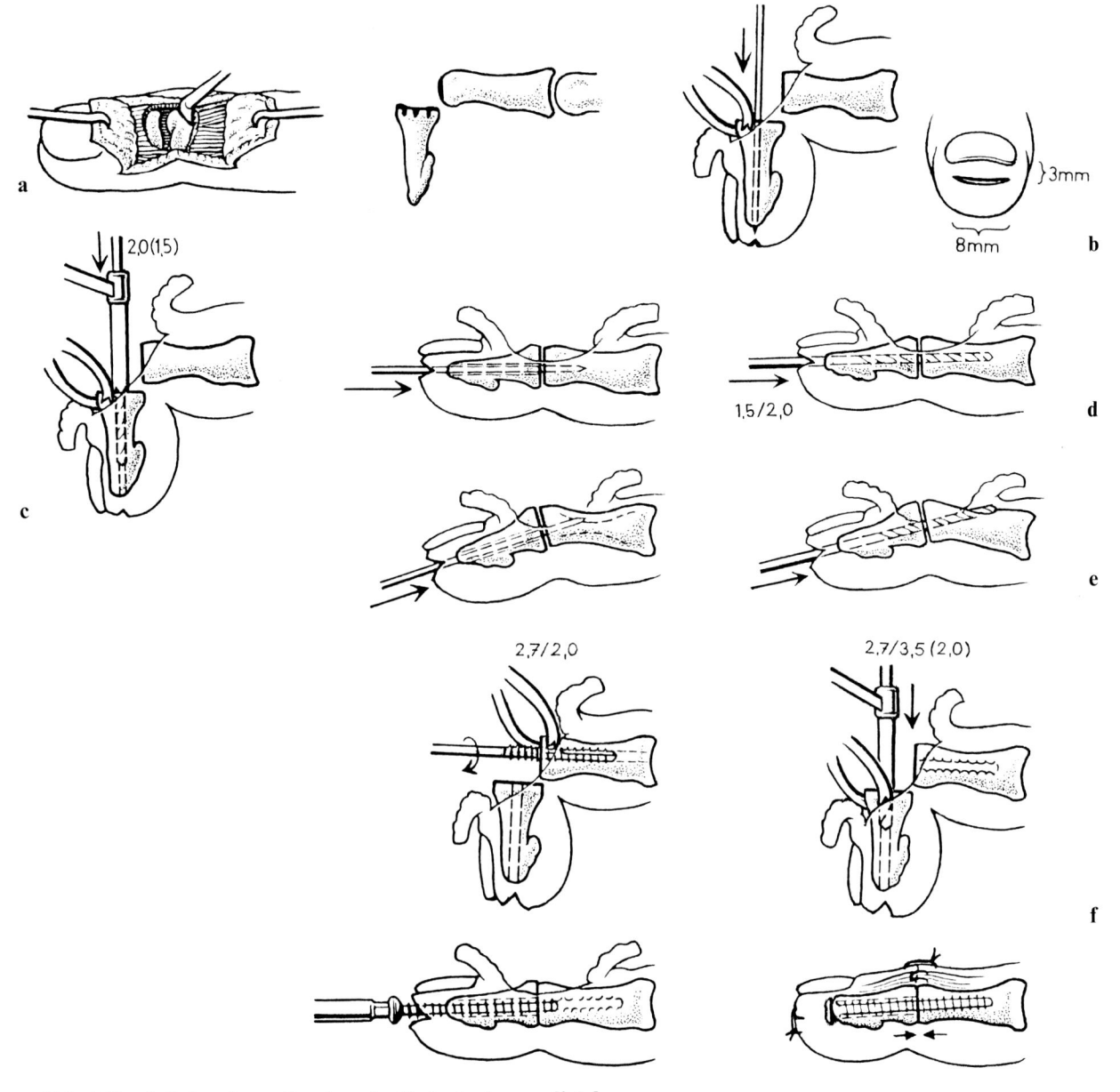

Abb. 146 a–f. Schraubenarthrodese des Endgelenks von distal

a Zugang aus H- oder Y-Inzision. Quere Durchtrennung des Streckapparats und Inzision der Kollateralbänder. Flexion des Gelenks. Sparsame Resektion der proximalen Gelenkfläche. Multiple Bohrlöcher in die distale Gelenkfläche

b Eingehen auf die Markhöhle der Endphalanx in Flexion mit Kirschner-Draht 1,6 mm, eingespannt in Handbohrfutter, nicht motorisch. Dies erlaubt eine bessere Beurteilung der Achsen. Durchbohren des Processus unguicularis bis zur Vorwölbung der Haut. Breite quere Inzision über der Drahtspitze, 3 mm vom Nagel entfernt, in die Tiefe bis auf den Knochen

c Sukzessives Aufbohren des Kanals in der Endphalanx. Retrogrades Einführen eines Kirschner-Drahtes bis zum Gelenk. Reposition und Beobachtung der Kontaktflächen

d Vorbohren des Kirschner-Drahtes in die Markhöhle der Mittelphalanx. Aufbohren derselben auf Gewindelochbreite. Schneiden des Gewindes

e Alternative für leichte Flexionsstellung: retrogrades Vorbohren des Kirschner-Drahtes in die dorsale Kortikalis, dann etappenweises Aufbohren des geschaffenen Kanals

f Erweiterung des Bohrlochs in der Endphalanx zum Gleitloch. Einführung der überlangen Schraube von distal. Naht des Streckapparates. Hautnaht

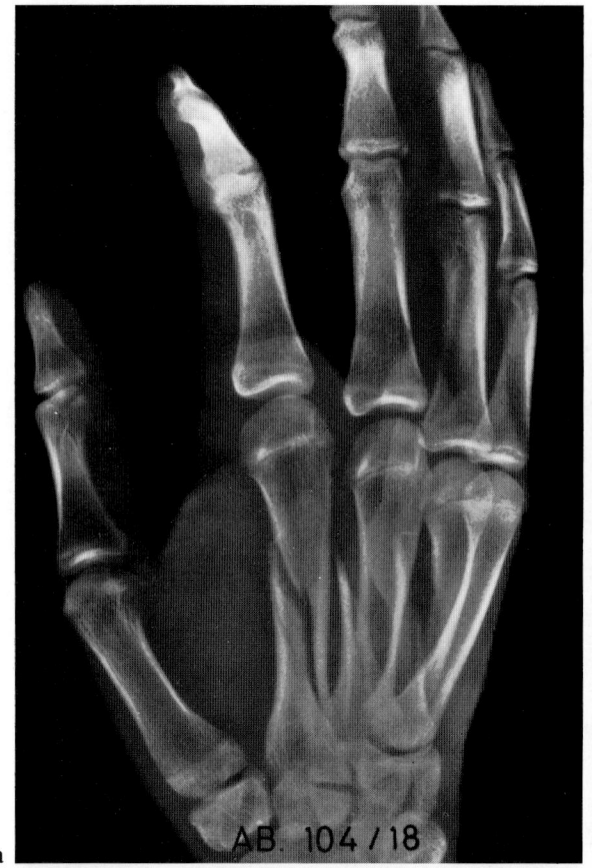

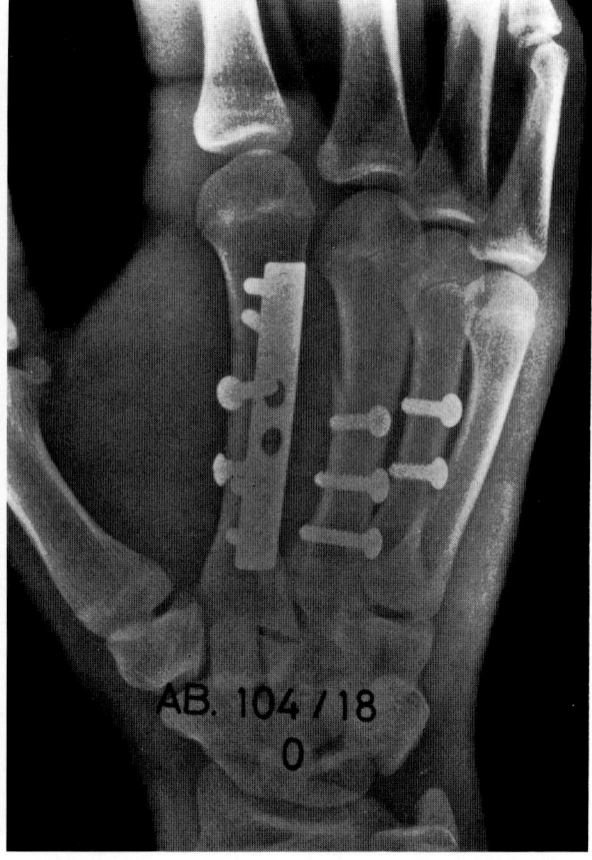

Abb. 147 a–c. Klinisches Beispiel: multiple Metakarpalfrakturen

N., Paul, 17jähriger Gärtnerlehrling. Sturz beim Fußball

a Multiple Metakarpalfrakturen der rechten Hand. Metakarpale II zeigt Torsionsfraktur mit Drehkeil, Metakarpale III und IV einfache Torsionsfrakturen

b Primäre Osteosynthese. Metakarpale II: Stabilisierung des Drehkeils mit 2 interfragmentären, separaten Schrauben 2,7 mm, zur Neutralisierung 6-Loch-Viertelrohrplatte mit 4 Schrauben. Metakarpale III und IV einfache Verschraubung mit Kortikaliszugschrauben, 2,7 mm. Reposition am Metakarpale III palmar-distal nicht ganz vollständig (Schwierigkeit der Kontrolle der palmaren Reposition ohne zirkuläre Denudierung!) Sofortige funktionelle Nachbehandlung ohne äußere Fixation. Volle Arbeitsfähigkeit nach 8 Wochen, Metallentfernung nach 5,5 Monaten

c 44 Wochen nach dem Unfall ist der Patient beschwerdefrei. Volle Funktion aller Finger. Kraft seitengleich

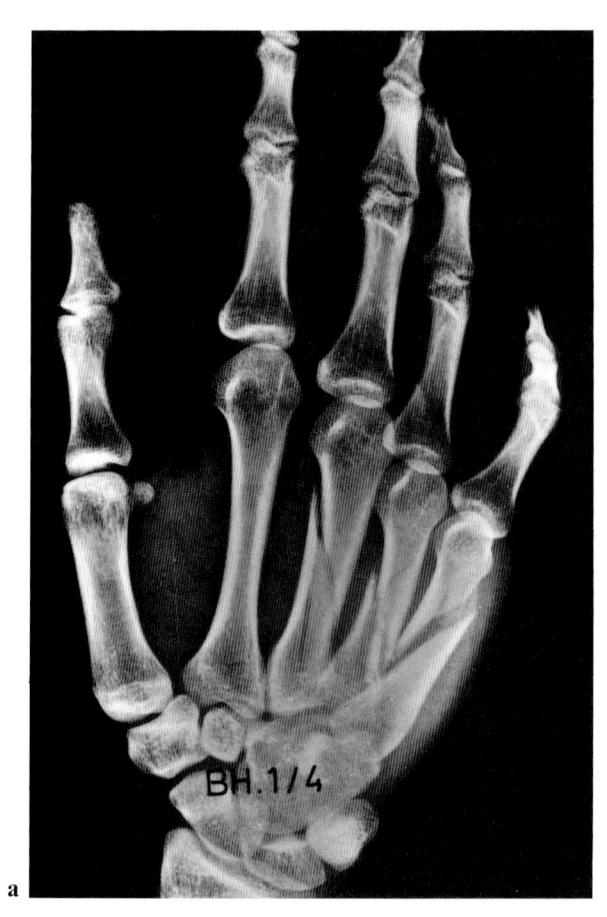

Abb. 148 a–c. Klinisches Beispiel: multiple metakarpale Torsionsfrakturen

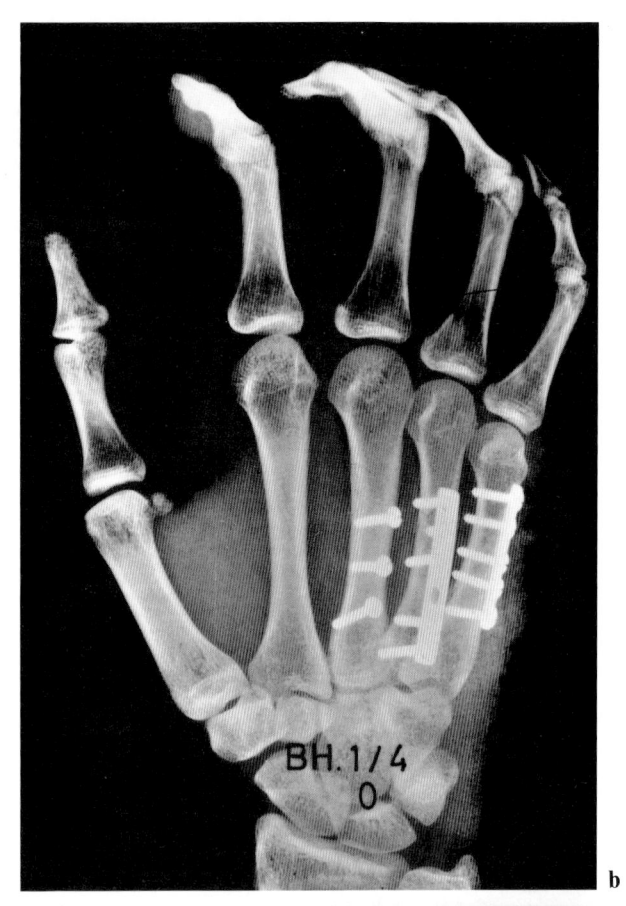

F., Nicole, 17jährige Verkäuferin. Sturz mit Motorfahrrad auf die rechte Hand am 26. September 1983

a Torsionsfrakturen der Metakarpalia (*M*) III–V rechts, Commotio cerebri

b Notfallosteosynthese aus Längsinzision über dem Strahl IV: Stabilisierung von M V und M IV mit 2,0-mm-DC-Platten (interfragmentäre Plattenzugschrauben), des M III mit 2,0-mm-Schrauben allein. Funktionelle Nachbehandlung. Trotzdem Strecksteife der MP-Gelenke IV und V. Arbeitsaufnahme nach 7 Wochen. Metallentfernung nach 4 Monaten. Gleichzeitig Tenolyse der Strecksehnen, Kapsulektomie der MP-Gelenke IV und V

c Röntgenkontrolle nach 6 Monaten: Frakturen geheilt

Schlußkontrolle nach 16 Monaten am 8. Januar 1985: beschwerdefrei. Faustschluß vollständig. Streckausfall des MP-Gelenks IV 20°

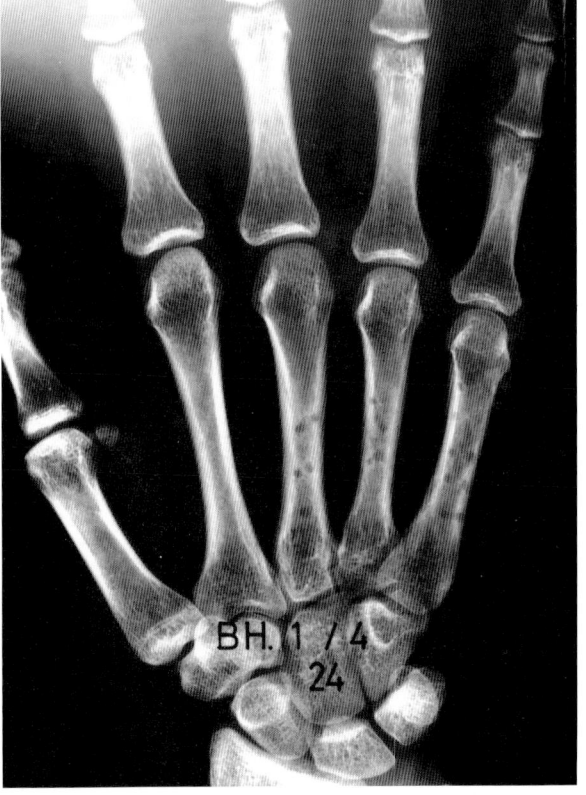

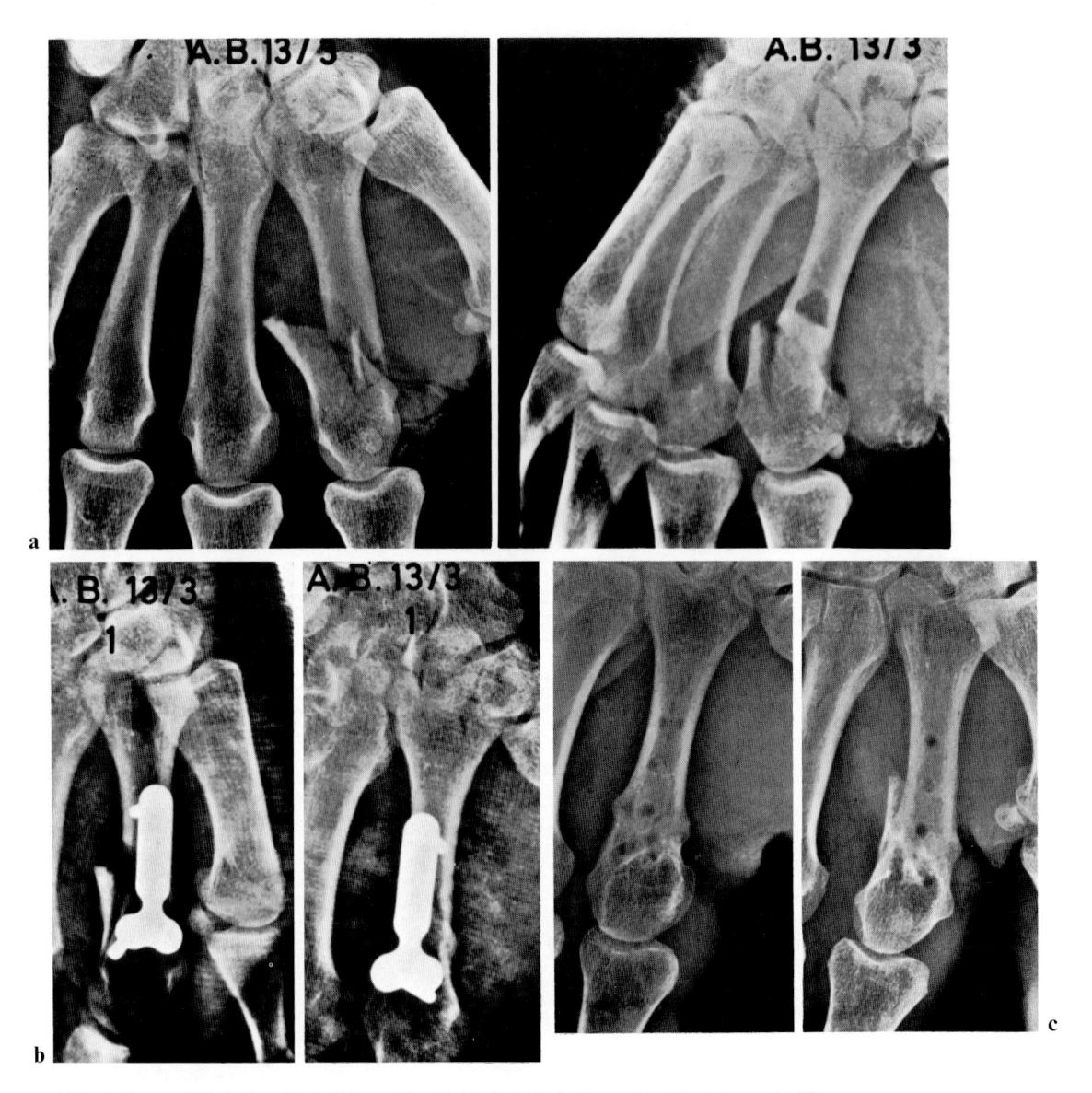

Abb. 149 a–c. Klinisches Beispiel: subkapitale Schrägfraktur des Metakarpale II

J., Werner, 36jähriger Chemiearbeiter. Einklemmung der rechten Hand in Förderband

a Offene, subkapitale Fraktur des Metakarpale II, Daumengrundphalanxfraktur, Strecksehnenverletzung am Mittelfinger

b Osteosynthese mit Kleinfragment-Platte. Gipsverband für 4 Wochen. Verlauf kompliziert durch Dystrophie. Teilarbeitsfähig nach 4 Monaten, volle Arbeitsfähigkeit nach 7 Monaten

c Metallentfernung nach 6 Monaten. Behandlungsabschluß nach 7 Monaten: volle Arbeitsfähigkeit, keine Schmerzen, Sperre der Finger II und III von 3 cm, leichter Kraftverlust

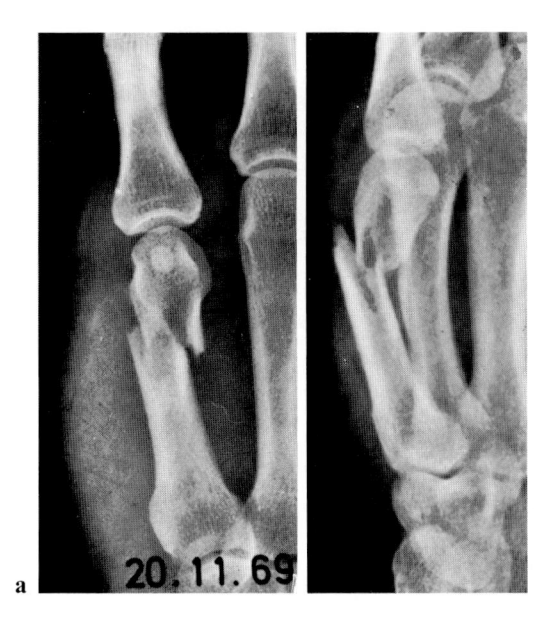

Abb. 150 a–c. Klinisches Beispiel: offene Fraktur des distalen Metakarpale V

S., Ernst, 39jähriger Mechaniker. Kompressionstrauma der linken Hand am 20. November 1969

a Offene distale Metakarpale-V-Schrägfraktur. Hautdefekt

b Osteosynthese mit L-Platte nach 4 Tagen. Defektdeckung mit dickem Spalthauttransplantat. Verlauf komplikationslos. Funktionelle Nachbehandlung. Metallentfernung nach 7 Monaten bei voller Funktion

c Kontrolle nach 11 Jahren am 14. Juli 1980: Narbe linear, kaum sichtbar. Röntgen: alter Frakturverlauf noch andeutungsweise erkennbar

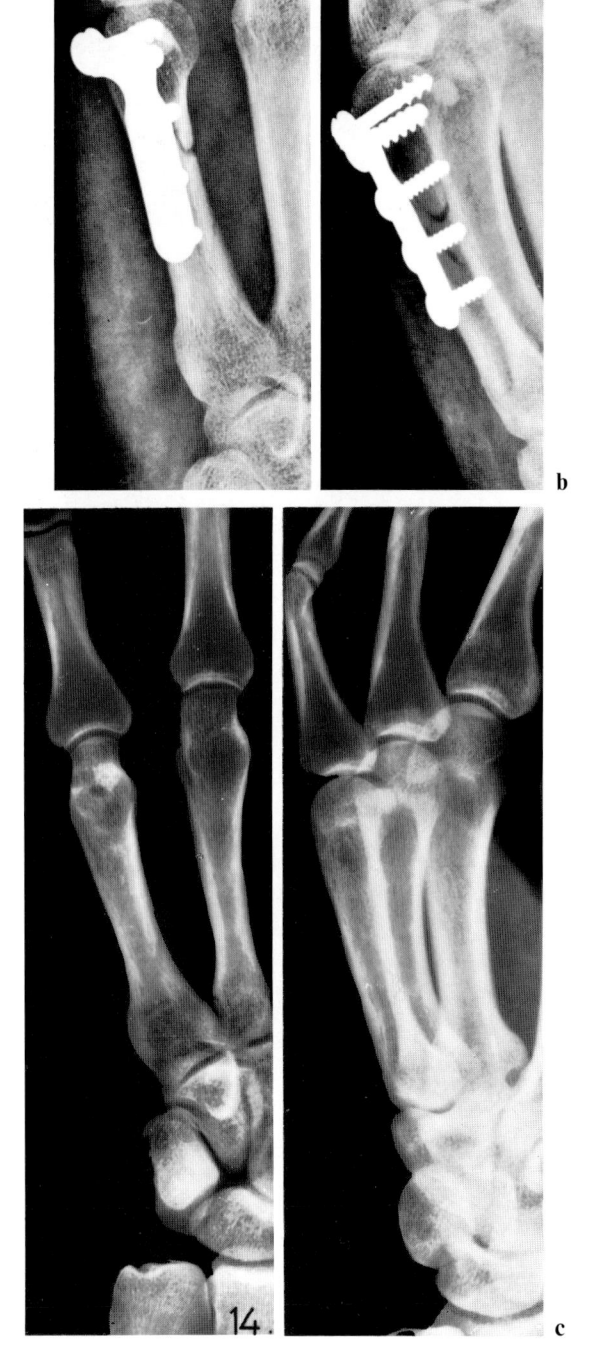

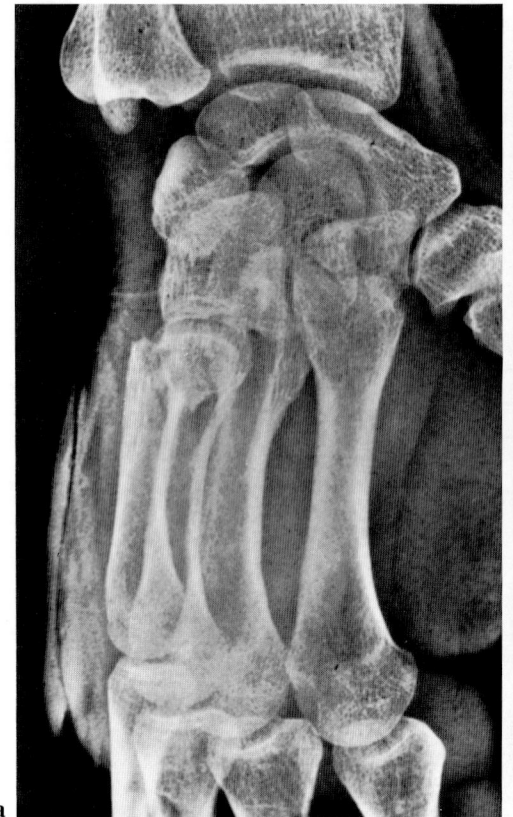

Abb. 151 a–c. Klinisches Beispiel: Basisfraktur des Metakarpale V

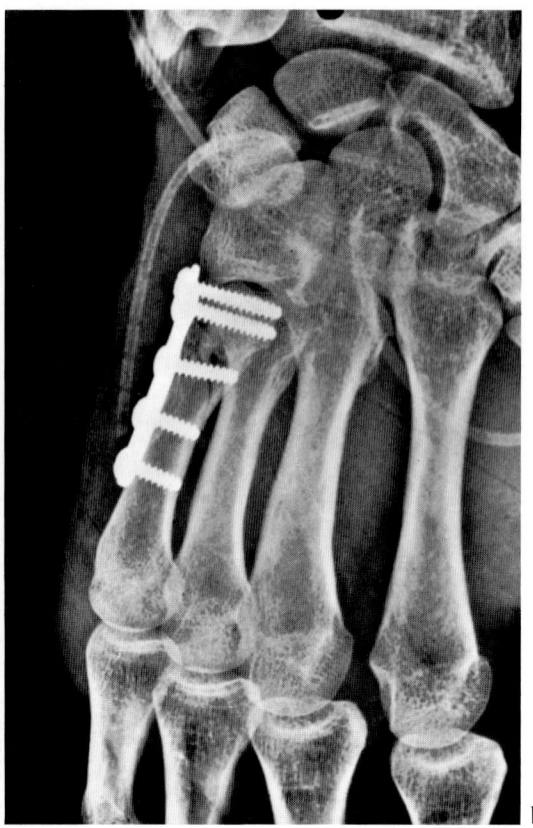

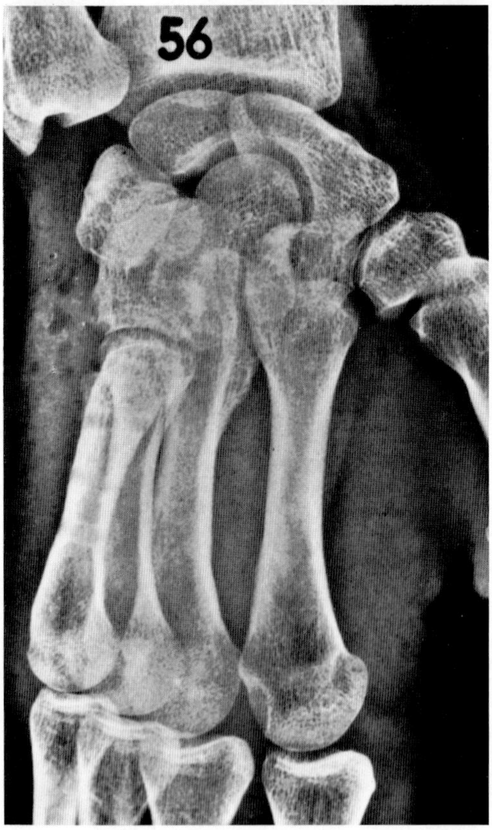

V., Ramon, 36jähriger Hilfsarbeiter. Sturz auf die Hand

a Extraartikuläre Schrägfraktur der Basis des Metakarpale V mit Verkürzung

b Primäre Osteosynthese mit L-Platte. Verlauf komplikationslos. Volle Arbeit nach 40 Tagen

c Metallentfernung und Schlußkontrolle nach 13 Monaten: beschwerdefrei, volle Funktion, seitengleiche Kraft

Abb. 152a–c. Klinisches Beispiel: subkapitale Fraktur des Metakarpale V

F., Angelo, 40jähriger Wirt. Sturz mit Rennfahrrad auf rechte Hand am 20. Mai 1981

a Subkapitale Fraktur des Metakarpale V. Nasenbeinfraktur und multiple Prellungen

b Osteosynthese nach 5 Tagen: Kortikaliszugschraube 2,0 mm und zusätzliche feine Drahtzuggurtung. Funktionelle Nachbehandlung. Fraktur nach 6 Wochen geheilt, volle Funktion, Arbeits- und Sportfähigkeit

c Kontrolle nach 9 Monaten am 12. Februar 1982 anläßlich der Metallentfernung: leichte Verbreiterung des Metakarpalköpfchens. Funktion voll. Keine Beschwerden

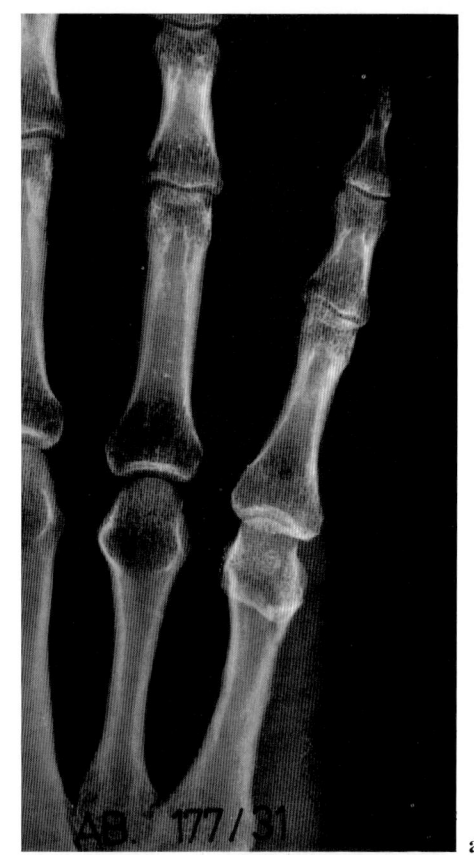

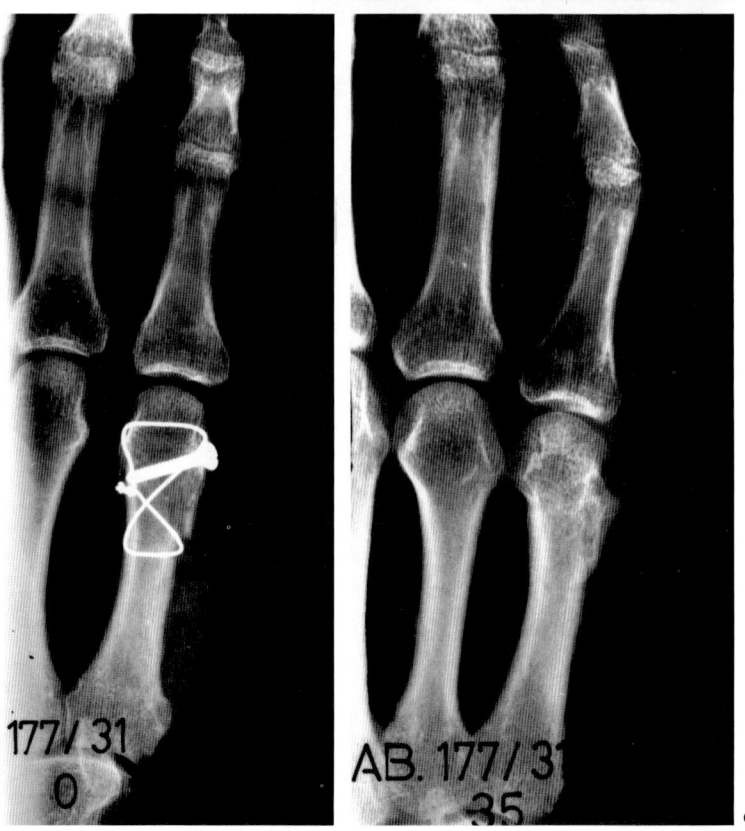

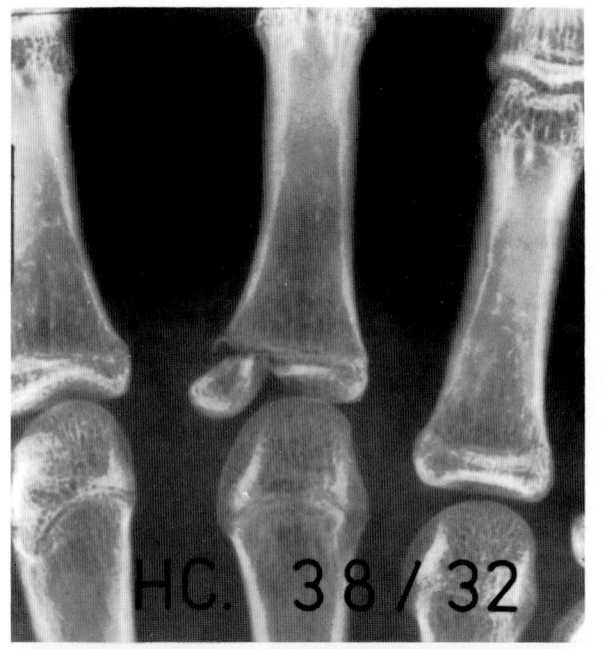

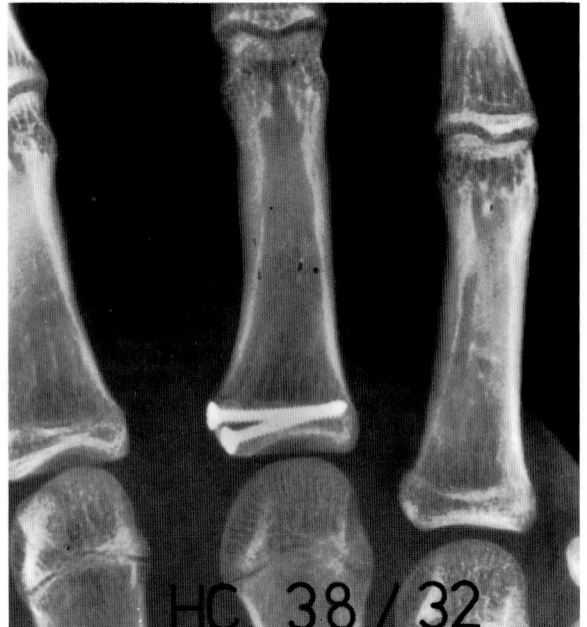

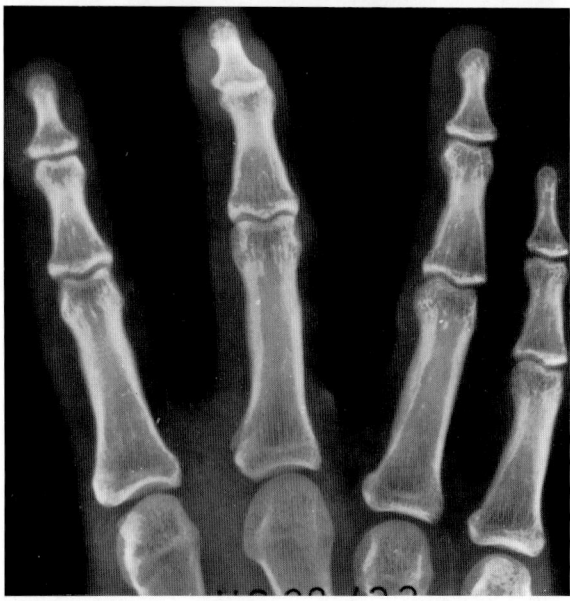

Abb. 153a–c. Klinisches Beispiel: dislozierte Abrißfraktur der Grundphalanxbasis

B., Dominik, 16jähriger Lehrling. Sturz vom Moped auf die rechte Hand am 7. Oktober 1977

a Geschlossene Abrißfraktur der Basis der Grundphalanx III radial mit erheblicher Dislokation bei noch angedeutet offenen Epiphysenfugen

b Osteosynthese mit 2 Minischrauben 1,5 mm am 8. Oktober 1977.
Funktionelle Nachbehandlung. Primäre Wundheilung

c Kontrolle und Metallentfernung nach 5 Monaten. Volle Funktion. Keine Beschwerden. Fraktur geheilt

Abb. 154a–c. Klinisches Beispiel: multiple Phalangenfrakturen

C., Roberto, 20jähriger Stanzer. Rechte Hand in Maschine eingeklemmt am 19. September 1983

a Komplexe Handverletzung: geschlossene Schrägfraktur Daumengrundphalanx, offene Drehkeilfraktur Zeigefingergrundphalanx, offene Schrägfrakturen an Zeige- und Mittelfinger distal mit Nagelausriß

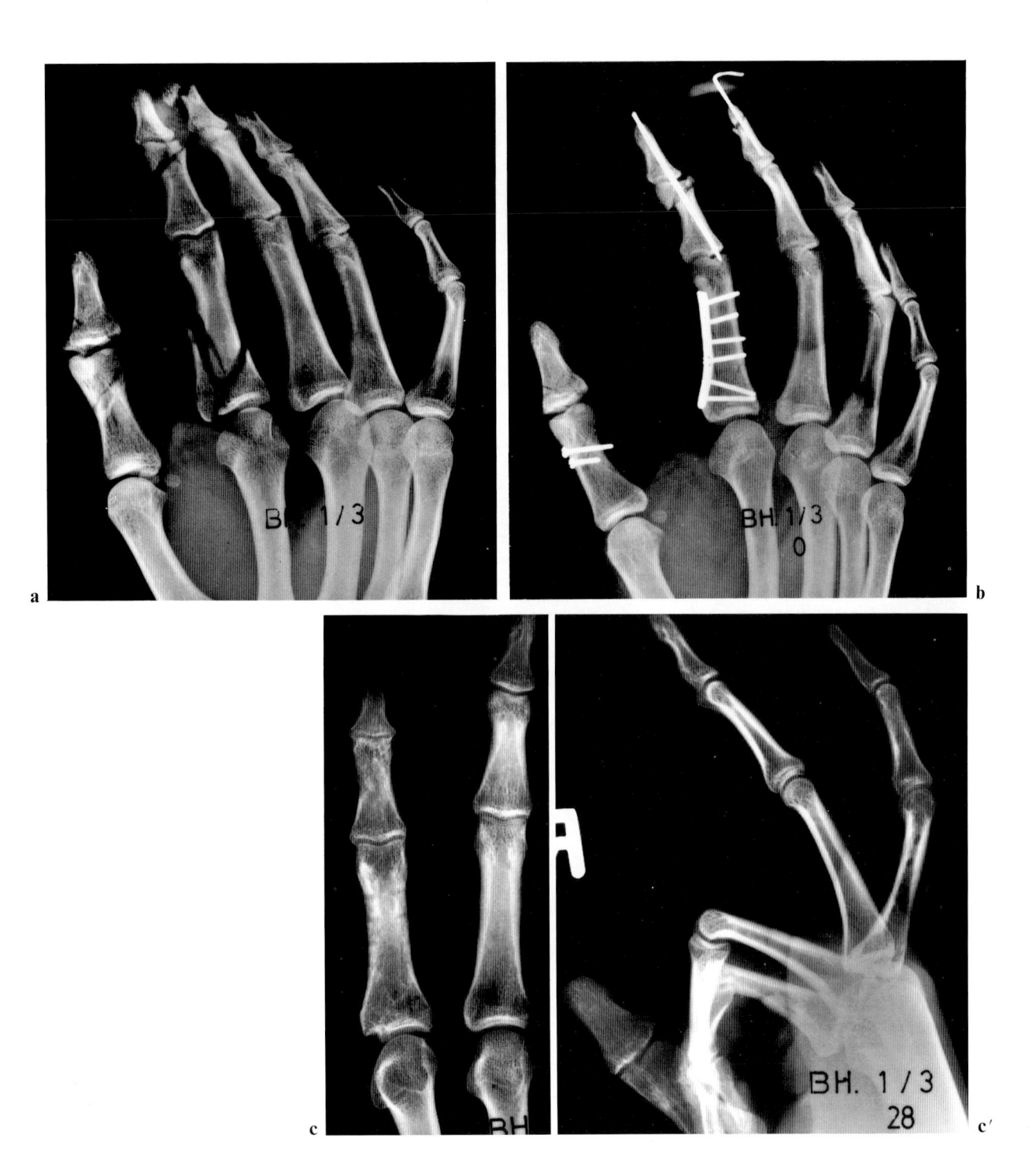

b Notfallosteosynthese: Am Daumen zwei 1,5-mm-Schrauben. An der Zeigefingergrundphalanx radial angelegte Miniplatte 1,5 mm. An der Fingerperipherie perkutane Kirschner-Drähte für 4 bzw. 8 Wochen.

Plattenentfernung und Tenolyse des Streckapparates am Zeigefinger nach 4 Monaten. Teilarbeitsfähig nach 5 Monaten

c Kontrolle nach 7 Monaten am 17. April 1984: Am Zeigefinger mäßige trophische Störungen, Flexionssperre von 4 cm. Streckausfall im PIP-Gelenk von 25°. Voll arbeitsfähig

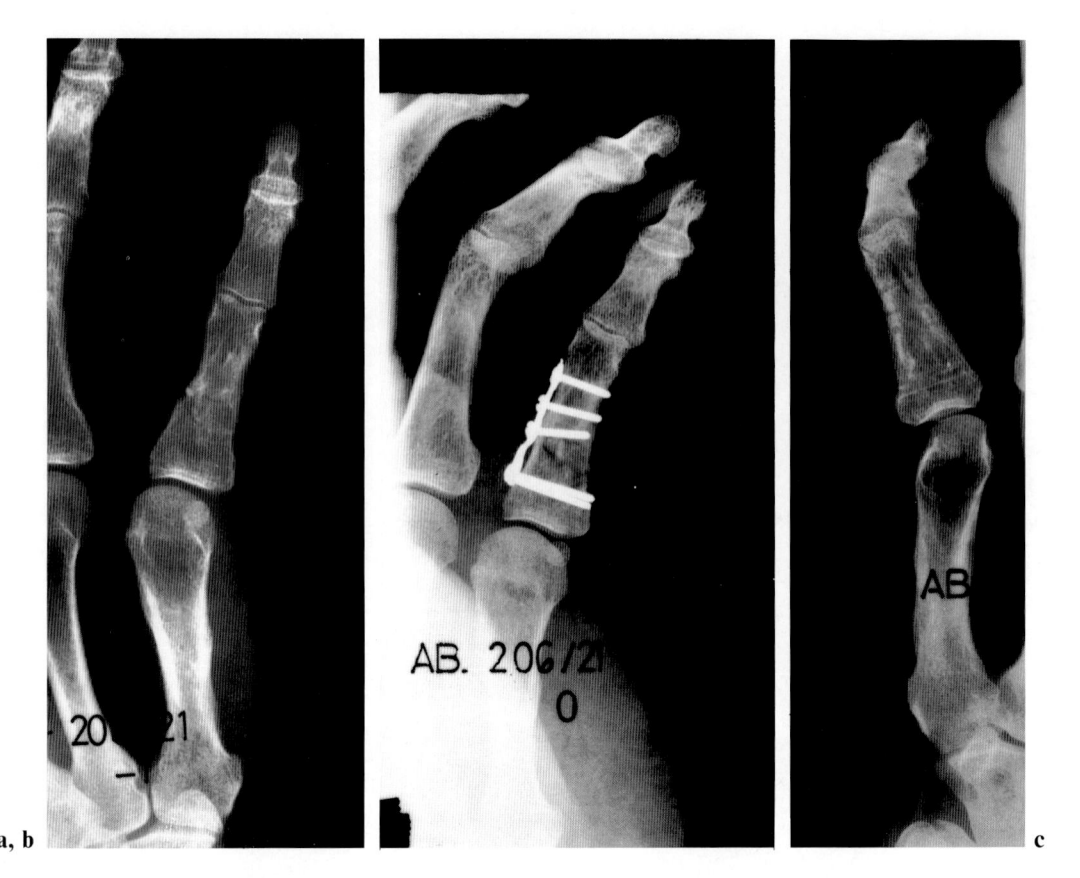

Abb. 155a–c. Klinisches Beispiel: Querfraktur Kleinfingergrundphalanx

R., Josef, 58jähriger Hafenarbeiter. Durch herabfallende Metallplatte rechter Kleinfinger am 16. September 1982 verletzt

a Basisnahe, multifragmentäre Querfraktur der Grundphalanx des Kleinfingers. Starke Schwellung

b Osteosynthese nach 12 Tagen: Von radial eingeführte Kondylenplatte 1,5 mm. Sofortige Mobilisation. Voll arbeitsfähig nach 10 Wochen

c Nach 7 Monaten Frakturen geheilt. Metallentfernung und Tenolyse der Strecksehne. Nach 8 Monaten: Faustschluß leicht behindert, Extensionsausfall im PIP-Gelenk von 50°, subjektiv kaum störend. Volle Arbeitsfähigkeit

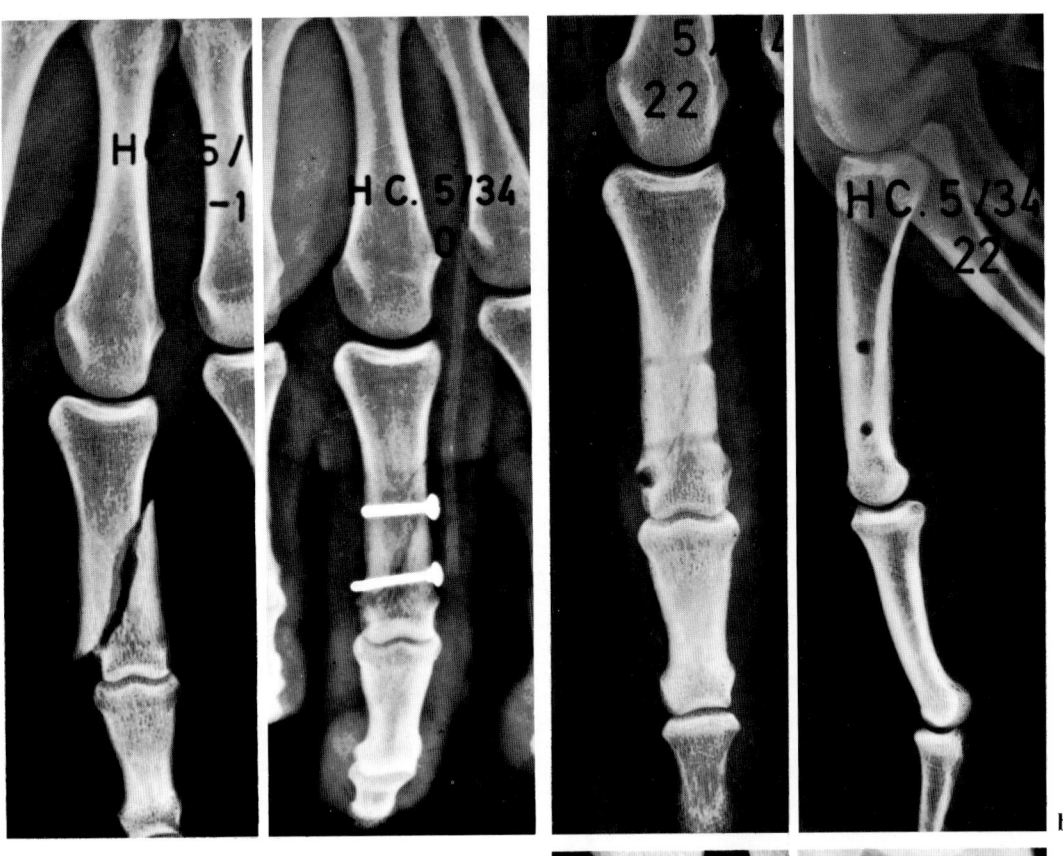

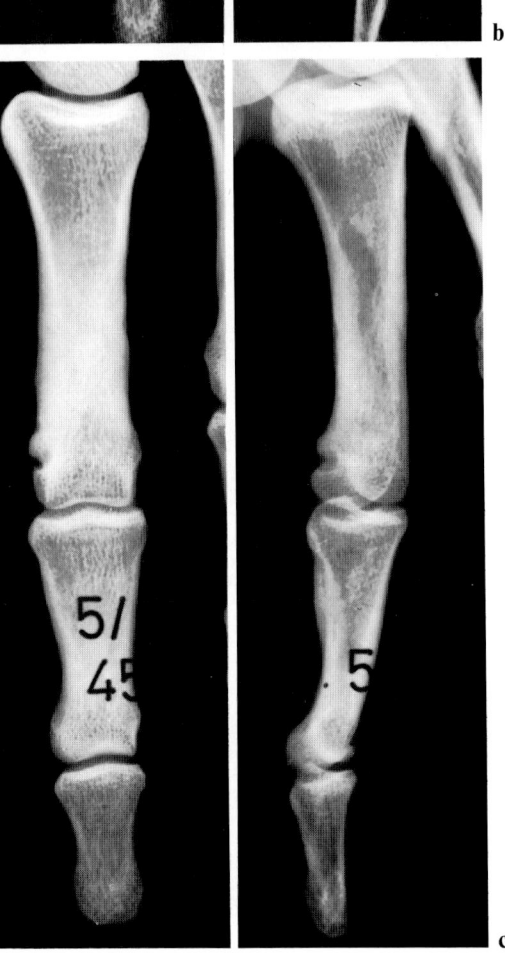

Abb. 156 a–c. Klinisches Beispiel: Torsionsfraktur der Grundphalanx. Schraubenosteosynthese

G., Christian, 31jähriger Postbote. Sturz in Gletscherspalte am 28. Juli 1971

a Torsionsfraktur der Mittelfingergrundphalanx III mit Rotationsfehler. Erfolglose konservative Behandlung

b Osteosynthese nach 1 Woche am 3. August 1971 mit 2 Schrauben 2,0 mm. Verlauf komplikationslos. Funktionelle Nachbehandlung. Nach Metallentfernung nach 5 Monaten Narbe linear, leicht eingeschränkte Flexion. Metaphysäre Zyste als Folge der Nekrose der Fragmentspitze

c Kontrolle nach 9 Jahren im Juli 1980: volle Funktion. Der zystenähnliche Befund ist immer noch sichtbar

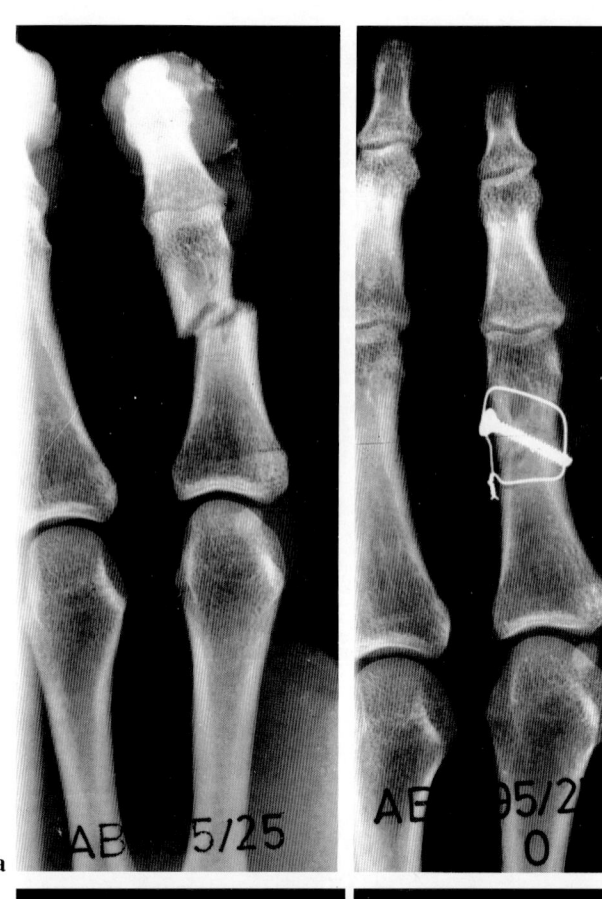

Abb. 157 a–c. Klinisches Beispiel: Fraktur der Grundphalanx

G., Pierre, 20jähriger Verkäufer. Sturz auf die Hand bei militärischer Übung Anfang November 1982

a Zwei Wochen alte, kurze Schrägfraktur der Grundphalanx des Zeigefingers links

b Osteosynthese: interfragmentäre Zugschraube 2,0 mm und intraossäre Drahtnaht 0,6 mm. Funktionelle Nachbehandlung. Voll arbeitsfähig nach 5 Wochen

c Metallentfernung nach 7 Monaten am 17. Juni 1983: Funktion voll, keine Beschwerden. Fraktur mit Fixationskallus geheilt

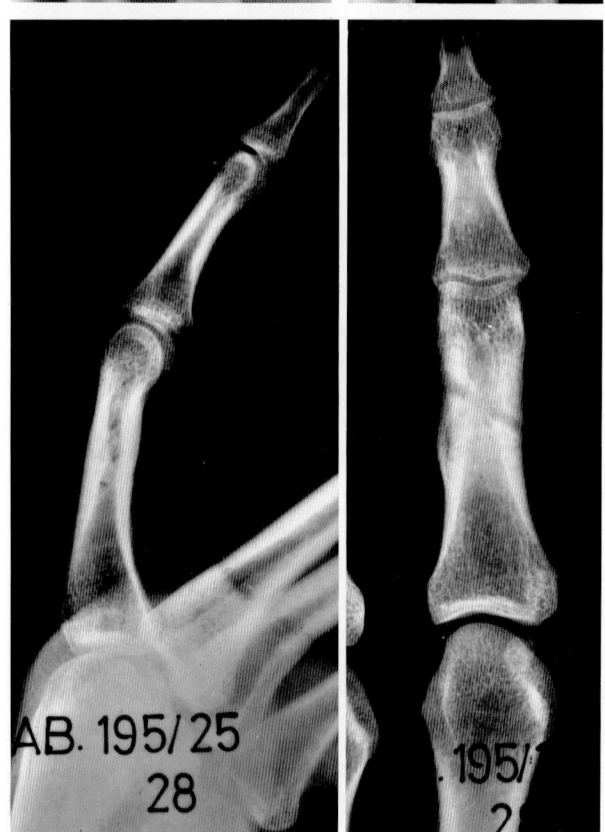

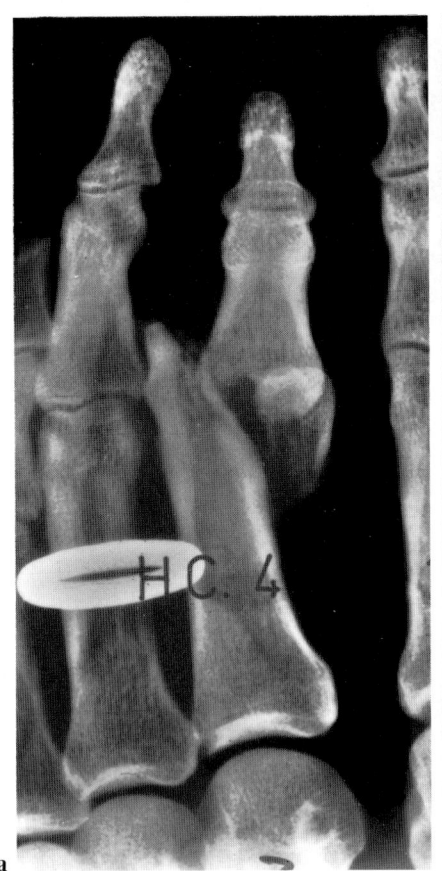

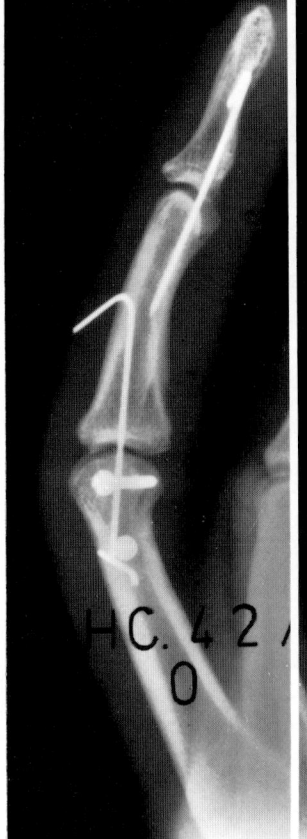

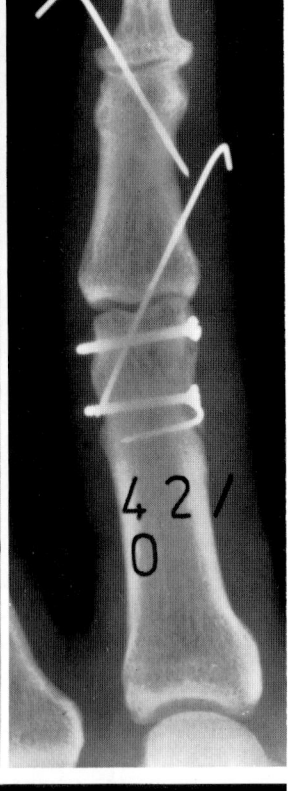

Abb. 158a–c. Klinisches Beispiel: offene artikuläre Grundphalanxfraktur

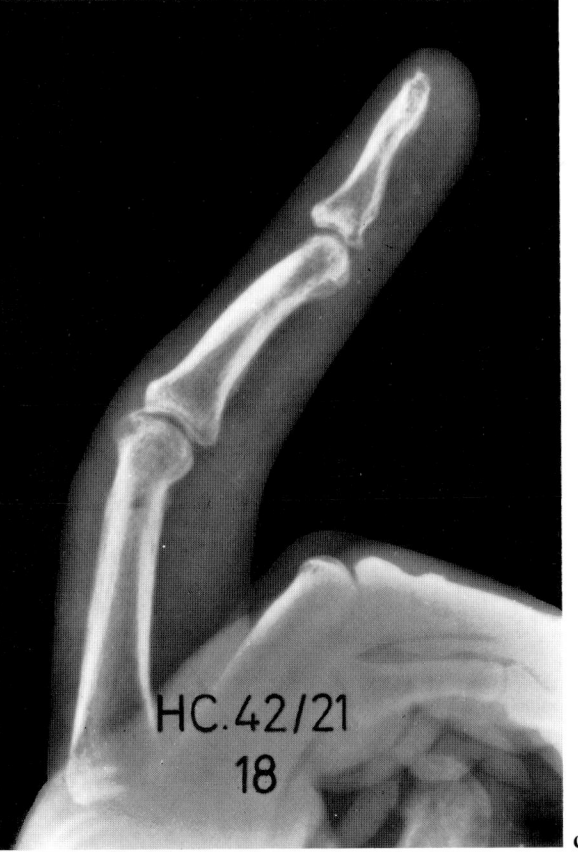

L., Bartholomäus, 51jähriger Beamter. Beilhieb beim Holzspalten am 21. April 1978

a Traumatische Teilamputation des linken Mittelfingers mit intraartikulärer Fraktur der Grundphalanx und Durchtrennung des Streckapparates

b Notfallosteosynthese mit 2 Schrauben. Naht des Streckapparates. Temporäre Arthrodese von PIP und DIP mit feinen Kirschner-Drähten für 3 Wochen. Wundheilung komplikationslos

c Nach 3,5 Monaten Entfernung der Schrauben. Extensionsausfall im PIP-Gelenk von 50°, aktive Flexion 90°. Voll arbeitsfähig. Keine berufliche Behinderung

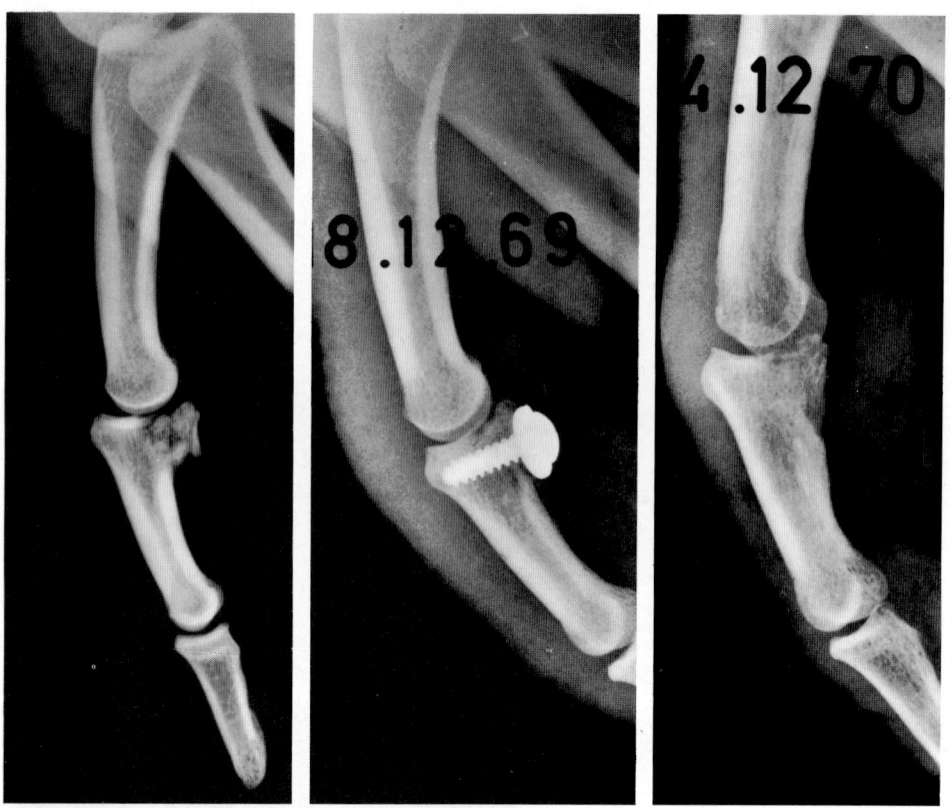

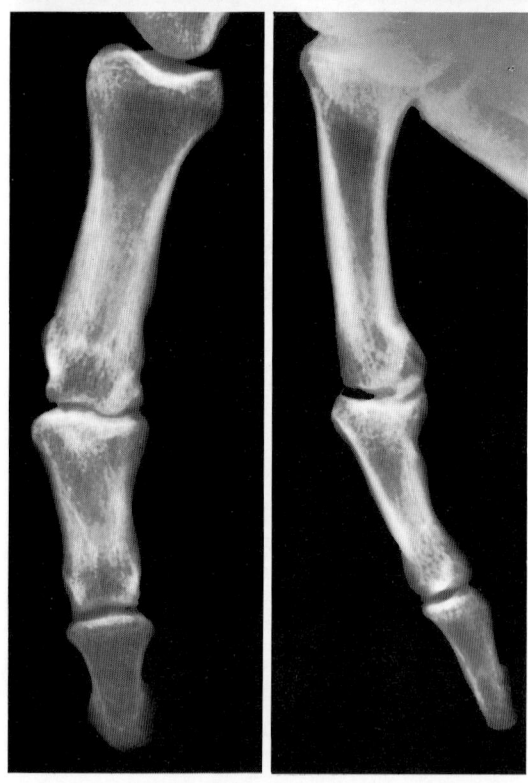

Abb. 159 a–d. Klinisches Beispiel: Luxationsfraktur der Basis von PIP II

M., Peter, 32jähriger Landwirt, Schlag von Motorkurbel auf Zeigefinger am 2. Dezember 1969

a Artikuläre Trümmerfraktur der Basis der Zeigefingermittelphalanx mit Subluxation nach dorsal. Ulnardeviation. Konservative Therapie mit Gips

b Sekundäre Osteosynthese am 16. Dezember 1969: Aus palmarem Zugang Kompression der Trümmerzone mit Schraube und Unterlagsscheibe.
Verlauf komplikationslos. Praktisch volle Belastung nach Wundheilung. Metallentfernung nach 4 Monaten

c Kontrolle nach 12 Monaten: voll arbeitsfähig als Landwirt mit mäßigen Beschwerden, leichte Arthrose, Subluxation behoben, Fehlstellung gebessert

d Kontrolle nach $10^1/_2$ Jahren am 7. Juli 1980: voll arbeitsfähig und beschwerdefrei. Ulnardeviation unverändert. PIP-Flexion aktiv bis 80°. Narbe nicht sichtbar. Keine Zunahme der Arthrose

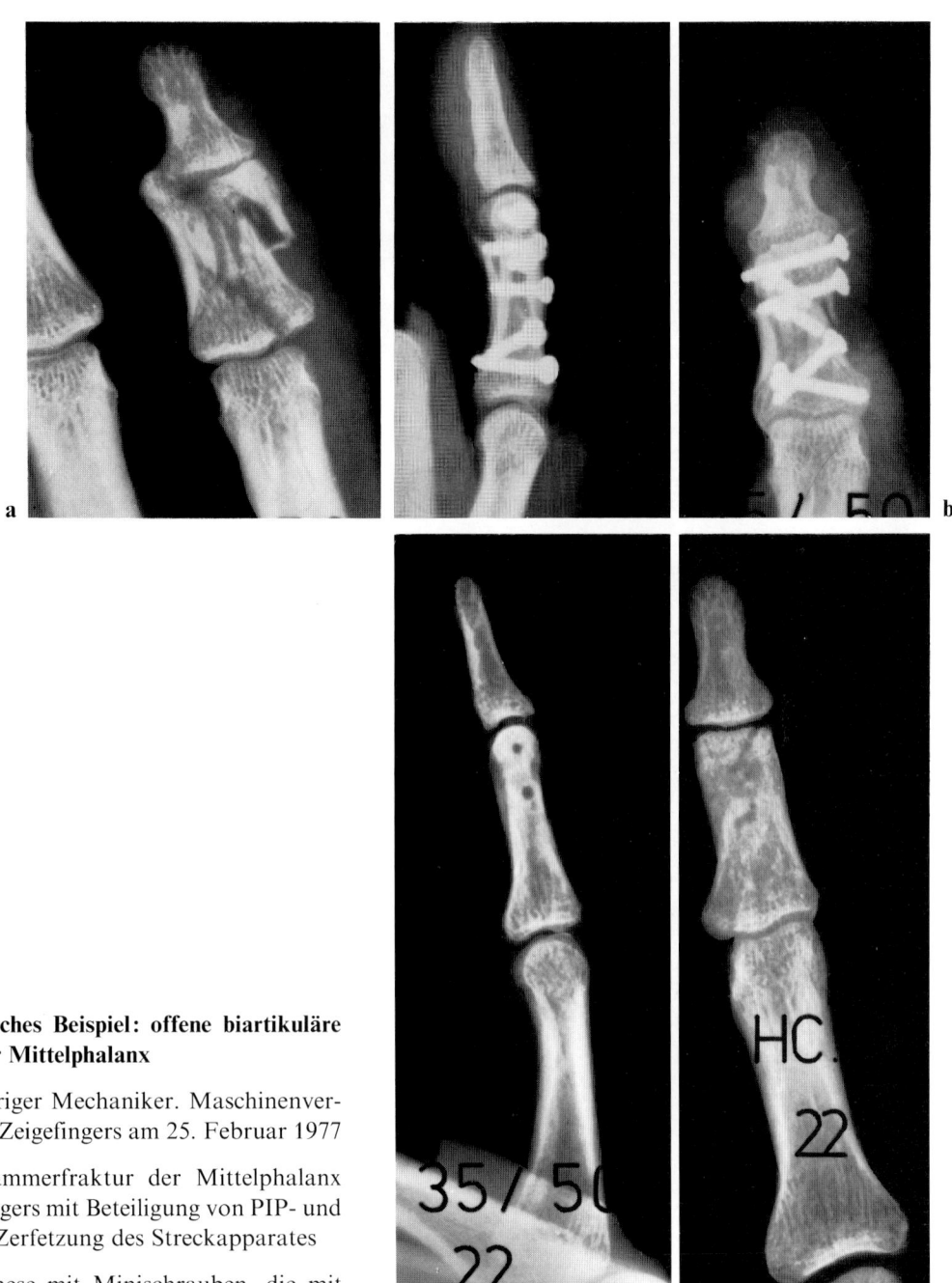

Abb. 160 a–c. Klinisches Beispiel: offene biartikuläre Trümmerfraktur der Mittelphalanx

I., Giovanni, 30jähriger Mechaniker. Maschinenverletzung des rechten Zeigefingers am 25. Februar 1977

a Breit offene Trümmerfraktur der Mittelphalanx des rechten Zeigefingers mit Beteiligung von PIP- und DIP-Gelenk sowie Zerfetzung des Streckapparates

b Notfallosteosynthese mit Minischrauben, die mit einer Ausnahme (Stichinzision) direkt aus der Wunde eingeführt wurden. Offene Wundbehandlung. Ruhigstellung mit Schiene. Partielle Sekundärheilung. Mobilisation ab 6. Woche. Teilarbeitsfähig ab 7. Woche. Metallentfernung nach 3 Monaten

c Kontrolle nach 8 Monaten: leichte Keloidnarben. Einschränkung der Flexion im DIP-Gelenk, volle Funktion im PIP-Gelenk

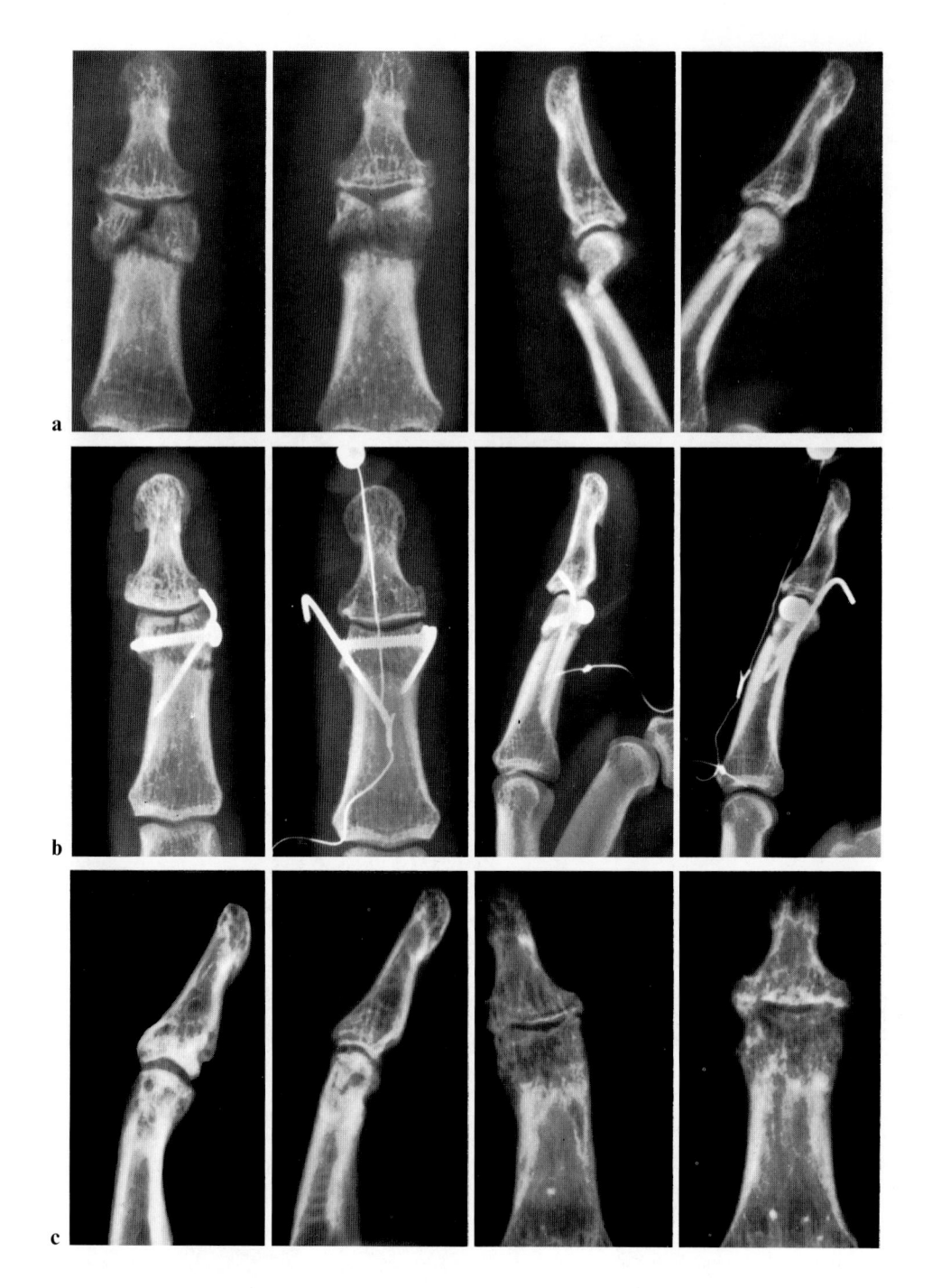

Abb. 161 a–c. Klinisches Beispiel: bikondyläre Frakturen der Mittelphalanx

S. Anton, 57jähriger Maurer. Linke Hand am 17. Oktober 1974 zwischen 2 Zementröhren eingeklemmt

a Dislozierte bikondyläre Y-Fraktur an der Mittelphalanx von Mittel- und Ringfinger links. Hautkontusion

b Operation nach 4 Tagen: Kombination von Verschraubung mit z.T. versenkter, z.T. perkutaner Kirschner-Drahtspickung. Durchtrennung und Naht der Streckaponeurose am Mittelfinger. Schienenfixation. Primäre Wundheilung. Pull-out-Draht und perkutaner Kirschner-Draht nach 5 Wochen entfernt. Entfernung der Schrauben und des versenkten Kirschner-Drahtes nach 3 Monaten. Wiederaufnahme der Arbeit als Maurer nach 6 Monaten

c Kontrolle nach 6 Jahren am 19. September 1980: Narben linear. Aktive Beweglichkeit in beiden Endgelenken eingeschränkt. Faustschluß kräftig. Beginnende Arthrose am Mittelfinger

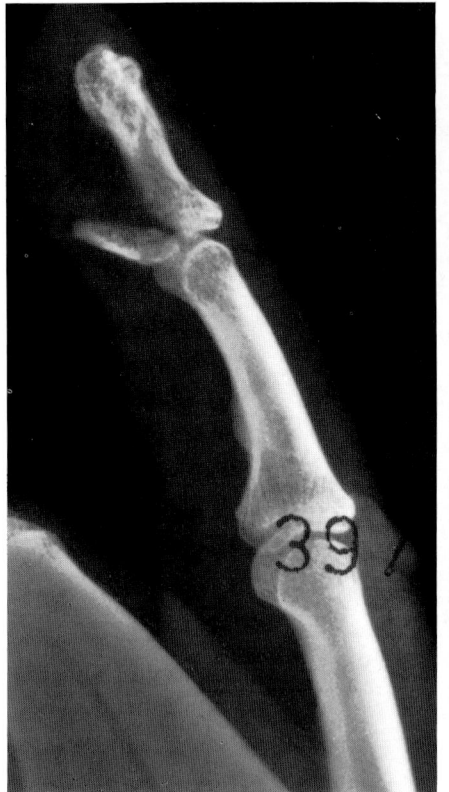

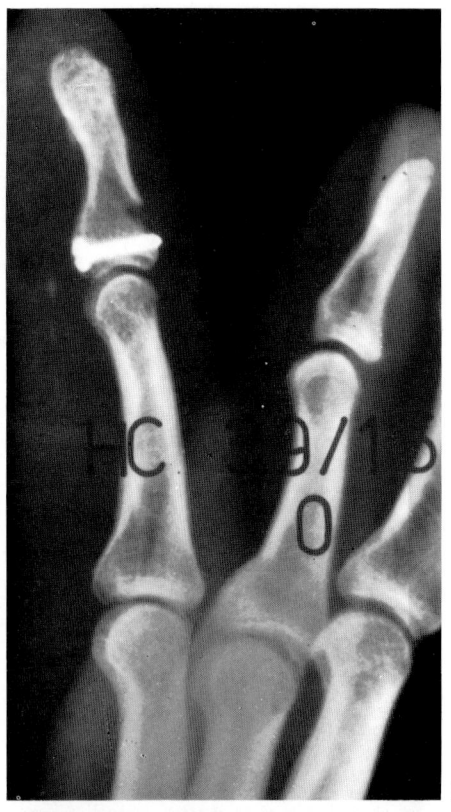

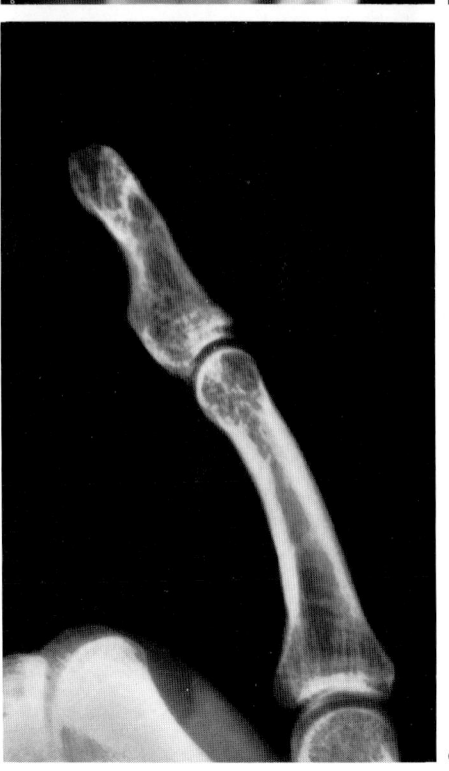

Abb. 162 a–c. Klinisches Beispiel: Abrißfraktur an der Basis der Endphalanx

S., Heinz, 44jähriger Ingenieur. Ringfingerverletzung rechts durch plötzlichen intensiven Zug des Hundes an der Leine am 24. September 1979

a Stark dislozierte Abrißfraktur der Basis der Endphalanx

b Notfallosteosynthese: Reinsertion des den Ansatz des M. flexor profundus tragenden Fragments und Fixation mit Minischraube 1,5 mm von radiopalmar. Zugang durch H-Inzision mit Herunterklappen des radialen Hautsubkutislappens und Rekonstruktion unter Sicht.
Verlauf komplikationslos. Immobilisierung des Endgelenks in Kunststoffschiene für 4 Wochen, anschließend aktive Mobilisierung und Belastung. Ambulante Metallentfernung nach 5 Monaten

c Kontrolle nach 1 Jahr am 20. September 1980: keine Beschwerden. Narben linear, volle Funktion. Gelenk arthrosefrei

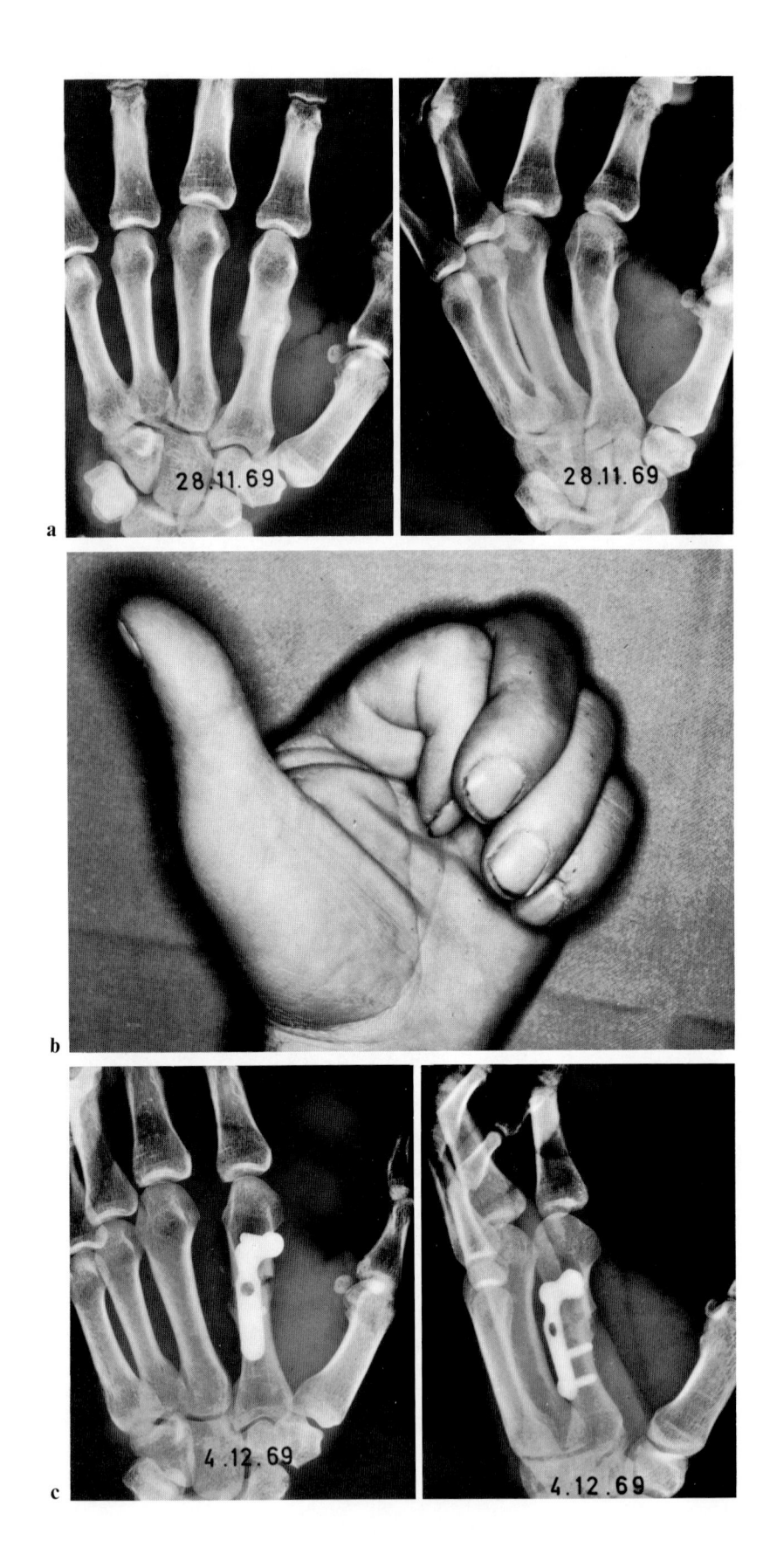

a

b

c

244

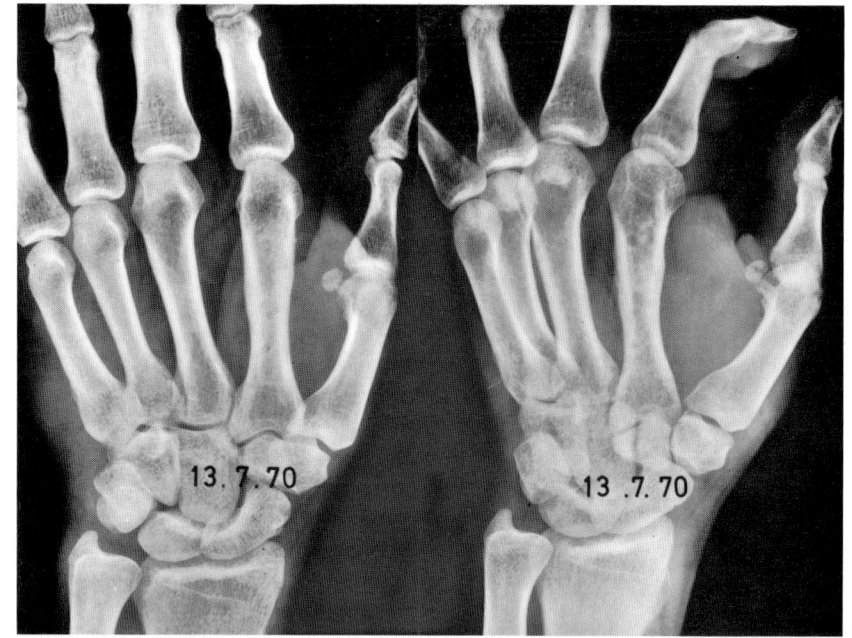

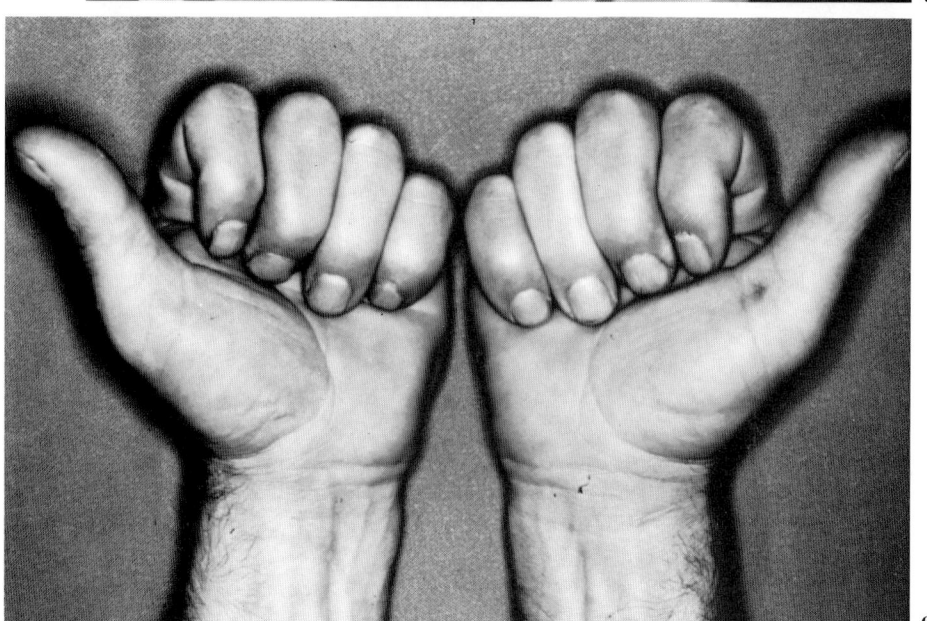

Abb. 163a–e. Klinisches Beispiel: Osteotomie des Metakarpale II

C., Antonio, 29jähriger Eisenbieger. Finger am 14. August 1969 eingeklemmt. Offene quere Schaftfraktur des Metakarpale II

a Konservative Behandlung mit Gips in subtotaler Streckung. Straffe Pseudarthrose

b Rotationsfehlstellung

c Osteotomie mit Spanbolzung und Zuggurtungsplatte 4 Monate nach Unfall.

Verlauf komplikationslos. Funktionelle Nachbehandlung ohne äußere Fixation. Volle Arbeit nach 3 Monaten

d Metallentfernung nach 8 Monaten

e Schlußkontrolle nach 10 Monaten: beschwerdefrei, volle Funktion. Stellung seitengleich

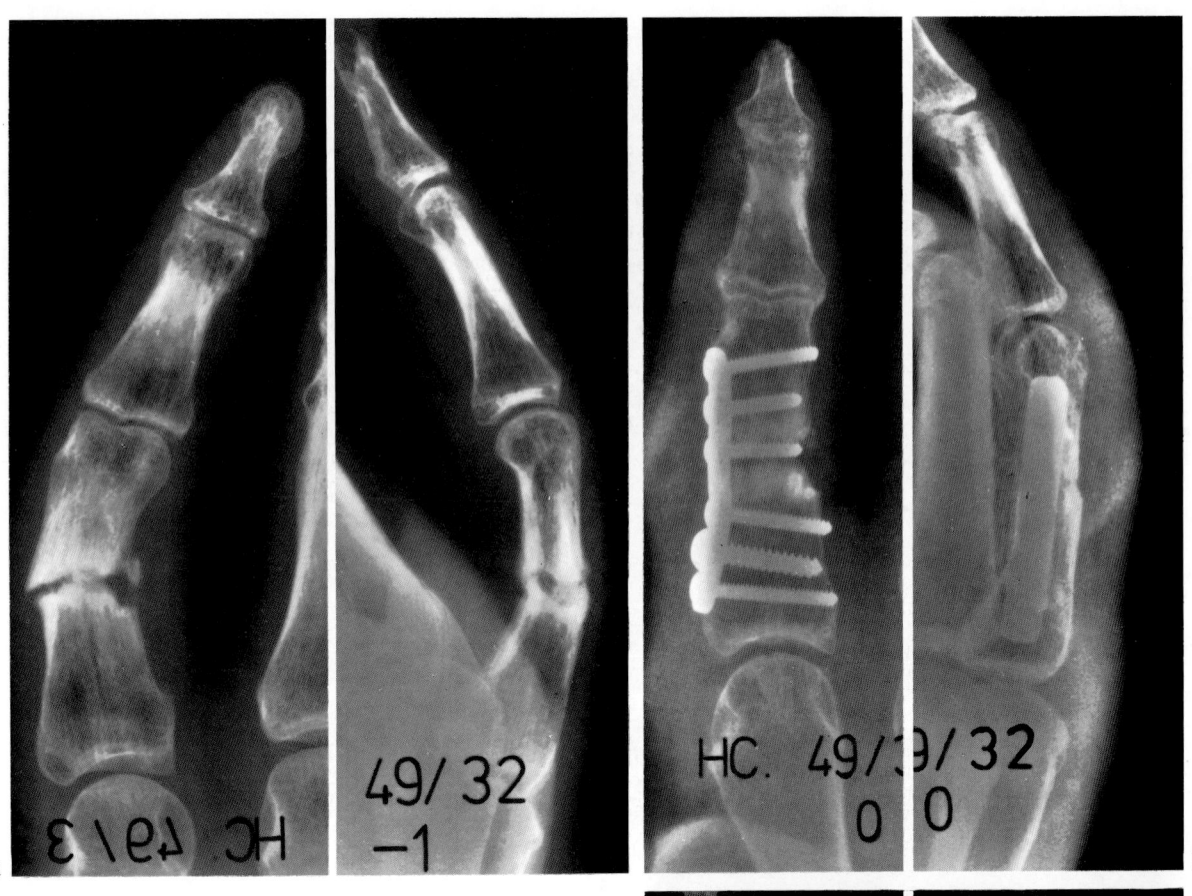

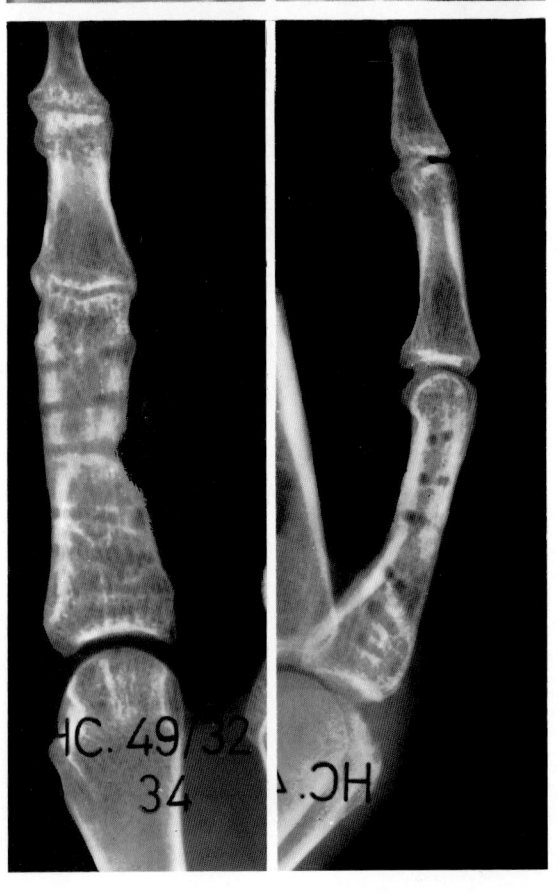

Abb. 164 a–c. Klinisches Beispiel: Pseudarthrose der Grundphalanx

H., Hugo, 20jähriger Arbeiter. Verletzung der rechten Hand beim Seilbahnbau am 20. Juni 1979. Offene Fraktur der Zeigefingergrundphalanx. Primär gekreuzte Spickdrähte

a Nach 4 Monaten schmerzhafte Pseudarthrose. Ulnardeviation des Zeigefingers. Einschränkung der Beweglichkeit in allen Fingergelenken. Trophische Störungen

b Osteosynthese am 24. Oktober 1979: lateral angelagerte 6-Loch-DCP 2,0 mm. Autologe Spongiosaplastik. Konsolidierung nach 4 Monaten. Metallentfernung und Tenolyse nach 8 Monaten

c Kontrolle nach 11 Monaten am 26. September 1980: beschwerdefrei und voll arbeitsfähig. Narbe linear. MP-Gelenk frei beweglich. Aktiver Bewegungsumfang im PIP- und DIP-Gelenk von je 35° bei leichtem Streckausfall

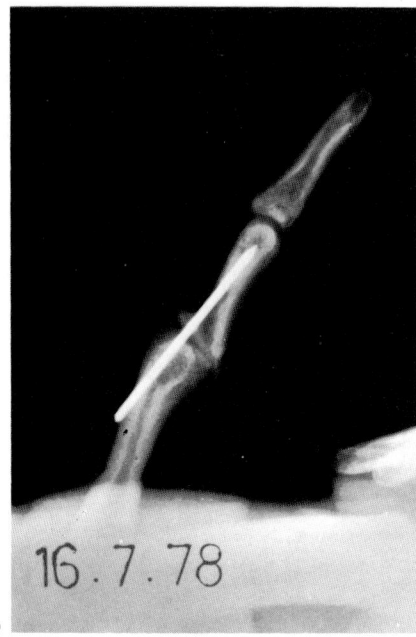

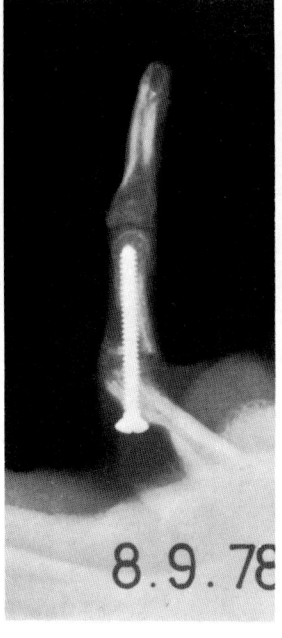

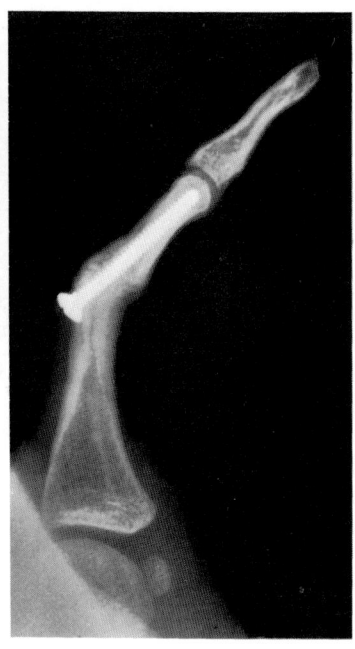

Abb. 165 a–c. Klinisches Beispiel: Schraubenarthrodese des PIP-Gelenks

Z., Ulrich, 20jähriger Maler, kollidierte als Motorradfahrer mit Auto

a Offene Luxationsdefektfraktur der Mittelphalanxbasis am linken Kleinfinger mit Zerreißung und Defekt der Strecksehnen. Wundversorgung mit Sehnenadaptation und provisorischer Kirschner-Drahtfixation

b Definitive Schraubenarthrodese nach 6 Wochen, ausnahmsweise am PIP mit Kortikaliszugschraube 2,0 mm wegen geringem Markraumdurchmesser der Mittelphalanx, Spongiosaplastik. Aluminiumschiene für 2 Wochen. Teilarbeitsfähig nach 3 Wochen, volle Arbeitsfähigkeit 4 Wochen postoperativ

c Zustand 15 Monate nach Arthrodese vor Entfernung der Schraube, deren Kopf dorsal etwas störte. Sonst keine Schmerzen, voller Faustschluß, leicht eingeschränkte Motilität des DIP

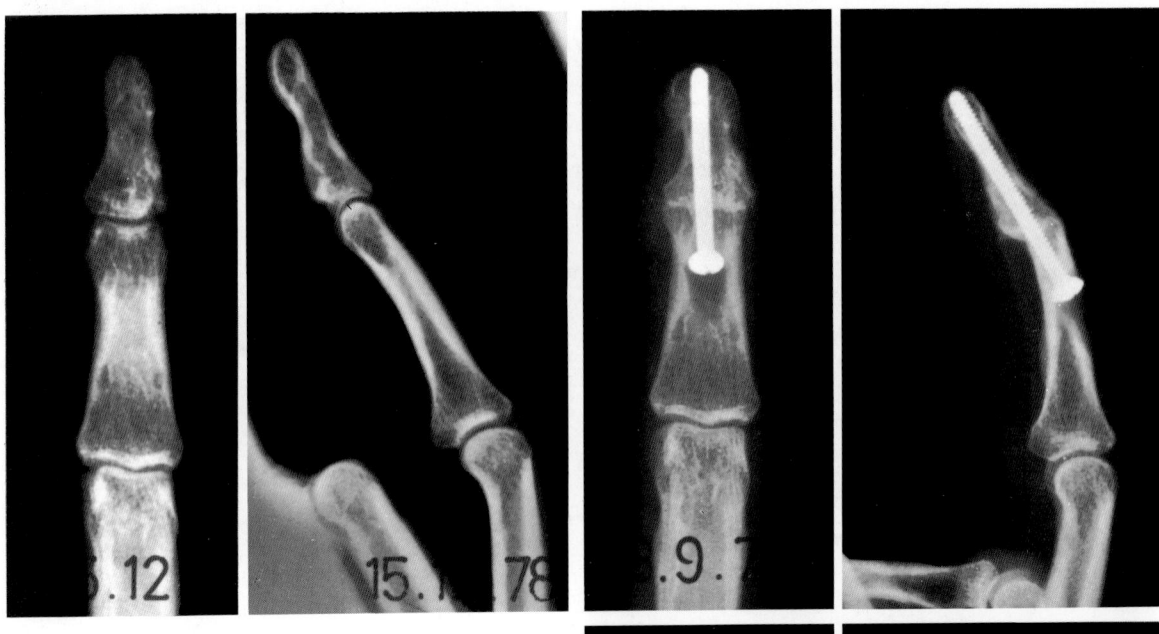

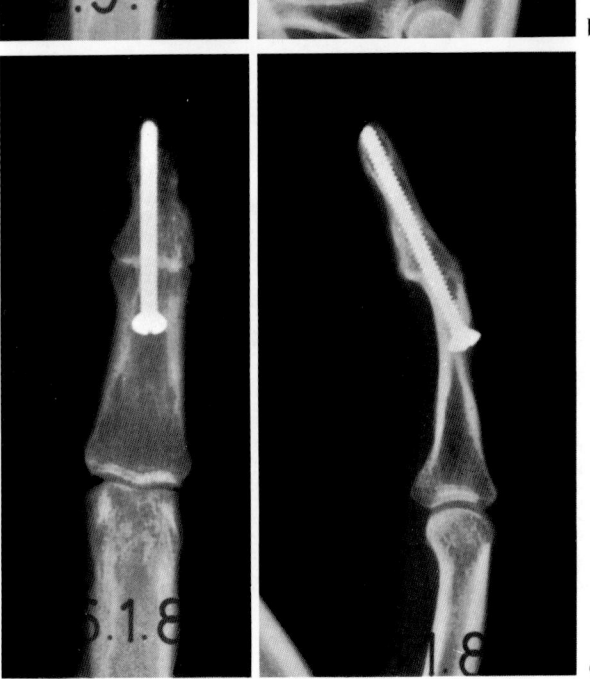

Abb. 166a–c. Klinisches Beispiel: Schraubenarthrodese des DIP-Gelenks von proximal

K., Renée, 36jährige Sekretärin

a Schmerzhafte Arthrose des DIP am rechten Ringfinger nach 2maliger auswärtiger Operation wegen Mukoidzyste

b Arthrodese mit Kortikaliszugschraube 2,0 mm. Sofortige Mobilisation. Volle Arbeitsfähigkeit nach 4 Wochen

c Knöcherne Heilung nach 16 Wochen (Bild). Schraubenentfernung nach 20 Wochen, da der Schraubenkopf die Patientin etwas störte. Danach völlige Beschwerdefreiheit bei voller Funktion der proximalen Gelenke

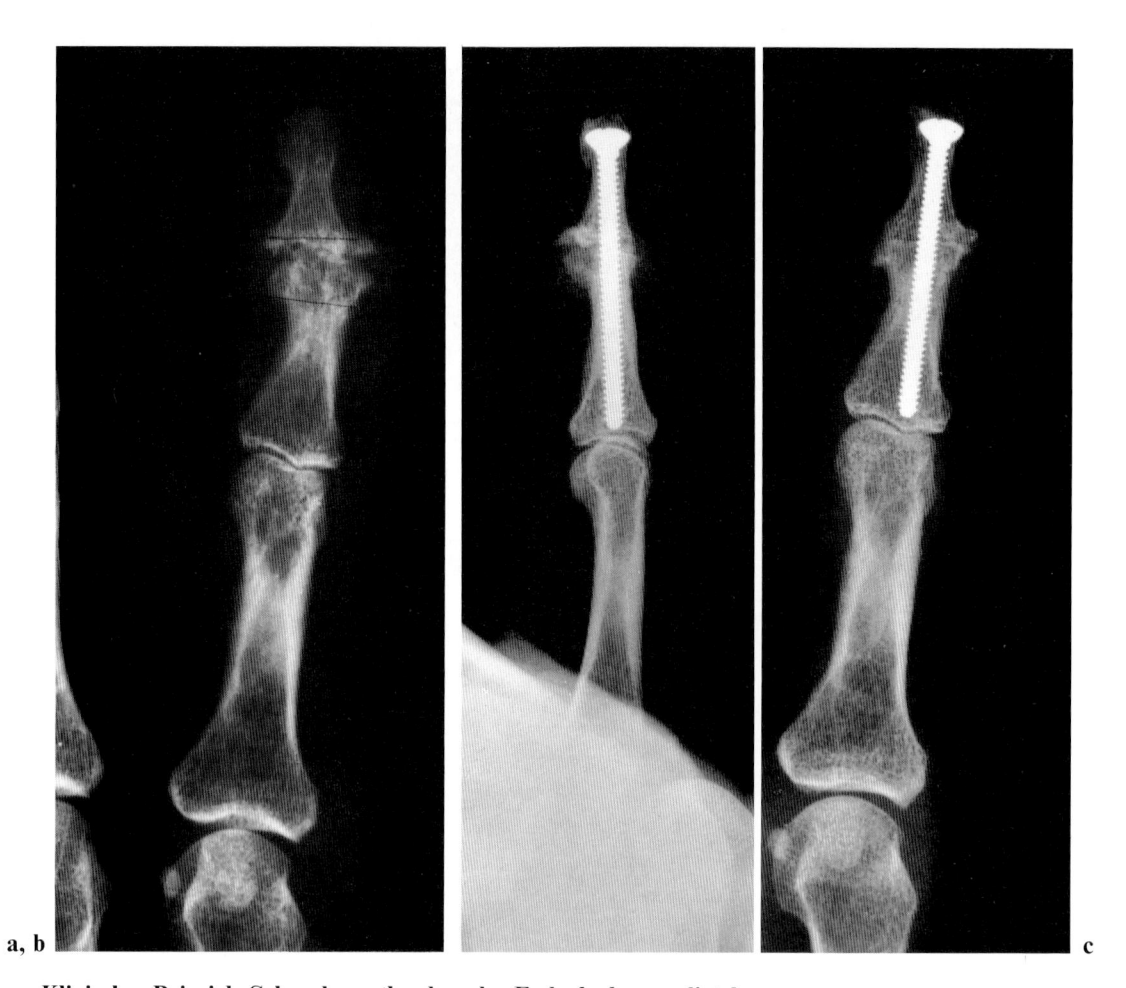

Abb. 167a–c. Klinisches Beispiel: Schraubenarthrodese des Endgelenks von distal

H., Georgina, 53jährige Hausfrau. Heberdeen-Arthrose seit Jahren. Zunehmende Deformation und Schmerzhaftigkeit im Kleinfingerendgelenk rechts

a Arthrose des Kleinfingerendgelenks. Arthrodese mit extralanger Kortikaliszugschraube 2,0 mm von distal am 5. Mai 1984. Protektive Metallfingerschiene für 2 Wochen

b Kontrolle nach 1 Monat am 7. Juni 1984: MP- und PIP-Gelenk frei beweglich. Keine Schmerzen. Volle Arbeitsfähigkeit

c Zwei Jahre später (am 5. Mai 1986) stört die Schraube nicht und wird belassen. Patientin wünscht gleichen Eingriff am linken Kleinfinger

XIV. Knie

Die großen Frakturen des komplizierten Kniegelenks an Femurkondylen und Tibiakopf werden mit den Implantaten der Standarddimension versorgt. Anwendungen für kleine Implantate ergeben sich bei den Nebenkomponenten von Hauptfrakturen sowie bei Bandausrissen und kleinen Abscherungen. Da die Verletzungen des Kniegelenks sehr stark zugenommen haben, schien es sinnvoll, diese in einem eigenen Kapitel zusammenzufassen.

1. Patella

Die Patellaquerfraktur wird klassischerweise mit der doppelten Drahtzuggurtung behandelt (*Manual der Osteosynthese*, S. 250 ff.). Der Kombination des Kirschner-Drahtes mit der Drahtschlinge wird neuerdings vermehrt Beachtung geschenkt, nachdem wiederholt postoperative Verkürzungen des Lig. patellae oder auch Fälle von Patella alta infolge Nekrosen durch Drahtspannung beobachtet worden sind. Indikationen für kleine Schrauben beschränken sich auf längsverlaufende Frakturlinien sowie auf Polrekonstruktionen.

a) Patellalängsfraktur

Diese nicht so seltene Fraktur kann in den Standardröntgenbildern schlecht erkennbar sein. Manchmal wird sie nur in den tangentialen Aufnahmen entdeckt. Sowohl primär als auch sekundär bewährt sich die Versorgung mit kleinen Schrauben. Bisher wurden grundsätzlich Spongiosaschrauben 4,0 mm empfohlen. In der sehr harten Spongiosa besteht aber die Gefahr des Abbrechens derselben am Übergang zwischen Gewinde und Schaft anläßlich der Metallentfernung. Vorausgesetzt, es gelingt, ein korrektes Gleitloch präliminär zu bohren, sollten daher hier kleine Schrauben mit Gewinde in ganzer Ausdehnung bevorzugt werden. Deren Dimension ist den Fragmenten anzupassen (Abb. 168). Sind die Fragmente sehr klein oder aufgespalten, empfiehlt sich die Verwendung von Unterlagsscheiben.

b) Mehrfragmentbruch mit Längskomponenten

Nicht selten finden wir längsverlaufende Frakturlinien beim Mehrfragmentbruch. Diese werden verschraubt, bevor man die Zuggurtungsdrahtschlinge anlegt (Abb. 168).

c) Polfraktur

Distale Abbrüche und Polfrakturen werden im Rahmen von Verkehrsunfällen vermehrt beobachtet. Sie entsprechen funktionell einem Riß des Lig. patellae. Sie können als Quer- oder Trümmerfraktur vorliegen. Wenn das proximale Fragment groß und damit die artikulierende femoropatellare Knorpelfläche intakt ist, ist eine partielle Patellektomie kontraindiziert. Durch Verschraubung, manchmal unter Entfernung von kleinen Trümmerfragmenten, läßt sich das distale Fragment zum proximalen in breiten, interfragmentären Kontakt bringen. Zugfestigkeit ist damit aber nicht erreicht (Abb. 168).

d) Entlastungssystem (Abb. 168)

Zusätzlich muß in diesen Fällen eine Entlastung des Lig. patellae mit Zuggurtungsdrahtschlinge ausgeführt werden. Diese wird in der Tuberositas tibiae verankert. Dabei stehen proximal und distal verschiedene Techniken zur Verfügung:

- Führung des Drahtes um den proximalen Patellapol in der Quadrizepssehne wie bei der Zuggurtung der Patellafraktur.
- Drahtführung durch queres Bohrloch im proximalen Patellafragment.
- Durchbohrung der Tuberositas tibiae und Kreuzung der Drahtschlingen vor dem Ligament. Dieses Verfahren garantiert einen symmetrischen Zug der Schenkel.
- Verankerung der Drahtschlinge an einer in die Tuberositas tibiae quer eingeführte Schraube.

Es empfiehlt sich, die Technik individuell auszuwählen, weil diese Strukturen anatomisch sehr verschieden sein können. Es muß vermieden werden, daß die Implantate (Drahtschlingen, Quirle, Schraubenköpfe) Drucknekrosen an der Haut, am Periost oder am Lig. patellae hervorrufen. Auch die Kreuzung des Drahtes vor dem Ligament kann gefährlich sein. Die Position der Implantate und die Länge der Drahtschlingen sowie die Spannungsverhältnisse müssen am flektierten Knie in situ vor, während und nach dem Quirlen der Drahtenden geprüft werden.

2. Tibia

a) Abrißfrakturen der Eminentia intercondylaris (Abb. 169)

Abrißfrakturen der Eminentia intercondylaris entsprechen funktionell einem Abriß des tibialen Ansatzes des vorderen Kreuzbandes. Sie wurden früher häufiger bei Kindern und Jugendlichen, neuerdings in vermehrtem Umfang beim Wintersportunfall beobachtet. Meistens treten sie isoliert auf, manchmal aber auch als Teilkomponente einer komplexen Tibiakopffraktur oder eines kombinierten Kniebandrisses. Um revaskularisiert und revitalisiert zu werden, müssen sie exakt in ihr Bett reimplantiert und fixiert werden. Im Röntgenbild zeichnet sich das Ausmaß des Ausrisses schlecht ab und wird deshalb bezüglich Größe und Dislokation oft unterschätzt. Die Operationsindikation ist immer dann gegeben, wenn der ossäre Ausriß die periostalen Hüllen durchrissen hat, d.h. wenn eine deutliche Dislokation besteht.

Der Zugang erfolgt aus einer Längsinzision, welche die anteromediale Fläche des Tibiakopfs am Rand des Pes-anserinus-Ansatzes freilegen muß. Die ausgerissene Eminentia wird durch Hakenzug reponiert und mit einer Zange gegen den Tibiakopf angepreßt. In der Regel gelingt eine stabile Verschraubung, wobei sich die Verwendung eines Zielgeräts empfiehlt. Meist werden 2 etwas versetzte 35–45 mm lange Spongiosaschrauben 4 mm eingeführt. Sie sollen ungefähr in der Zugrichtung des vorderen Kreuzbandes liegen und dürfen über die Knochenoberfläche hinaus etwas in das Band hineinreichen. Da die Spitzen in der Fossa intercondylaris liegen, stören sie die Mobilisation nicht. Eine postoperative Kniehülsenfixation ist unerläßlich. Ausnahmsweise kann bei kleinen Abrissen auch eine von kranial in die Eminentia eingeführte kleine Spongiosaschraube gute Dienste leisten. Sie liegt dann nicht in der Zugrichtung des Kreuzbandes, gestattet aber eine gute interfragmentäre Kompression (Abb. 169).

b) Abrißfrakturen der Tuberositas tibiae

Diese seltene Verletzung wird in der Regel durch Drahtzuggurtung behandelt. Sie läßt sich aber auch durch eine entsprechend zugeformte Drittelrohrplatte versorgen, welche sowohl komprimiert als auch einen Zuggurtungseffekt ausübt (Abb. 170).

3. Bandrekonstruktionen

Bei den Abrissen der Kollateralbänder am Knie können durch Reinsertion der Ansätze Schrauben und Unterlagsscheiben mit Spitzen statt transossären Nähten verwendet werden. Die Plastikunterlagsscheiben mit eingebautem Metallring, welche durch kleine Spongiosa- oder Kortikalisschrauben 3,5 mm festgeschraubt werden, haben sich dabei bewährt (Abb. 170).

Das Eindrehen der Schrauben erfolgt unter Anspannung des Bandes. Es dürfen aber nur die Ansatzzonen des Bandes selbst verschraubt werden, nämlich dort, wo sie am nackten Knochen gut erkennbar sind und wo die Fasern in einem engumschriebenen Bereich konvergieren. Werden Unterlagsscheiben im Bandverlauf selbst eingesetzt, so verursachen sie breite Adhäsionen der Gleitschichten bzw. eine Blockierung der freien Bewegung.

4. Laterale Abrißfrakturen (Femurkondylus, Fibulaköpfchen)

Diese entsprechen funktionell einer Zerreißung des lateralen Kollateralbandes. Am Fibulaköpfchen setzt der kräftige M. biceps an. Die anatomische Rekonstruktion und Stabilisierung ist deshalb funktionell bedeutsam. Sie kann mittels Kirschner-Draht und Zuggurtungsdrahtschlinge oder aber durch Verschraubung erfolgen. Dabei ist der empfindliche benachbarte N. peronaeus sicherheitshalber darzustellen. In der Regel bestehen gleichzeitig Kapselrisse am Kniegelenk und andere ligamentäre Läsionen, die durch Naht zu versorgen sind (Abb. 170).

5. Osteokartilaginäre Abscherungen

In den letzten Jahren ist wiederholt auf traumatische osteokartilaginäre Abscherungen am Kniegelenk hingewiesen worden. Diese stammen meistens von den Femurkondylen, gelegentlich von der Patellarückfläche. Sie bleiben als freie Gelenkkörper in der ernährenden Synovialflüssigkeit über längere Zeit vital. Je nach Dimension können sie replantiert und verschraubt werden. Die Schraubenköpfe sind etwas zu versenken, so daß sie ungefähr auf einer Ebene mit dem Gelenkknorpel liegen. Sie werden nach 5–6 Monaten wieder entfernt.

6. Sekundäre Eingriffe

a) Patellapseudarthrose

Echte Pseudarthrosen sind selten. Sie werden mit Verschraubung und zusätzlicher Spongiosaplastik stabilisiert. Häufiger sehen wir traumatisch bedingte Lockerungen eines Kerns bei Patella bipartita. Unter Umständen kann auch hier die Verschraubung, kombiniert mit Spongiosaplastik, indiziert sein.

b) Osteochondrosis dissecans

Die Fixation großer Dissekate ist allgemein anerkannt. Je nach Stand der Krankheit bei der Diagnosestellung ist die Behandlung verschieden: Ein noch in seinem Bett befindliches Dissekat wird durch Verschraubung stabilisiert. Die Ruhigstellung und Kompression führt zur Einheilung des sequestrierten Abschnitts. Kleine Unebenheiten der Oberfläche sind ohne Belang. Der Schraubenkopf wird bewußt etwas tiefer eingesenkt, damit an der gegenüberliegenden Gelenkfläche keine Schleifspuren entstehen. Der Einheilungsprozeß wird anhand monatlicher Röntgenkontrollen verfolgt. Das Knie muß einige Monate lang entlastet werden. Die Metallentfernung erfolgt in der Regel nach 1 Jahr.

Bei bereits vollständig abgelösten Dissekaten kann gleichermaßen vorgegangen werden: Sie werden in ihr ursprüngliches Bett zurückversetzt und festgeschraubt. Oft finden sich aber am Bett bereits erhebliche degenerative Veränderungen oder aber eine teilweise Auffüllung durch Bindegewebe, so daß das Dissekat nicht mehr genau hineinpaßt. In diesen Fällen empfiehlt sich das Anfrischen des Bettes und die Unterfütterung mit autologer Spongiosa vor dem Einsetzen des dann das Niveau deutlich überragenden Dissekats. Die Verschraubungstechnik und die Nachbehandlung sind identisch (Abb. 171).

Bei der Metallentfernung nach Verschraubung von Dissekaten ist die Identifizierung des Schraubenkopfs, welcher weitgehend durch neugebildeten Knorpel überzogen ist, manchmal schwierig.

c) Osteotomie der Tuberositas tibiae

Die Osteotomie zur Ventralisation und Medialisation der Tuberositas wird zuweilen ausgeführt. Die Indikation ist in der Regel die Arthrose im Femoropatellargelenk oder die schwere Chondromalazie der Patella des Erwachsenen. Nur noch selten, bei Patella alta, wird die Tuberositas auch nach distal verlagert. Zur Vorverlagerung kann ein kortikospongiöser Beckenspan unterlegt werden (Abb. 172).

7. Klinisch-radiologische Beispiele
(Abb. 173–178)

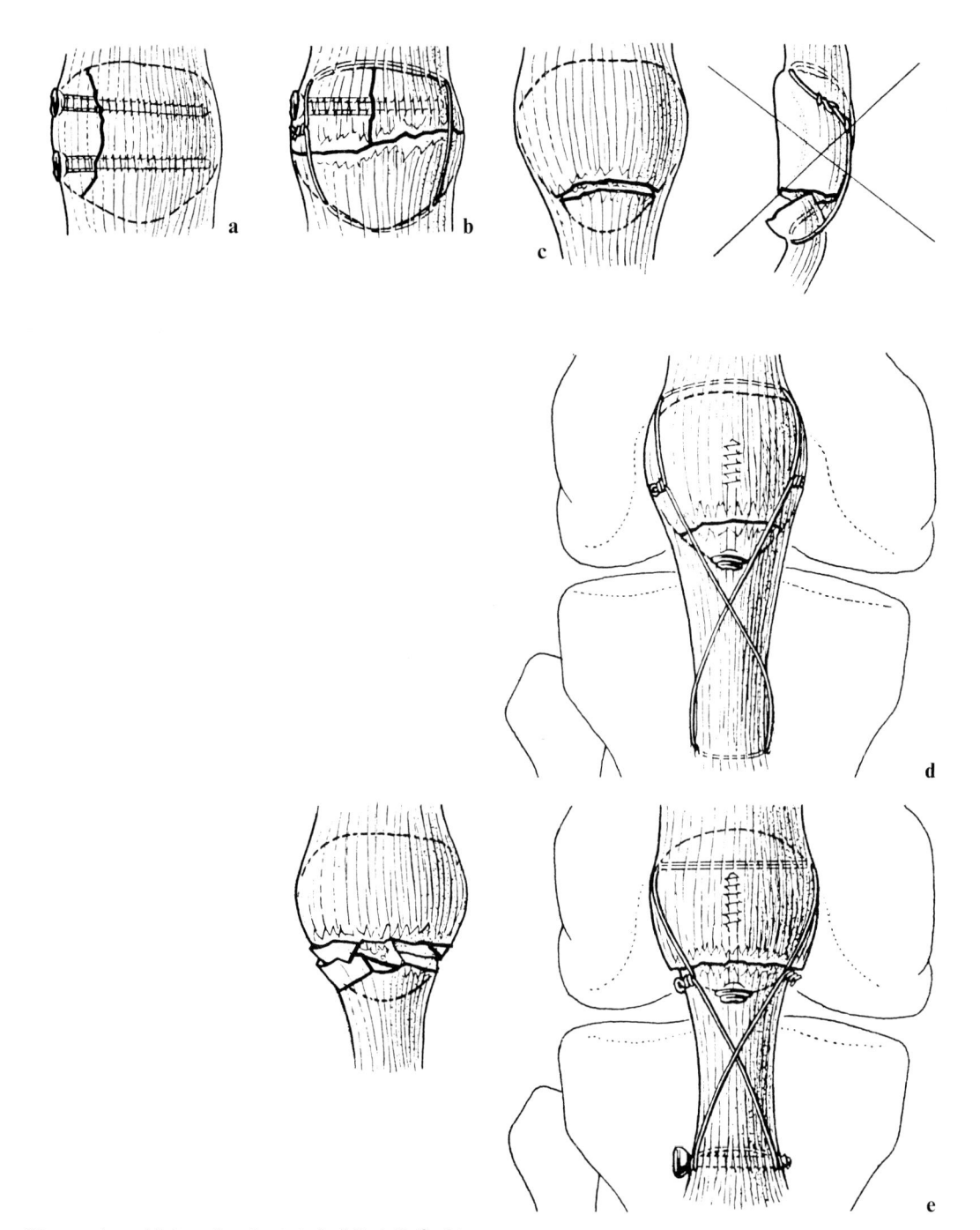

Abb. 168 a–e. Verwendung kleiner Implantate bei Patellafraktur

a Schraubenosteosynthese bei Längsfraktur: Kortikaliszugschrauben 3,5 mm werden bevorzugt, da ihr Gewinde in der harten Kortikalis leichter zu schneiden ist und sie später leichter entfernt werden können als Spongiosaschrauben mit gewindefreiem Hals

b Kombination von Schraubenosteosynthese und Zuggurtungsdrahtschlingen bei Querfraktur mit Längskomponente

c Bei kleinem distalem Fragment kann die Drahtschlinge allein eine Inversion hervorrufen

d Distale Polfraktur: Kombination von axialer Verschraubung und entlastender Zuggurtungsdrahtschlinge mit Verankerung in der Tuberositas tibiae

e Distale Patellatrümmerfraktur: partielle Patellektomie. Verschraubung des distalen Restfragments zum proximalen, gelenkbildenden Hauptfragment. Entlastende Drahtschlinge in die Tuberositas tibiae. Sicherung gegen Ausriß mittels quer eingeführter Schraube. Bei fehlendem Restfragment: Adaptationsnaht des Lig. patellae zum Patellahauptfragment

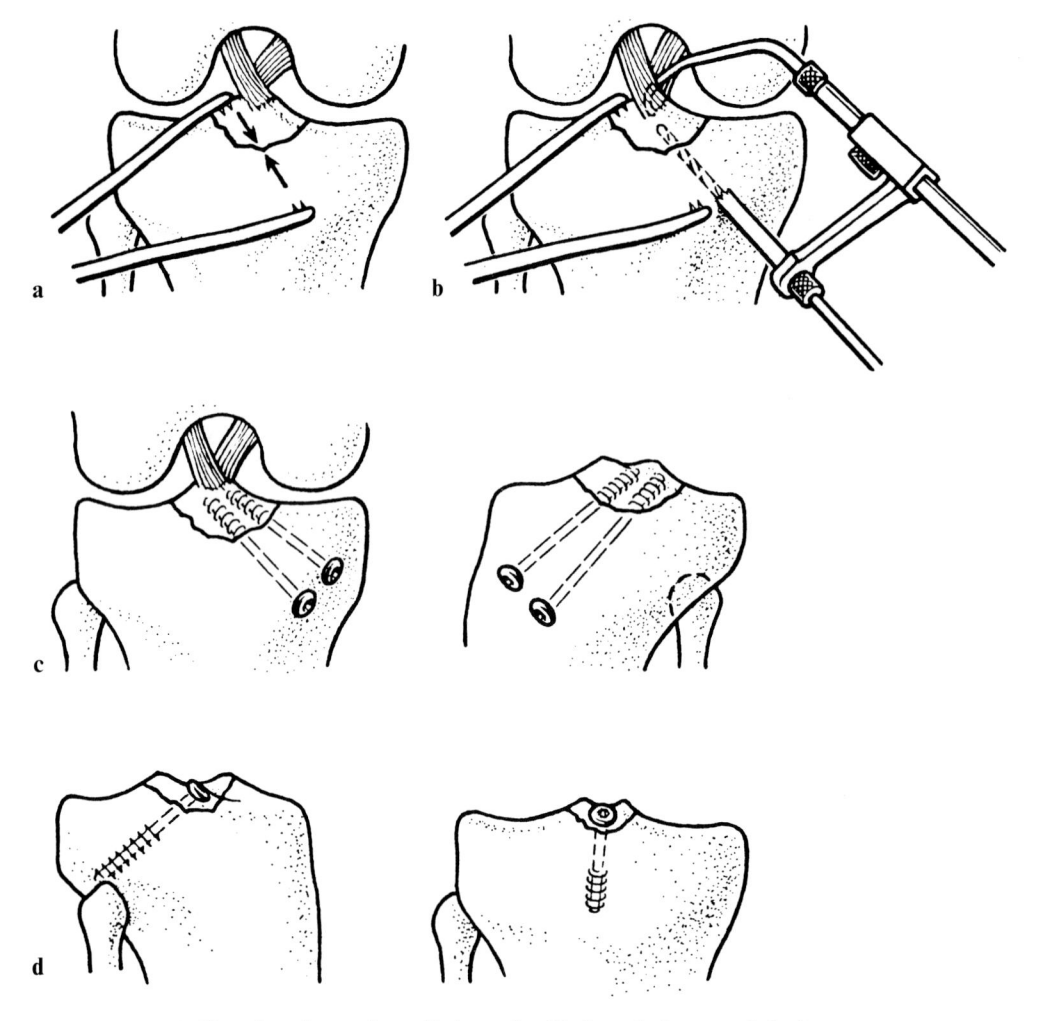

Abb. 169 a–d. Verschraubung eines Abrisses der Eminentia intercondylaris

a Reposition und provisorische Fixation mit Zange unter Sicht

b Anzielen der Tuberositas von medial her mit Kniezielgerät. Bohrung 2,5 mm

c Eingeführte, etwas versetzte Spongiosaschrauben mit Unterlagsscheiben in Ansicht von vorne und von der Seite

d Sogenannte direkte Verschraubung bei kleinem Fragment: Unter Retraktion der Patella nach lateral wird die Schraube von proximal nach distal in die Abrißzone eingeführt. Es besteht dabei die Gefahr einer Verschiebung des Fragments nach dorsal und damit einer Lockerung des vorderen Kreuzbandes

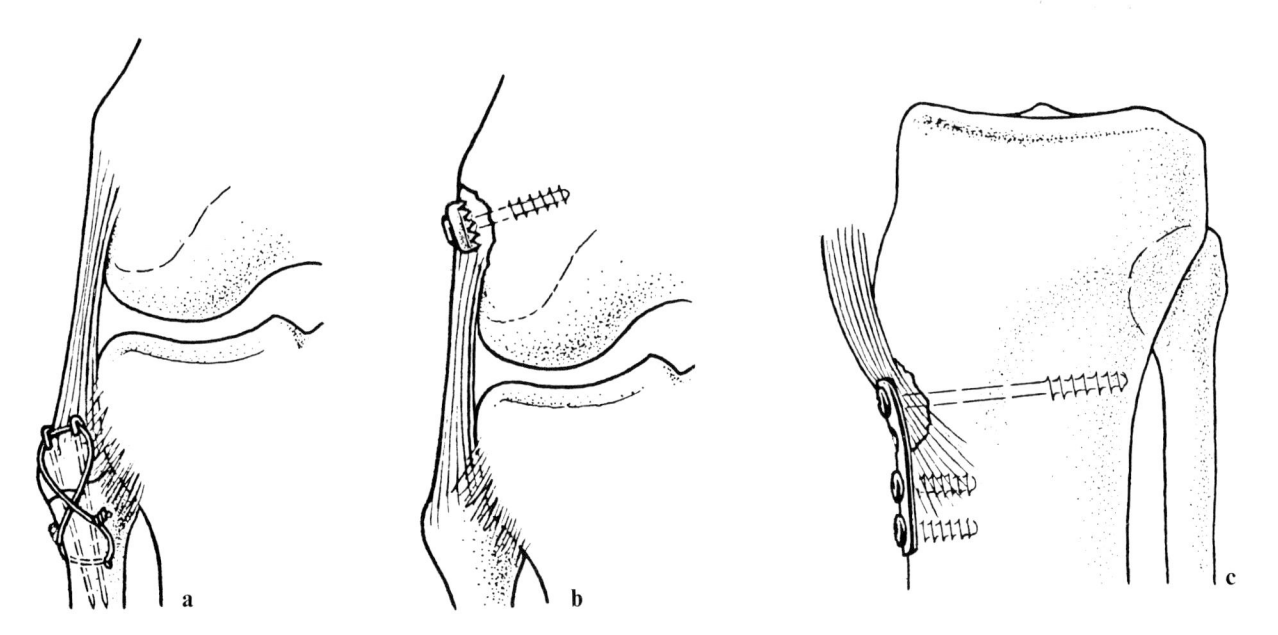

Abb. 170 a–c. Fixation kleiner Abrißfrakturen am Knie

a Zuggurtung am Fibulaköpfchen

b Proximaler Schalenabriß des lateralen Kollateralbandes: Verschraubung unter Verwendung der Plastikunterlagsscheibe mit Spitzen

c Abrißfraktur der Tuberositas tibiae: kleine Zuggurtungsplatte oder Drahtzuggurtungssystem

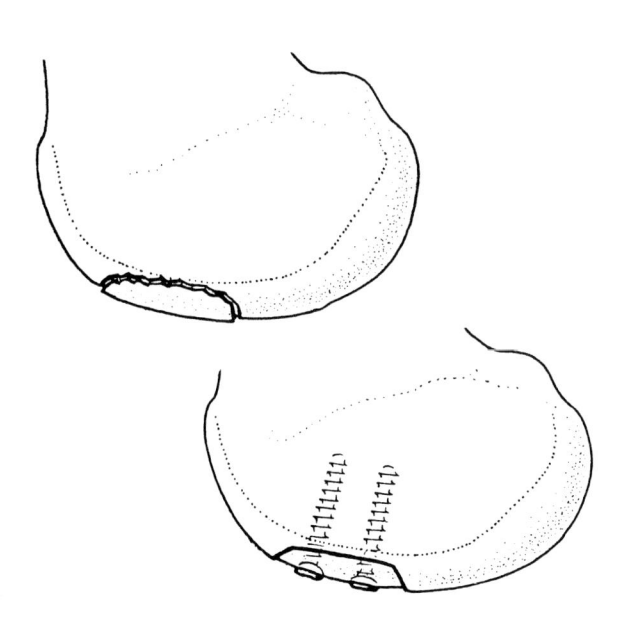

Abb. 171. Verschraubung bei Osteochondritis dissecans

Fixation eines noch nicht abgelösten Dissekates in seinem Bett mit kleinen Kortikalisschrauben

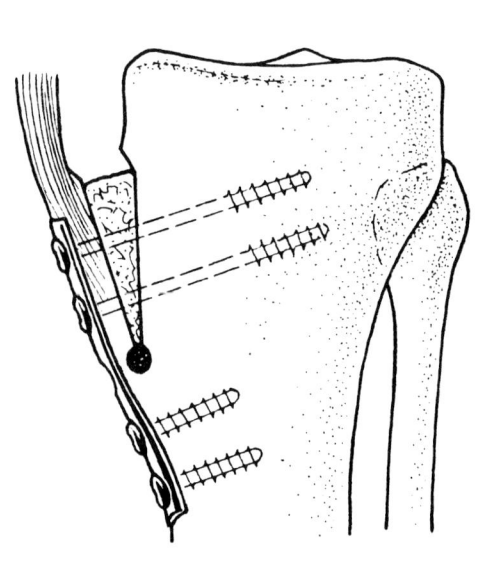

Abb. 172. Osteotomie der Tuberositas tibia

Kombination von Medialisierung und Vorverlagerung der Tuberositas nach Roux/Maquet/Bandi. Stabilisierung mit Drittelrohrplatte, welche den interponierten Span komprimiert und die im Periostverband verbleibende Tuberositas nach distal fixiert

Abb. 173 a–c. Klinisches Beispiel: Verschraubung einer Patellalängsfraktur

H., Claus, 38jähriger Kaufmann. Sturz mit dem linken Knie auf einen Stein am 5. April 1969

a Patellalängsfraktur mit um 90° gekipptem Fragment. Die Fraktur ist nur im tangentialen Röntgenbild erkennbar. Erhebliche Schwellung

b Osteosynthese am 9. April 1969: Blutige Reposition und Stabilisierung mit 2 kleinen Spongiosaschrauben.
Verlauf komplikationslos. Mobilisation nach gesicherter Wundheilung, dann Kniehülse für 4 Wochen. Sofortige Vollbelastung. Metallentfernung nach 1 Jahr

c Kontrolle nach 11 Jahren am 19. Juli 1980: keine Beschwerden, volle Funktion. Narbe linear. Keine Arthrose. Im seitlichen Strahlengang sind die Schraubenkanäle immer noch sichtbar

7. 4. 69

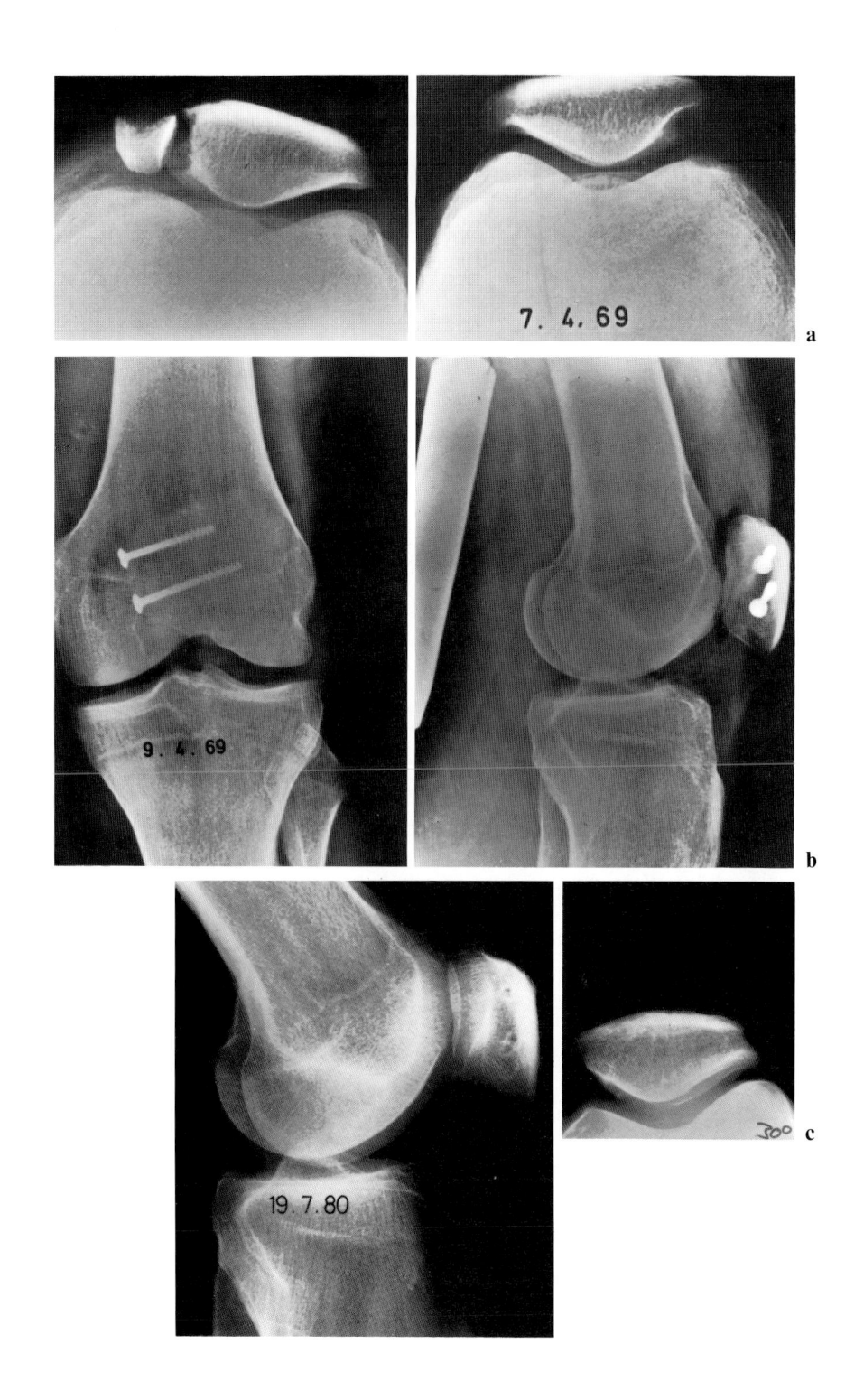

9. 4. 69

19. 7. 80

30°

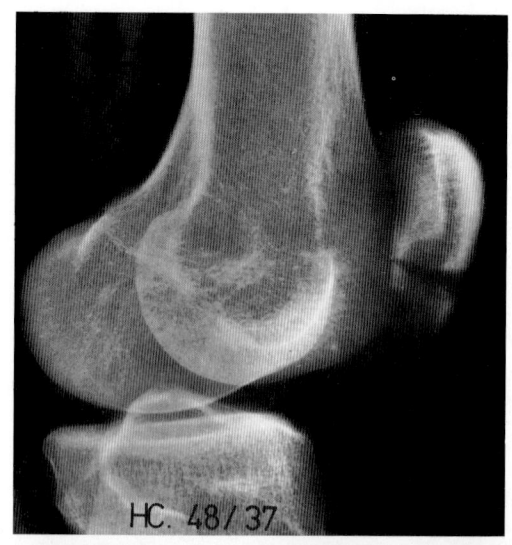

Abb. 174a–c. Klinisches Beispiel: distale Patellapolfraktur

D.S., José, 22jähriger Küchenbursche. Sturz auf das linke Knie am 3. Juni 1979

a Querfraktur des unteren Pols der linken Patella

b Osteosynthese mit 2 kleinen Spongiosaschrauben und Unterlagsscheiben.
Verlauf komplikationslos. Funktionelle Nachbehandlung. Vollbelastung und volle Arbeit nach 6 Wochen

c Kontrolle und Metallentfernung nach 10 Monaten: keine Beschwerden, volle Funktion. Keine Muskelatrophie. Eine kleine Schraube bricht beim Zurückdrehen am Übergang zum Gewinde ab und wird belassen

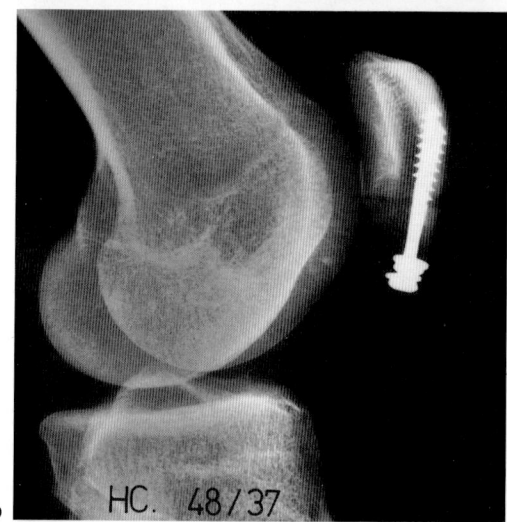

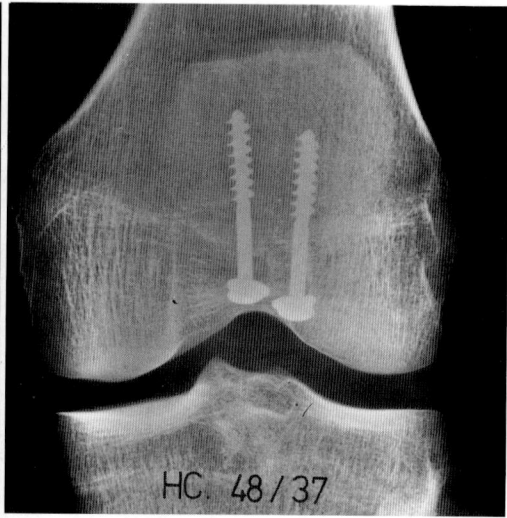

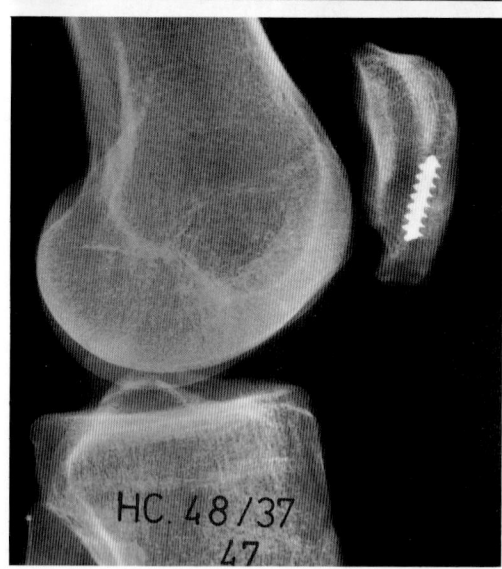

Abb. 175a–c. Klinisches Beispiel: Patellaquerfraktur mit Längskomponente ▷

M., Elsbeth, 57jährige Hausfrau. Verkehrsunfall am 14. Oktober 1970 mit Commotio cerebri

a Patellatrümmerfraktur am unteren Pol. Das große proximale Fragment zeigt eine Längsfissur

b Notfallosteosynthese: partielle Patellektomie. Verschraubung proximal. Reinsertion des Lig. patellae in das proximale Patellafragment. Entlastung durch Drahtzuggurtung in der Tuberositas tibiae. Gipshülse für 2 Monate, dann Mobilisierung. Metallentfernung nach 8 Monaten

c Kontrolle nach 9 Jahren am 10. September 1980: Patientin beschwerdefrei, macht größere Wanderungen. Narbe linear. Funktion voll. Leichte Wadenatrophie. Im Röntgenbild regularisierte Patella. Keine Arthrose

14.10.70

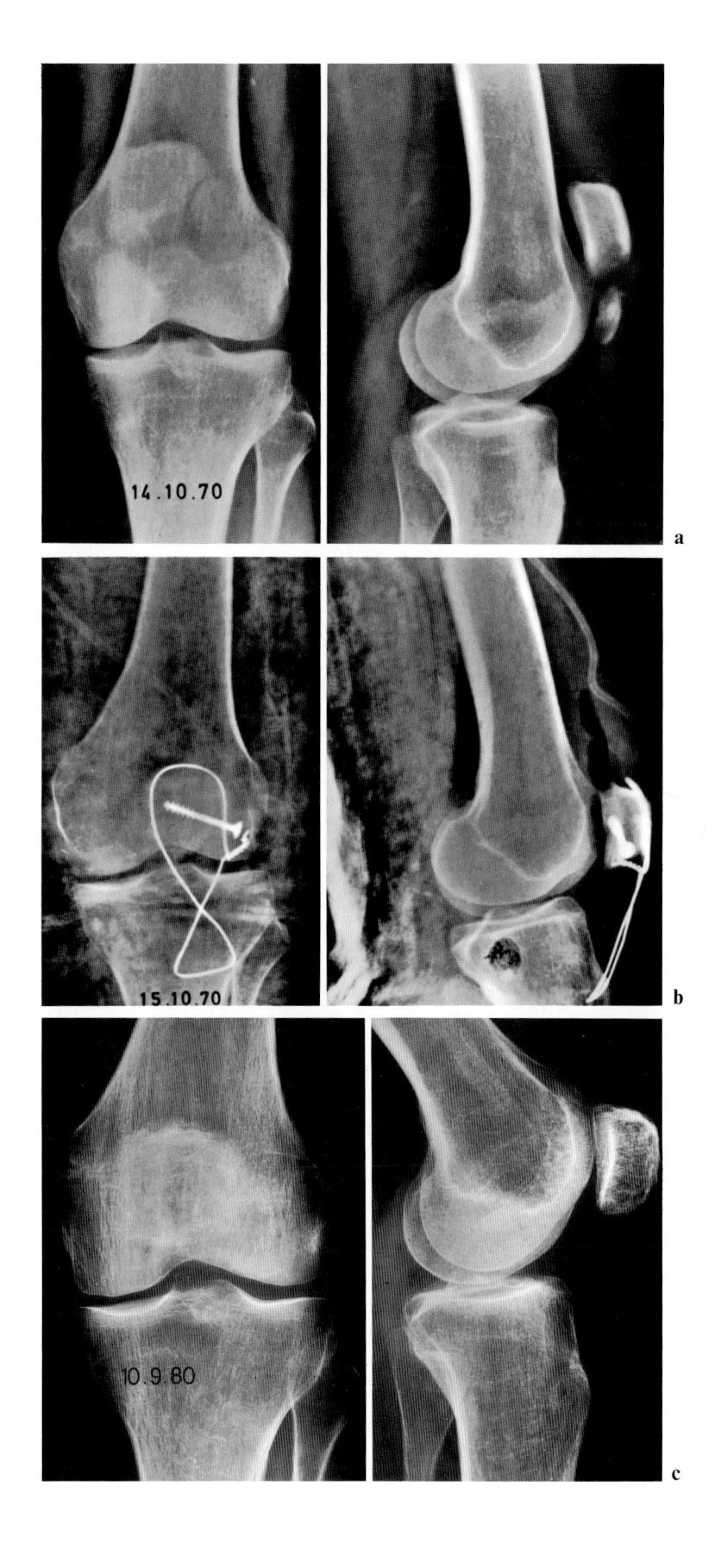

15.10.70

10.9.80

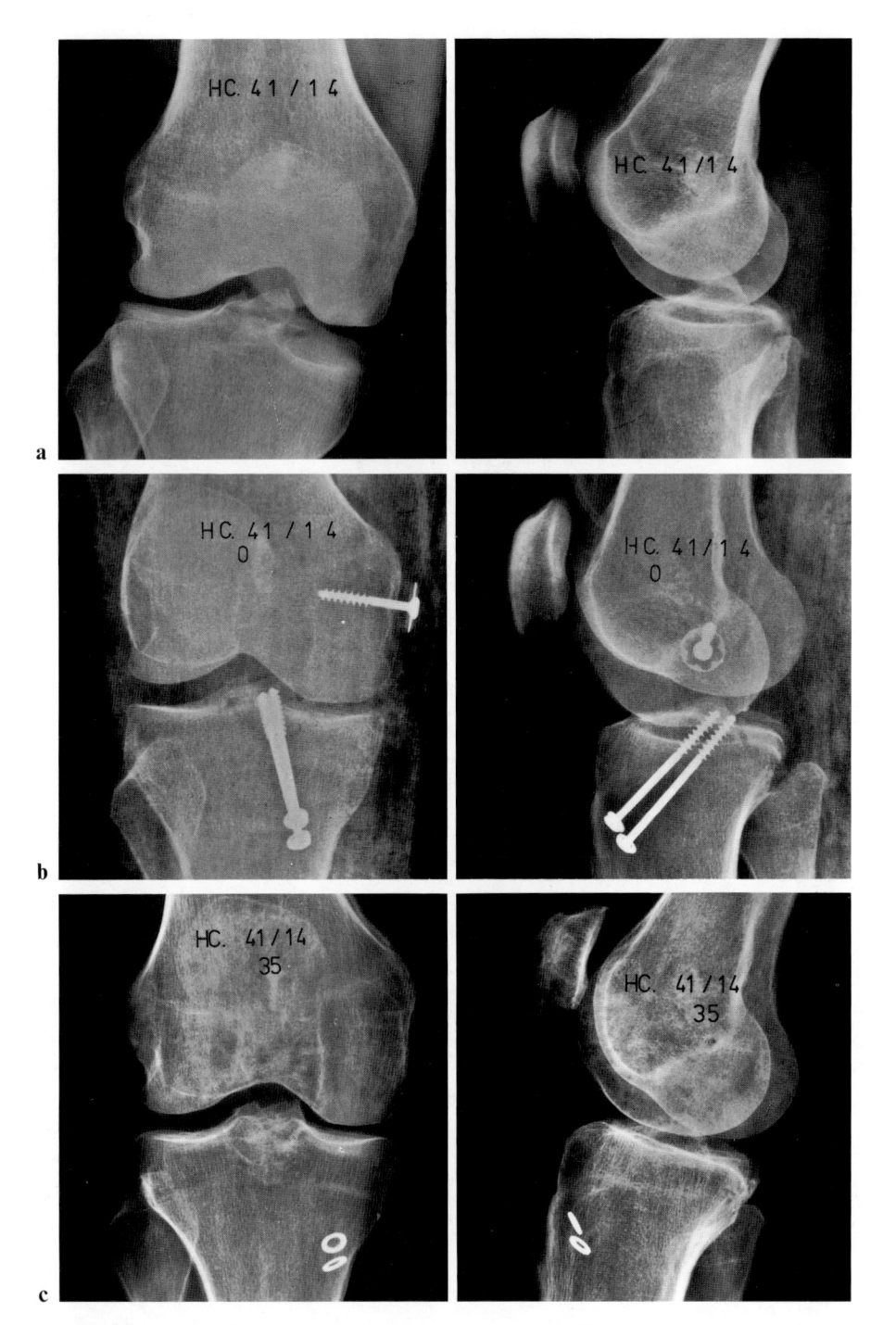

Abb. 176 a–c. Klinisches Beispiel: Abrißfraktur der Eminentia intercondylaris in Kombination mit medialem Seitenbandriß des Knies

B., Jutta, 44jährige Ärztin. Sturz beim Skifahren am 16. Februar 1978

a Abrißfraktur der Eminentia intercondylaris, anteromediale Instabilität mit femoralem Ausriß des medialen Seitenbandes und femoralem Teilabriß des vorderen Kreuzbandes

b Notfallosteosynthese der Eminentia intercondylaris (Verschraubung), zusätzlich Bandfixation femoral mit festgeschraubter Plastikunterlagsscheibe mit Spitzen, Kapsel- und Bandnähte.
Entlassung mit Kniegipshülse. Mobilisation und Vollbelastung ab 10. Woche

c Kontrolle und Metallentfernung nach 8 Monaten: Knie reizlos und stabil. Narben linear, volle Beweglichkeit, leichte Muskelatrophie

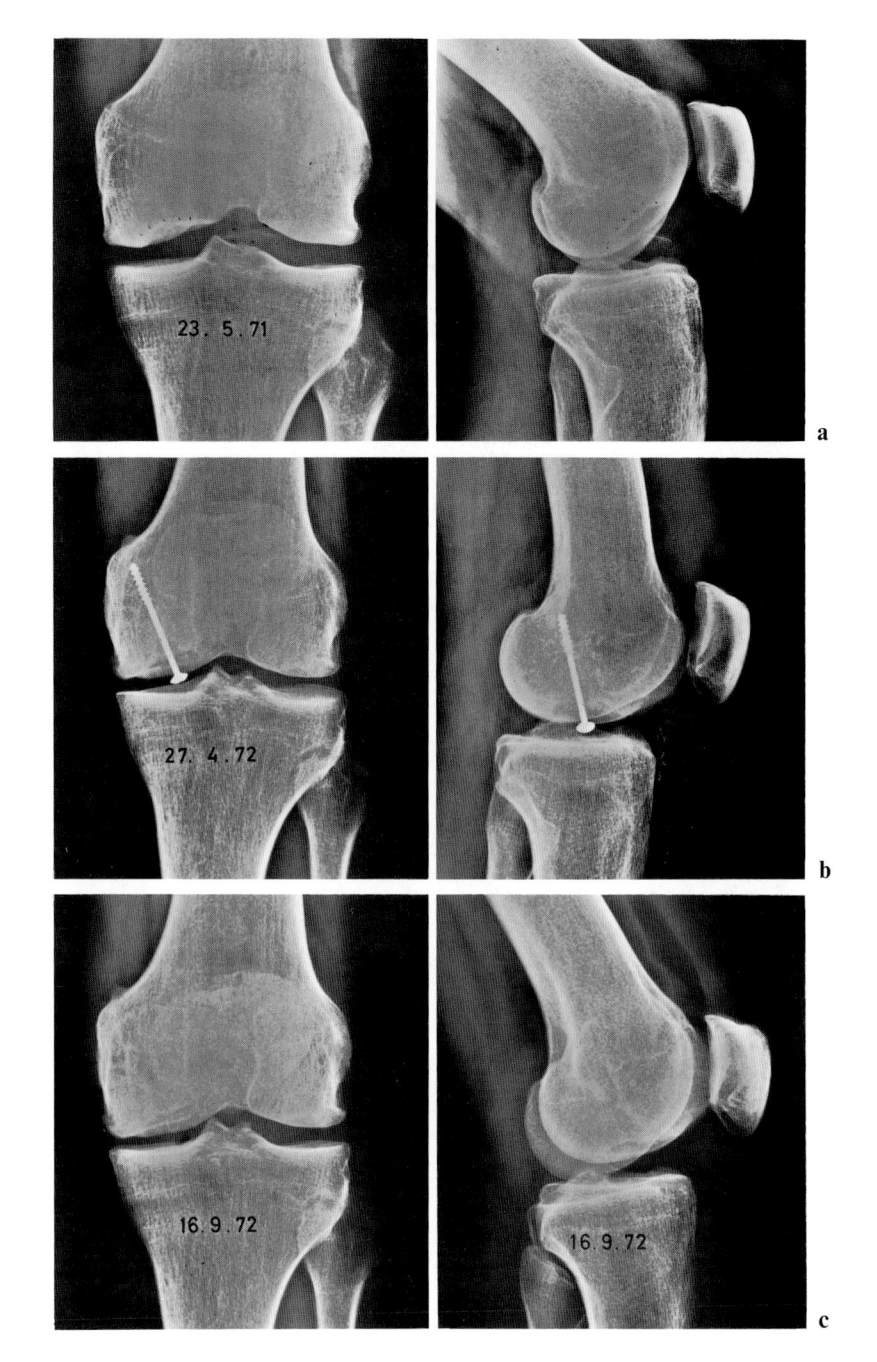

Abb. 177a–c. Klinisches Beispiel: Verschraubung eines Dissekates am Kniegelenk

C., Constantino, 25jähriger Bauhandlanger. Fußball mit leicht verdrehtem linken Knie abgeschossen. Danach Gelenkblockade. Klinisch federnde Streckhemmung bei 30° und leichter Erguß

a Im Röntgenbild abgerissene Gelenkmaus vom medialen Femurkondylus, in der Fossa intercondylaris liegend.
Arthrotomie nach 2 Tagen: zweimarkstückgroßes Mausbett am medialen Kondylus, Dissekat vital. Aufschrauben desselben mit kleiner Spongiosaschraube. Sofortmobilisation. Nach einer Woche Gipshülse für 6 Wochen ohne Belastung. Dann unbelastete Mobilisation bis 10. Woche. Volle Arbeit nach 4,5 Monaten

b Kontrolle nach 11 Monaten: keine Beschwerden, seitengleiche Kniefunktion. Dissekat im Röntgenbild eingebaut

c Metallentfernung nach 16 Monaten

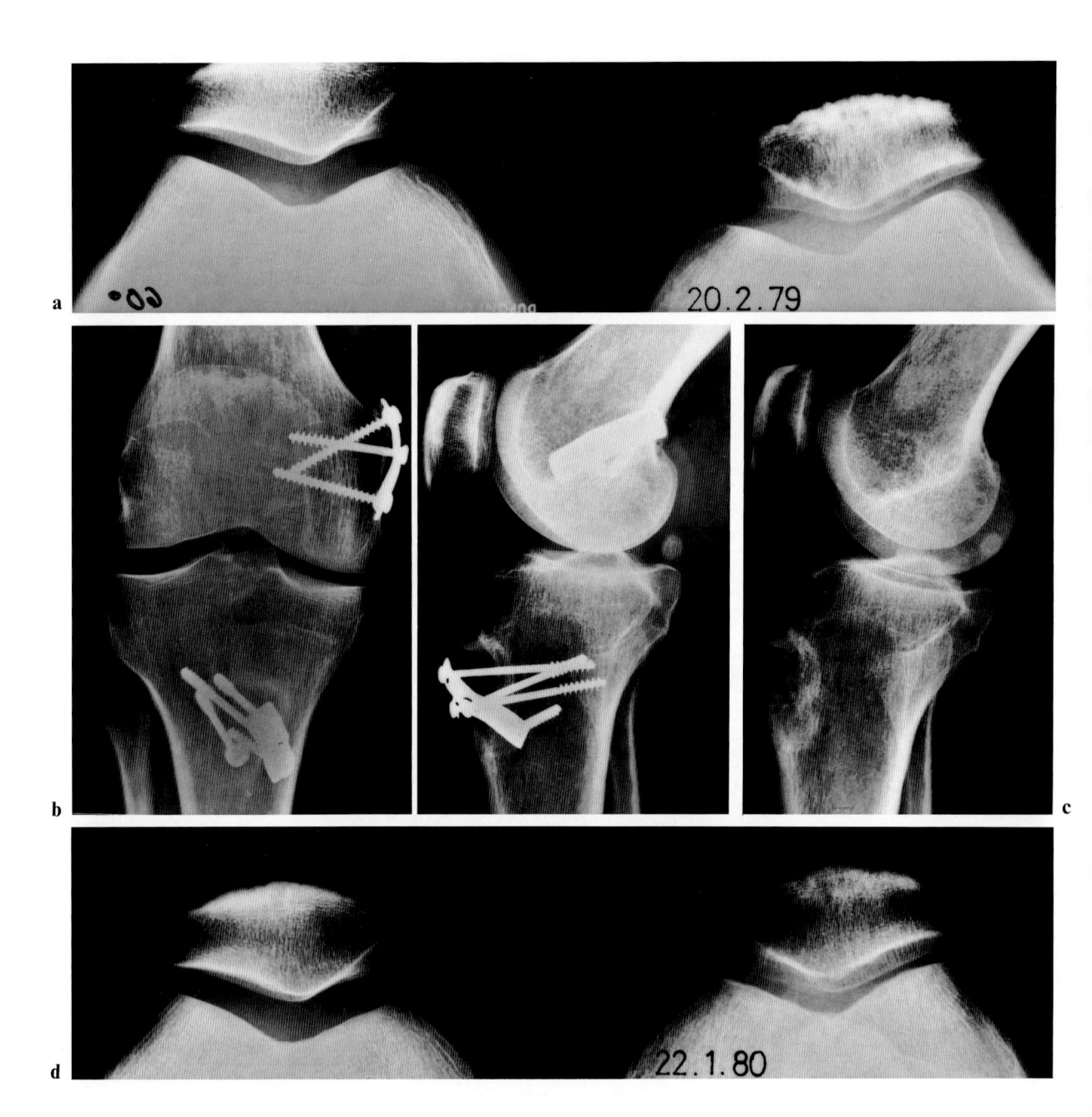

Abb. 178 a–d. Klinisches Beispiel: Osteotomie der Tuberositas tibiae zur Vorverlagerung und Medialisierung, Osteotomie des medialen Bandansatzes am Knie femoral

B., Caspar, 34jähriger Bahnbeamter. Kniedistorsion beim Skifahren 1967. Seither langsame Progredienz einer Chondromalazie der Patella mit medialer Knieinstabilität und Meniskussymptomen. Abrasion der Patella, Spaltung des Retinaculum patellae und mediale Meniskektomie am 1. Dezember 1978 ohne Erfolg

a Lateralisation der Patella mit Hyperpressionssyndrom im Februar 1979. Operation am 6. März 1979: Vorverlagerung und Medialisierung der Tuberositas tibiae (Beckenspan). Osteotomie und Proximalverlagerung des femoralen Ansatzes des medialen Seitenbandapparates. Quadrizepstraining. Kniehülse für 8 Wochen, anschließend zunehmende Belastung und Mobilisierung. Langsame Rückbildung der Osteoporose

b Metallentfernung nach 8 Monaten

c Seitliches Röntgenbild nach Metallentfernung

d Röntgen nach 11 Monaten: Patellagleitlager wiederhergestellt. Untersuchung nach 1½ Jahren: Funktion voll, Quadrizeps wesentlich gebessert. Knie praktisch stabil. Volle Sportfähigkeit

XV. Tibiaschaft

Für die Tibiaschaftosteosynthesen des Erwachsenen gelangen grundsätzlich Standardimplantate zur Anwendung. Bei den seltenen Indikationen für Osteosynthesen am kindlichen Tibiaschaft hat sich die 3,5-mm-Spanngleitlochplatte dank ihrer Festigkeit und dem geringen Volumen bewährt.

Einzelne kleine Schrauben werden für Tibiaosteosynthesen beim Erwachsenen in Kombination mit Standardimplantaten verwendet. Dabei bewähren sich Kortikalisschrauben 3,5 mm. Beim Einführen wird nach der in Abb. 232a dargestellten Technik vorgegangen. Die Verwendung der separaten Steckbohrbüchse ist in der weiten Markhöhle obligat. Müßte der Spiralbohrer 2,5 mm ohne Führung 2mal die harte Tibiakortikalis durchbohren, könnte er sich auf der schrägen dorsalen Fläche verbiegen oder abbrechen. Der gleichen Gefahr wäre auch der Gewindeschneider ausgesetzt. Ist die hintere Kortikalis dick, muß besonders vorsichtig gearbeitet werden.

Kleine Schrauben werden bei Tibiaosteosynthese v.a. in 3 Situationen verwendet (Abb. 179):

a) Feine Fragmentspitzen

Zu deren Fixation ist die kleine Kortikalisschraube speziell geeignet. Das Risiko einer Sprengwirkung durch den Schraubenkopf ist im Vergleich mit großen Implantaten wesentlich reduziert.

b) Feine Keilfragmente

Die gleichen Beobachtungen führen zur zunehmenden Anwendung kleiner Zugschrauben für die Fixation schmaler Drehkeile. Die flachen Schraubenköpfe verursachen keine Infraktionen und gestatten eine optimale Erhaltung des Periostüberzugs.

c) Separate Schalenausbrüche

Bei Trümmerfrakturen empfiehlt sich die exakte Reposition kleiner ausgebrochener Fragmente. Dies erleichtert die Reposition der übrigen Frakturanteile, kann aber auch die Stabilität des ganzen Gefüges verbessern und sichern. Derartige Fragmente werden aus der Umgebung revitalisiert, wenn sie exakt eingepaßt sind. Ihre Fixation mit kleinen Kortikalisschrauben ist gewebeschonend. Im distalen spongiösen Bereich wird hier vorwiegend die kleine Spongiosaschraube 4,0 mm verwendet.

Kleine dorsolaterale Schalenausbrüche würden sich sehr oft nicht ohne Devitalisation exakt reponieren lassen. Es empfiehlt sich deshalb in dieser Situation das Einsetzen einer primären autologen Spongiosaplastik unter Verzicht auf exakte Reposition im Interesse der Vitalität.

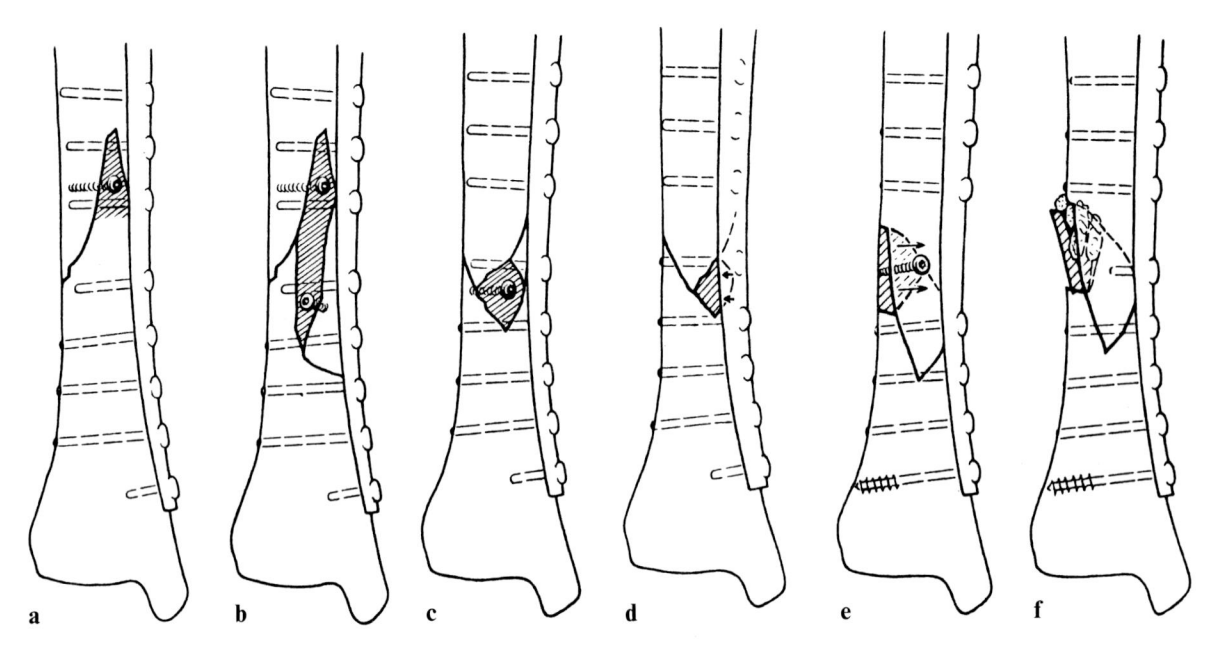

Abb. 179 a–f. Verwendung kleiner Kortikaliszugschrauben am Tibiaschaft

a Zur Fixation feiner Fragmentzungen

b Verschraubung kleiner ventraler Drehkeilfragmente

c Stabiles Einpassen ausgebrochener ventraler Schalenfragmente

d Wenn möglich, werden kleine Ausbrüche unter das Hauptimplantat (Platte) eingeschoben und durch dieses angepreßt

e Dorsolaterale Keilfragmente werden nur dann anatomisch reponiert und verschraubt, wenn sie dadurch nicht devitalisiert bzw. aus dem Periostverband gelöst werden müssen

f Im Interesse der Vitalität Verzicht auf anatomische Reposition. Anlagerung von autologer Spongiosa an die dorsale Kortikalis intern oder extern

XVI. Oberes Sprunggelenk (OSG)

Kleine Implantate finden im Bereich des OSG regelmäßige Anwendung. Dies gilt sowohl für die vielgestaltigen Malleolarfrakturen als auch für distale artikuläre Tibia- und Talusfrakturen.

Die meisten dieser Frakturen waren für die AO von Anfang an Osteosyntheseindikationen. Die Techniken haben sich aber – aus anerkannten Grundlagen heraus – weiterentwickelt. Dazu beigetragen hat v.a. die bessere Kenntnis der begleitenden Weichteilverletzungen, der Zugangsprobleme, aber auch die kritische Analyse der Spätergebnisse.

Die kleinen Implantate haben Fibulamarknagel und große Spongiosaschrauben vollständig, Malleolarschrauben weitgehend verdrängt. In Gelenknähe bewähren sich die wenig Raum beanspruchenden, gewebeschonenden und leicht verformbaren Platten.

Die folgende Darstellung gilt daher weniger der Indikation als der Beschreibung zahlreicher technischer Details.

A. Distale intraartikuläre Tibiafrakturen (Pilon tibial)

Die Frakturen der tragenden Tibiagelenkfläche werden heute international als „Pilon-tibial"-Frakturen bezeichnet. Der Begriff wurde 1911 von dem französischen Röntgenologen Destot geprägt. Das Substantiv „Pilon" bedeutet Mörserkeule, Stößel, das Verb „pilonner" stauchen und stampfen. Das französische Wort umschließt daher in optimaler Weise sowohl die Morphologie der distalen Tibia als auch den Entstehungsmechanismus ihrer Frakturen.

Die Klassifizierung dieser Frakturen ist Gegenstand langjähriger Bemühungen und zahlreicher Publikationen. Die wichtigste Einteilung wurde 1963 von Gay u. Evrard veröffentlicht. Die Autoren unterscheiden dabei v.a. die Läsionen in der frontalen Ebene, also entsprechend dem Röntgenbild im seitlichen Strahlengang. Daraus ergeben sich 3 Hauptgruppen: die dorsalen und die ventralen Kantenbrüche sowie die beide Anteile der Gelenkfläche erfassenden sog. "Fractures bi-marginales". Die posterolateralen Kantenfragmente werden in dieser Einteilung den Pilonfrakturen zugerechnet. Im deutschen und angelsächsischen Sprachraum werden dieselben unter der Bezeichnung „Volkmann-Dreieck" den Malleolarfrakturen zugeteilt.

Morphologische Unterscheidungen dieser komplexen Frakturen sind schwierig. Für eine Klassifikation nach den Prinzipien der AO müssen auch die technische Schwierigkeit des Eingriffs und die Prognose mitberücksichtigt werden.

Nach Vorarbeiten in den Jahren 1979 bis 1980 wurde die Klassifikation für die Frakturen der distalen Tibia 1987 nach dem ABC-Einteilungsschema aufgrund des großen Materials der AO-Dokumentationszentrale in Bern erarbeitet (Abb. 180).

Entscheidend für die Unterscheidung und Prognose sind der Zustand der tragenden Gelenkfläche und die Instabilität. Frakturen des Innenknöchels – nicht tragend und daher nie Ursache einer Arthrose – werden bei der Klassifizierung nicht berücksichtigt. Frakturen des Außenknöchels nur insofern, als sie zusätzliche technische Schwierigkeiten bereiten (Mehrfach- und Defektfrakturen).

Die artikuläre Verletzung kann das Gelenk entweder partiell oder vollständig betreffen.

- B-Frakturen sind artikulär partiell. Ein Gelenkanteil bleibt mit der Diaphyse in Verbindung.
- C-Frakturen betreffen das Gelenk in allen

Ebenen. Die einfachen Formen sind V-, Y- oder T-Frakturen.

Eine spezielle Form der C-Fraktur stellt die Kombination von supramalleolärer, metaphysärer Spongiosaeinstauchung bzw. -defekt mit Spaltungen in der tragenden Gelenkfläche dar (Gruppe C2). Diese Frakturen sind häufig, v.a. beim Skiunfall. Da der Spongiosadefekt fast immer mit einer axialen Fehlstellung kombiniert ist (vorwiegend Rekurvation), kann das Unfallröntgenbild in einer Ebene durch Überlagerungseffekte recht dramatisch aussehen und eine Gelenkeinstauchung vortäuschen. Wenn in der 2. Ebene das Röntgenbild gut zentriert ist, läßt sich dann erkennen, daß die Gelenklinie nur Spalten, evtl. Stufen, jedenfalls aber keine artikuläre Dissoziation aufweist. Diese Frakturform ist erstmals bei Weber 1966 angedeutet und in ihren Merkmalen 1970 von Bandi genau analysiert und beschrieben worden. Ihre Prognose ist relativ gut (Abb. 180).

- Die Impression der Gelenkfläche selbst (C3-Frakturen) beruht auf reiner Stauchung. Das Imprimat befindet sich entweder randständig oder zentral und ist derart impaktiert, daß sich die Dislokation durch Ligamentotaxis nicht lösen läßt. Die Reposition gelingt nur von innen (Stößel, Elevatorium, Meißel). Der durch die Reposition entstandene Defekt betrifft die subchondrale Spongiosa, ist also epiphysär im Gegensatz zum metaphysären Defekt der C2-Fraktur (Abb. 180).

Impressionsfrakturen führen fast immer zur Arthrose. Ihre anatomische Reposition kann bei den komplexen Formen – wo Impression mit Zertrümmerung kombiniert ist – technisch unmöglich sein. Sie haben die schlechteste Prognose aller Pilonfrakturen.

Die Operationsindikation ist – dort wo es die Weichteile gestatten – gegeben durch das Postulat der anatomischen Reposition der Gelenkfläche, aber auch durch den Imperativ der funktionellen Nachbehandlung (Knorpelregeneration). Dazu ist eine entsprechende Stabilität unerläßlich.

In operativ-technischer Hinsicht bereiten sowohl die Spaltbrüche mit metaphysärer Spongiosaimpression (C2) als auch die komplexen Impressionsfrakturen (B3 und C3) große Schwierigkeiten. Bei den ersten steht die Vielfalt dislozierter Schalenfragmente in der Metaphyse, bei den zweiten die anatomische Reposition der Gelenkfläche im Vordergrund. Da das technische Vorgehen bei beiden jedoch verwandt ist, beschränkt sich in diesem Zusammenhang die Beschreibung der Operationstechnik auf folgende 3 Formen: den einfachen Spaltbruch, die einfache artikuläre Einstauchung und die komplexe Fraktur mit Spongiosadefekt.

1. Spaltbrüche ohne Spongiosadefekt
(Abb. 182)

Der Zugang erfolgt meist aus bilateraler Inzision. Lateral müssen die Fibulafraktur, begleitende Bandrisse sowie anterolaterale Fragmentausbrüche versorgt werden. Medial wird das obere Sprunggelenk ventral des Malleolus internus eröffnet, um eine Reposition unter Sicht durchzuführen.

Zur Stabilisierung genügt manchmal die Verschraubung allein. Beim Mehrfragmentbruch empfiehlt sich jedoch die Anlagerung einer medialen Platte. Diese kann je nach Fraktur eine Spanngleitloch- oder Formplatte sein.

2. Einfache Impressionsfrakturen
(Abb. 180)

Diese Frakturen werden auch als Übergangsfraktur zwischen Pilon tibial- und Malleolarfraktur aufgefaßt. Ihr Merkmal ist eine einfache Impression der Gelenkfläche. Sie ist meistens kombiniert mit einem nach proximal verlaufenden Spaltbruch. Dieser kann eine Fraktur des Malleolus internus vom Typ der Adduktionsfraktur sein. Oftmals bestehen auch laterale Bandrisse, welche zu beachten sind. In diese Kategorie würde die Tibiarandimpression bei Ausbruch eines hinteren Kantendreiecks nach Volkmann gehören. Diese Verletzung kann auf dem Standardröntgenbild aber oft nicht erkannt werden. Die Technik ihrer Versorgung wird im Abschn. Malleolarfrakturen (Abb. 215) angegeben.

Im Interesse der funktionellen Nachbehandlung und Arthroseprophylaxe ist die anatomische Rekonstruktion der Gelenkfläche bedeutsam. Ein einseitiger Zugang kann genügend sein. Der spongiöse Defekt ist meistens gering und kann durch Entnahme aus der Nachbarschaft (z.B. mediale Tibiametaphyse) ausgefüllt werden. Die Stabilisierung einer ventralen Aufwerfung erfolgt mit kleinen T-Platten der Dimension 3,5 mm evtl. sogar 2,7 mm. Diese wird durch die Schrauben, die in der intakten dorsalen Spongiosa fassen, fest angepreßt.

3. Komplexe Frakturen mit Spongiosadefekt (Abb. 183–187)

Bei diesen Frakturen sind 2 Entstehungsmechanismen zu unterscheiden:

- Die Fraktur beim Skiunfall. Sie ist in der Regel geschlossen, multifragmentär und komplex strukturiert. Es handelt sich um Folgen einer Kombination von Stauchung, Abscherung und Biegung. Morphologisch handelt es sich um Frakturen vom Typ C2.
- Die Stauchungsfraktur. Es handelt sich meistens um Folgen des Sturzes aus der Höhe oder der plötzlichen Dezeleration beim Verkehrsunfall. Morphologisch finden wir vorwiegend Frakturen der Typen B3 und C3 vor. Ein hoher Prozentsatz dieser Frakturen ist offen, betrifft z.T. ältere oder psychiatrische Patienten mit begrenzter Kooperation. Die Weichteilprobleme und auch die psychologische Situation sind hier also ganz anders als beim Sportunfall und beeinflussen die operative Taktik, das technische Vorgehen und die Prognose.

Die Operation der Ski-Pilonfraktur kann weitgehend systematisiert werden. Sie stellt also gewissermaßen das Modell dar und bildet die Grundlage des nachstehend beschriebenen Vorgehens.

a) Operationstaktik

Die Grundsätze der Operationstaktik wurden 1968 von Rüedi, Matter und Allgöwer definiert und haben sich international eingebürgert:

- Osteosynthese der Fibula,
- Rekonstruktion der Tibiagelenkfläche,
- autologe Spongiosaplastik,
- mediale Abstützung mit Platte.

Die Osteosynthese der Fibula muß vorausgehen, weil die Fibula als Indikator für die Reposition der Tibiagelenkfläche dient sowohl in bezug auf Länge, Achse und Rotation und weil durch diese Erstversorgung eine gewisse Stabilisierung des Gefüges entsteht.

Man kann das Vorgehen auch weiter differenzieren: Nach Durchführung der Fibulaosteosynthese geht es zunächst um die Reposition der Gelenkfläche, dann der übrigen Frakturanteile. Die zerstreuten epimetaphysären Elemente, die oft einem Puzzle ähnlich sind, müssen vereinigt werden. Sie werden zuerst provisorisch zusammengefügt und mit Kirschner-Drähten fixiert. Dadurch entfaltet sich der spongiöse Defekt. Nach Auffüllen desselben mit autologem Material wird ein solider epimetaphysärer Block hergestellt. Als letzte Phase erfolgt dann die Verbindung dieses Blocks zum Schaft mittels medialer Platte. Diese hat nicht nur Abstützfunktion, sie dient schon vorher zur umgreifenden Stabilisierung der artikulären Fragmente in der sagittalen und frontalen Ebene.

Die Wahl des geeigneten Implantats hängt vom Frakturtyp ab. Medial bewähren sich Spanngleitlochplatten, T-Platten oder Kleeplatten. Liegt eine vorwiegend ventrale Aufstauchung vor, so eignen sich die Löffelplatten oder die Radius-T-Platten.

Bei offenen Frakturen befindet sich die Läsion meistens medial. Die Taktik muß angepaßt werden. Um spätere operative Phasen zu vereinfachen, empfiehlt sich die primäre Osteosynthese der Fibula. Diese kann kombiniert werden entweder mit einer Kalkaneusextension oder einer Fixateur-externe-Dreipunktfixation (Tibia, Talus und Kalkaneus). In geeigneten Fällen kann die mediale Reposition und Spongiosaimplantation primär ausgeführt werden unter Belassung der provisorischen Kirschner-Drähte (Abb. 187). Eine mediale Platte ist aber bei offener Fraktur immer kontraindiziert.

b) Vorbereitungen

Bei den meisten dieser Frakturen kommt es zu einer erheblichen posttraumatischen Schwellung, deren Ausmaß unmittelbar nach dem Unfall noch nicht einzuschätzen ist. Um Weichteilschäden – insbesondere Hautnekrosen – zu vermeiden, ziehen wir es vor, zuerst eine Extension am Kalkaneus anzulegen und das Bein auf einer Schiene hochzulagern. Die Operation wird durchgeführt, sobald die Schwellung zurückgeht, also in der Regel nach 3–4 Tagen. Ein längeres Abwarten erschwert die Reposition.

In der Extension reponieren sich Achsenfehlstellungen und Spaltungen, artikuläre Impressionen werden deutlich.

Die Wartezeit vor dem Eingriff soll genutzt werden zu einer besseren präoperativen Planung: Meistens sind zusätzliche Röntgenbilder (schräge Ebenen, Tomogramme, evtl. CT) erforderlich, um die Details der Verletzung besser zu erkennen. Der Operateur sollte die Röntgendokumente gründlich studieren, um Schwierigkeiten vorauszusehen und sein technisches Vorgehen anzupassen. Der Eingriff steht wegen der Blutsperre unter Zeitdruck.

c) Zugang

Zur exakten Rekonstruktion müssen alle Frakturelemente und Bandläsionen überblickbar sein. Die Zirkulationsverhältnisse in der Tibiametaphyse sind günstig. Hautinzisionen müssen lang und bilateral sein. Damit wird die Haut vor instrumentellen Druckschäden geschützt und ein genügender Zugang in die Tiefe gewährleistet.

Laterale Inzision (Abb. 181). Sie verläuft leicht S-förmig vom dorsalen Rand des distalen Fibulaschafts beginnend bis über den vorderen Rand des Malleolus externus hinaus nach distal. Der hier verlaufende Ast des R. superficialis des N. fibularis muß dargestellt und geschont werden. Der Zugang muß für die oft komplexe Fraktur des Malleolus externus sowie für anterolaterale Tibiafragmente genügen. Oftmals müssen von hier aus auch laterale Anteile der Tibiagelenkfläche und der Talusrolle eingesehen werden, ebenso das vordere Syndesmosenband und die fibulotalaren Bänder. Diese sind im Fall einer Ruptur durch Naht zu versorgen. Es ist darauf zu achten, daß die Hautbrücke zwischen der lateralen und der medialen Inzision (Versorgungsgebiet der A. tibialis anterior) mindestens 5 cm breit ist, da sonst Zirkulationsschäden der Haut auftreten können (Abb. 181).

Mediale Inzision (Abb. 181). Wir bevorzugen eine leicht gebogene Inzision, die von der distalen vorderen Tibiakante leicht bogenförmig vor dem Malleolus internus bis zur Planta pedis verläuft. Sie gestattet eine breite Eröffnung des oberen Sprunggelenks unmittelbar ventral des stets intakten Lig. deltoideum. Von hier aus muß die Einsicht möglich sein auf: den medialen Malleolus, die anteromedialen Gelenkanteile, die unmittelbar daran anschließende Metaphyse, die medialen Anteile der Talusrolle und den dorsomedialen Rand der Tibia. Hier besteht oft eine Frakturlinie – insbesondere bei Rekurvation –, die unter Sicht zu reponieren ist. Wird sie nicht eingesehen, drohen zusätzliche Dislokationen.

d) Rekonstruktion der Frakturanteile

Sie beginnt mit der *Versorgung der Fibula* als definitive Osteosynthese. Wir verwenden dafür in der Regel eine lange Drittelrohrplatte (6- bis 8-Loch). Sie gibt eine genügende Stabilität auch bei Trümmerfrakturen. Bezüglich technischer Details verweisen wir auf den Abschn. Malleolarfrakturen, Abb. 202–205.

Reposition und Rekonstruktion der Tibiagelenkfläche. Sie kann technisch sehr anspruchsvoll sein. Je nach Fall muß man zunächst medial oder aber lateral beginnen. Am häufigsten geht man kombiniert vor und erarbeitet unter häufigem Wechsel des Arbeitsplatzes die Korrektur und Aufrichtung von Stufen, Impressionen oder Defekten. Zur besseren Übersicht über die ventralen Gelenkstufen muß ein mediales Malleolarfragment manchmal von vorne aufgeklappt und temporär weggehalten werden (Abb. 184). Die provisorische Fixation erfolgt mit multiplen Kirschner-Drähten.

e) Autologe Spongiosaplastik

Durch Wiederherstellung der Gelenkfläche bzw. Behebung der spongiösen Impaktion entfalten sich Defekte. Das kompakte Auffüllen derselben mit autologer Spongiosa ist notwendig, um ein späteres Zusammensintern zu vermeiden (Stützeffekt) und die Frakturheilung zu beschleunigen (biologischer Effekt).

Als Entnahmezone für die Spongiosa verwenden wir beim älteren Patienten sowie in solchen Fällen wo voraussichtlich große Volumina notwendig sind, die Crista und Fossa liliaca (Abb. 185). Die Spongiosaentnahme muß dann als separate Voroperation ausgeführt werden, damit die Blutsperrezeit für den Haupteingriff möglichst kurz bleibt.

Bei jüngeren Personen und bei geringem benötigtem Volumen entnehmen wir die Spongiosa während des Haupteingriffs aus dem Tibiakopf des verletzten Beines. Dieses Vorgehen hat den Vorteil, daß die Entnahmestelle im gleichen, gut erreichbaren Operationsgebiet liegt. Es ist sehr einfach, gefahrlos, zeitsparend und hinterläßt keinerlei Nachteile oder Beschwerden. Die Blutversorgung für die distale und die proximale Tibiametaphyse ist getrennt. Die Heilung der Fraktur wird nicht beeinflußt. Durch die postoperative Entlastung ist auch das Entnahmegebiet vor mechanischen Einflüssen geschützt.

Technik. 3–4 cm lange Hautinzision über der medialen proximalen Tibiafläche. Spalten und Abschieben des Periostes. Ausmeißeln eines Kortikalisfensters mit dem Hohlmeißel. Die weiche Spongiosa wird mit dem scharfen Löffel entnommen (Abb. 185). Das zur Verfügung stehende Volumen ist groß. Wir messen es am Ende der Entnahme durch Auffüllen der Entnahmehöhle mit Ringer-Lösung. Der Verschluß erfolgt durch einfache Periostnaht und Hautnaht ohne Drainage.

Die Implantation der feinmaschigen Spongiosa in den Defekt wird durch eine meist vorhandene oder aber künstlich geschaffene Kortikalislücke im anteromedialen Frakturbereich ausgeführt. Sie erfolgt entweder im Anschluß an die Reposition und provisorische Fixation mit Kirschner-Drähten oder aber nach provisorischem Anpassen der medialen Platte, bevor Schrauben im Defektbereich eingesetzt sind. Die Spongiosa muß fest eingepreßt werden und alle Hohlräume satt ausfüllen.

f) Osteosynthese der Tibia

In der Regel werden zuerst die lateralen Tibiafragmente verschraubt. Anschließend wird medial die Platte adaptiert und fixiert. An der Kleeplatte muß in seltenen Fällen deren hinteres Blatt mit der Zange abgetrennt werden, damit es den Sehnenkanal des M. tibialis posterior nicht komprimiert. Die Stabilisierung komplexer Trümmerfrakturen ist nur möglich durch Plazierung von Schrauben in allen Ebenen.

Bei der Kleeplatte wird diese zunächst distal aufgeschraubt unter fortlaufender Beobachtung der einzelnen Elemente bezüglich Position und Stabilität und unter eventueller Korrektur von Stellungsfehlern. Eine Zange fixiert die Platte zunächst provisorisch am Schaft. Verbleibende instabile Fragmente müssen gelegentlich mit zusätzlichen Einzelschrauben fixiert werden. Hingegen ist es nicht notwendig, sämtliche Plattenlöcher mit Schrauben zu belegen. Wichtig ist v.a. eine gute Stabilisierung des Implantats am Malleolus internus. Dies verhindert eine sekundäre Varusdeformation.

Während des Aufbaus der medialen Osteosynthese werden die provisorischen Kirschner-Drähte der Reihe nach entfernt. Die Verbindung der Platte mit dem proximalen Hauptfragment erfolgt mittels Kortikalisschrauben 3,5 mm (Abb. 186).

Der Eingriff wird in üblicher Weise abgeschlossen durch Naht der Gelenkkapsel, partielle Periostnaht und bilaterale Redon-Saugdrainage. Die Weichteilbedeckung über flachen Implantaten bereitet keine Schwierigkeiten. Diese verändern äußerlich das Relief des Fußes kaum und gestatten in der Folge auch das Tragen von normalem Schuhwerk.

g) Nachbehandlung

Wir pflegen, den Fuß postoperativ für einige Tage in einer rechtwinkligen Gipsschiene hochzulagern und die aktiven Bewegungsübungen sofort aufzunehmen, aber bis zur völligen Abschwellung nicht zu forcieren.

Die Dauer des Krankenhausaufenthalts ist bei diesen Patienten deshalb etwas länger als bei üblichen Tibiaosteosynthesen. Der Operateur soll entscheiden, wie die Belastung abzustufen ist. Beim Aufstehen ist eine straffe zirkuläre Bandage anzulegen und die Wunde auf sekundäre Hämatome zu kontrollieren. Ein Abrollen des Fußes ist primär anzustreben, eine Teilbelastung von 10–15 kg kann in geeigneten Fällen durchgeführt werden. Eine zunehmende Belastung kann meist erst nach 12–16, eine volle Belastung erst nach 16–20 Wochen erfolgen.

Das mediale Implantat wird nicht vor dem 14. Monat entfernt. Die große Zahl der verwendeten Schrauben bringt keinerlei Nachteile. Korrosionserscheinungen sind bisher nicht beobachtet worden, da die Kontaktflächen zwischen den Implantaten klein sind.

4. Sekundäre Eingriffe

An der distalen Tibia müssen gelegentlich operative Korrekturen bei Pseudarthrosen oder Fehlstellungen durchgeführt werden. Es sind meistens Varusfehlstellungen, häufig kombiniert mit Rekurvation und Rotationsfehlern. Die Kombination Valgus plus Rotation ist seltener. Eine Fibulaosteotomie ist nicht immer erforderlich. Doppelplatten sind an der Tibiametaphyse unbedenklich. Der Hauptkraftträger wird aus anatomischen Gründen stets medial angelegt. Die Miterfassung des Innenknöchels ist vorteilhaft. Die breite Kleeplatte ist genügend stabil, wenn sie gespannt werden kann.

a) Varusfehlstellung

Eine Korrektur ist i. allg. indiziert bei Beschwerden mit einer Fehlstellung von mehr als ca. 8°. Auf die Fibulaosteotomie kann in den meisten Fällen verzichtet werden. Manchmal empfiehlt sich das präliminäre Anschrauben einer kleinen lateralen Drittelrohrplatte zwischen den Hauptfragmenten. Dadurch wird ein Aufbrechen und Klaffen der lateralen Kortikalis verhindert (Abb. 188).

Medial schließt sich die Aufrichtung bzw. Eröffnung der Pseudarthrose oder der Osteotomie an. In die entstandene keilförmige Defektzone wird autologe Spongiosa oder ein kortikospongiöser Span eingebracht. Dabei empfiehlt sich eine leichte Überkorrektur. Auflegen und distales Aufschrauben der medialen Platte, die nach proximal gespannt wird. Die Spongiosa wird dadurch komprimiert (Abb. 188).

b) Valgusfehlstellung

Indikation zur Korrektur bei Beschwerden mit einer Fehlstellung über ca. 12°. Die Korrektur erfolgt durch einfache Keilosteotomie ca. 3 cm proximal der Gelenklinie. Stabilisierung mittels medialem Kraftträger und axialer Kompression. Auf die Fibulaosteotomie kann meistens verzichtet werden (Abb. 189).

c) Rotationsfehlstellung

Sie ist häufig kombiniert mit a) und b). Oft besteht eine stärkere Fibuladeformität. Zur Korrektur ist eine Osteotomie von Tibia und Fibula erforderlich. Für die Stabilisierung der Tibia eignet sich die Kombination von 3,5-mm-DC-Platten und Drittelrohrplatte oder evtl. eine Kleeplatte (Abb. 190).

d) Nachbehandlung

Die bei diesen Osteotomien erreichte Stabilität gestattet in praktisch allen Fällen eine funktionelle Nachbehandlung ohne äußere Fixation. Die Gelenkbeweglichkeit wird während des ossären Heilungsvorgangs rasch zurückgewonnen, was auch zirkulatorisch-trophisch von Vorteil ist. Knöcherner Durchbau und Belastbarkeit sind in der Regel nach 8–12 Wochen erreicht.

5. Klinisch-radiologische Beispiele
(Abb. 191–195)

Abb. 180. Klassifikation der distalen Tibiafrakturen

A = extraartikulär,
A1 = Fraktur einfach,
A2 = Keilfraktur, Kontakt der Hauptfragmente erhalten,
A3 = Mehrfachfraktur ohne Kontakt der Hauptfragmente;

B = artikuläre Fraktur, Gelenkfläche nur partiell verletzt,
B1 = Spaltbruch einfach,
B2 = Impression mit Spalt,
B3 = partielle artikuläre Trümmer, eine Wand erhalten;

C = zirkuläre Gelenkverletzung,
C1 = Gelenkspaltung mit Beteiligung der Metaphyse (V, Y, T),
C2 = metaphysäre Einstauchung ohne Dissoziation der Gelenkfläche,
C3 = artikuläre Impressionstrümmerfraktur

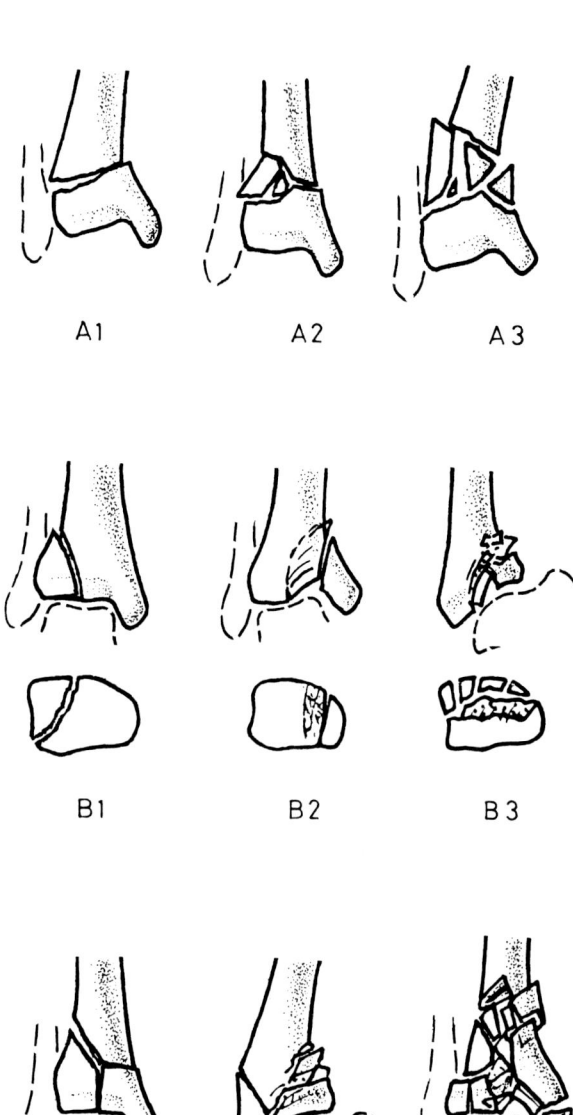

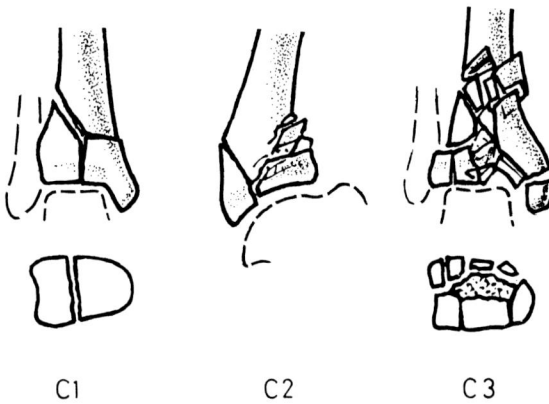

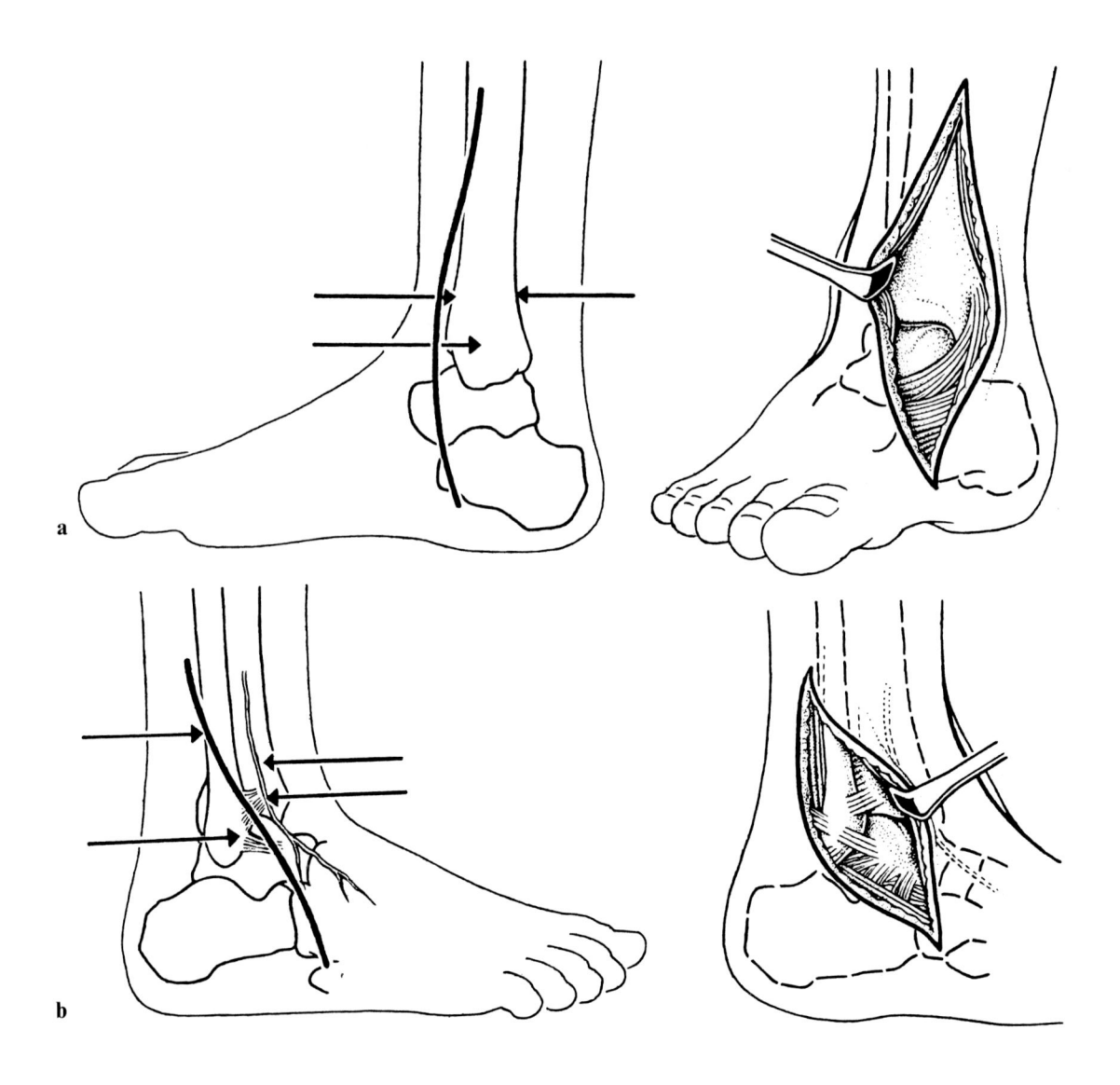

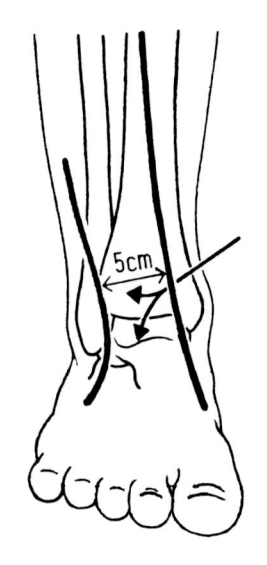

Abb. 181 a–c. Inzisionen und Zugänge für die Osteosynthese komplexer artikulärer Frakturen

a Die lange mediale Inzision und der dadurch gewonnene Einblick in das OSG. Mit *Pfeilen* markiert: die kritischen Stellen, welche aus diesem Zugang beurteilt werden müssen

b Die laterale Inzision und der dadurch gewonnene Einblick in das OSG. Der R. dorsalis pedis des N. peronaeus superficialis ist dabei darzustellen. Mit *Pfeilen* markiert: die kritischen Stellen, welche aus diesem Zugang beurteilt werden müssen

c Ansicht der beiden Inzisionen von ventral. Minimalabstand zwischen denselben 5 cm. Mit *Pfeilen* markiert: Einblick in die ventralen Anteile des OSG durch den kombinierten Zugang

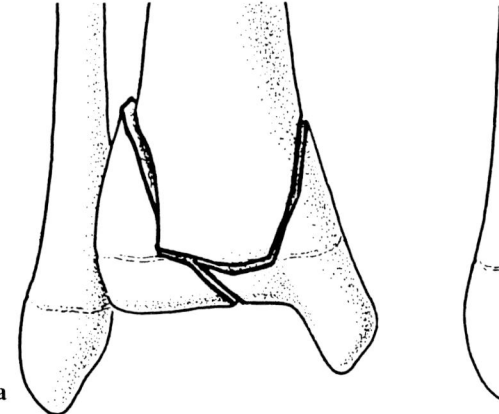

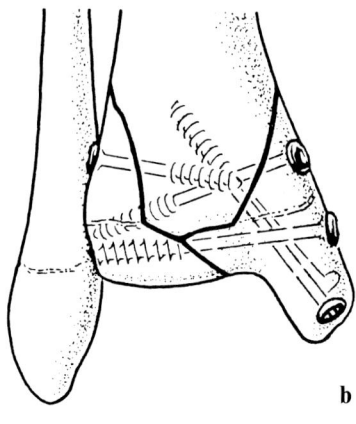

Abb. 182

a Spaltbruch der Tibiagelenkfläche

b Osteosynthese mit Spongiosaschrauben aus bilateralem Zugang

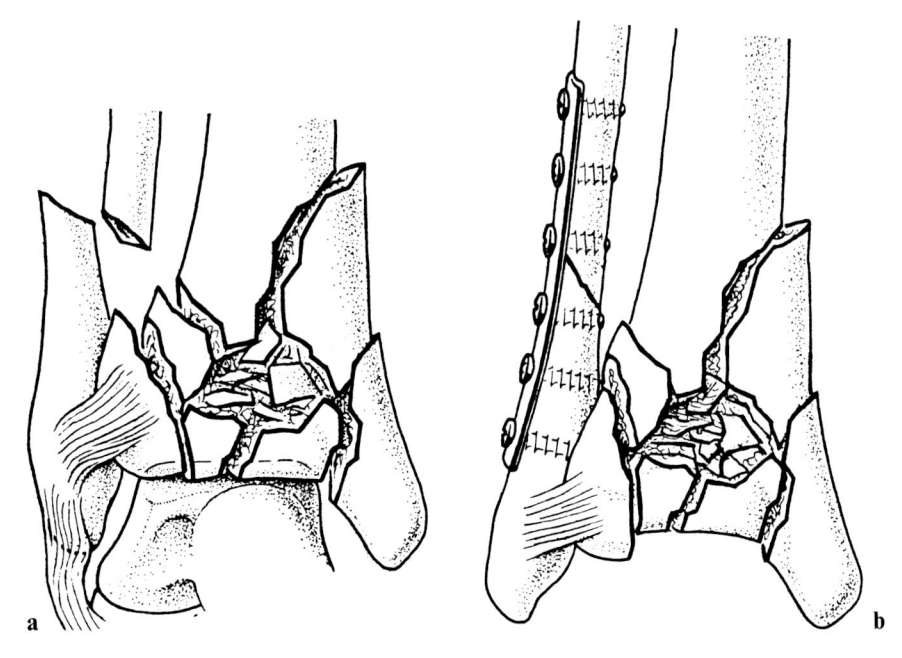

Abb. 183

a Trümmerfraktur mit Einstauchung der Metaphyse und Fibulaschrägfraktur (Typ C2)

b Wiederherstellung der Länge und partielle Reaxation durch Osteosynthese der Fibulafraktur als 1. Schritt

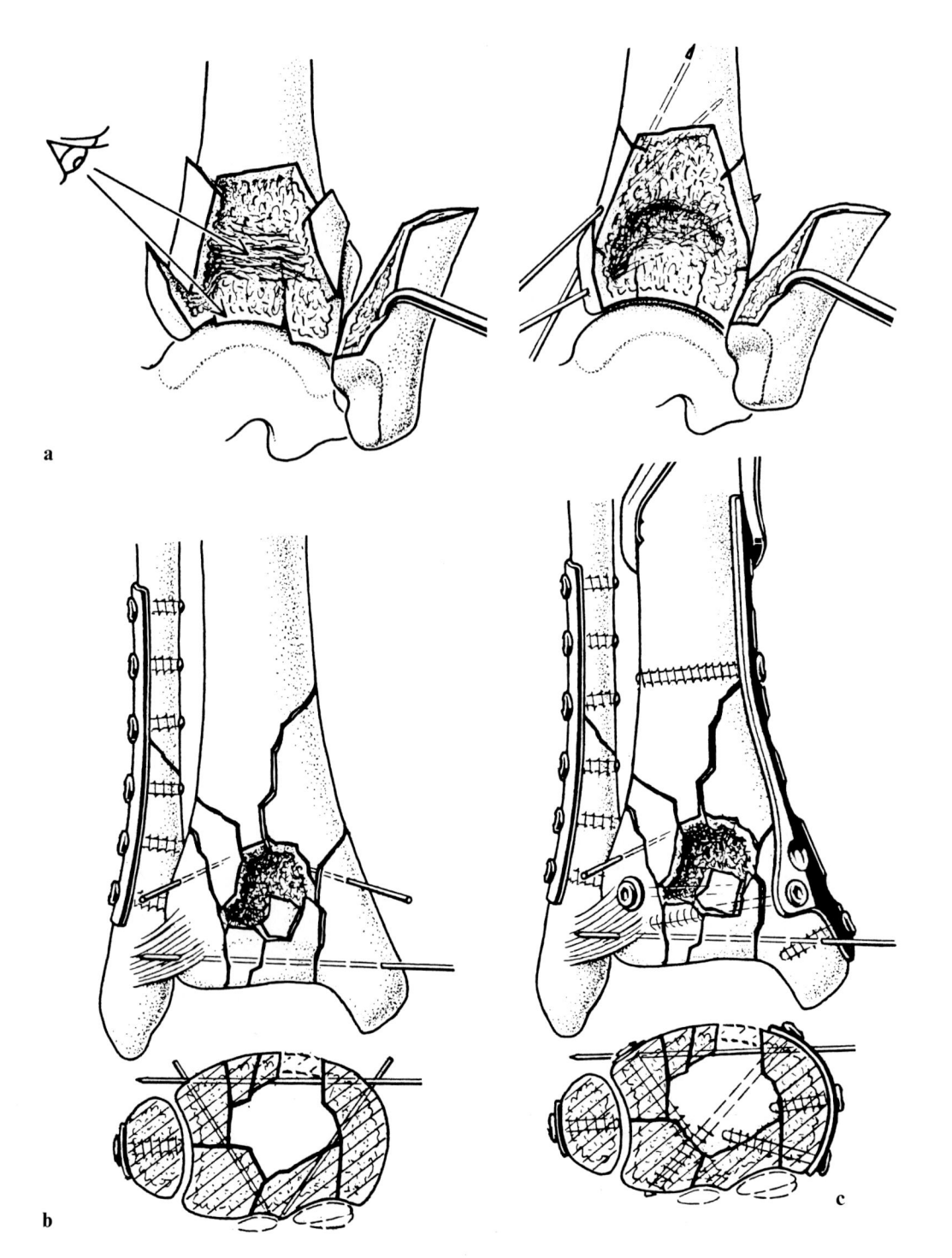

Abb. 184 a–c. Reposition der Tibiafraktur

a Aus anteromedialer Sicht wird die Tibiagelenkfläche reponiert bzw. aufgerichtet. Das große mediale Malleolarfragment wird temporär zur Seite gekippt. Provisorische Fixation mit Kirschner-Drähten. Entfaltung des metaphysären Defekts

b Ansicht von ventral und auf Schnitt

c Verschraubung lateraler Fragmente. Provisorisches Anpassen und Anschrauben der medialen Kleeplatte. Etappenweise Entfernung der Kirschner-Drähte

Abb. 185a, b. Entnahmezonen für die autologe Spongiosaplastik

a Crista und Fossa iliaca für die Entnahme durch separate Voroperation

b Spongiosaentnahme aus dem Tibiakopf zur Ergänzung von **a** oder bei unerwartetem Defekt: kleine mediale Längsinzision. Aufmeißeln der Kortikalis mit Hohlmeißel. Entnahme mit dem scharfen Löffel

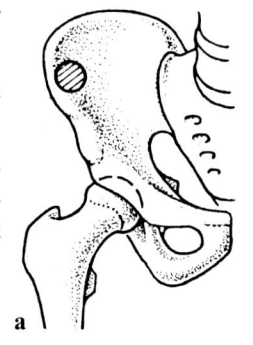

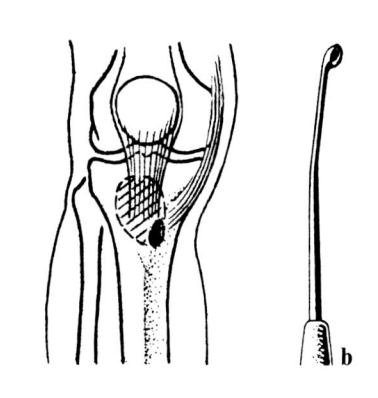

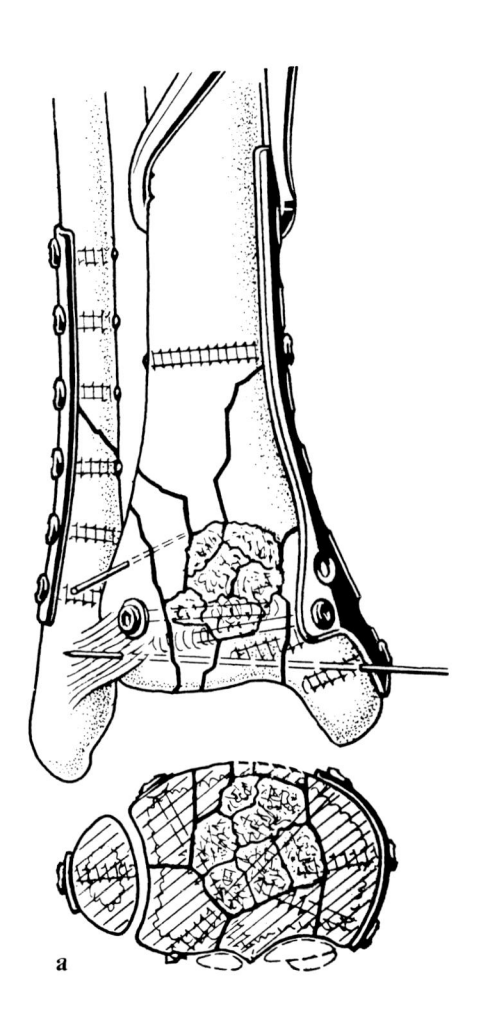

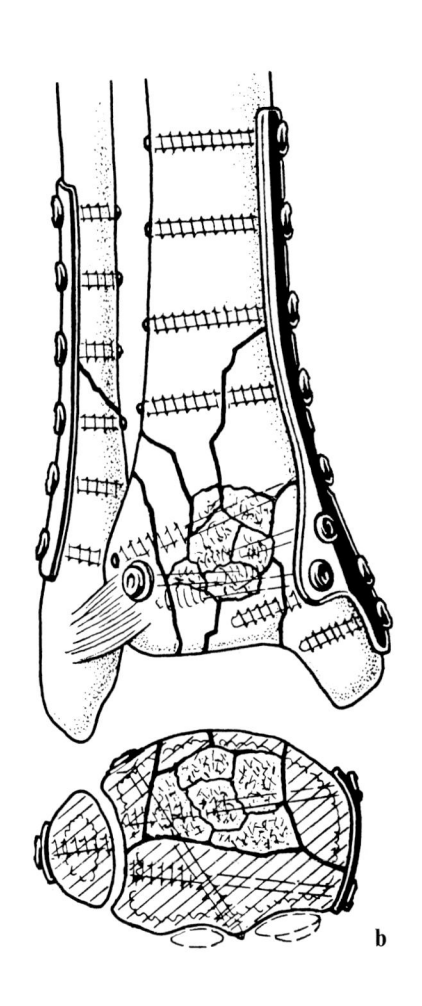

Abb. 186a, b. Abschluß der Osteosynthese

a Nach Implantation der Spongiosa etappenweises Aufschrauben der Platte in der Ansicht von ventral und auf Schnitt. Metaphysäre Umfassung der Fragmente durch die ganze Breite der Platte

b Abgeschlossene Osteosynthese. Das dorsale Blatt der Kleeplatte ist abgeklemmt worden, um den Kanal der Sehne des M. tibialis posterior freizuhalten

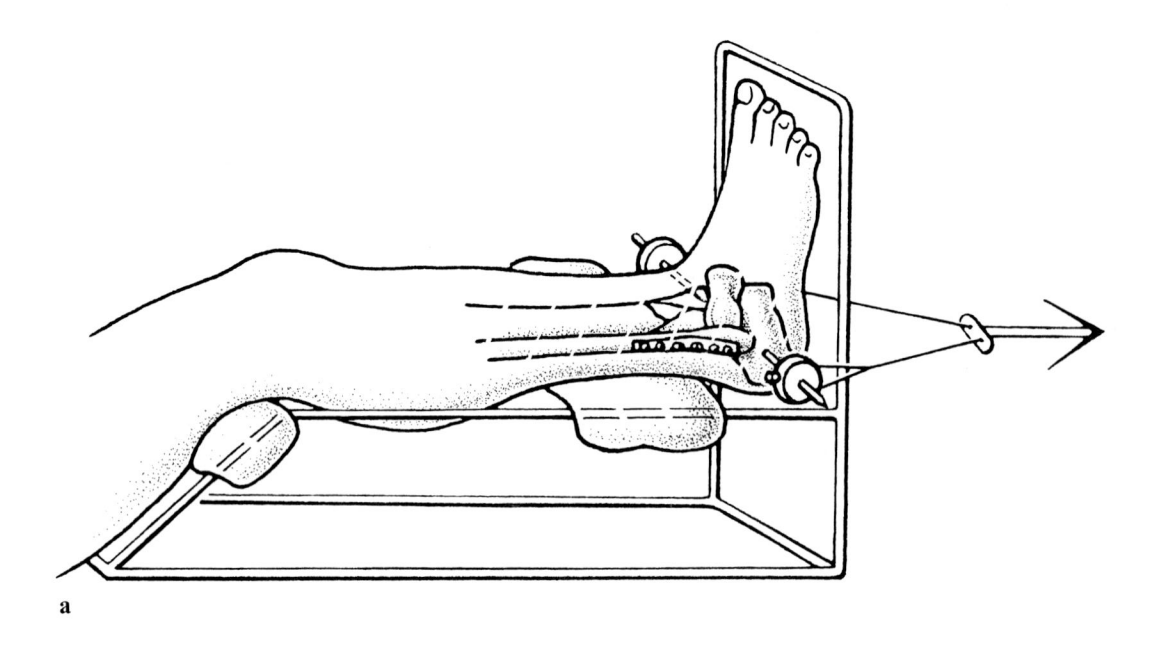

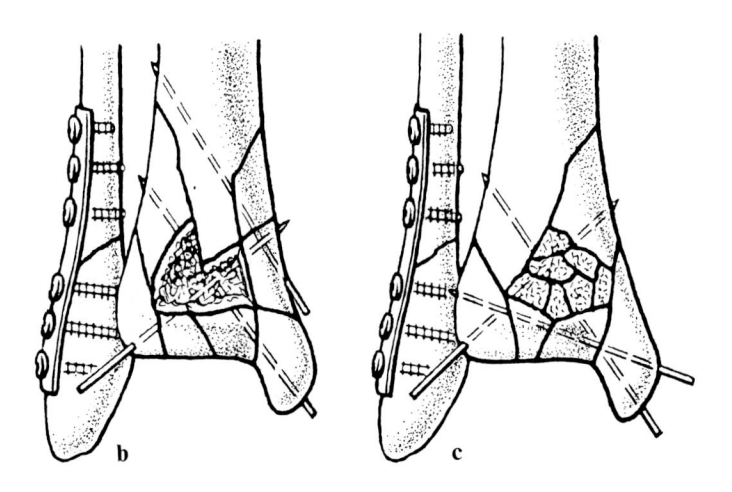

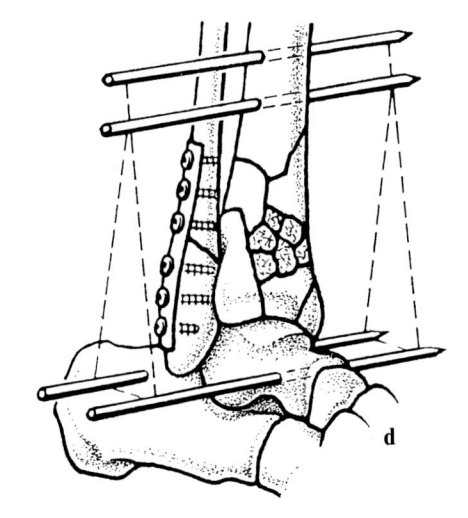

Abb. 187 a–d. Operationstaktik bei medialem Weichteilschaden

a Primäre Osteosynthese der Fibula kombiniert mit Kalkaneusextension

b Primäre Osteosynthese der Fibula kombiniert mit provisorischer Reposition und Fixation der Tibiafraktur mit Kirschner-Drähten

c Zusätzlich primäre autologe Spongiosaplastik im Defekt der Tibia

d Kombination von Fibulaosteosynthese mit Fixateur externe für die Tibia. Dreieckmontage Tibia-Kalkaneus-Talushals

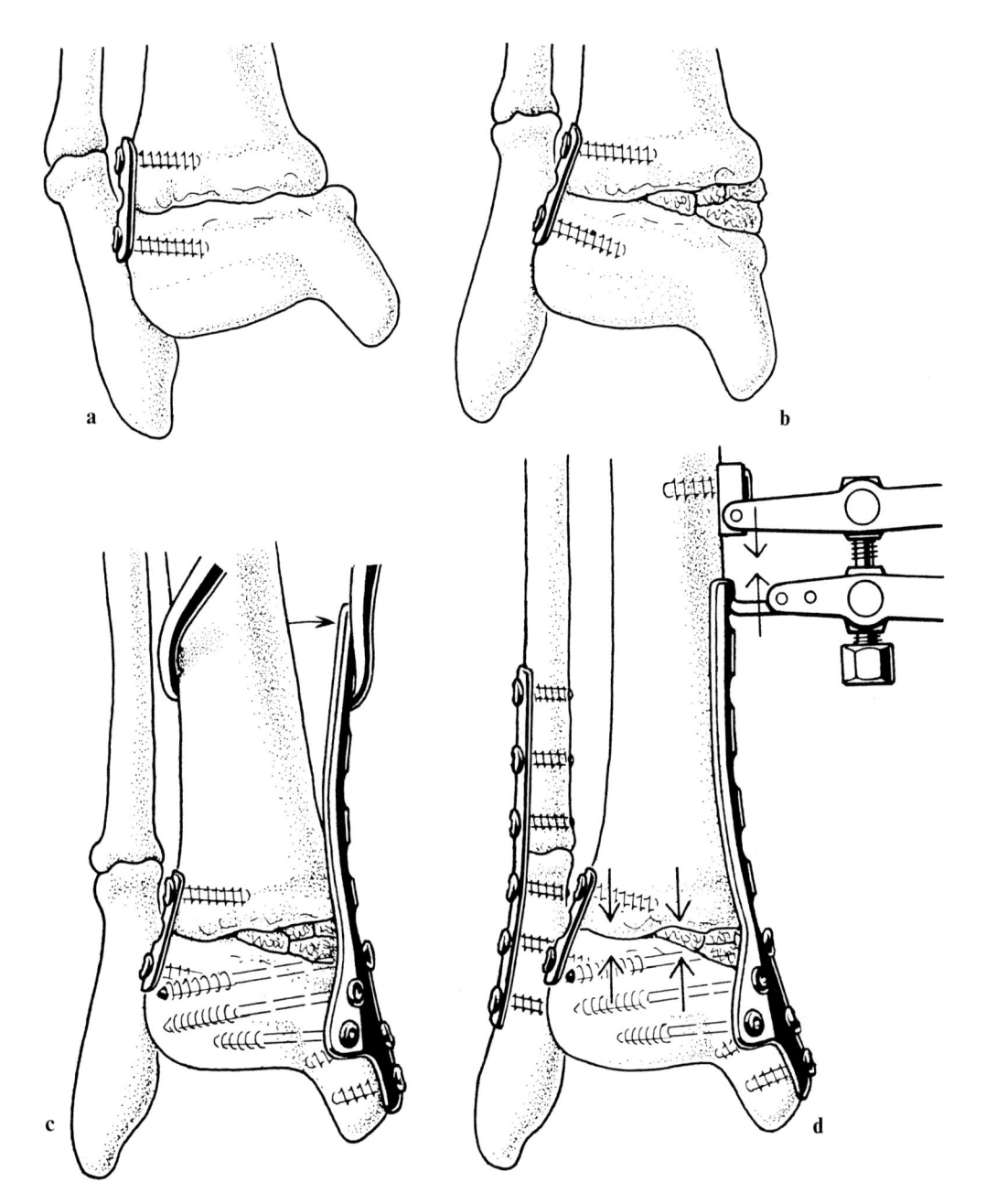

Abb. 188 a–d. Korrektur der Varusfehlstellung

a Anschrauben einer kleinen Platte lateral, welche eine Distraktion der Fragmente verhindern soll

b Mediale Osteotomie und Überkorrektur mit eingepreßter autologer Spongiosa oder kortikospongiösem Span

c Anlegen und distales Anschrauben der Kleeplatte

d Spannen der Platte, bis die Überkorrektur beseitigt ist. Kompression der Spongiosa. Abschluß mit Stabilisierung der Fibula

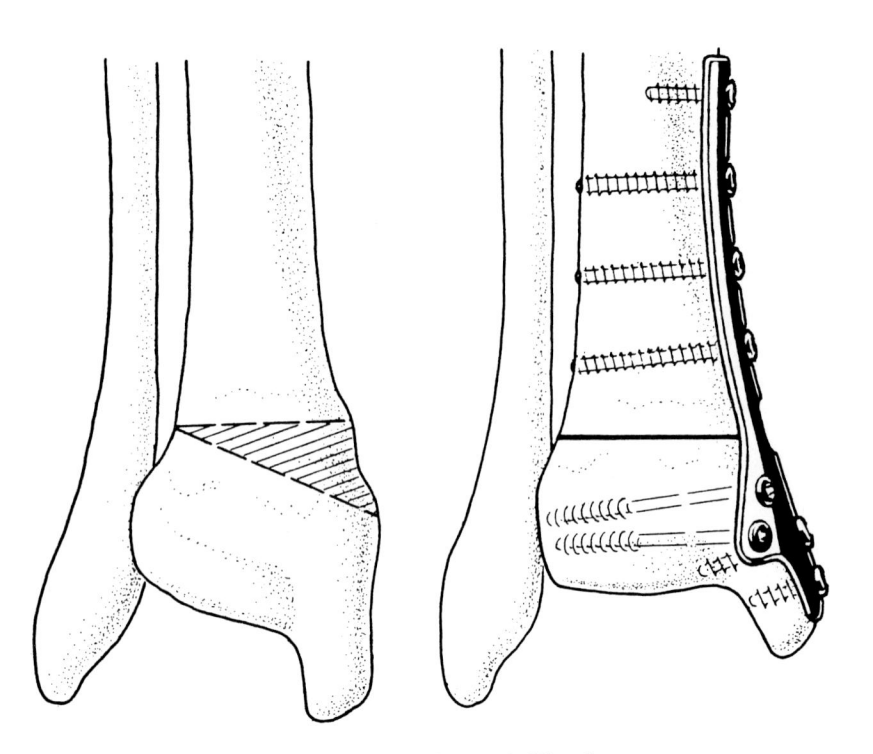

Abb. 189. Korrektur der Valgusfehlstellung mit Kleeplatte

Mediale Keilresektion und umfassende Platte. Um eine Verkürzung zu vermeiden, ist u.U. das Einsetzen eines anterolateralen Keils vorzuziehen. Dann kann eine Fibulaosteotomie notwendig sein

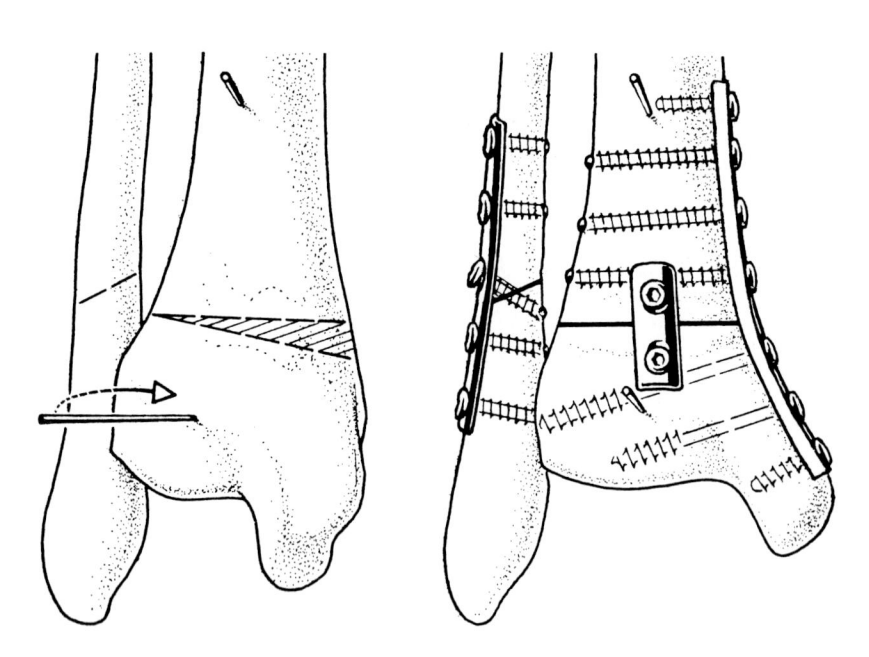

Abb. 190. Korrektur einer vorwiegenden Rotationsfehlstellung

Fixation mit einer Kombination von 3,5-DCP-Platte und Drittelrohrplatten für die ventrale Tibia und die osteotomierte Fibula

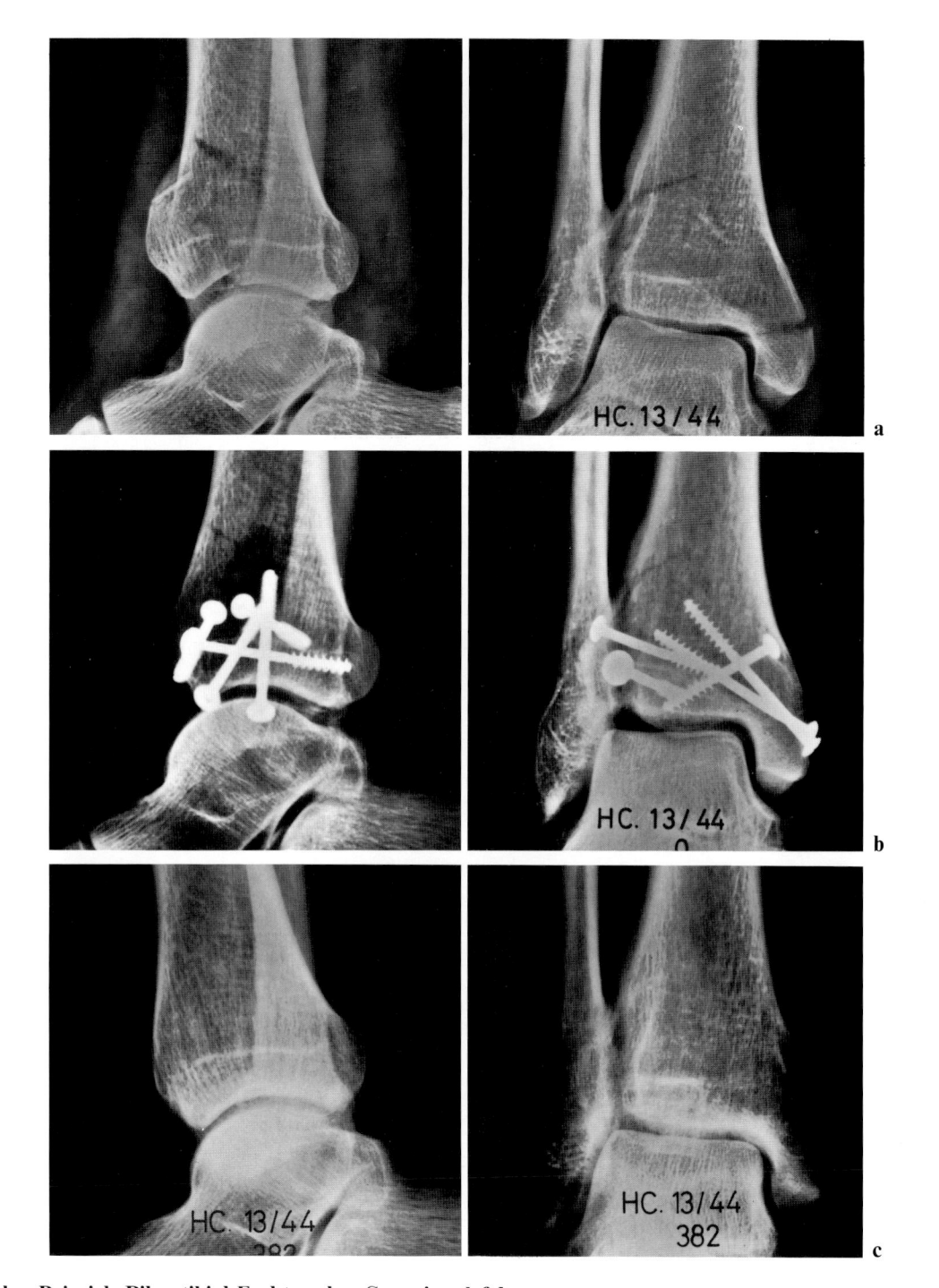

Abb. 191 a–c. Klinisches Beispiel: Pilon-tibial-Fraktur ohne Spongiosadefekt

G., Franz, 47jähriger Mechaniker. Sturz beim Skifahren am 15. Februar 1973

a Pilon-tibial-Fraktur multifragmentär mit mäßiger ventraler Einstauchung ohne Spongiosadefekt

b Notfallosteosynthese mit 5 kleinen Zugschrauben. Verlauf komplikationslos. Belastung ab 12. Woche. Voll arbeitsfähig nach 4 Monaten. Metallentfernung nach 8 Monaten

c Kontrolle nach 7 Jahren am 19. Juni 1980: beschwerdefrei. Narben linear. Volle Funktion des oberen und unteren Sprunggelenks. Keine Muskelatrophie. Im Röntgenbild keine Arthrose

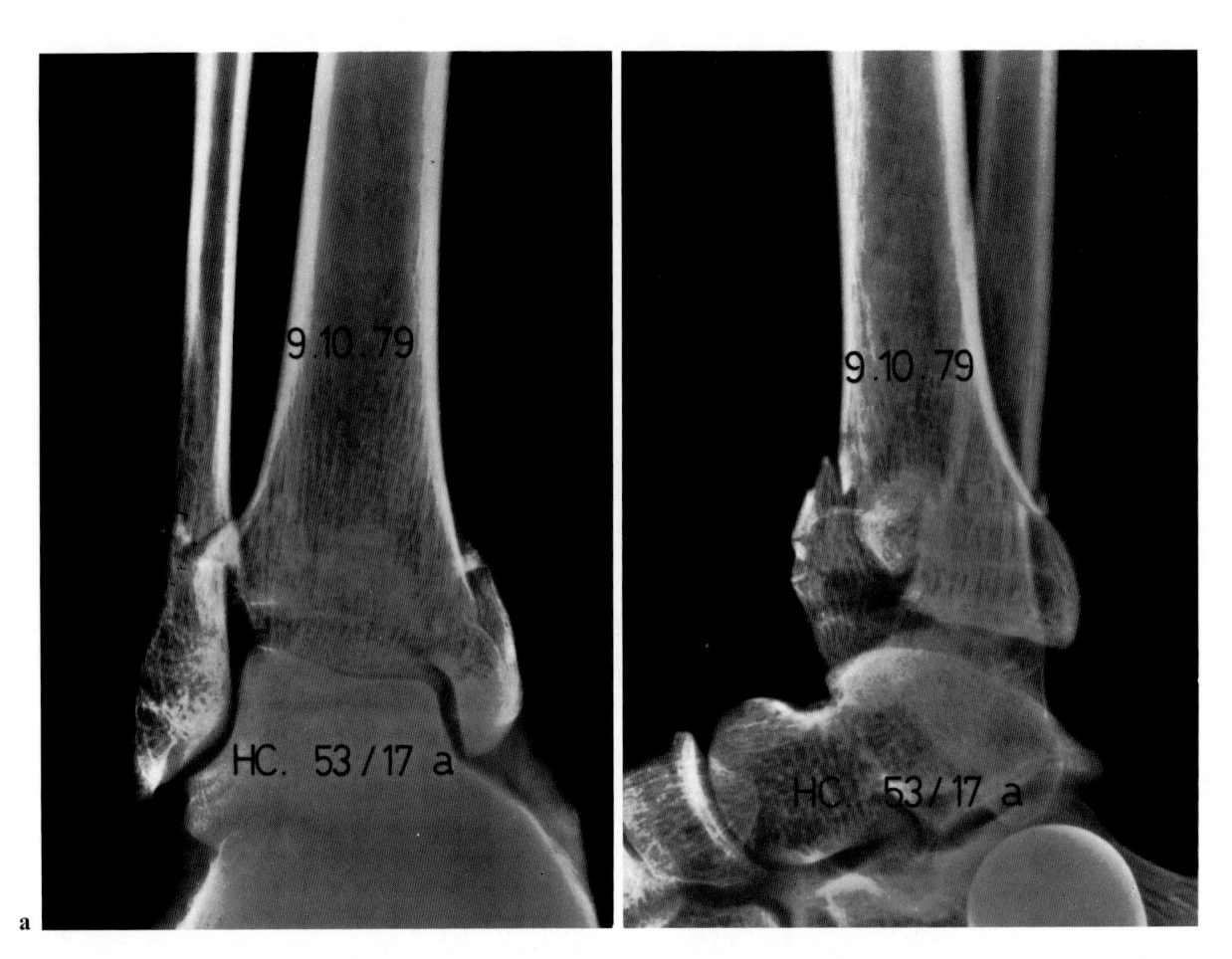

Abb. 192 a–c. Klinisches Beispiel: ventrale Pilon-tibial-Impression bei Mehrfachverletztem

J.E., Klara, 25jähriger Gastarbeiter. Verkehrsunfall am 3. Oktober 1979. Kollision als Autofahrer mit Motorrad. Commotio cerebri. Tibiakopffraktur beidseits

a Pilon-tibial-Fraktur rechts mit Impression der ventralen Gelenkfläche.
Primäre Extensionsbehandlung wegen prekärer Weichteilverhältnisse

b Osteosynthese am 12. Oktober 1979: Plattenstabilisierung der beiden Tibiakopffrakturen und der Pilontibial-Fraktur rechts. Verwendung einer Radius-T-Platte mit ventraler Auflagerung wegen intakter dorsaler Tibiaschale. Breite Knorpelabscherungen vom Talus

Postoperativer Verlauf komplikationslos. Mobilisierung durch Bilateraliät der Verletzungen erschwert. Gehbadbehandlung ab 8. Woche. Teilarbeitsfähig ab 6. Monat, voll ab 8. Monat

c Kontrolle nach 7 Jahren. Keine Beschwerden. Gehstrecke unbeschränkt. Narben linear. Keine Muskelatrophie. Im Röntgenbild mäßige Arthrose

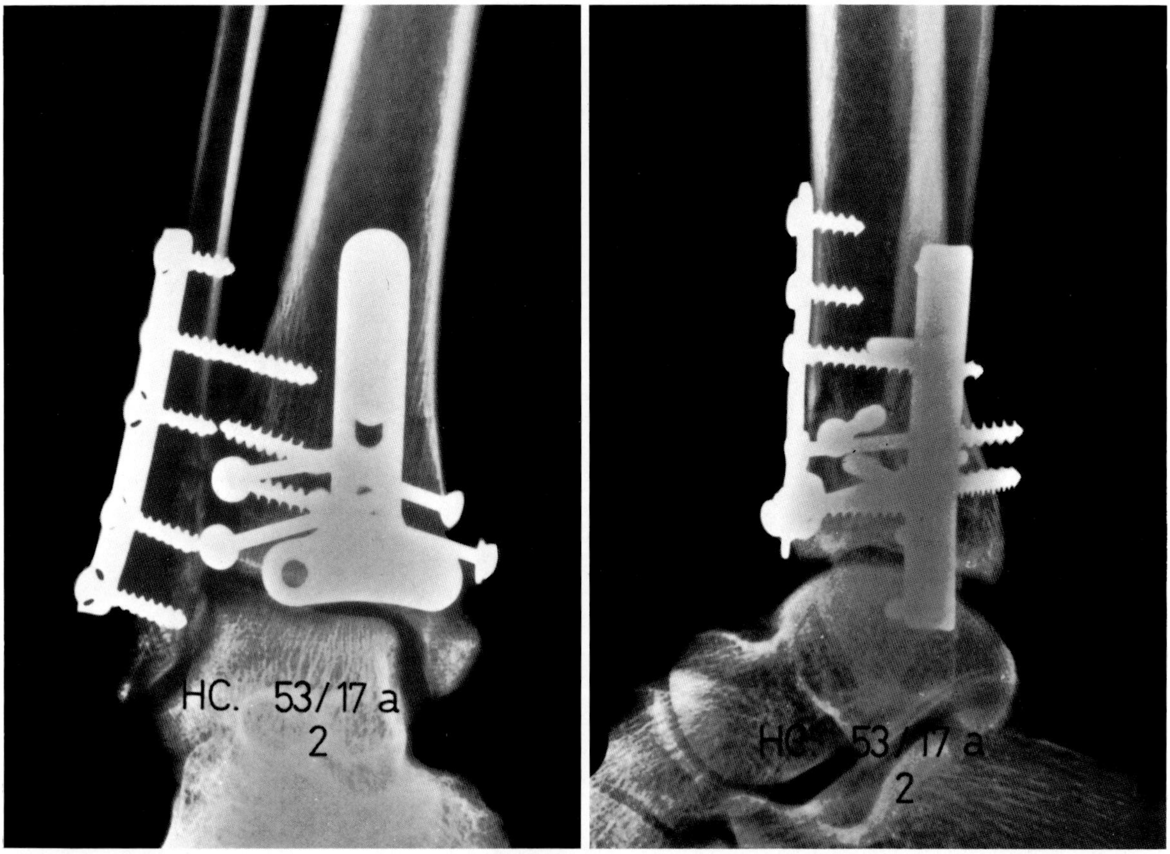

b

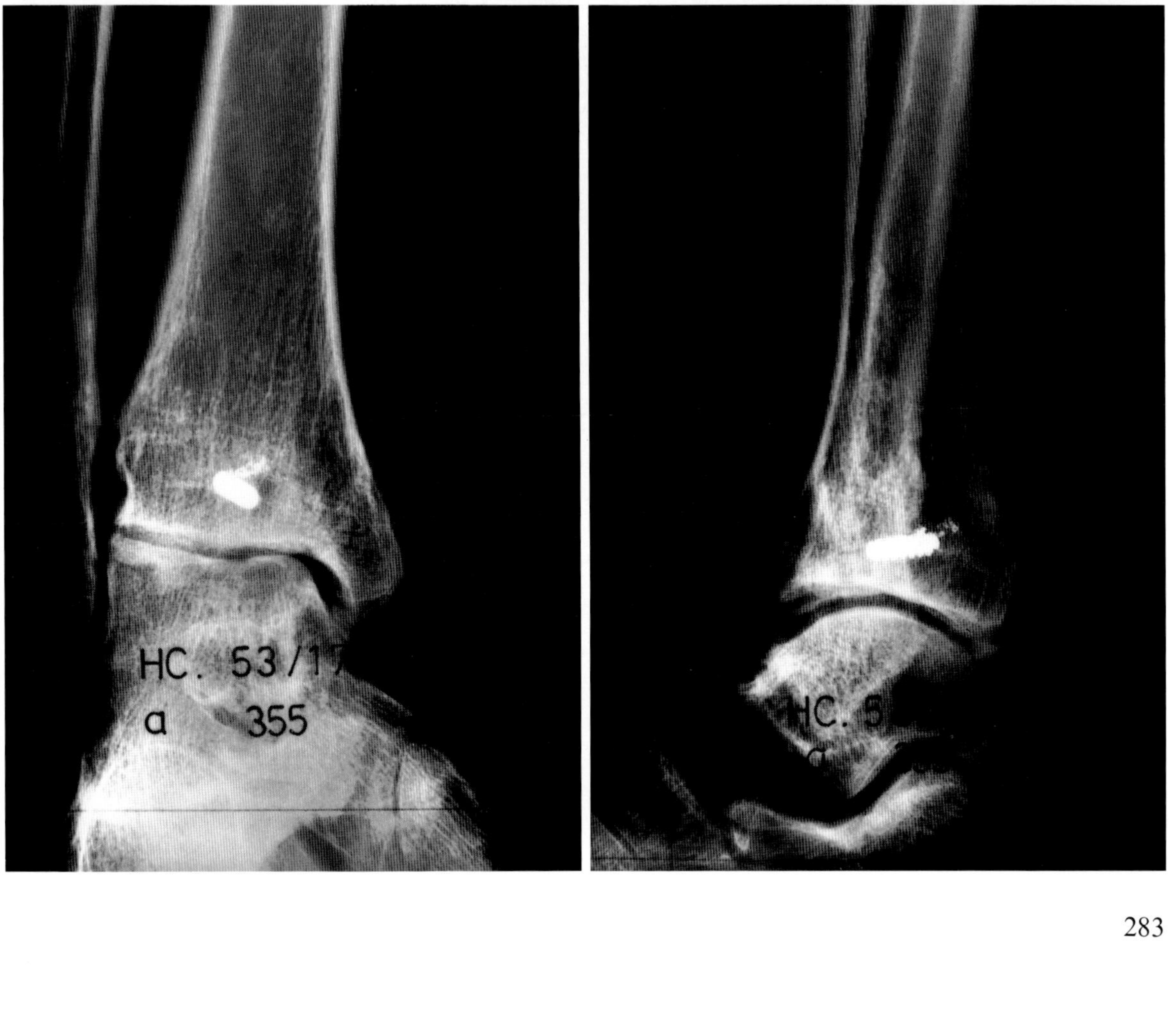

c

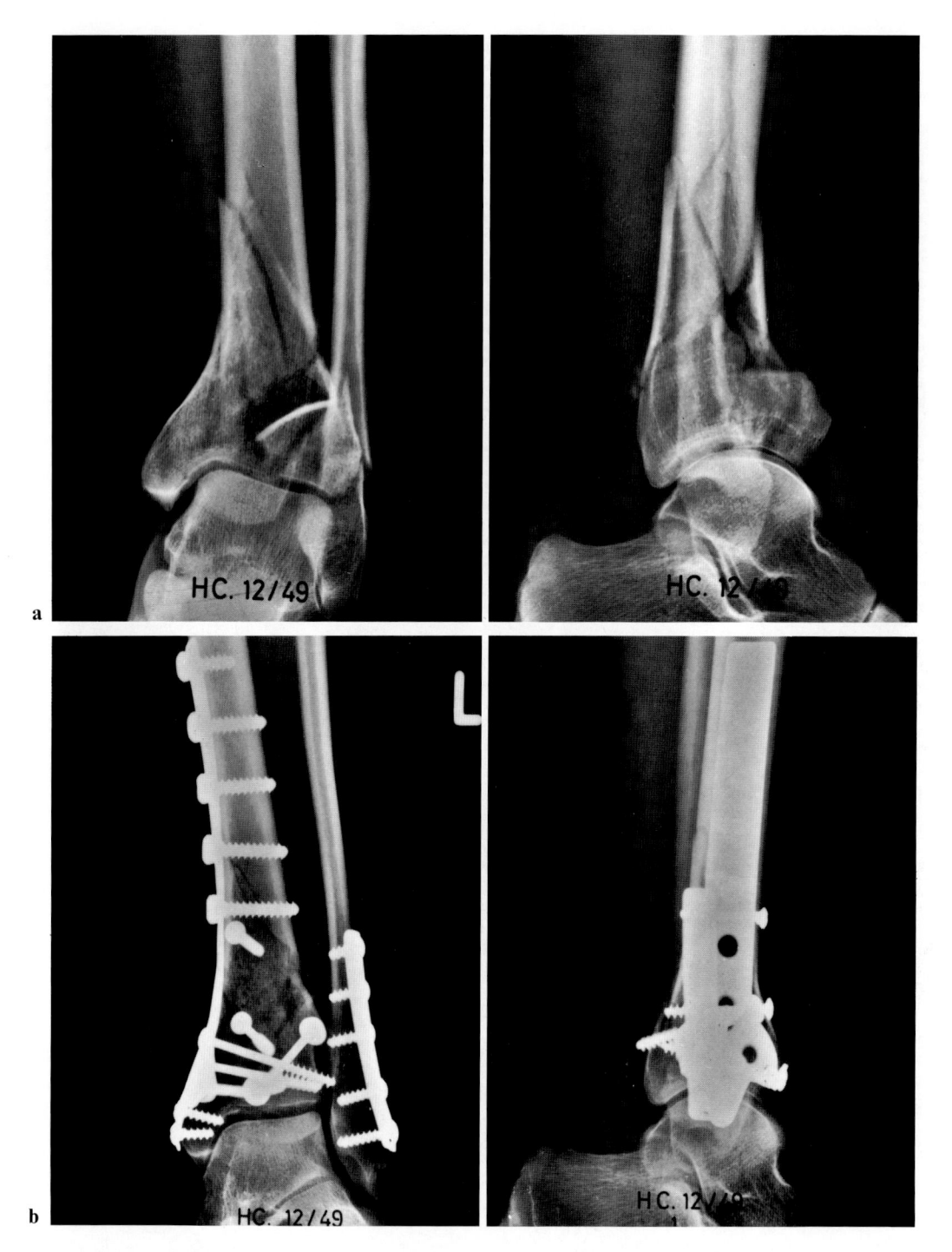

Abb. 193a–e. Klinisches Beispiel: Pilon-tibial-Fraktur mit Verlauf in Diaphyse

B., Heidi, 41jährige Hausfrau. Sturz beim Skifahren am 30. Januar 1973

a Komplexe weit nach proximal reichende Pilon-tibial-Fraktur. Primär Extensionsbehandlung und Hochlagerung

b Osteosynthese nach Abschwellung am 1. Februar 1973: medial verlängerte Kleeplatte und separate Schrauben. Spongiosaplastik vom Becken. Entlassung aus dem Krankenhaus mit abnehmbarer U-Schiene. Teilbelastung nach 4 Monaten, Vollbelastung nach 5 Monaten c Teilmetallentfernung (laterale Implantate) nach 5 Monaten: Knochenstruktur noch unregelmäßig

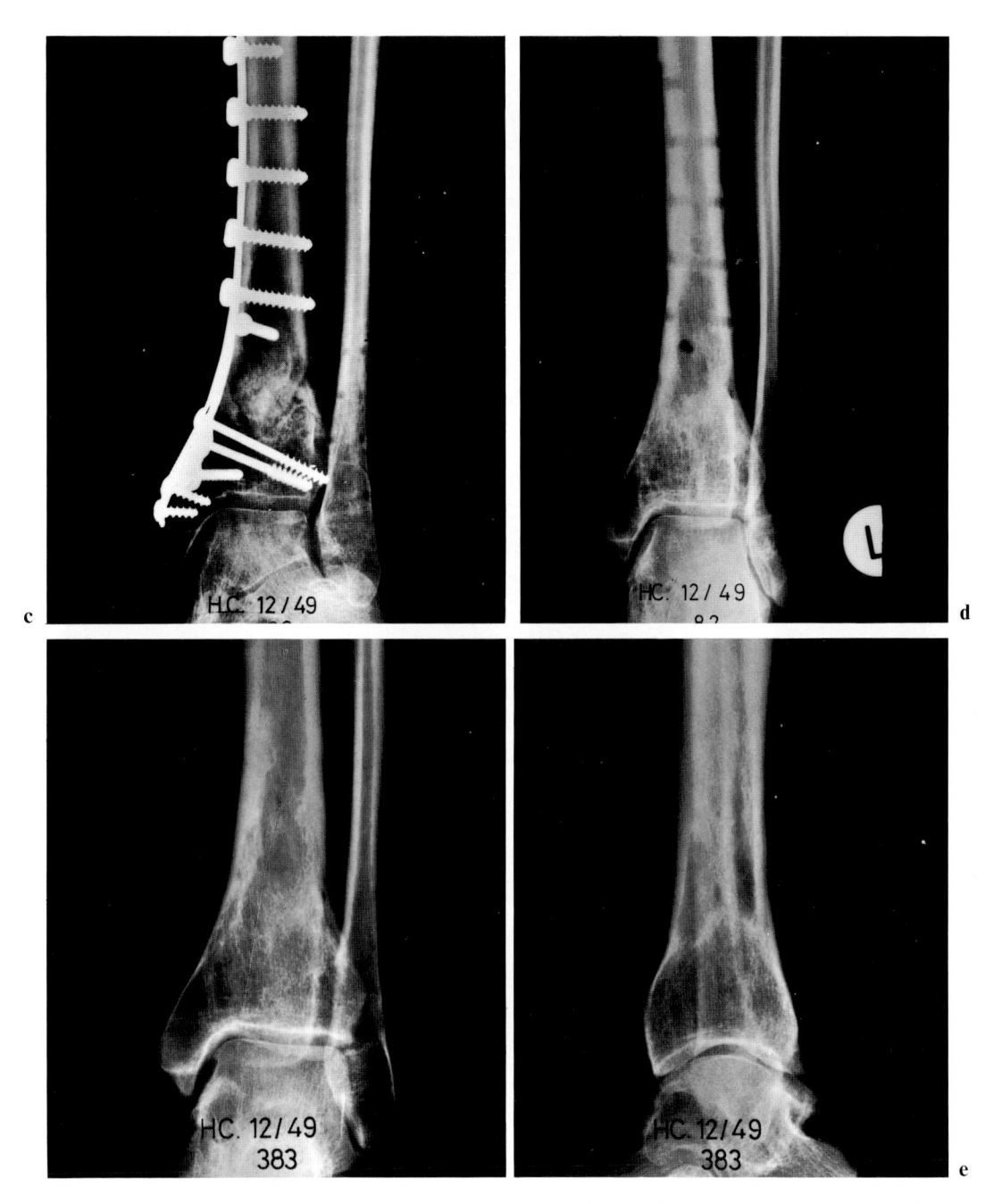

d Kontrolle und Restmetallentfernung nach $1^1/_2$ Jahren: keine Beschwerden. Volle Beweglichkeit. Keine Muskelatrophie

e 7 Jahre nach Unfall meldet die Patientin leichte Anlauf- und Belastungsschmerzen bei voller Sportfähigkeit. Mäßige Arthrose

Abb. 194 a–c. Klinisches Beispiel: Stellungskorrektur nach distaler Tibiafraktur

H., Brigitte, 16jährige Handelsschülerin. Skiunfall im Februar 1971. Supramalleoläre Unterschenkelfraktur. Primär Extensionsbehandlung, dann Zirkulärgips. Zunehmende Fehlstellung. Zuweisung nach 3 Monaten

a Verzögerte Konsolidation in Fehlstellung: 16° Varus, 20° Rekurvation

b Osteotomie aus medialem Zugang. Interposition von Beckenspongiosa und Stabilisierung mit medial angelegter Kleeplatte. Gipsfreie Nachbehandlung. Volle Beweglichkeit und Durchbau nach 8 Wochen. Volle Belastung nach 10 Wochen

c Kontrolle nach 10 Monaten vor Metallentfernung: Volle Funktion. Keine Beschwerden. Stellung einwandfrei. Fraktur geheilt. Nach 9 Jahren meldet die Patientin aus fernem Wohnsitz völlige Beschwerdefreiheit. Zugesandte Röntgenbilder zeigen ein arthrosefreies Sprunggelenk. Sie sind für die Reproduktion nicht geeignet

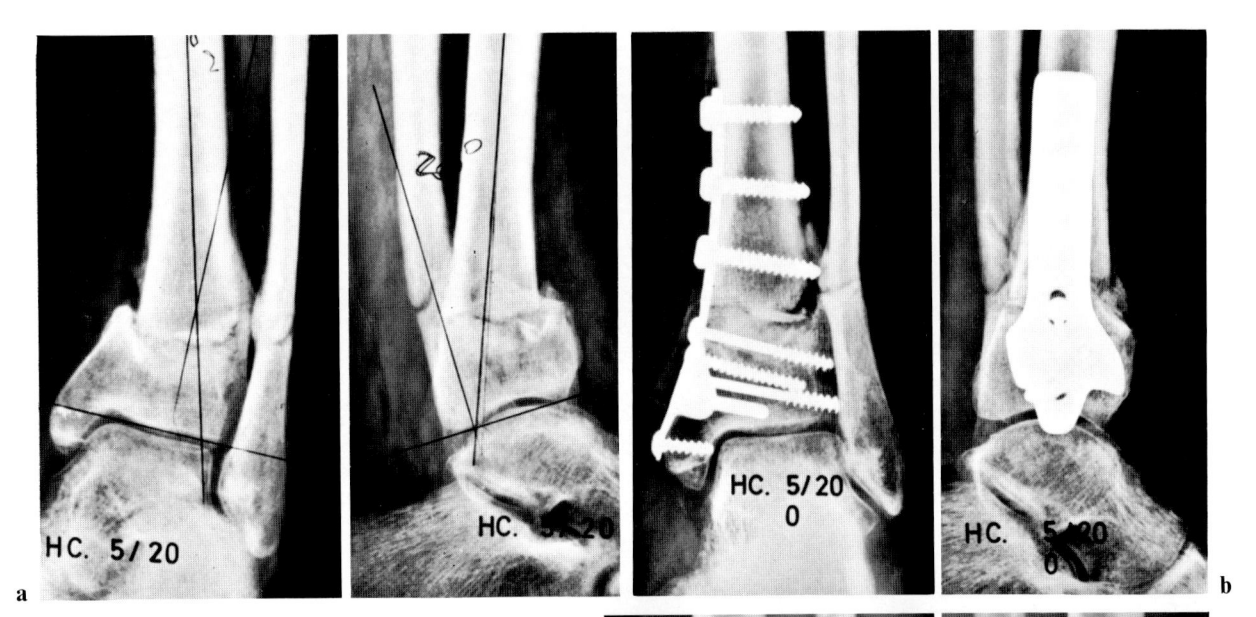

HC. 5/20

HC. 5/20

HC. 5/20
0

HC. 5/20
0

HC. 5/20
39

HC. 5/20
39

a

b

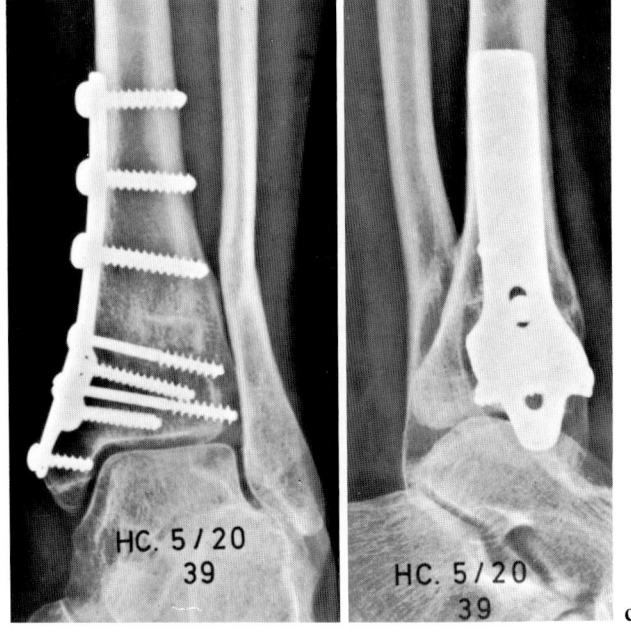

c

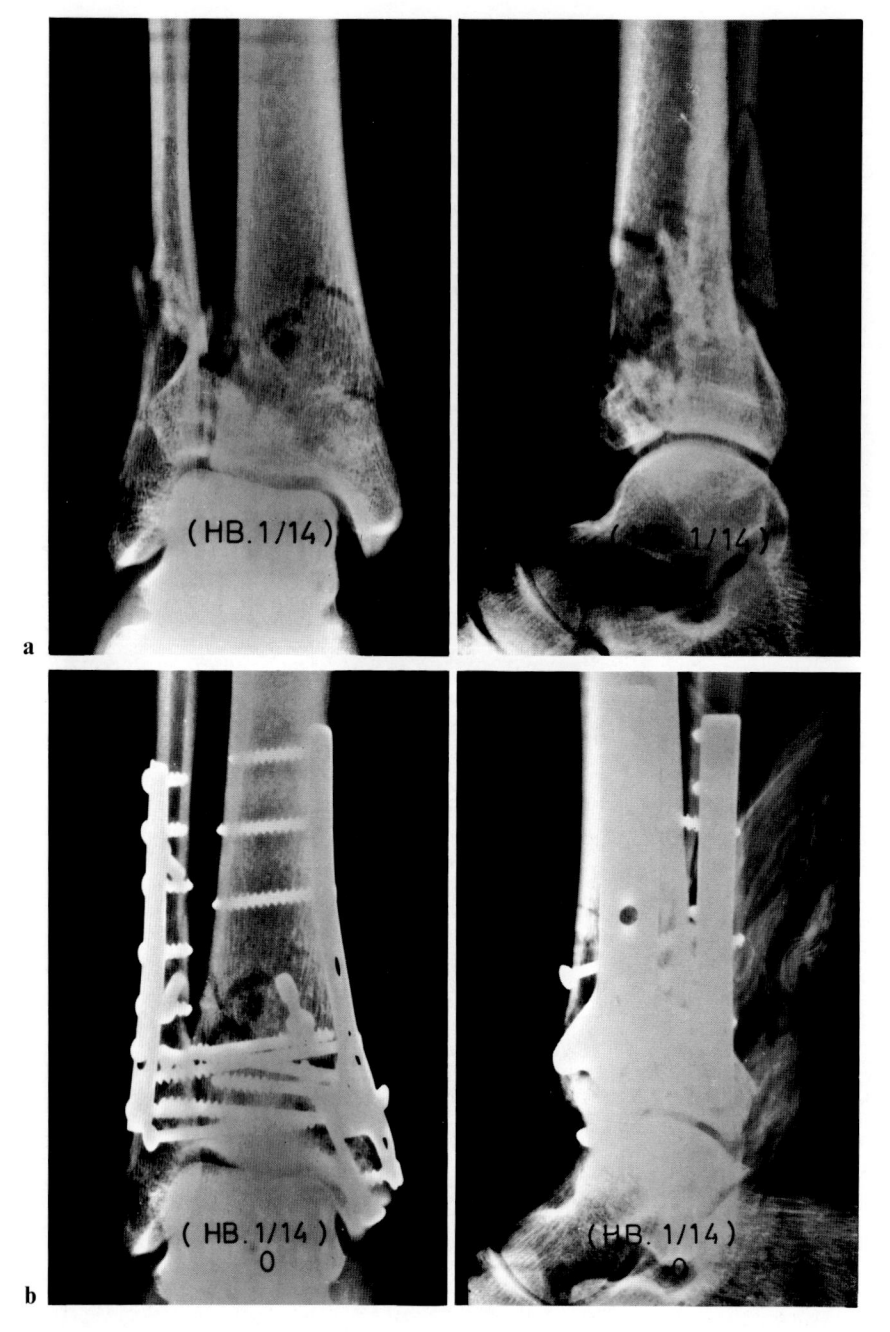

Abb. 195a–m. Klinisches Beispiel: Reosteosynthese einer beidseitigen Pilonfraktur wegen verzögerter Konsolidation

M., André, 39jähriger Mechaniker. Sturz beim Skifahren im Ausland am 30. Januar 1984. Notfallmäßige Osteosynthese einer beidseitigen Pilonfraktur im grenznahen Regionalspital

a, g Unfallröntgenbild: rechts (**a**), links (**g**). Typ C2 beidseits

b, h Röntgenbild nach Osteosynthese (Fibulaplatten, Kleeplatten, Spongiosa beidseits): rechts (**b**), links (**h**)

c, i Verzögerte Konsolidation beidseits nach $5^1/_2$ Monaten: rechts (**c**), links (**i**). Deutlicher Valgus

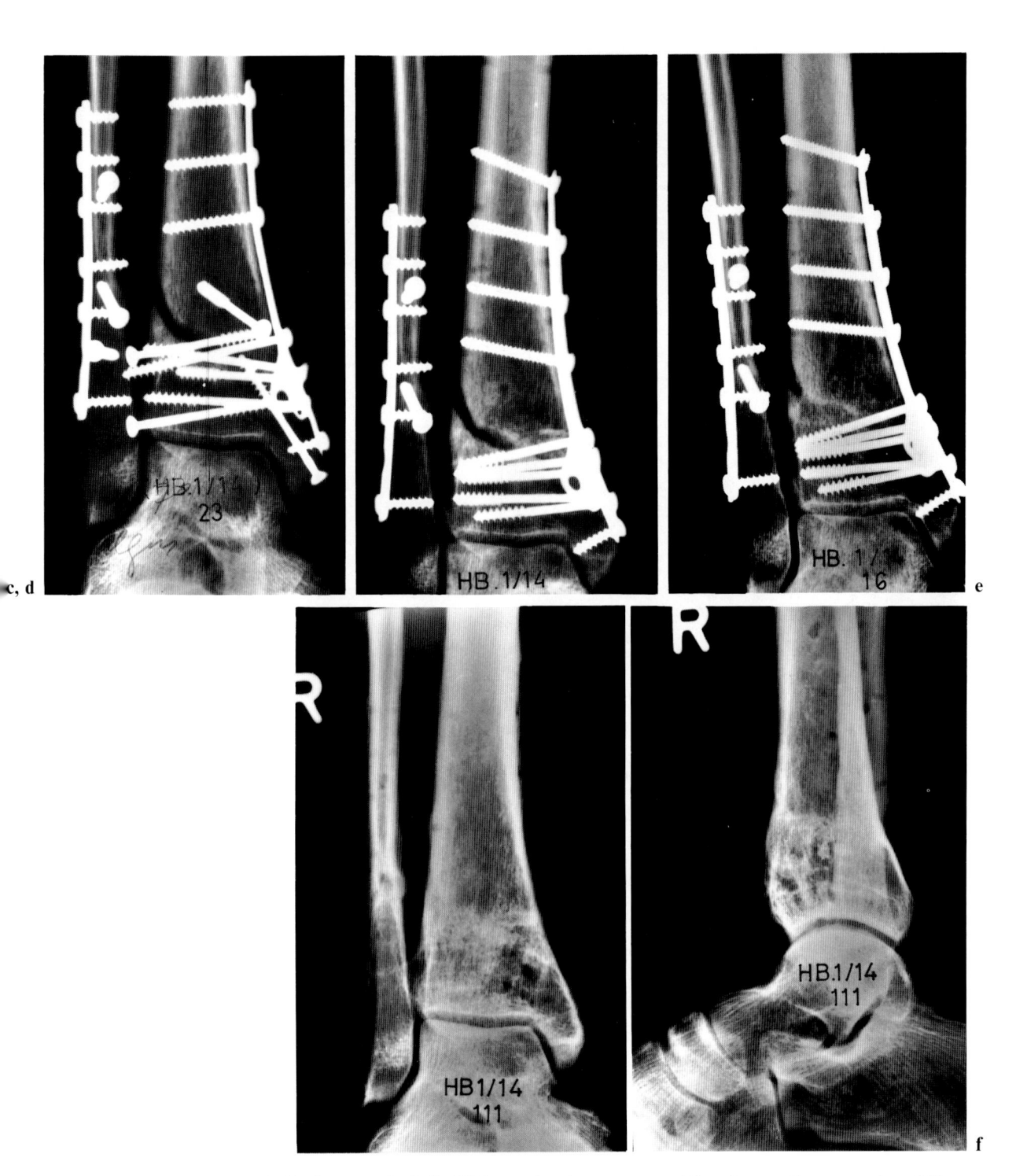

d, k Tibiale Reoperation beidseits am 12. Juli 1984 aus den früheren Inzisionen: Entfernung der Implantate. Stellungskorrektur. Erneute Spongiosaplastik vom Becken beidseits. Stabilisierung mit je 2 verschieden langen, übereinandergeschraubten und nach proximal gespannten Kleeplatten. Postoperatives Röntgenbild: rechts (**d**), links (**k**) Frühmobilisation. Schwimmen nach Wundheilung. Gehapparate ab 3. Woche

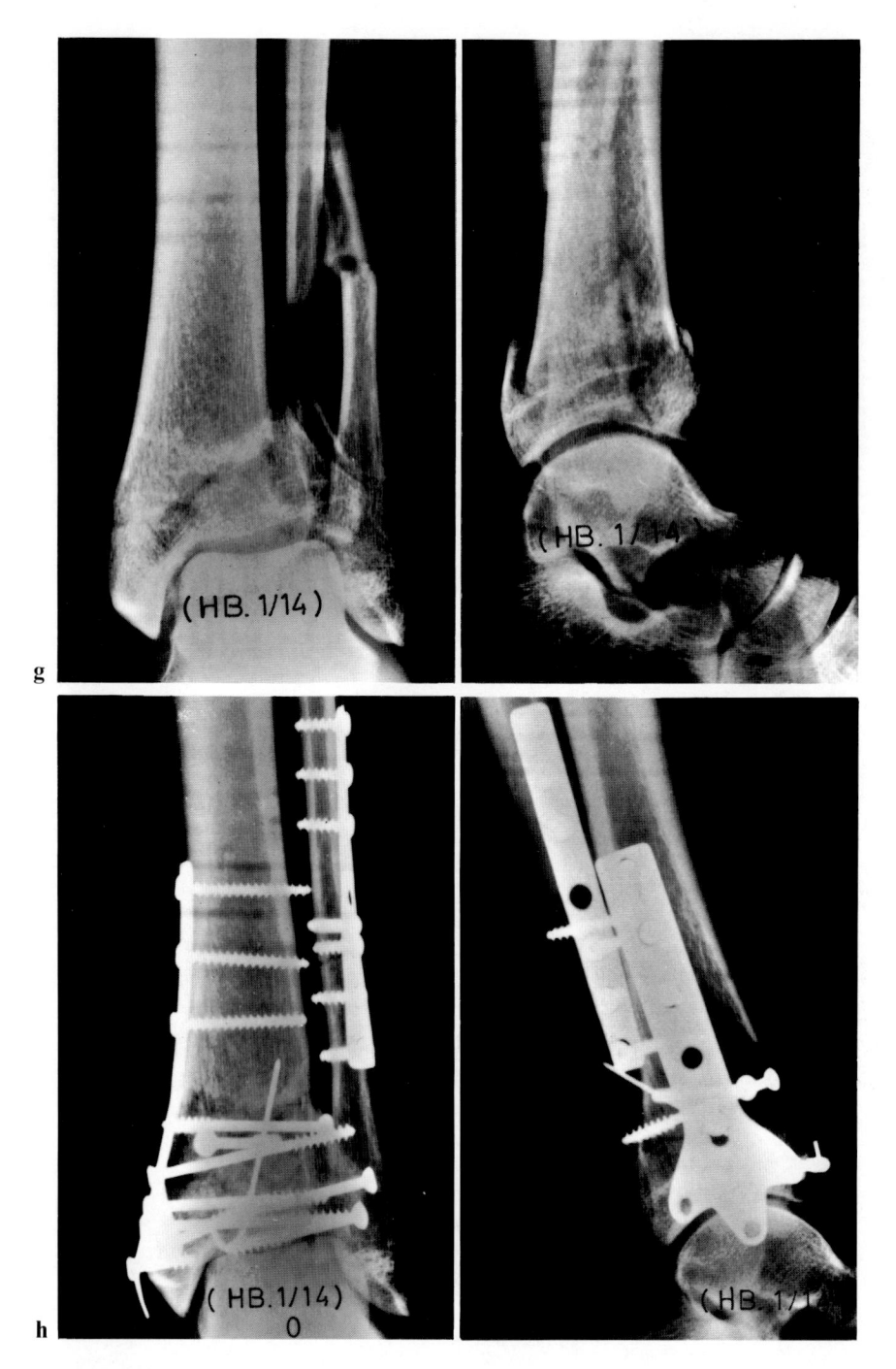

Abb. 195. (Forts.)

e, l Gehfähig mit voller Belastung nach 12 Wochen. Röntgenbild: rechts (**e**), links (**l**) Arbeitsfähig im Beruf zu 50% nach 6 Monaten, zu 100% nach 14 Monaten. Metallentfernung auswärts nach $1^1/_2$ Jahren

f, m Kontrolle und Röntgen nach 2 Jahren am 3. September 1986: Rechts (**f**) beschwerdefrei und voll beweglich. Links (**m**) leichte Beschwerden auf unebenem Gelände ohne Beschränkung der Gehstrecke. Dorsalflexion um 15° eingeschränkt. Leichte Arthrose.
Unteres Sprunggelenk beidseits um ca. die Hälfte eingeschränkt. Zirkulation und Trophik o.B. Keine Ödeme. Keine Rente

i, k

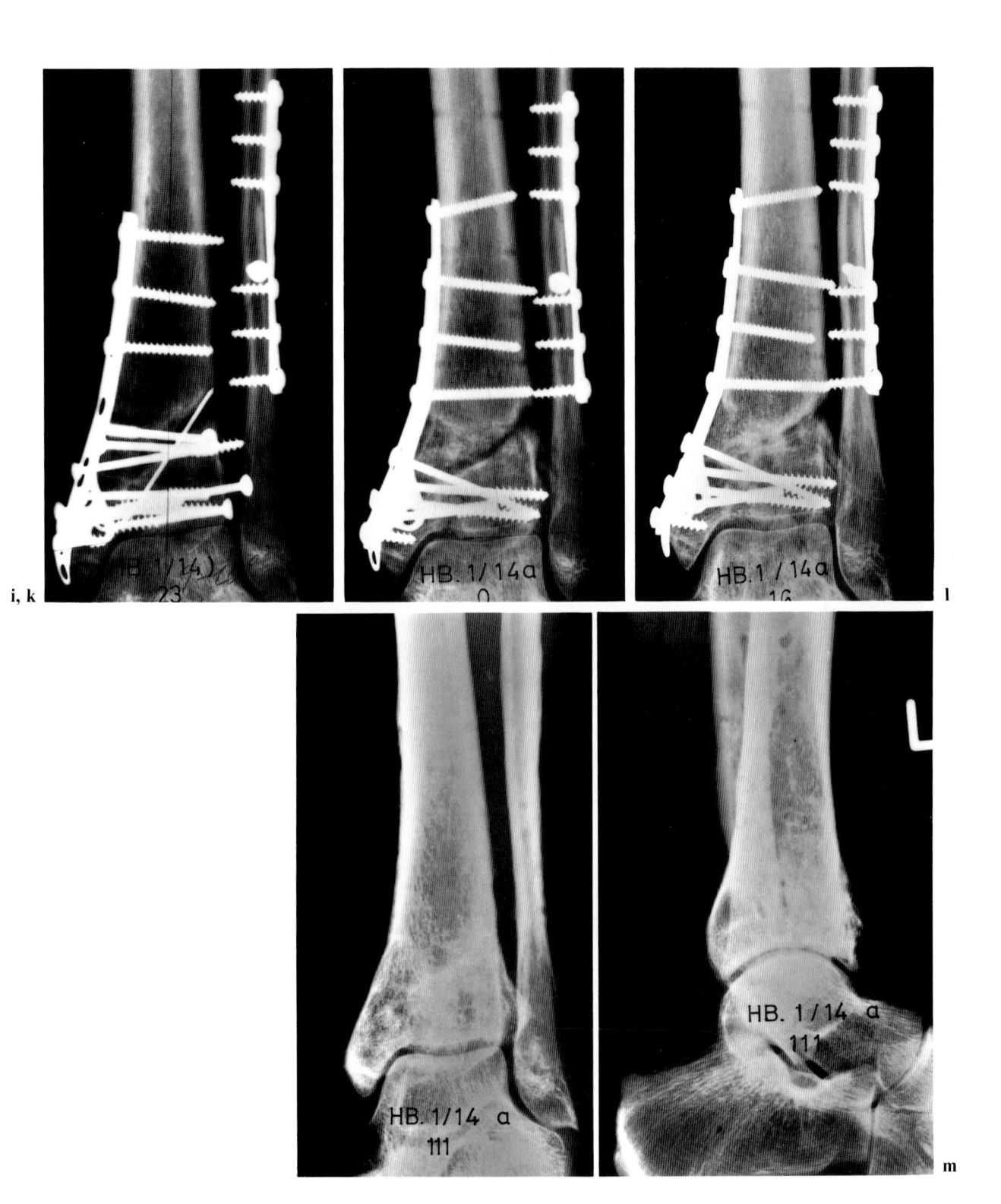

l

m

B. Malleolarfrakturen

1. Einteilung und Indikation

Die Malleolarfrakturen gehören zu den häufigsten Brüchen des menschlichen Skeletts. Sie entstehen schon durch relativ geringe Gewalteinwirkungen. Sie zeichnen sich durch eine ungewöhnliche Vielfalt der Läsionen aus. Seit jeher waren sie Gegenstand ätiologischer, klinischer und therapeutischer Untersuchungen. Die Entwicklung der letzten Jahrzehnte hat die operative Behandlung ganz in den Vordergrund treten lassen. Es ist u.a. das Verdienst von Weber und Willenegger – gestützt auf die Ideen von Danis und Bonnin –, hier eine klare und praktische Systematisierung erarbeitet zu haben. Diese hat sich rasch durchgesetzt, und die davon abgeleiteten operativ-technischen Grundregeln werden überall praktiziert.

Die Pathologie des Gebietes Fibula-Syndesmose steht dabei im Zentrum der Betrachtungen. Es ergibt sich folgende Klassifizierung (Abb. 196):

Typ A: Fibulafraktur auf Höhe oder distal des Gelenkspalts,
Typ B: Fibulafraktur auf Höhe der Syndesmose,
Typ C: Fibulafraktur proximal der Syndesmose.

Bei Typ A bleibt die tibiofibulare Syndesmose intakt, beim Typ B ist sie häufig, beim Typ C regelmäßig gerissen.

Man muß streng unterscheiden zwischen den im Röntgenbild sichtbaren ossären Läsionen und nichtsichtbaren Verletzungen. Diese betreffen den Gelenkknorpel, den Bandapparat und die Gelenkkapsel. Ein Teil dieser Läsionen kann klinisch nachweisbar sein oder vermutet werden, oft müssen sie aber aus dem Gesamtbild abgeleitet werden. Sicher ist, daß bilaterale Läsionen in einer Ebene sowie Läsionen in 2 Ebenen (zirkulär) viel häufiger sind, als man vermuten würde, und daß man mit Vorteil davon ausgeht, daß unilaterale Läsionen selten sind. Neben den klassischen Typeneinteilungen gibt es aber auch Varianten und nicht seltene Anomalien. Auf diese kann hier nicht im Detail eingegangen werden.

Operativ-technisch liegt das Hauptgewicht auf der anatomisch exakten und stabilen Rekonstruktion der Fibula als Grundlage für eine funktionelle Nachbehandlung.

Entscheidend ist aber die Stabilität in der Gabel. Diese befriedigt immer dann nicht, wenn die durch Osteosynthese stabilisierte und in das Zentrum der Tibiainzisur reinserierte Fibula durch den Bandapparat nicht elastisch fixiert ist. Die Bedeutung des vorderen – eher schwach gebauten – Syndesmosenbandes wird dabei meist überbewertet. Entscheidend ist der Zustand der ligamentären Führung als Ganzes: der Syndesmose.

Die Syndesmose. Dieser strapazierte Begriff verdient eine Differenzierung. Viele Chirurgen verstehen darunter lediglich das vordere Syndesmosenband.

Die Syndesmose besteht aus dem kapsuloligamentären Komplex, der die distale Fibula mit der Tibia elastisch verbindet und ein Auseinanderweichen der Gabel bei der Dorsalflexion des Fußes gestattet. Dabei kommt es bekanntlich auch zu einer leichten Rotation und Aszension der Fibula.

Die Syndesmose besteht aus 4 Anteilen (Abb. 197):

– Im Zentrum befindet sich eine dreieckförmige Platte zwischen Tibia und Fibula. Sie schließt sich unmittelbar an den Gelenkkapselrecessus an und ist sowohl Puffer als auch Stabilisator. Sie enthält nachweislich Fett und kollagene Bindegewebsfasern. Sie wurde 1904 von Fick beschrieben, seither aber nur wenig beachtet. Sie reißt bei den meisten Frakturen auf. Manchmal bleiben kleine Fibulafragmente an dieser Platte haften und erschweren die Reposition.
– Die Syndesmosenbänder: Das ventrale, schwächer gebaute und das dorsale, kräftigere Syndesmosenband verlaufen schräg von lateral-distal nach medial-proximal. Ihre Risse bzw. entsprechende Abrißfrakturen sind äußerst häufig.
– Weiter proximal der ersten Strukturen finden wir als wichtigen Stabilisator und Fortsetzung der Syndesmose die Membrana interossea. Projiziert man Schnittbilder von Diaphyse und Epiphyse aufeinander, so liegt sie zentral.

Sie ist auch ein breiter Muskelursprung sowohl ventral (Mm. extensor hallucis, digitorum longus und tibialis anterior) als auch dorsal (Mm. peronei, flexor hallucis und flexor digitorum longus sowie tibialis posterior).

Die Membran reißt immer am tibialen Ansatz ab, ihre Risse sind aber nie isoliert und immer kombiniert mit denjenigen des einen oder beider Syndesmosenbänder.

Solche Band- und Membranrisse ohne Fraktur sind beim Sportunfall beschrieben. Ihr sicherer präoperativer Nachweis gelingt meistens nur mittels Arthrographie.

Membranrisse bei Malleolarfrakturen sind häufig, jedoch immer unabhängig von der Höhe der Fibulafraktur. Der vollständige Riß der Membrana interossea ist v.a. bekannt bei der hohen Fraktur vom Typ C, Maisonneuve. Dieser besteht in einer völligen ligamentären Destabilisierung des OSG. Ähnliche Risse wurden aber auch in etwa 30% der Malleolarfrakturen jeder Lokalisation festgestellt. Je nach Ausdehnung entstehen daraus zusätzliche, klinisch relevante Instabilitäten.

Im Rahmen dieser vorwiegend technischen Darstellungen soll besonders auf die Anwendung der kleinen Implantate eingegangen werden. Auch die Bandnähte und Bandverstärkungen werden beschrieben, da sie für die Rekonstruktion der Verletzungen oft unerläßlich sind.

Aus praktischen Gründen bewährt sich die Einteilung in laterale und mediale Osteosynthesen und Bandnähte.

2. Laterale Osteosynthesen und Bandnähte

a) Anatomisch-topographische Hinweise zur distalen Fibula (Abb. 197)

Für Osteosynthesen mit Platten muß auf Form und Struktur der distalen Fibula abgestellt werden. Deren laterale Seite eignet sich für die Implantatanlagerung insofern, als hier keine Muskelansätze vorhanden sind.

Gegen das OSG zu verbreitert sie sich und weist eine doppelte Krümmung auf, an welche die Implantate entsprechend angepaßt werden müssen.

In diesem Bereich ändert sich auch die Knochenstruktur von der harten Kortikalis zur Spongiosa.

Einige Zentimeter kranial des Gelenks beginnt sich auf der lateralen Fibula ein Sporn zu bilden, der sich nach proximal verstärkt. Die laterale Fläche neigt sich dann immer mehr nach dorsal. Die Platten müssen in diesem Bereich deshalb durch Verwinden angepaßt werden, damit keine Rotationsfehler entstehen. Die damit erlangte Plattenlage orientiert die Schrauben weiterhin zur Tibia hin, nämlich schräg nach vorn. Dies ist für den Fall, daß eine Stellschraube durch eine Fibulaplatte eingeführt werden muß, vorteilhaft.

Der Fibulaquerschnitt im Gelenkspaltbereich gleicht einem Oval. Diese Morphologie kommt einer dorsalen Plattenanlagerung entgegen, indem die Schrauben dann im breiteren Durchmesser besseren Halt finden als bei seitlicher Anlagerung. Zudem werden bei dieser Implantatlage Bohrungen weder auf die Syndesmose noch auf die Talusrolle zu gerichtet, wo Verletzungen zu vermeiden sind. Dorsale Implantate sind auch durch Weichteile besser bedeckt. Für diese Position müssen aber spezielle Zugänge gewählt werden.

b) Lagerungen

Als *Standardlagerung*, welche für die meisten Zugänge am Malleolus externus und internus sowie auch für das posterolaterale Kantendreieck nach Volkmann genügt, empfiehlt sich die Hochlagerung des Unterschenkels auf einer gepolsterten Unterlage in mittlerer Flexion des Kniegelenks. Das gegenüberliegende Bein liegt auf Operationstischhöhe. Auf diese Weise ist eine Drehung des Fußes nach außen oder innen durch seitlichen Druck auf das Kniegelenk möglich. Dadurch kann alternierend die Dorsalseite des Außen- und Innenknöchels präsentiert werden (Abb. 199). Durch Unterlegen eines keilförmigen Kissens unter das Gesäß kann die Lage des Fußes in der gewünschten Drehung weiter verstärkt werden.

Spezielle Lagerungen. Diese sind präoperativ in Betracht zu ziehen für die Versorgung von posterolateralen Kantendreiecken aus lateralem bzw. mediodorsalem Zugang.

– Bei rein lateraler Osteosynthese, wo auf der Medialseite keine Inzision erforderlich ist, kann die reine Seitenlage mit etwas flektiertem Knie gewählt werden (Abb. 199).
– Einen besseren Zugang zum dorsalen Kantenfragment von posteromedial kann u.U. erreicht werden durch peroperatives Umlegen des verletzten Fußes über das gesunde Bein hinüber. Die Verschraubung von dorsomedial, unmittelbar neben der Achillessehne, wird dadurch erleichtert. Ein keilförmiges Kissen muß dann auf der entsprechenden Seite unter das Gesäß geschoben werden (Abb. 199).

c) Laterale Zugänge

Hautinzisionen auf Gelenkhöhe sollten nicht direkt über den sich vorwölbenden Knöchel gelegt werden, wo der Weichteilmantel besonders dünn und exponiert ist. Weiter proximal entfällt diese Rücksicht.

Im Interesse einer genügenden Übersicht läßt sich nicht vermeiden, daß die Inzisionen endständig leicht inkurviert abschließen. Zirkulatorisch ist es besser, Inzisionen zu verlängern als in eigentlichen Kurven auslaufen zu lassen.

Persönlich bevorzugen wir eine etwas schräge Hautinzision, welche proximal dorsal von der Fibula beginnt, diese proximal der Gabel kreuzt und parallel zu dieser nach distal ventral verläuft (Abb. 200). Daraus sollten (evtl. mit Verlängerungen) revidiert werden können: die Fibulafraktur, das vordere Syndesmosenband, die distale Membrana interossea, das Tubercule de Tillaux-Chaput und die angrenzenden Tibiaabschnitte, ferner die Ligg. fibulo-talare anterius und fibulo-calcaneare sowie das Retinakulum der Peronealsehnen.

Durch proximale Verlängerung und Inkurvation dieser Inzision bis an die Achillessehne heran (unter Schonung deren Peritenons) kann ein Lappen gebildet werden, dessen Reklination einen einwandfreien Zugang zum posterolateralen Kantendreieck nach Volkmann hinter den Peronealsehnen gewährleistet.

Handelt es sich um eine Fraktur vom Typ A, kann die Inzision longitudinal vor dem Malleolus gelegt werden.

Für die Revision der Dorsalseite der Fibula, insbesondere dann, wenn rein laterale Läsionen vorliegen und nur ein lateraler Eingriff geplant ist, gibt eine dorsal der Fibula gelegte longitudinale Inzision eine optimale Übersicht. Von hier aus kann ein posterolaterales Kantendreieck nach Volkmann dargestellt und versorgt werden. Die Revision des vorderen Syndesmosenbandes ist etwas schwieriger und erfordert die distale Verlängerung mit Inkurvation nach ventral. Bei allen ventralen Inzisionen ist besonders auf den subkutan verlaufenden sensiblen Ast des N. peroneus superficialis zu achten, der den lateralen Fußrücken sensibel versorgt (Abb. 200). Er sollte immer dargestellt werden. Seine Verletzung führt zu lästigen und definitiven Sensibilitätsausfällen am lateralen Fußrücken. Neurome können äußerst hartnäckige Beschwerden verursachen. Der Nerv ist ca. 1–1,5 mm breit und verläuft meistens parallel zum vorderen Fibularand. Sein Verlauf ist aber sehr inkonstant. Meist tritt er ziemlich weit proximal aus der Tibialis-anterior-Loge nach ventral in die Subkutis aus, kann aber auch aus der Peronealloge stammen und kreuzt dann die Fibula. Er kann auch doppelt angelegt sein.

Seine topographischen Beziehungen zu den Implantaten sollten im Operationsbericht festgehalten werden. Damit kann einer Verletzung während der Metallentfernung vorgebeugt werden. Diese wird ja in der Regel nicht vom Operateur und oft von weniger geübten Händen ausgeführt.

Zur Darstellung des vorderen Syndesmosenbandes, der distalen Membrane interossea sowie des Tubercule de Chaput und der lateralen Tibiametaphyse muß das Lig. cruciforme durchtrennt werden. Es sind damit keine Nachteile verbunden. Die Muskelbäuche der langen Zehenstrecker werden dann mit einem stumpfen Haken schonend nach medial weggehalten (Abb. 205).

d) Begleitfraktur der distalen Fibula beim Unterschenkelbruch

Beim Unterschenkelbruch ist die Beteiligung der Fibula in der Regel eine Vasallenfraktur. Dies bedeutet, daß sie sich spontan mit der Tibia reponiert und normalerweise keiner weiteren Behandlung bedarf (Abb. 41). Die spontane Einstellung der Fibulafraktur ist ein guter Indikator für die korrekte axiale Stellung der Tibia. Eine

Verkürzung deutet auf eine Valgität, eine Distraktion auf eine Varusfehlstellung der Tibia hin (Abb. 198), seitliche Diastasen auf einen Rotationsfehler.

Diese günstige Situation trifft aber nicht immer zu: In unserem klinischen Material fanden wir bei ca. 7% aller Tibiaschaftfrakturen Indikationen für eine zusätzliche operative Stabilisierung der distalen Fibulafraktur. Dies gilt in 2 Fällen:

Die verhackte (irreponible) Achsenfehlstellung (Abb. 198) des distalen Fibulafragments nach abgeschlossener Tibiaosteosynthese. Meist handelt es sich dabei um Tibiaquerfrakturen. Die Fehlstellung der distalen Fibula kann sich auf die Malleolengabel auswirken. Die blutige Reposition aus kleiner Längsinzision ist einfach. Zur Retention genügt ein kurzes Implantat (Abb. 198).

Die Instabilität der Malleolengabel nach Tibiaosteosynthese. Nebst der Fibulafraktur besteht dann zugleich eine Ruptur des vorderen Syndesmosenbandes, evtl. der Membrana interossea. Diese Lockerung im oberen Sprunggelenk kann vor Osteosynthese der Tibia klinisch nicht diagnostiziert werden. Die Gabel sollte deshalb nach Abschluß der Tibiaosteosynthese geprüft werden. Dies kann palpatorisch, zuverlässiger jedoch unter dem Bildwandler geschehen. Liegt eine Instabilität vor, so muß nach der Tibia auch die Fibula nach den für den Typ C geltenden Grundsätzen (inkl. Bandnaht) versorgt werden (Abb. 198).

e) Fibulaosteosynthese beim Typ C

Am häufigsten werden diese Frakturen mit Hilfe einer Neutralisationsplatte, evtl. kombiniert mit Verschraubung, versorgt. Die Drittelrohrplatte hat den wenig rotationsstabilen und manchmal zusätzlich traumatisierenden Fibulamarknagel verdrängt.

Anschließend an die Fibulaosteosynthese erfolgt die Naht des vorderen Syndesmosenbandes, evtl. mit Verstärkung (Abb. 206). Anschließend Prüfung der Stabilität der Gabel, insbesondere auf Schubladenbewegung nach dorsal (Abb. 205). Ist die Stabilität ungenügend, müssen zusätzliche Maßnahmen getroffen werden. Diese können in der zusätzlichen Verschraubung selbst eines sehr kleinen posterolateralen Kantendreiecks bestehen (Abrißfraktur des hinteren Syndesmosenbandes oder des hinteren Randes der Fibulainzisur) oder aber in einer Stellschraube.

Drei spezielle Osteosynthesesituationen müssen hier berücksichtigt werden: die Mehrfragment- und Trümmerfrakturen, die hohe Fraktur vom Typ C und Indikation und Technik der tibiofibularen Stellschraube.

Trümmerfraktur vom Typ C

Mehrfragment- und Trümmerfrakturen vom Typ C sind nicht selten. Sie erscheinen als Drehkeil-, als Stückfraktur, als „fracture à deux étages" oder als Defektfraktur, letztere Form vorwiegend in der Nähe der Syndesmose. Die Reposition muß anatomisch sein, d.h. sowohl Länge als auch Achse und Rotation berücksichtigen. Sie ist technisch ausgesprochen schwierig. Fehlleistungen sind häufig. Zur Reposition müssen neben den feinen speziellen Zangen gelegentlich noch provisorische Cerclagen verwendet werden. Zur Osteosynthese eignen sich lange Drittelrohrplatten (8- bis 12-Loch), evtl. kombiniert mit separaten Schrauben. Damit kein Rotationsfehler entsteht, müssen diese durch Biegen und Verwinden genau angepaßt werden (Abb. 202). Bei Defekten empfiehlt sich eine primäre Spongiosaplastik.

Hohe Fibulafraktur vom Typ C

Wir unterscheiden zwischen diaphysären Fibulafrakturen und subkapitalen, sog. Maisonneuve-Frakturen. Bei der Maisonneuve-Fraktur besteht ein zirkulärer Riß des Bandapparates am OSG sowie ein totaler Riß der Membrana interossea. Sofern dabei keine Verkürzung der Fibula besteht, ist die Prognose wesentlich besser als bei Verkürzung oder bei Luxation des Fibulaköpfchens (Abb. 196, C 3).

Direkte Osteosynthese. Diese ist nur möglich bis etwa zur Mitte des Fibulaschafts. Weiter proximal liegt die Fibula tief im Muskelmantel eingebettet. Die Freilegung wird schwierig, und es besteht die Gefahr einer Schädigung des N. peronaeus.

Indirekte Stabilisierung (Abb. 201). Bei Maisonneuve-Frakturen mit Verkürzung besteht das Hauptproblem in der Wiederherstellung der genauen Länge der Fibula und deren Einpassen in das Zentrum der Tibiainzisur. Es empfiehlt sich, präoperativ auf das Gelenk gezielte Röntgenaufnahmen des gesunden Beines herzustellen, um ein intraoperatives Röntgenbild damit vergleichen zu können. Beim Eingriff empfiehlt sich ein schrittweises Vorgehen wie folgt:

- Reposition der Fibula: Herstellung eines kleinen Bohrlochs in der lateralen Kortikalis der distalen Fibula. Einsetzen eines gebogenen Hakens, mit welchem die Fibula nach distal gezogen wird. Einpassen der Fibula in die Inzisur. Provisorische, gelenknahe Transfixation zur Tibia durch Einbohren eines horizontalen Kirschner-Drahtes von 1,6 mm.
- Gezieltes Röntgenbild des Sprunggelenks und Vergleich mit den beidseitigen, präoperativ hergestellten Aufnahmen.
- Die Position der Fibula kann auch beurteilt werden durch Beobachtung der Faserrichtung bzw. der Adaptierbarkeit der Fasern des gerissenen vorderen Syndesmosenbandes.
- Definitive Stabilisierung der Fibula durch Einführung von 1 oder 2 Stellschrauben, 4–6 cm proximal des Sprunggelenks (Kortikalisschrauben 3,5 mm nach der Dreipunktfixationstechnik (Abb. 203).
- Laterale Bandnaht nach der in Abb. 206 dargestellten Technik.
- Kontrolle der freien Beweglichkeit im OSG durch passive Dorsalflexion des Fußes. Dabei dürfen sich die genähten Bandfasern anspannen, aber nicht zerreißen.

Stellschraube (Abb. 201–203)

Die Indikation zur tibiofibularen Stellschraube sollte besonders streng gestellt werden, da es sich um eine unphysiologische Maßnahme handelt. Sie ist nur in 2 Fällen berechtigt:

- Bei Restinstabilität (Schubladenbewegung nach dorsal) nach Abschluß einer Fibulaosteosynthese und Bandnaht. Die Ursache ist dabei immer ein nach proximal reichender Riß der Membrana interossea oder ein kleines, nicht versorgtes posterolaterales Kantendreieck nach Volkmann.
- Bei der Maisonneuve-Fraktur (subkapitale Fibulafraktur vom Typ C), bei der eine direkte Osteosynthese der Fibula nicht möglich ist.

Die Stellschraube darf nur stabilisieren, keinesfalls aber die Syndesmose komprimieren. Sie soll deshalb eine Kortikalisschraube sein und nicht etwa eine Spongiosa- oder Malleolarschraube. Die kortikalen Gewinde in der Fibula sind zu erhalten, d.h. es soll kein Gleitloch ausgebohrt werden. Die Schraube wird in 3 Kortikales fixiert (Fibula lateral und medial, Tibia lateral), was bei Verwendung einer 3,5-mm-Kortikalisschraube eine elastische, das Spiel der Malleolengabel nicht beeinträchtigende Fixation ergibt (Dreipunktfixation). Die freie Bewegung im OSG, insbesondere die Dorsalflexion des Fußes, bleibt dann erhalten. Die Fibula kann sich aber nicht mehr verkürzen. Ein Mitfassen der medialen Tibiakortikalis (lange Schraube) ist nicht notwendig.

Eine Stellschraube kann auch durch eine bereits fixierte Platte hindruch eingeführt werden: Bei Restinstabilität nach Osteosynthese wird eine Plattenschraube an geeigneter Stelle entfernt. Durch das Plattenloch hindurch wird zunächst mit einem spitzen Kirschner-Draht von 2,0 mm ein Bohrloch in die laterale Tibiakortikalis hergestellt. Dieses wird anschließend mit dem Spiralbohrer 2,5 mm erweitert. Dann erfolgt das Schneiden des Gewindes in der lateralen Tibiakortikalis und die Einführung einer Kortikalisschraube 3,5 mm, welche in den beiden Fibulakortikales und der Tibiakortikalis faßt. Deren Länge beträgt in der Regel 30–34 mm (Abb. 203). Die Stellschraube kann auch unabhängig von der Platte eingeführt werden. Dieses Vorgehen wählen wir v.a. zur indirekten Stabilisierung bei hoher Fibulafraktur vom Typ C (Abb. 201). Es wird dabei folgendermaßen vorgegangen:

Nach Wiederherstellung der Länge der Fibula und exaktem Einpassen derselben in das Zentrum der Inzisur nach der oben angegebenen Technik wird in die Fibula 4–6 cm proximal des

Gelenks ein horizontales Bohrloch von 2,5 mm gebohrt. Dieses muß etwa 30° von dorsal nach ventral gerichtet sein, um direkt auf die laterale Tibiakante aufzutreffen (Abb. 203). In das Fibulabohrloch wird zuerst ein spitzer Kirschner-Draht von 2 mm gegen die laterale Tibiakante eingebohrt und dieses Bohrloch in der Folge mit einem Bohrer 2,5 mm erweitert. Dieses Vorgehen verhindert ein Abbiegen oder Abbrechen des Bohrers an der dorsalen Tibiawand, von der er mit seiner stumpfen Spitze abgeleitet werden könnte, wenn er nicht vertikal auf die Kante auftrifft. Anschließend werden die Gewinde (Kortikalis 3,5 mm) in den 3 Bohrlöchern geschnitten und eine Kortikalisschraube entsprechender Länge eingeführt. Es wird bewußt auf die Herstellung eines Kopfraumes in der lateralen Fibulakortikalis verzichtet, damit das Schraubengewinde voll fassen kann. Der Schraubenkopf steht dann etwas vor und läßt sich später bei der Metallentfernung leichter auffinden (Abb. 203).

Nach Abschluß der Transfixation ist die freie Beweglichkeit im oberen Sprunggelenk durch passive Dorsalflexion zu kontrollieren.

Eine frühzeitige Entfernung der mit dieser Technik eingesetzten Stellschraube ist nach unserer Erfahrung nicht notwendig. Jeder Kompressionseffekt ist ausgeschlossen, und es besteht keine Bewegungseinschränkung. Wird die Schraube durch Rotationsbewegungen der Fibula früh mechanisch beansprucht, beobachtet man gelegentlich Osteolysen an deren Spitze, oder die Schraube bricht im Verlaufe der Mobilisierung ab. Die Spitze kann bei der späteren Metallentfernung unbedenklich in der Tibia zurückbleiben.

Werden Kortikalisschrauben von der Standarddimension 4,5 mm als Stellschrauben verwendet, führt dies zu einer Versteifung der Syndesmose. Diese Schrauben müssen dann nach Abschluß der fibrösen Heilung, d.h. spätestens 8–10 Wochen nach der Osteosynthese, separat entfernt werden.

f) Fibulaosteosynthesen beim Typ B

Bei langen Schräg- und Torsionsfrakturen kann die Stabilisierung mit kleinen Kortikalis- oder Spongiosaschrauben allein erfolgen. Bei kurzen Bruchlinien oder multiplen Fragmenten ist eine zusätzliche, gut angepaßte Drittelrohrplatte erforderlich (Abb. 207). Wir legen sie meistens lateral an. Die dorsale Anlagerung einer Platte kann bei gewissen Schrägfrakturen, bei welchen das distale Fragment spitz nach hinten proximal verläuft, eine bessere Stabilität bringen (Antigleitplatte nach Weber) (Abb. 204). Das proximale Retinakulum der Peronealsehnen muß dabei geschont werden.

Bei Trümmerfraktur, insbesondere bei Osteoporose, wird gelegentlich noch eine Fixation mit multiplen, bündelförmig angelegten und gekreuzten Kirschner-Drähten ausgeführt. Diese können auch mit einer zusätzlichen Zuggurtungsdrahtschlinge untereinander verbunden und verstärkt werden. Die dabei durch die Spickdrähte erfolgte schräge Transfixation zwischen Tibia und Fibula im Syndesmosenbereich ist unbedenklich. Es ist aber darauf zu achten, daß dabei der Gabelschluß gesichert bleibt. Auch besteht bei dieser Technik die Gefahr einer Verkürzung der Fibula (Abb. 204).

g) Fibulaosteosynthesen beim Typ A

Es liegen meist kurze Schräg- oder Querbrüche vor. In gewissen Fällen kommen gespannte Platten, manchmal kleine T-Platten in Frage. Mehrheitlich sind diese Frakturen aber eine Domäne des Kirschner-Drahtes mit Drahtzuggurtung (Abb. 204).

h) Bandnähte am OSG

Die Bedeutung des Bandapparates als Stabilisator bei Malleolarfrakturen wird oft unterschätzt. Bei der Operation trifft man auf folgende Pathologie:

Vorderes tibiofibulares Syndesmosenband

– Tibialer Abriß mit oder ohne kleines kortikales Schalenfragment (am „Tubercule de Tillaux-Chaput");
– intermediärer Riß, oft Z-förmig;
– fibularer Abriß mit oder ohne kleines Schalenfragment.

Hinteres tibiofibulares Syndesmosenband

Diese Risse können operativ nicht angegangen werden und sind deshalb morphologisch wenig erforscht. Deren Feststellung in situ ist von ventral möglich, wenn gleichzeitig ein Riß des vorderen Syndesmosenbandes und der Membrana interossea vorliegt. Dann kann durch Einsetzen einer Spreizzange zwischen Tibia und Fibula eine Diastase erzeugt werden, die das Durchtasten mit einem feinen Instrument (Elevatorium) ermöglicht (Abb. 205).

Membrana interossea

- Abriß am tibialen Ansatz. Die Ausdehnung dieser Risse ist unabhängig von der Höhe der Fibulafraktur. Risse der Membrana interossea und des vorderen tibiofibularen Syndesmosenbandes können ohne Fibulafraktur entstehen.

Distale Fibulabänder (Ligg. talofibulare anterius und posterius sowie calcaneofibulare)

- Fibularer Abriß (häufig),
- talarer Abriß,
- intermediärer Riß,
- kalkanearer Abriß gegen dorsal. Dann wird auch das Retinaculum inferius der Peronealsehnen aufgerissen.

Risse der distalen Fibulabänder sind oft kombiniert mit den sog. isolierten Frakturen des Malleolus internus.

Lig. deltoideum

- Tibialer Abriß (häufig),
- Z-förmiger Abriß,
- talarer Abriß (selten).

In diese Risse kann die Sehne des M. tibialis posterior luxiert und interponiert sein.

Der operativen Versorgung dieser Bandrisse wird oft entgegengehalten, daß eine zugfeste Naht gar nicht möglich ist. Diese kann die Anordnung der Bandfasern nicht wiederherstellen und schädigt auch deren Zirkulation.

Die einzig mechanisch wirksame und biologisch korrekte Versorgung ist die Reinsertion einer Abrißfraktur. Die Ligamentfasern sind dann korrekt gebündelt, in physiologischer Spannung gehalten und nicht devitalisiert. Die Abrißfraktur ist beim Kind die Regel, beim Erwachsenen ist sie seltener (Abb. 204 und 206).

Die Naht abgerissener Bänder ist deshalb – mit Ausnahme derjenigen des kräftigen Lig. deltoideum – nur eine Adaptation. Sie bildet die Voraussetzung für eine zugfeste Einheilung am Ansatz und soll mit feinem Nahtmaterial ausgeführt werden. Ist ein mechanischer Effekt erforderlich, muß die Adaptierungsnaht verstärkt werden.

Transossäre Verstärkung für das Lig. tibiofibulare anterius (Einrahmung) (Abb. 206):

- Beidseits des Bandrisses werden Kanäle in Tibia und Fibula gebohrt und diese mit gebogener Klemme abgerundet. Durchführen dicker, resorbierbarer Fäden und Knoten derselben unter Spannung.
  Am fibularen Ende können Verstärkungsnähte im Osteosynthesematerial (Platten, Drahtschlingen, Spickdrähte usw.) verankert werden.

Für alle diese Nähte verwenden wir seit vielen Jahren nur noch resorbierbares Nahtmaterial (Polyglykol oder Polylactat). Es löst sich erst nach Regeneration der Bandfasern im Nahtbereich auf und bildet keine Behinderung der Feinbewegungen in der Syndesmose.

Nach Abschluß einer verstärkten Bandnaht ist deren mechanische Wirksamkeit (Behebung der Schubladenbewegung) und die freie passive Beweglichkeit des Fußes zu prüfen.

Die verstärkte Bandnaht gestattet die aktive Gelenkmobilisation sowie die Teilbelastung in Abhängigkeit von der Stabilität der Osteosynthese.

Risse der Membrana interossea heilen folgenlos aus unter dem Schutz einer verstärkten Naht des vorderen Syndesmosenbandes und bedürfen keiner speziellen Versorgung. Die früher angegebene transossäre Naht ist überflüssig. Wir haben sie wieder gänzlich verlassen.

i) Posterolaterales Tibiakantendreieck nach Volkmann

Knöcherne Läsionen am hinteren Rand der Tibia finden sich bei ca. $1/3$ aller Malleolarfrakturen. Die meisten liegen posterolateral, im empfindlichsten Teil des Gelenks. Die seltenen posteromedialen Läsionen werden im Zusammenhang mit dem Malleolus internus behandelt.

Morphologisch müssen wir 5 Formen von posterolateralen Läsionen unterscheiden (Abb. 20):

Artikuläre Fragmente
Sie entstehen durch Abscherung unter dem Druck der luxierenden Talusrolle. Diese kann allerdings bis zur Herstellung des Unfallröntgenbildes spontan oder iatrogen reponiert sein.

Die artikulären Fragmente umfassen ca. die Hälfte aller dorsalen Kantenläsionen.

– Größere Kantenfragmente, die einen namhaften Anteil an der Tibiagelenkfläche einnehmen. Im gezielten seitlichen Röntgenbild nehmen sie $1/3$ der Gelenklinie oder mehr ein.
– Kleinere Fragmente, die in die Gelenkfläche hineinreichen, aber einen geringen Anteil der Gelenkfläche betreffen.

Der Entscheid über die Fragmentgröße ist oft schwierig. Einmal sind Unfallröntgenbilder bei Fehlstellung des Fußes meistens schlecht zentriert. Auch eine Luxation des Talus erschwert die Beurteilung. Eine diagnostische Hilfe kann das a.-p.-Röntgenbild bringen, wenn die proximal zulaufende dislozierte Spitze des Fragments sich durch eine feine Schattenlinie („gotisches Fenster") erkennen läßt. Solche Fragmente sind sicher artikulär.

– Kantenfragmente mit Impression an der Tibiagelenkfläche. Randständige Impressionen entstehen bei ca. $1/4$ der artikulären Kantenfragmente, sind aber im initialen Röntgenbild oft nicht erkennbar. Sie verursachen eine Vergrößerung der Läsion der Tibiagelenkfläche und können ein Repositionshindernis sein.

Extraartikuläre Fragmente
– Kleine randständige Fragmente, außerhalb der tragenden Gelenkfläche, sind häufig. Sie können am ehesten als Abrißfraktur der Gelenkkapsel gedeutet werden. Sie verursachen keine Arthrose.
– Schmale schalenförmige Abrißfrakturen des hinteren Syndesmosenbandes liegen etwas proximal vom Gelenkrand. Sie sind relativ selten.

Indikation. Man ist heute allgemein der Ansicht, daß Fragmente, die Anteil an der Gelenkfläche haben, anatomisch zu reponieren sind. Damit werden artikuläre Stufen beseitigt und das kuppelförmige Lager für die Talusrolle wiederhergestellt. Ebenso wichtig ist aber deren Stabilisierung, damit eine funktionelle Nachbehandlung durchgeführt werden kann.

Ein weiteres Argument ist die Notwendigkeit, die Fibula stabil im Zentrum der Inzisur einzupassen. Kantenfragmente bilden deren hinteren Rand und können bei Dislokation eine Retroposition bzw. Instabilität der Fibula bedingen (Abb. 207). Im Zweifelsfalle ist die Fixation eines kleinen Kantendreiecks der Verwendung der unphysiologischen Stellschraube vorzuziehen.

Bei der Indikation besteht das Hauptproblem in der Beurteilung der Fragmentgröße. Zudem fällt manchem Operateur der Entschluß, diese tiefliegenden Frakturelemente operativ anzugehen, nicht leicht.

Vorgängig des Eingriffs muß die Lagerung bzw. Umlagerung für die Versorgung der Kantendreiecke überlegt und vorbereitet werden (s. oben).

Reposition und Fixation erfolgen mit Vorteil unter Sicht, da die exakte Zentrierung sowohl für den Bildwandler als auch für Röntgenaufnahmen schwierig ist.

Indirekte Verschraubung von ventral
(Abb. 208)

Das Fragment wird aus einem dorsomedialen Zugang dargestellt, unter Sicht reponiert, jedoch von ventral verschraubt. Diese Technik eignet sich besonders für große Kantenfragmente. Wir gehen wie folgt vor:

Nach Abschluß der Fibulaosteosynthese und der lateralen Bandnähte wird ventral oder dorsal des Malleolus internus eine lange, proximal bogenförmig auslaufende Inzision angelegt (Abb. 200). Eine Fraktur des Malleolus internus wird zuerst versorgt.

Längsinzision des Sehnenkanals des M. tibialis posterior (Abb. 209). Bei großen Fragmenten enthält er ein Hämatom. Vorschieben eines Knochenhebels entlang der hinteren Tibiafläche. Weghalten der Sehnen und des Gefäßnervenstranges nach dorsal. Unmittelbar nach dem

Sehnenkanal gelangt man auf den medialen Rand des hinteren Kantendreiecks. Darstellung der Fragmentspitze durch Inzision des dicken Periostes (Abb. 209). Diese Stelle ist der Indikator für die anatomische Reposition. Falls eine tibiale Randimpression besteht, kann diese unter Sicht mit einem Stößel reponiert werden (Abb. 209). Durch Hakenzug wird dann das Fragment nach distal gezogen und exakt eingepaßt. Provisorische Fixation mit umfassender Zange (Abb. 209). Einbohren eines leitenden Kirschner-Drahtes von 1,6 mm von ventromedial auf das Fragment zu. Unter dessen Leitung werden 2 etwas versetzte Bohrungen von 2,5 mm in das Fragment ausgeführt (Abb. 209). Dabei muß Implantaten ausgewichen werden, die bereits im Malleolus eingeführt sind. Einbringen von 2 Spongiosaschrauben mit Unterlagsscheiben. Um eine interfragmentäre Kompression zu erreichen, sollte wenigstens das erste Schraubengewinde voll im Fragment liegen (Abb. 208). Die Erfahrung hat gezeigt, daß ein etwas nach dorsal herausragendes Schraubengewinde die Weichteile nicht stört. Bei kleineren Fragmenten kann das Schraubengewinde mit Hilfe der Zuschneidezange entsprechend gekürzt werden (Abb. 208).

Zweifelt man an der einwandfreien Reposition, so muß bei liegendem Kirschner-Draht, aber *vor* der Verschraubung, eine gezielte seitliche Röntgenaufnahme angefertigt werden.

Es gibt Chirurgen, die es vorziehen, die Schrauben durch eine separate kleine, anterolateral angelegte Inzision einzubringen.

Anterolaterale Fragmentverschraubung nach Weber (Abb. 211)

Bei dieser Technik wird die Reposition und Fixation des dorsalen Tibiakantendreiecks als erster Schritt der Osteosynthese ausgeführt, also *vor* der Fibulareposition. Sie kommt nur dann in Frage, wenn eine relativ mobile Fibulaschrägfraktur vom Typ B vorliegt, deren Distraktion die Sicht auf die Incisura fibulae freigibt. Durch Zug an der Fibulaspitze wird das posterolaterale Kantenfragment zur Gelenkkongruenz gebracht und mit einem perkutan von dorsal eingeführten Kirschner-Draht provisorisch fixiert. Die Verschraubung erfolgt dann indirekt von anterolateral her.

Direkte Verschraubung (Abb. 208)

Sie hat den Vorteil einer wesentlich besseren interfragmentären Kompression, den Nachteil des schwierigeren Zugangs. Präoperativ sind die entsprechenden Lagerungen vorzubereiten (Abb. 199). Die Verschraubung kann aus dorsolateralem oder aus dorsomedialem Zugang erfolgen. Den zweiten Zugang bevorzugen wir, wenn die Tibiagelenkfläche eine Impressionszone aufweist.

Dorsolateraler Zugang (Abb. 210)

Der Operateur muß sitzend arbeiten, der Fuß des Patienten sich in Innenrotation befinden (Rotation am flektierten Knie oder Seitenlage).

Zugang zum Fragment durch eine nach dorsal abbiegende Verlängerung einer typischen Inzision oder durch primär dorsal des Malleolus gelegene Inzision (Abb. 200).

Eingehen auf das Volkmann-Dreieck zwischen den Peronäussehnen und der Sehne des M. flexor hallucis longus, welche mit stumpfen Haken auseinandergehalten werden.

Die Fragmentspitze wird wiederum durch Spalten des dicken Periosts dargestellt und exakt eingepaßt. Provisorische Fixation mit Kirschner-Draht. Gelenknahe Verschraubung von dorsal mit 1–2 Spongiosaschrauben mit Unterlagsscheiben.

Bei der Bohrung ist darauf zu achten, daß man nicht das obere Sprunggelenk trifft, was bei flektiertem Knie und entsprechender Schrägstellung der Gelenkfläche leicht geschehen könnte. Das Zielen wird erleichtert durch das ventrale, perkutane Einstecken einer Injektionsnadel oder eines feinen Kirschner-Drahtes in den Gelenkspalt (Abb. 210).

Dorsomedialer Zugang (Abb. 109)

Dieser wird v.a. angewandt bei bestehender Tibiarandimpression. Darstellung des Fragments wie bei der indirekten Verschraubung (Abb. 209). Vergrößerung des Zugangs durch Verlängerung der Hautinzision proximal bogenförmig gegen die Achillessehne zu. Darstellung der Impressionszone durch Spreizen des Frakturspalts (Hakenzug, Knochenhebel, kleine Spreizzange). Reposition der Impression mit einem Stößel unter Sicht, dann Reposition und provisorische Fixation mit Zange wie bei der Technik der indirekten Verschraubung.

Schraubenbohrung von dorsal, unmittelbar neben der Achillessehne, wobei das Gefäßnervenbündel und die Sehnen schonend nach medial weggehalten werden. Der Zugang ist tiefer als derjenige von dorsolateral, die Schonung der Weichteile schwieriger. Auf eine spätere Metallentfernung wird verzichtet.

k) Anterolaterales Tibiakantendreieck (Tillaux-Chaput)

Vordere laterale Tibiaausbrüche sind im Röntgenbild nicht immer gut erkennbar. Die Fragmentgröße variiert von sehr kleinen ossären Ausrissen des Syndesmosenansatzes bis zum eigentlichen Keilfragment. Die Stabilisierung ist wegen des in die Syndesmose reichenden und daher die Integrität der Gabel betreffenden Frakturspalts sowie der Verbindung zum vorderen tibiofibularen Syndesmosenband wichtig. Sie erfolgt in der Regel mit einer Spongiosaschraube, evtl. mit Metall- oder Plastikunterlagsscheibe mit Spitzen (Abb. 206). Bei der Freilegung aus der unmittelbar vor dem Malleolus externus liegenden Inzision ist auf den unregelmäßig verlaufenden Ast des N. peronaeus superficialis zu achten (Abb. 200).

l) Peronäussehnenluxation

Die traumatische Luxation der Peronäussehnen nach vorne ist in den letzten Jahren häufiger geworden. Sie tritt isoliert oder aber kombiniert auf mit anderen Läsionen am oberen Sprunggelenk, wie Malleolarfrakturen, Achillessehnenriß, Bandrisse usw. Der Befund kann klinisch wegen der Schwellung leicht übersehen werden. Es resultiert eine erhebliche Behinderung, die später operativ korrigiert werden muß. Die frische Verletzung tritt in 3 Formen auf (Abb. 212):

– Riß des Retinaculum superior mit Abschälung des ventralen Periosts an der Fibula. Die luxierten Sehnen liegen dann unter einem abgehobenen Periostlappen, mit welchem das Retinakulum zusammenhängt. Das Retinakulum kann nach Reposition der Sehnen mit Hilfe einer Verschraubung an der hinteren Fibulakante fixiert werden. Wir verwenden dazu die Plastikunterlagsscheiben mit Spitzen und zusätzliche, periostale Adaptationsnähte (Abb. 212).
– Abrißfraktur an der Fibula: anatomische Reposition und Fixation mit kleinen Schrauben.
– Riß des Retinakulums am Ansatz (relativ selten). Die direkte Naht ist wegen Schwellung oft nicht möglich. Rekonstruktion mit Hilfe eines freien Sehnentransplantats (Plantaris longus) oder mittels Bildung eines an der Fibulaspitze gestielten Periostlappens. Rezidive sind selten.

Bei der veralteten Peronäussehnenluxation kann die *Osteotomie nach Kelly* ausgeführt werden: Eine spongiöse Lamelle wird aus dem lateralen Malleolus ausgemeißelt, nach hinten verschoben und verschraubt. Dadurch entsteht ein Randwulst, der die Luxation der Peronäalsehnen unmöglich macht (Abb. 212). Die Rekonstruktion kann aber auch mit Hilfe eines freien Sehnentransplantats aus dem M. plantaris oder eines distal gestielten Streifens der Achillessehne erfolgen. Auch die Verlagerung der Peronäussehnen unter das Lig. fibulo-calcaneare mit Hilfe einer Osteotomie der Fibulaspitze ist beschrieben worden.

3. Mediale Osteosynthesen

Die Frakturen und Bandrisse am Innenknöchel sind biomechanisch weniger bedeutend als diejenigen der lateralen Seite des OSG. Das hat dazu geführt, daß die technischen Probleme der Medialseite zu Unrecht etwas vernachlässigt wurden. Auch diese Frakturen müssen exakt reponiert und einwandfrei stabilisiert werden. Anatomisch muß die Doppelwellenform des Innenknöchels berücksichtigt werden. Beachtung verdienen auch die ventralen Einstauchungen der Gelenkfläche sowie die dorsalen Frakturen mit Einbeziehung der Sehnenkanäle.

Bei isolierten medialen Frakturen ist auch immer an die häufigen begleitenden Risse des lateralen Bandapparates zu denken. In der Regel handelt es sich um Risse der Ligg. talo-fibulare anterius und calcaneo-fibulare. Diese lassen sich nur auf funktionellen Röntgenaufnahmen unter Anästhesie nachweisen. Es kann aber auch ein begleitender Riß der Syndesmosenbänder und der Membrana interossea vorliegen. Die Versorgung der medialen Fraktur allein stabilisiert das Gelenk nicht genügend. Die Revision und Naht von Bandrissen an der distalen Fibula ist bei vermuteten bzw. nachgewiesenen Rissen in diesem Zusammenhang zu empfehlen.

Die Hautinzisionen zur Darstellung der Frakturen sind im Prinzip longitudinal, leicht bogenförmig, entweder vor oder hinter dem Malleolus anzulegen. Dies schont einerseits den Lymphabfluß (Gefahr von Lymphödemen bei queren Inzisionen) und gestattet andererseits allfällig notwendige Verlängerungen, insbesondere nach proximal-dorsal, z.B. für die indirekte Verschraubung eines postero-lateralen Kantendreiecks nach Volkmann (Abb. 200).

a) Tibiaschaftbruch mit Beteiligung des OSG

Frakturlinien, welche in das OSG hineinreichen, treffen wir beim Torsionsbruch der Tibia nach unserer Erfahrung in etwa 10% an. Die meisten Frakturlinien verlaufen in die Randzone des Malleolus internus. Manchmal sind es Fissuren, die im Röntgenbild nicht sichtbar sind und erst während der Osteosynthese entdeckt werden. Sie sind oft instabil. Wenn sie disloziert sind, müssen sie exakt reponiert werden. Es hat sich gezeigt, daß die Reposition der weiter proximal liegenden Hauptfraktur oft erleichtert wird, wenn der artikuläre Ausläufer präliminär reponiert und fixiert ist. Dies gilt besonders für dorsal verlaufende Frakturlinien.

Zugang und Osteosynthese. Die typische Inzision für die Tibiafraktur wird nach distal entlang dem vorderen Rand des Malleolus internus verlängert. Sie kreuzt die V. saphena magna, die manchmal zwischen Ligaturen durchtrennt werden muß. Das Gelenk wird unmittelbar ventral des Lig. deltoideum am Rand des Malleolus internus eröffnet. Der Hämarthros wird entleert. Die Inzision wird soweit in der Gelenkkapsel verfolgt, bis die Frakturlinie sicher eingesehen und reponiert ist.

Die Stabilisierung kann durch die Tibiaplatte selbst erfolgen, sofern die Hauptfraktur deren distale Lage erfordert und keine Weichteilprobleme bestehen. Bei Verwendung der Spanngleitlochplatte kann eine sehr distal liegende Schraube parallel zum OSG, d.h. in der Platte schräg eingeführt werden und den Malleolus mitfixieren (Abb. 213). Meistens erfolgt jedoch die Stabilisierung distaler Bruchlinien durch 1 oder 2 separate kleine Spongiosaschrauben mit Unterlagsscheibe (Abb. 213).

b) Schrägfraktur des Malleolus internus
(Abb. 214)

Sie ist die klassische Indikation zur Fixation mit 2 kleinen Spongiosaschrauben. Bei großem Malleolarfragment wird vorgegangen wie in Abb. 22 dargestellt: provisorische Fixation mit Kirschner-Drähten, die als Leitgebilde verwendet werden.

Beim Trümmerbruch werden oft Kombinationsosteosynthesen mit Kirschner-Drähten und Drahtzuggurtungen ausgeführt.

Bei schlechten Weichteilverhältnissen kann gelegentlich eine einzelne, aus einer kleinen Stichinzision eingebrachte Schraube nützlich sein.

c) Kleine Abriß- bzw. Abbruchfraktur

Sie betrifft manchmal nur den ventralen Teil des Malleolus. Sehr kleine Fragmente können im elongierten, aber nicht voll durchgerissenen Lig. deltoideum eingebettet sein und müssen in den fibrösen Strukturen „gesucht" werden. Die Stabilisierung erfolgt je nach Fragmentgröße durch Verschraubung oder kleine Zuggurtung (Abb. 214). Gleichzeitig empfiehlt sich die Naht umgebender Bandrisse.

Weber hat eine spezielle Technik der indirekten Verschraubung von kleinen Fragmenten des Malleolus internus angegeben: Sie muß vor der Fibulaosteosynthese ausgeführt werden, da sie ein Aufklappen des medialen Gelenkspalts erfordert, was nur bei lateraler Mobilität möglich ist. Die Verschraubung erfolgt von proximal nach Bildung eines speziell eingekerbten Kopfraums (Abb. 214).

d) Posteriore Frakturen (Abb. 214)

Schalenförmige Ausbrüche können weit nach dorsal reichen und die hintere Tibiagelenkfläche betreffen. Manchmal grenzen sie direkt an ein posterolaterales Kantendreieck („découronnement postérieur"). Zur exakten Darstellung und Reposition ist die Eröffnung der Sehnenscheide des M. tibialis posterior und das Weghalten der Weichteile nach dorsal unerläßlich. Nach Reposition und provisorischer Fixation mit Kirschner-Draht wird die Verschraubung so ausgeführt, daß die Schraubenköpfe auf die Leisten und nicht in die Tiefe der Sehnenkanäle zu liegen kommen. Eine Naht der Sehnenscheide ist nicht erforderlich.

e) Adduktionsfrakturen (Abb. 215)

Es sind dies vertikale Frakturen mit einer Bruchlinie, welche in die mediale-proximale Tibiakortikalis hineinreichen. Sie werden mit 2 versetzten kleinen Spongiosaschrauben mit Unterlagsscheibe stabilisiert, von denen eine parallel zur Gelenklinie liegen sollte.

Bei der Versorgung ist auf Impressionen der anteromedialen Tibiagelenkfläche zu achten. Diese können tief und kompakt eingestaucht sein und behindern die exakte Reposition und Adaptation der Bruchflächen. Es gibt hier aber auch breitere Impressionen, die die Übergangsform zur Pilon-tibial-Fraktur darstellen. Die Einstauchungen müssen vor der Reposition dargestellt und behoben werden. Sofern dabei ein sichtbarer Defekt entsteht, soll er durch autologe Spongiosa ausgefüllt werden. Bei kleinem Volumen kann diese aus der unmittelbar proximal liegenden intakten und nicht tragenden Tibiametaphyse entnommen werden (Abb. 215). Die Verschraubung sichert dann diese Gelenkzone gegen sekundäres Einsintern ab.

4. Nachbehandlung nach Osteosynthesen bei Malleolarfrakturen

Nebst der postoperativen Hochlagerung hat es sich als zweckmäßig erwiesen, nach allen Osteosynthesen den Fuß in Rechtwinkelstellung ruhigzustellen. Dies ist notwendig als Prophylaxe einer Spitzfußstellung, die sich aus der überwiegenden Kraft der Plantarflexoren spontan einstellen würde. Diese Schienenfixation kann auf verschiedene Art und Weise durchgeführt werden: Einzelne Kliniken bevorzugen dorsale Gipsschienen, die nicht sehr solid sind, andere steigbügelähnliche Schienen, die den Fuß seitlich umfassen und am Unterschenkel ventral anliegen. Diese fixieren besser, können aber die lateralen Fußränder komprimieren.

Aus diesen Schienen heraus wird dann am 1. postoperativen Tag mit der aktiven Mobilisation begonnen (Dorsalflexion des Fußes und der Zehen). Aktive Rotationsbewegungen beginnen nach 3–4 Tagen.

Das Aufstehen ist nach gesicherter Wundheilung mit straffer elastischer Bandage nach 3–4 Tagen möglich. Abrollen oder Beginn der Teilbelastung je nach erreichter Stabilität der Montage (im Operationsbericht genau zu verordnen). Meistens kann 10–15 kg (auf Körperwaage zu messen) gestattet werden. Sobald der Patient an Krücken selbständig geht, erfolgt die Entlassung aus dem Krankenhaus. Die zunehmende Belastung erfolgt nach Verordnung im Operationsbericht. Vollbelastung ist je nach Fraktur nach 6–10 Wochen möglich. Es gibt Kliniken, die nach Erreichen der einwandfreien aktiven Beweglichkeit in den Sprunggelenken aus Gründen des äußeren Schutzes Zirkulärgipsverbände anlegen. Nach Entfernung derselben wird die Beweglichkeit jeweils rasch wieder erreicht.

Die Metallentfernung kann in den meisten Fällen nach 6 Monaten, bei komplexen Fibulafrakturen vom Typ C mit Vorteil nach einem Jahr, erfolgen.

5. Sekundäre Eingriffe nach Malleolarfraktur

a) Spätosteosynthese

Fehlstellungen, die bei konservativer Frakturbehandlung nicht beseitigt werden oder sekundär auftreten, erfordern eine operative Versorgung. Sofern noch eine Instabilität besteht oder sich ein gut erkennbarer, weicher Kallus entfernen läßt, wird der Eingriff nach den Grundsätzen der Primärversorgung durchgeführt. Dies ist oft noch mehrere Wochen, ja Monate nach dem Unfall möglich.

b) Pseudarthrosen

Nach primär operativer Behandlung sind Pseudarthrosen der Malleolen selten geworden. Nach konservativer Behandlung sind sie am Malleolus internus häufiger. Sie werden entweder durch Kompression mit kleinen Spongiosaschrauben und Unterlagsscheiben allein oder bei Osteoporose in Kombination mit autologer Spongiosaplastik behandelt.

c) Osteotomie

Verkürzungen des Malleolus externus nach konservativ behandelter Malleolarfraktur oder nach ungenügender Wiederherstellung der Länge bei komplexen bzw. Defektfrakturen sind die häufigste Indikation für Osteotomien am OSG. Die Verlängerungsosteotomie der Fibula läßt sich mit einer Drittelrohrplatte gut stabilisieren. Die Distraktion kann an der einseitig festgeschraubten Platte mit dem umgekehrt montierten Plattenspanner mit Gelenken erfolgen (Abb. 33). Die Rotation muß aber vorher überprüft und evtl. korrigiert sein. Damit sind Verlängerungen bis zu ca. 1 cm möglich. Der entstandene Defekt wird am besten mit einem kortikospongiösen Block ausgefüllt. Als Entnahmestelle erweist sich die mediale Tibiametaphyse des gleichen Beins als zweckmäßig. Rekonstruktionen des vorderen Syndesmosenbandes sind nur selten notwendig. Dazu ist die Verwendung von Kutisstreifen empfohlen worden.

C. Talusfrakturen

Wir unterscheiden periphere und zentrale Frakturen. Abrißfrakturen des Processus lateralis tali und des Processus posterior tali sind Osteosyntheseindikationen zur Wiederherstellung der Gelenkstabilität. Das gleiche gilt für größere osteochondrale Abscherungen an der Talusrolle („flake fragment"). Die Versorgung erfolgt durch Verschraubung (Abb. 216). Bei kleinen Fragmenten kann die Fibrinklebung erfolgen, evtl. die Verwendung von feinen Stiften aus resorbierbarem Polylaktat.

Zentrale Talusfrakturen (Hals, Rolle) sind nekrosegefährdet. Sie müssen immer dann notfallmäßig versorgt werden, wenn eine Dislokation besteht. Dies ist im rein seitlichen Röntgenbild nicht immer gut zu beurteilen.

Aus einem medialen Zugang erfolgt die Verschraubung durch versetzte, schräg liegende kleine Spongiosaschrauben (Abb. 216). Defekte an den Kontaktzonen der Fragmente sind durch autologe Spongiosa auszufüllen. Postoperativ ist eine Entlastung mit Gehapparat über viele Monate unerläßlich.

D. Klinisch-radiologische Beispiele
(Abb. 217–227)

Abb. 196. Einteilung der Malleolarfrakturen

A = Fibulafraktur distal der Syndesmose
B = Fibulafraktur auf Höhe der Syndesmose
C = Fibulafraktur proximal der Syndesmose
C1 = einfache Fibulafraktur
C2 = mehrfache Fibulafraktur (abgebildet mit Fraktur des Innenknöchels und Abbruch eines posterolateralen Kantendreiecks nach Volkmann)
C3 = Maisonneuve-Fraktur:
Untergruppe 1: ohne Verkürzung
Untergruppe 2: mit Verkürzung
Untergruppe 3: Verkürzung (hier als Luxation abgebildet) plus posterolaterales Kantendreieck nach Volkmann

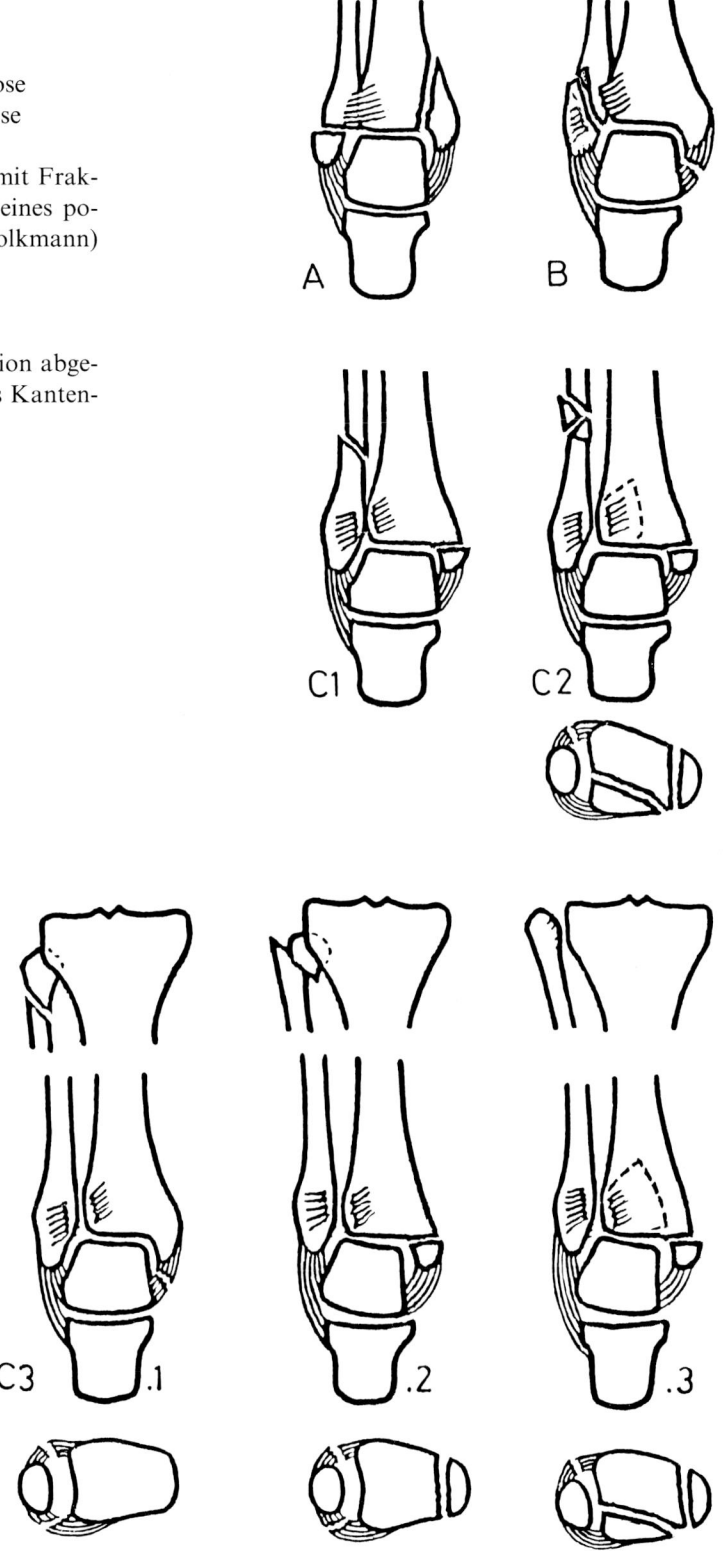

Abb. 197 a–d. Anatomie der Fibula

a Distale Fibula von vorne (mit adaptierter distaler Drittelrohrplatte) und von der Seite. Schnitt durch die distale Fibula auf verschiedenen Höhen: Wechsel der Morphologie und der Knochenstruktur

b Beziehung zwischen Fibula und Tibia im Querschnitt auf verschiedenen Höhen. Diaphysäre Drehung der lateralen Fibulafläche nach dorsal. Membrana interossea. Gelenknahe bindegewebige Syndesmosenplatte zwischen den beiden Knochen (Puffer und Stabilisator). Ventrales und dorsales Syndesmosenband

c Anatomiegerechte Verwindung einer Drittelrohrplatte in der Ansicht von der Seite, von ventral und auf Schnitt

d Dorsale Plattenlage: Breiterer Querschnitt gestattet besseren Halt der Schrauben. Die Schraubenspitze gefährdet weder Talusrolle noch Syndesmose

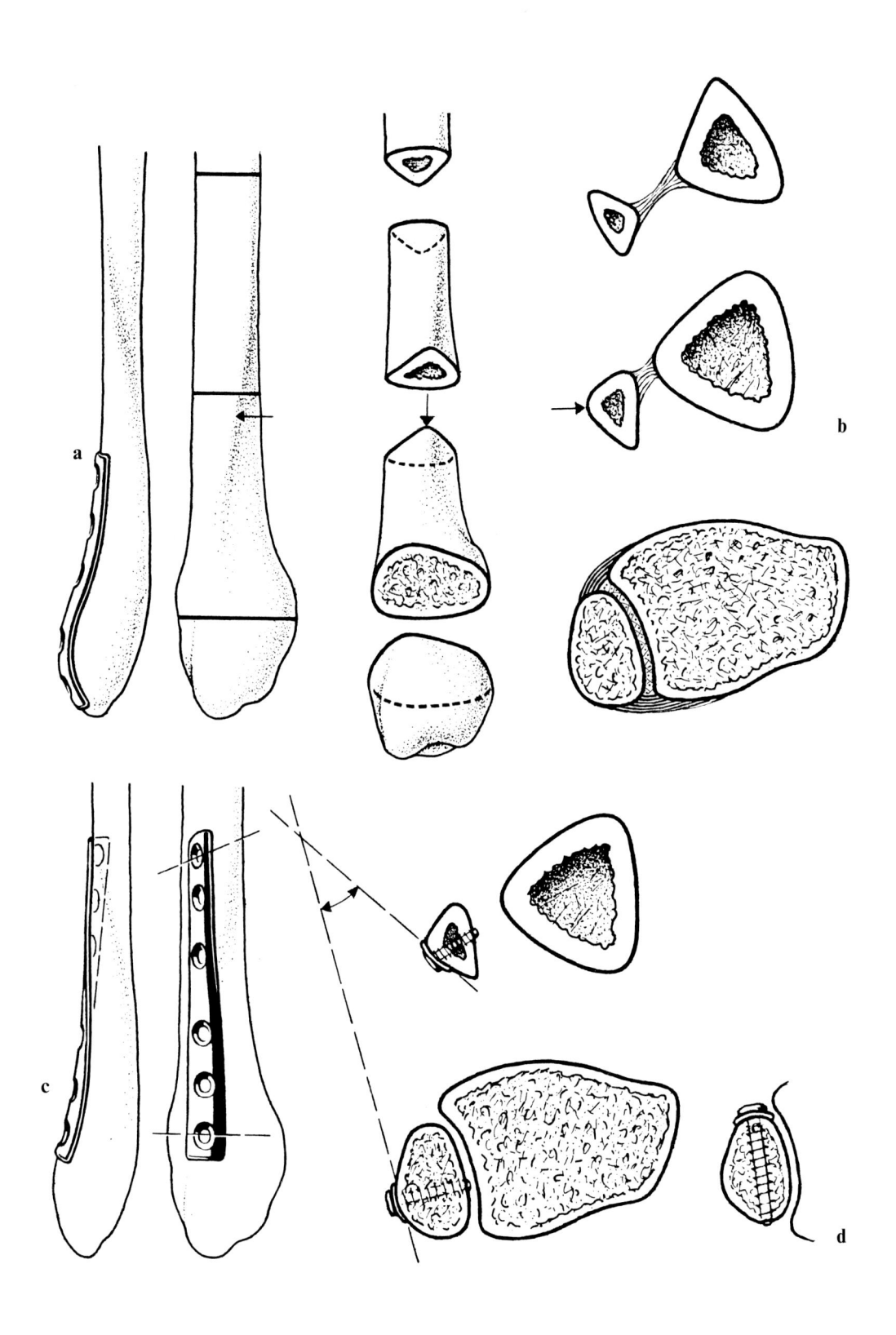

a

b

c

d

307

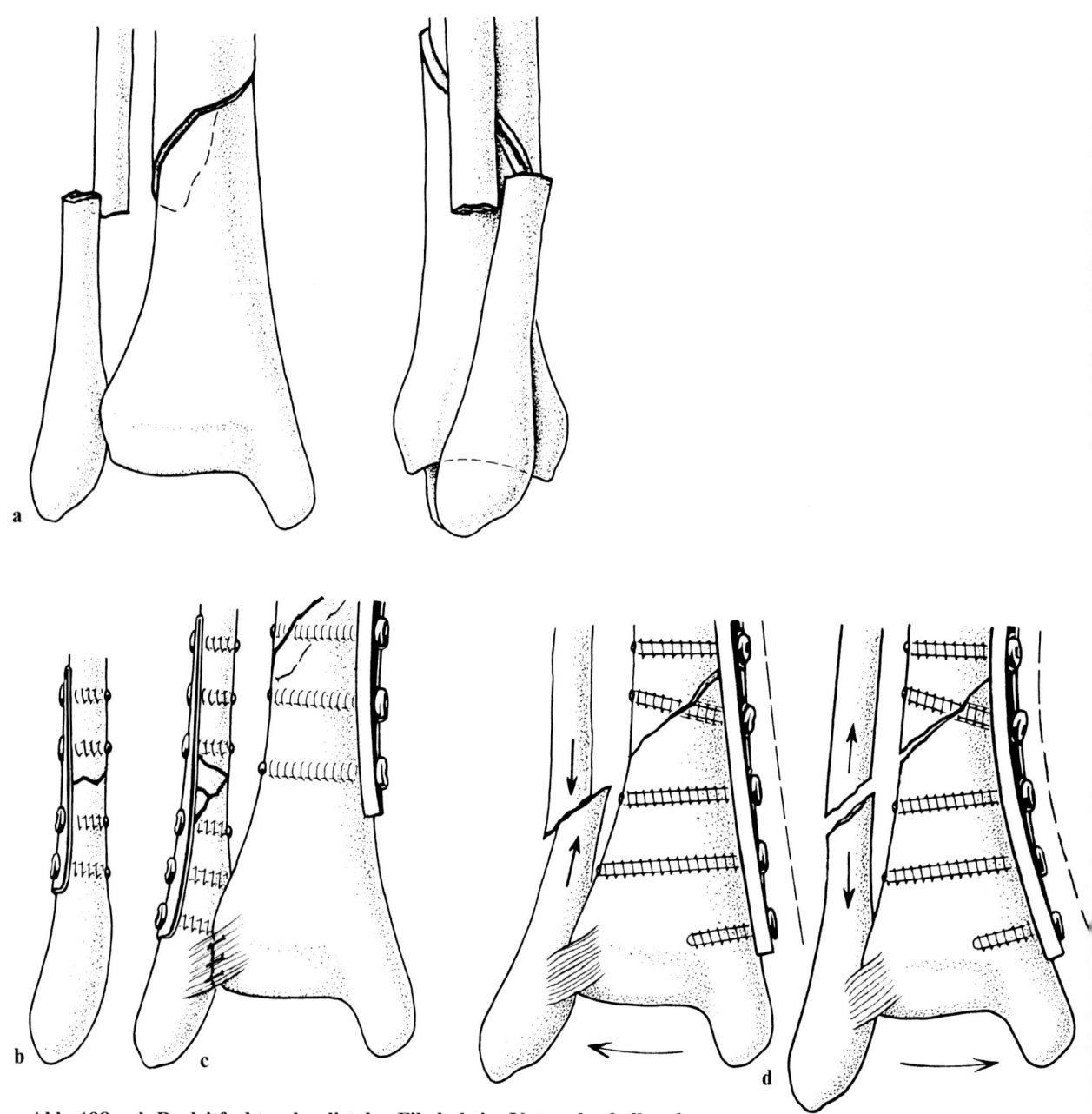

Abb. 198 a–d. Begleitfraktur der distalen Fibula beim Unterschenkelbruch

a Persistierende irreponible Fehlstellung der distalen Fibula bei Tibiaosteosynthese. Sie beeinträchtigt die Physiologie der Malleolengabel und ist oft mit einem Riß des vorderen Syndesmosenbandes kombiniert

b Stabilisierung bei Querfraktur: blutige Reposition aus separater Inzision und Fixation mit kurzer Drittelrohrplatte

c Bei komplexer Fraktur und Riß des Syndesmosenbandes: lange Drittelrohrplatte und Bändernaht

d Die Position der Fibulafraktur als Indikator einer ungenügenden Tibiareposition: Verkürzung bei Valgusfehlstellung, Distraktion bei Varusfehlstellung

Abb. 199a–d. Lagerung und Umlagerung zur Osteosynthese bei Malleolarfraktur

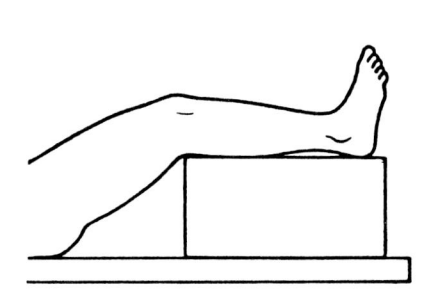

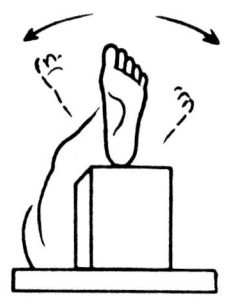

a Standardlagerung: Unterschenkel auf Unterlage hochgelagert in mittlerer Knieflexion, gestattet lateralen bzw. medialen Zugang durch Rotation im Kniegelenk. Ein leichtes Kippen des Operationstisches verbessert den Zugang

b Seitenlagerung für rein laterale Osteosynthese inkl. posterolaterales Kantendreieck von dorsolateral

c Umlagerung zur Verschraubung des posterolateralen Kantendreiecks von mediodorsal: Kissen unter Gesäß, verletztes Bein mit Flexion Kniegelenk über das gesunde hinübergelegt

d Dorsolateraler Zugang zum posterolateralen Kantendreieck bei aufgerichtetem Kniegelenk: Der Operateur arbeitet von der Kranialseite des Patienten her, dessen Arm auf der verletzten Seite flektiert weggehalten werden muß

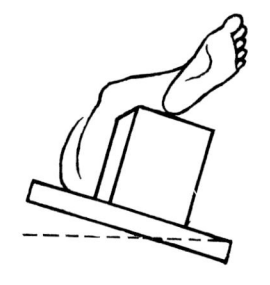

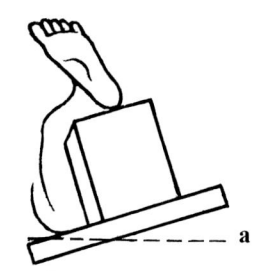

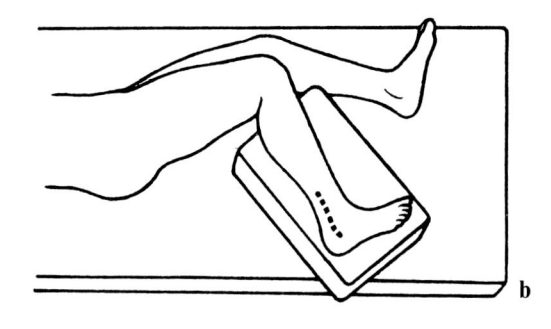

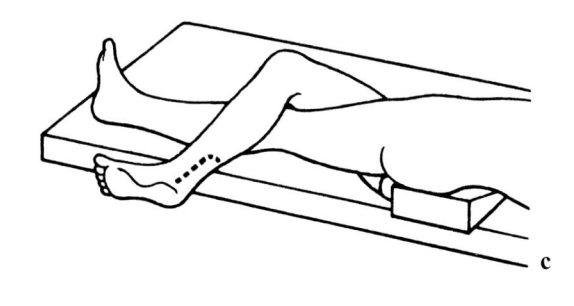

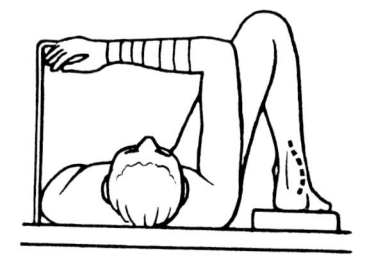

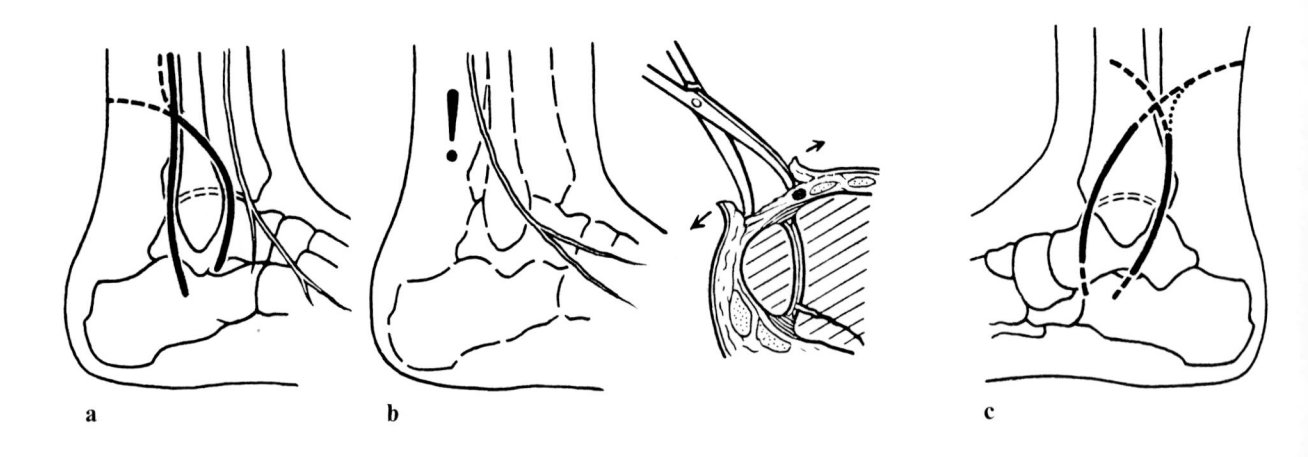

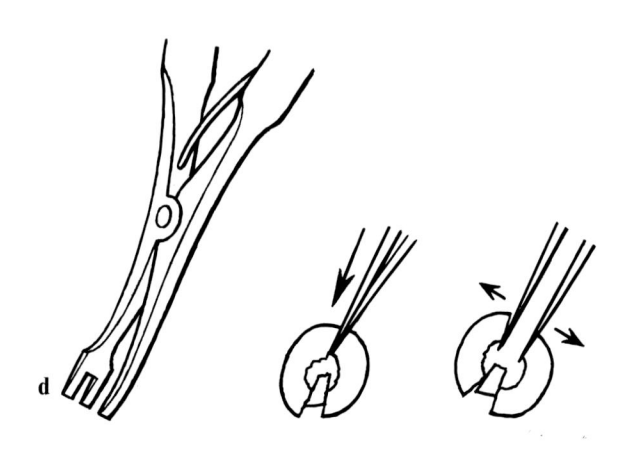

Abb. 200 a–d. Hautinzisionen für die Versorgung von Malleolarfrakturen mit Verlängerungen als Zugang zum posterolateralen Kantendreieck

a Laterale Standardinzisionen unter Umgehung der Spitze des Malleolus externus. Mögliche Verlängerungen *punktiert* eingezeichnet. N. cutaneus pedis dorsi lateralis (Endast N. peronaeus superficialis) verläuft normalerweise ventral des Malleolus externus

b Der Nerv kann aus der Peronealsehnenloge treten und den Außenknöchel kreuzen. Er muß deshalb bei der Präparation dargestellt werden, um sicher geschont werden zu können. Es besteht auch die Gefahr einer Verletzung bei der späteren Metallentfernung

c Typische Inzision als Zugang zum Malleolus internus und dem medialen Bandapparat (mögliche Verlängerungen zur Darstellung des posterolateralen Kantendreiecks *punktiert* eingezeichnet)

d Kleine Spreizzange: Auseinanderdrängen von Fragmenten als Hilfe für tiefe Reposition unter Sicht

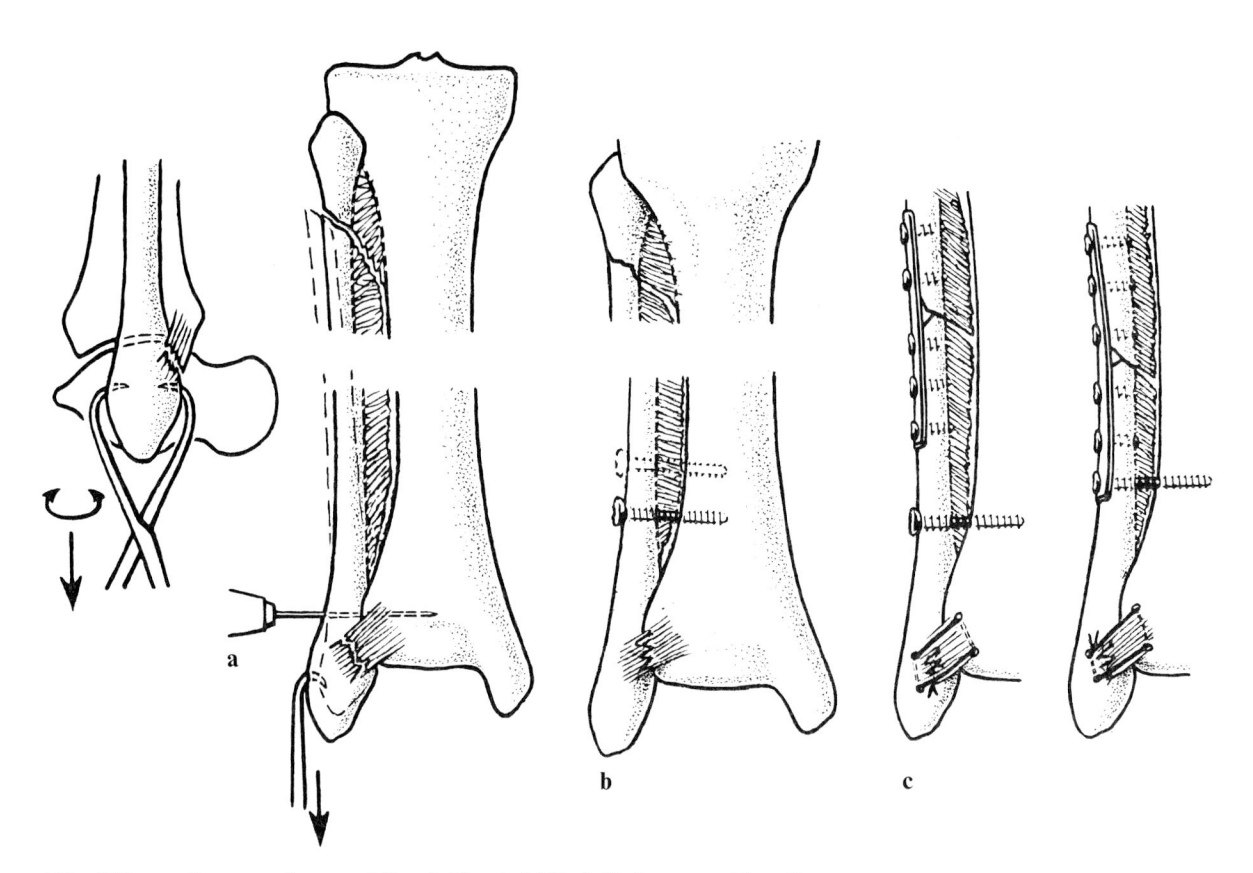

Abb. 201 a–c. Osteosynthese und Bandnähte bei Fibulafraktur vom Typ C

a Bei Maisonneuve-Fraktur mit Verkürzung Einpassen der Fibula in die Inzisur mit Hilfe einer Zange oder eines gebogenen Hakens und Zug nach distal. Das gerissene vordere Syndesmosenband dient als Indikator. Provisorische Fixation mit transfixierendem Kirschner-Draht

b Bei klinisch und röntgenologisch gesicherter Reposition der Fibula in der Inzisur supramalleoläre Stellschraube (3,5 mm) und Bandnaht

c Verstärkte Osteosynthesen bei Fibulafrakturen vom Typ C mit Restinstabilität der Gabel: Drittelrohrplatten, zusätzlich tibiofibulare Stellschraube entweder distal von der Platte oder durch ein Plattenloch hindurch zur Sicherung der Bandnaht

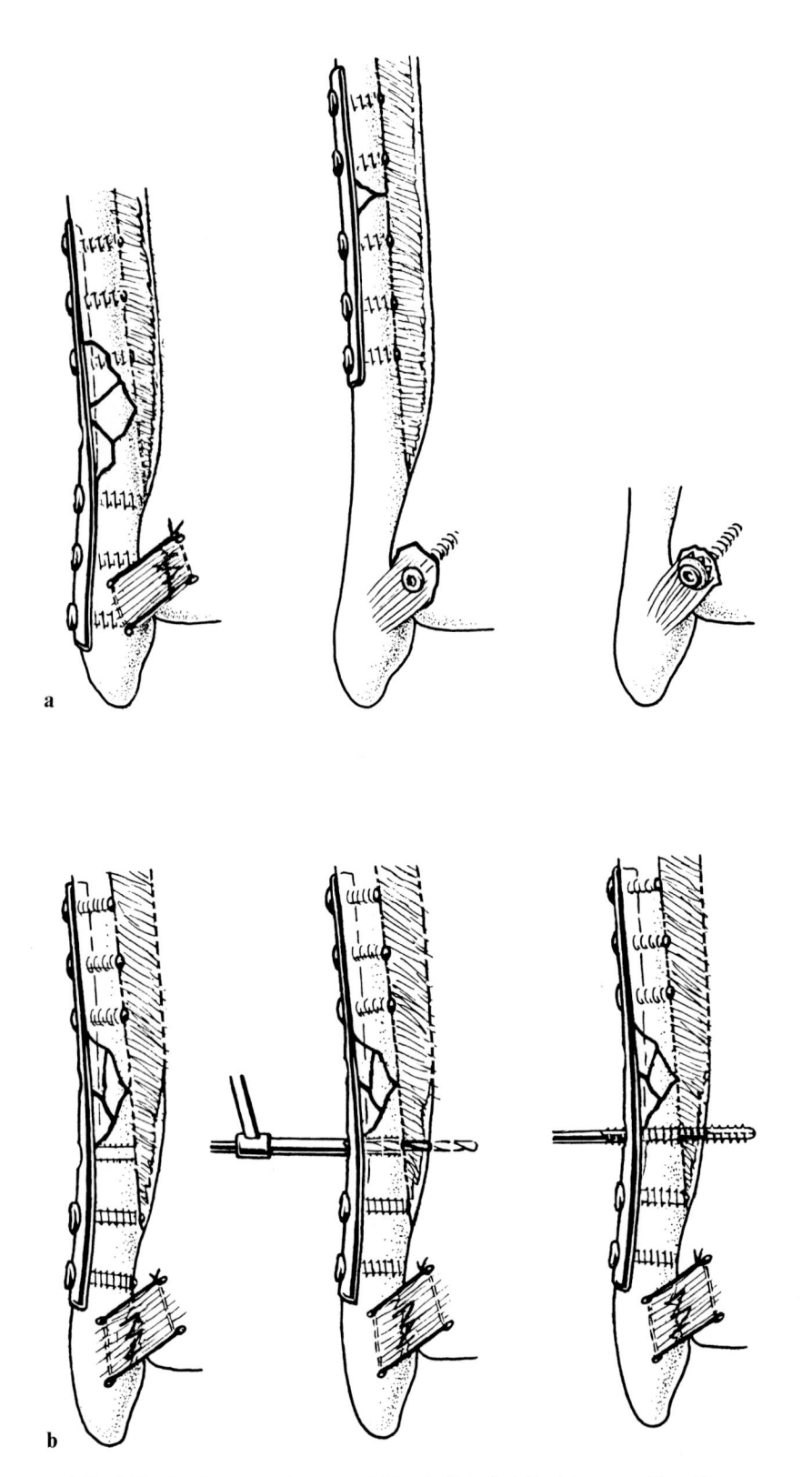

Abb. 202 a, b. Osteosynthesen und Bandnähte bei Fraktur vom Typ C

a Osteosynthese mit Drittelrohrplatte und transossär verstärkter Bandnaht bzw. Verschraubung einer Abrißfraktur am Tubercule de Tillaux-Chaput

b Bei persistierender Instabilität trotz transossär verstärkter Bandnaht: Ersatz einer Plattenschraube durch eine tibiofibulare Stellschraube. Mindestabstand 4 cm proximal des Gelenkspalts

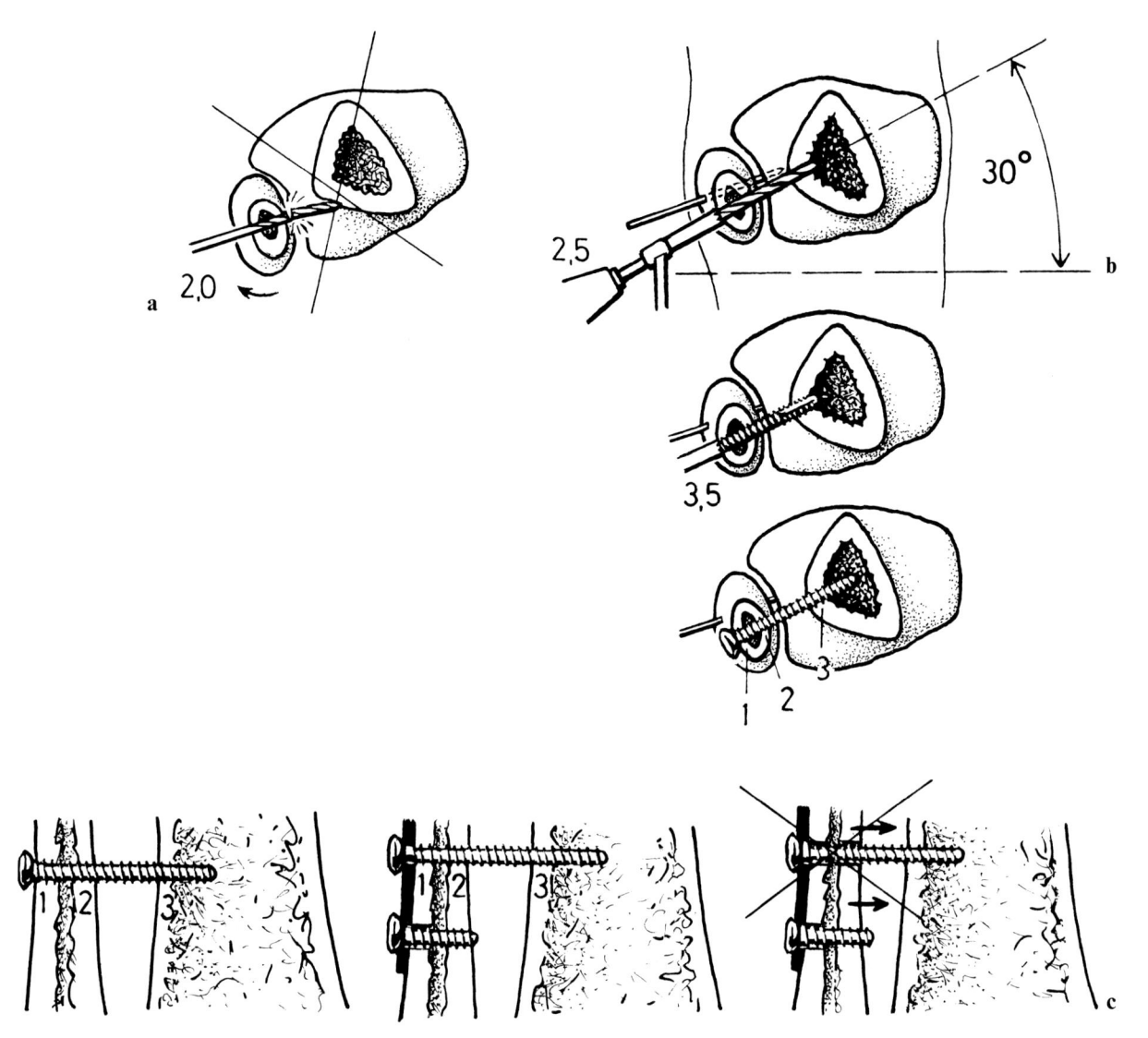

Abb. 203 a–c. Technik der tibiofibularen Stellschraube auf Schnitt und frontal

a Bei direkter Bohrung durch die Fibula auf die Tibia wird der Bohrer an der Hinterfläche der Tibia abgebogen oder abgebrochen und die Fibula innenrotiert

b Präliminäre distale tibiofibulare Transfixation mit Kirschner-Draht schützt zuverlässig. Bohrung durch die 3 Kortikales (Fibula lateral und medial, Tibia lateral) mit Bohrer 2,5 mm. Nach Schneiden des Gewindes Einsetzen einer in den 3 Kortikales fixierenden Schraube, deren Kopf lateral etwas vorstehen soll. Damit wird eine Aszension der Fibula verhindert ohne Erstarrung der Syndesmose. Entfernung des provisorischen Kirschner-Drahtes

c Durch Erhalten der Gewinde in den Kortikales (1, 2, 3) wird eine tibiofibulare Kompression vermieden. Kein Aufbohren eines Gleichlochs in der Fibula

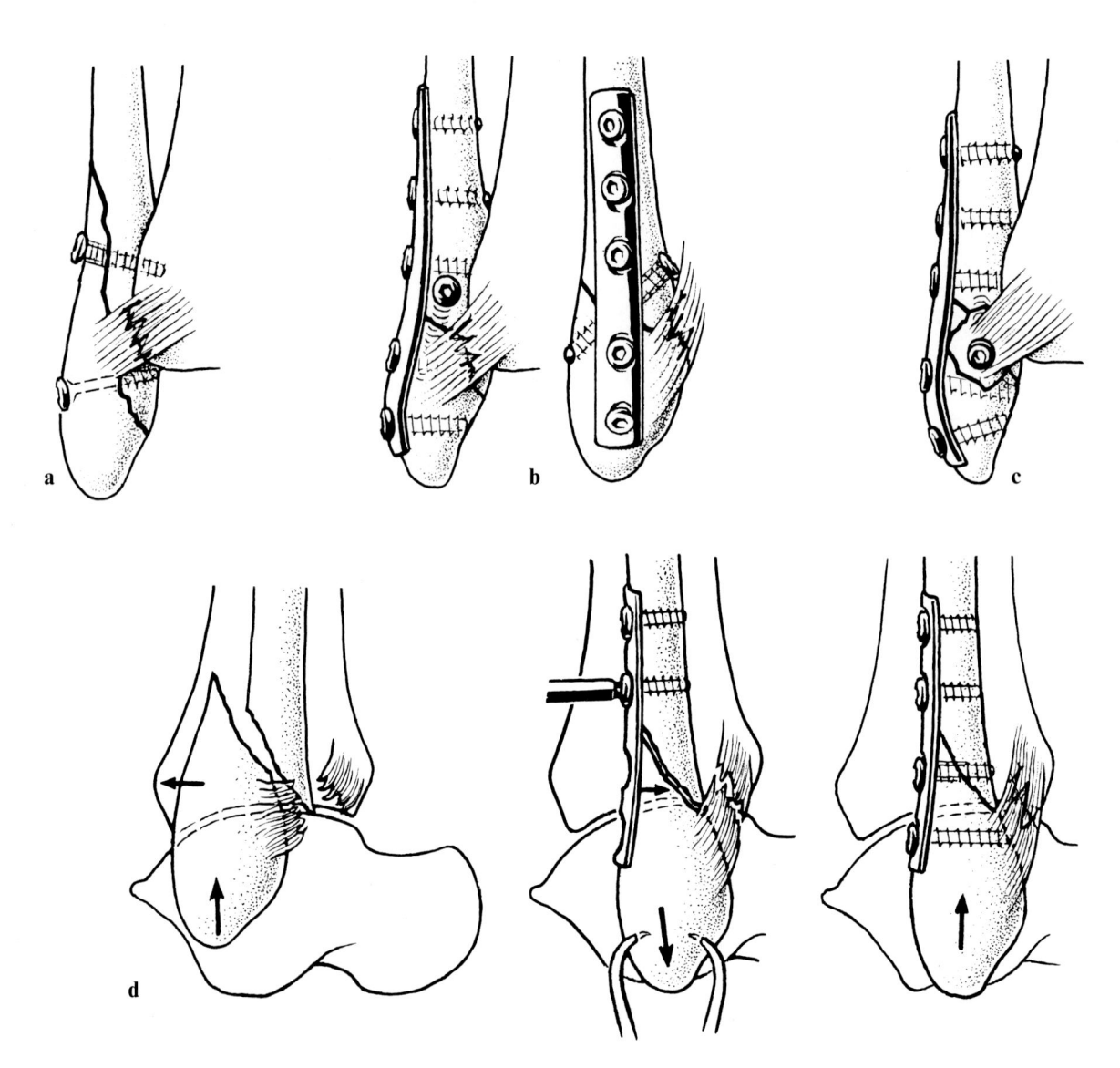

Abb. 204a–f. Fibulaosteosynthesen beim Typ B und A

a Verschraubung einer langen Schrägfraktur vom Typ B mit Naht des vorderen Syndesmosenbandes

b Kombination von Verschraubung mit Drittelrohrplatte bei kurzer Schrägfraktur (ventrale und seitliche Ansicht). Zusätzliche Bandnaht

c Verschraubung eines fibularen Schalenabrisses des vorderen Syndesmosenbandes

d Antigleitplatte nach Weber: dorsales proximales Festschrauben einer Drittelrohrplatte vor definitiver Reposition. Die Fragmente verkeilen sich, sobald der Zug nach distal nachläßt. Die dorsale Platte darf kürzer sein als eine laterale

e Multiple Kirschner-Drähte und schräge Transfixation, evtl. kombiniert mit Zuggurtung bei extremer Osteoporose

f Zuggurtungsosteosynthese beim Typ A

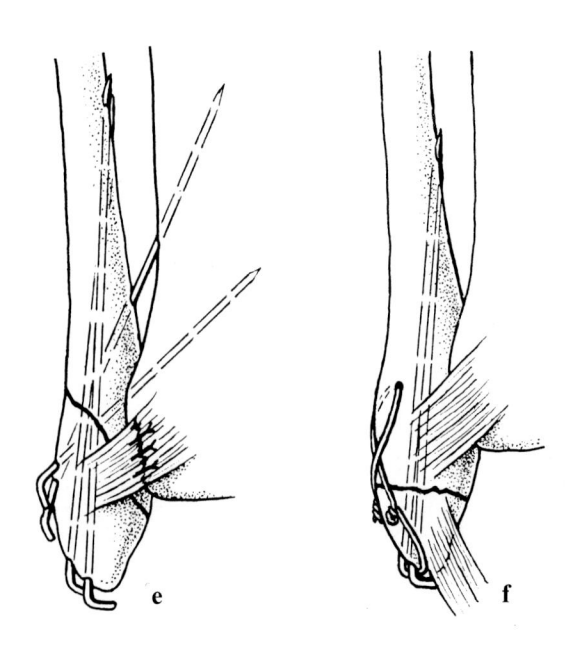

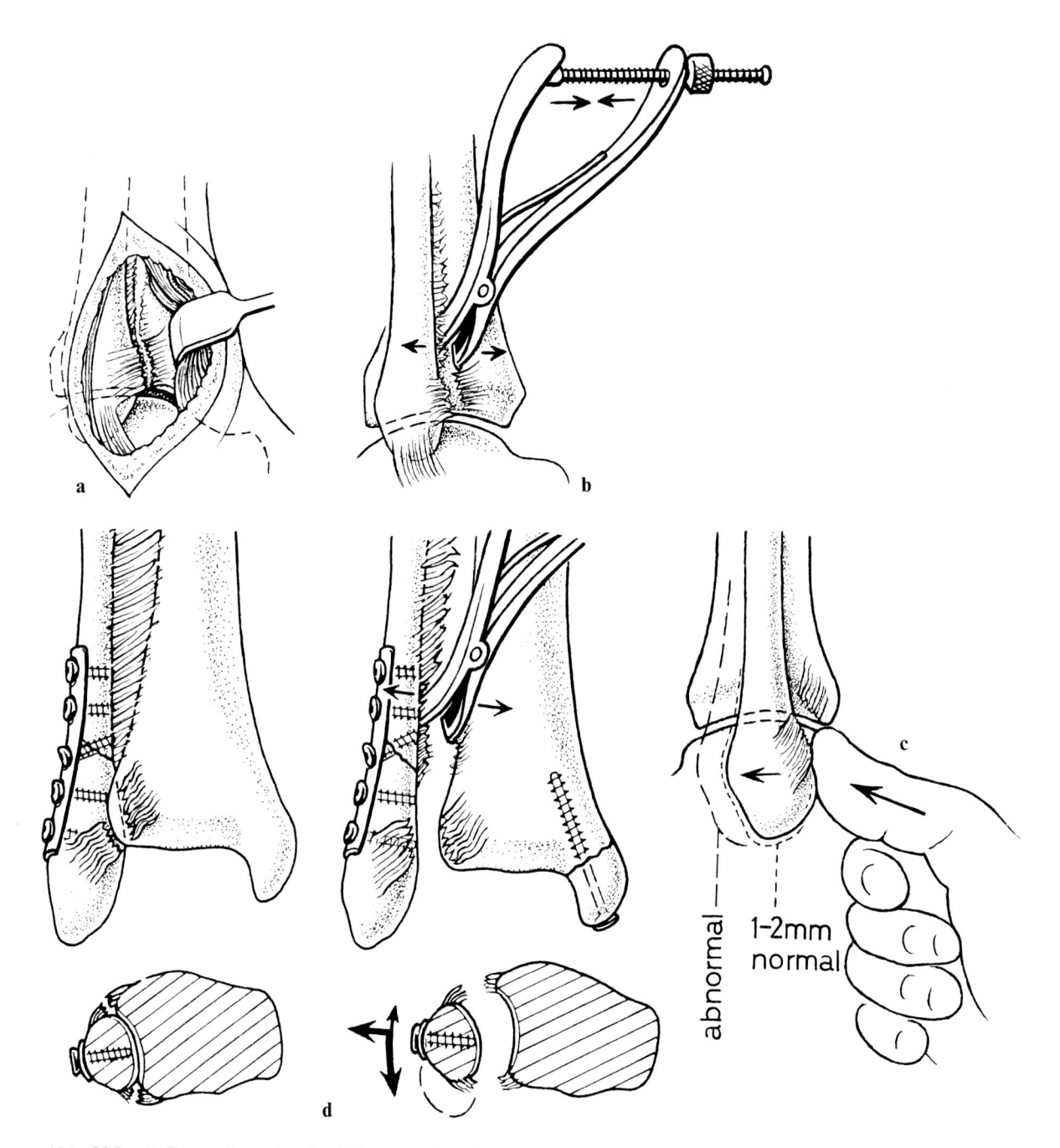

Abb. 205 a–d. Beurteilung der Stabilität der Gabel

a Darstellen des vorderen Syndesmosenbandes und der distalen Membrana interossea nach Durchtrennung des Lig. cruciforme und Weghalten der langen Extensoren nach ventral

b Einsetzen der Spreizzange zwischen Tibia und Fibula bei Riß der Membrana interossea: Einblick in die Incisura fibulae. Möglichkeit des Durchtastens des dorsalen tibiofibularen Bandes mit Elevatorium

c Eine pathologische Bewegung in der Gabel manifestiert sich als Diastase, v.a. aber als dorsale Schublade (Daumendruck). Normal sind 1–2 mm Bewegung bei Druck von ventral

d Die Bedeutung der intakten bzw. gerissenen Membrana interossea für die Stabilität der Gabel: Bei intakter Membran wird die Fibula durch die Osteosynthese elastisch im Zentrum der Inzisur fixiert, die Bandnaht hat keine mechanische Bedeutung. Diastase und Schublade bei Membranriß

Abb. 206 a–f. Technik der Bandnähte am OSG

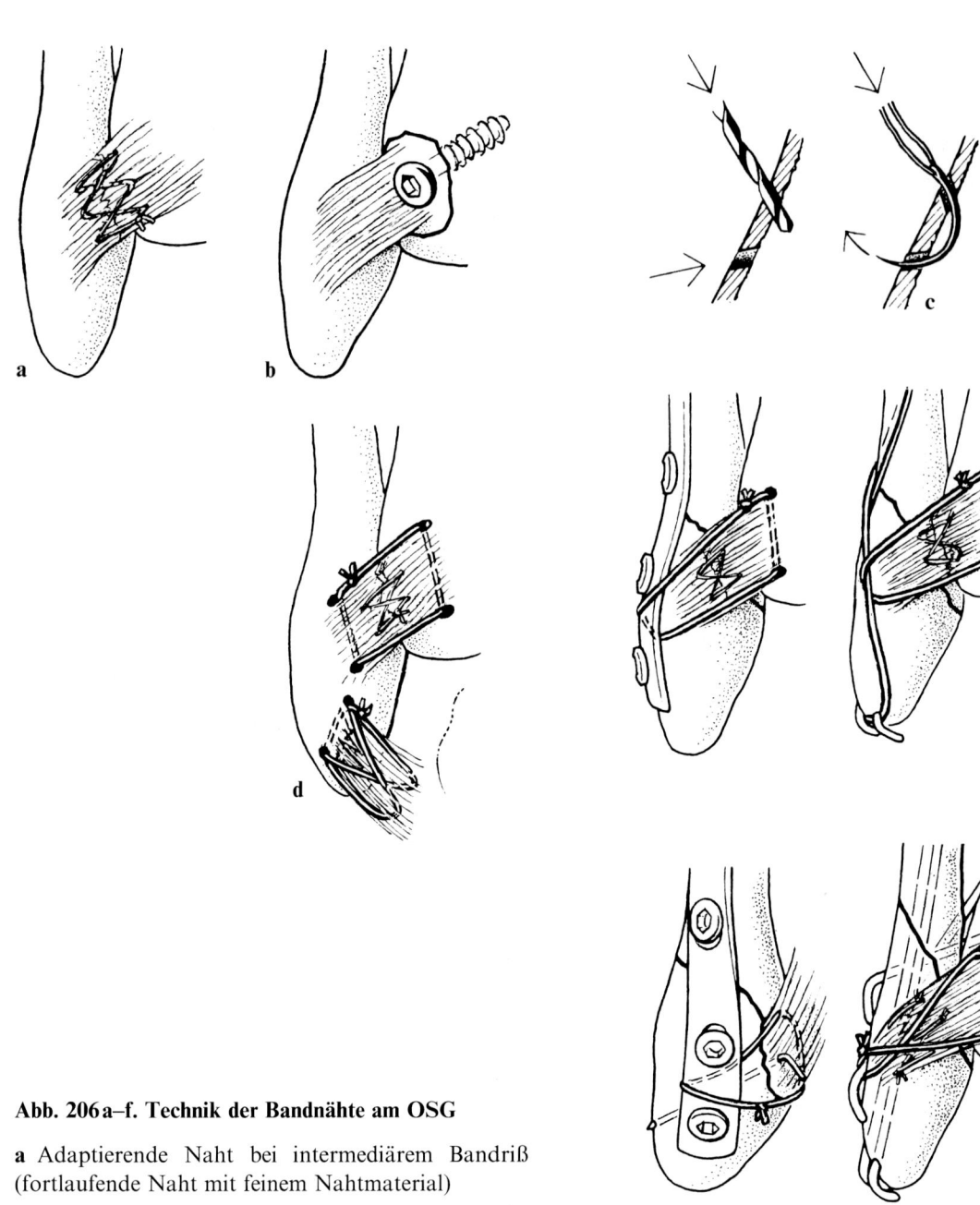

a Adaptierende Naht bei intermediärem Bandriß (fortlaufende Naht mit feinem Nahtmaterial)

b Biomechanisch ideale Lösung: Reinsertion bei ossärem Schalenausriß mit Schraube bzw. zusätzlicher Unterlagsscheibe

c Anlegen von Bohrlöchern für die transossäre Verstärkungsnaht

d Transossäre Verstärkung mit resorbierbarem, kräftigem Nahtmaterial nach Feinadaptation

e Verankerung der Verstärkungsnaht im fibularen Osteosynthesematerial

f Naht des gerissenen Lig. deltoideum: zentrale transossäre Stütznaht mit kräftigem, resorbierbarem Nahtmaterial, fortlaufende Feinadaptierung der Rißzone

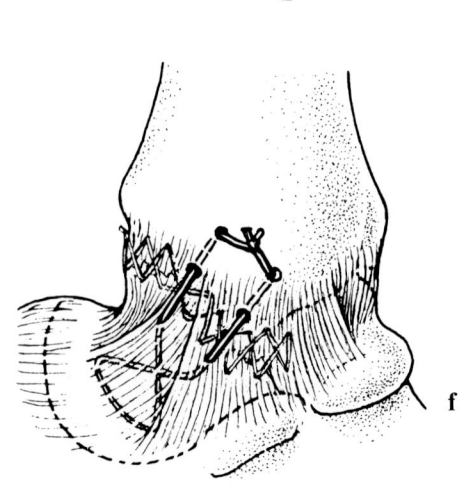

Abb. 207 a–e. Posterolaterales Kantendreieck nach Volkmann (Einteilung)

Ansicht in der Sagittalebene, von dorsal und auf Schnitt

a Extraartikuläre Abrißfraktur des Ansatzes des Lig. tibiofibulare posterius

b Lippenartiger Randabriß (Gelenkkapsel) ohne Beteiligung des Gelenkknorpels

c Großes artikuläres Fragment

d Kleines artikuläres Fragment

e Kleines artikuläres Fragment mit Impression des dorsalen Randes der Tibiagelenkfläche. Dadurch wesentliche Vergrößerung der artikulären Läsion

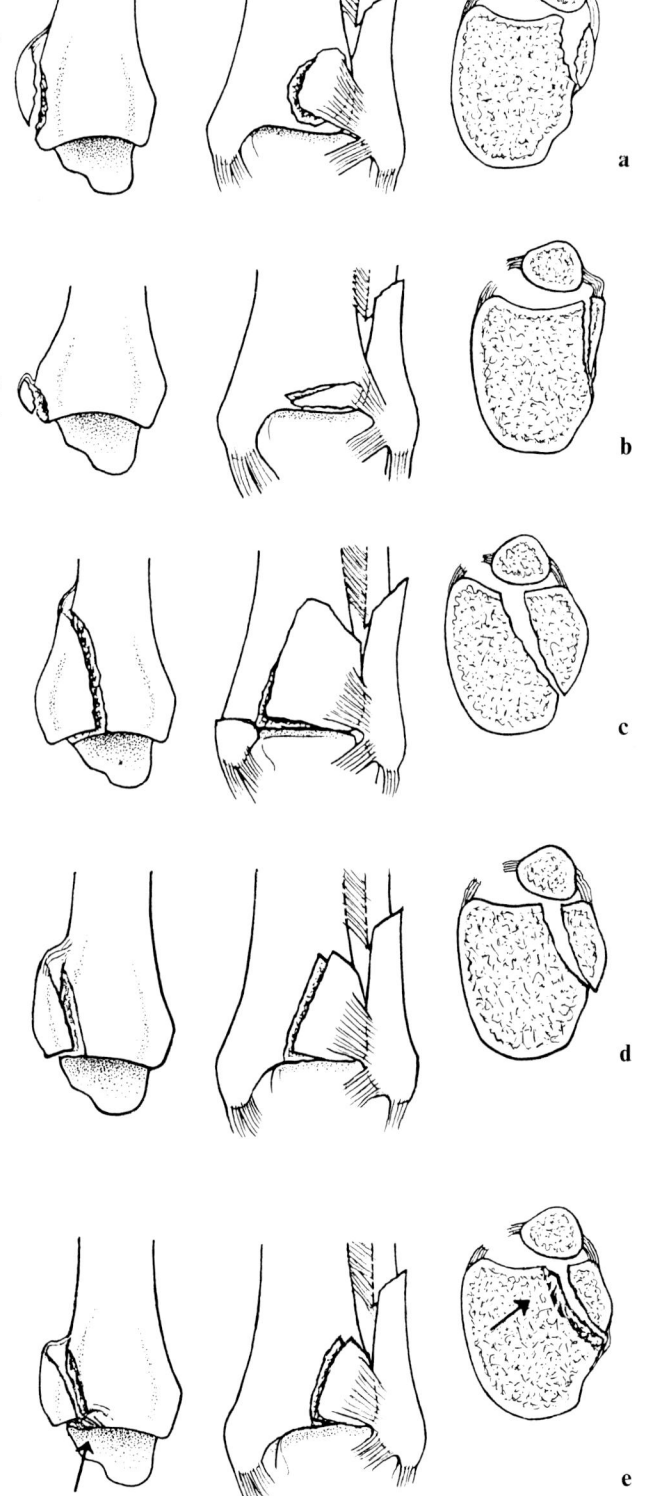

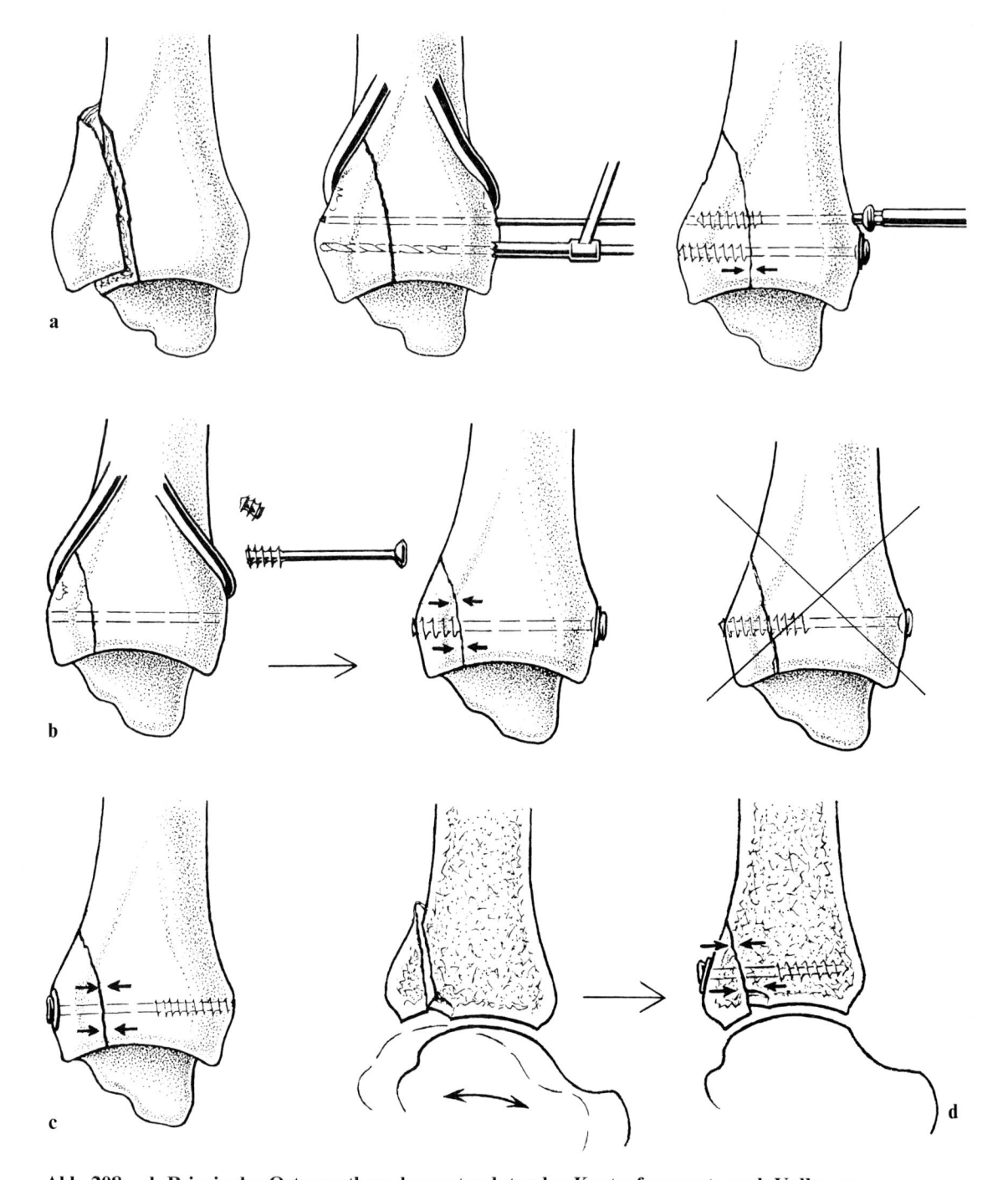

Abb. 208 a–d. Prinzip der Osteosynthese des posterolateralen Kantenfragments nach Volkmann

a Indirekte Verschraubung von ventral nach Reposition und provisorischer Fixation mit umfassender Zange unter Leitung eines Kirschner-Drahtes. Verschraubung mit 2 kleinen Spongiosaschrauben mit Unterlagsscheibe

b Indirekte Verschraubung eines kleineren Fragments mittels Spongiosaschraube, deren Gewinde gekürzt wurde. Der Kompressionseffekt ist geringer als bei **a**. Bei ungekürztem Schraubengewinde würde keine interfragmentäre Kompression entstehen

c Direkte Verschraubung von dorsal bei kleinem Fragment: Spongiosaschraube 4,0 mm mit Unterlagsscheibe. Optimale interfragmentäre Kompression

d Gleiches Vorgehen bei kleinem Fragment mit Impressionszone: Durch massiven Schraubendruck kann der dorsale Gelenkrand exakt readaptiert werden, was die Subluxation der Talusrolle verhindert

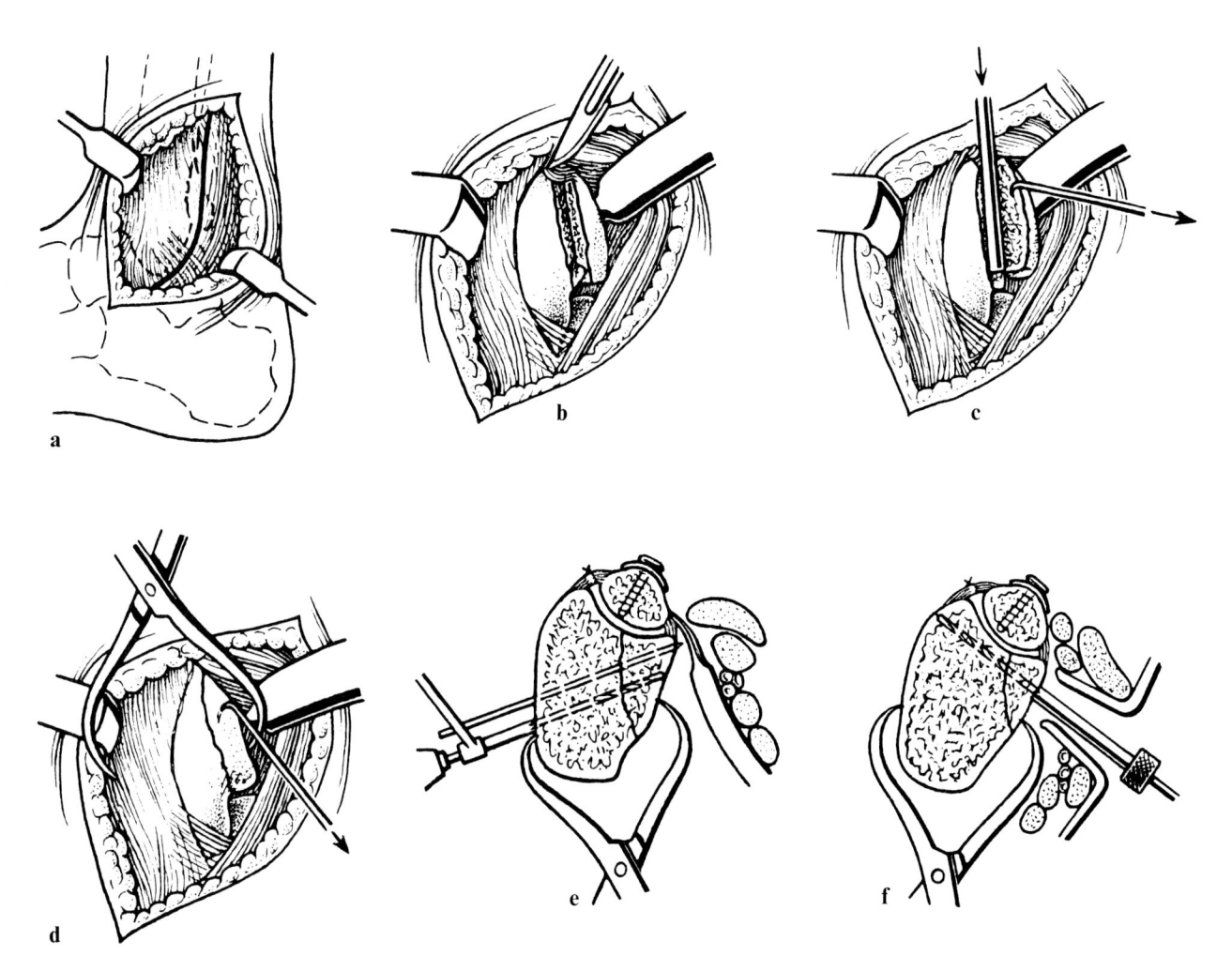

Abb. 209 a–f. Technik der indirekten Verschraubung des posterolateralen Kantendreiecks aus dorsomedialem Zugang

a Inzision des Kanals des M. tibialis posterior nach Erweiterung der Hautinzision gemäß Abb. 200

b Darstellung des Fragments und Inzision des dicken Periostes an dessen Spitze zur Kontrolle der Reposition

c Reposition einer Impression unter Sicht mit Stößel nach Spreizen des Bruchspalts

d Reposition durch Zug nach distal und provisorische Fixation mit umfassender Zange mit Spitzen

e Verschraubung im Schnittbild: Nach Einbohren eines leitenden Kirschner-Drahtes parallele Bohrung 2,5 mm und Einführung von Spongiosaschrauben 4,0 mm

f Nach Reposition aus dem gleichen Zugang direkte Verschraubung von dorsomedial unter Weghalten der Achillessehne nach lateral, der medialen Sehnen und des Gefäßnervenstranges nach tibial. Tiefe Verschraubung unter Schutz mit Steckbohrbüchse

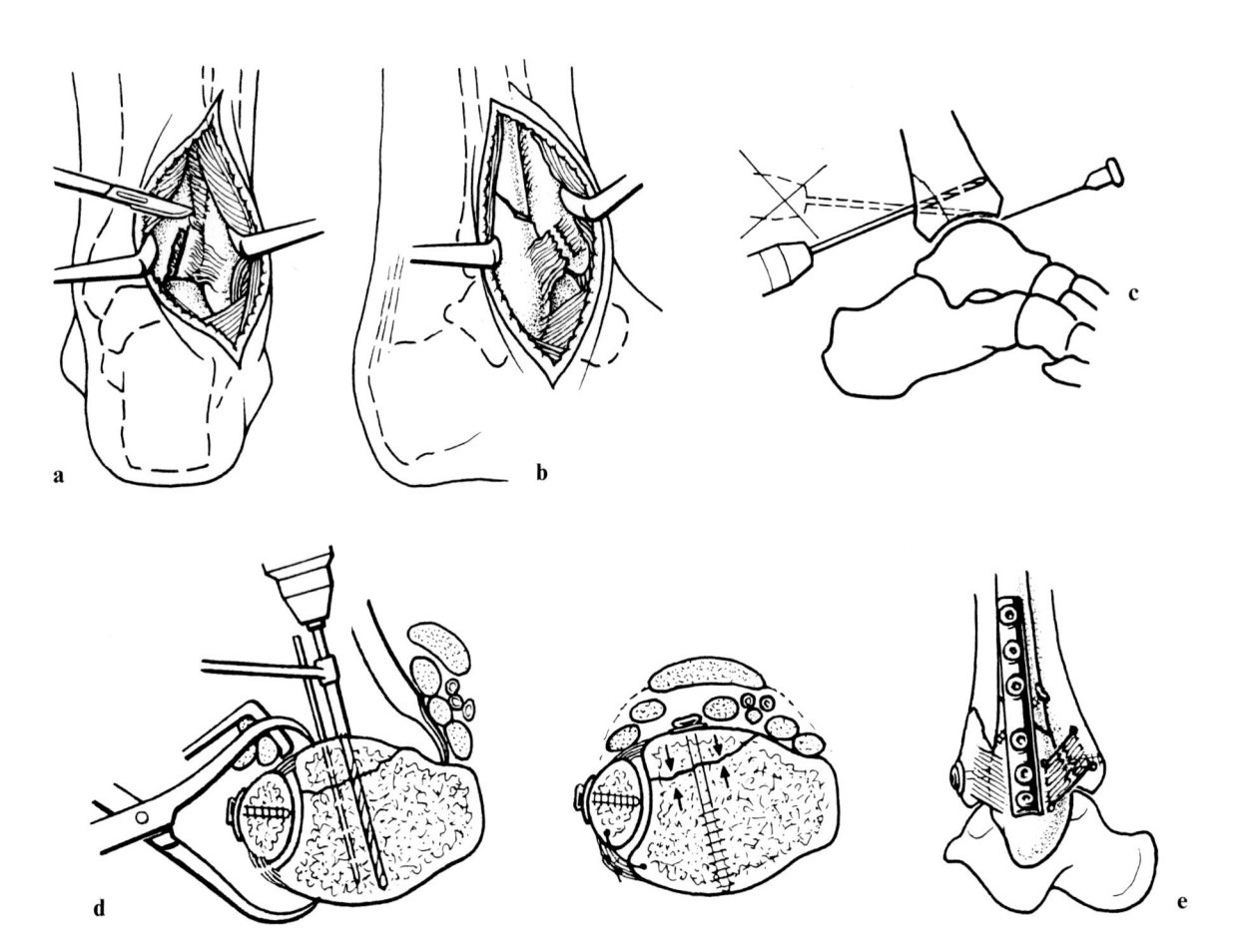

Abb. 210 a–e. Technik der direkten Verschraubung eines kleineren Kantendreiecks aus dorsolateralem Zugang

a Weghalten der Peronealsehnen nach lateral sowie der Achillessehne, der Flexorsehnen und des Gefäßnervenbündels nach tibial. Eingehen auf das Kantendreieck, dessen Spitze durch Inzision des dicken Periosts mit dem Messer dargestellt wird

b Einblick auf die Fibulafraktur und den ventralen Bandriß aus dem gleichen Zugang

c Markieren des ventralen Gelenkspalts mit eingesteckter Injektionsnadel oder Kirschner-Draht als Leitgebilde für die Richtung der Bohrung. Eine Verletzung des Gelenks ist zu vermeiden

d Die Verschraubung im Schnittbild: Reponiertes Fragment mit umfassender Zange fixiert, Peronealsehnen nach lateral, Achillessehne und mediale Sehnen sowie Gefäßnervenbündel nach tibial weggehalten. Verschraubung über präliminär eingeführten Kirschner-Draht

e Abgeschlossene Verschraubung auf Schnitt und in seitlicher Ansicht zusammen mit Fibulaosteosynthese und transossär verstärkter Naht des ventralen Syndesmosenbandes

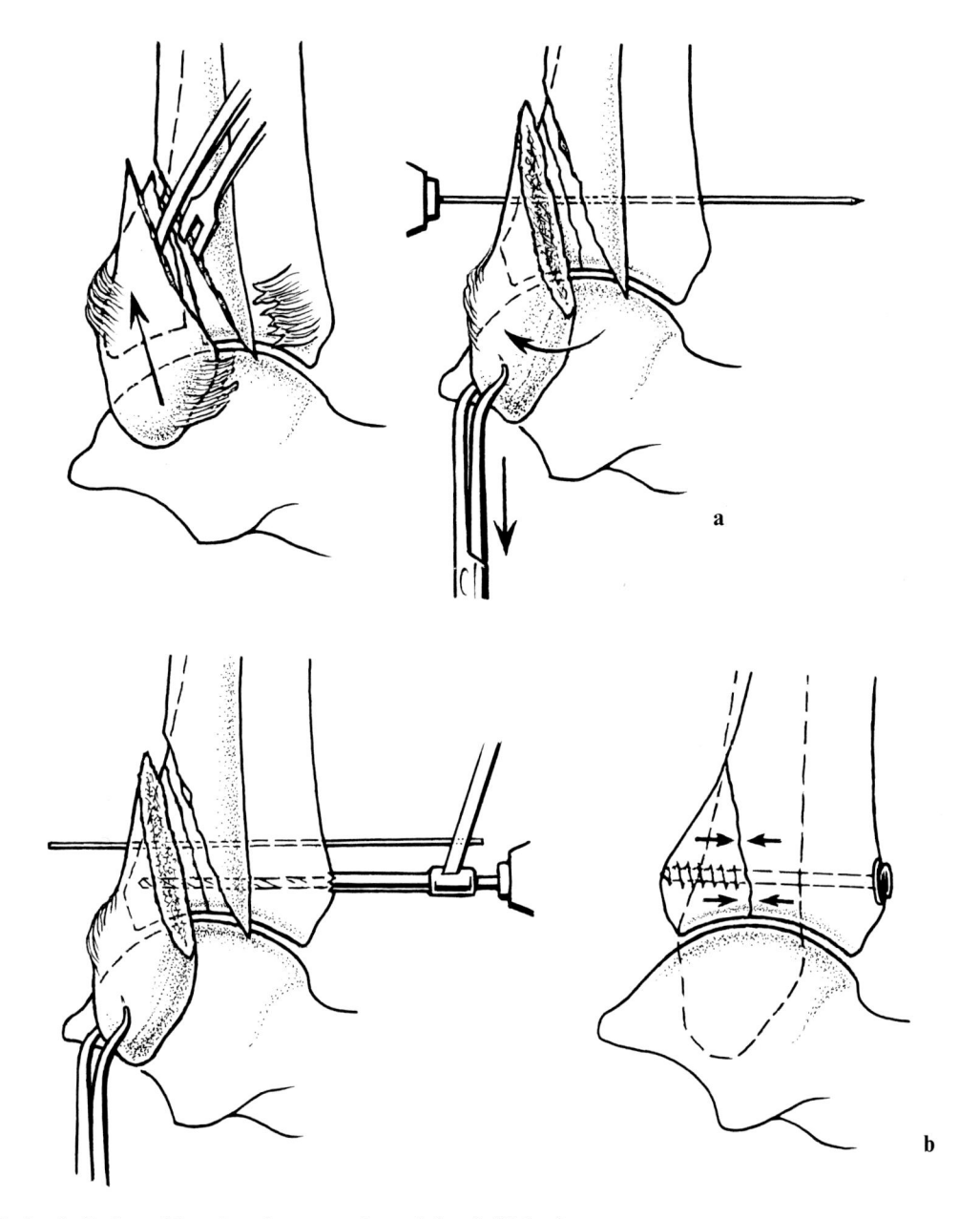

Abb. 211 a, b. Technik der indirekten Verschraubung von lateral (nach Weber)

a Fibulaschrägfraktur vom Typ B mit posterolateralem Kantendreieck. Spreizen der Fibulafraktur zur Einsicht in die Inzisur. Zug an der Fibulaspitze nach distal zur Reposition des Kantenfragments unter Sicht. Provisorische Fixation mittels von dorsal perkutan eingebohrtem Kirschner-Draht

b Durch kleine Stichinzision wird von ventrolateral eine dem Kirschner-Draht parallele Bohrung in das Fragment ausgeführt und dieses mit Spongiosaschraube fixiert

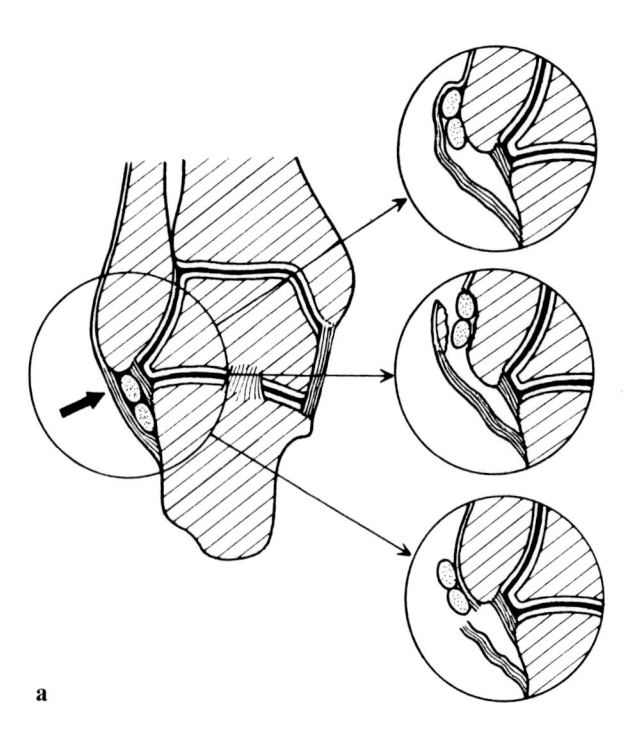

Abb. 212 a–c. Versorgung der Peronealsehnenluxation

a Einteilung der primären Luxation: Abhebung des Periosts mit intaktem Retinakulum, Schalenabriß an der Fibula, Abriß des Retinakulums an der Fibulaspitze

b Fixation des Retinakulums bzw. eines Schalenabrisses mit kleiner Kortikalisschraube und Kunststoffunterlagsscheibe mit Spitzen

c Osteotomie des dorsoventralen Fibulaanteils zur Bildung einer Rinne (nach Kelly). Fixation mit 2 kleinen Spongiosaschrauben

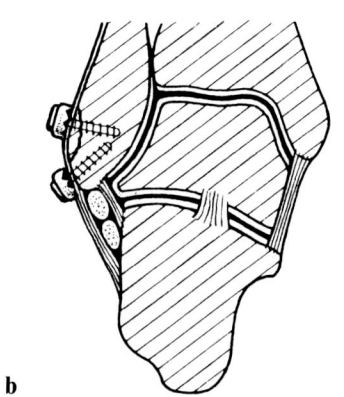

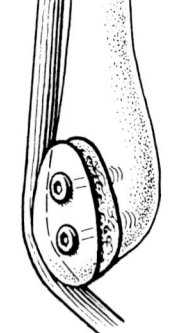

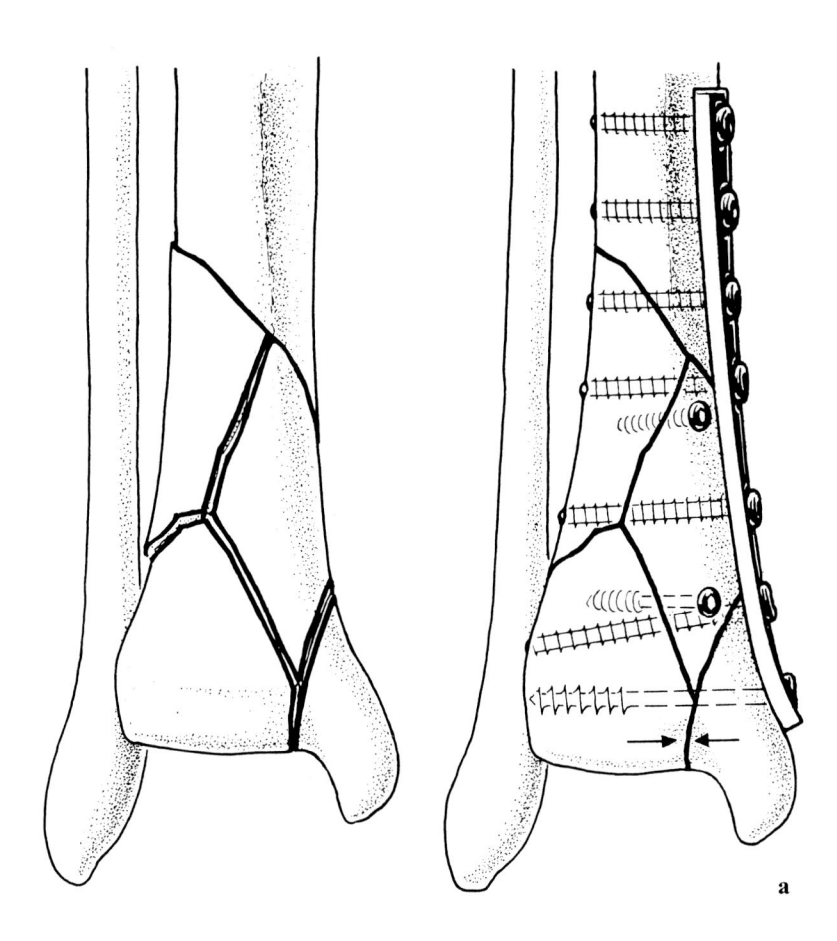

Abb. 213a, b. Osteosynthesen der Begleitfrakturen des Malleolus internus beim Tibiaschaftbruch

a Die schmale DC-Platte (mit Kortikalisschrauben 4,5 mm bzw. Spongiosaschrauben 6,5 mm) reicht bis auf das artikuläre Fragment. Die zur Gelenklinie parallel eingeführte distale Spongiosaschraube fixiert und komprimiert den Frakturspalt

b Voneinander unabhängige Stabilisierung der Tibiahauptfraktur und der distalen Bruchlinie (kleine Spongiosaschrauben)

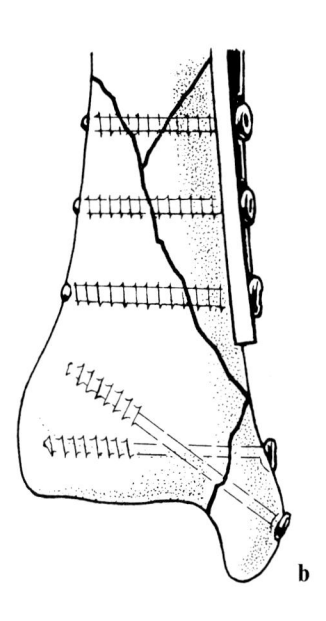

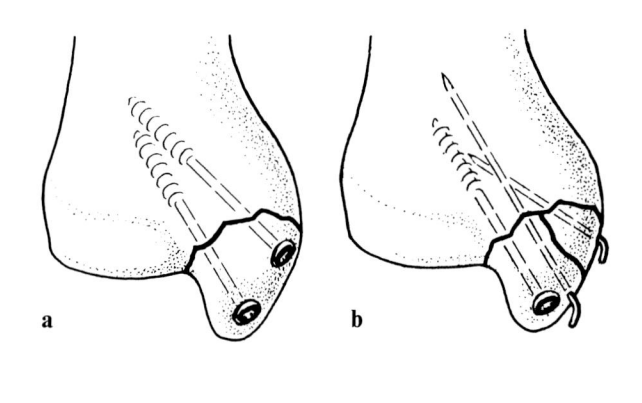

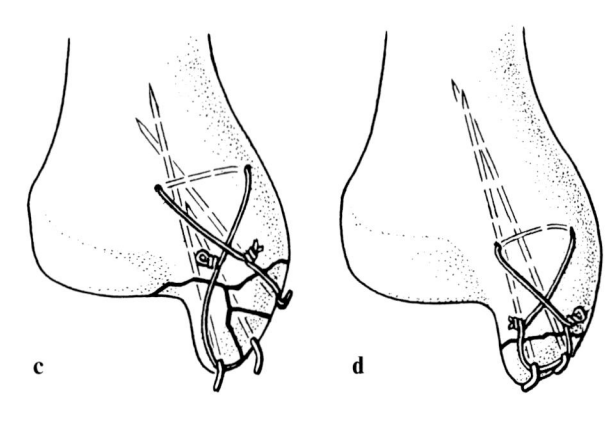

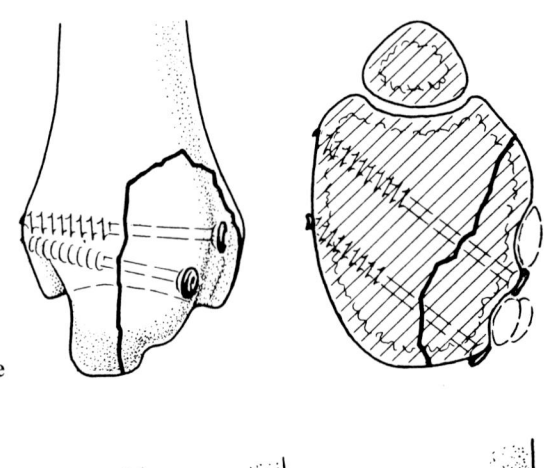

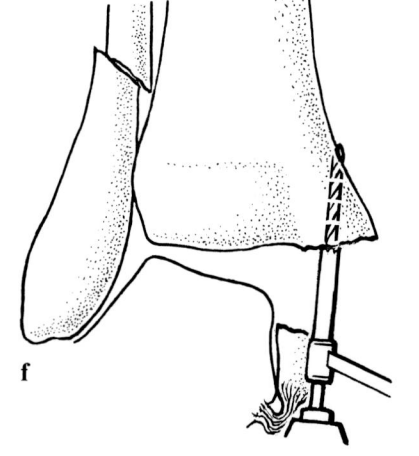

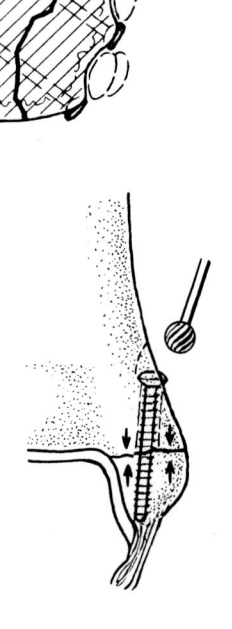

Abb. 214 a–f. Typische Osteosynthesen am Malleolus internus

a Verschraubung einer größeren anterioren Fraktur

b Kombination von Verschraubung mit Spickdrahtosteosynthese bei Mehrfragmentbruch

c Zuggurtung bei Trümmerfraktur

d Zuggurtung bei kleinem Spitzenabbruch

e Schraubenosteosynthese bei posteromedialer Fraktur. Die Schrauben werden zwischen den Sehnenkanälen von M. tibialis posterior und Zehenbeugern eingeführt

f Retrograde Verschraubung eines sehr kleinen Fragments (nach Weber).
Das Anbohren des proximalen Tibiafragments muß vor Reposition der Fibula ausgeführt werden, da eine Verschiebung des Fußes nach lateral erforderlich ist. Anbohren der Tibia von der Bruchfläche aus als Gleitloch. Herstellen eines großen Kopfraums mit Hohlmeißel oder Kugelfräser. Nach Reposition Gewindelochbohrung, Schneiden des Gewindes und Einsetzen einer kleinen Schraube retrograd

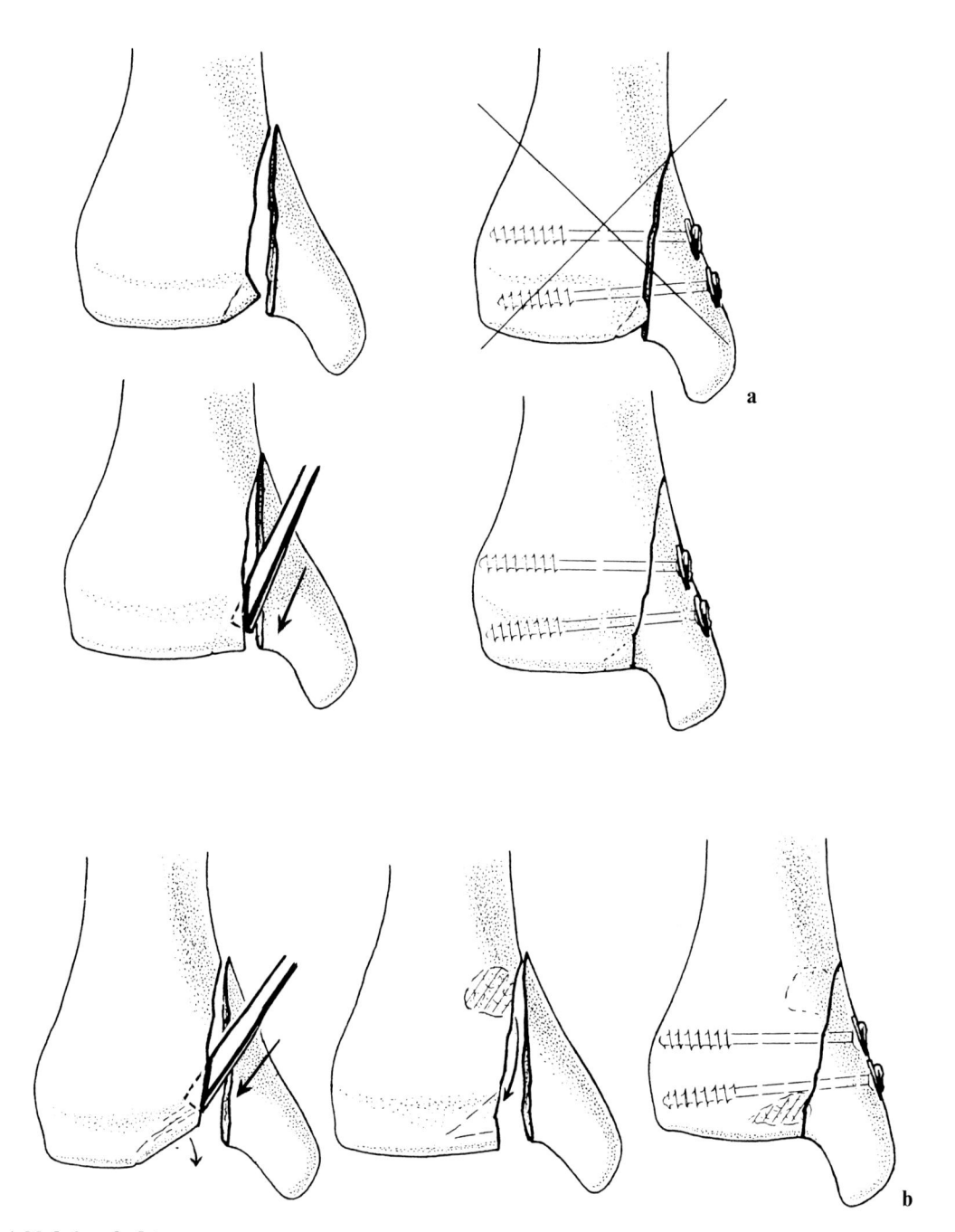

Abb. 215a, b. Die Adduktionsfrakturen

a Kleine Impressionszone am medialen Tibiagelenkrand verhindert die exakte Reposition. Die Impression muß mit dem Elevatorium unter Sicht beseitigt werden

b Bei größeren Impressionen wird der entstandene Defekt mit einer lokal gewonnenen Spongiosaplombe ausgefüllt

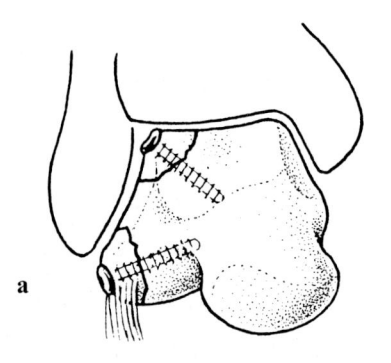

Abb. 216 a, b. Osteosynthese bei Talusfraktur

a Verschraubung peripherer Talusfrakturen: Artikuläre Abscherungsfrakturen bzw. Abrißfraktur des Processus lateralis (Bandansatz)

b Verschraubung der Talushalsfraktur von medioventral. Beim Bestehen einer distalen Defektzone wird eine autologe Spongiosaplastik ausgeführt

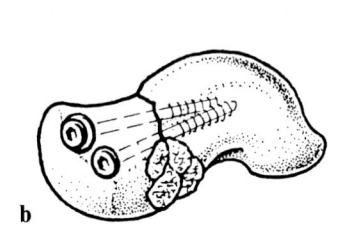

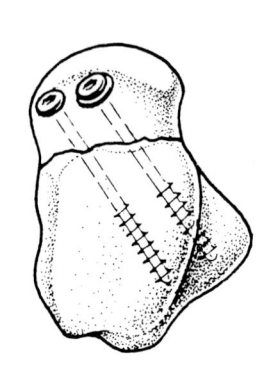

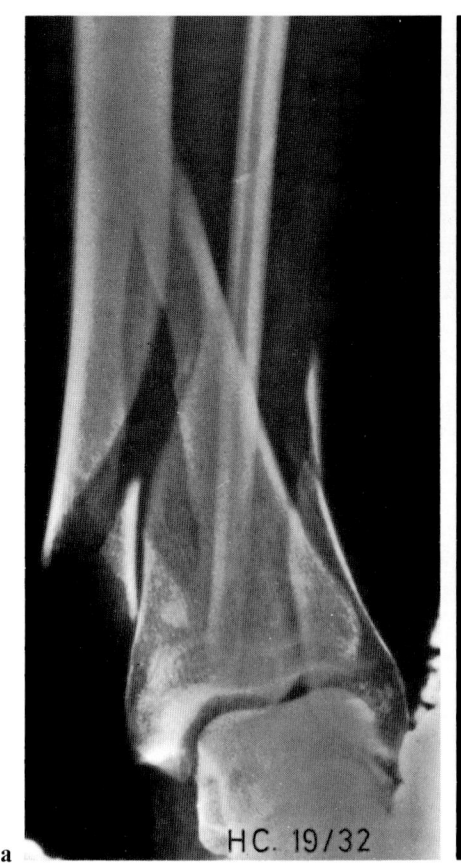

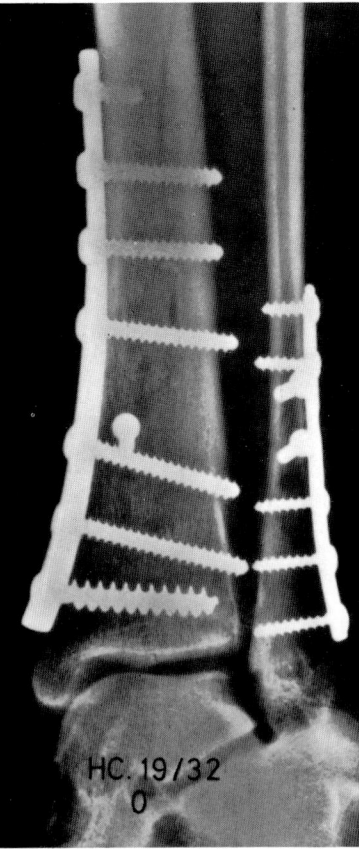

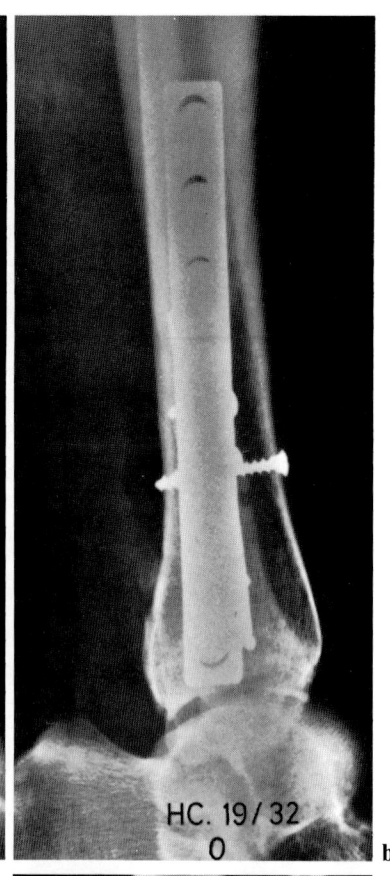

Abb. 217 a–c. Klinisches Beispiel: Begleitosteosynthese der distalen Fibula bei Unterschenkelfraktur. Verschraubung kleiner Tibiafragmente mit kleinen Kortikalisschrauben

B., Christiane, 45jährige Hausfrau. Sturz beim Skifahren am 21. Februar 1974

a Stark disloziierte distale Unterschenkelfraktur mit Keilfragment an Tibia und Fibula

b Notfallosteosynthese: Stabilisierung der Tibia mit 7-Loch-Spanngleitlochplatte, welche nahe an das Sprunggelenk heranreicht. Das mediodorsale Keilfragment (markiert bei **a**) wird mit einer kleinen Kortikalisschraube 3,5 mm fixiert. Die Fibula bleibt in der Gabel instabil. Deshalb aus zweiter lateraler Inzision Osteosynthese der Fibula mit 6-Loch-Drittelrohrplatte und 2 Kortikalisschrauben 3,5 mm.
Verlauf komplikationslos. Funktionelle Nachbehandlung. Vollbelastung nach 4 Monaten

c Kontrolle und Metallentfernung nach 14 Monaten: keine Beschwerden, volle Funktion, leichte Muskelatrophie. Primäre Frakturheilung

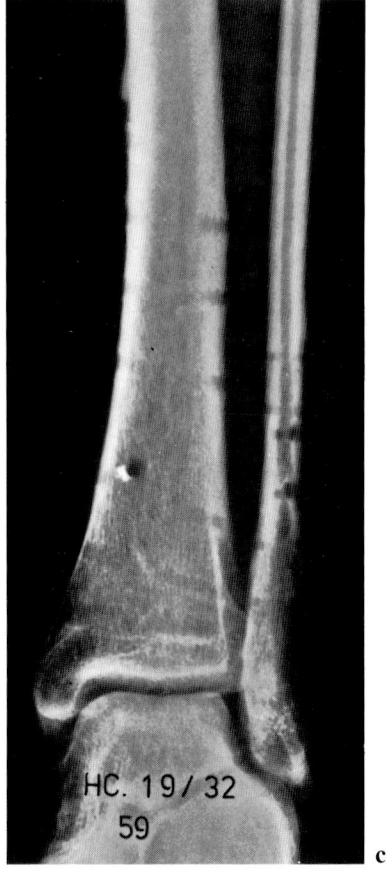

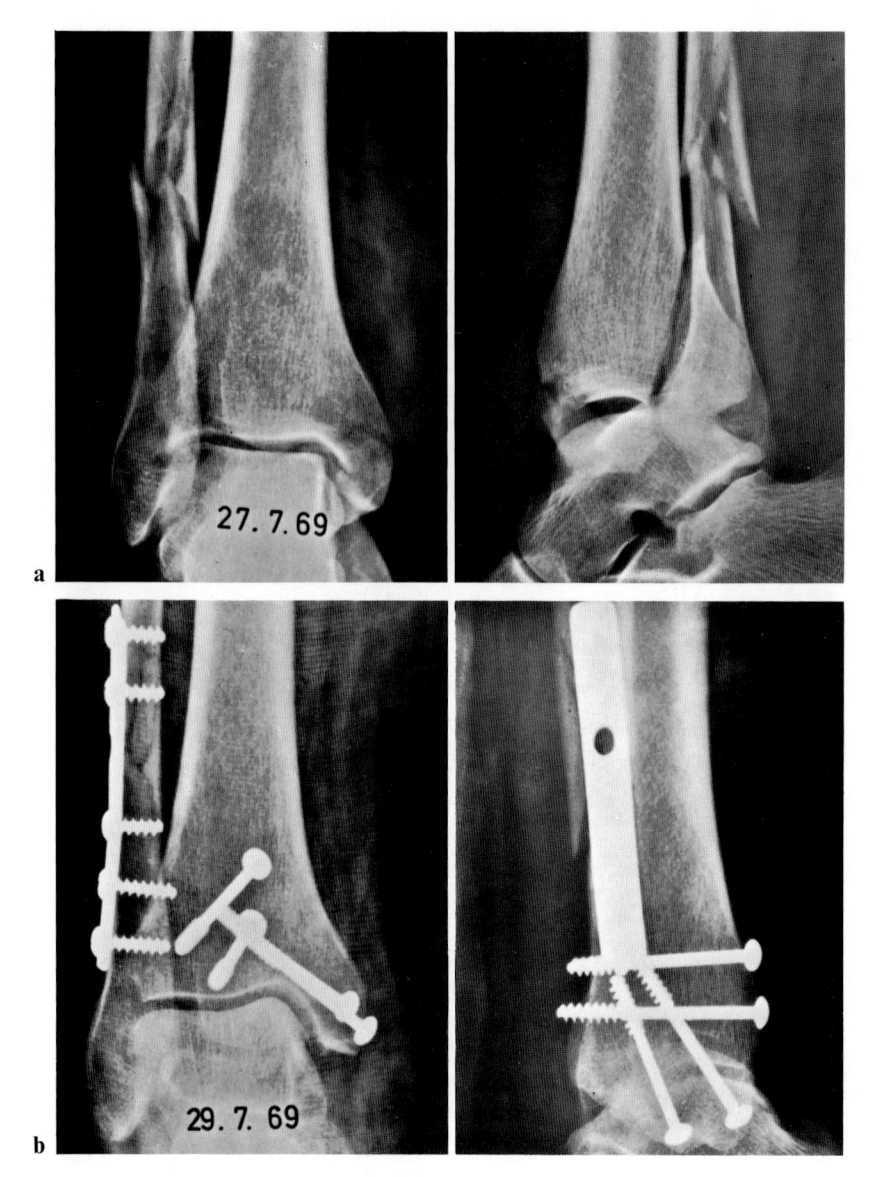

Abb. 218a–e. Klinisches Beispiel: hohe Malleolarfraktur vom Typ C mit großem posterolateralem Kantenfragment nach Volkmann

H., Betty, 68jährige Hausfrau. Sturz auf der Treppe am 27. Juli 1969

a Hohe Fibulafraktur vom Typ C. Großes posterolaterales Kantenfragment nach Volkmann. Drehkeilfraktur der Fibula vom Typ C

b Notfallosteosynthese: Stabilisierung der Fibula mit 6-Loch-Drittelrohrplatte. Laterale Bandnaht. Verschraubung des Malleolus internus mit 2 kleinen Spongiosaschrauben. Indirekte Verschraubung des Volkmann-Dreiecks mit 2 kleinen Spongiosaschrauben von ventral.
Mobilisierung aus abnehmbarer Schiene. Entlassung aus dem Krankenhaus mit Zirkulärgips für 10 Wochen, zuletzt als Gehgips. Vollbelastung ab 12. Woche

c Kontrolle und Metallentfernung nach 9 Monaten: An der Fibulafraktur besteht noch eine Unruhezone, die übersehen wird

d Kontrolle nach $1^1/_2$ Jahren: beschwerdefrei. Volle Funktion. Kallusbildung auf Höhe der Fibulafraktur mit geringer Verkürzung

e Kontrolle nach 11 Jahren am 7. Juli 1980: beschwerdefrei. Sprunggelenk noch etwas verdickt. Volle Funktion. Keine Muskelatrophie. Im Röntgenbild keine Zunahme der Arthrose

16. 4. 70

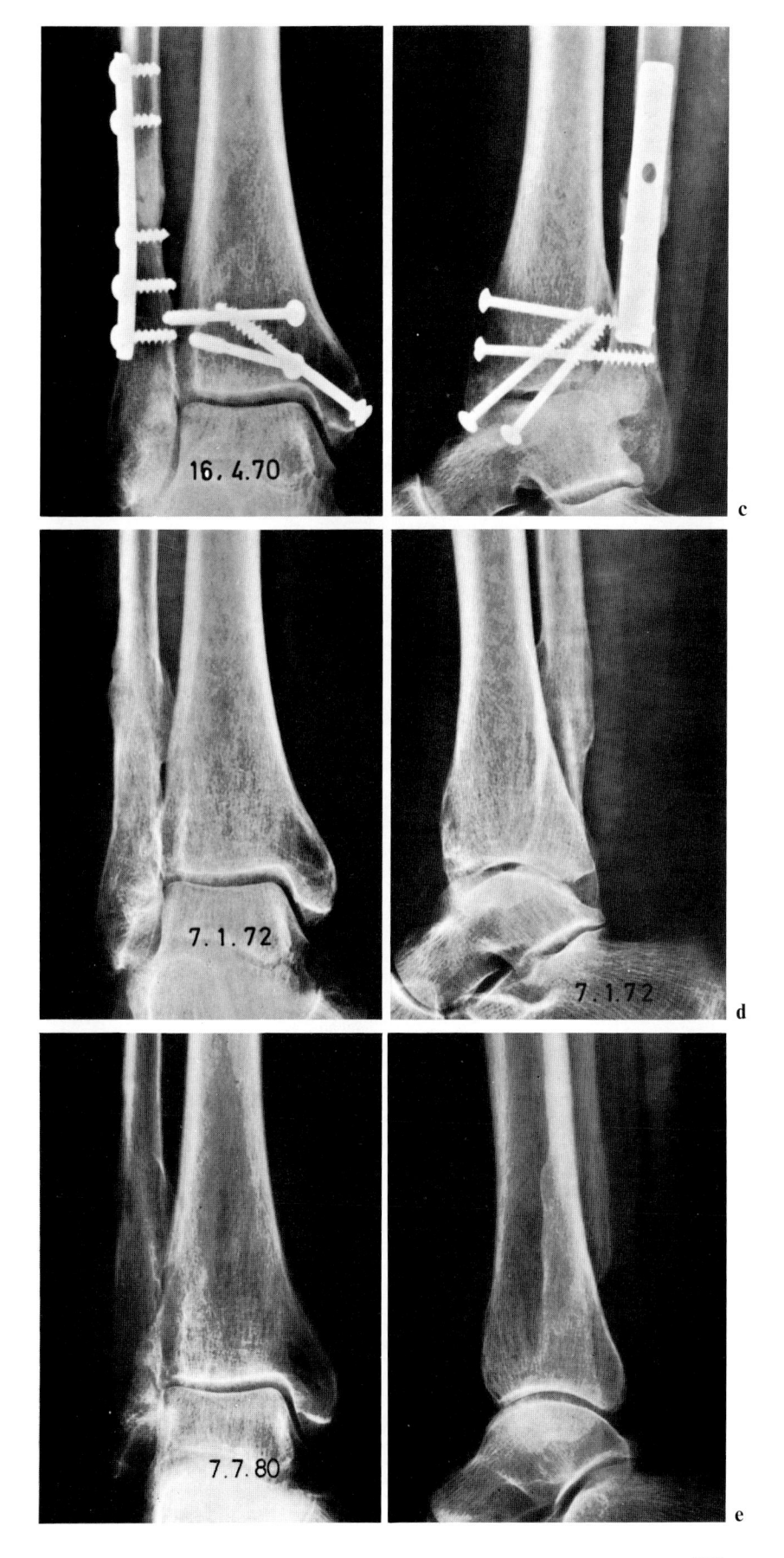

7. 1. 72

7. 1. 72

7. 7. 80

c

d

e

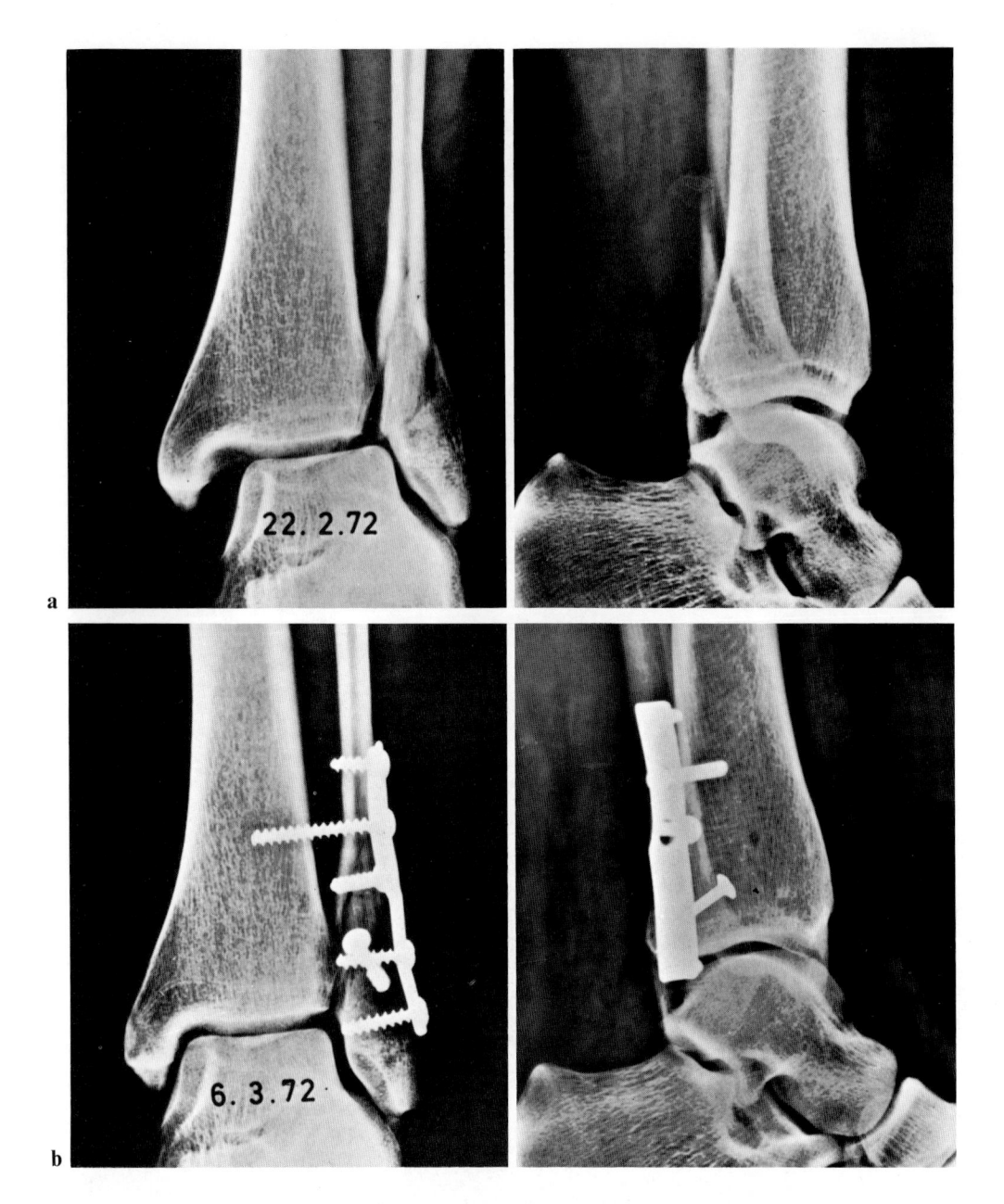

Abb. 219a–d. Klinisches Beispiel: Malleolarfraktur vom Typ C mit tibiofibularer Transfixation

K., Lotti, 37jährige Hausfrau. Sturz beim Skifahren am 22. Februar 1972

a Fibulatorsionsfraktur vom Typ C mit kleinem hinteren Kantenfragment nach Volkmann, Riß des medialen Bandapparates

b Notfallosteosynthese: lateral Verschraubung der Hauptfragmente und zusätzliche Neutralisationsplatte (5-Loch-Drittelrohrplatte). Naht des vorderen Syndesmosenbandes. Wegen persistierender Instabilität Ersatz der zweitobersten Plattenschraube durch eine Stellschraube unter Erhaltung der Gewinde der Fibula. Medial transossäre Naht des tibial ausgerissenen Lig. deltoideum

c Verlauf komplikationslos. Mobilisierung auf abnehmbarer Schiene. Entlassung mit Zirkulärgips für 10 Wochen. Vollbelastung ab 12. Woche.
Kontrolle und Metallentfernung nach 33 Wochen: keine Beschwerden, Funktion voll, keine Muskelatrophie, Fraktur geheilt, keine Arthrose

d Kontrolle nach 8 Jahren am 2. Juli 1980: beschwerdefrei. Keine Arthrose

HC. 8/27
33

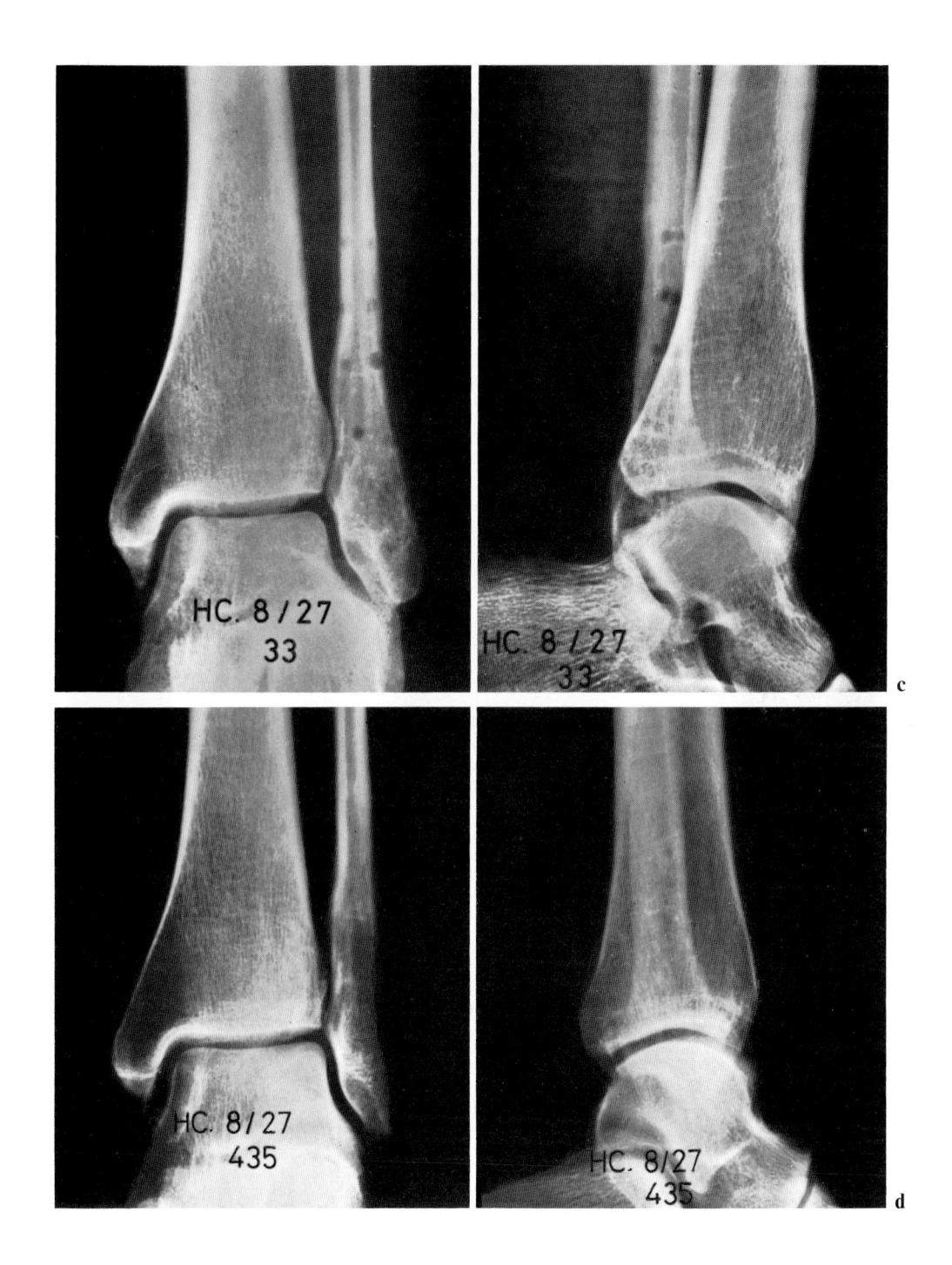

HC. 8/27
33

HC. 8/27
435

HC. 8/27
435

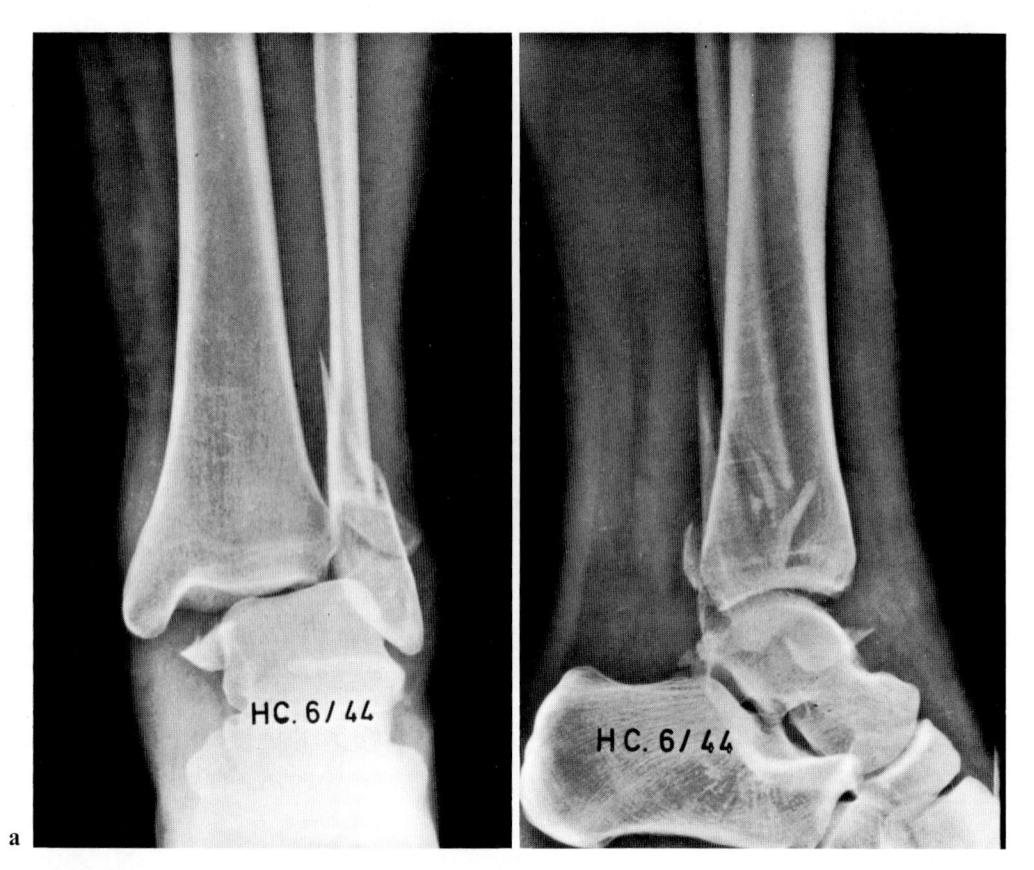

Abb. 220 a–c. Klinisches Beispiel: Malleolarfraktur vom Typ C mit kleinem medialem Abriß, Platte und Zuggurtung

H., Heidi, 18jährige Gärtnerin. Sturz beim Skifahren am 29. Dezember 1971

a Fibulatrümmerfraktur vom Typ C. Kleines Abrißfragment am Malleolus internus. Kleines Volkmann-Abrißfragment

b Notfallosteosynthese: lateral Verschraubung zwischen Keilfragment und Hauptfragmenten. Neutralisationsplatte (6-Loch-Drittelrohrplatte). Naht des vorderen Syndesmosenbandes. Medial Kirschner-Drähte und kleine Drahtzuggurtung sowie Gelenkkapselnaht

Verlauf komplikationslos. Aktive Bewegungsübungen ab Schiene. Entlassung mit Zirkulärgips für 10 Wochen. Metallentfernung auswärts nach 8 Monaten

c Kontrolle nach $8^1/_2$ Jahren am 3. September 1980: Patientin beschwerdefrei, Beweglichkeit voll. Keine Muskelatrophie.
Im Röntgenbild leichte Unregelmäßigkeit der Tibiastruktur im Bereich der Syndesmose, keine Arthrose

HC. 6/44
0

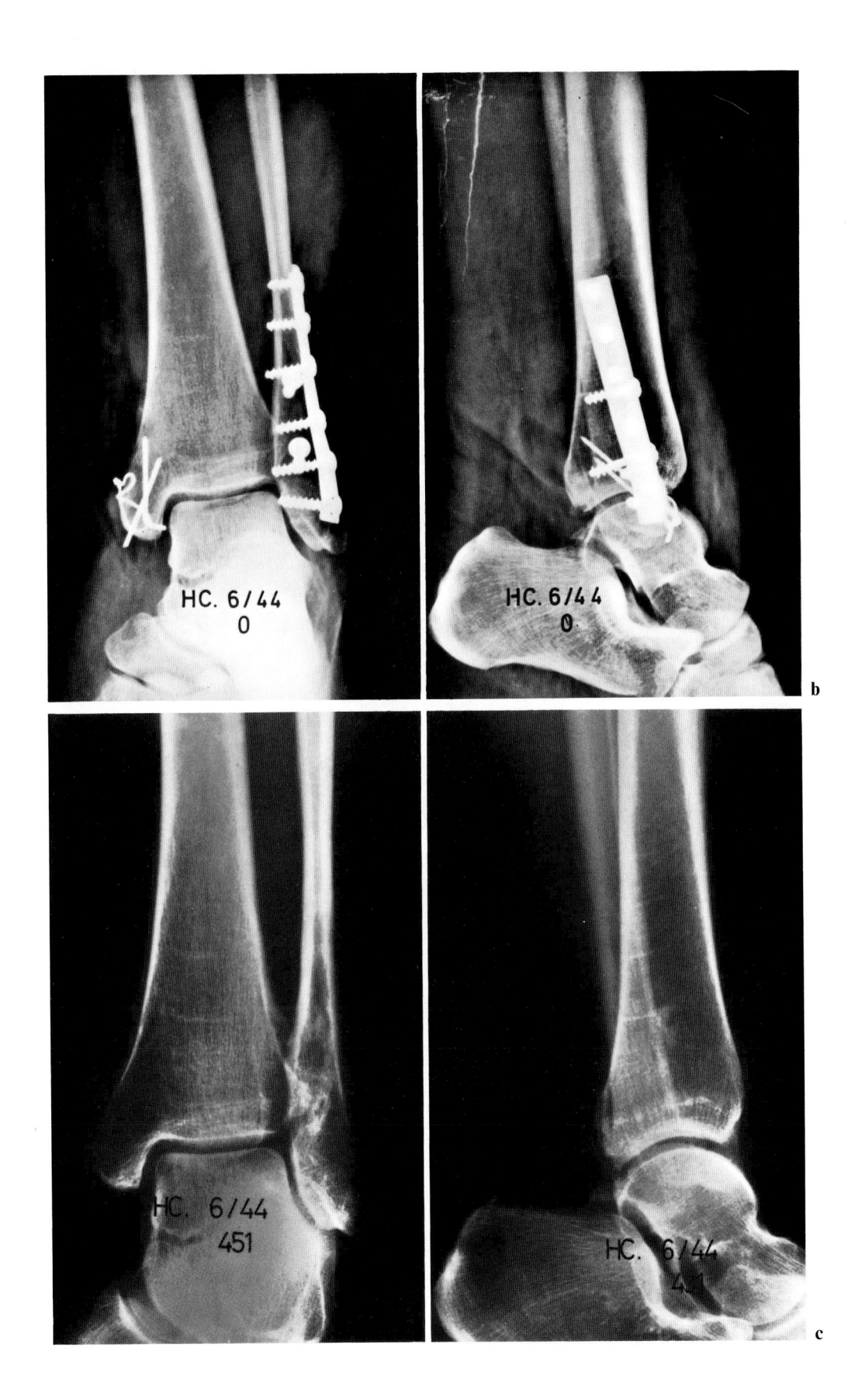

HC. 6/44
0

HC. 6/44
451

HC. 6/44
451

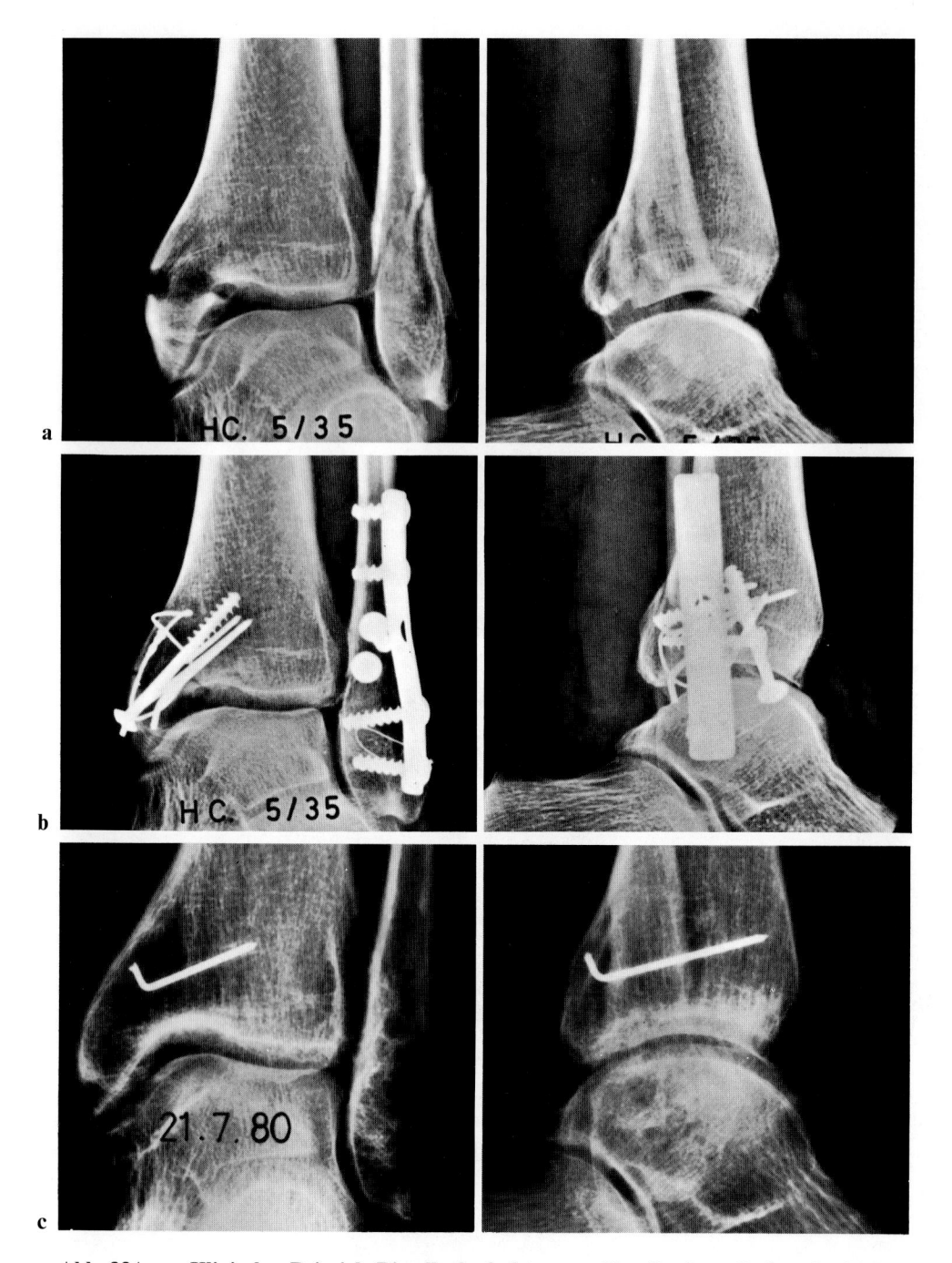

Abb. 221 a–c. Klinisches Beispiel: Bimalleolarfraktur vom Typ B mit mediodorsaler Trümmerzone

W., Ilse, 51jährige Lehrerin. Sturz beim Skifahren am 27. Juli 1971

a Fibulaschrägfraktur vom Typ B. Medial Trümmerfraktur mit dorsalem Verlauf

b Notfallosteosynthese: lateral Verschraubung der Fibulafraktur und Neutralisationsplatte. Syndesmosennaht (schalenförmiges Abrißfragment mit flexiblem Draht fixiert). Medial Kombination von Verschraubung, Kirschner-Drähten und Drahtzuggurtung

Verlauf komplikationslos. Austritt mit Zirkulärgips. Metallentfernung nach 1 Jahr im Ausland

c Kontrolle nach $9^1/_2$ Jahren am 21. Juli 1980: beschwerdefrei. Voll sportfähig. Leichte Einschränkung im unteren Sprunggelenk. Keine Muskelatrophie. Im Röntgenbild ein medialer Kirschner-Draht nicht entfernt. Keine Arthrose

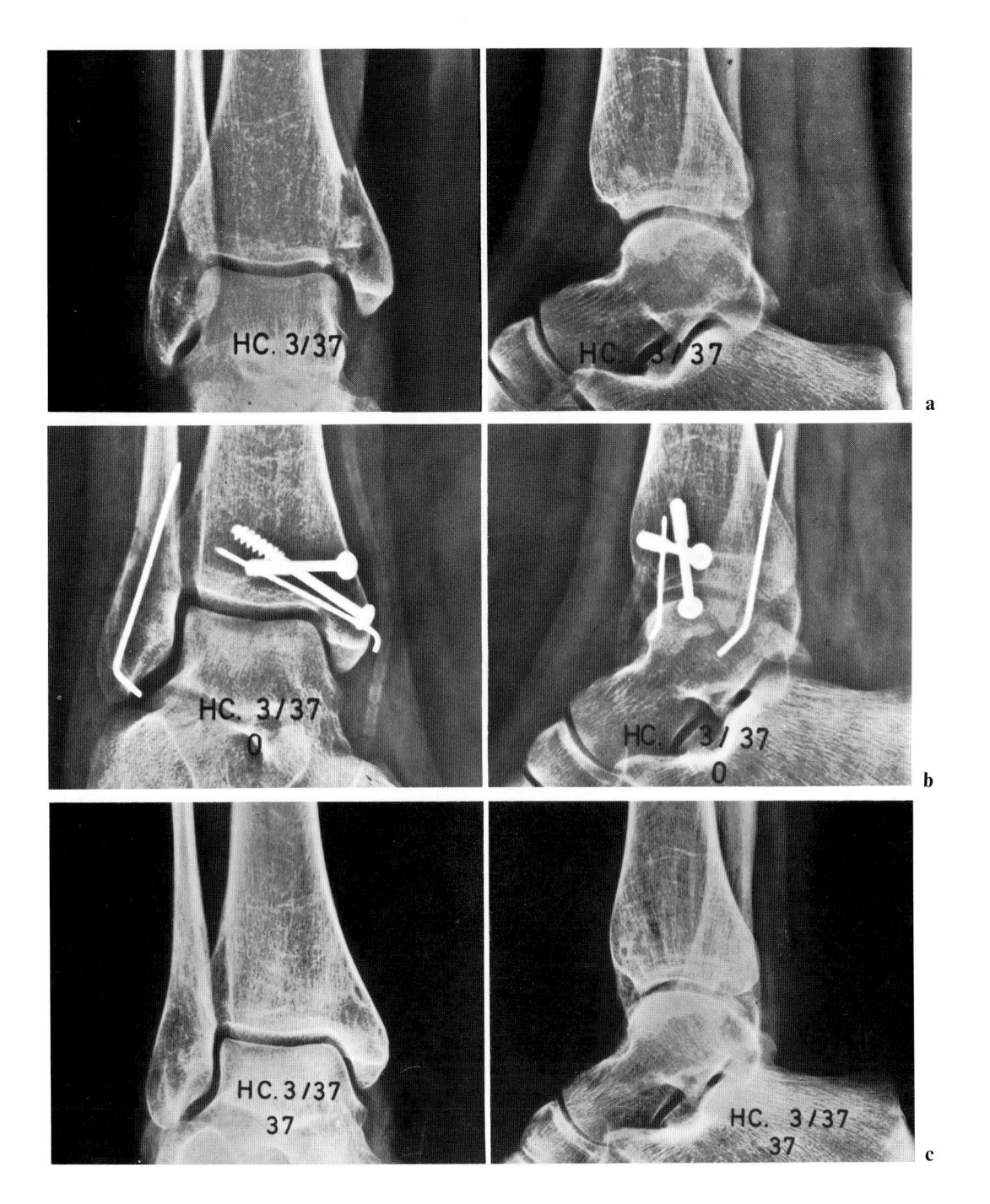

Abb. 222 a–c. Klinisches Beispiel: Adduktionsfraktur mit Gelenkimpression

K., Brigitte, 28jährige Hausfrau. Skiunfall am 12. März 1971

a Adduktionsfraktur des Malleolus internus mit Interposition eines ventral imprimierten Gelenkfragments. Nicht dislozierte Abrißfraktur des Malleolus externus vom Typ A

b Notfallosteosynthese: medial Behebung der Impression. Kombination von Verschraubung und Kirschner-Draht. Lateral einfacher Kirschner-Draht

Verlauf komplikationslos. Dorsale Gipsschiene, später Zirkulärgips. Vollbelastung ab 12. Woche

c Kontrolle und Metallentfernung nach 8 Monaten: keine Beschwerden. Volle Beweglichkeit. Gelenklinien regelmäßig.
Mitteilung vom 20. Juli 1980, 9 Jahre nach Unfall: völlig beschwerdefrei und voll beweglich. Narben linear

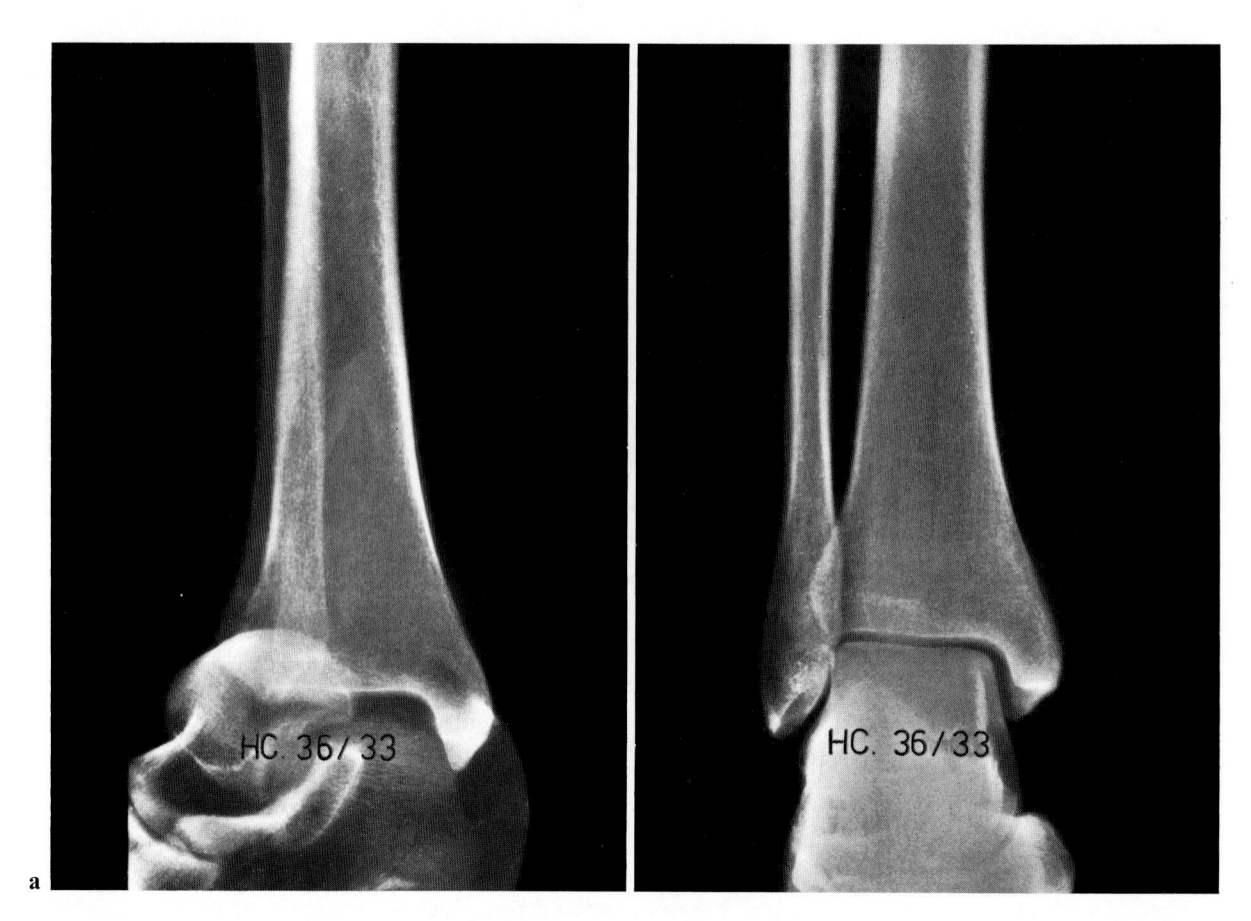

Abb. 223 a–c. Klinisches Beispiel: Stabilisierung einer Maisonneuve-Fraktur mit Kortikalisschrauben 3,5 mm

R., Edith, 34jährige Hausfrau. Sturz beim Skifahren am 13. März 1977

a Maisonneuve-Luxationsfraktur des oberen Sprunggelenks mit Riß des Lig. deltoideum. Die Fibulatorsionsfraktur liegt weit proximal. Nach sofortiger Reposition ist am Gelenk kein pathologischer Befund mehr erkennbar

b Notfalloperation: Riß der Syndesmosenbänder, sowie der Lig. talofibulare anterius und talofibulare posterius. Bändernaht lateral und medial. Exaktes Einpassen der Fibula in die Inzisur. Indirekte Stabilisierung durch 2 suprasyndesmale, horizontale Stellschrauben mit Dreipunktfixation

Verlauf komplikationslos. Nach initialer Bewegungstherapie Entlassung mit Zirkulärgips für 6 Wochen. Vollbelastung ab 12. Woche. Metallentfernung auswärts

c Kontrolle nach $3^1/_2$ Jahre am 13. September 1980: beschwerdefrei. Fährt wieder Ski und spielt Tennis. Beweglichkeit im oberen Sprunggelenk symmetrisch, im unteren Sprunggelenk leicht eingeschränkt. Keine Muskelatrophie. Im Röntgenbild Gabel regelmäßig, keine Arthrose. Kleiner Osteophyt an der ventralen Tibiakante

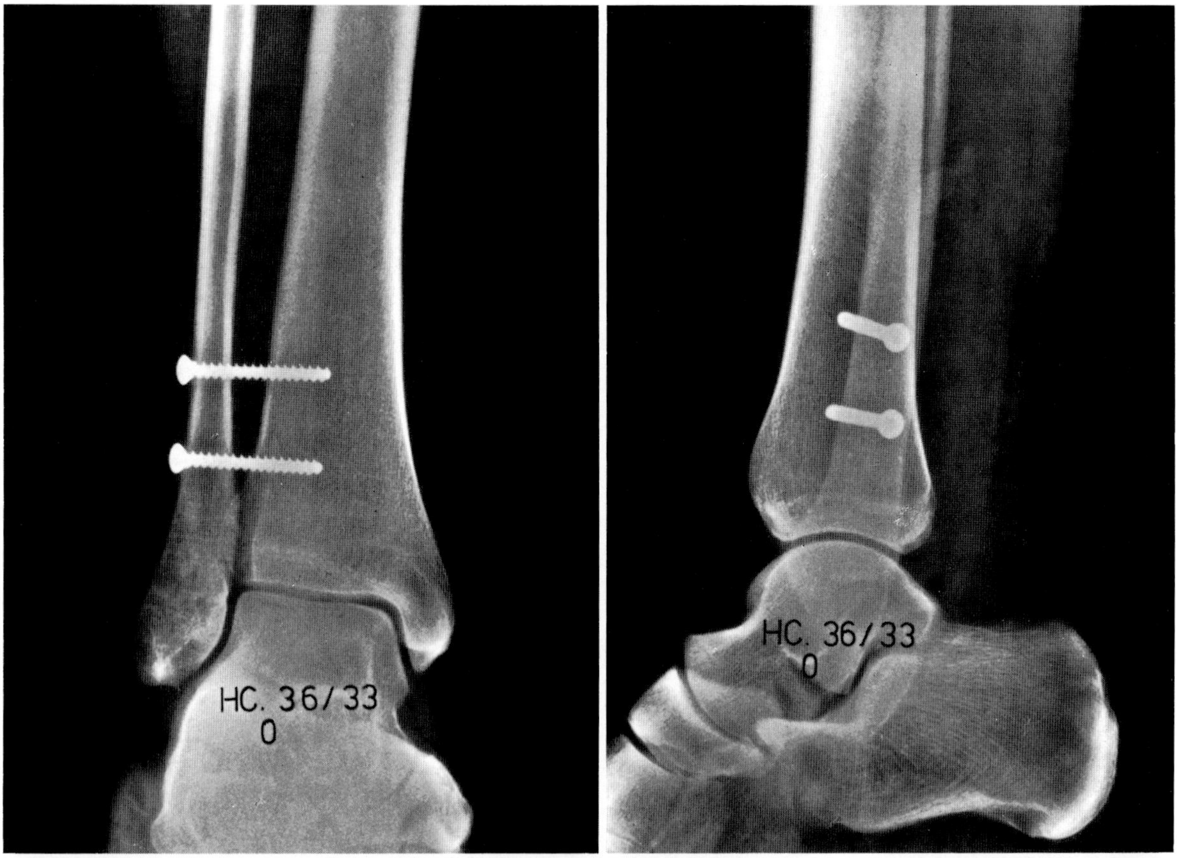

b

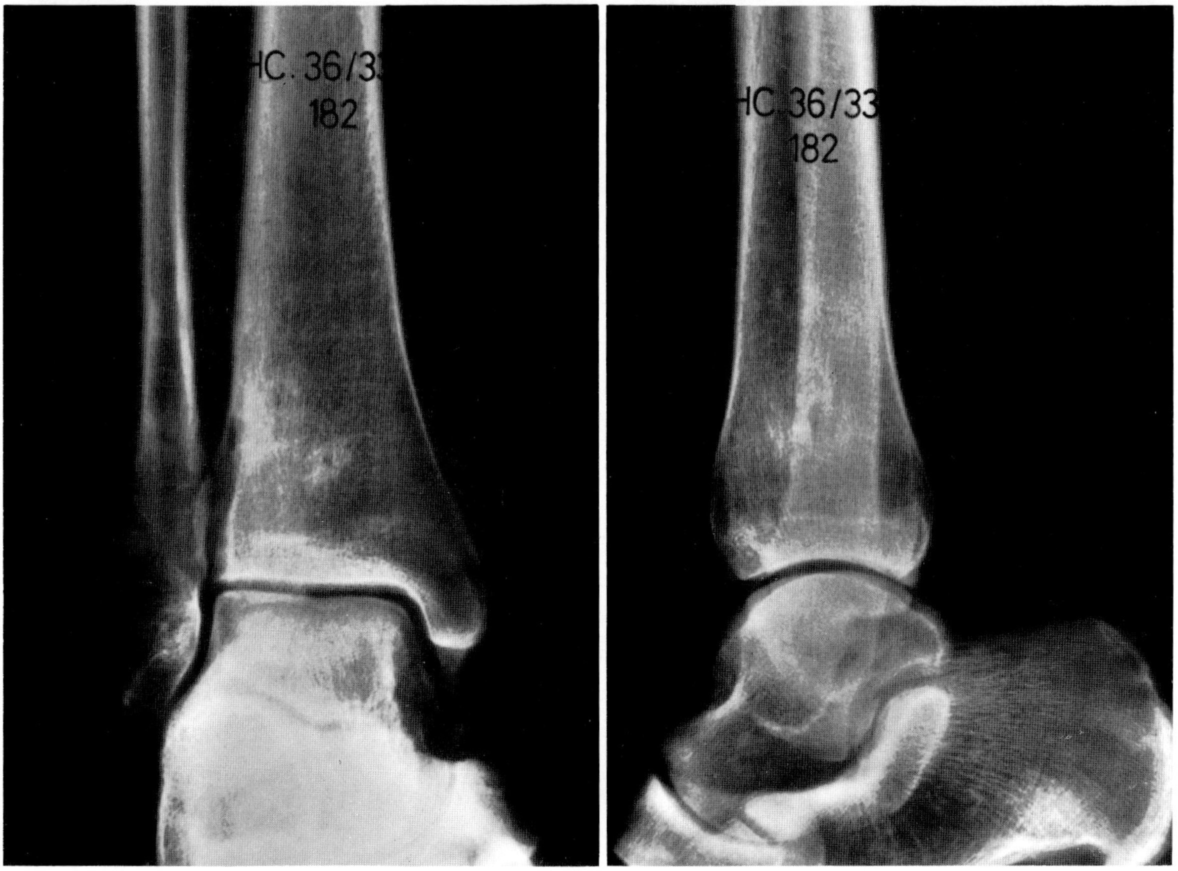

c

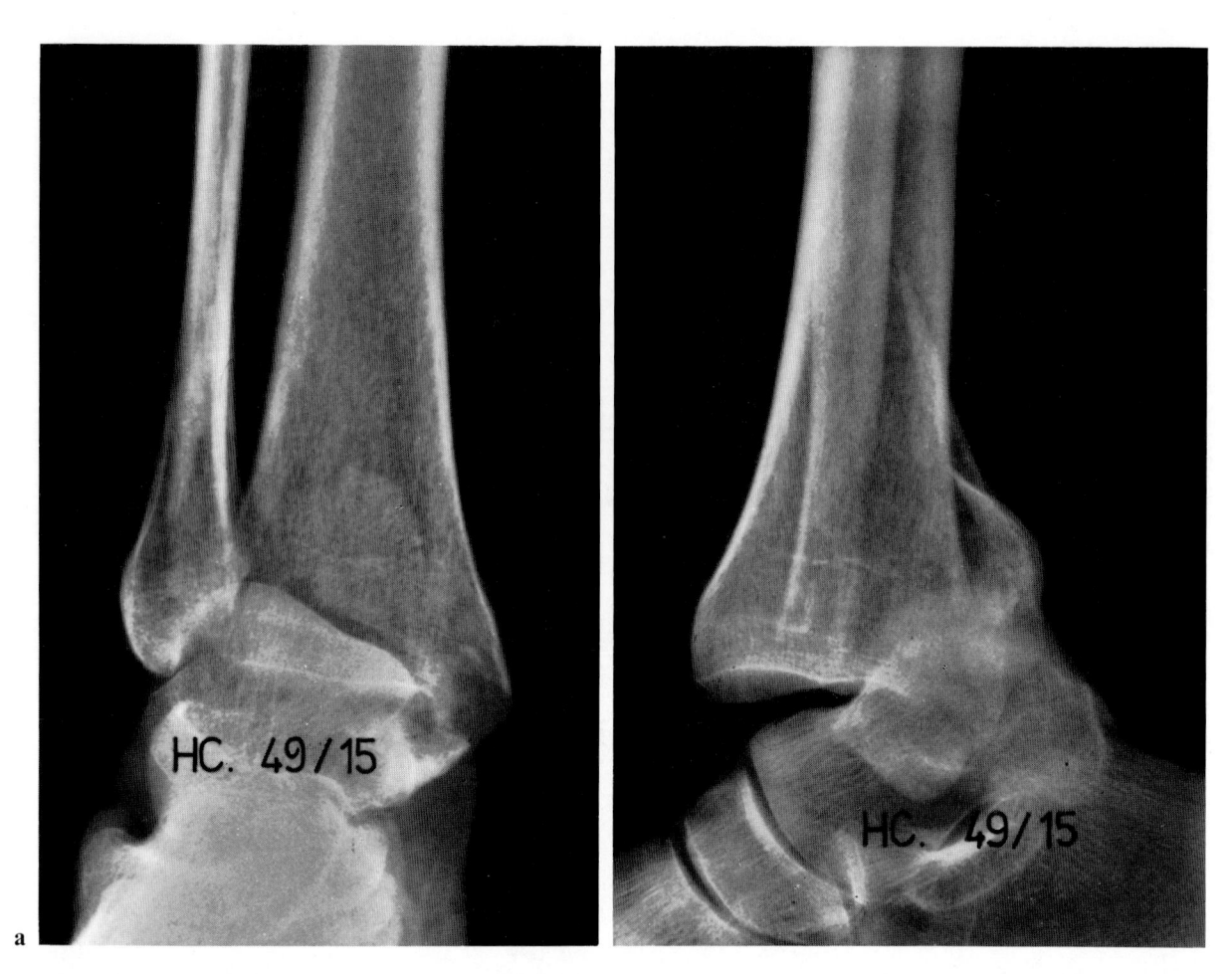

Abb. 224a–c. Klinisches Beispiel: direkte Verschraubung eines kleinen Volkmann-Dreiecks von dorsolateral bei Trimalleolarfraktur

S., Paulina, 58jährige, wenig sportliche Ordensschwester. Sturz bei Bergwanderung am 17. August 1979. Leichter Diabetes mellitus

a Trimalleolarluxationsfraktur rechts vom Typ B mit kleinem, disloziertem posterolateralem Tibiafragment nach Volkmann

b Notfallosteosynthese: Stabilisierung des Malleolus externus mit schräger Zugschraube und 6-Loch-Drittelrohrplatte. Transossäre Naht des vorderen Syndesmosenbandes. Osteosynthese des Volkmann-Dreiecks aus einer nach proximal-dorsal verlängerten lateralen Inzision: 2 Spongiosaschrauben und Unterlagsscheiben. Versorgung des Malleolus internus mit Spongiosaschraube und Kirschner-Draht.
Wundheilung komplikationslos. Aktive Mobilisierung. Entlassung mit zirkulärem Unterschenkelgips für 6 Wochen, anschließend belastungsfreie Gelenkmobilisierung. Gehbad ab 10. Woche. Vollbelastung ab 12. Woche. Mäßige trophische Störungen erschweren die Mobilisierung. Metallentfernung nach 10 Monaten. Beweglichkeit der Sprunggelenke noch etwas eingeschränkt. Osteoporose in Rückbbildung

c Nach 5 Jahren: keine Beschwerden, keine Arthrosen

HC. 49/15
1

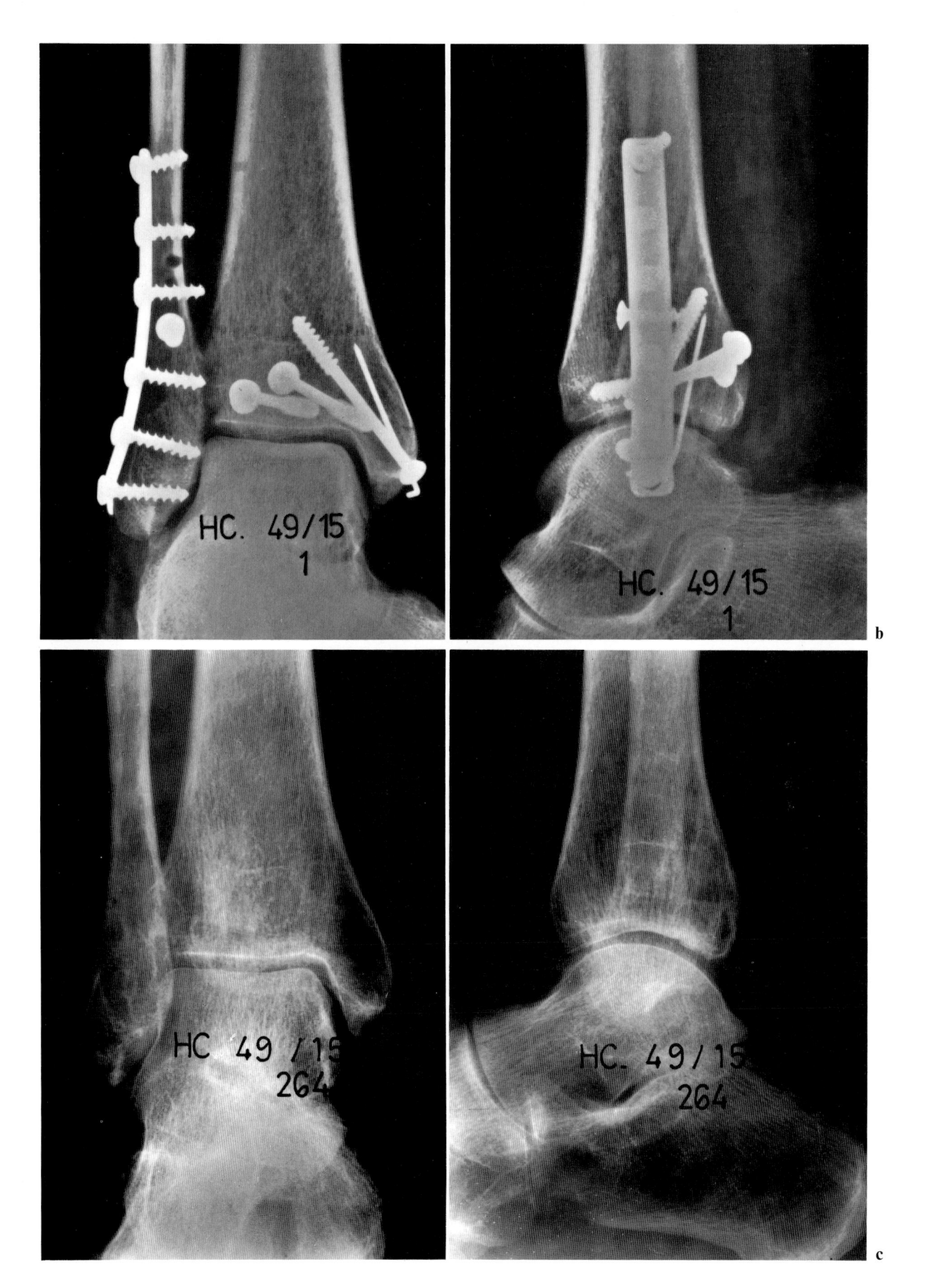

HC. 49/15
1

HC. 49/15
264

HC. 49/15
264

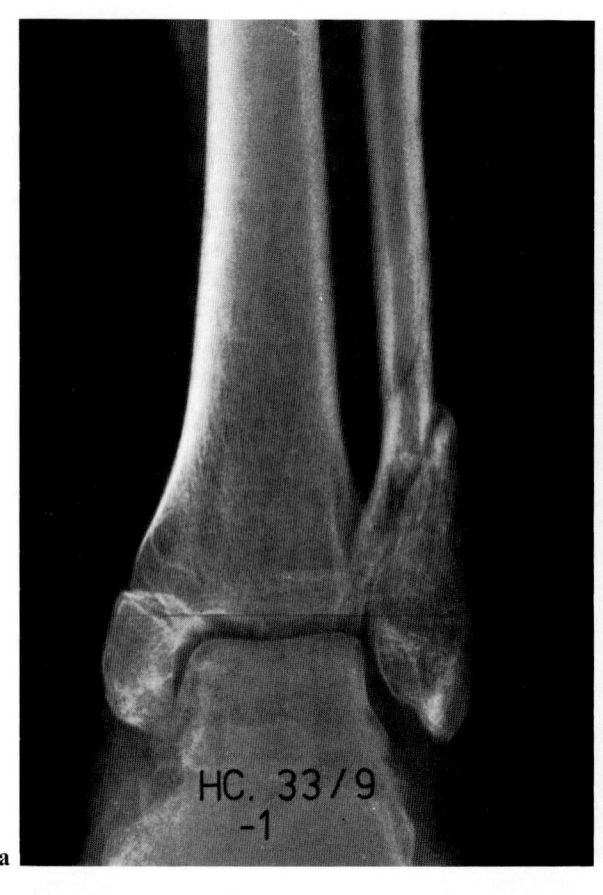

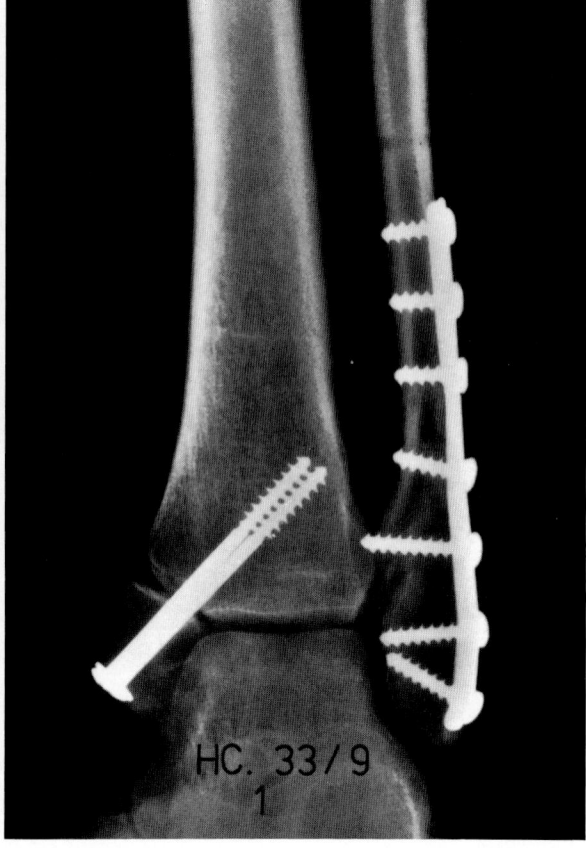

Abb. 225 a–f. Klinisches Beispiel: Pseudarthrose der Malleolen

C., Nesa, 48jährige Hausfrau, wird am 23. Juni 1976 von hinten auf der Straße angefahren. Bimalleolarfraktur links, dorsale Unterschenkelwunde. Primär auswärts während 8 Wochen im Gips behandelt

a Vier Monate nach Unfall Pseudarthrose des Malleolus externus mit einer Verkürzung von 6 mm und Pseudarthrose des Malleolus internus mit entsprechender Valgusstellung

b Osteosynthese am 19. Oktober 1976: Verlängerung des Malleolus externus und Osteosynthese mit 7-Loch-Drittelrohrplatte. Am Malleolus internus 2 kleine Spongiosaschrauben mit Unterlagsscheiben. Verlauf komplikationslos. Primäre Mobilisierung, dann Zirkulärgips für 8 Wochen

c Ausheilung der Fibulapseudarthrose, persistierende Pseudarthrose des Malleolus internus

d Zweite Operation am 14. Oktober 1977: Metallentfernung lateral. Medial Ersatz einer kleinen durch eine große Spongiosaschraube 6,5 mm mit Unterlagsscheibe

e Ausheilung der medialen Pseudarthrose

f Kontrolle nach $3^1/_2$ Jahren nach Metallentfernung: keine Beschwerden. Wadenatrophie 0,5 cm. Beweglichkeit voll. Leichte Schwellung der Knöchelgegend. Keine Arthrose

c HC. 33/9 a
−29

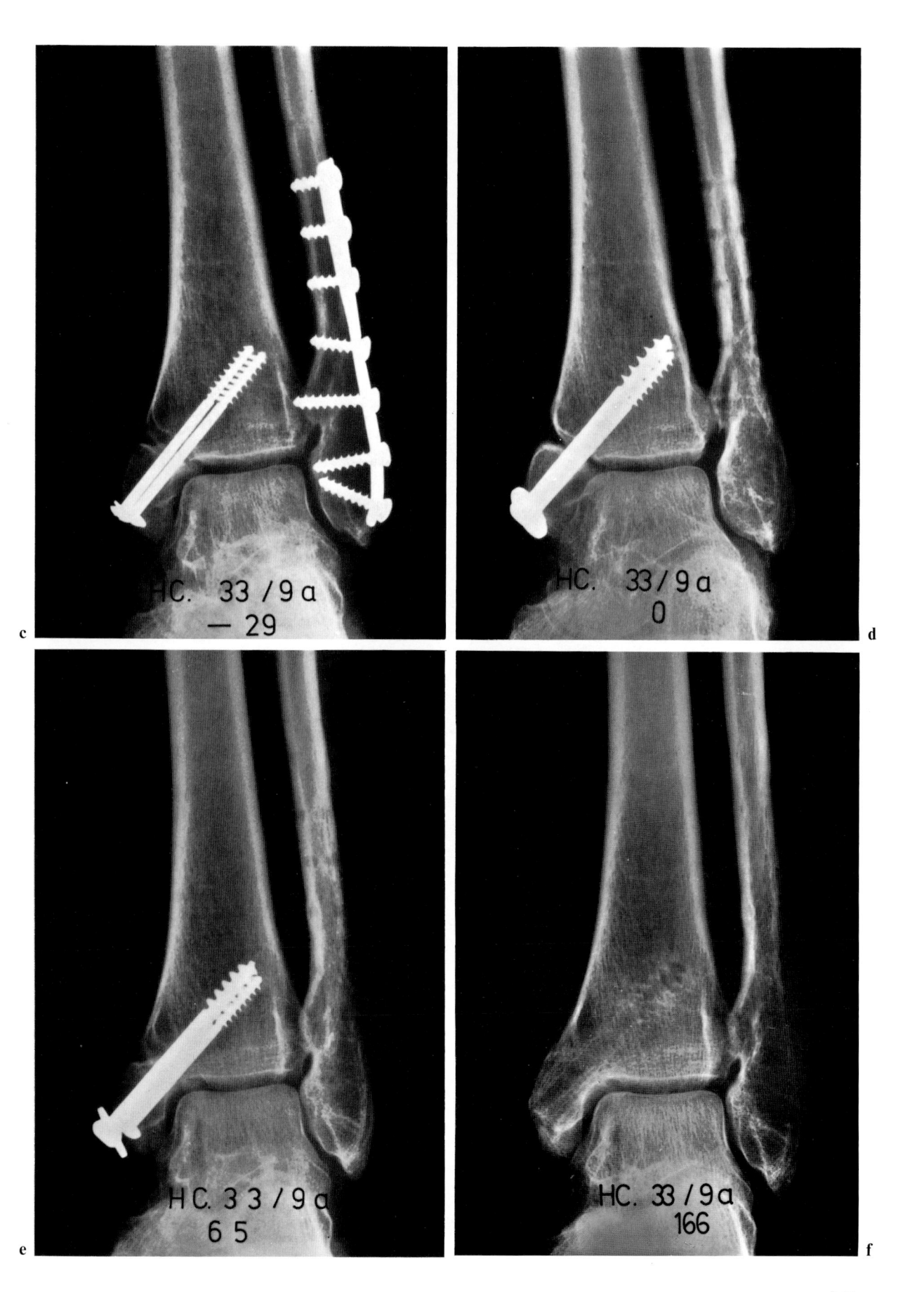

d HC. 33/9 a
0

e HC. 33/9 a
6 5

f HC. 33/9 a
166

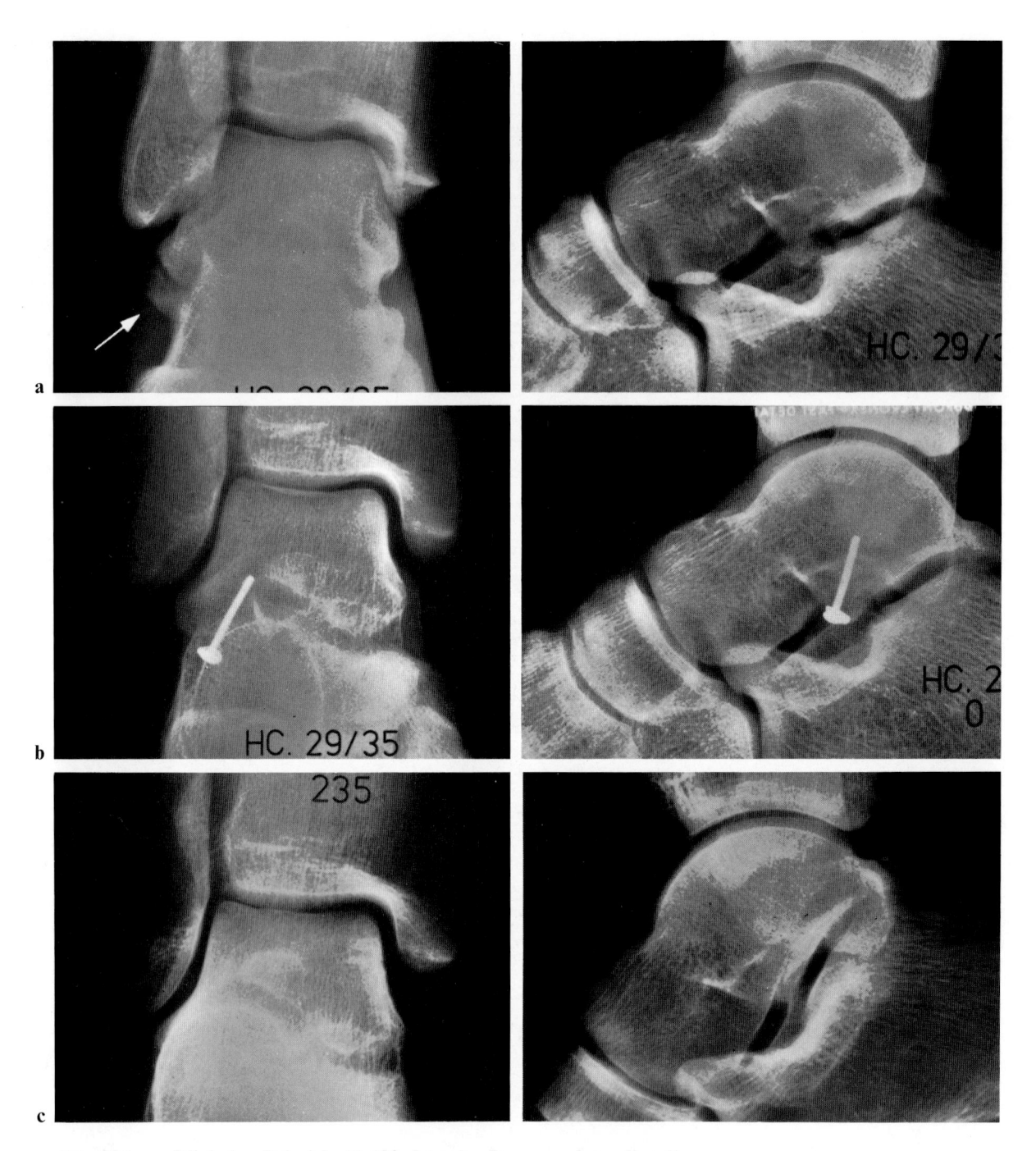

Abb. 226a–c. Klinisches Beispiel: Abrißfraktur des Processus lateralis tali

C., Silvio, 21jähriger Hochbauzeichner. Sturz beim Skifahren am 10. Januar 1976. Druckempfindlichkeit und Schwellung unter dem Malleolus externus

a Schlecht erkennbare Abrißfraktur am Processus lateralis tali (*Pfeil*). Indikator für Bandriß im unteren Sprunggelenk

b Notfallosteosynthese: Entleerung des Hämarthros, Reposition des dislozierten Fragments. Fixierung mit Schraube 2,0 mm und improvisierter Unterlagsscheibe. Naht umgebender Bandrisse.
Verlauf komplikationslos. Entlassung mit Gipsschiene. Belastung ab 10. Woche. Metallentfernung nach 9 Monaten

c Kontrolle nach $4^1/_2$ Jahren am 22. Juli 1980: beschwerdefrei, Funktion voll. Narbe linear, keine Muskelatrophie. Im Röntgenbild keine Arthrose, kleine Verkalkung am Talus dorsal

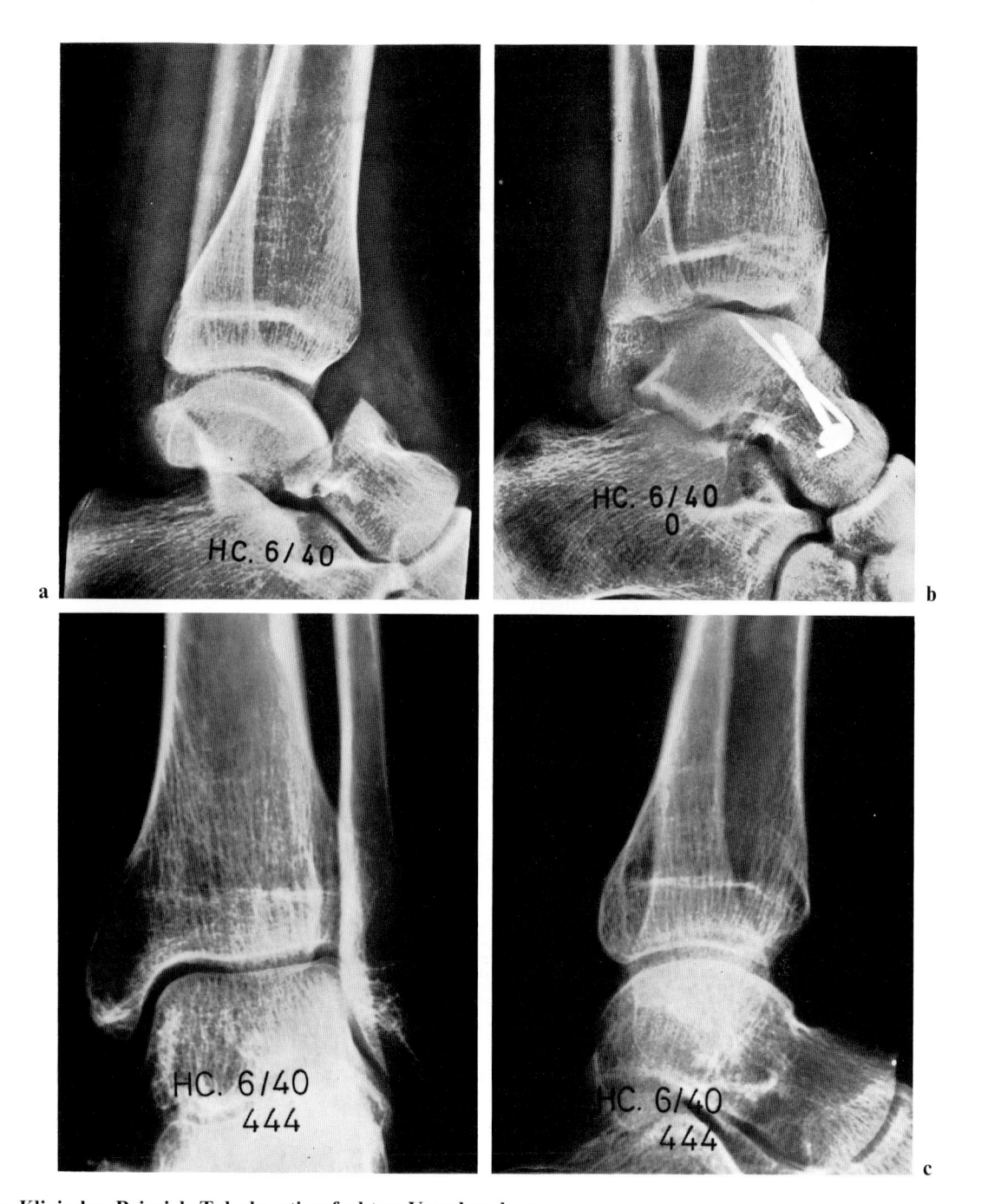

Abb. 227a–c. Klinisches Beispiel: Talusluxationsfraktur, Verschraubung

S., Daniel, 18jähriger Lehrling. Sturz beim Skifahren am 19. Dezember 1971

a Luxationsfraktur des Talushalses. Die unblutige Reposition gelingt nicht

b Notfallosteosynthese aus medialem Zugang: blutige Reposition mit genauer Adaptierung der Bruchflächen. Provisorische Fixation mit 2 Kirschner-Drähten, von denen der eine durch eine kleine Spongiosaschraube ersetzt wird (interfragmentäre Kompression), der andere belassen bleibt. Verlauf komplikationslos; 4 Wochen Zirkulärgips, dann Entlastung im Gehapparat für 12 Monate

c Kontrolle nach $9^1/_2$ Jahren am 7. Juli 1980: keine Beschwerden. Volle Funktion. Narben linear. Keine Muskelatrophie. Normales Röntgenbild

XVII. Fuß

1. Kalkaneus

a) Abrißfrakturen des Processus anterior calcanei sind relativ selten. Da sie Ansätze der Ligg. calcaneofibulare und interossea sind, werden sie mit Vorteil durch Verschraubung versorgt.

b) Entenschnabelfrakturen und Abrisse des Achillessehnenansatzes am Tuber calcanei werden durch Zuggurtung fixiert.

Am häufigsten wird eine Kombination von Kirschner-Drähten mit Drahtschlinge oder von Spongiosaschrauben mit Drahtschlinge ausgeführt. Bei diesen, im Röntgenbild auffallenden Verletzungen muß an die Möglichkeit der Kombination mit Malleolarfrakturen und Peronealsehnenluxationen gedacht werden.

c) Thalamische Impressionsfrakturen

Indikation

Zentrale thalamische Impressionen sind schwerwiegende, das untere Sprunggelenk zerstörende Verletzungen. Diese Frakturen wurden früher meist konservativ behandelt. Neben der rein funktionellen Behandlung wurde in Fällen mit stark negativem Böhler-Winkel die Wiederaufrichtung mit einem vom Tuber aus eingebohrten Nagel mit anschließender Gipsfixation empfohlen. Die Resultate waren mehrheitlich ungünstig. Wegen schmerzhafter Spätarthrosen mußte in vielen Fällen eine sekundäre Arthrodese durchgeführt werden. Ein deformierter, verkürzter und in der Gehleistung sehr reduzierter Fuß war fast die Regel.

Für diese Fälle hat Bèzes, auf den Ideen von Judet basierend, eine rekonstruktive Osteosynthesetechnik entwickelt und deren Spätergebnisse an einem großen Krankengut 1980 überprüfen können. Seither haben sich viele AO-Chirurgen diesem Konzept angeschlossen. Technische Details des Eingriffs (Zugang, Implantate) wurden z.T. etwas abgeändert. Wir möchten in diesem Rahmen die Originalmethode vorlegen und illustrieren.

Einwände gegen primäre Osteosynthesen am Kalkaneus werden v.a. mit dem Infektrisiko begründet. Ein an sich schon zirkulatorisch relativ ungünstiges Gebiet ist durch ein Kompressionstrauma mit konsekutivem Ödem zusätzlich geschädigt. Wir stehen also – etwas weiter distal – vor dem gleichen Problem wie bei der Pilontibial-Fraktur, wo es sich oftmals empfiehlt, den Eingriff erst nach manifester Abschwellung durchzuführen.

Die Reposition soll anatomisch sein, das imprimierte hintere Talokalkanargelenk und den Böhler-Winkel wiederherstellen sowie Verbreiterung und Verkürzung beseitigen. Eine Stabilisierung mit lateraler Platte ermöglicht eine *echte* gipsfreie funktionelle Nachbehandlung.

Über die Notwendigkeit einer Spongiosaplastik zum Ausfüllen von Defekten unter dem Imprimat sind die Ansichten kontrovers. Bèzes hält dies für nicht erforderlich.

Infekte sind in der Kasuistik von Bèzes nur in 5% der Fälle aufgetreten. Nur die Hälfte waren Osteitiden mit schlechtem Spätergebnis (nach offenen Frakturen). Hautnekrosen (10%) waren meist oberflächlich.

Die Spätergebnisse sind unerwartet gut bezüglich Beschwerdefreiheit und Gehleistung, selbst in denjenigen Fällen (ca. 1/3), wo das untere Sprunggelenk in seiner Beweglichkeit eingeschränkt bleibt.

Zugang (Abb. 228)

In Seitenlage mit flektiertem Knie wird eine leicht bogenförmige Hautinzision zwischen

Apophyse des Metatarsale V und lateraler Insertion der Achillessehne ausgeführt. Sie verläuft ungefähr einen Querfinger unterhalb der Spitze des Malleolus externus. Man geht direkt mit dem Skalpell in die Tiefe auf die laterale Kortikalis des Kalkaneus ein, welche mehr oder weniger aufgebrochen und fragmentiert ist. Die Peronealsehnen, deren Scheide in der Regel aufgerissen ist, werden scharf davon abgelöst und in Zusammenhang mit den zu schonenden, aber nicht auszupräparierenden N. suralis und V. saphena parva nach proximal mit einem stumpfen Haken weggehalten. Durchtrennung des Lig. fibulocalcaneare am Ansatz. Bei diesem Manöver und der folgenden Reposition ist eine Schonung dieser en bloc nach proximal weggehaltenen nekrosegefährdeten Weichteile besonders wichtig.

Nun ist ein genügender Einblick in das hintere untere Sprunggelenk und das ganze Frakturgebiet möglich.

Eine erhebliche Verbesserung des Zugangs und der provisorischen Fixation nach Reposition der Gelenkfragmente kann durch Distraktion mit dem kleinen Fixateur externe erreicht werden (Abb. 228).

Reposition und Stabilisierung

Das Gelenkimprimat kann bis 2 cm tief liegen und fest eingeklemmt sein. Die Reposition erfolgt durch Zug am Tuber calcanei mittels kräftigem scharfem Haken nach dorsal und plantar. Das impaktierte Imprimat wird mittels Elevatorium angehoben und reponiert.

Nach Gelenkreposition und Wiederherstellung des Böhler-Winkels ist auch die seitliche Verbreiterung teilweise behoben. Provisorische Fixation der erreichten Reposition mit z.T. horizontalen, z.T. schräg in den Talus durchgebohrten Kirschner-Drähten.

Die Stabilisierung wird in der Regel mit einer
– der Frakturform und Ausdehnung entsprechenden – Drittelrohrplatte (5- bis 7-Loch) ausgeführt. Sie wird durch Zubiegen und starkes Verwinden angepaßt, dann unter die Peronealsehnen eingeschoben. Ihr Zentrum liegt der Trümmerzone des Korpus an. Das dorsale Plattenende befindet sich nahe dem proximalen Rand des Tubers, das distale auf dem Processus anterior calcanei (evtl. dem Kuboid) (Abb. 228). Die Schrauben sollen in einer fächerförmigen Anordnung eingeführt werden: Im intakten Tuber wird die Spitze der Schraube nach medial-plantar, distal in der Platte nach medial-proximal gerichtet (Abb. 229). Im Zentrum fassen überbrückende kleine Spongiosaschrauben die mediale Kalkaneusschale bzw. das in der Regel intakte Sustentaculum tali. Um das entfernte Sustentakulum sicher zu treffen, bewährt sich das präliminäre Einschieben leitender Kirschner-Drähte in das Gelenk. Mit dem Anziehen der zentralen Schrauben ist die Anatomie auch in der Frontalebene wiederhergestellt. Als Alternative wird bei starker lateraler Zertrümmerung das Anfügen einer zweiten, kürzeren, mehr proximal liegenden Platte empfohlen (Abb. 228). Andere Autoren ziehen hier die Verwendung einer H-Platte oder Radius-T-Platte vor. Wenn die Fraktur den Processus anterior des Kalkaneus einschließt, wird eine längere Platte gewählt und im Kuboid verankert.

Der Eingriff wird nach Einlegen einer Redondrainage und Reposition der proximalen Weichteile mit feinen Hautnähten abgeschlossen. Die Naht des durchtrennten Lig. fibulocalcaneare ist wegen der Implantate oft nicht möglich.

Nachbehandlung

Typische Hochlagerung und Ruhigstellung in Gipsschiene bis zur gesicherten Wundheilung. Dann Beginn mit aktiver Physiotherapie zur Mobilisierung. Aufstehen unter einfacher Bandage. Gehschule mit Abrollen des Vorfußes. Vollbelastung nach Frakturdurchbau, durchschnittlich nach etwa 3 Monaten.

d) Offene Frakturen

Bei dieser seltenen Verletzung besteht ein erhebliches Infektrisiko. Von einer Osteosynthese muß deshalb abgeraten werden. Die Verwendung des kleinen Fixateur externe hat sich in solchen Fällen zur Stabilisierung bewährt.

2. Naviculare pedis

a) Frakturen des Korpus des Navikulare

Die seltenen Frakturen des Korpus des Navikulare können Folge von direkten oder indirekten

Traumata sein. Vor allem bei direkten Kontusionen kommt der Behandlung der Weichteilverletzungen eine erstrangige Bedeutung zu. Dislozierte Brüche müssen in der Regel offen reponiert und durch Osteosynthesen stabilisiert werden. Wenn die Stabilisierung durch Schrauben allein nicht möglich ist, können die Ossa cuneiformia im Sinne einer temporären Arthrodese mit in eine Plattenosteosynthese einbezogen werden. Bei Knochendefekten zögere man nicht, diese mit einer primären Spongiosaplastik aufzufüllen und insbesondere imprimierte Gelenkflächen zu unterfüttern. Bei prekären Weichteilverhältnissen bietet der Fixateur externe eine Alternative.

b) Frakturen der Tuberositas

Diese Frakturen entstehen durch Distorsionsverletzungen mit exzessivem Zug an der Sehne des M. tibialis posterior, weisen aber wegen der kräftigen Kapselbandverbindungen und der benachbarten Insertionen dieser Sehne meist keine wesentlichen Dislokationen auf und können deshalb konservativ behandelt werden. Bei erheblicher Dislokation oder verzögerter Heilung sind Verschraubung und Zuggurtung zu erwägen und einer späteren Exzision eventueller pseudarthrotischer Fragmente vorzuziehen.

c) Knöcherne Ausrisse

Die im Rahmen der Navikulareverletzungen am häufigsten zu beobachtenden *dorsalen knöchernen Ausrisse* können in der Regel funktionell behandelt werden. Ähnliches gilt für die Frakturen der dorsalen Gelenkklippe. Größere Fragmente lassen sich mit einer Zuggurtung oder Verschraubung anatomisch refixieren.

3. Ossa cuneiformia und Kuboid

Frakturen der Ossa cuneiformia und des Kuboids sind fast immer Folge von direkten Kontusionen, oft in Kombination mit Luxationsverletzungen im Tarsometatarsalgelenk, mit Trümmerzonen und Höhenverlust. Zur Erhaltung des Fußgewölbes ist die anatomische Aufrichtung, Füllung von eventuellen Defekten mit spongiösem Knochen und eine stabile Fixation durch Osteosynthese (Drittelrohrplatte, T-Platte) unumgänglich. Die seitlich am Kuboid angelegte Abstützplatte kann dazu das Kalkaneokuboidalgelenk mit einbeziehen und am Kalkaneus verankert werden (Abb. 237). Analog kann das Lisfranc-Gelenk temporär überbrückt werden (Abb. 242). Wenn die Weichteilverhältnisse eine stabile Osteosynthese verbieten, kann mit dem Fixateur externe eine äußere Stabilisierung erfolgen, welche das gleichzeitige Auffüllen von Knochendefekten gestattet und den Zugang zu den Weichteilen freiläßt.

Eine volle Belastung des Fußes ist erst bei konsolidierter Fraktur und nach Entfernung oder Ersatz der ein Gelenk überbrückenden Osteosyntheseplatte möglich.

4. Luxationen und Luxationsfrakturen

a) Intertarsalgelenk (Chopart)

Die seltenen Luxationen des Navikulare, der Ossa cuneiformia und des Kuboids erfordern eine anatomische Reposition und stabile Fixation. Diese kann mit Kirschner-Drähten erfolgen oder bei Vorliegen von knöchernen Ausrissen oder Begleitfrakturen durch Osteosynthese derselben.

b) Tarsometatarsalgelenk (Lisfranc-Gelenk)

Die Schlüsselfunktion bei der Stabilisierung des Tarsometatarsalgelenks kommt dem Metatarsale II zu. Die Basis des Metatarsale II ist in einer knöchernen Nute, gebildet aus medialem und lateralem Os cuneiforme, verankert und weist zudem eine kräftige Bandverbindung zur dorsotibialen Seite des medialen Kuneiforme auf. Diese kräftige Bandverbindung hat bei einer Luxation des Lisfranc-Gelenks den pathognomonischen knöchernen Ausriß an der tibialen Basis des Metatarsale II zur Folge. Insbesondere in Kombination mit weiteren Metatarsalfrakturen sind Luxationen des Lisfranc-Gelenks leicht zu übersehen, was für den weiteren

Verlauf schwerwiegende Folgen haben kann. In Ergänzung zu den Standardröntgenaufnahmen in 3 Ebenen hat sich das Computertomogramm zur Beurteilung der Gelenkkongruenz bewährt. Knöcherne Ausrisse an der Metakarpale-II-Basis und/oder am Kuboid sind bei entsprechendem klinischem Befund immer verdächtig auf eine tarsometatarsale Instabilität oder Luxation.

Frische Luxationsverletzungen lassen sich mehrheitlich geschlossen reponieren, bei veralteten Luxationen oder Luxationsfrakturen gelingt dies in der Regel nur noch offen. Eine Diastase zwischen den Ossa cuneiformia mediale und intermedium ist auf eine Interposition der Tibialis-anterior-Sehne verdächtig. Wenn auch nach geschlossener Reposition eine Ischämie des Vorfußes bestehen bleibt, ist eine operative Revision der A. dorsalis pedis und der A. tibialis posterior unumgänglich. Die Stabilisierung der Reposition erfolgt mit transartikulären Kirschner-Drähten. Gelenkfrakturen sind anatomisch zu reponieren; die Plattenosteosynthese mit temporärer Überbrückung des Tarsometatarsalgelenks, bei größeren Defekten kombiniert mit einer Spongiosaplastik, läßt eine stabile Fixation zu (Abb. 241). Diese ist mit Kirschner-Drähten nur unvollständig und in Kombination mit einer äußeren Ruhigstellung möglich.

Wenn das Lisfranc-Gelenk in die Osteosynthese einbezogen wird, muß die Osteosyntheseplatte vorzeitig, d.h. in der Regel nach 2 Monaten entfernt oder umgesetzt werden, um schwere Schäden am Gelenkknorpel zu verhindern. Bis zur Entfernung der gelenküberbrückenden Platte ist der Fuß zu entlasten, um einen Bruch oder Ausriß des Implantats zu vermeiden.

Die Toleranz gegenüber Fehlstellungen mit ungenügender Reposition im Lisfranc-Gelenk ist gering; Spätschäden mit der Notwendigkeit von Arthrodesen sind die Folge.

5. Metatarsale Schaft- und Halsfrakturen

a) Indikationen

Die stabile Osteosynthese von Vorfußfrakturen eröffnet der Behandlung dieser Verletzungen neue Möglichkeiten, welche entscheidende Nachteile der konservativen Therapie vermeiden. Die damit mögliche frühfunktionelle Nachbehandlung ohne zusätzliche äußere Ruhigstellung bietet die besten Voraussetzungen, die am Fuß häufig zu beobachtenden dystrophischen Folgeschäden weitgehend zu vermeiden. Mit der knöchernen Konsolidation der Fraktur ist der Fuß als Ganzes geheilt und rehabilitiert.

Das normale erwachsene Fußgewölbe entsteht aus der Form der einzelnen Skeletteile und der Kongruenz und des intakten Kapselbandapparates der beteiligten Gelenke; aktive Stabilitätsfaktoren spielen eine untergeordnete Rolle. Dorsale und v.a. plantare Fehlstellungen von Metatarsalfrakturen haben Veränderungen der Vorfußbelastung zur Folge, welche nicht kompensiert werden können. Neben den wichtigen *Randstrahlen* kommt beim Abrollen dem *2. Strahl* eine Schlüsselstellung zu. Die straffe Führung des Metatarsale II im Bereich des Lisfranc-Gelenks hat zur Folge, daß beim Abstoß des Fußes die größten Kräfte über das Metatarsale-II-Köpfchen übertragen werden. Bereits geringgradige palmare Fehlstellungen des 2. und in geringerem Maße auch des 3. Strahles führen zum Verlust des physiologischen Quergewölbes und zu Überlastungen im mittleren Vorfuß (Abb. 231).

Dislozierte Metatarsalfrakturen, welche geschlossen nicht reponiert werden können oder deren Reposition durch äußere Ruhigstellung nicht gehalten werden kann, stellen deshalb eine Indikation zur offenen Reposition und Osteosynthese dar. Eine weitgehend anatomische Reposition in bezug auf dorsoplantare Fehlstellung und Erhaltung einer normalen Länge v.a. am 1., 2. und 5. Strahl ist von Bedeutung; die Toleranz gegenüber lateralen Fehlstellungen ist in bezug auf Spätschäden größer.

In gewissen Situationen – offene Frakturen, Frakturen im Rahmen eines Polytraumas sowie lokale Faktoren, welche eine gipsfreie Behandlung wünschbar erscheinen lassen – bietet die stabile Osteosynthese v.a. der Randstrahlen auch bei wenig dislozierten Frakturen im Schaft- oder Halsbereich eindeutig Vorteile.

Bei Mehrfachfrakturen genügt oft die Reposition und Stabilisierung der Randstrahlen, um Fehlstellungen der mittleren Strahlen zu korrigieren, und ermöglicht damit eine frühfunktionelle Nachbehandlung ohne zusätzliche Osteosynthese der mittleren Strahlen.

Anders als an der Hand ist die dorsale Plattenlage am Vorfuß biomechanisch ungünstig und stellt keine echte Zuggurtung dar. Mehr Stabilität kann durch eine laterale Plattenlage am 1. und 5. Strahl erzielt werden. Trotzdem ist eine mehrwöchige Entlastung des verletzten Fußes bis zur Konsolidation der Fraktur notwendig.

b) Operationstechnik

Frakturen als Folge von Distorsionen bzw. indirekten Traumata können primär, d.h. am Unfalltag, operativ versorgt werden. Vorsicht ist bei schweren direkten Kontusionen geboten. Bei erheblichen Schwellungszuständen und fraglicher Vitalität des Integuments ist die operative Versorgung von Frakturen postprimär nach Abschwellen der Weichteile zu empfehlen und mit eventuellen Hautplastiken zur Deckung von bradytrophen Geweben (Sehnen) und Implantaten zu verbinden.

Wegen der speziellen zirkulatorischen Verhältnisse des Fußes ist eine gewebeschonende Operationstechnik („Handchirurgie am Fuß") unumgänglich. Analog zur Hand erfolgt die Darstellung der Randstrahlen durch dorsomediale (1. Strahl) bzw. dorsolaterale (5. Strahl) Längsinzisionen, welche so zu legen sind, daß keine Irritationen der Narben durch das Schuhwerk auftreten. Die mittleren Strahlen sind gut durch eine Z-förmige oder S-förmig geschwungene Längsinzision zu erreichen (Abb. 230). Um schwerwiegende Zirkulationsstörungen und störende Narbenneurome zu vermeiden, müssen die A. dorsalis pedis (zwischen 1. und 2. Strahl) und die Äste des N. peronaeus superficialis geschont werden. Die Freilegung von 3 oder mehr distalen Matatarsalia (mehrere Halsfrakturen) ist ähnlich wie an der Hand auch durch eine quere Inzision (Abb. 230) möglich; die längsverlaufenden Gefäße und Nervenäste sind aber zu erhalten, um v.a. venöse Zirkulationsstörungen und Neurombeschwerden zu vermeiden.

Das Metatarsale I ist am häufigsten im mittleren Schaftdrittel frakturiert. Entsprechend der kräftigen Dimension des 1. Strahls sind Drittelrohrplatten, kleine T-Platten (distal) oder Radiusplatten (proximal), welche der natürlichen Form des Knochens angebogen werden, die zur Osteosynthese geeigneten Implantate. Meißelartige, ins Lisfranc-Gelenk reichende Brüche sind in der Regel einer reinen Verschraubung zugänglich (3,5-/4,0-mm-Schrauben oder 2,7-mm-Schrauben). Die seitlich-tibiale Plattenlage ist einer rein dorsalen Lage biomechanisch vorzuziehen (Abb. 233). Bei Knochendefekten mit ungenügender palmarer ossärer Abstützung kann die Heilung mit einer primären Spongiosaplastik wesentlich beschleunigt werden (Abb. 233).

Dislozierte quere, schräge oder Mehrfragmentbrüche des *5. Metatarsale* im Schaft- und Halsbereich werden mit kleinen T- und L-Platten oder Viertelrohrplatten versorgt (Abb. 233). Im Schaftbereich bietet die 2,7-mm-DC-Platte zusätzliche Stabilität. Verkürzte reine Torsionsfrakturen können in geeigneten Fällen auch mit einer reinen Verschraubung (2,7-mm- oder 2,0-mm-Schrauben) stabil fixiert werden. Eine gleichzeitig vorliegende Fraktur des 4. Strahls benötigt nach Osteosynthese des 5. Strahls meist keine zusätzliche Fixation (Abb. 41).

Frakturen der *mittleren 3 Metatarsalia* ohne Beteiligung der Randstrahlen stellen selten eine Indikation zur Osteosynthese mit Platte oder Schrauben dar. Wenn Dislokationen mit geschlossenen Methoden nicht behoben werden können, steht in der offenen Reposition und axialen *Markdrahtung* ein einfaches und elegantes Operationsverfahren zur Verfügung (Abb. 234). Dicke, beidseitig angespitzte Kirschner-Drähte werden von der freigelegten Fraktur her durch den Markraum des distalen Fragments nach plantar außen gebohrt. Nach Reposition der Fraktur wird der Draht retrograd in den Markraum des proximalen Fragments bis zu seiner Verankerung im Basisbereich vorgebohrt. Die Drahtenden werden umgebogen und nicht unter die Haut versenkt. Diese Technik erfordert eine zusätzliche, gut gepolsterte Gipsschiene bis zur Drahtentfernung nach 5–6 Wochen. Die weitere Behandlung besteht in einer Teilentlastung oder einem Unterschenkelgehgips für weitere 2–3 Wochen.

c) Nachbehandlung

Die Nachbehandlung nach stabiler Osteosynthese ist funktionell. Unmittelbar postoperativ wird bis zur gesicherten Wundheilung eine Gips-U-Schiene getragen, welche aber zur aktiven Physiotherapie entfernt wird. Der Fuß wird bis zur Konsolidation entlastet, was bei unkompliziertem Verlauf 5-8 Wochen dauert; ein Abrollen mit 10–15 kg Bodenkontakt ist in den meisten Fällen möglich und trägt wesentlich zur Normalisierung von Trophik und Durchblutung bei.

6. Frakturen des Metatarsale V

a) Frakturen der Tuberositas und der Basis

Sie sind die häufigsten Frakturen am Fuß. Der Entstehung dieser Brüche liegt meist eine forcierte Plantarflexion und Inversion des Vorfußes zugrunde. Durch gleichzeitige Kontraktur der Peronaeus-brevis-Muskulatur kommt es an der Insertion zum Ausriß der Tuberositas des 5. Metatarsale. Durch diese Vorfußtorsion kommt zusätzlich eine passive Zugwirkung über den lateralen Ausläufer der Plantaraponeurose auf die Tuberositas zustande. Da der gleiche Verletzungsmechanismus (Supination und Inversion) zu Läsionen des anterolateralen oberen Sprunggelenks führt, ist die ganze laterale (fibulare Läsionskette in die Diagnostik mit einzubeziehen. Eine gleichzeitige direkte Kontusion oder übermäßige Belastung des lateralen Fußrandes kann ausgedehntere Frakturen des proximalen Metatarsale V mit mehreren Fragmenten zur Folge haben.

Die biomechanischen Verhältnisse im Bereiche der Fraktur sind vom Frakturverlauf relativ zum Tarsometatarsalgelenk V und den dynamischen Zügeln, gebildet aus der Sehne des M. peronaeus brevis, dem M. abductor digiti minimi und dem lateralen Zügel der Plantaraponeurose, abhängig (Abb. 232). Bei Frakturen mit mehr oder weniger paralleler Frakturebene zur Ebene des Tarsometatarsalgelenks hat die dynamische Weichteilzügelung bei intaktem proximalem Fragment einen Kompressionseffekt auf den mediodorsalen Frakturbereich. Diese Frakturen heilen bei konservativer Behandlung deshalb zuverlässig, auch wenn im lateralen Frakturbereich initial eine Diastase vorliegt (Abb. 232); die Indikation zur Osteosynthese (Verschraubung oder Zuggurtung) ist nur in Ausnahmefällen gegeben.

Bei senkrecht zur Gelenkebene verlaufender Frakturebene, wie dies bei Mehrfragmentbrüchen oft zu beobachten ist, entfällt dieser sich günstig auf die Reposition auswirkende natürliche dynamische Zügelungseffekt (Abb. 232). Dislozierte Frakturen dieses Typs führen konservativ behandelt oft zu Stufenbildungen im Tarsometatarsalgelenk V und zu Pseudarthrosen und stellen eine Indikation zur Osteosynthese dar (Verschraubung, Zuggurtung, kleine L- oder Viertelrohrplatte) (Abb. 232).

b) Querfraktur der proximalen Diaphyse (Jones-Fraktur) (Abb. 245)

Ein anderer Verletzungsmechanismus liegt der seltenen queren Fraktur der proximalen Diaphyse (Metaphyse) des Metatarsale V, der *Jones-Fraktur*, zugrunde. Dieser Frakturtyp kann bei jungen sportlichen Patienten mit oder ohne Angabe eines initialen Traumas im Sinne einer Ermüdungsfraktur beobachtet werden. Die konservative Behandlung solcher Frakturen führt im Gegensatz zu den Ermüdungsbrüchen im Schaftbereich der mittleren Metatarsalia in einem hohen Prozentsatz zu Refrakturen und Pseudarthrosen. Insbesondere wenn radiologisch bereits Zeichen einer Sklerose des Frakturbereichs und der Markräume sichtbar sind, ist die Indikation zur stabilen Osteosynthese mit einer lateral angelegten Viertelrohr-, L- oder T-Platte, evtl. in Kombination mit einer Spongiosaplastik, gegeben. Die Nachbehandlung ist gleich, wie bei den Metatarsalschaftbrüchen; die Implantate sind jedoch länger, in der Regel über ein Jahr, in situ zu belassen.

Wenn im Röntgenbild keine reaktiven Veränderungen sichtbar sind und ein frischer Unfall als Ursache für die Fraktur angenommen werden kann, führt die konservative Behandlung in der Regel zur Ausheilung.

7. Frakturen der Großzehe
(Abb. 233)

Dislozierte Frakturen des Großzehengrundgliedes stellen eine dankbare Indikation zur Reposition und stabilen Osteosynthese dar, insbesondere wenn Stufen im Grundgelenk oder durch Kondylenbrüche bedingte Inkongruenzen im Endgelenk vorliegen (je nach Frakturtyp mit lateral angelegter kleiner T- oder L-Platte, Viertelrohr- oder Kondylenplatte).

8. Sekundäre Eingriffe am Vorfuß

a) Pseudarthrosen

Verzögerte Frakturheilungen und echte Pseudarthrosen sind am Vorfuß vergleichsweise häufig zu beobachten. Die spezifischen Zirkulationsverhältnisse des Fußes und die dem Fuß eigene Biomechanik mit Biegebelastungen sowohl in dorsaler wie in plantarer Richtung lassen Pseudarthrosen an allen Metatarsalia und seltener auch am Großzehengrundglied entstehen. Pseudarthrosen der Randstrahlen verursachen fast immer erhebliche subjektive Beschwerden und stellen deshalb grundsätzlich eine Indikation zur Osteosynthese dar. Im Bereich der mittleren Strahlen ist die Indikationsstellung abhängig von den subjektiven Beschwerden.

An der Basis des Metatarsale V kann auch eine persistierende Apophyse Anlaß zu Schmerzen und zur Indikation zu einer Osteosynthese geben. Auf die Besonderheiten und die hohe Frequenz von verzögerten Heilungen, Pseudarthrosen und Refrakturen der proximalen diaphysären Frakturen des Metatarsale V (Jones-Fraktur) wurde hingewiesen.

Operationstechnik und Implantatwahl entsprechen denjenigen der frischen Frakturen. Wegen der ungünstigen zirkulatorischen und biomechanischen Verhältnisse ist das Anlegen von spongiösem Knochen (vom Beckenkamm) ein wesentlicher Teil der Behandlung. Um eine genügende Stabilität zu erreichen, kann das Tarsometatarsalgelenk mit der Osteosynthese temporär überbrückt werden, ohne daß folgenschwere Schäden am entsprechenden Gelenkknorpel entstehen.

b) Arthrodesen

Ziel der Behandlung einer Gelenkverletzung muß die Rekonstruktion und Erhaltung der Gelenkflächen bleiben. Bei ausgedehnten Destruktionen im intertarsalen und tarsometatarsalen Gelenkbereich kann die primäre Arthrodese mit einem kortikospongiösen Beckenspan und stabiler Osteosynthese die Rehabilitationszeit jedoch wesentlich verkürzen. Leichte bis schwere degenerative Gelenkveränderungen sind nach Luxationen im Lisfranc-Gelenk in bis zu $1/3$ der Patienten zu erwarten. Die Behandlung besteht in der Arthrodese der betroffenen Gelenke.

Eine primäre Resektion des Großzehengrundgelenks ist nach Möglichkeit zu vermeiden; zur Behandlung einer evtl. entstehenden schmerzhaften Sekundärarthrose stehen mehrere Verfahren der Resektionsarthroplastik zur Verfügung. Die Silasticplatzhalter haben sich am Fuß nicht durchsetzen können.

Schmerzhafte Arthrosen des Großzehenendgelenks werden mit einer retrograden Schraubenarthrodese versorgt (Abb. 249).

9. Klinisch-radiologische Beispiele
(Abb. 235–249)

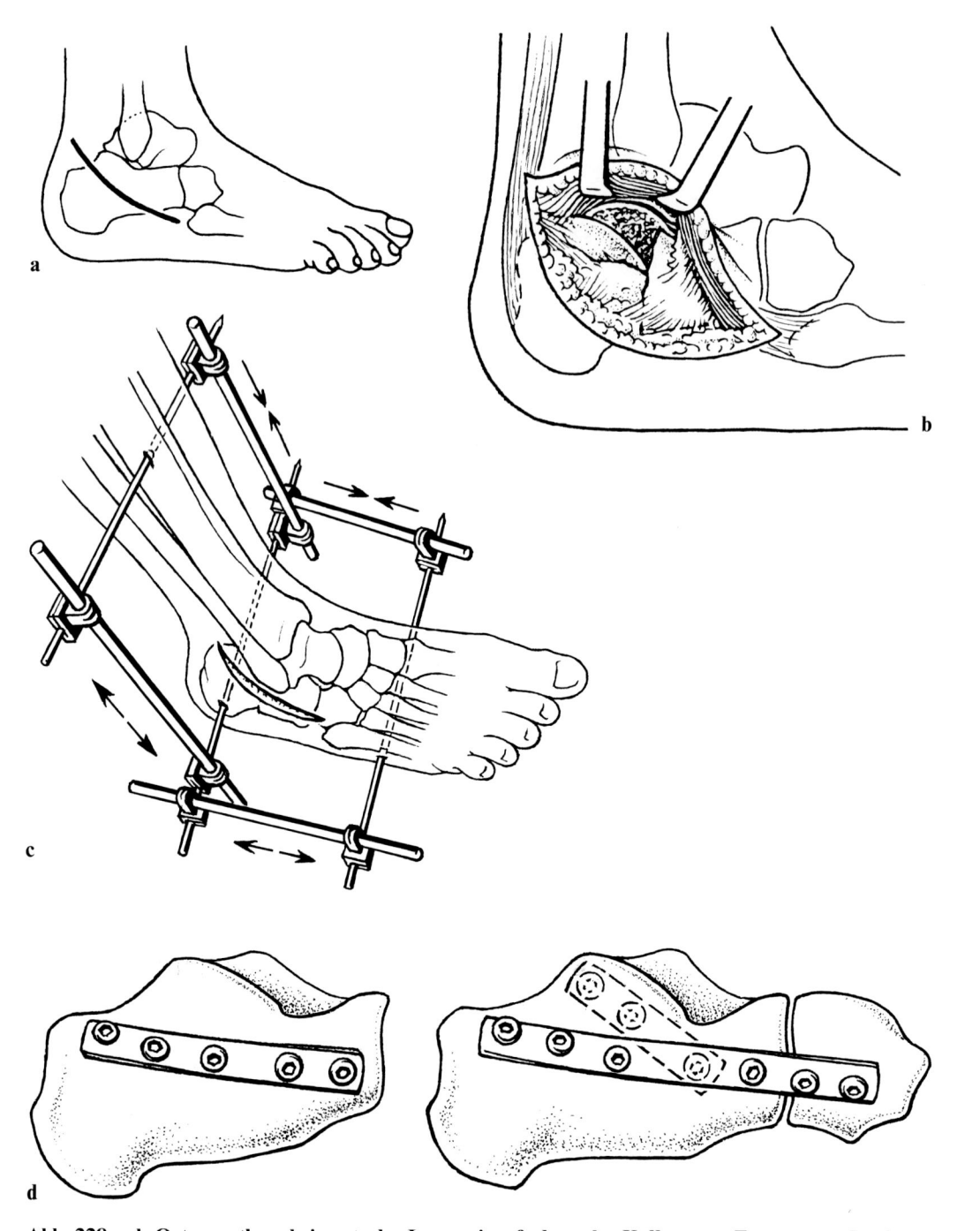

Abb. 228 a–d. Osteosynthese bei zentraler Impressionsfraktur des Kalkaneus: Zugang und Implantatlage

a Hautinzision zwischen Basis des Metatarsale V und distaler Achillessehne

b Einsicht auf die Impressionszone nach Anheben der Peronealsehnen zusammen mit N. suralis und V. suralis

c Kleiner Fixateur externe als Hilfe bei Reposition und provisorischer Fixation. Laterale Distraktion führt zur Verbesserung des Einblicks und erleichtert die Reposition und provisorische Stabilisierung der reponierten Gelenkanteile

d Lage der Drittelrohrplatte am lateralen Kalkaneus mit und ohne Verankerung im Kuboid (Y-Anordnung mit zusätzlicher Platte für gelenknahe Kompression, *angedeutet*)

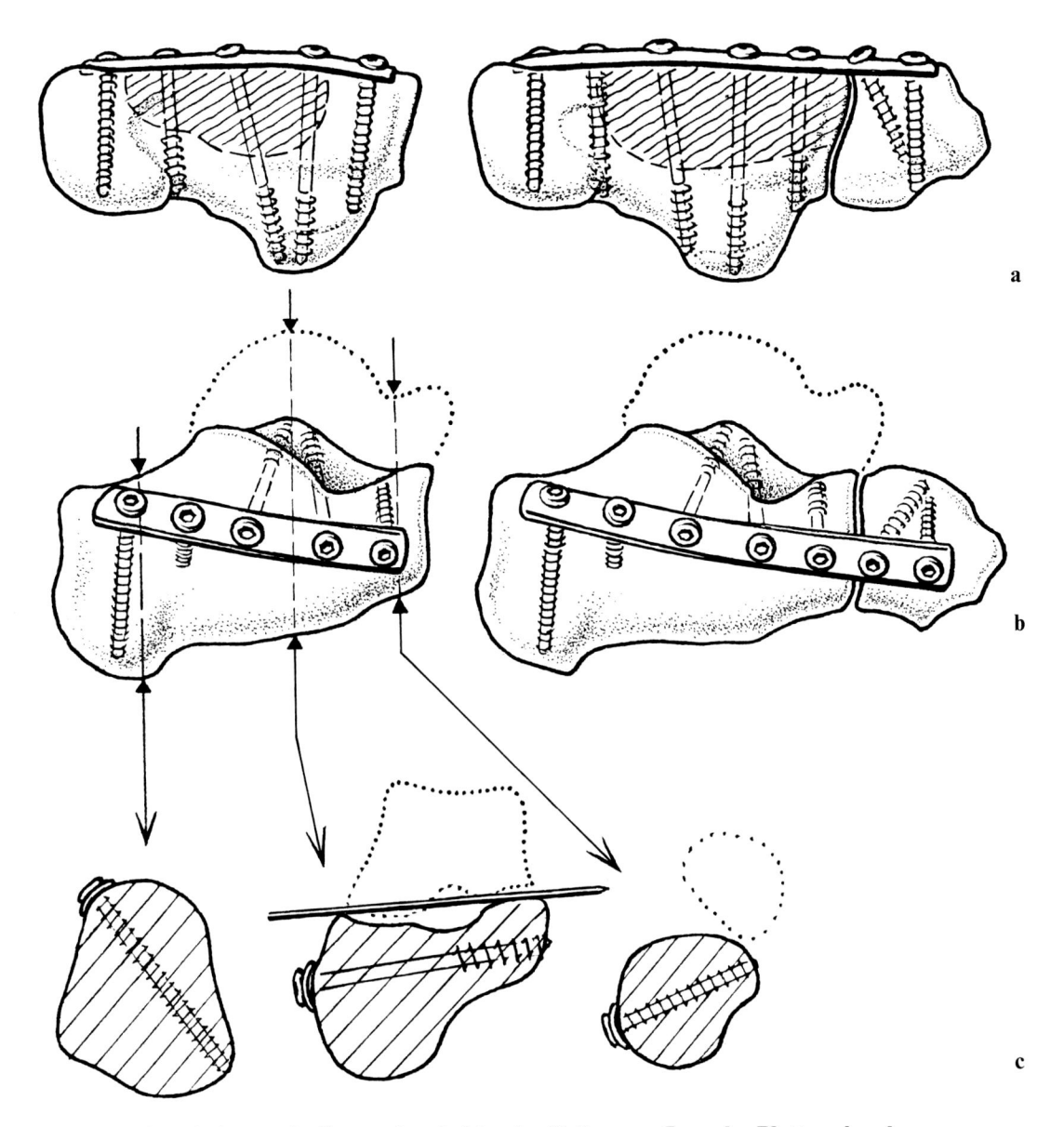

Abb. 229 a–c. Osteosynthese bei zentraler Impressionsfraktur des Kalkaneus: Lage der Plattenschrauben

a Draufsicht. *Schraffiert:* Trümmer- und Impressionsbereich, *hell:* üblicherweise intakte Bereiche für Schraubenverankerung (Tuber, Sustentaculum tali, Processus anterior bzw. Kuboid)

b Seitliche Ansicht mit fächerartiger Schraubenanordnung

c Frontale Schnittbilder auf Höhe einzelner Schrauben von proximal (*links*) nach distal (*rechts*). Das Anzielen des Sustentaculum tali erfolgt parallel zu einem im Gelenk eingesteckten leitenden Kirschner-Draht

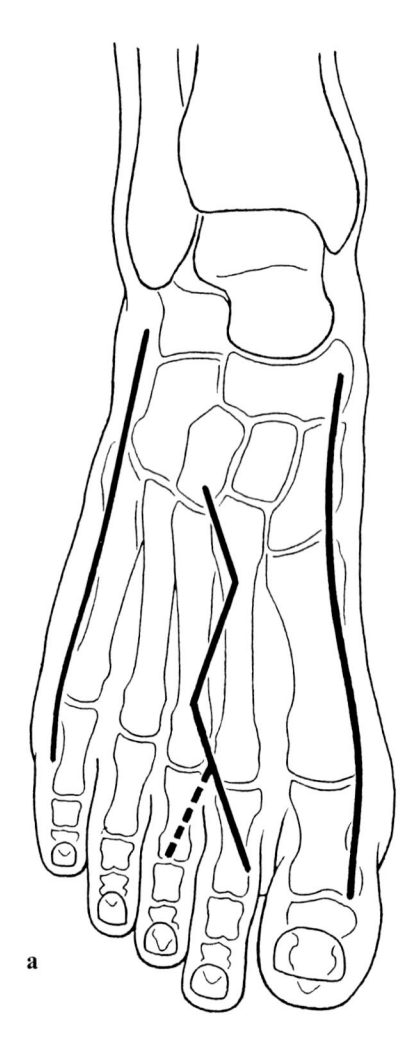

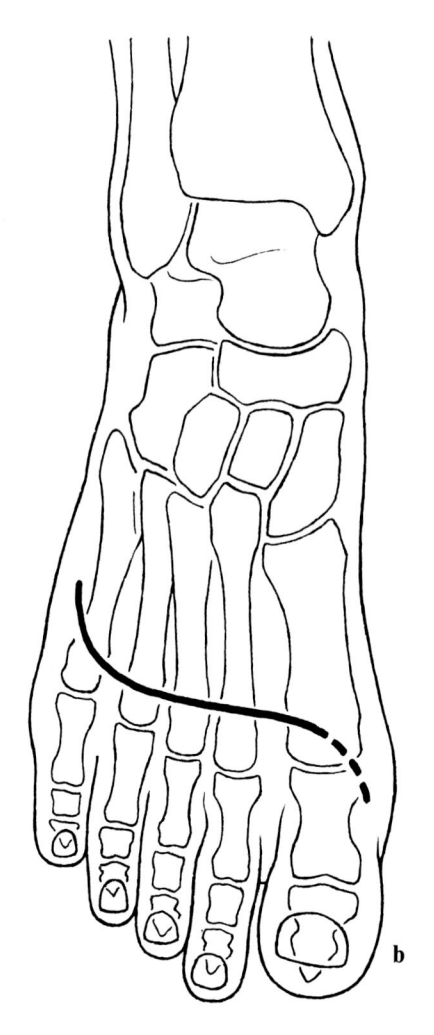

Abb. 230a, b. Hautinzisionen für die Osteosynthesen am Mittel- und Vorfuß

a Längszugänge zu Basis und Schaftbereich der Metatarsalia bzw. Großzehengrundgelenk

b Querer Zugang zum distalen Vorfuß (bei multiplen distalen Metatarsalfrakturen). Die längsverlaufenden Gefäße und Nerven müssen dabei geschont werden

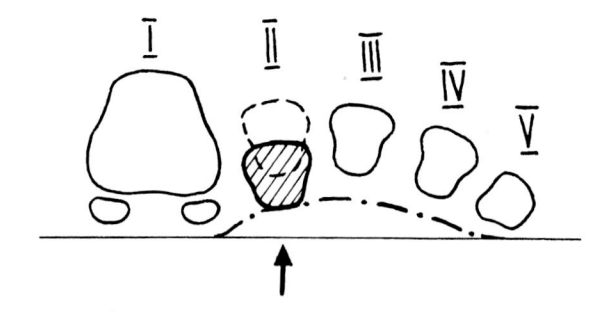

Abb. 231. Quergewölbe mit dislozierter Metatarsalfraktur

Vorfußüberlastung durch plantare Achsenfehlstellung

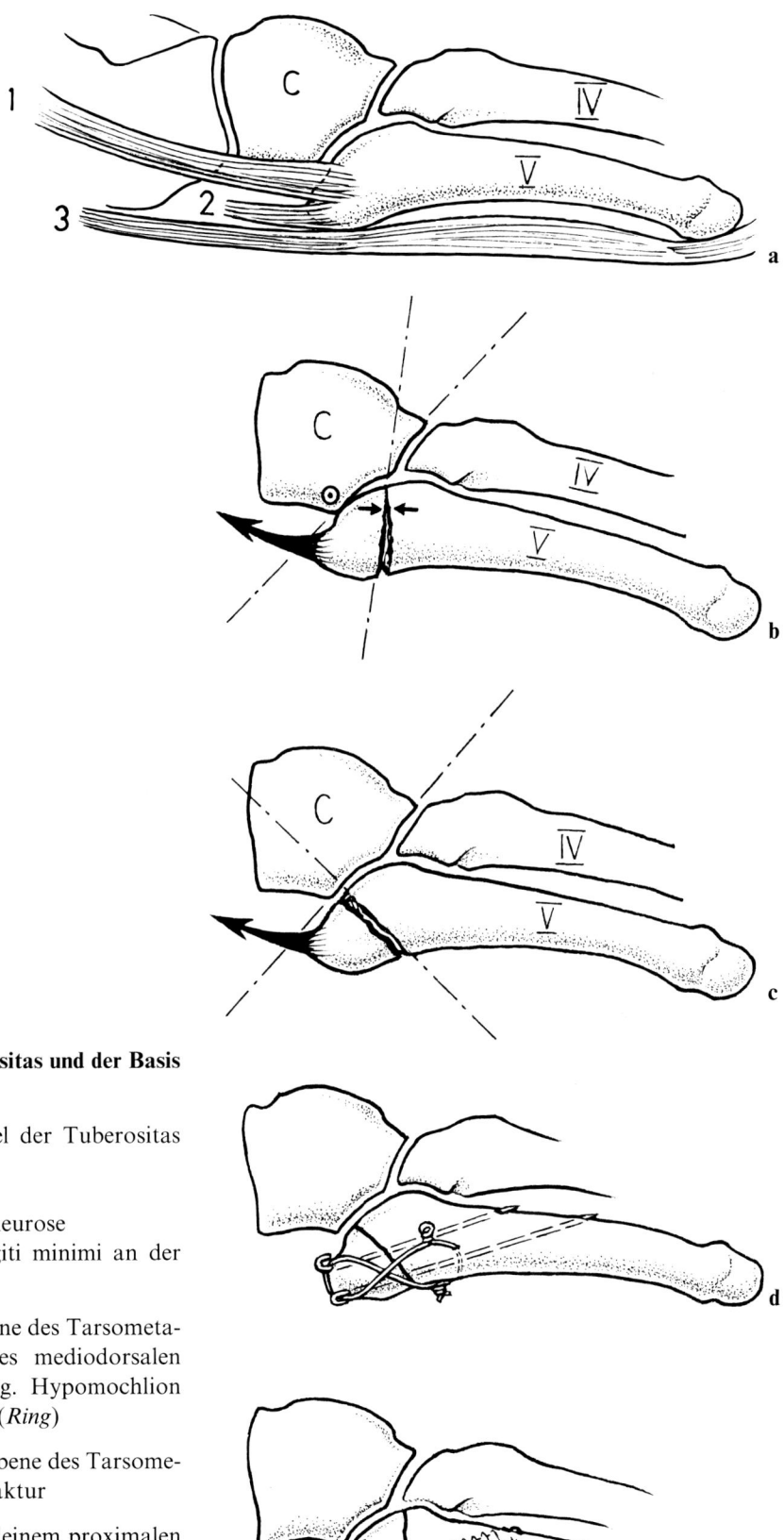

Abb. 232 a–e. Frakturen der Tuberositas und der Basis des Metatarsale V

a Biomechanik: dynamische Zügel der Tuberositas des Metatarsale V
1 = Sehne des M. peronaeus brevis
2 = lateraler Zügel der Plantaraponeurose
3 = Insertion des M. abductor digiti minimi an der Tuberositas

b Frakturebene „parallel" zur Ebene des Tarsometatarsalgelenks V. Kompression des mediodorsalen Frakturbereichs infolge Sehnenzug. Hypomochlion ist die plantare Basis des Kuboids (*Ring*)

c Frakturebene „senkrecht" zur Ebene des Tarsometatarsalgelenks V. Diastase der Fraktur

d Zuggurtungsosteosynthese bei kleinem proximalen Fragment

e Schraubenosteosynthese bei größerem, in sich frakturiertem Basisfragment

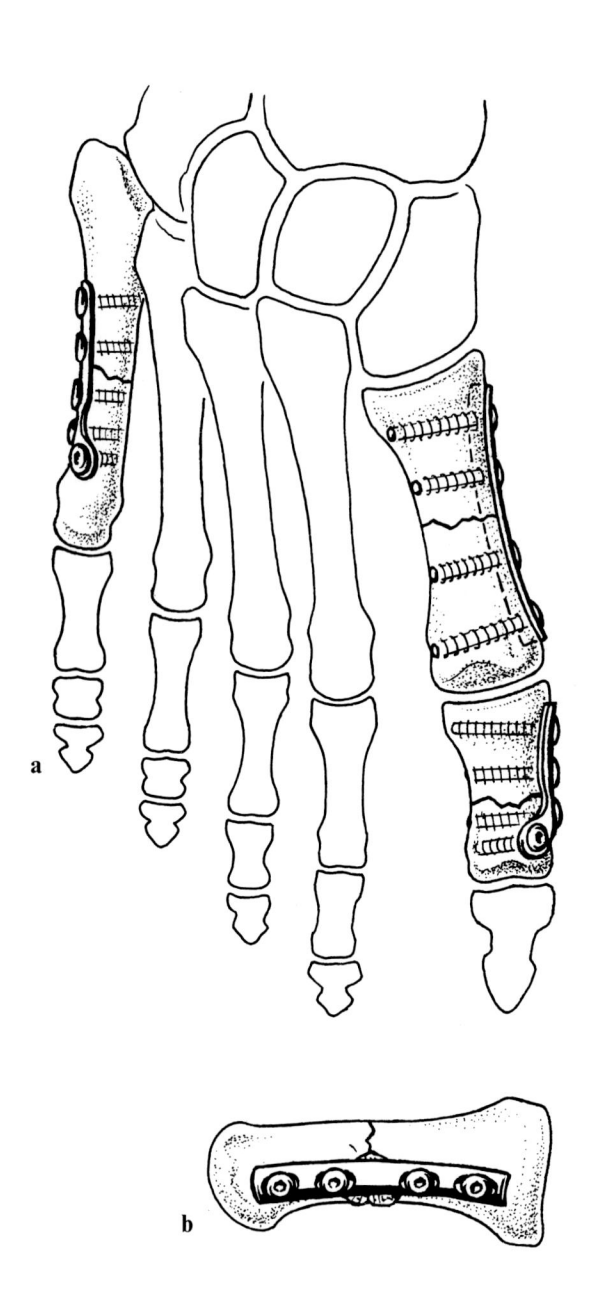

Abb. 233 a, b. Typische Plattenosteosynthesen am Vorfuß

a Seitliche, etwas nach plantar orientierte Platten am Metatarsale I und V (Drittelrohrplatte, Radius-T-Platte, Finger-L-Platte, Mini-L-Platte) im Sinne der Zuggurtungsposition

b Plantare Spongiosaplastik bei Trümmerzone am Metatarsale I

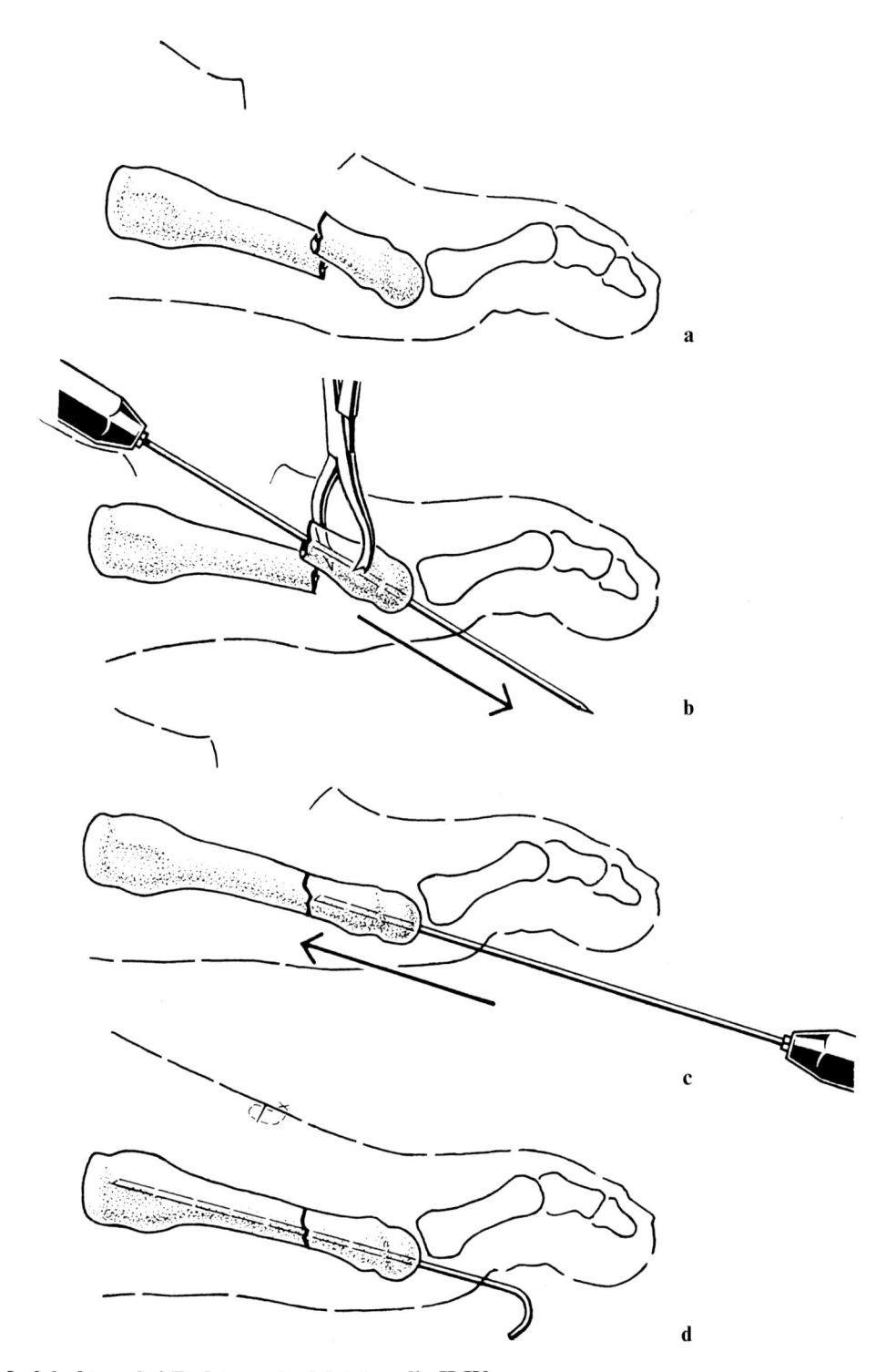

Abb. 234 a–d. Offene Markdrahtung bei Frakturen der Metatarsalia II-IV

a Ausgangslage, Zugang

b Einführung des Spickdrahtes vom Fußrücken her in das periphere Fragment und durch die Planta pedis nach außen

c Reposition unter Sicht. Zurückbohren des Drahtes in die Markhöhle des proximalen Fragments

d Das Drahtende wird nicht unter die Haut versenkt

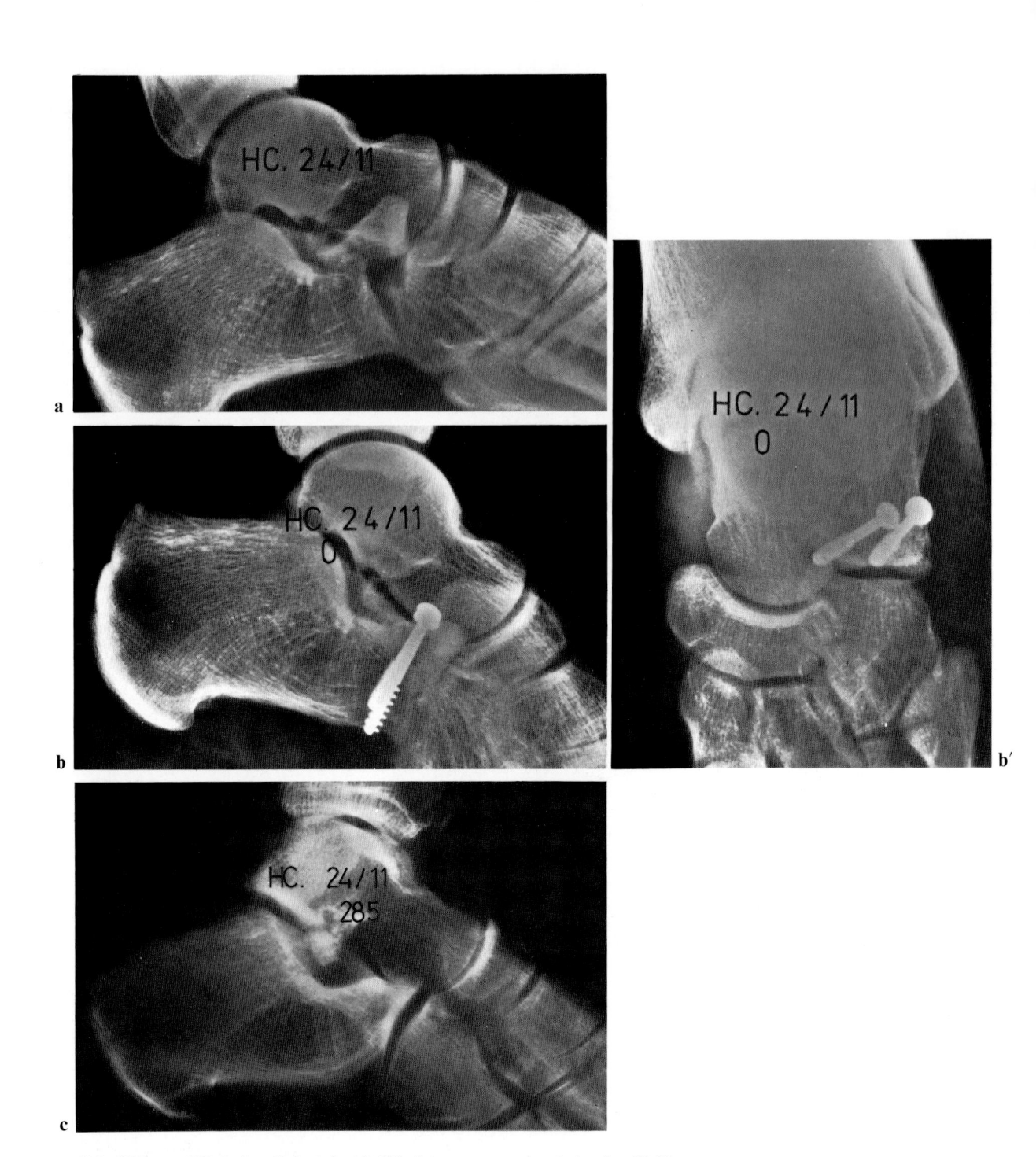

Abb. 235 a–c. Klinisches Beispiel: Abrißfrakturen am anterolateralen Kalkaneus

B., Hans-Ulrich, 21jähriger kaufmännischer Angestellter. Sturz beim Skifahren am 3. Januar 1975

a Abrißfraktur am anterolateralen Rand des Kalkaneus mit Subluxation im Chopart-Gelenk. Kleiner Abriß am Processus lateralis tali

b Notfallosteosynthese: Verschraubung mit 2 kleinen Spongiosaschrauben. Unter dem Abriß findet sich eine kleine Trümmerzone

Verlauf komplikationslos. Entlassung mit Zirkulärgips für 12 Wochen. Ambulante Metallentfernung nach 1 Jahr auswärts

c Kontrolle am 14. Juli 1980: keine Beschwerden. Volle Funktion. Etwas pigmentierte Narbe. Im Röntgenbild Sklerose am Processus lateralis tali. Keine Arthrose

Abb. 236a–c. Klinisches Beispiel: Zuggurtung beim ossärem Abriß der Achillessehne

G., Eva-Maria, 42jährige Hausfrau. Sturz beim Skifahren am 1. Februar 1979

a Abrißfraktur der Achillessehne am Tuber calcanei

b Notfallosteosynthese mit 2 kleinen Spongiosaschrauben. Unterlagsscheibe und doppelter Zuggurtungsdrahtschlinge. Verlauf komplikationslos. Primäre Wundheilung. Entlassung mit Unterschenkelliegegips in Spitzfußstellung. Gehgips ab 4. Woche, gipsfrei ab 8. Woche

c Die im Ausland wohnhafte Patientin schreibt uns nach 13 Monaten, daß sie voll wiederhergestellt und sportfähig sei. Das Metall wurde nach 8 Monaten entfernt.
Röntgenkontrolle nach 33 Wochen zeigt geheilte Fraktur

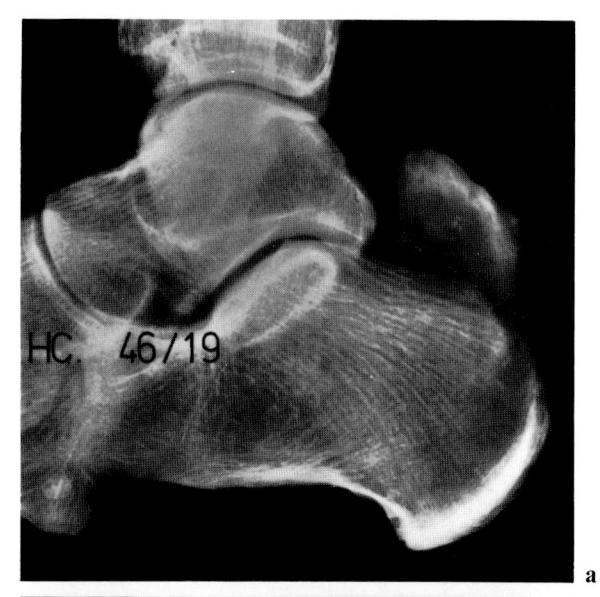

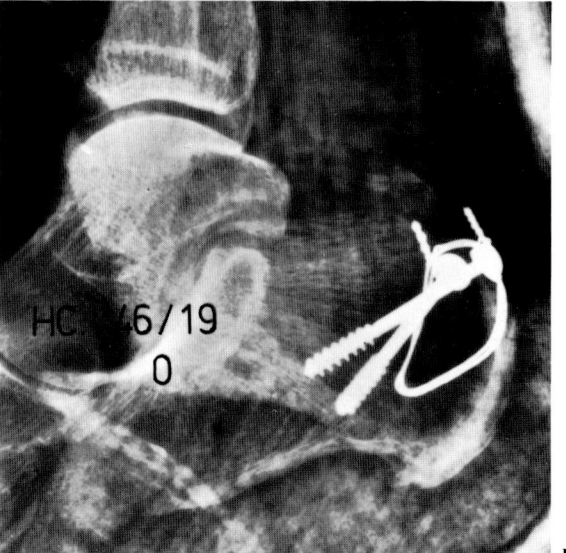

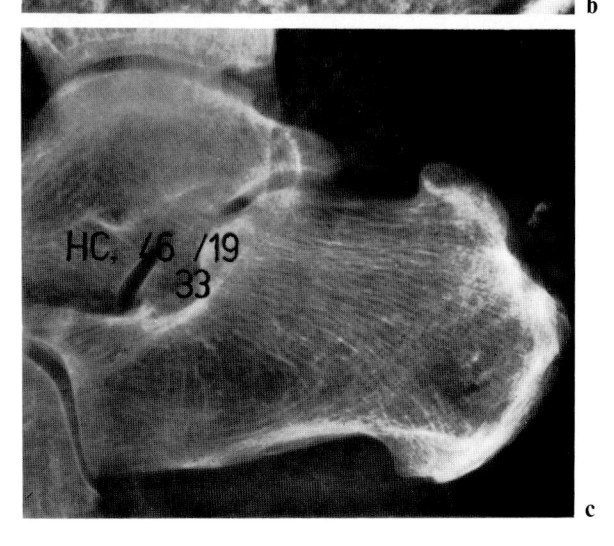

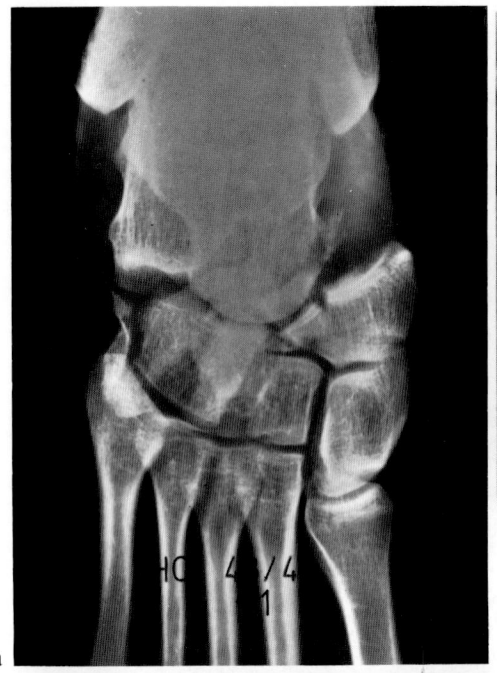

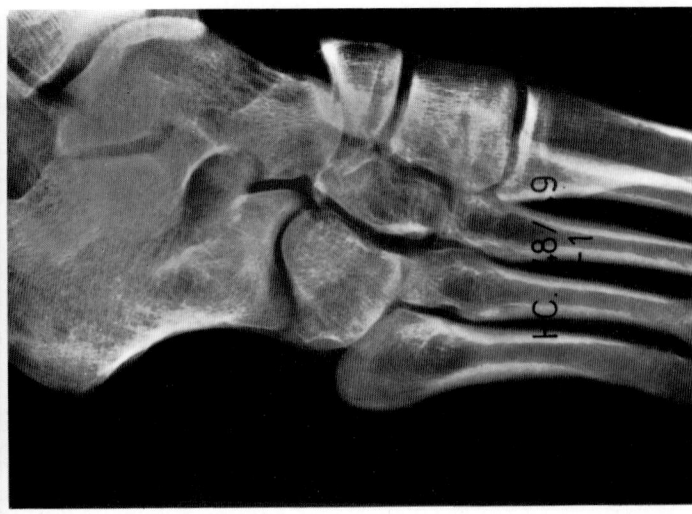

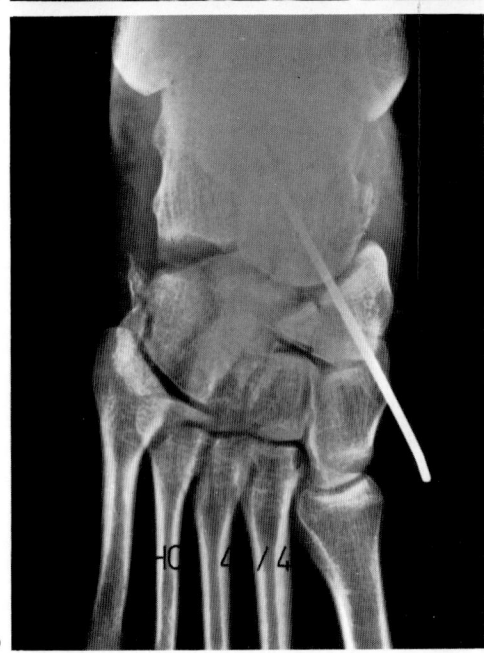

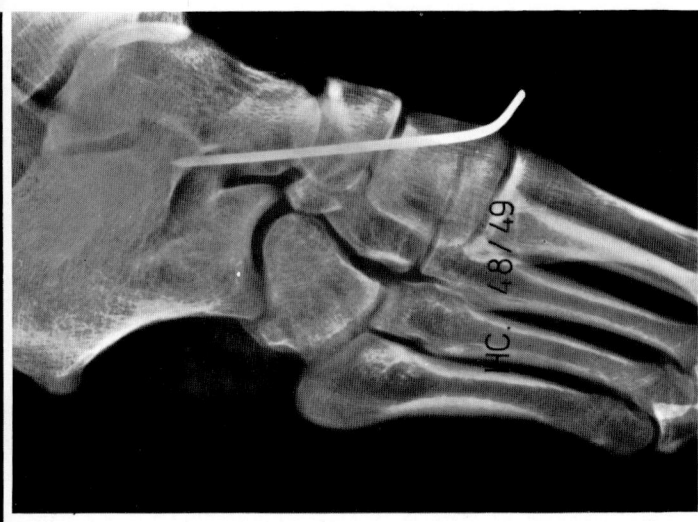

Abb. 237 a–e. Klinisches Beispiel: Luxationsfraktur im Chopart-Gelenk

F., Verena, 18jährige Hotelfachschülerin. Sturz beim Federballspiel am 11. Juli 1979. Reposition und Gips beim Hausarzt. Krankenhauseinweisung am 9. Tag

a Luxation im Chopart-Gelenk mit Impressionsfraktur von Navikulare und Kuboid

b Unblutige Reposition in Narkose. Perkutaner Kirschner-Draht zwischen Navikulare und Talus. Im Röntgenbild Schalenausbruch und Defekt im Kuboid deutlicher. Zuwarten wegen prekärer Hautverhältnisse

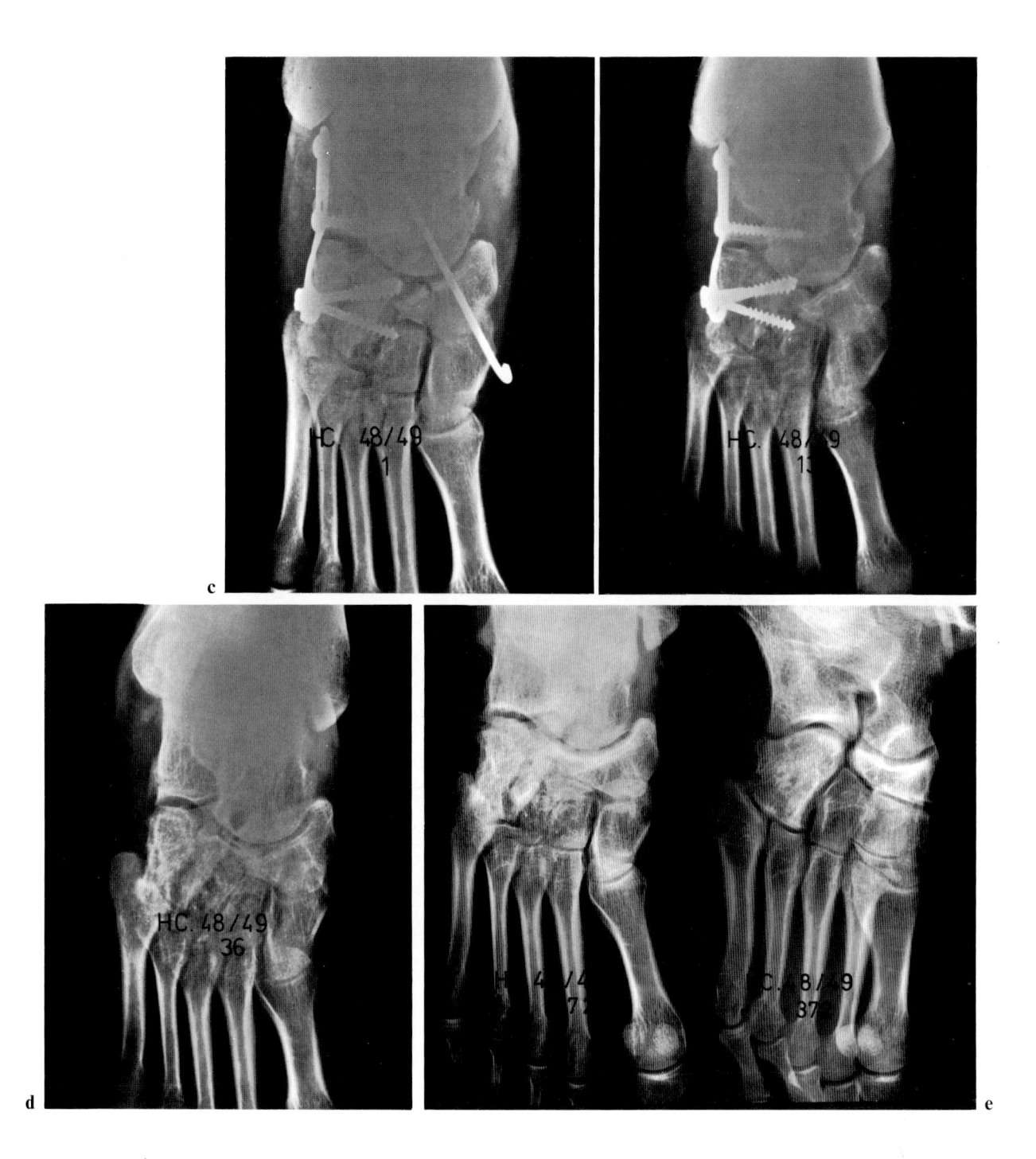

c Laterale Osteosynthese 1 Woche später (1. August 1979): Reposition und Aufrichtung des Kuboids, Defektauffüllung mit autologer Beckenspongiosa. Abstütz-T-Platte, die im intakten distalen Anteil des Kuboids und im Kalkaneus verankert wird. Der laterale Kirschner-Draht wird subkutan versenkt.
Funktionelle Nachbehandlung. Entlassung aus dem Krankenhaus mit Gipsschiene. Wegen lokaler Reizerscheinungen Entfernung des Kirschner-Drahtes 4 Wochen später. Vollbelastung nach 10 Wochen

d Metallentfernung nach 8 Monaten: Funktion bis auf leichte Einschränkung der Supination voll. Keine Muskelatrophie. Narben linear. Frakturen geheilt. Gelenklinien kongruent

e Kontrolle nach 7 Jahren am 15. September 1986: beschwerdefrei. Volle Funktion. Keine Arthrose. Längsspaltung im Kuboid immer noch sichtbar

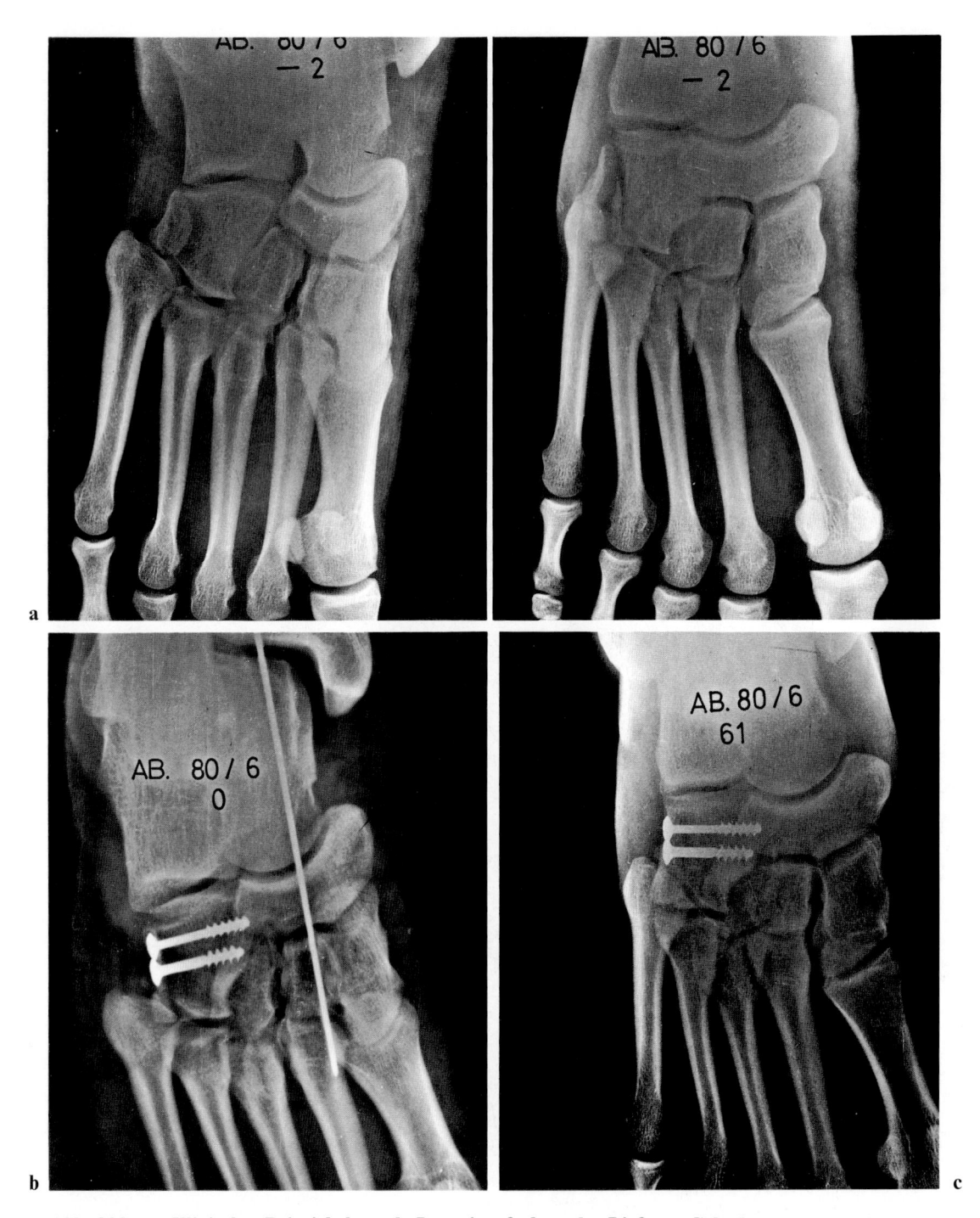

Abb. 238 a–c. Klinisches Beispiel: laterale Luxationsfraktur des Lisfranc-Gelenks

M., Iris, 16jähriges Mädchen. Sturz beim Turnen auf den rechten Fuß am 13. März 1974

a Basisfrakturen der Metatarsalia II–V mit für Luxation typischem Abrißfragment an der Basis des Metatarsale II. Schalenfraktur des Os cuboideum

b Operation nach 14 Tagen aus 2 Längsinzisionen: Reposition und Bandnaht am Metatarsale II. Fixation mit Kirschner-Draht. Schraubenosteosynthese des Kuboids. Entlastung im Gips für 7 Wochen, dann Kirschner-Drahtentfernung und zunehmende Belastung

c Kontrolle nach 14 Monaten: beschwerdefrei. Volle Beweglichkeit des Fußes. Keine Metallentfernung

Abb. 239 a–c. Klinisches Beispiel: zentrale Luxationsfraktur des Lisfranc-Gelenks

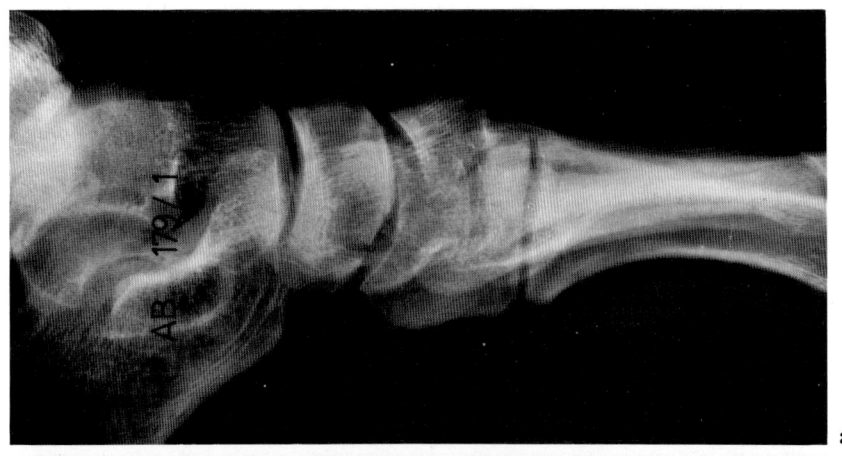

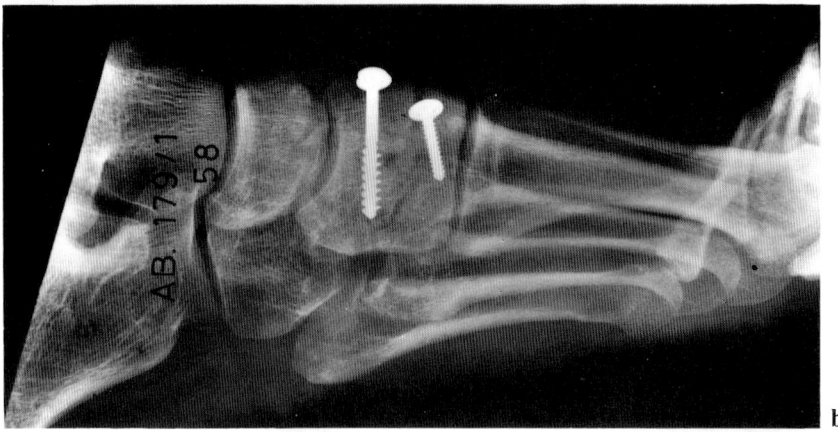

D., Roland, 49jähriger Vertreter. Verkehrsunfall (Automobilfrontalkollision) am 20. September 1981

a Fraktur der Basis des 2. Metatarsale mit Beteiligung des Os cuneiforme II, welches im seitlichen Röntgenbild nach dorsal luxiert ist

b Operation nach 4 Tagen: zuerst Verschraubung der Fraktur des Os cuneiforme, dann – wegen persistierender Instabilität – auch der Fraktur des Metatarsale II. Naht des gerissenen Bandapparates.
Nach Wundheilung Unterschenkelgips für 4 Wochen. Vollbelastung ab 7. Woche

c Kontrolle nach 1 Jahr: beschwerdefrei. Fuß voll beweglich. Im Röntgenbild leichte Arthrose. Keine Metallentfernung

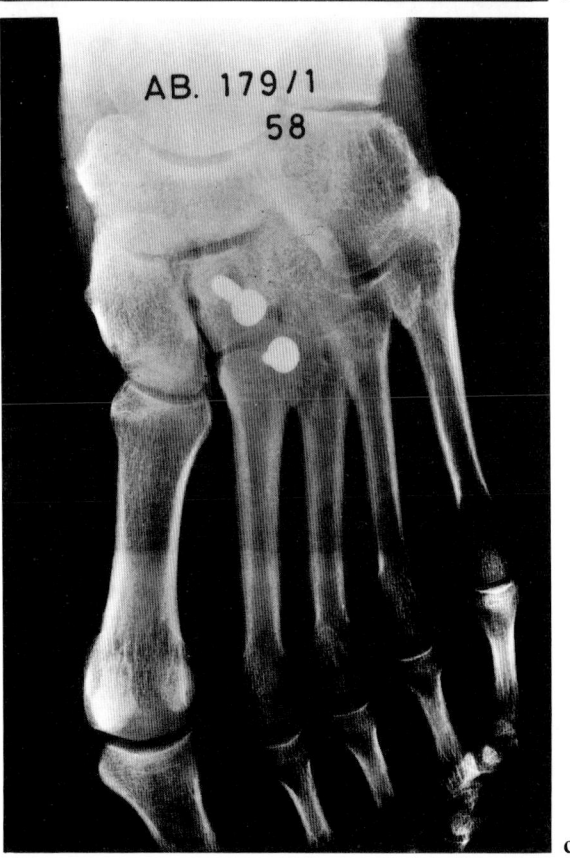

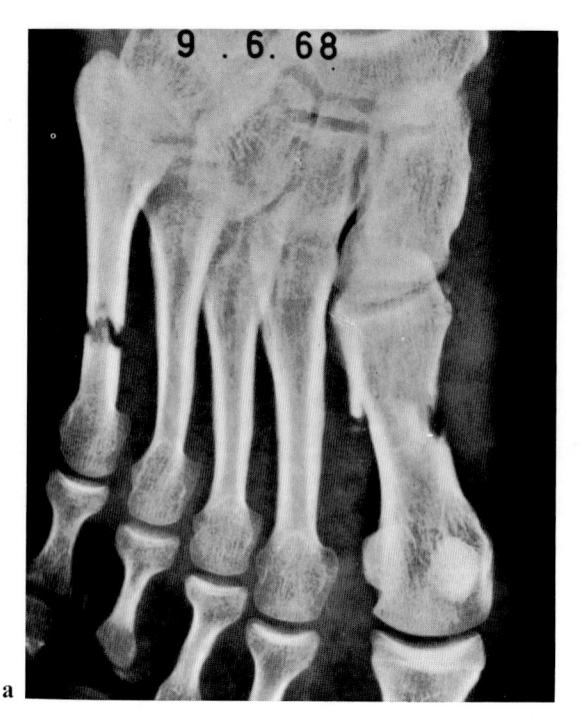

Abb. 240a–d. Klinisches Beispiel: Plattenosteosynthese von Querfrakturen der Metatarsalia I und V

C., Michele, 32jähriger Bauarbeiter. Fuß in Baggerschaufel eingeklemmt am 8. Juli 1968

a Querfrakturen der Metatarsalia I und V. Massive lokale Schwellung. Hochlagerung

b Osteosynthese nach 11 Tagen (19. Juli 1968) L-Platte am Metatarsale V. Drittelrohrplatte am Metatarsale I. Die zentrale Trümmerzone wird nicht beachtet. Die proximale Plattenschraube ist zu kurz, die 2. liegt in der Trümmerzone.
Verlauf komplikationslos. Rein funktionelle gipsfreie Nachbehandlung. Vollbelastung nach 4 Monaten, volle Arbeit nach 6 Monaten

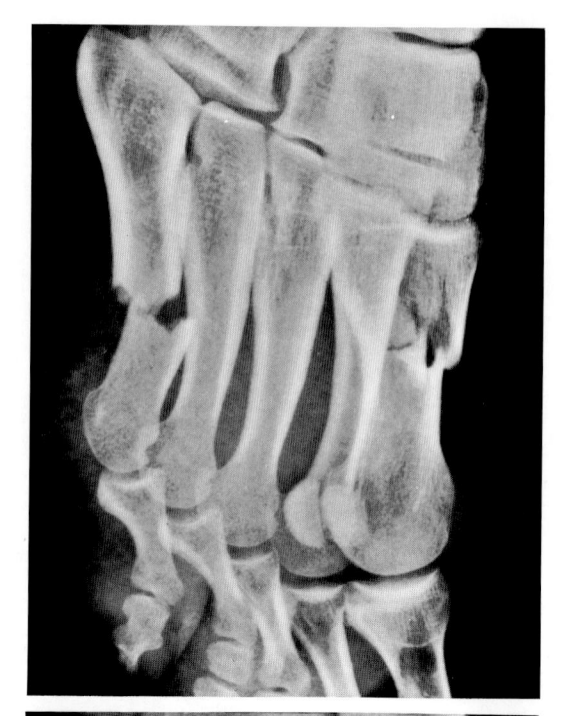

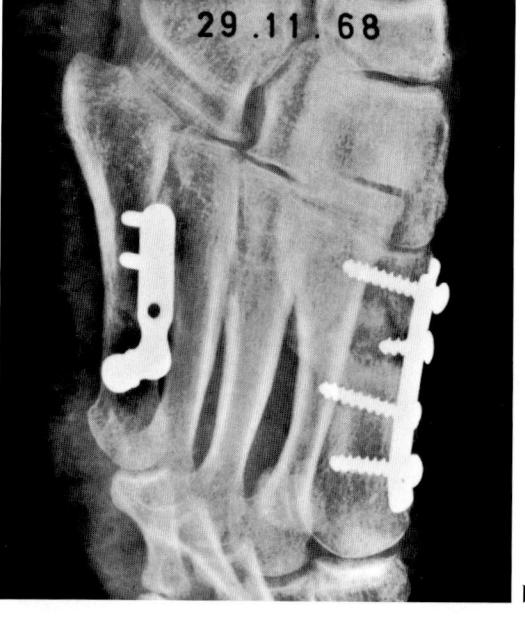

c Metallentfernung nach 8 Monaten: beschwerdefrei, voll arbeitsfähig, seitengleiche Bewegung. Primärheilung der Fraktur des Metatarsale V. Am Metatarsale I verzögerte Konsolidation

d Spätkontrolle nach 12 Jahren am 12. Juli 1980: beschwerdefrei, als Bauarbeiter voll arbeitsfähig. Narben linear. Beweglichkeit voll. Keine Muskelatrophie. Arthrose im Tarsometatarsalgelenk I

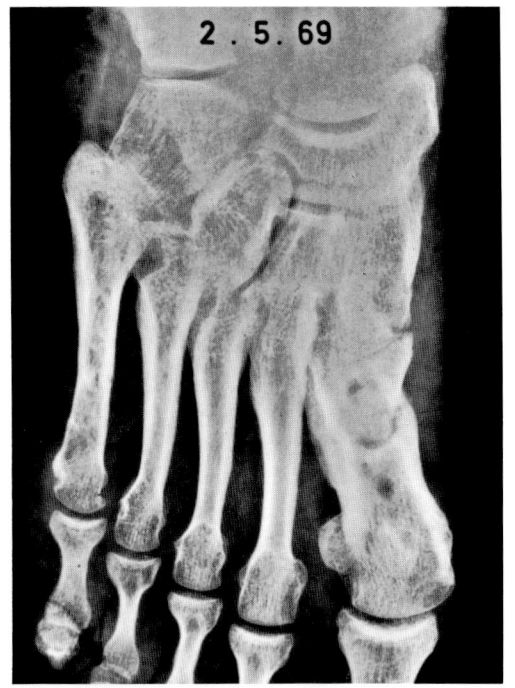

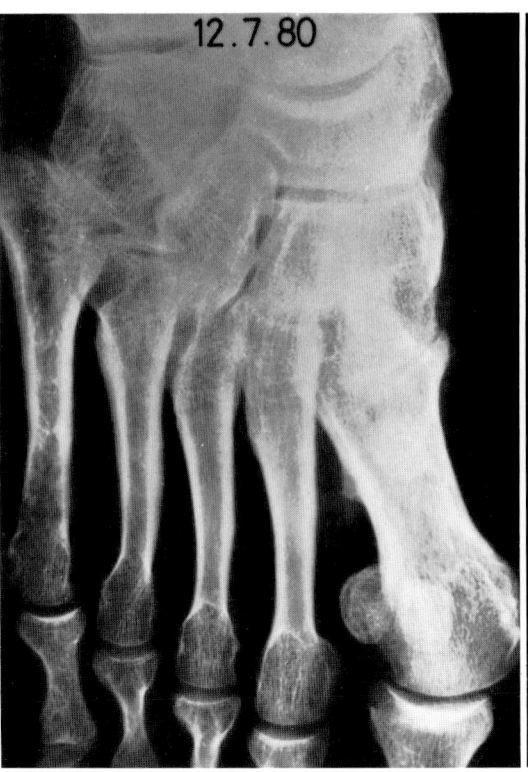

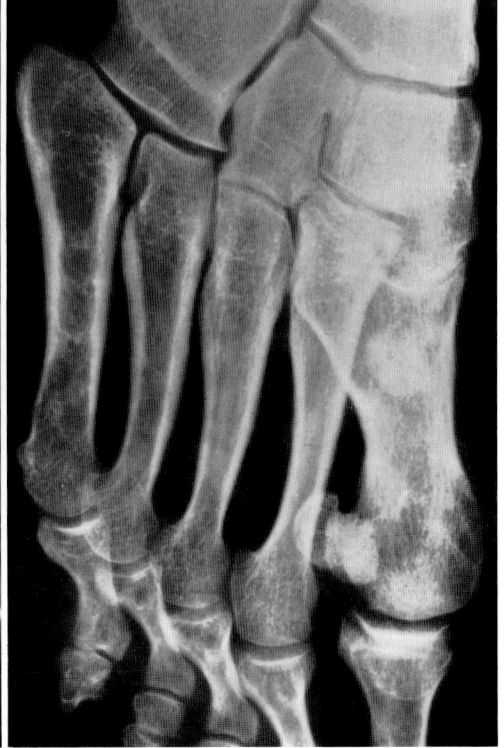

Abb. 241 a–c. Klinisches Beispiel: Basisfraktur des Metatarsale I

M., Domenico, 28jähriger Elektromonteur. Sturz vom Baugerüst

a Proximale, intraartikuläre Trümmerfraktur des Metatarsale I, subkapitale Fraktur des Metatarsale II (Vasallenfraktur)

b Nach 2 Wochen primäre Arthrodese des Tarsometatarsalgelenkes I mit Drittelrohrplatte und Spongiosaplastik. Markdrahtung des Metatarsale II. Entfernung des Drahtes nach 4 Wochen. Entlastungsapparat für 3 Monate. Arbeitsfähigkeit 50% nach 7 Monaten

c Röntgenbild vor Metallentfernung nach 13 Monaten: Arthrodese und Fraktur geheilt.
Behandlungsabschluß nach 15 Monaten: volle Arbeitsfähigkeit und Beschwerdefreiheit. Fußextension und -inversion 30% eingeschränkt

AB. 14/19 a
−2

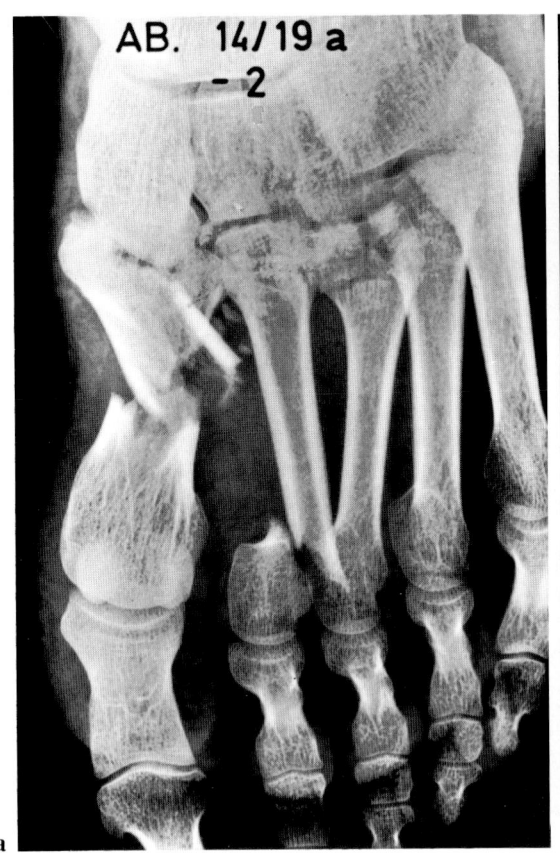

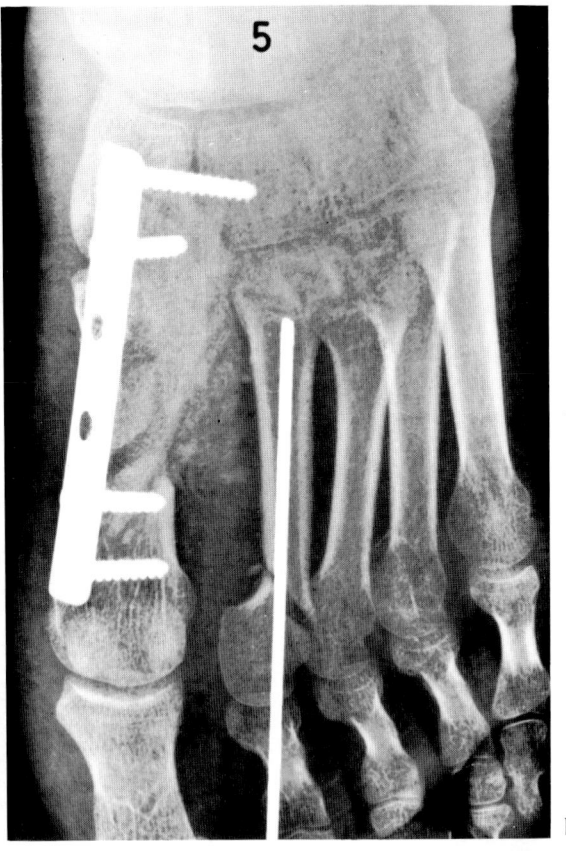

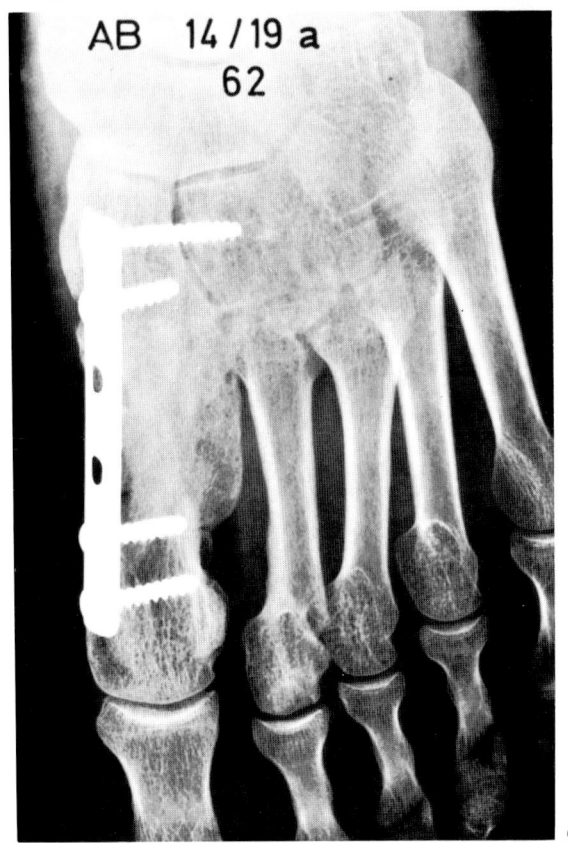

5

AB 14/19 a
62

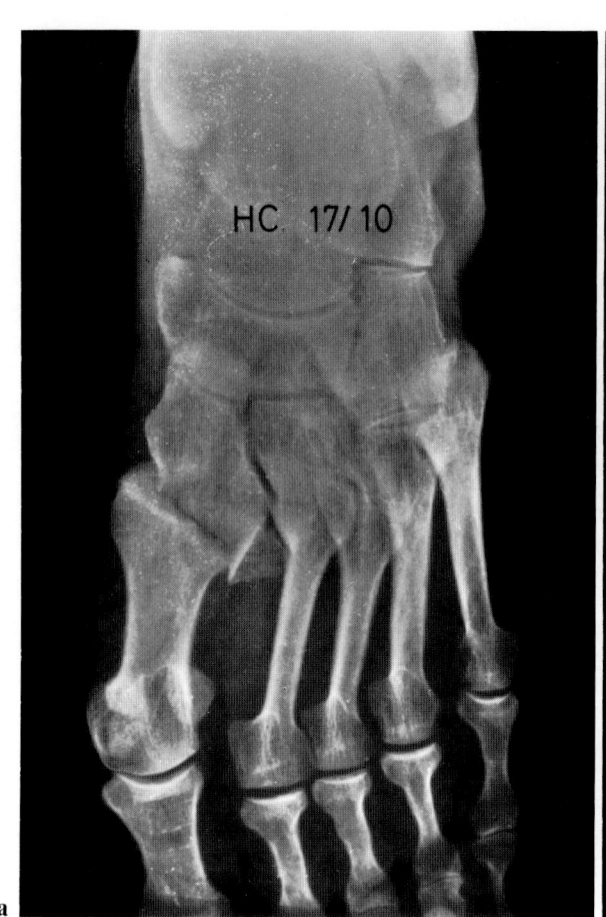

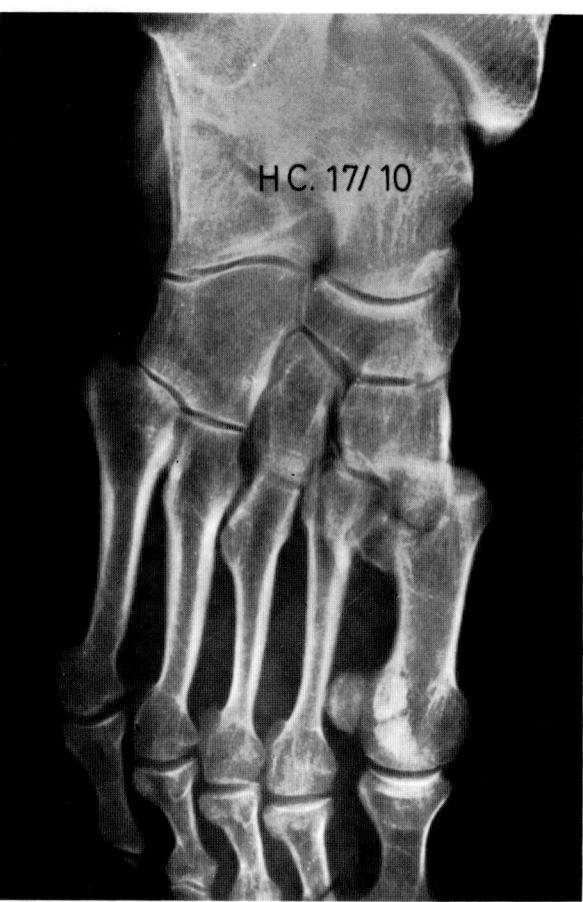

Abb. 242 a–d. Klinisches Beispiel: Luxationsfraktur der Basis des Metatarsale I

H., Hermine, 60jährige Fabrikarbeiterin. Sturz bei der Arbeit am 8. Oktober 1973. Konservative Behandlung beim Hausarzt, dann Einweisung nach 6 Tagen

a Luxationsfraktur der Basis des Metatarsale I

b Osteosynthese am 20. Oktober 1973: Stabilisierung der Basis des Metatarsale I und Mitfixation des Naviculare pedis mit Hilfe einer Radius-T-Platte. Komplikationsloser Verlauf. Wundheilung primär. Entlassung mit Gehgips wegen unfallunabhängiger neurologischer Krankheit. Metallentfernung nach 7 Monaten

c Kontrolle nach 13 Monaten: weitgehend beschwerdefrei. Fraktur geheilt. Narben linear. Geringe Arthrose

d Kontrolle nach 11 Jahren: keine Zunahme der Arthrose

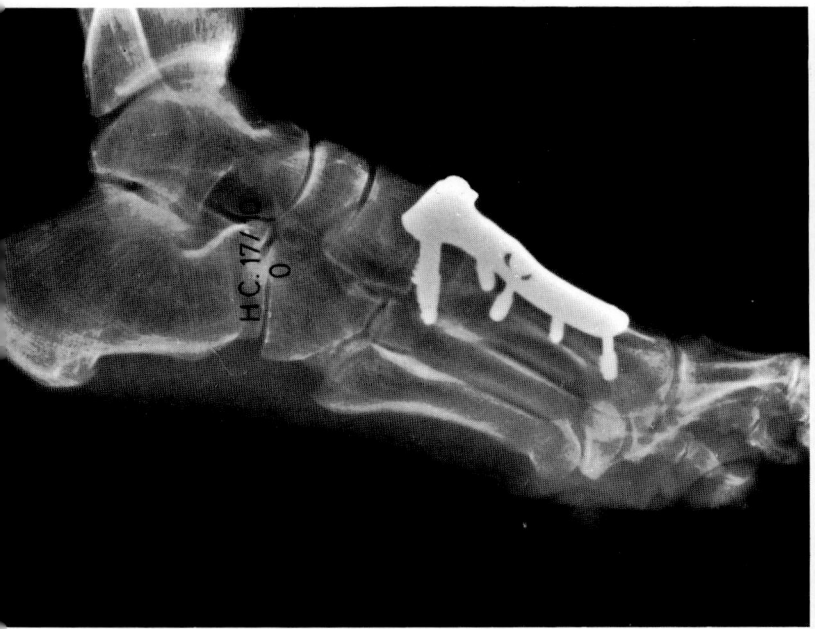

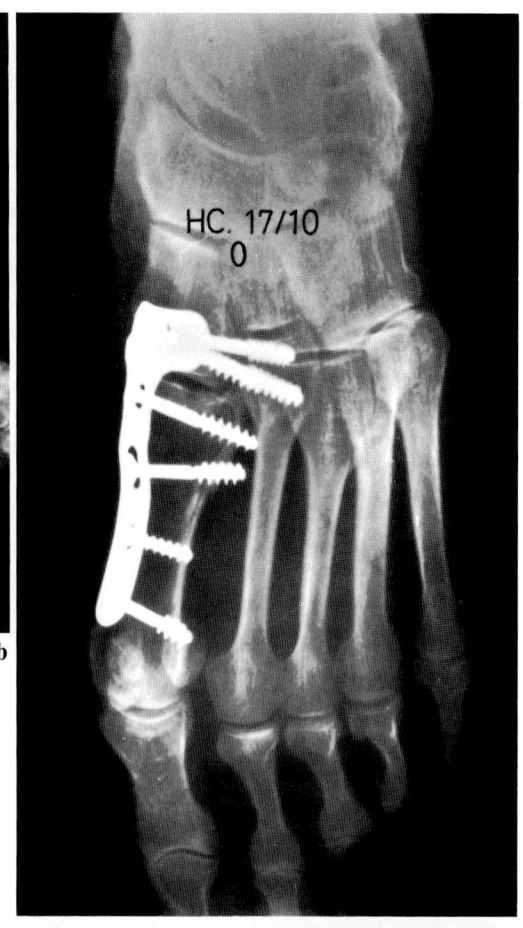

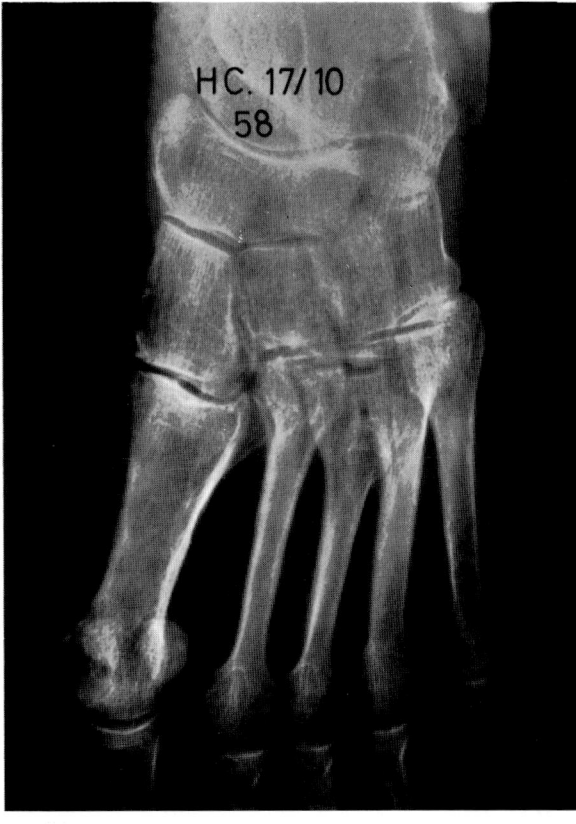

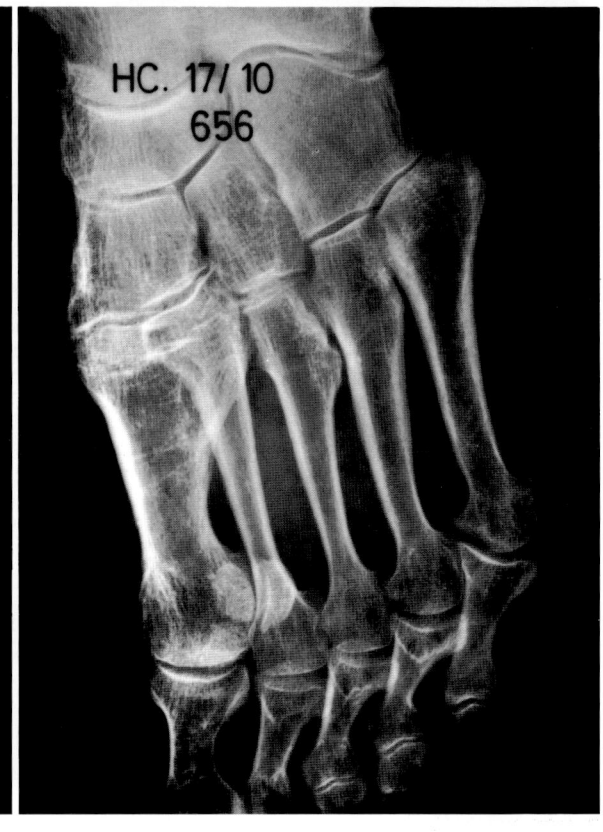

b

c, d

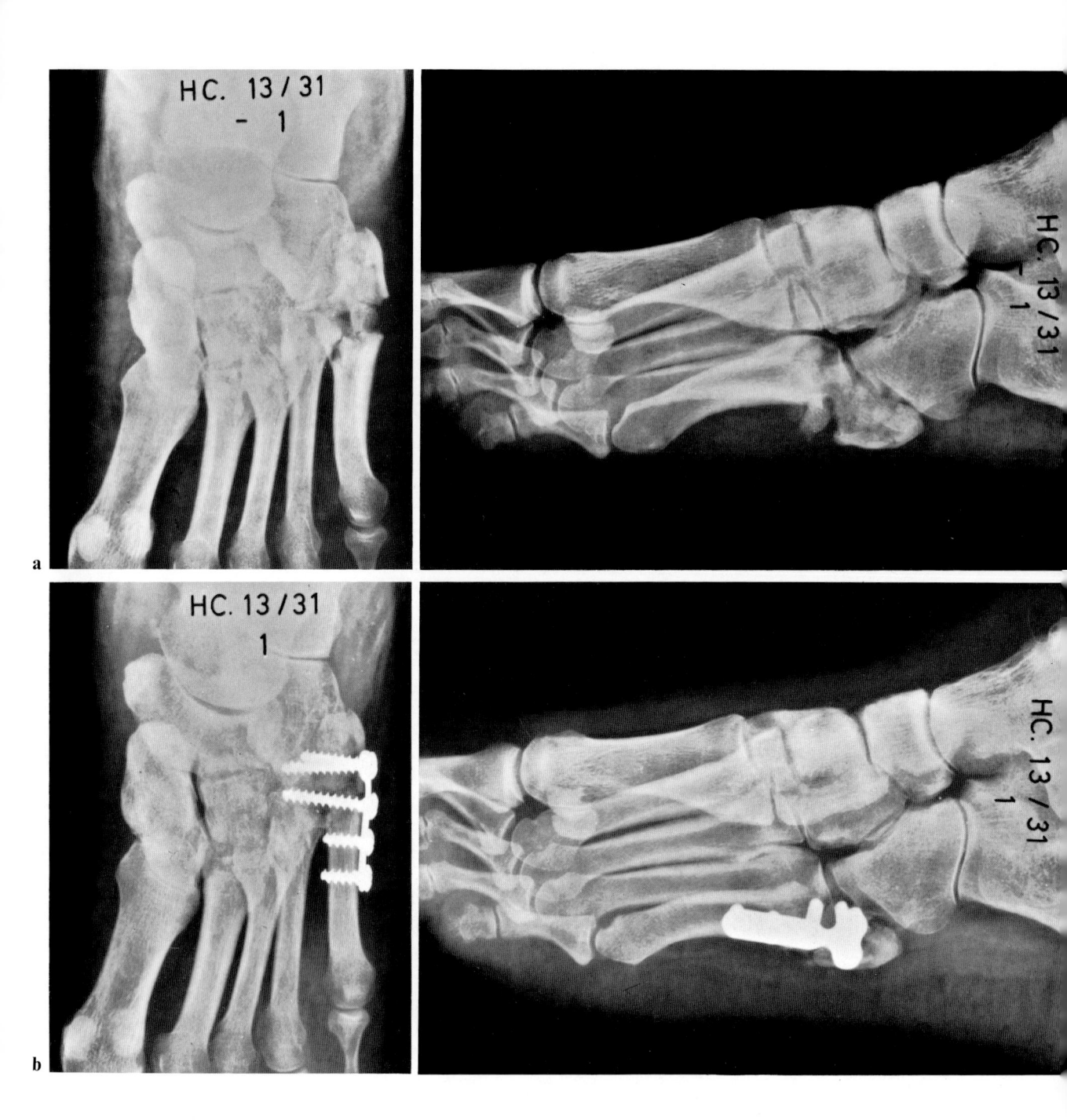

Abb. 243 a–d. Klinisches Beispiel: sekundäre Osteosynthese einer Trümmerfraktur der Basis des Metatarsale V

P., Agnes, 53jährige Fabrikarbeiterin. Linker Fuß am 4. Januar 1973 zwischen Gabelstapler und Mauer eingeklemmt. Massive Hautkontusion

a Trümmerfraktur der Basis des Metatarsale V. Häusliche Behandlung mit Hochlagerung, Gipsschiene und Antibiotika wegen Perforation der Haut. Krankenhauseinweisung nach 19 Tagen. Ein Repositionsversuch scheitert

b Osteosynthese 5 Wochen nach Unfall am 7. Februar 1973: kleine T-Platte und Beckenspongiosa. Funktionelle, gipsfreie Nachbehandlung. Primäre Wundheilung. Krankenhausentlassung mit abnehmbarer Gipsschiene. Gehgips ab 7. Woche. Gipsfreie Vollbelastung ab 18. Woche. Volle Arbeitsfähigkeit nach 34 Wochen

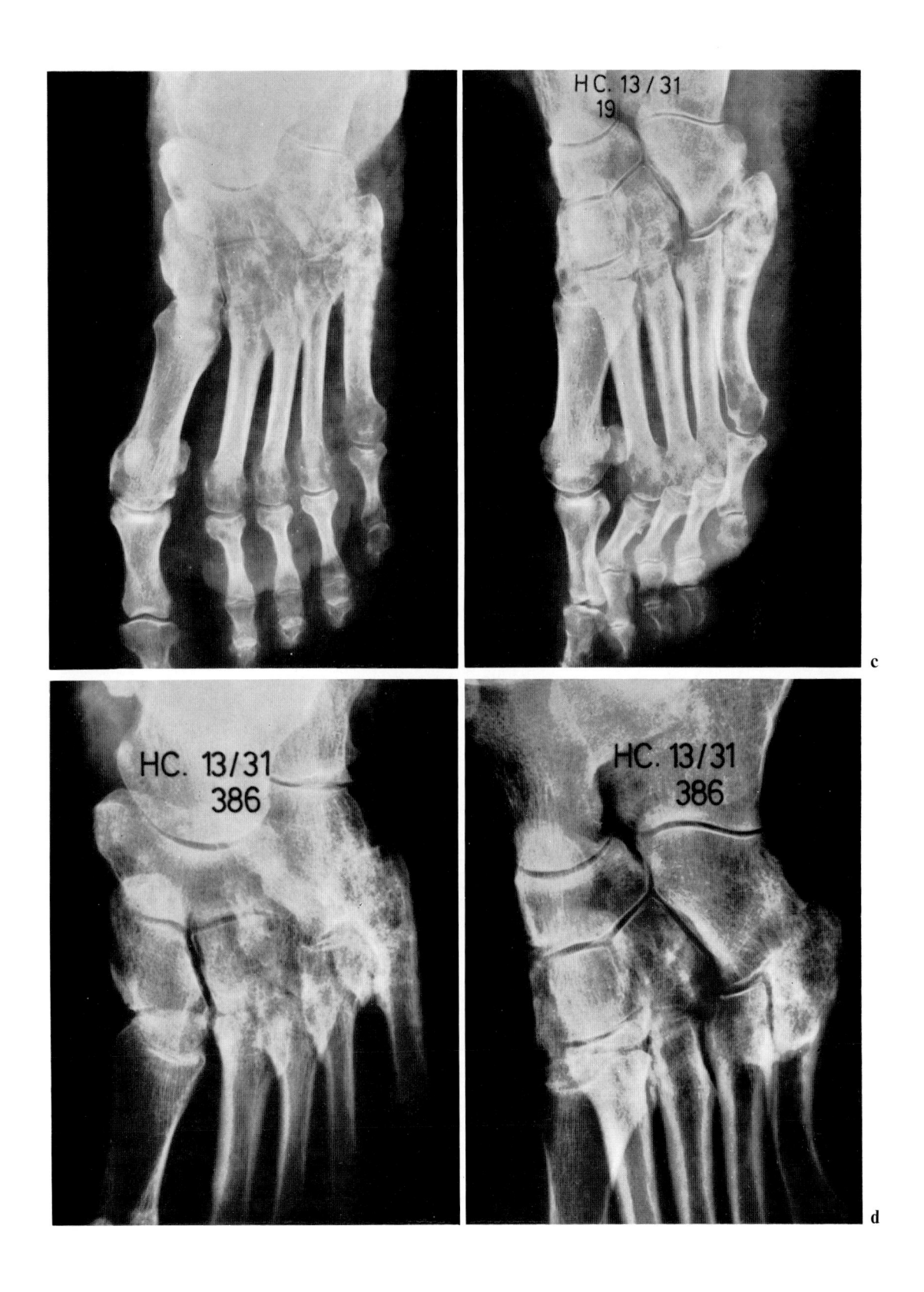

c Metallentfernung nach 4½ Monaten

d Kontrolle nach 7½ Jahren am 5. Juli 1980: beschwerdefrei, voll arbeitsfähig und gehfähig. Narbe linear. Beweglichkeit voll. Keine Muskelatrophie. Ankylose des lateralen Lisfranc-Gelenks

Abb. 244 a–c. Klinisches Beispiel: Torsionsfraktur des Metatarsale V

v.d. M. Diane, 39jährige Sekretärin. Am 4. September 1986, bei Sturz von der Treppe mit rechter Kleinzehe hängen geblieben

a Sehr mobile diaphysäre Torsionsfraktur von Metatarsale V mit kleiner proximaler Trümmerzone

b Osteosynthese nach 4 Tagen: Mini-Schraube und möglichst plantar plazierte Viertelrohrplatte. Spongiosaplastik von der distalen Tibiametaphyse
Gipsfreie Nachbehandlung mit Abrollen des Fußes. Volle Arbeit ab 4. Woche. Vollbelastung ab 7. Woche. Belasteter Zehenstand nach 8 Wochen

c Metallentfernung nach 7 1/2 Monaten: Fraktur geheilt. Im Röntgenbild ist die primär angelagerte und eingebaute Spongiosa deutlich erkennbar

a HB.1/25

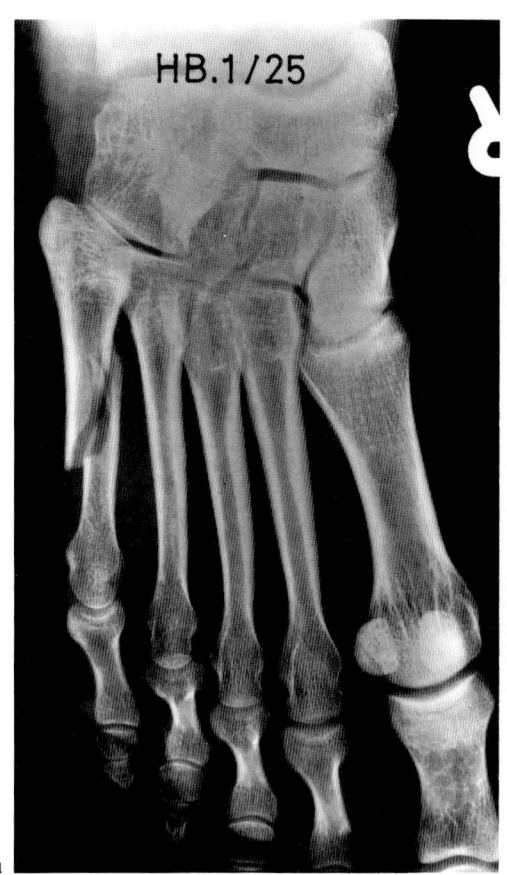

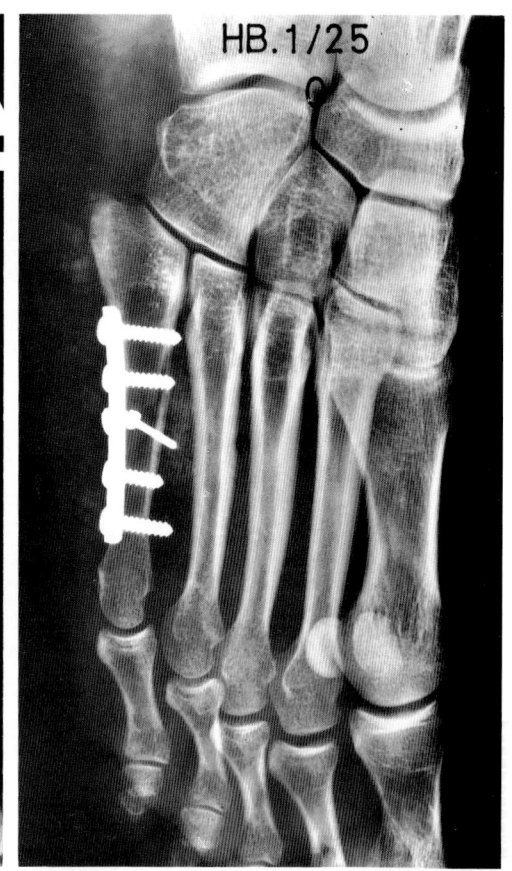

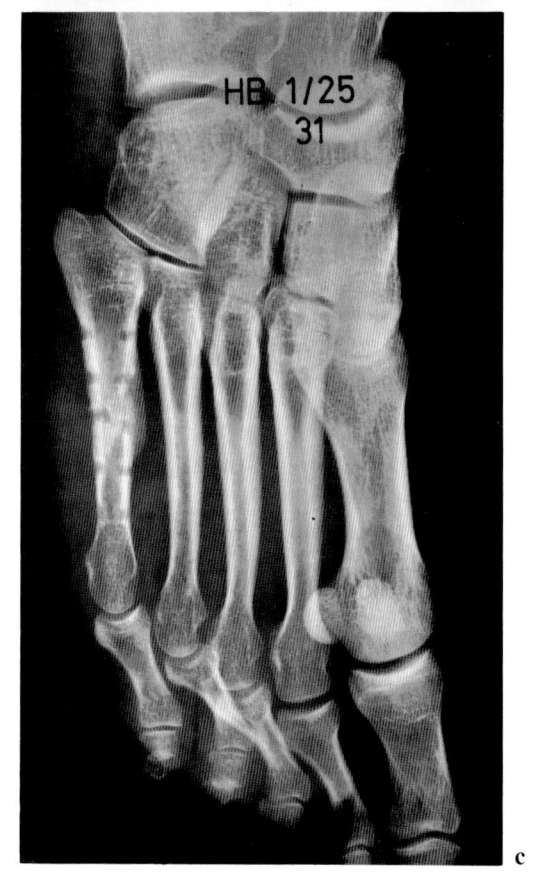

b HB.1/25

c HB.1/25
31

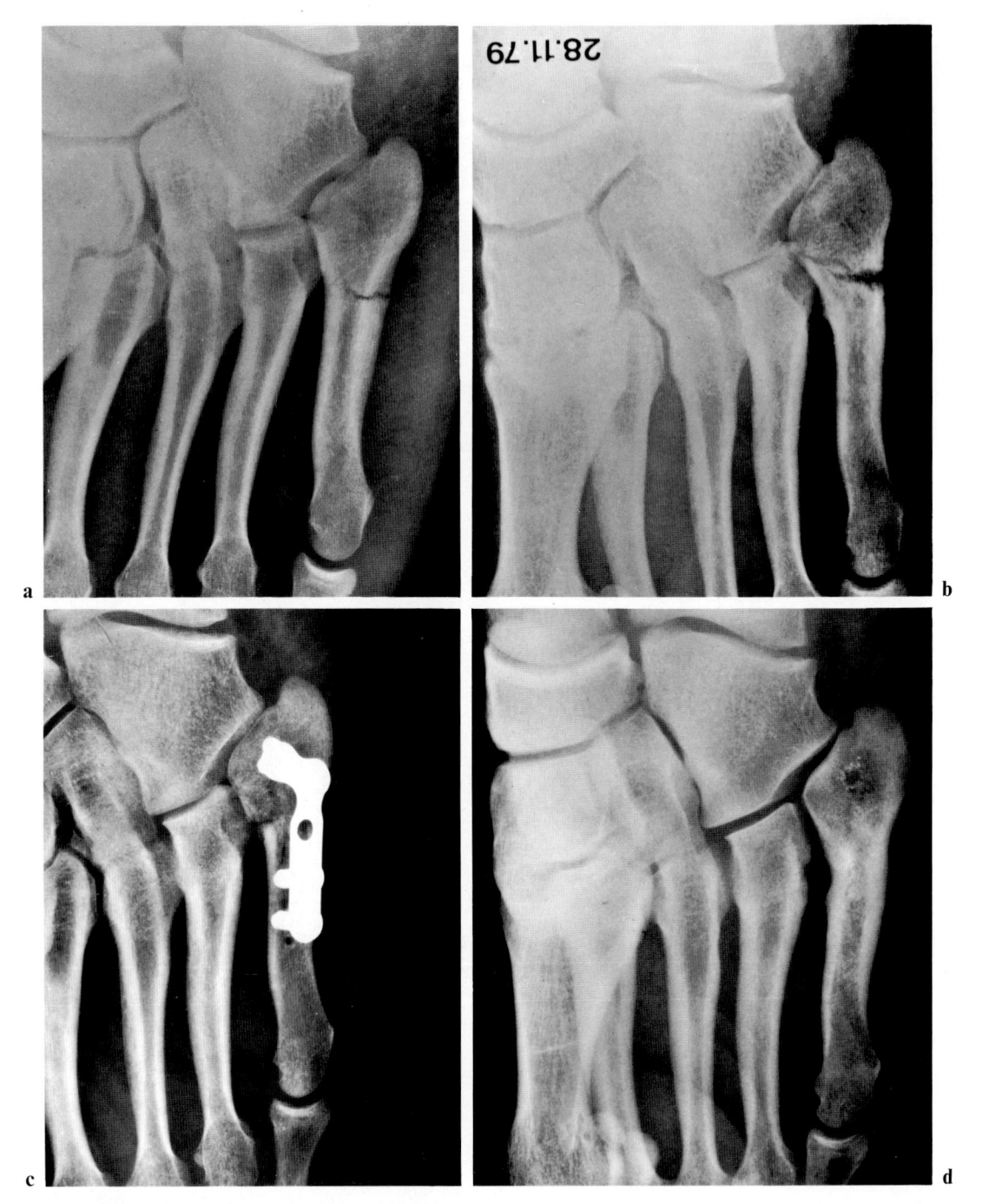

Abb. 245 a–h. Klinisches Beispiel: Bilaterale Stressfrakturen der proximalen Metatarsale-V-Diaphyse (Jones' Fracture)

Refrakturen – Therapie – Verlauf
A., Georg, 19jähriger unsportlicher Patient. Distorsion des *linken* Fußes beim Fußballspielen am 19. Dezember 1978. Schon vorher leichte belastungsabhängige Schmerzen

a Undislozierte quere Fraktur des proximalen Metatarsale V (Jones' Fracture). Konservative Therapie. Ausheilung nach 3 1/2 Monaten. 7 Wochen später bei Skisturz Refraktur. Osteosynthese mit 2 Kirschner-Drähten, Spongiosaplastik und Gipsruhigstellung. Klinische und radiologische Konsolidation (nicht dokumentiert)

b 12 Monate nach dem Erstunfall 2. Refraktur nach leichter Distorsion

c Osteosynthese mit L-Platte, Spongiosaplastik. Konsolidation. Metallentfernung nach 15 Monaten

d Kontrolle am 18. November 1986. 7 Jahre nach der 2. Refraktur: Ausgeheilt. Keine Beschwerden

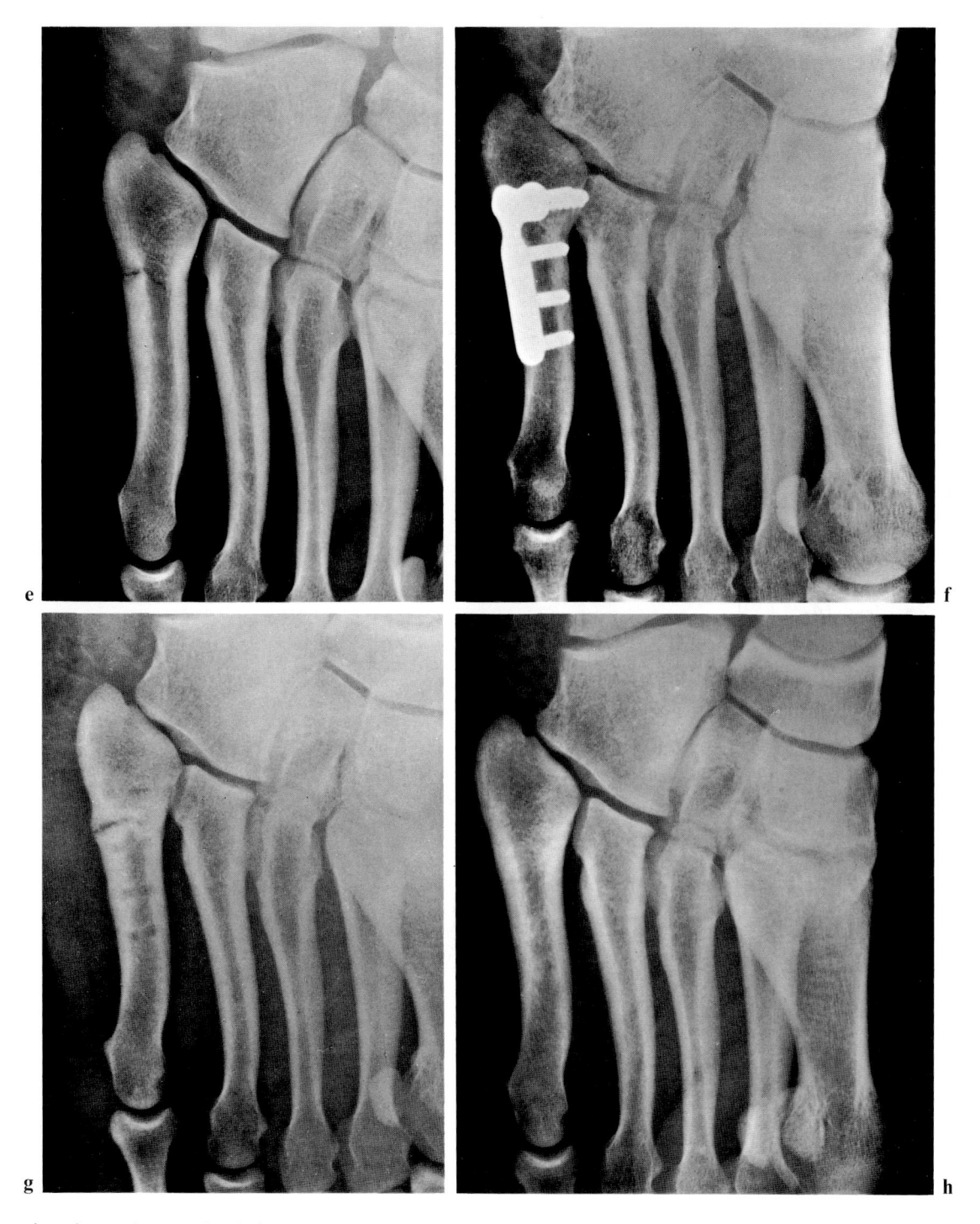

e Distorsion des *rechten* Fußes beim Turnen am 28. Juni 1980, 1 1/2 Jahre nach Verletzung des *linken* Fußes: Spiegelbildliche Jones' Fracture rechts. Primäre Osteosynthese mit Spongiosaplastik

f Kontrolle 7 Wochen nach Osteosynthese: Fraktur geheilt. Metallentfernung nach 9 Monaten

g Refraktur 1 Monat nach Plattenentfernung. Patient lehnt Reoperation ab. Ruhigstellung im Gehgips für 2 Monate

h Kontrolle am 18. November 1986, 5 1/2 Jahre nach der 1. Refraktur: Ausgeheilt, beschwerdefrei

Wir danken Herrn Dr. H.P. Kundert, Zürich für die Überlassung seiner Röntgenbilder

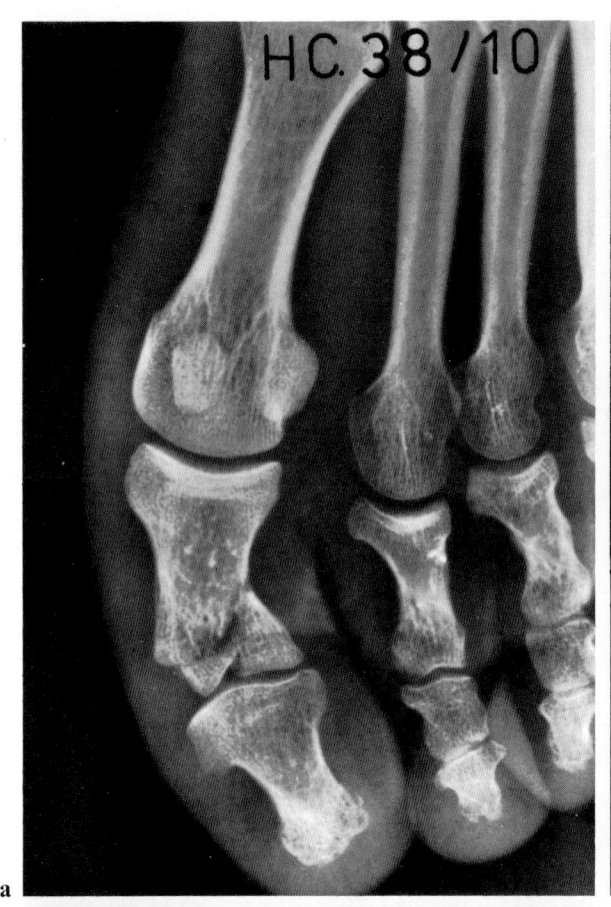

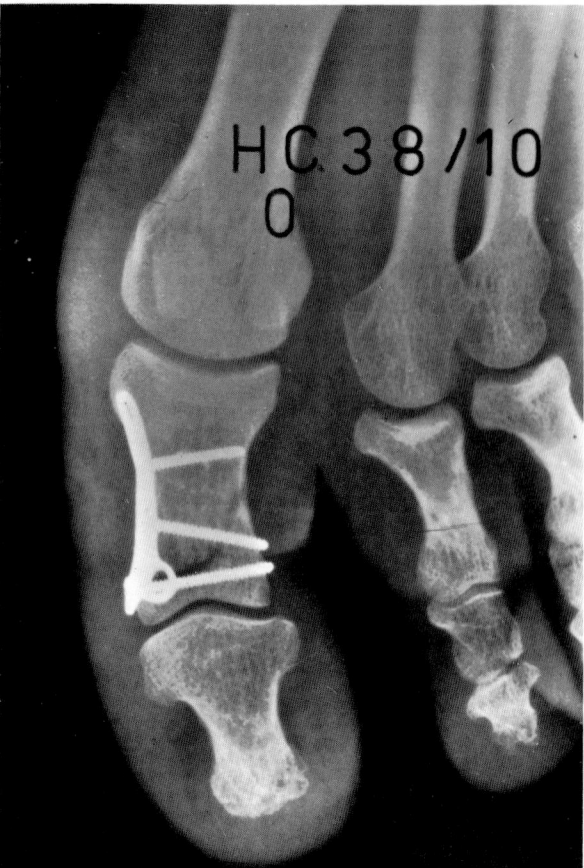

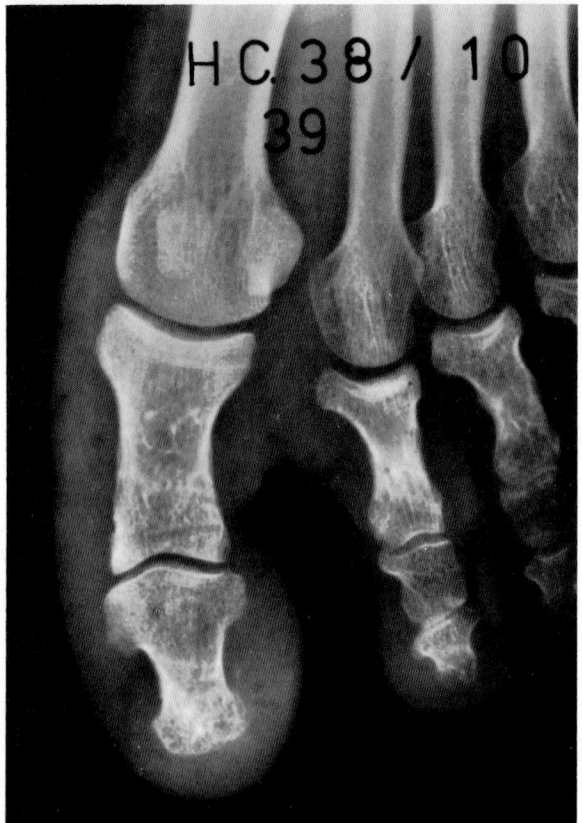

Abb. 246 a–c. Klinisches Beispiel: bikondyläre Fraktur des Großzehengrundphalanx links

M., Esther, 27jährige Hilfsarbeiterin. Sturz von der Treppe am 28. Juli 1977

a Bikondyläre Großzehengrundphalanxfraktur links. Lokale Schwellung mäßig

b Osteosynthese mit Mini-T-Platte am 29. Juli 1977. Verlauf komplikationslos. Funktionelle Nachbehandlung. Entlassung mit Gehgips während 6 Wochen. Vollbelastung ab 6. Woche. Volle Arbeitsfähigkeit ab 10. Woche

c Kontrolle und Metallentfernung nach 9 Monaten: keine Beschwerden. Großzehenendgelenk deutlich eingeschränkt. Fraktur geheilt. Keine Arthrose

Abb. 247 a–d. Klinisches Beispiel: Pseudarthrose der Basis des Metatarsale V

A., Santolo, 36jähriger Bauarbeiter. Mit lateralem Fußrand auf Stein gefallen. Andauernde mäßige Beschwerden, keine Behandlung

a Pseudarthrose nach 8 Monaten festgestellt

b Druckosteosynthese mit kleiner Spongiosaschraube ohne Knochentransplantation. Posteropativ Zirkulärgips für 3 Monate. Progressiver Durchbau der Pseudarthrose

c Kontrolle nach 10 Monaten. Volle Funktion, geringe Beschwerden beim Wetterwechsel, volle Arbeitsfähigkeit, Pseudarthrose durchgebaut

d Metallentfernung nach 17 Monaten: Beim Zurückdrehen bricht das Schraubengewinde ab und wird belassen. Eine Spätkontrolle ist wegen Ausreise des Patienten ins Ausland nicht mehr möglich

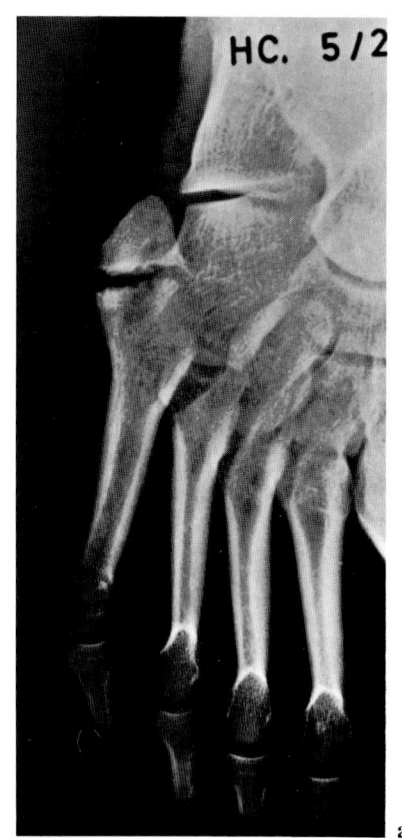

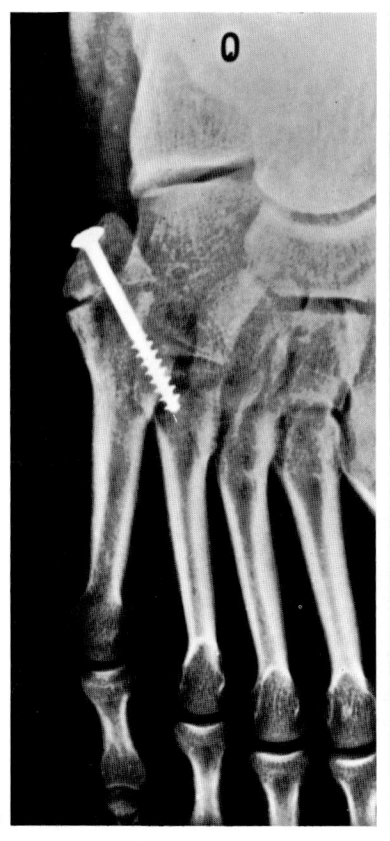

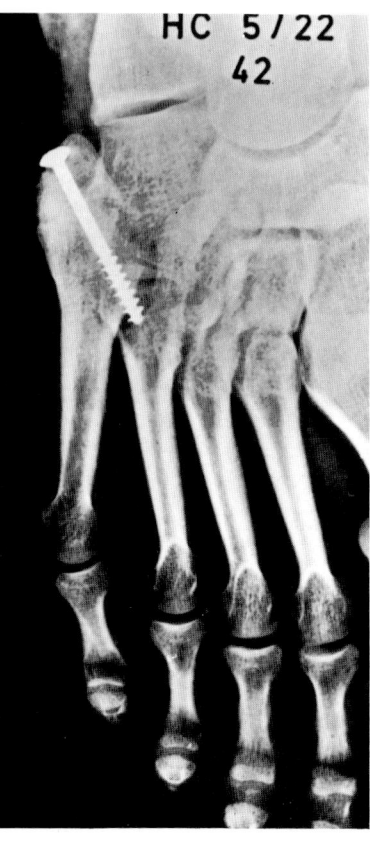

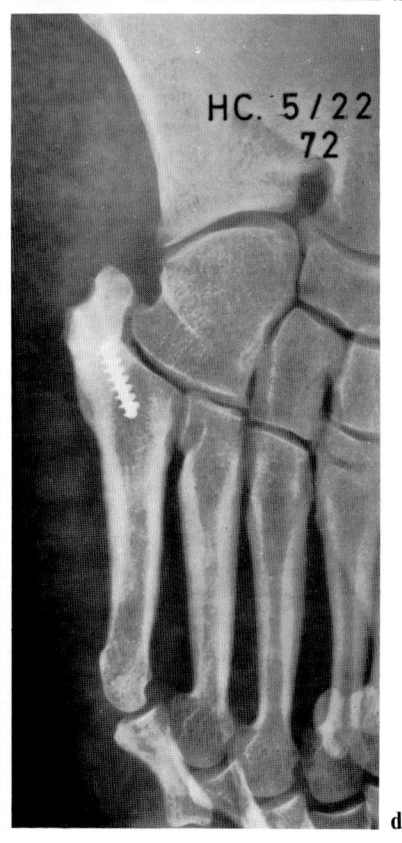

Abb. 248 a–d. Klinisches Beispiel: verzögerte Frakturheilung am distalen Metatarsale V

S., Dante, 47jähriger Dekorateur. Sturz von der Leiter am 29. Juli 1970. Distale, kaum dislozierte Torsionsfraktur des Metatarsale V. Behandlung im Gehgips

a Nach 8 Wochen keine Konsolidierung. Zunehmende periphere Osteoporose

b Osteosynthese am 23. September 1970: Bolzung mit kortikospongiösem Beckenspan. Kleine L-Platte und Schrauben.
Verlauf komplikationslos. Gipsfreie Nachbehandlung. Entlastung mit Krücken. Fraktur nach 10 Wochen geheilt. Vollbelastung nach 12 Wochen. Metallentfernung nach 5 Monaten

c Kontrolle nach 9 Monaten: beschwerdefrei. Funktion voll. Noch mäßige Osteoporose

d Kontrolle nach 10 Jahren am 14. Juli 1980. Klagt über geringe lokale Beschwerden. Wahrscheinlich infolge inzwischen aufgetretener pcP. Volle Funktion. Keine Muskelatrophie. Normaler Röntgenbefund

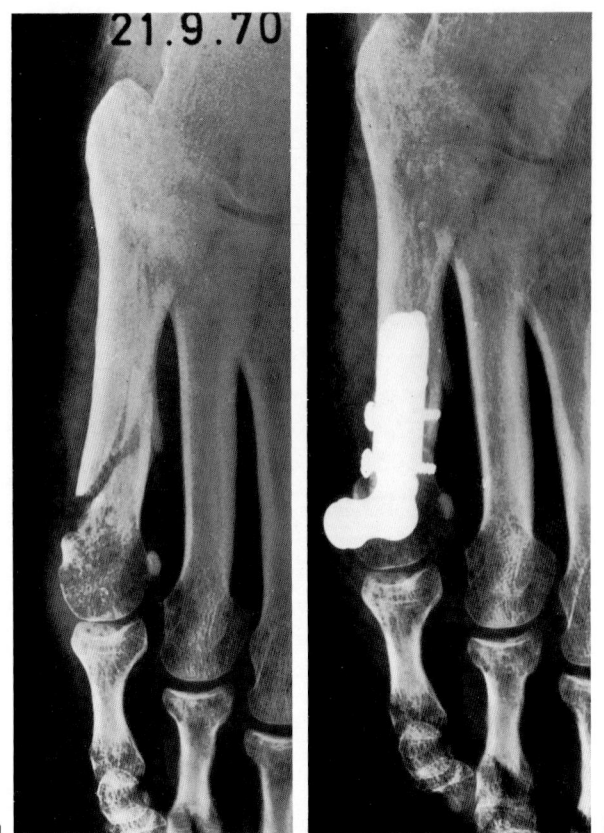

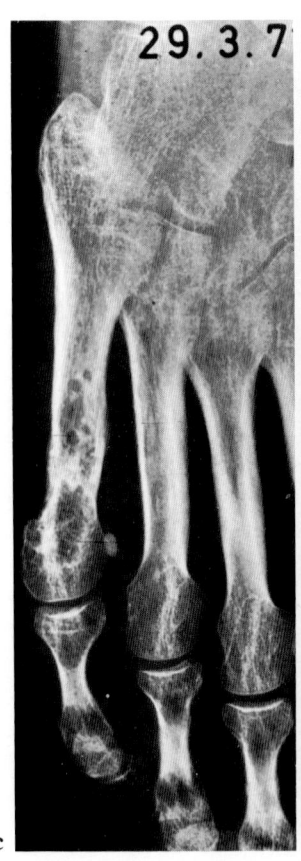

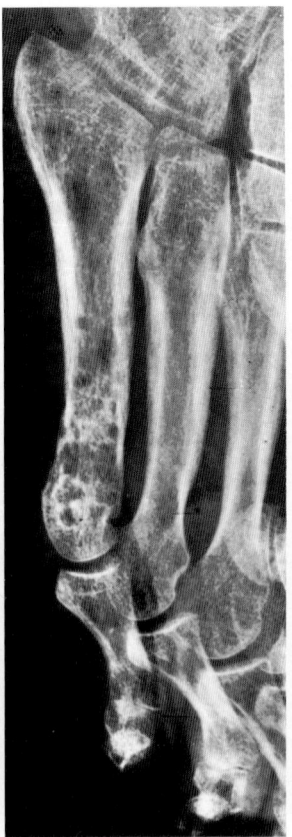

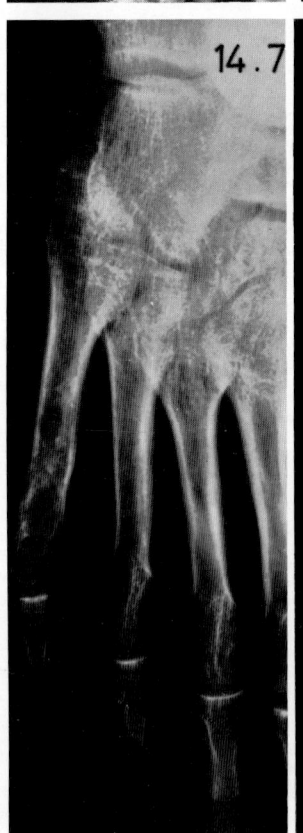

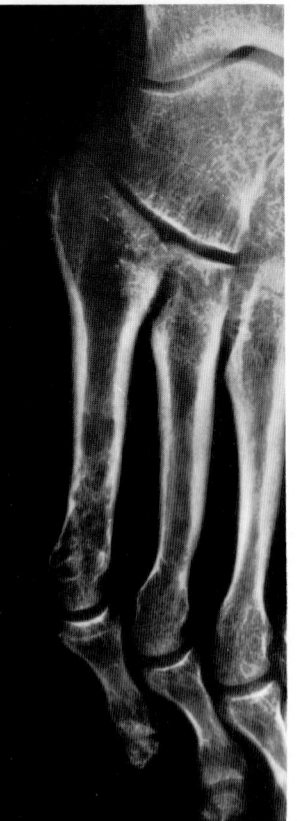

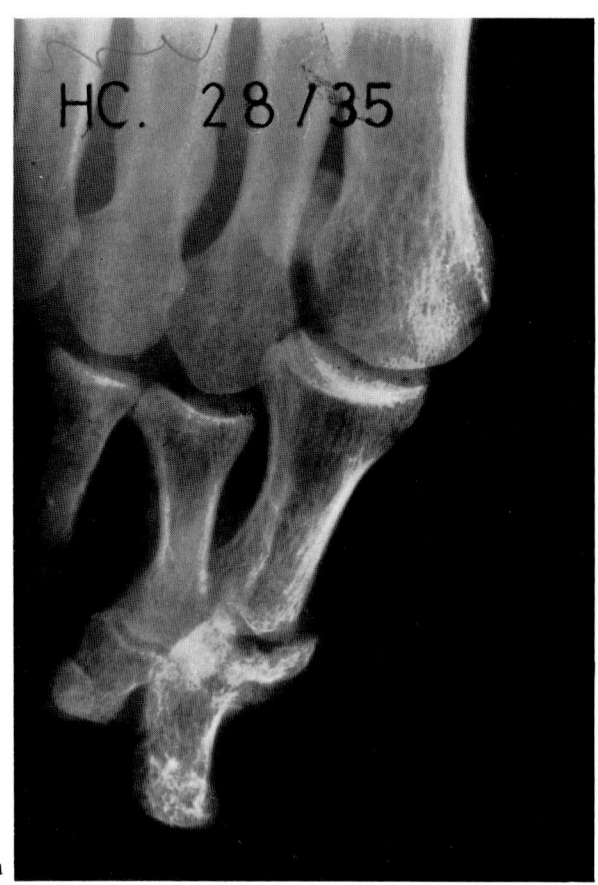

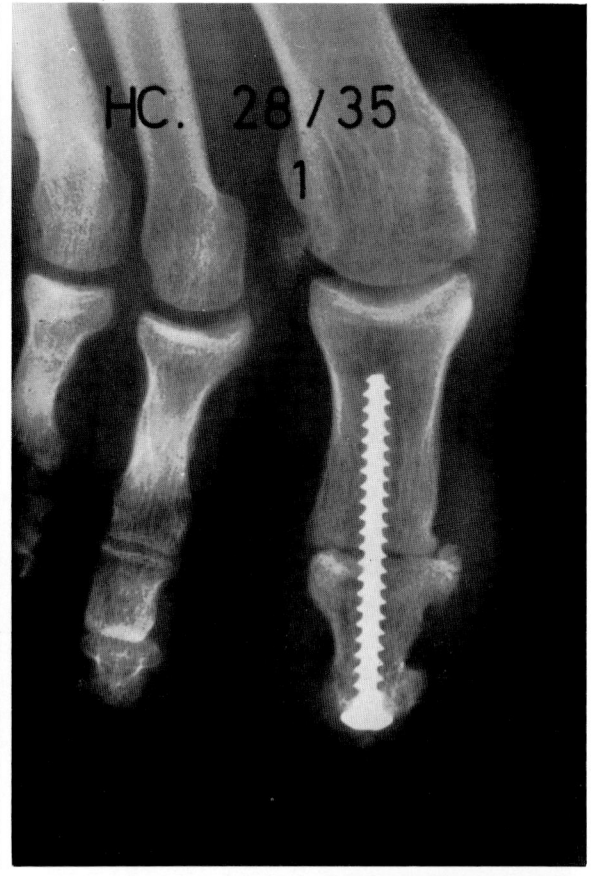

Abb. 249 a–c. Klinisches Beispiel: Schraubenarthrodese Großzehenendgelenk

D., José Luis, 27jähriger Bauarbeiter. Beim Fußballspiel im Juli 1975 artikuläre Stauchungsfraktur der Großzehenendphalanx rechts und Schaftfraktur des Metatarsale III. Persistierende Schmerzen im Großzehenendgelenk

a Posttraumatische Arthrose im Großzehenendgelenk

b Typische retrograde Arthrodese mit Kortikalisschraube 3,5 mm am 31. Oktober 1975. Verlauf komplikationslos. Primäre Wundheilung. Funktionelle Nachbehandlung. Volle Arbeitsfähigkeit nach 8 Wochen

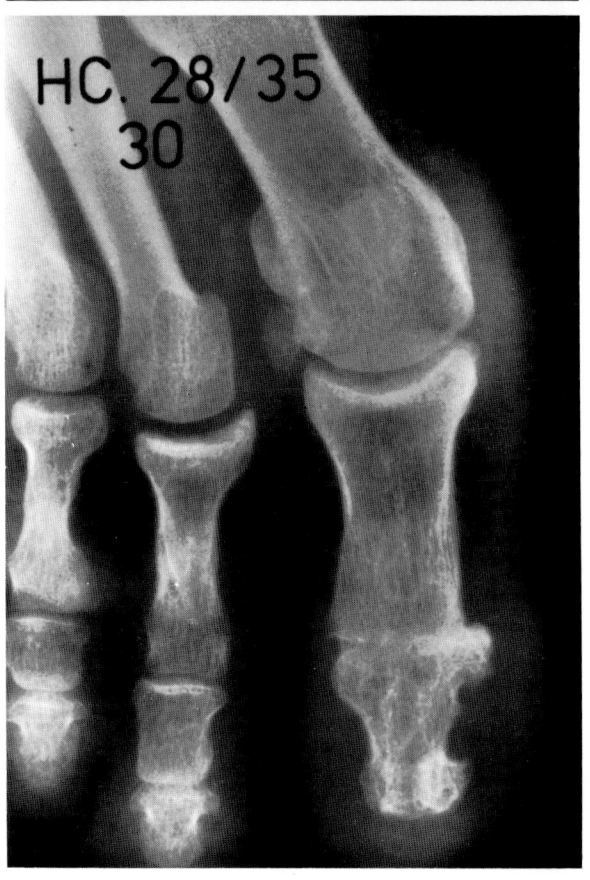

c Metallentfernung nach 7 Monaten. Arthrodese konsolidiert

XVIII. Spezielle Indikationen

Neben den klassischen und den selteneren Lokalisationen für die Anwendung der kleinen Implantate gibt es 2 spezielle Indikationsgebiete, auf welche in diesem Rahmen hingewiesen werden muß, nämlich die Osteosynthese beim Kind und die Rheumachirurgie, welche in letzter Zeit zunehmend an Bedeutung gewinnt.

1. Osteosynthesen beim Kind

Beim kindlichen Skelett sind Osteosynthesen selten indiziert. Sie betreffen offene Frakturen, gewisse irreponible oder schwer retinierbare Schaftfrakturen, die ossären Bandabrisse, zu welchen auch die epikondylären Abrißfrakturen gezählt werden (Abb. 250–252). Im Vordergrund stehen aber die epiphysären Frakturen und die traumatischen Epiphysenlösungen (Abb. 252–258).

Da beim Kind posttraumatische Gelenkversteifungen kaum zu befürchten sind, kann die äußere Fixation unbedenklich angewendet werden. Den Osteosynthesen kommt daher mehr der Charakter einer exakten blutigen Reposition zu. Allerdings ist auch hier die biomechanische Relation zwischen Implantat und Skelett zu berücksichtigen. Naturgemäß sind die feinen Implantate des KFI beim Kind besonders geeignet. Die am meisten verwendeten Platten sind die Drittelrohrplatten für Unterarm und Tibia. Neuerdings wird auch hier die Spanngleitlochplatte 3,5 mm vermehrt angewendet. Verschraubungen dürfen prinzipiell nicht durch Epiphysen und Apophysenlinien ausgeführt werden, um Wachstumsstörungen zu vermeiden. In dem noch sehr weichen kortikalen Knochen des Kindes sinken die Schraubenköpfe ein. Deshalb werden häufig Unterlagsscheiben verwendet.

Da sich um Metallimplantate beim Kind sehr rasch wuchernde Kallusmassen entwickeln, kann eine frühzeitige Metallentfernung empfehlenswert sein, da sonst der Eingriff technisch aufwendig wird. Ein Problem stellt auch das vermehrte Längenwachstum dar, welches bei jeder Querfraktur des Kindes auftritt, ganz besonders nach Osteosynthese. Es ist bei der Indikationsstellung an der unteren Extremität zu berücksichtigen.

2. Anwendung des KFI in der Rheumachirurgie

Im Rahmen der Rheumachirurgie werden Metallimplantate v.a. zur Ausführung von Arthrodesen verwendet. Die Technik der Eingriffe entspricht den Angaben im allgemeinen Abschnitt. Die brüchigen und zierlichen Skelettverhältnisse des Rheumatikers bedingen oft speziell feine Implantate. Bedenken hinsichtlich des Infektrisikos sind bei diesen Patienten kaum begründet, selbst wenn jahrelange Kortisonbehandlungen vorausgegangen sind. Auch die Narbenverhältnisse sind erstaunlich gut. Ähnlich wie beim kindlichen Skelett sind mit kleinen Implantaten vielfältige Möglichkeiten der Stabilisierung ohne oder nur mit beschränkter äußerer Fixation möglich geworden, welche diesen Patienten Erleichterung bringen und die rasche funktionelle Beanspruchung gestatten.

3. Klinisch-radiologische Beispiele
(Abb. 253–258)

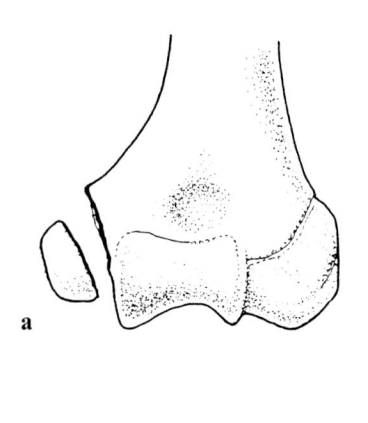

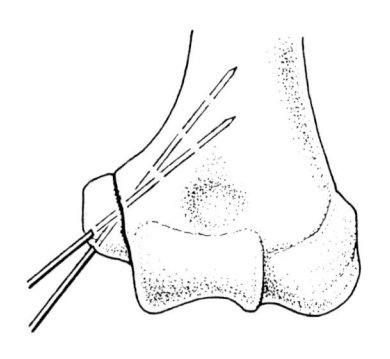

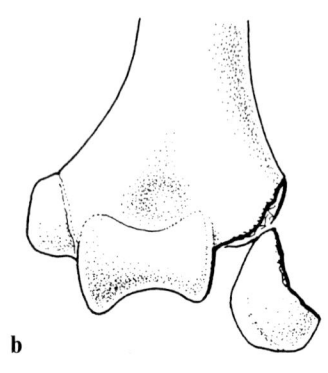

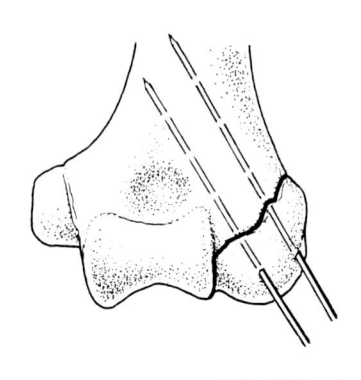

Abb. 250a, b. Stabilisierung kindlicher Frakturen am Ellbogen

a Kondyläre und epikondyläre Frakturen werden mit Kirschner-Drähten stabilisiert, wobei ulnar der N. ulnaris dargestellt werden soll

b Zur Fixierung der irreponiblen Radiushalsfraktur des Kindes empfiehlt sich das schräge Einbohren eines Kirschner-Drahtes von distal, der nach 4 Wochen entfernt werden kann. Zusätzliche Gipsfixation unerläßlich

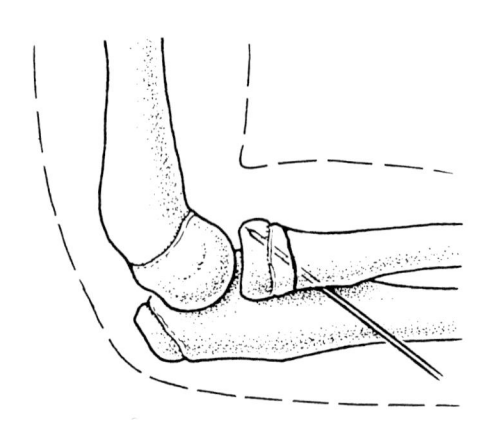

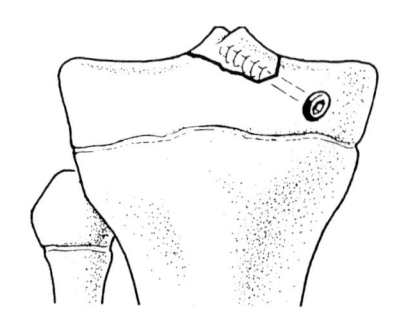

Abb. 251. Abriß der Eminentia intercondylaris beim Kind

Verschraubung ohne Kreuzung der Epiphysenfuge

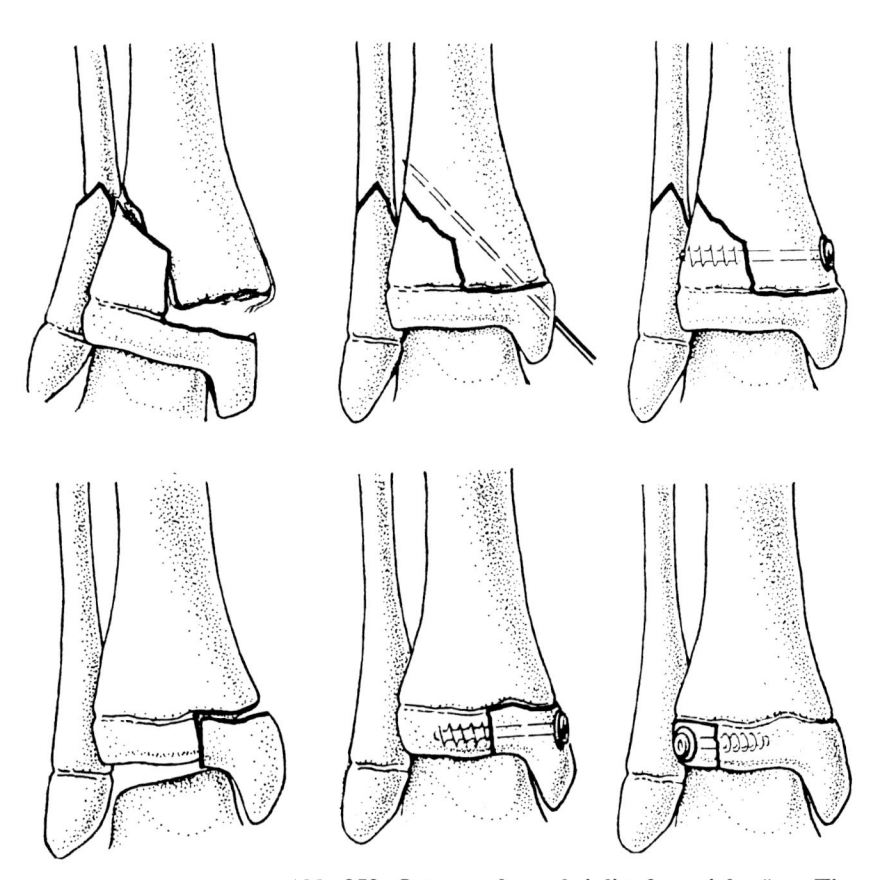

Abb. 252. Osteosynthesen bei distalen epiphysären Tibiafrakturen

Beispiele von Schraubenosteosynthesen bei Epiphysenfrakturen als Variante zur blutigen Reposition und Fixation mit Kirschner-Draht allein

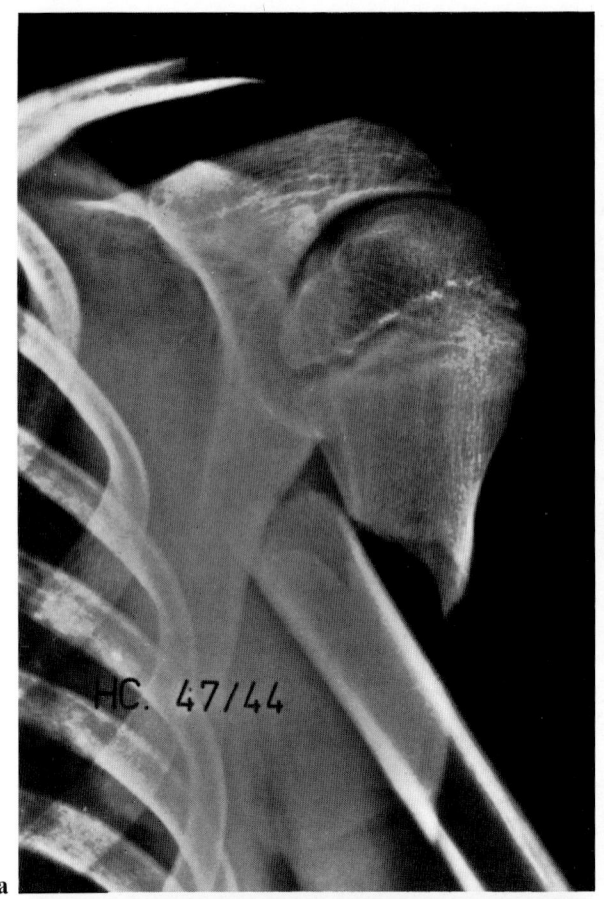

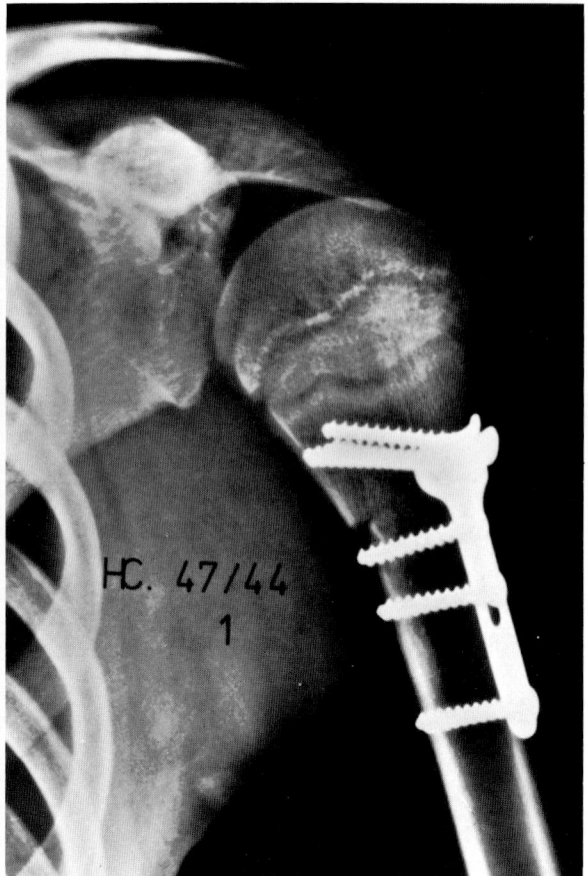

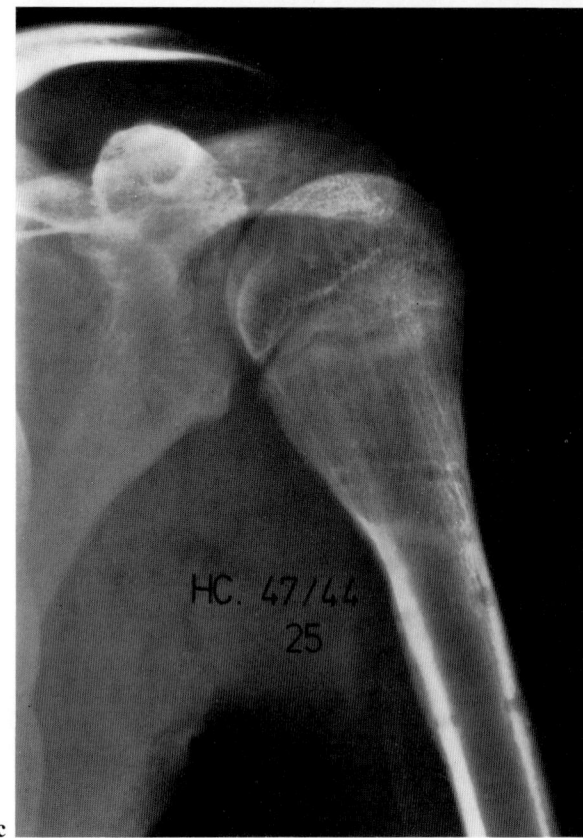

Abb. 253 a–c. Klinisches Beispiel: mobile proximale Humerusfraktur bei einem Kind

F., Werner, 14jähriger Schüler. Sturz beim Skifahren am 21. April 1979

a Sehr mobile und starke dislozierte proximale Humerusschaftfraktur. Erfolgloser konservativer Repositionsversuch infolge Interposition der langen Bizepssehne

b Osteosynthese mit kleiner T-Platte am 24. April 1979.
Verlauf komplikationslos. Funktionelle Nachbehandlung. Vollbelastung nach 6 Wochen

c Kontrolle und Metallentfernung nach 6 Monaten: keine Beschwerden. Volle Funktion. Keine Muskelatrophie

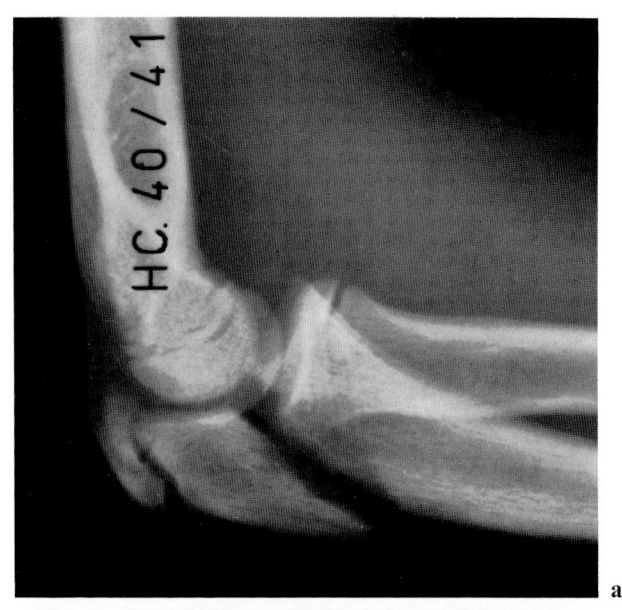

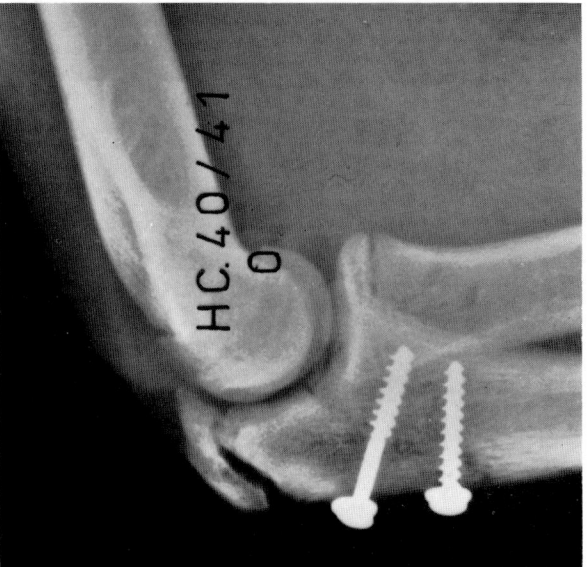

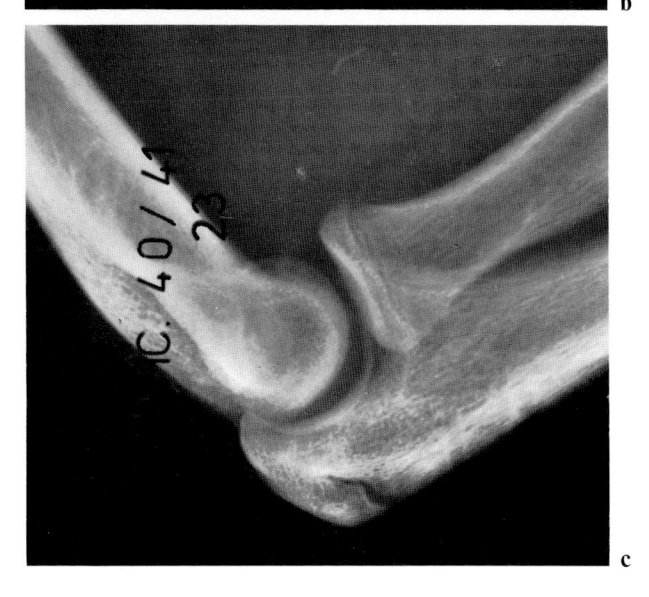

Abb. 254a–c. Klinisches Beispiel: Verschraubung einer schrägen kindlichen Olekranonfraktur

J., Bernhard, 15jähriger Schüler. Kollision beim Skifahren

a Dislozierte Olekranonschrägfraktur außerhalb der Epiphysenlinie

b Notfallosteosynthese mit 2 Schrauben und Unterlagsscheibe.
Verlauf komplikationslos. Entlassung mit Zirkulärgips für 4 Wochen. Vollbelastung ab 6. Woche

c Kontrolle und Metallentfernung nach 5 Monaten: keine Beschwerden. Funktion voll. Narben linear. Fraktur durchgebaut

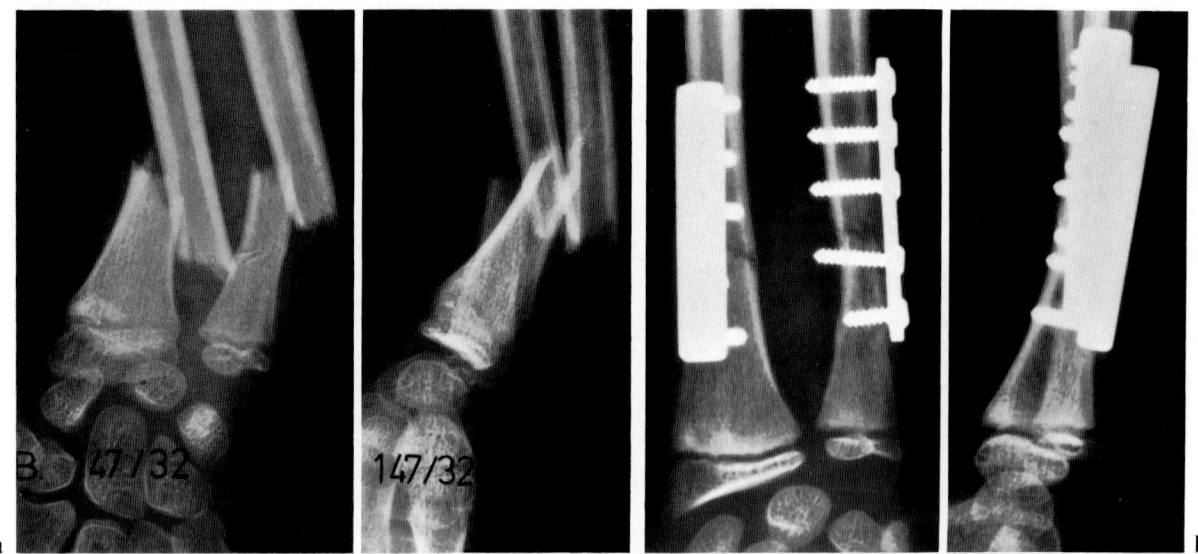

Abb. 255 a–c. Klinisches Beispiel: Plattenosteosynthese bei offener kindlicher Unterarmfraktur

G., B., 10jähriger Schüler

a Distale Unterarmschaftfraktur links mit Hautdurchspießung. Geschlossene Reposition mißlingt wegen Weichteilinterposition

b Osteosynthese mit 2 Spanngleitlochplatten 2,7 mm. Abnehmbare Handgelenkgipsschiene für 4 Wochen. Turnt wieder an Geräten nach 2 Monaten. Ambulante Metallentfernung nach 4 Monaten

c 13 Monate nach Unfall. Patient völlig beschwerdefrei und unbehindert. Kraft und Beweglichkeit seitengleich uneingeschränkt. Keine Längendifferenz beider Unterarme

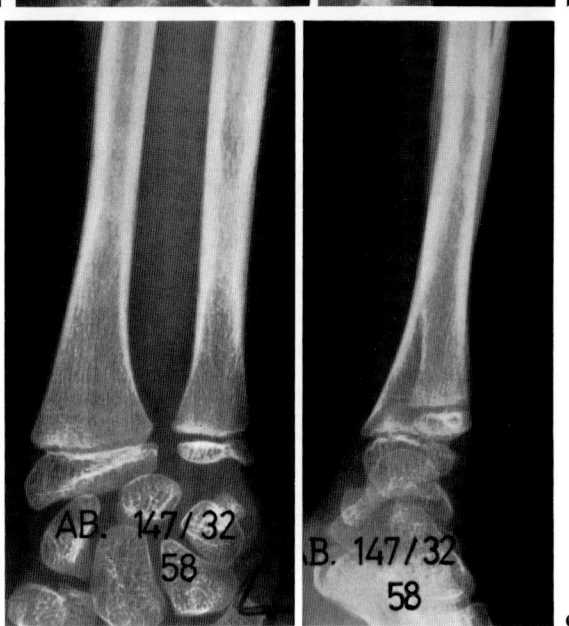

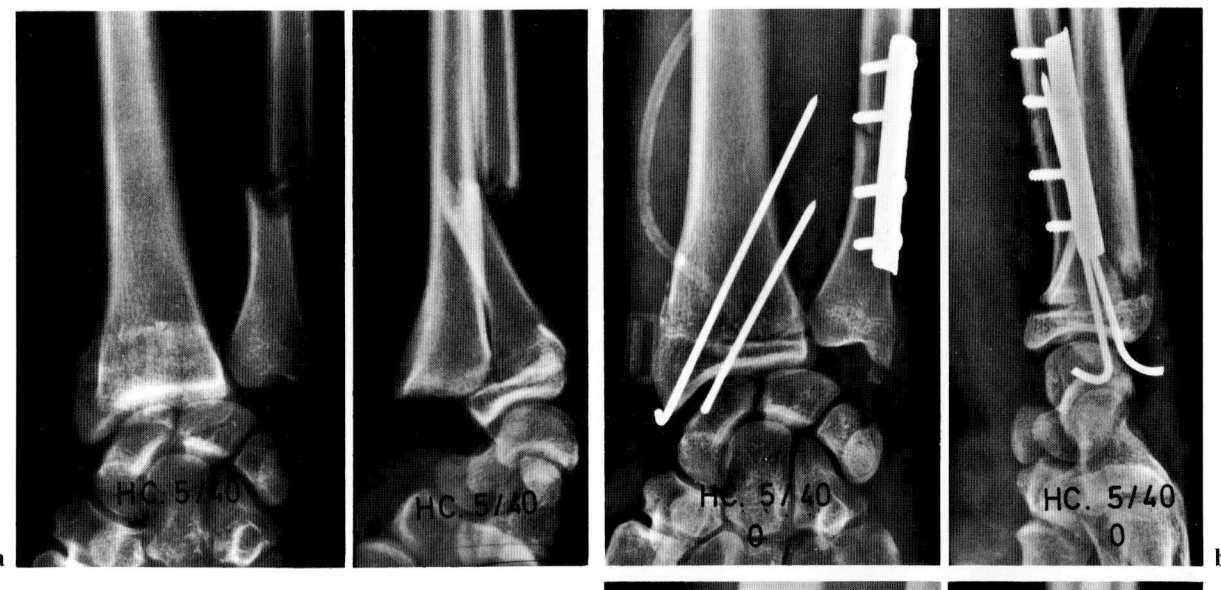

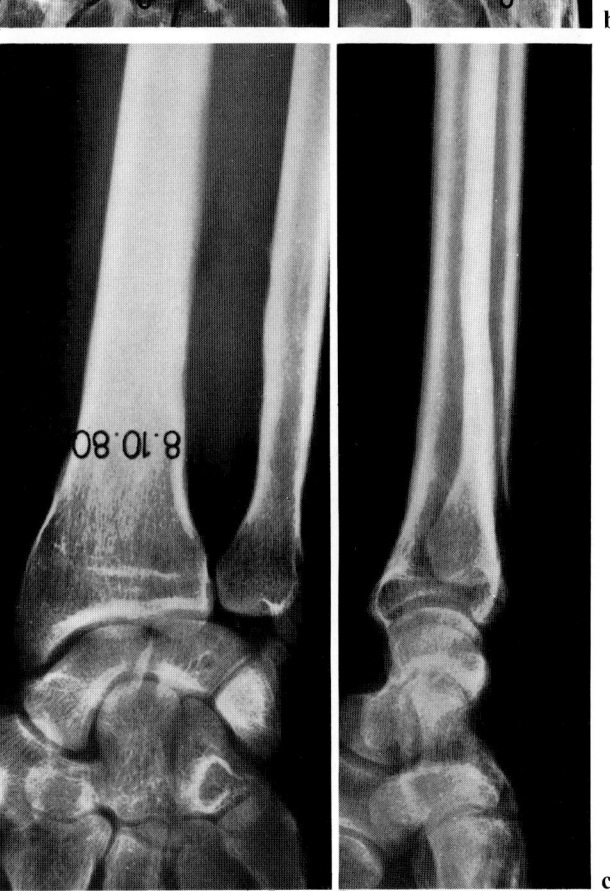

Abb. 256a–c. Klinisches Beispiel: dislozierte Epiphysenfraktur am distalen Radius

B., Hansjörg, 16jähriger Schüler. Sturz von einem Zaun auf die linke Hand am 18. August 1971

a Dislozierte Epiphysenfraktur des Unterarms vom Typ Aitken I mit distaler Ulnaschaftfraktur. Unblutige Reposition gelingt nicht

b Notfallmäßige Osteosynthese: blutige Reposition und Stabilisierung des Radius mit 2 parallelen Kirschner-Drähten, der Ulna mit einer Drittelrohrplatte. Verlauf komplikationslos. Entlassung mit Gipsschiene. Entfernung der radialen Kirschner-Drähte aus Stichinzision nach 4 Wochen, der Ulnaplatte nach 4 Monaten

c Kontrolle nach 9 Jahren am 8. Oktober 1980: beschwerdefrei, volle Funktion, Narben linear. Im Röntgenbild regelmäßige Gelenkkonturen. Der abgerissene Processus styloideus ulnae ist pseudarthrotisch. Am distalen Ulnaschaft bestehen noch leichte Unregelmäßigkeiten der Kortikalis

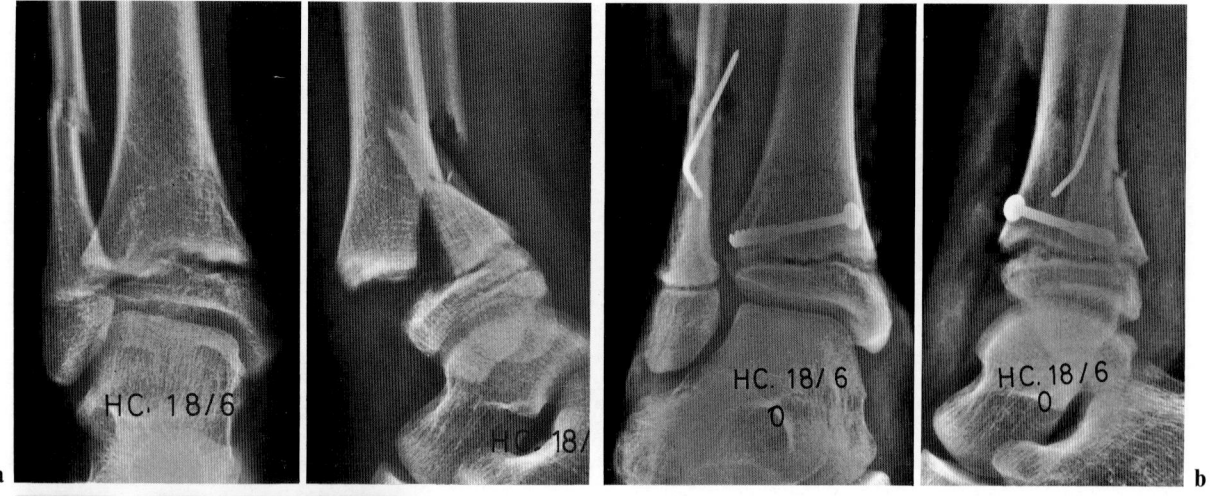

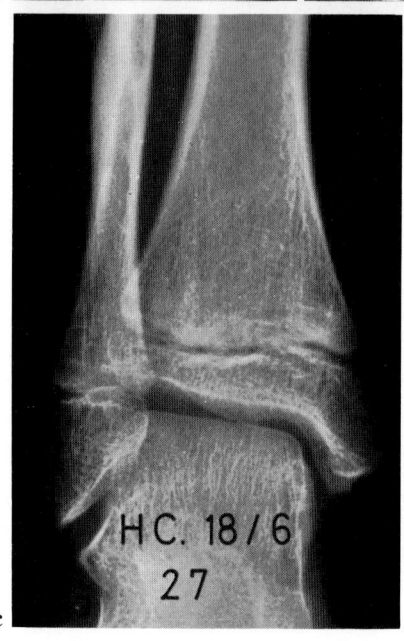

Abb. 257 a–c. Klinisches Beispiel: distale Tibiaepiphysenfraktur

S., Thomas, 11jähriger Schüler. Sturz beim Skifahren am 27. Dezember 1973

a Epiphysenfraktur vom Typ Aitken I distal rechts mit distaler Fibulafraktur. Erfolgloser Repositionsversuch

b Notfallosteosynthese: Beseitigung von medialen Interponaten und Fixation der Fraktur mit kleiner Spongiosazugschraube. Blutige Reposition der nicht reponierbaren Fibula und Fixation mit schrägem Kirschner-Draht

Verlauf komplikationslos. Entlassung mit Zirkulärgips. Metallentfernung im Ausland nach 6 Wochen

c Ein zugeschicktes Röntgenbild nach $4^{1}/_{2}$ Monaten zeigt einwandfreie Frakturheilung und regelmäßige Epiphysenlinie. Im Oktober 1980, mehr als 6 Jahre nach dem Unfall, melden die Eltern völlig normales Wachstum und uneingeschränkte sportliche Betätigung des inzwischen über 17jährigen Patienten

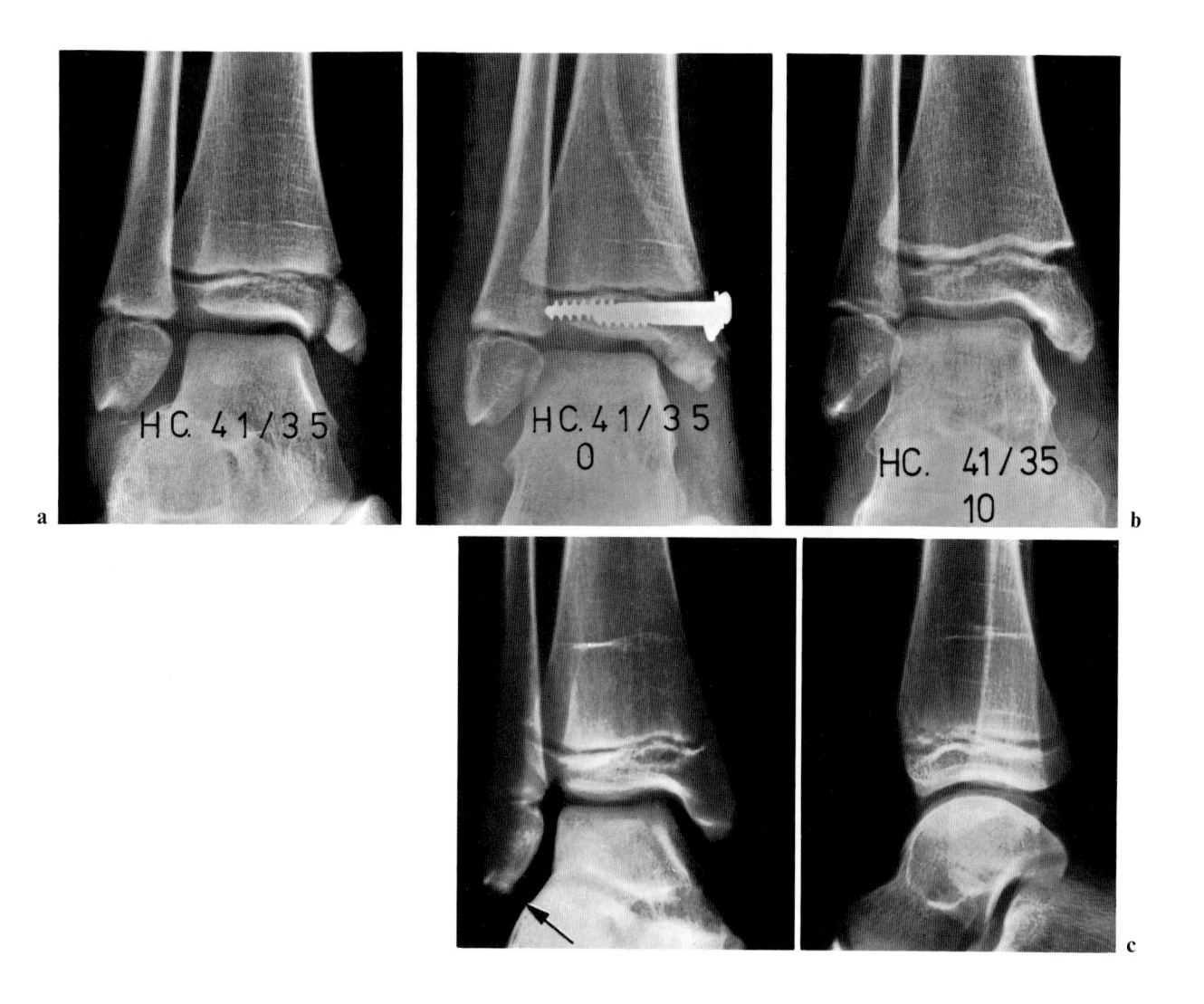

Abb. 258 a–c. Klinisches Beispiel: distale Tibiaepiphysenfraktur

K., Dagmar, 8jähriges Kind

a Am 4. März 1978 von Fahrrad umgeworfen. Fraktur des Malleolus medialis vom Epiphysentyp Aitken II rechts

b Notfallosteosynthese: Verschraubung mit parallelen Spongiosaschrauben und Unterlagsscheibe. Zirkulärgips. Belastung ab 6. Woche. Metallentfernung nach 8 Wochen

c Kontrolle nach $2^1/_2$ Jahren am 9. September 1980: keine Beschwerden. Narbe verbreitert. Volle Funktion. Epiphysenlinie medial partiell geschlossen. Kein Achsenfehler. Ein winziger Abriß an der Spitze der Fibula hat sich zum größeren Osteophyten ausgewachsen

Literatur

Breunig KH, Gotzen V (1986) Biomechanische Untersuchungen zur Haltekraft der neuen 3,5-mm-Corticalisschraube. Hefte Unfallheilkd 181:40–46

Heim U, Damur-Thür F (1977) Spongiosa aus dem Tibiakopf als autologes Transplantationsmaterial. Arch Orthop Unfallchir 89:211

Jakob RP (1982) Der kleine Fixateur externe. AO-Bulletin, Bern

Kilbourne B, Paul EG (1958) The use of small bone screws in the treatment of metacarpal, metatarsal and phalangeal fractures. J Bone Joint Surg [Am] 40:375

Müller ME (1966) Treatment of non-unions by compression. Clin Orthop 43:83–92

Müller ME, Allgöwer M, Willenegger H (1963) Technik der operativen Frakturenbehandlung. Springer, Berlin Heidelberg New York

Müller ME, Allgöwer M, Schneider R, Willenegger H (1977) Manual der Osteosynthese, 2. Aufl. Springer, Berlin Heidelberg New York

Müller ME, Allgöwer M, Schneider R, Willenegger H (1979) Manual of internal fixation, 2nd edn. Springer, Berlin Heidelberg New York

Müller ME, Nazarian S, Koch P (1987) Classification AO des Fractures. Springer

Pauwels F (1965) Gesammelte Abhandlungen zur funktionellen Anatomie des Bewegungsapparates. Springer, Berlin Heidelberg New York

Perren SM, Allgöwer M (1976) Biomechanik der Frakturheilung nach Osteosynthesen. Nova Acta Leopold 44/223:61–84

Perren SM, Huggler A, Russenberger M, Allgöwer M, Mathys R, Schenk RK, Willenegger H, Müller ME (1969) The reaction of cortical bone to compression. Acta Orthop Scand [Suppl] 125:19

Rittmann WW, Matter P (1977) Die offene Fraktur. Beurteilung, operative Behandlung und Resultate. Huber, Bern Stuttgart Wien

Schweiberer L (1976) Theoretisch-experimentelle Grundlagen der autologen Spongiosatransplantation im Infekt. Unfallheilkunde 79:151

Séquin F, Texhammar R (1980) Das AO-Instrumentarium. Springer, Berlin Heidelberg New York

Weber BG, Cech O (1976) Pseudarthrosis. Pathophysiology, biomechanics, therapy, results. Huber, Bern Stuttgart Wien

Kapitel IX. Schulter

Bronz G, Heim D, Pusterla C, Heim U (1981) Die stabile Calvicula-Osteosynthese. Unfallheilkunde 84:319

Fischer W, Poigenfürst J, Reiler T (1987) Die Verplattung der frischen Schlüsselbeinfraktur. Erfahrungen an 60 Operationen. Unfallchirurgie, im Druck

Jäger M, Breitner S (1984) Therapiebezogene Klassifikation der lateralen Klavikulafraktur. Unfallheilkunde 87:467

Knofler EW (1978) Ein Beitrag zur operativen Behandlung des Schulterblatthalsbruches. Beitr Orthop Traumatol 25:54–56

Koch F (1971) Die Claviculapseudarthrose; ihre Entstehung und Behandlung. Monatsschr Unfallheilkd 74:330

Matzen PF (1978) Indikation der operativen Therapie bei Frakturen und Luxationen im Schulterbereich. Beitr Orthop Traumatol 25:44–52

Poigenfürst J, Orthner E, Hofmann J (1987) Technik und Ergebnisse der coraco-claviculären Verschraubung bei frischen Acromioclavicularzerreißungen. Acta Chir Austriaca 1:11–16

Rüedi T, von Hochstetter AHC, Schlumpf R (1984) Operative Zugänge der Osteosynthese. Springer, Berlin Heidelberg New York Tokyo

Steffelaar H, Heim U (1974) Sekundäre Plattenosteosynthese an der Clavicula. Arch Orthop Unfallchir 79:75

Thelen E (1976) Acromioclavicular-Sprengungen – Ergebnisse nach operativer und konservativer Versorgung in 162 Fällen. Unfallheilkunde 79:417–422

Tscherne H (1976) Konservative und operative Therapie der Schulterblattbrüche. Hefte Unfallheilkd 126:52

Wilkins RM, Johnston RM (1983) Ununited fractures of the clavicula. J Bone Joint Surg [Am] 65:773

Kapitel X. Ellbogen

Beaufils P, Audren JL, Lortat-Jacob A, Benoit Y, Perreau M, Ramadier YO (1983) Traumatismes

complexes de l'extrémité supérieure des deux os de l'avant-bras. Rev Chir Orthop 69:303
Beck E (1974) Osteosynthese von Speichenköpfchenbrüchen. Aktuel Chir 9:23–28
Burri C (1978) Die Behandlung schwerster Ellbogengelenksverletzungen. Aktuel Traumatol 8:127
Essex-Lopresti P (1951) Fractures of the Radial Head with distal Radio-Ulnar Dislocation. J Bone Joint Surg [Br] 33:244
Halls AA, Travill A (1964) Transmission of pressures across the elbow joint. Anat Rec 150:243
Heim U, Trüb HJ (1978) Erfahrungen mit der primären Osteosynthese von Radiusköpfchenfrakturen. Helv Chir Acta 45:63
Labitzke R, Kehr H, Rehn J (1972) Zur Behandlung von Olecranon-Frakturen und Olecranon-Pseudarthrosen. Arch Orthop Unfallchir 74:247
Mason MB (1954) Some observations on fractures of the head of the radius with a review of one hundred cases. Br J Surg 42:123
Morrey BF (1985) The elbow and its disorders. Saunders, Philadelphia
Morscher E (1973) Posttraumatische Fehlstellungen und Pseudarthrosen am Ellbogen beim Erwachsenen. Hefte Unfallheilkd 114:76–84
Mumenthaler M (1961) Die Ulnarisparesen. Thieme, Stuttgart
Tscherne H (1973) Luxationsfrakturen im Ellbogenbereich. Hefte Unfallheilkd 114:59

Kapitel XI. Unterarm

Galeazzi R (1935) Über ein besonderes Syndrom bei Verletzungen im Bereich der Unterarmknochen. Arch Orthop Unfallchir 35:557
Schweiberer L, Hertel P (1974) Die Ergebnisse nach operativer Behandlung von 48 frischen Monteggia-Verletzungen. Aktuel Traumatol 4:147

Kapitel XII. Handgelenk und Karpus

Brennwald J, Pfeiffer KM (1980) Radiusfrakturen loco classico. Ther Umsch 37:743–746
Brunner R, Regazzoni P, Pfeiffer KM (1985) Distale, intraartikuläre Radiusfrakturen: Indikation für den Fixateur externe. Helv Chir Acta 52:861–864
Fernandez DL (1982) Correction of posttraumatic wrist deformity in adults by osteotomy, bone-grafting and internal fixation. J Bone Joint Surg [Am] 64:1164–1178
Fernandez DL, Jakob RP, Büchler U (1983) External fixation of the wrist. Current indications and technique. Ann Chir Gynaecol 72:298–302

Gasser H (1965) Delayed union and pseudarthrosis of the carpal navicular: Treatment by compression screw osteosynthesis. J Bone Joint Surg [Am] 47:249
Heim U (1979) Die operative Behandlung der gelenknahen Speichenbrüche des Erwachsenen. Hefte Unfallheilkd 82:15–22
Herbert TJ, Fisher WE (1984) Management of the fractured scaphoid using a new bone screw. J Bone Joint Surg [Br] 66:114–123
Jakob RP (1982) Der kleine Fixateur externe. AO-Bulletin, Bern
Lauber P, Pfeiffer KM (1984) Offene Osteosynthese distaler Radiusfrakturen. Unfallheilkunde 87:185–195
Matti H (1936) Technik und Resultate meiner Pseudarthroseoperation. Zentralbl Chir 63:1442
Müller J (1978) Ergebnisse verschiedener Operationsmethoden bei Kahnbeinpseudarthrosen der Hand. Unfallheilkunde 80:345–352
Pfeiffer KM (1972) Zur Frage der primären Schraubenosteosynthese von Navikularefrakturen. Helv Chir Acta 39:111–122
Pfeiffer KM (1978) Perilunäre, transkaphoidale, transkapitale, transstyloidale Handgelenks-Luxationsfraktur. Operative Rekonstruktion. Handchirurgie 10:39–40
Pfeiffer KM, Lauber P (1984) Was leistet die stabile Osteosynthese am distalen Radius? Handchir Mikrochir Plast Chir 16:80–82
Pfeiffer KM, Meine J, Linder P (1975) Radiusfrakturen loco classico. Ther Umsch 32:788–799
Russe O (1960) Nachuntersuchungsergebnisse von 22 Fällen operierter, veralteter Brüche und Pseudarthrosen des Kahnbeines der Hand. Z Orthop 39:5
Segmüller G (1973) Operative Stabilisierung am Handskelett. Huber, Bern Stuttgart Wien
Trojan E (1955) Die operative Behandlung des veralteten Kahnbeinbruches der Hand. Verh Dtsch Orthop Ges 43:160
Wagner HE, Jakob RP (1985) Operative Behandlung der distalen Radiusfraktur mit Fixateur externe. Unfallchirurg 88:473–480
Wilhelm K (1983) Radius-Korrekturoperationen. Indikation und Ergebnisse. Fortschr Med 101:299–302

Kapitel XIII. Hand

Angehrn R (1980) Resultate der operativen Knochenbruchbehandlung am Handskelett. Analyse von 570 Fällen der AO-Dokumentation. Inauguraldissertation, Basel

Ansorge D (1980) Die Leistungsfähigkeit der Zuggurtungsosteosynthese am Handskelett. Zentralbl Chir 105:468–474

Asche G (1981) Stabilisierungsmöglichkeiten einer intraartikulären Trümmerfraktur des ersten Mittelhandknochens mit dem Mini-Fixateur externe. Handchirurgie 13:247–249

Asche G, Burny F (1982) Indikation für die Anwendung des Mini-Fixateur externe. Eine statistische Analyse. Aktuel Traumatol 12:103–110

Bauer J, Andrasina J, Lesko J, Thomas D (1980) Vergleich der konservativ und operativ versorgten Bennett'schen Frakturen. Hefte Unfallheilkd 141:103–105

Belsky MR, Eaton RG, Lane LB (1984) Closed reduction and internal fixation of proximal phalangeal fractures. J Hand Surg 9:725–729

Berger A, Meissl G, Walzer L (1980) Probleme der Knochenbruchbehandlung in der Replantationschirurgie. Handchirurgie 12:247–248

Black D, Mann RJ, Constine R, Daniels AU (1985) Comparison of internal fixation techniques in metacarpal fractures. J Hand Surg 10:466–472

Bouchon Y, Merle M, Foucher G, Michon J (1982) Les cals vicieux des métacarpiens et des phalanges. Résultats du traitement chirurgical. Rév Chir Orthop 68:549–555

Brennwald J (1980) Die Osteosynthese als Grundlage der mikrochirurgischen Replantation. Schweiz. Naturforschende Gesellschaft, Jahrbuch 1980/2:74–79 (Osteosynthese und Endoprothese)

Büchler U, Fischer T (1987) Mini condylar plate for hand surgery. Orthop Clinic and Related Research, 214:53–58

Burri C, Rüedi T, Matter P, Pfeiffer KM, Pusterla C (1969) Stabile Osteosynthese: Frakturen im Handbereich. Aktuel Chir 4:305

Della Santa D, Chamay A, Blanco F, Marti MC (1985) Les fractures des métacarpiens longs. Résultats à long terme. Ann Chir Main 4:175–180

Dingels WR, Far E, Rolle J (1980) Osteosynthesen im Bereich der Hand. 168 Fälle von Einzel- und Kombinationsosteosynthesen. Handchirurgie 12:239–244

Durband MA (1969) Metacarpalfrakturen unter besonderer Berücksichtigung der therapeutischen Möglichkeiten aus neuester Sicht. Inauguraldissertation, Zürich

Duspiva W, Biemer E (1980) Knochenheilung in der Replantationschirurgie an der Hand. Z Plast Chir 4:84–89

Filipovic L, Hlaka M (1980) Operative Behandlung der Bennett-Brüche. Hefte Unfallheilkd 141:100–103

Foucher G, Merle M, Michon J (1977) Intérêt de l'ostéosynthèse dans la stabilisation des fractures du squelette métacarpo-phalangien. Ann Chir 31:1065–1069

Frère G, Massart P, Hoel G (1981) Trois cent dix ostéosynthèses de métacarpiens. Ann Chir 35:771–777

Fritz G (1980) Intraartikuläre Brüche an der Basis des 1. Mittelhandknochens (ohne Bennett). Hefte Unfallheilkd 141:96–99

Fyfe IS, Mason S (1979) The mechanical stability of internal fixation of fractured phalanges. Hand 11:50–54

Gedda KO, Moberg E (1953) Open reduction and osteosynthesis of so called Bennett's fracture in the carpometacarpal joint of the thumb. Acta Orthop Scand 22:249

Gingrass RP, Fehring B, Matloub H (1980) Intraosseous wiring of complex hand fractures. Plast Reconstr Surg 66:383–394

Heim U (1969) Die Technik der operativen Behandlung der Metacarpalfrakturen. Helv Chir Acta 36:619

Heim U (1973) L'ostéosynthèse rigide dans le traitement des fractures de la base du premier métacarpien. Acta Orthop Belg 39:1073

Heim U, Osterwalder M (1977) Arthrodèse de l'interphalangienne distale (et de l'interphalangienne du pouce) par vissage. Ann Chir 31:291

Heim U, Pfeiffer KM, Meuli HC (1973) Resultate von 332 AO-Osteosynthesen des Handskeletts. Handchirurgie 5:71

Heiss J, Prokscha GW (1980) Zur Behandlung von basisnahen Frakturen des I. Mittelhandknochens: Technik, Spätergebnisse. Hefte Unfallheilkd 141:105–111

Hoffmann R, Buck-Gramcko D (1982) Osteosynthesis in digital replantation surgery. Ann Chir Gynaecol 71:14–18

Hunter JM, Cowen NJ (1970) Fifth metacarpal fractures in a compensation clinic population. J Bone Joint Surg [Am] 52:1159

Iselin M, Blanguernon S, Benoist D (1965) Fractures de la base du 1er métacarpien. Mém Acad Chir 82:771

Jupiter JB, Koniuch MP, Smith RJ (1985) The management of delayed union and non-union of the metacarpals and phalanges. J Hand Surg 10:457–466

Korisek G (1980) Korrekturosteotomien nach in Fehlstellung geheilten Fingerfrakturen. Hefte Unfallheilkd 141:176–179

Leach RE, Bolton PE (1968) Arthritis of the carpometacarpal joint of the thumb; results of arthrodesis. J Bone Joint Surg [Am] 50:1171

Lemberger U (1980) Langzeitergebnisse versorgter Bennett-Frakturen. Handchirurgie 12:245–246

Lister G (1978) Intraosseous wiring of the digital skeleton. J Hand Surg 3:427–435

Massengill JB, Alexander H, Parson JR, Schecter MJ (1979) Mechanical analysis of Kirschner wire fixation in a phalangeal model. J Hand Surg 4:351–356

McElfresh EC, Dobyns JH (1983) Intra-articular metacarpal head fractures. J Hand Surg 8:383–393

Merle M, Foucher G, Mole D, Michon J (1981) Résultats fonctionnels des fractures ostéosynthésées de la première phalange des doigts longs. Ann Chir 35:765–770

Meuli HC, Meyer V, Segmüller G (1978) Stabilization of bone in replantation surgery of the upper limb. Clin Orthop 133:179–183

Meyer VE, Chiu DT, Beasley RW (1981) The place of internal skeletal fixation in surgery of the hand. Clin Plast Surg 8:51–64

Meyer-Clement M, Brüser P, Bönninghoff N (1984) Dexon-Cerclagen am Handskelett. Handchir Mikrochir Plast Chir 16:189–191

Mitz V, Richard JC, Ohanna J, Vilain R (1981) Intérêt de l'ostéosynthèse par brochage transversal externe des fractures du 5e métacarpien. Rév Chir Orthop 67:571–576

Nonnenmacher J, Wagnon J, Mochel D, Issa JB (1981) Traitement des fractures de la base du premier métacarpien par mini-fixateur externe. A propos d'une série préliminaire de 14 cas. Acta Orthop Belg 47:399–405

Pannike A (1972) Osteosynthesen in der Handchirurgie. Springer, Berlin Heidelberg New York

Pfeiffer KM (1976) Fortschritte in der Osteosynthese von Handfrakturen. Handchirurgie 8:17–22

Pfeiffer KM, Nigst H (1970) Schraubenarthrodese von Fingergelenken. Handchirurgie 2:149–151

Poigenfürst J (1980) Bennett'sche Verrenkungsbrüche: operative Therapie. Hefte Unfallheilkd 141:93–95

Rehm KE, Ecke H, Schultheis KH (1983) Osteosyntheseverfahren in der Replantationschirurgie. Handchir Mikrochir Plast Chir 15:130–134

Renner A, Santha E, Manninger J (1979) Korrekturosteotomien nach in Fehlstellung verheilten Brüchen der Mittelhand- und Fingerknochen. Handchirurgie 11:213–218

Rolando S (1910) Fracture de la base du premier métacarpien et principalement sur une variété non encore décrite. Presse Méd 18:303

Rudolph H, Klussendorf D, Dolle H (1980) Die Wahl des Osteosyntheseverfahrens bei Schaftfrakturen der Finger- und Mittelhandknochen. Hefte Unfallheilkd 141:53–57

Rupnik J (1980) Ergebnisse der Osteosynthese an Mittelhandknochen und Fingern. Hefte Unfallheilkd 141:78–84

Santha E (1980) Rotations-Korrekturosteotomien. Hefte Unfallheilkd 141:175–176

Schärli AF (1980) Osteosynthesen kindlicher Hand- und Fußfrakturen nach dem Zuggurtungsprinzip. Unfallchirurgie 6:24–27

Schottle H, Stier GB, Langendorff HU (1985) Ergebnisse der operativen Behandlung von Frakturen der Mittelhand und Finger. Unfallchirurgie 11:76–83

Schwarz N, Eber K (1980) Pseudarthrosen an Finger- und Mittelhandknochen. Hefte Unfallheilkd 141:180–188

Segmüller G (1973) Operative Stabilisierung am Handskelett. Huber, Bern Stuttgart Wien

Segmüller G (1981) Stabile Osteosynthese und autologer Knochenspan bei Defekt- und Trümmerfrakturen am Handskelett. Handchirurgie 13:209–211

Segmüller G, Schönenberger F (1971) Technik der Kompressionsarthrodese am Finger mittels Zugschraube. Handchirurgie 2:218

Simonetta C (1970) The use of AO plates in the hand. Hand 2:43

Stock A, Stock HJ (1983) Wert der Osteosynthese bei Handverletzungen. Beitr Orthop Traumatol 30:345–353

Suman RK (1983) Rigid fixation of metacarpal fractures. J R Coll Surg Edinb 28:51

Thomine JM, Bendjeddou MS, Gibon Y, Biga N (1981) Les fractures diaphysaires de la première phalange. Résultats du traitement. A propos de soixante-douze cas. Ann Chir 35:759–764

Titze A (1979) Indikationen zur Osteosynthese an der Hand und an den Fingern. Unfallchirurgie 5:146–149

Tubiana R (1981) A propos du traitement chirurgical des fractures des métacarpiens et des phalanges. Ann Chir 35:757–758

Vanik RK, Weber RC, Matloub HS, Sanger JR (1984) The comparative strengths of internal fixation techniques. J Hand Surg 9:216–221

Wagner M, Poigenfürst J (1980) Indikationen zur Osteosynthese bei Handverletzungen im Kindesalter. Z Kinderchir Grenzgeb 30:114–116

Winter I, Zilch H, Baudin BP (1981) Zur Problematik der Osteosynthese bei der peripheren Replantation. Handchirurgie 13:114–119

Kapitel XIV. Knie

Bandi W (1977) Die retropatellaren Kniegelenkschäden. Pathomechanik und pathologische Anatomie, Klinik und Therapie. Huber, Bern Stuttgart Wien

Ganz R (1976) Isolierte Knorpelabscherungen am Kniegelenk. Hefte Unfallheilkd 127:79

Smillie IS (1976) Treatment of osteochondritis dissecans. J Bone Joint Surg [Br] 39:248

Kapitel XVI. Oberes Sprunggelenk

Bandi W (1970) Zur Mechanik der supramalleolären intraartikulären Schienbeinbrüche des Skifahrers. Kongreßbericht 9. Int. Kongreß für Skitraumatologie. Nebel, Garmisch-Partenkirchen

Bonnin JG (1950) Injuries of the ankle. Heinemann, London

Burri C, Rüter A (1978) Verletzungen des oberen Sprunggelenkes. Springer, Berlin Heidelberg New York (Hefte Unfallheilkd, 131)

Danis R (1949) Théorie et pratique de l'ostéosynthèse. Masson, Paris

Decoulx P, Razemon JP, Rouselle Y (1961) Fractures du pilon tibial. Rev Chir Orthop 47:563

Fick R (1904) Handbuch der Anatomie und Mechanik der Gelenke. Fischer, Jena

Frick H (1978) Zur Entstehung Klinik, Diagnostik und Therapie der isolierten Verletzung der tibiofibularen Syndesmose. Unfallheilkunde 81:542

Gay R, Evrard J (1963) Les fractures récentes du pilon tibial chez l'adulte. Rev Chir Orthop 49:397

Heim D (1980) Die Peronealsehnenluxation. Inauguraldissertation. Basel

Heim U (1972) Le traitement chirurgical des fractures du pilon tibial. J Chir (Paris) 104:307

Heim U (1973) Indication et technique des sutures ligamentaires dans les fractures malléolaires. Rev Chir Orthop 59 [Suppl 1]:270

Heim U (1982) Indikation und Technik der Stabilisierung des hinteren Kantendreiecks nach Volkmann bei Malleolarfrakturen. Unfallheilkunde 85:388

Heim U (1983) Malleolarfrakturen. Unfallheilkunde 86:248

Heim U (1986) Arthrosehäufigkeit nach Osteosynthesen des Volkmannschen Dreiecks bei Malleolarfrakturen. Z Unfallchir Versicherungsmed Berufskrankh 79:99

Heim U, Näser M (1977) Fractures du pilon tibial. Résultats de 128 ostéosynthèses. Rev Chir Orthop 63:5

Kuner EH, Müller T, Lindenmaier HL (1978) Einteilung und Behandlung der Talusfrakturen. Hefte Unfallheilkd 131:197–211

Müller ME (1967) Posttraumatische Fehlstellungen an der unteren Extremität. Huber, Bern Stuttgart

Rüedi T (1978) Spätresultate nach operativer Behandlung der Gelenkbrüche am distalen Tibiaende. Unfallheilkunde 81:319–323

Rüedi T, Matter P, Allgöwer M (1968) Die intraarticulären Frakturen des distalen Unterschenkelendes. Helv Chir Acta 35:556

Weber BG (1972) Die Verletzungen des oberen Sprunggelenks, 2. Aufl. Huber, Bern Stuttgart Wien

Weber BG (1981) Brüche von Knöcheln und Talus. Bewährtes und Neues in Diagnostik und Therapie. Langenbecks Arch Chir 355:421–425

Willenegger H (1961) Die Behandlung der Luxationsfrakturen des oberen Sprunggelenkes nach biomechanischen Gesichtspunkten. Helv Chir Acta 28:225

Willenegger H, Riede UH, Schenk R (1971) Gelenkmechanische Untersuchungen zum Problem der posttraumatischen Arthrosen im oberen Sprunggelenk. I. Die intraartikuläre Modellfraktur. Langenbecks Arch Klin Chir 328:258

Willenegger H, Riede UH, Schweizer G, Marti J (1973) Gelenkmechanische Untersuchungen zum Problem der posttraumatischen Arthrosen im oberen Sprunggelenk. III. Funktionell-morphometrische Analyse des Gelenkknorpels. Langenbecks Arch Klin Chir 333:91

Kapitel XVII. Fuß

Bèzes H, Massart P, Fourquet J-P (1984) Die Osteosynthese der Kalkaneusimpressionsfraktur. Unfallheilkunde 87:363

Collis WJMF, Jayson MIV (1972) Measurement of pedal pressures. Ann Rheum Dis 31:215–217

Giannestras NJ, Sammarco GJ (1975) Fractures and dislocations in the foot. In: Rockwood CA, Green DP (eds) Fractures. Lippincott, Philadelphia, vol 2, pp 1400–1495

Goossens M, De Stoop N (1983) Lisfranc's fracture-dislocations: etiology, radiology and result of treatment. A review of 20 cases. Clin Orthop 176:154–162

Hardcastle PH, Reschauer R, Kutscha-Lissberg E, Schoffmann W (1982) Injuries to the tarsometatarsal joint. Incidence, classification and treatment. J Bone Joint Surg [Br] 64:349–356

Heim U (1970) Die Behandlung von Frakturen der Metatarsalia und Zehen unter besonderer Berücksichtigung der Osteosynthese. Z Unfallmed Berufskr 63:305

Holzarch P, Staubli A, Gerber B (1983) Die Behandlung der Basisfraktur des Os metatarsale V. Helv Chir Acta 50:69–72

Kavanaughj H, Brower TD, Mann RV (1978) The Jones' fracture revisited. J Bone Joint Surg [Am] 60:776–782

Kempf I, Touzard RC (1978) Les fractures du calcaneum. J Chir (Paris) 115:377–386

Kundert HP (1984) Beidseitige rezidivierende Stressfrakturen des proximalen Metatarsaleschaftes V (Jones' fracture). Chir Piede 8:125–129

Seitz WH jr., Grantham SA (1985) The Jones' fracture in the non-athlete. Foot-Ankle 6:97–100

Simmen BR, Dick W, Pfeiffer KM, Richard HP (1982) Behandlungstaktik bei Metatarsalfrakturen. Orthop Praxis 18:62–66
Tittel K, Schmidt P (1984) Die Fraktur der Basis des Metatarsale V – konservative oder operative Behandlung? Unfallchirurgie 10:207–210
Torg JS, Balduini FC, Zelko RR, Pavlov H, Peff TC, Das M (1984) Fractures of the base of the fifth metatarsal distal to the tuberosity. Classification and guidelines for non-surgical and surgical management. J Bone Joint Surg [Am] 66:209–214
Wiley JJ (1971) The mechanism of tarsometatarsal joint injuries. J Bone Joint Surg [Br] 53:474–482

Kapitel XVIII. Spezielle Indikation

Schärli AF (1980) Osteosynthese kindlicher Hand- und Fußfrakturen nach dem Zuggurtungsprinzip. Unfallchirurgie 6:24–27
Stauffer UG (1978) Indications for operative treatment of fractures in childhood. Prog Pediatr Surg 12:187–208
Weber BG, Süssenbach F (1970) Epiphysenfugenverletzungen am distalen Unterschenkel. Huber, Bern Stuttgart Wien
Weber BG, Brunner C, Freuler F (1978) Die Frakturbehandlung bei Kindern und Jugendlichen. Springer, Berlin Heidelberg New York
Weber BG, Brunner C, Freuler F (1980) Treatment of fractures in children and adolescents. Springer, Berlin Heidelberg New York

Sachverzeichnis

ABC Klassifikationssystem 146f, 154, 267, 273, 292, 305
Abrißfrakturen: siehe einzelne Lokalisationen
Abstützplatte 33, 40, 48
Agee-Technik für PIP Frakturen 212, 224
Akromioklavikular-Gelenk 88
Akromion 96, 97
Allergie 76
Amputation (Hand) 214f
Arteria radialis 149, 157f, 160, 185, 194
Arthrodesen 80, 83
– DIP Gelenk 213f, 227, 248f
– Fuß 351
– Handgelenk 153, 162, 176, 178ff
– IP Gelenk Daumen 185, 207
– Karpometakarpalgelenk I 184, 194, 205
– MP Gelenk Daumen 185, 193, 195, 206
– PIP Gelenk 213f, 226, 247
– temporäre Arthrodese 222, 239, 247, 348, 352f, 360ff, 367ff, 379
Arthrose posttraumatische 240, 268, 282, 285, 290
Autologe Knochentransplantation 77
  siehe auch
  – kortikospongiöser Span
  – Spongiosaplastik
Axiale interfragmentäre Kompression 33, 36ff, 45f, 57ff

Bandi 268
Barton-Fraktur 147
Basis des Metakarpale I 182
Belastung (postoperativ) 73
Bennett-Luxationsfraktur 182, 187ff, 196f, 205
Biegebolzen für Kirschner-Drähte 14, 22, 52, 190
Biegezangen 14, 22
Bimalleolarfraktur: siehe Malleolarfraktur
Blutsperre 71, 110, 115, 270
Blutstillung 71
Bohrbüchsen (Doppel-) 12, 18, 28, 30, 38
Bohrer 12, 18
Bonnin 292
Brückenplatte 47f
Brückenspan 194, 205

Cerclagedraht 24
  siehe auch
  – Hemicerclage
Chopart-Gelenk 347, 360
Colles-Fraktur 147

Danis 292
Daumen 184
Daumenrekonstruktion 185
DCP Prinzip 33, 47
DC-Platte (DCP)
– 3,5 mm: 9, 22, 38, 58, 87f, 141, 153, 162, 280
– 2,7 mm: 9, 24, 151
– 2,0 mm: 10, 25, 229
Distal, siehe
– DIP Gelenk
– Humerus
– Patella
– Radius
– Tibia
– Ulna
Distales Interphalangealgelenk (DIP) 210, 212, 225, 241ff
Doppelbohrbüchse 12, 18, 28, 30, 38
Drahtnaht (intraossär) 181, 213, 233
Drainage 72
Drittelrohrplattte: siehe Rohrplatten

Ellbogen 109ff, 382
Eminentia interkondylaris 253, 256, 262
Epikondylen (Humerus) 109, 118, 123, 382
Epiphysenverletzungen 383, 387f
Extension 269, 278, 284, 286

Fehlstellung: siehe Osteotomie
Fick 292
Fixateur externe (kleiner)
– Anwendungen 43, 48, 69ff, 352
– Beispiele 168ff
– Beschreibung 10
– Bestandteile 26
– Indikationen 43
– Technik 43
Fuß 345ff

397

Galeazzi-Fraktur 141, 146
Gay und Evrard 267
Gedda-Moberg, Zugang 182, 187
Gelenkfrakturen: siehe Lokalisationen
Gewindeschneider 13
Goyrand-Fraktur 147
Großzehe 351, 376, 379

H-Platte, Mini 10, 42, 63, 201, 204
Hand 181 ff
Handbohrfutter 24
Handgelenk: siehe
– distaler Radius
– Skaphoid
Handgriff mit Schnellkupplung 13
Hautinzisionen: siehe Zugänge
Hemicerclage 181, 213, 233
Herbert 152
Hirschkäferzange 11, 32, 113
Hochlagerung, postoperative 72
Humerus, distal 109 ff, 117 ff, 127 ff
Humerus, proximal 91, 98, 108

Instrumente 11 ff, 18 f, 21 ff, 28 ff, 51 f, 55, 59 f, 310
Interfragmentäre Kompression 33, 36 ff, 45 f, 57 ff
Interfragmentäre Plattenzugschraube 57 ff, 67
Interphalangealgelenk Daumen (IP) 185, 207, 210, 212
Intertarsalgelenk (Chopart) 347, 360 f
Inzisionen: siehe Zugänge
Iselin – Technik für Basisfrakturen des Metakarpale I 183, 190

Jäger Klassifikation für laterale Klavikulafrakturen 94
Jones-Frakturen 350, 374

Kalkaneus 345, 352 f, 358 f
Kaput-Ulnaesyndrom 151
Karpaltunnel 149 f
Karpometakarpalgelenk 184
Karpus 151 f
Kinder 381
Kirschner-Draht 24, 49, 52, 56, 62, 69, 72, 75, 119 ff, 125, 147, 155, 171, 181, 190, *193 ff,* 214, 222 ff, 226, 257, 276 ff, 311, 314, 316, 318, 320 f, 324, 353, 355, 357, 382 f
Klassifikation, ABC-System 147, 154, 267, 273, 292, 305
Klavikula 87, 92, 94 ff, 100 ff, 106
Kleeblatt-Platte 9, 23, 108, 276 f, 279, 284, 286, 288 f
Kleiner Fixateur externe: siehe Fixateur
Kniegelenk 263
Knochenspreizzange (kleine) 14, 310

Knochentransplantate: *siehe*
– Kortikospongiöser Span
– Spongiosaplastik
Komplexe Verletzungen (Hand) 214 f
Kompression (interfragmentäre) 33, 36 ff, 45, 57 ff
Kondyläre Frakturen
– Hand 203, 212, 242
– Humerus, distal 109 f
Kondylenplatte: siehe Mini-Kondylenplatte
Kopfraumfräse 13, 36
Korakoides (Processus) 94 ff, 102, 105
Koronoides (Processus) 115
Korrosion 75
Kortikalisschraube: siehe Schraube
Kortikospongiöser Span, 47, 77, 79 ff, 121, 138, 150, 152 f, 162, 172, 180, 194, 205, 257, 304, 351
Kuboid 347, 360 f, 362
Kuneiforme 347, 363

Längenmessung von Schrauben 51 f, 55
Ligamente
– Abrisse, knöcherne 112, 184, 252, 257, 297, 301, 314, 316
– annulare radii 112, 124
– Deltoideum 298, 316
– Kniegelenk 252
– Kollateralband DIP 227
– Kollateralband Ellbogen ulnar 112, 122
– Kollateralband MP Daumen 184, 192
– Kollateralband PIP 210, 220
– Korakoklavikulare 88, 94 f
– Syndesmose 292, 297 f, 314 f, 316
– verstärkte Naht (Malleolarfrakturen) 298, 326
Lisfranc-Gelenk 347, 362 f
Lunatum 152, 174, 180
Luxationsfraktur: siehe Lokalisationen

Maisonneuve-Fraktur 295, 311, 336
Malleolarfrakturen 292 ff, 309 ff
– Anterolaterale Abrißfraktur (Tillaux-Chaput) 301, 312, 316
– Bandnaht 297, 316
– Klassifikation 292, 305
– Lagerung 293, 309
– Maisonneuve-Fraktur 295, 311, 313
– Malleolus medialis 301, 324 f
– Nachbehandlung 303
– Posterolaterales Kantenfragment (Volkmann) 298 f, 317 ff
– Stellschraube (Fibula-Tibia) 296, 311 ff
– Typ A-Fraktur 297, 314
– Typ B-Fraktur 296, 314 ff
– Typ C-Fraktur 295, 312 f
– Zugänge 294, 300, 310, 319 f
Mason-Klassifikation für Radiusköpfchenfrakturen 111 f

Matti-Russe-Technik 152
Membrana interossea 112, 292f, 298, 315
Metakarpalfrakturen 182ff
– Basis 1. Strahl 182f, 187ff, 196ff
– erster Strahl distal 184, 192, 201ff
– komplexe Verletzungen 214
– Sekundäre Eingriffe 184f, 194f, 205ff, 213f, 226f, 244
– zweiter bis fünfter Strahl 208ff, 217, 221f, 228ff
– Zugänge 182, 187f, 208f, 216
Metakarpophalangealgelenk (MP) 185, 209, 218, 234
Metallentfernung 75
Metatarsalfrakturen 348ff
– Jones-fracture 350, 374f
– Metatarsale V 350, 355f, 370ff
– Schaft- und Halsfrakturen 348, 356f, 364ff
– sekundäre Eingriffe 351, 377
– Zugänge 354
Mini-H-Platte 10, 25, 42, 63, 153, 201, 204
Mini-Kondylenplatte 10, 25, 42, 62, 213, 217, 221, 236
Mini-Platte (gerade und T-Form) 10, 25, 192, 202, 212, 221, 235
Mini-Schrauben 7, 16ff, 51f, 113, 135, 136, 174, 203, 212, 221, 234f, 237, 242
Mini-Spannzange 14, 59f, 195
Moberg-Zugang 182, 187
Monteggia-Fraktur 112, 136, 141f
Multiple Frakturen 41

N. Medianus 149f, 157ff, 166
N. Radialis 113, 123, 149ff, 157, 160, 194
N. Ulnaris 110, 117, 128, 132, 151
Nachbehandlung 71f
Navikulare
– Fuß 346, 360
– Hand: siehe Skaphoid
Neutralisationsplatte 33, 39, 47, 61

Offene Frakturen 43, 346
Olekranon 56, 114, 117, 119, 125, 133, 136, 385
Olekranon-Osteotomie 110, 119, 132
Osteochondrale Frakturen 253, 257, 263
Osteochondritis dissecans 253
Osteotomie 80
– Epikondylus humeri 123
– Hand 186, 193, 213, 244f
– Klavikula 88
– Malleolen 304
– Olekranon 119
– Radius distal 150, 172
– Tibia distal 279f, 286
– Tuberositas tibiae 254, 264
– Ulna 151

Patella 251f, 255, 258ff
Perilunäre transskaphoidale Luxationsfraktur (de Quervain) 152, 173f
Perkutane Kirschner-Drahtspickung 147, 171, 181
Peronealsehnenluxation 301, 322
Pfannenrand (Skapula) 97, 105
Phalangenfrakturen
– artikuläre: siehe
  – distales Interphalangealgelenk (DIP)
  – Metakarpophalangealgelenk (MP)
  – proximales Interphalangealgelenk (PIP)
– Schaft 51, 184, 192, 212, 214, 221, 235ff, 240ff
– sekundäre Eingriffe 213, 226f, 246
– Zugänge 209, 219
Pilon-Tibial-Fraktur 267, 273ff, 281, 282ff, 288ff
Platte als Zuggurtung 46
Platten 8ff, 22ff, 37ff, 46ff, 57ff, 67f, 81f
siehe auch:
– Abstützplatte
– Brückenplatte
– Neutralisationsplatte
– Zuggurtungsplatte
Platten, Gefahren und Probleme 64f
Plattenschneidezange 23, 25
Plattenspanner 59, 125, 138, 279, 289
Plattenstabilität 39, 68
Posterolaterales Fragment: siehe Malleolarfrakturen
Postoperative Behandlung 71ff
Prothesen
– Radiusköpfchen 114
– Trapezium 185
Proximaler Humerus: siehe Humerus, proximal
Proximales Interphalangealgelenk (PIP) 209, 211f, 219f, 224, 239f
Pseudarthrosen 79f, 92
– Hand 213, 246
– Humerus distal 138f
– Klavikula 88, 92, 104
– Malleolen 304, 340
– Olekranon 116
– Patella 253
– Radius 141, 150
– Skaphoid 152, 176f
– Tibia distal 286
– Ulna 142
Pull-out Drahtfixation 225

de Quervain (perilunäre transskaphoidale Luxationsfraktur 152, 173

Radialis (Arteria): siehe Arteria
Radialis (Nervus): siehe Nervus

Radiokarpale Luxationsfraktur 163
Radius distal
– Fixateur externe 10, 26, 48, 69f, 141, 168ff
– Kirschner-Drahtfixation 147, 155, 168ff
– Klassifikation 147f, 154
– Plattenosteosynthese 8f, 23, 148, 155f, 164ff
– Sekundäre Eingriffe 150f, 153, 172
– Zugänge 149, 157ff
Radiusköpfchenfrakturen 111f, 117, 122f, 134ff
Radiusschaft 141ff
Radiusstyloid 147f, 155, 157
Refrakturen 141
Rekonstruktionsplatte 9, 22, 41, 93, 101, 110
Reposition 72
Repositionszangen 11, 31f, 35
Retinakulum
– extensorum 149, 156f
– flexorum 149, 158
Rheumachirurgie 381
Ringband 113f, 123f
Rohrplatte
– Drittelrohrplatte 9, 22, 57, 121, 125f, 131, 312, 314
– Viertelrohrplatte 9, 24, 195, 206, 217, 221
Rolando-Fraktur 183, 187, 191, 198f
Rüedi 269
Russe 152

Schrauben 5ff, 16ff, 49ff
Schraubenarthrodese 82, 207, 214, 226, 247ff
Schraubenmeßgerät 13
Schraubentechnik 34f, 36, 49ff
Schraubenzieher 13
Schubladenzeichen 315
Schutzhülsen 12, 28ff
Schwellung, posttraumatische 71, 269
Skaphoid (Naviculare manus)
– Fraktur 151f, 174
– Luxationsfraktur 152, 173
– Pseudarthrose 152, 176
– Schraubentechnik 161
– verzögerte Konsolidation 152
– Zugang 152
Skapula 89f, 96f, 106f
Smith-Fraktur 147
Spongiosaplastik 33, 40, 77, 79ff
Spongiosaschraube 5, 16f, 20
Spreizzange (kleine) 14, 310
Sprunggelenk (oberes) 267ff
Stellschraube (Fibula-Tibia) siehe Malleolarfrakturen
Syndesmose 292

T-Platte
– für 3,5 mm Schrauben (Radius) 9f, 23

– für 2,7, mm Schrauben (Metakarpale) 10f, 24
– Mini-T-Platte (2,0 und 1,5, mm) 10, 25
Talus 304, 327, 342f
Tarsometatarsalgelenk (Lisfranc) 347, 362f
Tenolyse 75, 229
Termitenzange 11, 32, 113
Tibia distal (Pilon) 266ff
– Klassifikation 267, 273
– Taktik 269
– Technik 275ff, 281ff
– Zugang 270, 274
Tibia-Schaft 265f
Tibiofibulare Bänder 293, 297, 316
Tibiofibulare Transfixation: siehe Malleolarfrakturen, Stellschraube
Transfixation Fibula zu Tibia: siehe Stellschraube, Malleolarfrakturen
Transossärer Pull-out-Draht 181, 192
Transplantat: siehe
– Kortikospongiöser Span
– Spongiosaplastik
Transposition (Fingerstrahl) 213
Trapezium 153, 175, 197
Trapeziumprothese 185
Trochlea-Rekonstruktion 110, 120f, 130
Tuberositas tibiae 252, 257, 264

Ulna 114, 141ff, 145, 151
Unterarm: siehe
– Radius
– Ulna
Unterlagsscheiben 8, 16f, 36, 49, 55, 123, 240, 257, 260, 262, 312, 316, 318, 320, 322, 326, 339, 342

Vasallen-Regel 41, 68
Viertelrohrplatte: siehe Rohrplatten
Volkmann-Dreieck: siehe Malleolarfrakturen
Vorderarm: siehe Unterarm

Wagner 183, 190
Weber 292, 300, 314, 321, 324
Willenegger 292
Wundverschluß 72

Zangen
– für Biegung und Verwindung von Mini-Platten 25, 64
– Plattenspannzange (Mini) 14, 59f, 195
– Repositionszangen 11f, 31f
– Schneidezangen 23, 25
Zehe: siehe Großzehe
Zugänge:
– Ellbogen 118
– Fuß 345
– Hand 182, 208, 216ff
– Handgelenk 157ff

- Humerus distal 118f
- Kalkaneus 352
- Klavikula 92
- Malleolarfrakturen 270, 274, 319ff
- Radius distal 149, 156ff
- Radiusköpfchen 123
- Skaphoid 152, 158
- Skapula 96
- Tibia distal 270, 274

Zuggurtung
- Arthrodese 82, 194, 226
- Drahttechnik 37, 56, 95, 97, 119, 125, 257, 314, 324, 355
- Platte 46, 60, 67
- Prinzip 37, 46

Zugschraube
- Probleme 53f, 66
- Technik 34f, 45, 49ff, 66

G. Sennwald, St. Gallen, Schweiz

Das Handgelenk

Mit Geleitworten von J.-J. Comtet, G. Segmüller
1988. 343 Abbildungen. Etwa 270 Seiten.
Gebunden DM 268,–. ISBN 3-540-18025-7

Inhaltsübersicht: Einleitung. – Anatomie des Radiokarpalkomplexes. – Diagnose der Knochen- und Bänderverletzungen der Handwurzel. – Die Hyperextension des Handgelenks, Pathomechanik aus klinischer Sicht. – Radiusfrakturen. – Operationstechniken und -indikationen. – Literatur. – Schlußwort. – Sach- und Namenverzeichnis.

Zielsetzung dieses zunächst in französischer und englischer und jetzt auch in deutscher Sprache erscheinenden Werkes ist es, das Handgelenk aus anatomischer, physiologischer und therapeutischer Sicht den Unfallchirurgen, den Orthopäden und den Sportmedizinern näher zu bringen.

Es werden diagnostische Methoden zur Klassifizierung karpaler Läsionen, einschließlich des distalen Radius, definiert. Die Problematik ligamentärer, ossärer und kombinierter Läsionen wird präzisiert im Hinblick auf adäquate therapeutische Maßnahmen. Festgefahrene, konzeptionelle Ansichten am radiokarpalen Übergang werden korrigiert.

Das Buch soll neue Erkenntnisse vermitteln, die Denkanstöße für die klinische und technische Forschung sein werden.

Springer-Verlag
Berlin Heidelberg New York
London Paris Tokyo

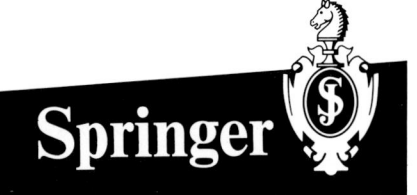

Springer

R. T. Manktelow, University of Toronto, Canada

Mikrovaskuläre Rekonstruktionschirurgie

Anatomie, Anwendung und chirurgische Technik

Aus dem Englischen übersetzt von P. Faust

Geleitwort von G. I. Taylor

Zeichnungen von K. Finch

Mit einem Kapitel über Pädiatrie von R. M. Zuker

1987. 180 Abbildungen in 363 Einzeldarstellungen. Etwa 240 Seiten. Gebunden DM 360,-. ISBN 3-540-18114-8

Inhaltsübersicht: Einleitung. – Gewebetransplantation: Hautlappen. Muskelverlagerungen. Knochentransplantationen. – Mikrovaskuläre Wiederherstellung: Rekonstruktive Eingriffe im Bereich von Kopf und Hals. Rekonstruktive Eingriffe im Bereich der oberen Extremität. Rekonstruktive Eingriffe an der unteren Extremität. – Sachverzeichnis.

Die Mikrogefäßchirugie spielt bei Gewebetransplantationen eine immer größere Rolle.

Dieses Buch ist ein „Gewußt-wie"-Text über die mikrovaskuläre Rekonstruktionschirurgie, das vorwiegend von einem einzelnen Chirurgen geschrieben wurde. Es richtet sich sowohl an den erfahrenen als auch an den noch in der Ausbildung befindlichen Chirurgen.

Das Buch ist in zwei Abschnitte gegliedert. Der erste beschreibt die operative Anatomie und Technik, die mit der Hebung jedes freien Gewebetransfers verbunden ist. Der zweite Teil behandelt die Anwendung dieser Transplantate für die Rekonstruktion in drei anatomischen Regionen, in denen die rekonstruktive Mikrochirurgie bedeutende Ergebnisse geliefert hat: Kopf, Hals sowie obere und untere Extremität.

Das Buch ist ein aktuelles Nachschlagewerk für den auf diesem Gebiet arbeitenden Chirurgen, Orthopäden und Traumatologen.

Springer-Verlag
Berlin Heidelberg New York
London Paris Tokyo

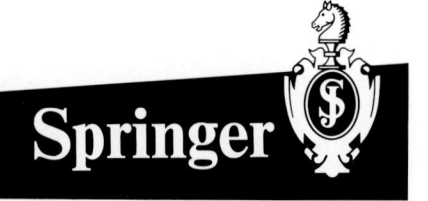

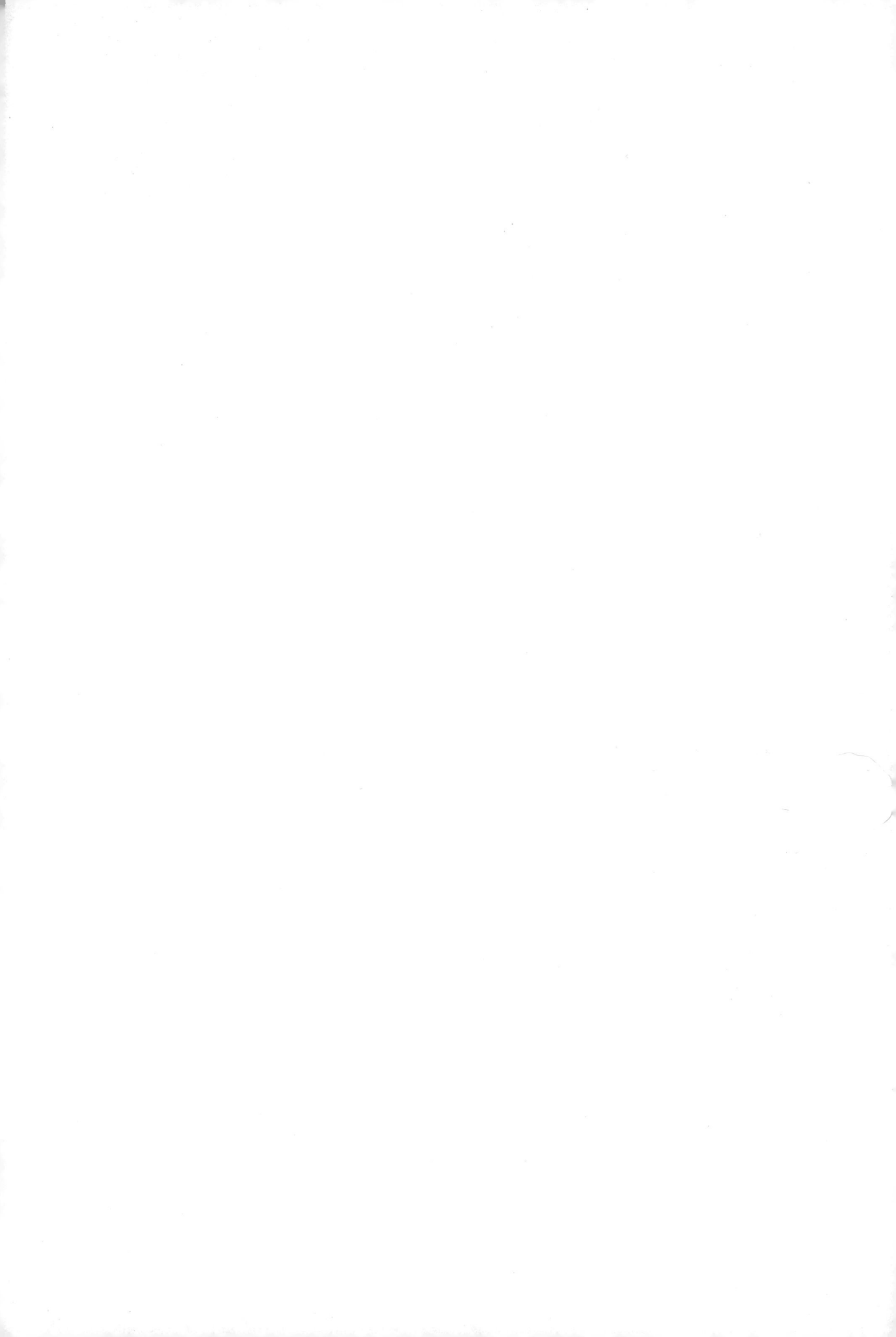